侗族医药文化及侗族药物

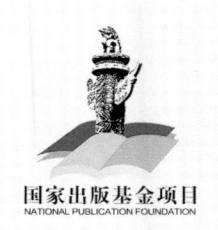

DONGZU YIYAO WENHUA JI
DONGZU YAOWU

袁涛忠　郭伟伟 | 主编

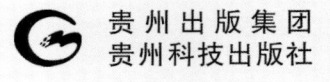

贵州出版集团
贵州科技出版社

图书在版编目(CIP)数据

侗族医药文化及侗族药物 / 袁涛忠,郭伟伟主编. -- 贵阳: 贵州科技出版社, 2019.12
 ISBN 978-7-5532-0674-5

Ⅰ.①侗… Ⅱ.①袁… ②郭… Ⅲ.①侗族—民族医学—中国 Ⅳ.①R297.2

中国版本图书馆CIP数据核字(2018)第275960号

出版发行	贵州出版集团　贵州科技出版社
地　　址	贵阳市中天会展城会展东路A座(邮政编码:550081)
网　　址	http://www.gzstph.com
出 版 人	熊兴平
经　　销	全国各地新华书店
印　　刷	深圳市新联美术印刷有限公司
版　　次	2019年12月第1版
印　　次	2019年12月第1次
字　　数	700千字
印　　张	26.5
开　　本	889 mm×1194 mm　1/16
书　　号	ISBN 978-7-5532-0674-5
定　　价	258.00元

天猫旗舰店:http://gzkjcbs.tmall.com

《侗族医药文化及侗族药物》编委会

主任委员：胡国珍

副主任委员：郭伟伟　范钟声　黄祥友　周　茜

委　　　员：潘金海　张　艺　周映霞　粟周榕　龙冬艳　袁涛忠
　　　　　　韩　松　杨秀春　杨勇富

策　　　划：范钟声　郭伟伟

主　　　编：袁涛忠　郭伟伟

副　主　编：龙冬艳　粟周榕　袁端红　曾义菊

校　　　对：孙玉丽　周曦曦

参加调查研究及编写人员：
　　　　　　袁涛忠　郭伟伟　龙冬艳　孙玉丽　杨晓琼　曾　茜
　　　　　　周曦曦　王进喜　钟　林　蒋太白　粟周榕

摄　　　影：袁涛忠　孙玉丽　蒋太白　王进喜　曾　茜

序 一

中国民族医药协会会长　葛忠兴

侗族是有着悠久的文明历史、创造了灿烂传统文化的民族,是中华民族大家庭中的一员。

侗族医药,是侗族自身基于其所处地理环境及其文化、宗教信仰、科技、经济等的医药发明和创造,属于没有文字、口传心授的文化资源与医学资源非常丰富,医药活动迄今仍活跃在民间的民族医学,是我国传统医学的重要组成部分,是侗族对我国传统医学科学技术的贡献。侗族医药在侗族地区已经传承千百年,养护和治疗了数以万计的人,为维护侗族人民的身体健康、促进侗族繁衍做出了不可磨灭的贡献,其科学性、有效性是不言而喻的。

侗族医药文化,体现的是侗族人民习惯了的一种精神价值及医药活动方式。它表现出了侗族医药的积淀与传承,表现出了侗族人民在与疾病作斗争过程中的精神面貌、民族意志,表现出了侗族人民消除疾病危害、促进侗族生存繁衍的人生智慧。

21世纪初,侗族地区的社会形态发生了根本改变,传统观念与现代意识发生碰撞与交融,人们的生活方式、行为方式、思维方式也在嬗变,侗族医药面临着严峻的挑战。侗族传统医学,何以在现代医疗保健已基本覆盖侗乡侗寨的情况下,仍然存活于侗族人民的医疗观念及生活习俗中,且仍然发挥不可替代的作用? 在现代社会里,传承、发展侗族医药有何价值与意义? 侗族医药知识是否存在沿袭自身轨迹继续发展的空间? 侗族医药能否实现在现代社会里的进步? 这些问题既是侗族医药及侗族医药文化发展所面临的亟待解决的问题,又是侗族医药接受现代挑战以促进自身的传承和创新发展所必须解决的重要问题。

黔东南苗族侗族自治州民族医药研究院"侗族医药文化及侗族药物"课题组,以唯物史观为指导,坚持侗族医药文化的真实性、完整性原则,历经 10 余年,深入侗乡调查研究,对侗族医药进行发掘、整理、总结、提高。"侗族医药文化及侗族药物"课题组以侗族药物为凭证,以侗族口语传承的医药文化、知识为佐证,从侗族传统文化的视角,运用历史学、文化学及医学研究方法,梳理出侗族医药及其文化流变的历史经纬,总结出侗族医药及其文化的演变历程及特征,解读侗族远古时期的医药传说,揭开了侗族医药鲜为人知的历史。

《侗族医药文化及侗族药物》叙述了侗族医药发展史,诠释了侗族民间医生对生命与疾病的认知以及对于疾病、药物的独特思维,阐释了侗族医药文化与侗族医药的非物质文化属性、侗族医药的特色、侗族医药基础知识、侗族药物系统知识,找到了侗族医药实践活动至今仍然遵循的规则、方法,揭示了符合侗族医药行为理念的、能够解释侗族医药各种文化现象的、指导侗族民间医疗实践的侗族医药理论形态,为人们了解和正确认识侗族医药、为侗族医药的传承与发展提供了可靠的基础资料,是提高侗族医药临床水平、科学水平的一本重要的工具书和参考书,在侗族创新药物的研发方面将发挥重要的作用。

《侗族医药文化及侗族药物》,也是对侗族医药及其多样性文化的一种尝试性研究。希望有更多的人文学者、医药学者关注这项工作,使侗族医药能够发挥最大的作用,使已经为人瞩目的侗族医药及其文化更加丰富多彩。

《侗族医药文化及侗族药物》从侗族医药文化的视角诠释侗族医药,并整理、记录侗族药物 938 种。迄今为止,这是我国研究侗族医药文化、侗族医药知识的第一部系统性专著,是一本研究侗族医药不可多得的、有着非常浓郁的侗族乡土气息和民族特色的医药及其文化专著。对侗族医药的研究而言,该书具有开创性;对仅以口传心授方式传承民间医药知识的传统医学研究而言,该书传递的研究思路、研究方法也是一个良好的借鉴。

2018 年 7 月 4 日

序 二

贵州省人大选举任免联络委员会副主任委员　梁承祥

今天,我们高兴地看到《侗族医药文化及侗族药物》编纂成籍,并即将出版。这是侗族人民的一大喜事,可喜可贺。

侗族是一个富有智慧而又善于创新的民族。在漫长的历史长河中,侗族人民利用自己的双手,创造了绚丽多姿的民族文化,积累了丰富的生产、生活经验,为人类的进步和发展写下了灿烂的篇章。《侗族医药文化及侗族药物》就是这个大背景下的产物,其出版令人眼亮心舒。

侗族医药沉浸于侗族文化母体环境之中,是侗族经济、社会、文化在对待人体生命、疾病问题上的客观反映。侗族人民经过长期的探索,形成了有着自己独特的医药文化和技术方法的医药知识体系。由于过去侗族没有自己的文字,这些系统的医药知识主要储存于侗族人民的脑海之中,寄寓于侗族人民的信仰、医药观念、卫生习俗之中,表现于侗族歌谣、民间故事、历史传说及相关的医药实践活动之中。也就是说,发掘侗族医药文化,探索和研究侗族医药历史,是一项多学科交叉的工作,研究者所要面对的不仅是侗族文明发展史、侗族医药发展史,还有与之相关联的民族学、自然科学及其他人文科学等。从这个意义来讲,《侗族医药文化及侗族药物》无疑是一本宏观展示侗族传统医药文化的专著。

恩格斯说:"用人们的存在说明他们的意识,而不是像以往那样用人们的意识说明他们的存在,这样一条路已经找到了。"10余年来,《侗族医药文化及侗族药物》的耕耘者们夙兴夜寐,踏实前行,走遍大大小小的侗乡,以医药文化为视角,寻找侗族人民对生命与疾病认知的征兆,捕捉侗族医药流光岁月里医药形成、发展的端倪及历史影像,收集大量且有珍贵医药价值的资料,从中发现了侗族医药实践活动中需要遵循的规则和方法,揭示出了真正符合侗族医药行为的理念及各种文化现象,为侗族医药服务社会找到了依据和方向。

《侗族医药文化及侗族药物》遵循实事求是的原则,坚持以侗族文化为导向,力图完整地保存侗族医药文化的纯真性,在此基础上,编者们较为详细地诠释了侗族医药的发展史,以及侗族传统医药观念的形成过程和侗族民间医药对于疾病、药物的独特思维,介绍了侗族医药的特色及非物质文化属性,记录了自古以来侗医们所验证过的疾病及其验方。《侗族医药文化及侗族药物》内容丰富,有着浓郁的侗族文化个性,观点亦非常鲜明,极具开创性,其研究思路、研究方法独到,值得提倡,相信在民族医药发展史上将会留下浓墨重彩的一笔。

最后,希望《侗族医药文化及侗族药物》的偏者们百尺竿头,更进一步,在侗族医药研究领域中再创佳绩,再出新品,为推动侗族医药进步做出新的贡献。

2018 年 7 月 6 日

序 三

贵州中医药大学药学院院长　杜　江

如果说侗族医药文化是一首千年传唱的歌,那它虽不能如"侗族大歌"一般响彻云霄,然其深厚的底蕴、丰富的内涵,较之毫不逊色,这在侗乡大地上是有口皆碑的。侗族医药是一条永不干涸的河流,像清水江、都柳江一样,源远流长,生生不息,孕育着侗家儿女,对于侗族的生存和发展居功至伟。

世居在黔、湘、鄂、桂四省(区)交界地区的侗族人民,创造出了丰富多彩的民族文化,如建筑文化、歌舞文化、服饰文化、饮食文化等,其中医药文化体系完整、应用广泛、疗效显著,堪称民族医药的精髓。侗族医药文化是中国少数民族医药花园中的一株奇葩,流淌于侗家人的血液之中,渗透侗家人的生活点滴。近代以来,随着社会的快速发展,现代医药对传统医药形成了强烈的冲击,在这种大潮之下,少数民族医药特别是缺乏本民族文字的少数民族医药成为弱势群体,其传承、发展面临诸多的困难和严峻的挑战,侗族医药无疑是其中之一。如何保护这一珍贵的民族文化瑰宝并使之发扬光大,已经成为刻不容缓的重要课题。庆幸的是,以黔东南苗族侗族自治州民族医药研究院为代表的研究机构及其专家们以此为己任,精挖深研,耕耘不辍,在侗族医药的挖掘、继承和发展上做了大量工作,先后整理出版了《侗族医学》《中国侗族医药》《侗族常用药物图鉴》《侗族药物方剂学》等一系列专著,为保护、继承侗族医药做出了突出的贡献。

侗族医药是数千年积淀下来的精粹,是深藏在民间的文化宝库,对其的挖掘和继承不可能一蹴而就,而是一个长期不断充实、不断扬弃、不断发展的过程。我们欣喜地看到,在前期工作的基础上,黔东南苗族侗族自治州民族医药研究院的袁涛忠、郭伟伟等同志经过潜心工作、深入研究,推出了侗族医药的又一力作——《侗族医药文化及侗族药物》。该专著基于深入的民间调查与多年研究,把侗族医药的历史、文化、理论、经验及药物本身有机地结合起来,系统地讲述侗族医药的历史源流、独特认知及实际应用。全书系统收载了侗族药物938种,进一步充实和拓展了侗族药物的品种数量和应用空间,实属难能可贵。本书诸多内容虽源于民间,但经多地考察对照,注重了地域性、传承性和民族性的融合。《侗族医药文化及侗族药物》的出版,将对侗族医药的研究、开发与传播起到积极的促进作用!

愿侗族医药之花常开!愿民族医药之树常绿!

2018 年 7 月 16 日

序 四

贵州民族大学侗族文化研究院院长 龙耀宏

侗族是中华民族大家庭的成员之一,具有悠久的历史,在源远流长的社会历史发展过程中创造了光辉灿烂的民族文化。侗族医药文化,和侗族历史文化一样,是侗族人民在生产、生活的不断实践中总结创造的文化结晶之一。由于侗族历史无本民族文字记载,其医药文化的起源难以考证,但从众多的民间传说、古歌谣等中,仍可窥知大概。侗族医药文化的特点是起源较早,侗族医药文化源于侗族人民千百年来的生产、生活实践。侗族主要生活在生态环境优美、动植物资源十分丰富的黔、湘、鄂、桂交界处,他们很早就了解和掌握了动植物的药用价值。至今在侗族地区,大部分侗民仍能认识、掌握几种甚至几十种药物的治疗方法,边远山区的侗家人仍然有在房前屋后种植常用药物的生活习惯。

侗族医药文化,是侗族文化内生的有机构成部分,指的是侗族人民长期用于预防和治疗疾病,有一定临床实践经验的单方、偏方、验方,以及治疗的技术和方法。由于历史和文化传统的原因,侗族的这些医药方剂和治疗方法未能形成系统的药学、医学理论,没有留下文献典籍,但却通过口传心授的方式,在民间流传发展,生生不息,成为侗族人民特有的地方性传统知识。由于侗族民间医药具有鲜明的民族性、地方性的特点,在医学知识发达的现代,仍在保障边远山区人民的健康方面发挥着举足轻重的作用。侗族的生存发展观、价值观,决定了侗族医药"简、便、廉、验"的特点,故而侗医药仍然深受广大侗家人的青睐。侗族医药在养疾疗伤、卫生保健、康养延寿等方面,仍为现代医药所不可替代,甚至在维护生态平衡等方面都有着显著的影响力。

侗族医、药不分家。在历史长河中侗族一直没有本民族文字,故其历史、文化、医药等都只能靠口传心授,或以诗歌的形式代代相传。然而,在千百年的历史发展过程中,侗族人民在与大自然作斗争、与疾病作斗争的医疗实践中，不断总结医药经验，形成了独特的、内涵丰富的侗族医药文化，显现出了侗族人民在与疾病作斗争过程中的精神面貌、民族意志，表现出了侗族人民消除疾病危害、促进侗族生存繁衍的智慧。

侗族传统医药是中华传统医药文化大宝库中的一个重要组成部分，是人类重要的文化遗产，值得搜集、整理、研究、弘扬。改革开放以来，党和国家高度重视包括医药文化在内的少数民族文化遗产的保护传承与挖掘整理工作。贵州省自1981年以来，开始有计划、有组织地对全省各民族的民间医药进行调查研究，积累了大量的医药资料，整理出版了一批民族医药文化著作，取得了很大的成绩。如今，由黔东南苗族侗族自治州民族医药研究院编写的《侗族医药文化及侗族药物》一书的问世，将为我国的民族医药文化研究增添光彩，推动侗族文化的研究走向深入，可喜可贺。

《侗族医药文化及侗族药物》的内容分为三个部分。上篇"侗族医药概述"，主要是从侗族传统文化的视角，阐释侗族医药的简史，侗族与侗族民间医生对生命与疾病的认知以及对疾病、药物的独特思维，阐述侗族医药文化与侗族医药的非物质文化属性、侗族医药的特色、侗族医药基础知识，揭示符合侗族医药行为理念的、解释侗族医药各种文化现象的、指导侗族民间医疗实践的侗族医药理论形态。中篇"侗族药物文化及药物知识"，以侗族传统文化为导向，以侗族药物的侗文名称作为系统掌握侗族药物知识的"钥匙"，诠释侗族药物文化，传播侗族药物知识。这样的解读和阐释具有浓郁的侗族乡土气息和鲜明的侗族医药特色。下篇"侗族药用物种"，以现代的植物学、药学知识为统领，系统地记录了自古以来侗族民间医生用于治疗疾病的938种侗族药物，不仅收集详备，且具有抢救性质，这也是《侗族医药文化及侗族药物》的一大价值所在。

是为序。

2018年7月30日

前 言

侗族医药是中华民族传统医药的组成部分,是侗族的传统医药。

侗族医药是基于侗族传统文化产生的、认识人体生命现象和疾病规律的一种医学知识,是侗族在维护健康及预防、诊断、改善身心疾病方面使用的,以侗族传统文化所特有的,无论可解释或不可解释的观点、信仰和经验为基础的知识、技能和实践的总和。

侗族医药具有鲜明的生活气息,具有民族性、时代性和地域性。侗族传统文化、口述文化是侗族医药产生和发展的文化土壤。侗族医药文化首先是侗族人民的精神价值的体现。侗族人民在生存、繁衍和发展的过程中,在独特的地理环境和农耕社会生产方式的作用下,孕育、产生和发展了自身的医药文化。侗族医药在侗族地区已经存在了千百年,为维护侗族人民的身体健康、促进侗族繁衍做出了不可磨灭的贡献。虽然现代医疗保健体系已基本覆盖了侗族乡村,侗族医药或多或少地告别了原生与古老而呈现出别样的"景致",侗族医药文化处于"再造"过程中,侗族人民的传统价值取向不再成为人们互动的标尺,但是,侗族传统的医药实践仍然高度活跃在侗族民间,侗族医药作为一种文明形态,仍然是古朴而又纯真的。侗族的医药经验,为现代医学提供了一个新的视窗,提供了一些借鉴或启迪,为创新药物的研发提供了优良的资源。侗族医药作为侗族地区独特的卫生资源、潜力巨大的经济资源、具有原创优势的科技资源、优秀的文化资源和重要的生态资源,在侗族社会经济发展中发挥着重要作用。

在国家"全面传承保护少数民族医药""坚持弘扬民族特色""推动少数民族医药稳步协调发展"等方针政策的指引下,侗族医药处于极佳的发展时期,但同时也暴露出了一些基本问题:没有本民族文字医药著作,侗族医药为何能仍然鲜活地存在于现今侗族社会的医药活动及生活习俗中,且仍然发挥着不可替代的作用? 在现代侗族社会里,侗族医药知识是否存在沿自身轨迹继续发展的空间? 发展侗族医药有何价值与意义? 怎样实现侗族医药的创新发展以更好地为人们的生命健康服务？随着那些了解并能口述无比珍贵的侗族医药历史的老人相继离世，且会说侗语的人越来越少，侗族医药词汇面临失传，侗族医药记忆面临丢失，有价值、思维理念独特、治疗效果显著的侗族医药非物质文化遗产处于濒危状态，有的甚至已经消亡，在这种局势下，如何拯救这些遗产？这些问题，已然成为发展侗族医药所必须回答的理论和实践问题。贵州省人民政府、贵州省中医药管理局高度重视少数民族医药的发展，分管卫生工作的原副省长刘晓凯同志针对侗族医药发展中这些亟待解决的问题，指示立项研究并逐一加以解决，还以"贵州省优秀科技教育人才省长专项资金"的形式拨款资助。在贵州省科技教育领导小组办公室、贵州省中医药管理局的支持下，无比珍贵的侗族口述医药历史和口述医药知识得以记录于《侗族医药文化及侗族药物》中。

本书以唯物史观为指导，在坚持完整地保持侗族医药文化的真实性这一原则下，试图以侗族社会文明史、侗族医药史为研究面，运用历史学和文化学的研究方法，从侗族神话传说、古歌谣、风俗习惯、民间医药活动，以及一些现实社会生活中的医药历史与医药活动片段中，梳理出侗族医药及其文化流变的历史经纬。本书从侗族医药的物质实践出发来解释其观念的形成，阐释史前侗族神灵主义医学观与侗族传统社会医药文化的交融，侗族传统社会医药文化及其核心价值理念在历史流变中的内聚，侗族传统社会医药文化在与现代社会文化碰撞过程中产生的断裂与转型，现代社会背景下侗族医药及其文化建设的方向，并着重论述侗族医药语言、文学及侗族医药与宗教的关系，等等，通过分析总结出侗族医药及其文化的演变历程和特征。

本书试图一改单纯用医学理念解读医药的研究方法，探索从文化的角度看待医药，也就是以侗族的"医"和"药"为样例，解读侗族医药文化，把侗族医药放在侗族源远流长的历史长河中和文化环境下去审视，了解侗族医药是如何从远古蛮荒的时代走出来的，研究侗族医药文化是如何落实到生产、生活及医药实践中的，并试图通过此发掘、研究的结果，让侗族人民产生出对自身的医药知识与实践寻根溯源的真实感，产生出民族认同感、历史感及承前启后、继往开来的使命感。

本书力图把侗族医药对生命与疾病认知的无比珍贵的口述医药知识和记忆作为侗族医药文化的或有形或无形的证据留存下来，以侗文及汉语译文的形式记录于现代医药体系之中，使古代优秀的侗族医药文化遗产为今所用，以利于现代医学的进步，同时让侗族医药对生命与疾病的认知、有价值的独特的思维理念能够在现代社会更安全、更有效地为侗族民众乃至全人类的健康服务。

当然，侗族医药文化的振兴与侗族医药理论的构建，无疑是一项艰巨的任务。囿于资料匮乏等多种因素，仅靠本书，是难以完成此恢宏目标的。本书中因侗族不同居住区域的文化差异及侗语方言在不同地区的发音的不同，存在药物名称及一些名词同物异名或同名异物的现象，为保证原生态侗族医药知识的呈现，本书未做完全统一的处理。本书中收录938种侗族药物的植物名及其拉丁文学名，主要依据《中国植物志》，少部分依据《中华人民共和国药典》（2010年版）、《中华本草》、《贵州植物志》等。本书中对侗族医药文化的认识、理解及对侗族医药理论的构建，仅仅做了初步探讨，权作引玉之砖。

本书为国家重点研发计划"中医药现代化研究"重点专项"民族医药发掘整理与学术传承研究"项目（编号：2017YFC1703900）之课题四："彝、苗、羌、侗和土家名老民族医药学术传承研究"（课题编号：2017YFC1703904）的成果，并获其资金资助；获贵州省优秀科技教育人才省长专项资金资助，项目名称及合同编号为侗族药物用药规范的研究[黔省专合字（2010）141号]、贵州省侗族药物资源调查研究[黔省专合字（2011）81号]。

本书述及的侗族医药文化及知识皆来自侗族民间，了解侗族医药历史的侗族老人与侗族民间医生们是本书编者们的老师。他们分别是：

杨光礼（88岁）　杨光辉（84岁）　龙桂娇（83岁）　张有碧（78岁）　吴成德（75岁）　杨通文（75岁）
岑礼崇（74岁）　朱先国（74岁）　贾文贤（73岁）　彭恩清（71岁）　吴显辉（71岁）　覃显超（68岁）
吴才中（62岁）　杨正森（62岁）　杨祖福（61岁）　杨顺荣（61岁）　田锦舒（54岁）　杨昌仁（53岁）
杨　洋（53岁）　吴通武（50岁）　伍善宾（48岁）　李邦富（48岁）　杨国文（48岁）　杨正举（48岁）
岑玲珍（47岁）　张家军（45岁）　吴献书（42岁）　彭文森（41岁）　杨锦祯（39岁）　彭文炎（38岁）
胤进珍（38岁）　岑绍双（35岁）　覃忠国（34岁）

他们为本书讲述的侗族医药知识和侗族医药古歌谣、故事等提供了较为系统、详细的诠释，特在此表示感谢！

尽管我们对侗族医药的过去和现状做了大量的调查、发掘、整理、研究、总结工作，力求本书无悖论，但仍难免出现纰缪挂漏，敬请读者们批评指正。

编　者
2018年7月

微信扫一扫关注贵州科技出版社有限公司公众号，选择电子书菜单，点击本书后输入密码"DZKJ4369"，阅读电子书，还可观看本书宣传视频

目 录

上篇　侗族医药概述

第一章　侗　族 …………………………………………… 003
第二章　侗族医药 ………………………………………… 007
第三章　侗医对生命的认知 ……………………………… 019
第四章　侗族原始社会的神灵主义医学观 ……………… 022
第五章　传统侗族医药 …………………………………… 025
第六章　现代侗族医药 …………………………………… 040
第七章　侗族医药的传承与发展 ………………………… 042
第八章　侗医基础知识概述 ……………………………… 048
第九章　侗医对疾病的命名 ……………………………… 057

中篇　侗族药物文化及药物知识

第十章　侗药的起源与发展 ……………………………… 065
第十一章　侗药文化 ……………………………………… 071
第十二章　侗药分类与命名 ……………………………… 082
第十三章　侗医用药知识 ………………………………… 086

下篇　侗族药用物种

第十四章　侗族的国内分布及侗药资源调查研究的地区 ………… 107
第十五章　侗族药用物种资源种类的构成 ……………………… 110

第十六章	侗族药用植物凭证标本	151
	附录　调查研究工作、科普教育及学术交流等照片	170
第十七章	侗医常用传统植物药	190
	angheit meix	190
	angheit seis	191
	anl	192
	baenl jeblduc	193
	baenlnaeml	193
	bagc mant jenc	194
	baiv	195
	baiv bial	196
	baos sangp kaok	196
	bav baol lienl	197
	bav bouc jians	198
	bav bads dinl pangp	198
	bav dohxih	199
	bav jac nugs seeup	200
	bav samp baol	201
	bav weexbians waic	201
	bav xeec mux	202
	beds nyinc wap	203
	begxyangc	203
	bicsap	204
	biuds	205
	bogc longl	206
	bogc longl	206
	demh aiv sint	207
	demh bangc nebcnebc	208
	demh beds baol	209
	demh builguh jis	209
	demh daoc yav	210
	demh eex liees yak	211
	demh gubl miax	211
	demh jul jedl	212
	demh lagskuaot	213
	demh nyox senc	213
	demh oux kadp	214

demh oux mogcsaop	215
demh xunp bav yac	216
demhaems	217
demhmious	217
dimv suic	218
doh eex not	219
doh ugt bial	220
dongl	220
eenv xenc bav wogl	221
ems bens	222
ems bens	222
ems louh nyaohnyanl	223
ems tagt laox	224
ems tagt laox	224
ems yakous	225
gaos jugx seit	226
guangl sedl kuedp	227
hongh wenc hongh bags	227
houchank	228
jac memx mant	229
jac memx yak	229
jal	230
jaol bac samp bav	231
jaol biins jenc	232
jaol bogl padt yak mags	233
jaol dangc	233
jaol ems bins	234
jaol enl mas	235
jaol geiv miix	236
jaol ids nguk	236
jaol jiux saengc	237
jaol lac dingc seit	238
jaol leil	238
jaol maenc longl	239
jaol muic mieep	240
jaol munh	241
jaol pogt	241

jaol qap meix	242
jaol sik lemh	243
jaol siulhongc	244
jaol sup	244
kaok basmiac	245
kaok bial	246
kaok dabl nguap	246
kaok dinl nganh	247
kaok eml naeml	248
kaok jenl	248
kaok mac senc	249
kaok malaenl dogc	250
kaok memx	250
kaok naeml	251
kaok sangp ids	252
lac dinl guas	253
lac dinl guas yak	253
lagx ngoc seit	254
lagxngoc	255
lagxnyanc	256
langc lis luh	256
langxsangl	257
langxsis	258
leil	259
lemc lagc	260
lucjenc	261
lucjenc	262
maenc das yak	263
maencmieec	264
maencsuic	265
mal anghac	266
mal baiv laox	266
mal bav baenl	267
mal bav gueel	268
mal bav nyenl	269
mal demh ous	269
mal dinl aiv	270

mal dinl max	271
mal dongc sinc	271
mal dongchaoh jnc	272
mal duv padt	273
mal eex senc	274
mal guaov senc	274
mal jeec liees	275
mal jeec liees laox	276
mal kap max semt	277
mal kap meel	277
mal kap nguk	279
mal koukhoup	279
mal lagxbac	280
mal lagx ngeec	281
mal louv	281
mal mac keip	282
mal macliongc	283
mal nguedc	283
mal nuic	284
mal nyaeml xuic	285
mal oux lail	286
mal sangp kebp	286
mal sangp kebp	287
mal sangp ouxbiangs	288
mal saxbah	288
mal saxnyagc	289
mal sik bav	290
mal suic	290
mal wagcnagc	291
mal xonp dav	292
mal-yaemt sik	292
meix biags	293
meix daengl sip	294
meix daengs denv	294
meix dangl daoc	295
meix demh daeml	296
meix doh begl	296

meix dous aiv	297
meix duilbaengl	298
meix ladx mogc	298
meix lagx luh	299
meix lagx miegs	300
meix lagx sangl	300
meix lagxbieec	301
meix lap aiv	301
meix ledc	302
meix liongcxuh	303
meix lionh yanp	303
meix maenc semt	304
meix oul sidt	305
meix oux naeml	305
meix pagt	306
meix pagt notnent	307
meix pap	308
meix papbagx	308
meix sinp nyanc taemk	309
meix siulhongc	310
meix siulhongc bav laox	310
meix songcbegs	311
meix sunl bagx	311
meix udx	312
meix wangc bait	313
meix wangc sunl	313
meix yangcmuic	314
meixaos	315
meixgul	315
meixgungl	316
meixliangcliuux	317
meixpagtnot	318
meixpagtnot meix	318
meixqip	319
meixsip	320
meixyaemx	320
meixyaemx mogc	321

meixyaop	322
meixyuc	323
meixyucdgc	323
miinc not	324
naol	325
naos	325
naos dangl	326
naos sup jenc	327
neit yak	327
ngaih	328
ngoc kubt geiv	329
nugs wangc weep	329
nugsemsxut	330
nugs jaenv aiv yak	331
nugsnyanpnanx	332
nugsyulzans ous	332
nyanc	333
nyangt bav baenl	333
nyangt biedc suic	334
nyangt enl	334
nyangt guangl	335
nyangt kap not	336
nyangt meeuc	337
nyangt mins	337
nyangt mout bial	338
nyangt mudx liees	339
nyangt mudx nyagl	339
nyangt naemx padt	340
nyangt penc padt	341
nyangt songl laiv	341
nyangt sudx meeuc	342
nyangt xiaopeng	343
nyangt yaszhix	343
nyanl nyanl nugs	344
nyingv	345
oux gal	345
oux gal	346

oux jiuc jenc	347
ouxaov	347
samp begs bangp	348
samp begs sangp laox	349
sangp baiv	350
sangp bav baenl	351
sangp biaeml nyuds	351
sangp biaeml nyuds	352
sangp gaos laol	353
sangp kebp naemx	354
sangp maenc bic naeml	355
sangp nugs pap	356
sangp oul yiuh	357
sangp oux gal	357
sank lip lenc	358
sank sax	359
saop	360
sax jos	360
sedp bav il jagc nugs	361
sik bav nyenl	362
siulhongc ngox ngeec	363
sonk dogc	363
sunl nyanc	364
tianh mac	364
tux sanh qic	365
tux sanh qic	366
wadc	366
wadc bagx	367
wangc lieenc naemx	368
wul sup dees bagx	369
xingp jenl	369
xingp juis	370
xingp juis	371
xingp mant	371
xongk semt	372
xul mant	373
xul nguk	373

xup buc bial	374
yags jenl	375
yangc luux naemx	375
yaop douv dongl	376
参考文献	378
侗族常用传统药用植物索引	379

上 篇

侗族医药概述

第一章 侗 族

侗族的汉语拼音为 dòng zú。

侗族是中华民族大家庭的一员。她源于中国古代的百越族群,有着悠久的历史和丰富的文化。

侗族自称为"gaeml",由于方言发音的不同,有的地方又称为"jaeml"或"jongl"。在侗语里,"gaeml"的汉语意思是指"用木条、树枝等作为障碍物进行设防、遮拦、隔离",用作族称,其本意是"生活在被大山阻隔、被森林遮盖的地方的人们"。

侗族名称最早以"仡伶"见于宋代文献,明、清两代曾出现"峒蛮""峒苗""峒人""洞家"等他称。侗族的名称来自"溪洞",这是当地人传统的行政单位,现在当地还有许多地名后缀冠以"洞"。中华人民共和国成立后,把这些地方的居民统称为侗族。依据联合国倡导的"名从主人"原则,侗族的国际标准译名为"Kam"或"The Kam People"。

历史学家们普遍认为,侗族源于古代百越,经过漫长的原始社会发展阶段。侗族现在居住的这个地方,春秋战国时期属于楚国商於(越)地,秦时属于黔中郡和桂林郡,汉代属于武陵郡和郁林郡。魏晋南北朝至隋代被称为"五溪之地",唐宋时期被称为"溪峒"。从古至今,这个地方历代都是少数民族活动的地区。唐宋时代,"黔"的名称演变为"峒"或"峝","黔首"也演变成为"溪峒之民"或"峒民"。南宋范成大《桂海虞衡志》记载:"羁縻州峒,自唐以来内附。分析其种落,大者为州,小者为县,又小者为峒。"南宋陆游《老学庵笔记》卷四载:"在辰、沅、靖州之地,有仡伶、仡览。"辰、沅、靖州之地,就是今天湖南省新晃侗族自治县(以下简称新晃县)、芷江侗族自治县(以下简称芷江县)、靖州苗族侗族自治县(以下简称靖州县)、会同县和贵州省的玉屏侗族自治县(以下简称玉屏县)、天柱县、三穗县一带,是侗族聚居区的中心地带。明代田汝成《炎徼纪闻》记载:"聚而成村者为峒,其酋长曰峒官。"这证明侗族先民居住该地已有1000多年的历史。唐朝于武德三年(公元620年)开始在当时的侗族地区设立羁縻州的州郡,建立羁縻政权,任命当地的大姓首领为刺史。当时在侗族地区设立的州郡有:①羁縻晃州,大体包括今湖南省新晃县全境,以及湖南省芷江县和贵州省天柱县的一部分;②叙州潭阳郡(领龙标、潭阳、朗溪三县),大体包括今湖南省芷江县、会同县、靖州县,贵州省锦屏县、天柱县及黎平县东部;③思州宁夷郡,大体包括今贵州省岑巩县、石阡县、玉屏县、三穗县及镇远县东部;④古州乐兴郡,大体包括今贵州省从江县、榕江县及黎平县西南部;⑤融州融水郡,大体包括今广西壮族自治区三江侗族自治县(以下简称三江县)、融水苗族自治县(以下简称融水县)及龙胜各族自治县(以下简称龙胜县)西北部。唐末五代时期,封建王朝衰落,无力统治边疆地区的少数民族,侗族中的大姓土豪自称"峒主",分管诚、徽二州,辖十个峒,今天的靖州、会同、芷江、绥宁、通道、黎平、锦屏、天柱等地均属"十峒"范围。峒作为侗族社会内部的行政区划,其政治、经济、军事都由"峒主"把持。从唐至清,中央王朝虽然在侗族地区建立了郡县,但多为"入版图者存虚名,充府库者亡实利"之地,侗族社会内部以地缘为纽带的氏族公社组织仍然起着重要作用,例如:以地域为纽带、具有部落联盟性质的"合款"仍普遍存在;每个氏族或村寨,皆由"寨老"或"长老"主持事务,用习惯法维护社会秩序;共同议定的"款约"必须遵守,款民大会是最高权力组织,凡成年男子均须参加,共议款内事宜。这种组织一直保存到"中华民国"时期。20世纪50年代,侗乡先后完成了土地改革和社会主义改造,并在侗族聚居地实行民族区域自治,侗族社会历史进入一个崭新的发展阶段。

侗族人民有自己的语言,侗族语言(以下简称侗语)是侗族的重要特征之一,是侗族人民交流观念、意见、思想感情的最重要的交际工具,是思维形成的载体。侗语是世界上声调最多的语言,属汉藏语系壮侗语族侗水语支。侗语以贵州省锦屏县南部侗、苗、汉民族杂居地带为界,分成南、北两个方言区,每个方言区又因各地语音的不同而细分为4个土语系。侗语方言的形成明显带有汉语影响的印记,相对而言,北部方言区的侗族人民和汉族人民交往较密切,懂汉语、汉文的人较多,汉文化水平也较高,因此,语言中吸收汉语词汇和使用汉语语法形式的情况较为普遍,语音也趋于简化;南部方言则保持较为古老的面貌,元音分长、短两种,有一套完整的促声韵。侗语虽然形成了两个方言区,但各方言之间的差异不大,内部比较统一,南、北方言的语法规则基本一致。

中华人民共和国成立后,政府非常重视发展包括侗族在内的少数民族语言文字,积极帮助尚无文字的民族解决文字问题。1958年,正式通过了《侗文方案(草案)》。新创制的侗文为拉丁字母拼音文字,以南部方言为基础方言,以贵州省榕江县车江话的语音为标准音。侗文的创制和推广,对侗族地区社会、政治、经济、文化、教育的发展起到了积极的推动作用。

根据2010年第6次全国人口普查数据,我国侗族人口总数为288万人,在我国各少数民族人口数排名中居第10位,现主要分布于贵州省黔东南苗族侗族自治州(以下简称黔东南州)、铜仁市,共计140余万人;湖南省新晃县、会同县、通道侗族自治县(以下简称通道县)、芷江县、靖州县,共计84.9万余人;广西壮族自治区三江县、龙胜县、融水县等,共计28.69万余人;湖北省恩施土家族苗族自治州(以下简称恩施州)的宣恩县、恩施市、咸丰县,共计5万余人。此外,江苏、广东、浙江三省侗族人口各有几万。贵州省黔东南州是我国侗族最大的聚居地,全州侗族人口有141.63万人,约占全国侗族总人口的49%,其中黎平县是我国侗族人口数量最多的县,全县侗族人口有35万余人。

侗族居住区主要位于贵州省、湖南省和广西壮族自治区的交界处,清代迁往鄂西的侗族也多居住在恩施市、宣恩县、咸丰县、利川市交界之处。侗族居住地主要地处云贵高原的东端,境内地势西北高东南低,北部属武陵山脉和苗岭山脉支系,有渠水、潕阳河、清水江流经其间,汇合成沅江注入洞庭湖后,流入长江;南部有苗岭山脉,都柳江与浔江流经其间,注入柳江后汇入珠江。境内青山叠嶂,碧水萦回,既有激流险滩,又有清溪幽谷;既有高山峻岭,也有低丘平坝;土壤肥沃,平川及"洞天"盆地星罗棋布;终年气候温暖,无霜期短,年均气温在15℃左右,年均降雨量为1200 mm。良好的自然条件,适宜于农、林、畜牧业的发展,为侗族人民开发山区、发展经济奠定了基础。

侗族主要从事农业,兼营林业,农、林生产均已达到相当高的水平。农业以种植水稻为主,且历史悠久。黎平县、从江县、通道县、三江县、龙胜县等地均盛产糯稻,素有"糯谷之乡"的美称。侗族地区是全国八大林区之一,盛产杉木,尤以"十八年杉"速生林最为著名。侗族地区不仅是一个"宜林山国",也是一个植物王国,森林覆盖率为26%～64%,内有药用植物2000多种,如天麻、杜仲、厚朴、桔梗、吴茱萸、木瓜、黄连、八角莲、大血藤等,药材资源十分丰富;有药用真菌100余种,如茯苓、灵芝、虫草、竹荪、银耳、木耳、香菇等。

侗族地区地质地貌独特,成矿条件好,各种矿产资源也非常丰富。天柱、新晃两县的重晶石蕴藏量占全国的40%以上。

侗族是一个具有光荣革命传统的民族。特别是1934年冬,红军长征再次经过侗族地区,从广西壮族自治区龙胜县经湖南省通道县到达贵州省黎平县,在黎平县城召开中央政治局会议。在解放战争中,侗族人民自发地进行革命斗争,组织武装游击队。在中共地下党的领导下,先后成立了桂北龙胜游击队、湘桂黔边区人民解放军总队、通道人民翻身队(后改为防匪大队)等武装组织,与国民党反动派及其残余土匪势力作斗争。在革命时期,一大批优秀的侗族儿女加入革命斗争的行列,如粟裕、龙大道、杨至诚、曹玉清等,他们有的成为革命的先驱,有的成为党和国家的领导人,为中华人民共和国的成立做出了卓越的贡献。

侗族居住的村寨一般具有依山傍水的特点,坐落在群山环抱之中,寨边梯田层层,寨脚溪河长流,寨头村尾树木参天。侗寨的房屋建筑,一般是用杉树依地形建造吊脚楼。在南部方言区,绝大多数村寨里建有供奉"萨"的神坛。鼓楼是侗寨中最具特色的建筑物,从江县的增冲鼓楼、三江县的马胖鼓楼和通道县的马田鼓楼,为国家级文物保护单位。侗族"风雨桥"或"花桥",以独特的艺术结构和高超的建筑技巧闻名中外,三江县有大小风格各异的风雨桥108座,其中程阳永济桥和岜团桥被列为国家级文物保护单位。

侗族饮食习俗很有特色。男人们农闲时猎取野猪、竹鼠、山鸡、鸟雀等食用。酒多以糯米酿成,家家都会自酿自烤。糯米、油茶、腌肉、腌鱼等是侗族人民最喜爱的传统食品。

侗族的家庭主要是以男子为中心的一夫一妻制小家庭,两代或三代同堂的大家庭也很普遍。

侗族民间文化艺术丰富多彩,侗族地区被人们称为"诗的家乡,歌的海洋"。侗族诗歌是侗族珍贵的文化遗产,有英雄史诗、迁徙的古歌和长诗、民间故事,等等。

侗族人民擅长音乐,侗族大歌具有完整的多声部结构,是中国目前所发现的最完美的民间合唱,被誉为"天籁之音"。

侗族信仰山神、土地神、水神、井神、树神、石神、火神、雷神等多神。侗族相信万物有灵,认为人死以后,灵魂就离开躯体回到祖先住的地方,因此虔诚地崇拜祖先。南部方言区还崇拜众多的女性神,称之为"萨",意为"祖母"。在众多的女性神中有一位至高无上的尊神"萨岁",她神通广大,主宰人间的一切。每年的新春是寨人祭"萨"的日子,届时会举行盛大的祭典。传说这位"萨"是古代侗族的一位女英雄。

中华人民共和国成立初期,中央人民政府派出民族访问团,分别于1950年和1951年先后到侗族地区访问,传达了党中央和毛主席对侗族人民的深切关怀,了解侗族人民的愿望和要求,宣传党的民族政策,增强了民族团结。1951—1952年,侗族地区完成了土地改革。1953—1957年,实现了农业合作化和社会主义改造,促进了生产力的发展。1978年以后,中共十一届三中全会的春风吹遍侗乡大地,给侗族地区的社会发展带来了新的生机和活力,从此侗族地区的社会经济、文化、教育、科学技术发生了深刻且巨大的变化,农、林、牧及工业、交通、邮电、商业、财政、金融、文教、卫生、体育等均得到了前所未有的大发展,尤其是在国家实施西部大开发战略后,侗族地区经济建设等各项社会事业取得了明显进步,人民群众的生产条件得到普遍改善,生活水平显著提高。侗族人民把握机遇,大力发展旅游业,侗族地区已成为国内外游客旅游观光的胜地。1994年,国家批准黔东南州为首批改革开放试验区,为侗族地区旅游业的快速发展提供了强劲动力。1997年,黔东南州被联合国教育、科学及文化组织列为世界十大"返璞归真、回归自然"旅游首选目的地之一。2004年,黎平县侗乡风景名胜区跻身"全国重点风景名胜区""国家森林公园"的行列;黎平县、从江县、榕江县作为贵州省优先重点发展旅游区启动建设。侗乡这片美丽神奇的土地和热情好客的侗族人民,正以饱满的热情欢迎国内外客商和游客到侗乡投资开发、旅游观光。随着西部大开发战略的深入推进,侗族地区的发展面临前所未有的机遇,呈现出更加美好的前景。侗族人民相信,在中国共产党的领导下,在党和国家各项民族政策的贯彻实施下,侗族人民一定能和其他兄弟民族一起,共享发展成果,过上更加富裕美满的生活。

第二章　侗族医药

侗族医药是指侗族沿袭下来、世代相传的侗族传统医药。侗族医药是侗族对我国传统医学科学技术的贡献,是祖国传统医学的重要组成部分。

一、侗族医药仍然是不可或缺的卫生健康资源

侗族医药是侗族在自己的生存、延续和发展过程中,在农耕社会的生态环境和生产方式的作用下孕育和发展起来的,是具有鲜明生活气息及民族性、时代性、地域特点和独特医药知识体系的传统医药,是医学体系中的一种民族医学形态。

侗族医药作为侗族地区独特的卫生资源、潜力巨大的经济资源、具有原创优势的科技资源、优秀的文化资源和重要的生态资源,在侗族经济社会发展中发挥着重要作用。

在侗族社会的历史长河中,在中医药和近现代医药尚未进入侗族社会之前的千百年里,侗族自身的医药经验和技术维护着侗族人民的健康,保障着民族的繁衍。民间有一定侗医药知识的职业侗医药人员、亦农亦医者及有一技之长者(以下简称侗医或 sangh ems)散在于侗族的村村寨寨,以适合当地情况的行医方式养护和治疗了数以万计的人。直至 20 世纪 50 年代,侗族医药在侗族地区的大多数侗族村寨仍是最主要的甚至是唯一的卫生资源,为侗族人民的保健疗病、生息繁衍做出了不可磨灭的贡献,其科学性、有效性是不言而喻的。随着社会的发展,侗族医药知识承载着的侗族传统文化和生活习俗,在长期传承和演化中逐渐融合为侗族的医疗观念及自觉的或不自觉的医药卫生行为。迄今,活跃在侗族民间的医药实践活动仍然具有人民群众可及性和易于获得性的特点,侗医们(仅就 2016 年黔东南州民间民族医师培训班的不完全统计,参加培训的侗医就有 487 人)仍然是满足乡村常见病、"小伤小病"的治疗及年长者养生保健需求的主力军。所以,侗族医药是侗族地区,尤其是南部方言区侗族乡村实现"人人享有基本医疗卫生服务"目标、实现"全面建成小康社会目标"中不可或缺的卫生健康资源。

二、侗语固有词汇中的"医"与"药"

侗语没有书面用语。侗族关于人体疾病与健康的思维结果、侗族医药的历史文化和医药知识等,都储存在侗族人民的大脑里,以侗语为载体,通过口语表达的形式存在,经口语表述而传播、传承。因此,可以通过对侗语固有词汇的研究,探知千百年前侗族医药形成的端倪。本书中凡涉及的侗语语音和文字,以《侗汉简明词典》《汉侗简明词典》为标准进行规范。

"神农氏尝百草,始有医药",侗族先民亦是从应用百草治病,始有侗族医药文化的。

在侗语的固有词中,表示"药"的概念或药物状态的词为"ems"①,如 sangh ems(医师、药师)、kuaot ems(药酒)、bengv ems(药粉)、sohems(药味)、ems bangh(药片)、janl(jil) ems(吃药)等。侗语"ems"表达的概念内涵反映的对象是"药"。"ems"特有的属性、基本释义与汉语"药"的基本释义相同,如汉语中对"药"的以下释义:①药(藥)yào,本义:治病的物品。药物;药材。一般是植物,故从艸。②药,治病草也。③五药,草木虫石谷也。④草木、金石、鸟兽、虫鱼之类,堪愈疾者,总名为药。⑤人生病了自然不快乐,只有吃"草"才快乐(此处的草指青草、蔬菜等)。如同汉族祖先一样,侗族祖先在长久的生存经验中获取了吃某些青草、蔬菜等可以治疗疾病的知识,并把这些知识融合在语言中,命名或创造了数以百计的植物药名。

侗语词汇中没有类似"医"的词汇。涉及"医"的词汇往往借用汉语"医"的词汇,书写时用汉语拼音书写,例如:yiyuan(医院)、yixue(医学)、yiliao(医疗)等。

药师是药工、医师的古称。《大宝积经》云:"譬如大药师,善能医治一切诸病。自无有病,见诸病人而于其前自服苦药,诸病人见是药师服苦药已,然后效服,各得除病。"周代始有医官名"疾医",东汉时医官称为"太医令",唐代有了"医生"这个称谓。由于侗语固有词中没有类似"医"的词汇,"医""药"皆使用"ems","ems"则兼有"医"的含义。侗语中药师、医师统称为"sangh ems",这反映了侗族对医师的称谓沿袭了古代药工兼医师的方式,亦反映了侗族习医者必先学药、侗族医药的药与医"不分家"的习俗。

在侗族日常生活中,当问及找哪个医生看病时,侗家人的回答往往是"某人的药好",而不是"某人是医生"。侗语对汉语"治病"一词的表述是"xaok biingh",xaok 的汉语意义是"调整、修理",biingh 的汉语意义是"病、疾病、瘟疫",在这里,侗语 xaok 引申为"医"或"治疗"的意义。

通过对侗族"医""药"的分析可知:侗族对"药"从具体到抽象、从感性到理性的认知,早于对"医"的从具体到抽象的认知;侗语"ems"(药)的概念中,外延含义有"医"的概念。

三、侗医关于"病"的概念

侗医对"病"的认识是:人的身体内部或外部发生的难受的感觉,以及经检查可以确定的人体生理上或心理上及行为的不正常、不健康的状态。

侗语固有词汇"ids"和"biingh"是表示"病"这一概念的词汇。

1. 侗语"ids"

"ids"近似汉语"咯(gē)"字的发音;"biingh",近似汉语"丙"字的发音。二者既可单独成词,也可以不同结构形式组成复合词。

"ids"在侗语口语里常用于表示"痛"和"病"的意义:①作动词用,表示"痛",其意义是"人体对疾病、创伤等的难受的感觉"。该意义在医生诊治疾病时于患者的主诉中应用广泛,如:问"nyac ids aox nup?"(你哪儿不舒服?)答"idsaemsdinl"(痛脚背)、"idsuis"(痛腰)等。②作名词用,表示"病",其意义是"自己感觉到身体的某种不舒服,自己判断有了毛病,以及经检查可以确定的人体生理上或心理上及

注:①ems,侗文"药",为汉语意译。

行为的不正常、不健康的状态"。该意义主要用于疾病的名称,如"ids longc semp"(心脏病)、"ids mant"(黄疸)等。

2. 侗语"biingh"

"biingh",名词,既可以单独成词,也可以不同结构形式组成复合词。

在侗医的疾病命名中,"biingh"常用于表示"病"或"瘟疫"的意义:①表示"病",其意义是"自己感觉和判断到的某种不舒服,认为自己有毛病,以及经检查可以确定的人体生理上或心理上不正常、不健康的状态,或是他人知道或承认此人现正处于的不健康状态",如:"biingh suic pap"(蓝蛇病)、"biingh juis meeux"(猫鬼病)、"biingh hoik"(急性病)、"biingh yais"(慢性病)。②表示"瘟疫",其意义泛指流行性急性传染病,如"biingh mags"(瘟疫)、"biingh dah nyenc"(传染病)、"biingh aiv"(鸡瘟)等。

3. 侗族固有词汇中表示"患病""生病"等的"患"或"生"等词

侗语中常用于表达"患病""生病"的词汇有"douh""yaemh""lis",相当于汉语中的"着""遭""挨""受""得"等的意思,如:"douh liagp"(着凉,即感冒)、"midx douh"(着刀割,即刀伤)、"yaemh nop"(遭摆子,即患上疟疾)。

四、侗族医药的定义

侗族医药是侗族在维护健康及预防、诊断、改善身心疾病方面使用的,以其传统文化所特有的,无论可解释或不可解释的观点、信仰和经验为基础的知识、技能和实践的总和。

侗族医药沉浸于侗族文化母体环境中,是侗族自然环境、经济、社会、文化特征在对待人体生命、疾病问题上的反映,是具有悠久历史传统和独特医药文化及技术、方法的医药知识体系,是侗族的传统医学,是中国传统医学的重要组成部分。

侗族医药知识是基于侗族传统产生的医治疾病、维护健康的知识和技术,是基于侗族传统的创新和创造。侗族医药知识、技术的创造、创新及文化表达方式,通常是代代相传的,为侗族所固有,并且是随着环境改变而不断演进的。侗族医药知识是动态的知识,在实践基础上不断扩展,成为一个完整医药知识体系。在这个医药知识体系中,医学是研究维护人的生命与健康的医学思想及其具体实践,药学是研究根据侗族医学观念而产生和被使用的药材、药物及其具体的应用。

侗族医药属于我国传统医药中过去没有文字资料,但口传心授的文化资源、医学资源非常丰富,发掘整理的成果用汉文编著成专著,临床能力有所恢复的民族医学。现今,我们仍能从侗族民间医生运用心理、灵感、直觉、潜意识等把侗族医药的非系统联系揭示出来的过程中,捕捉到侗族医药的一点点流光岁月,感受到古时侗族医师、药师的医药实践及侗族民间的医药活动。

长期以来,侗族医药的发展虽受社会主流医学——中医学的影响,但在为中医学提供营养的同时,也在根据自己的需要学习中医学的知识、技术,以促进自身的进步。然而,侗族医药毕竟是侗族基于其文化背景、宗教信仰、民间习俗创造和应用的对生命认知的医药技能所构成的知识体系,是在长期的医药实践活动中以本民族特有的方式对医学的理解和掌握,是在没有近代科学为基础的时代,侗族各个历史发展阶段中传承下来具有侗族传统文化与自身知识、技艺特点的医学实践,因此,它不依附于现代医学和其他传统医药。

　　侗族对药物的认识诞生于侗族原始社会时期,侗族医药知识体系形成于侗族传统社会时期。侗族医药的发展受侗族的社会形态和经济的制约,随着侗族社会形态、经济、文化、教育、哲学和科学技术的发展,侗族医药也在发展和演变,在不同的历史时期有不同的内涵和发展水平。这种变化体现在不同历史时期人们用什么观点和方法研究和处理健康和疾病问题。从侗族人民认识和解决健康与疾病问题的思想与行为方式以及哲学概括的历史演变来看,侗族人民对医学的本质、构成和目的的根本看法历经侗族原始社会时期的"神灵主义医学观",到唐朝至20世纪50年代侗族传统社会时期的"自然哲学医学观",再到20世纪70年代的"生物医学观",最后到直至目前仍在提倡的"生物—心理—社会医学模式"等几个阶段。每一次转变,侗族人民对人体疾病表现的特征、疾病的病因、疾病的治疗以及人、环境与病原体的相互作用,都有了较为深刻的认识,推动了侗族医药的进步。

　　侗族医药是基于侗族古代的自然、人文、思维成果和医疗临床实践经验,逐渐形成的一套独特的、由对生命与疾病的认知及医药技能所构成的知识体系;是在侗族古代朴素的唯物论和自发的辩证法思想指导下,创造性地运用侗族的直观或象征思维方法,认知生命、疾病与健康的智慧财富;是以维护人的健康、防治疾病、提高生存质量、延长寿命为宗旨,以本民族特有的方式,在侗族社会内部的生产、生活及医药实践活动中长期流传的医疗保健知识、技能和实践。侗族医药知识不是单个独立主体创作的结果,它有赖于侗族民众的共同努力,以世代相传的方式传承、发展,并形成一套稳定、实用的医药知识体系。这个医药知识体系的内容是开放性的,处于不断发现、不断扩大的过程中,其中常用的医药经验、医药知识为群体内的成员所掌握。这些经验和知识的学习、应用、传承,往往和无数的侗族个人贡献有着密切的联系。在历经历史变迁后,这种个人贡献的特征渐渐消失,对个人贡献的区分也变得不可行。因此,侗医及侗族民众是侗族医药常识的主要承载者和文化传人,他们把本民族的医药常识传承下来并向其他民族、其他地域传播。

　　侗族医药是关于侗族人民同疾病作斗争及增进健康的一门科学。侗族医药的科学性已为侗族历史所证明。早在中医药、现代医学进入侗族地区前的千百年里,侗族医药已造就了丰富多彩的医药经验,建立了医药知识体系,侗族医药医治了数以万计的人,为侗族繁衍做出了不可磨灭的贡献。但是,侗族医药的经验和知识较之生命科学和现代医学所取得的成就,仅仅是沧海一粟。所以,要在侗族医药的自我传承、完善及创新、发展中,不断提高科学水平,从更高层次认识、把握和升华对疾病、健康的认识。

　　侗族医药的发展有着自身的特色。因不同区域侗族人民所处的地理环境及其经济、社会状态、文化背景、宗教信仰有所差异,他们对医药的属性、规律的认知有先有后,诠释和利用亦有差别,因而就形成了侗族医药因地域不同而存在同与异的特点。在侗族南部方言区,侗族医药的古代传统印迹保留较多,侗族传统医药的特色更为显著。

　　侗族医药知识是依赖侗族传统文化、宗教信仰等逐步形成并完善起来的,其中包括侗族原始宗教范畴的超自然的一面,也包括民众经验性的、世代相传的、知其然不知其所以然的一面。这是侗族早期医药的鬼神(巫)、医和原始宗教信仰混合状态持续时间长的表现,源于侗族先民的生存与生活密切依附于大自然、慑于大自然的威力,视天地为全能而产生的对自然的精神依附。侗族的"万物有灵观"和"多神信仰"在缓慢发展的侗族社会里,长期影响着侗族医药理论的形成和发展。

　　侗族通过世代与疾病、创伤、饥饿作斗争的经验积累,构建了一套能高效利用和有效维护自然生态的方法,依其自身的感受所创造的侗族特有的医药知识及医治疾病的思维方式、行为方式,则往往带有自然环境的深刻印记。其医疗观念和行为的产生、发展与当地的生活方式息息相关,既受到外界环境包括自然环境、社会文化环境的影响,又为生理条件、心理条件所制约。

侗族医药的核心价值在于医者的经验结晶,即药方。侗族医药本身发展的过程是不断验证临床医药经验的过程,被传承下来的一些经验方、秘方经过无数侗医和侗族人民数百年甚至上千年来的临床反复应用,已被证实是有效的,治疗效果是显著的。

五、侗族医药的特点

(一)口语表述传承是侗族医药及其文化传播的最基本方式

侗族医药是在侗族传统社会里形成、发展并传承下来的医药经验和技术。过去侗族没有自己的民族文字,在生存繁衍进程中对发生过的医药行为及事件的系统记录、诠释和研究,都靠口耳相传而世世代代延续下来。因此,侗族没有自己民族文字的医学著作。侗族自身的医药发明、医药知识、医药经验和技术,都靠口头表述、口传心授,并随着时代前进,渐渐形成了世代沿袭、拥有大量口语积淀的医药知识和医药文化。侗族医药及其文化的主要载体是侗语,侗族通过语言表达其世界观,表达对生命、疾病与健康的思考,表达医药文化、医药历史等,是侗族无形的珍贵遗产,蕴含着侗族特有的精神价值、思维方式、想象力和文化意识,是维护侗族医药文化身份和文化主权的基本依据。侗族凭借口头语言系统,经过讲解、念诵、以歌代言、谚语以及不带解析和推理性的递进叙事、讲述等表达形式,实现侗族医药知识、技术向下一代的传播和传承。这样的口语传播、传承一旦没有后人保护,作为活性态存在的侗语或保留在侗语里的大量医药信息消失,传承就不可避免地消失,口传的侗族医药也就随之消失。而一旦消失,就难以再生。

侗族医药的口传文化具有与可用文字书写、印刷成册的中医药文化不同的思维方式和表述特点。

(1)具有广泛性。侗族医药口传文化是来源于侗族世代相传并不断添加不同时空、互相包容的医药知识所积淀出的文化,涵盖了不同侗族区域传承沿袭的医药知识及文化形式。

(2)具有传统性、变异性。反复述说世世代代得来不易的传统医药知识,是侗族口传医药文化的特征。由于没有本民族的文字记录医药知识,一些已概念化的医药知识因得不到重复述说而极易消失,这使得侗族口传医药文化的更新、发展缓慢渐进,落后的传统医药知识对侗族医药的进步和变革起阻碍作用。侗族医药文化经口语实现传播和传承,而口语表述很难应用于书面表达,它只要求在场双方理解就好,缺乏一个既定标准,甚至连对应字词都没有(仅仅有既定发音),加之侗语口语的区域性差异,在传播和传承过程中发生变异是显而易见的,如果再缺乏语言环境,必然会造成歧义与费解。侗族医药文化的变异性随重复口传次数的增多而增大,被重复多少次,就会有多少次细微变异;重复的次数无限,变异的次数也无限。侗族口传医药文化中的宗教实践,以及与之伴随的宇宙观和深层信仰,同样随着重复口传次数的增多而不断变化。例如:出于治疗目的而举行的信仰仪式,因效果不尽如人意而令人失望,那么,sangh(巫师)、xeip(鬼师)、sangh ems(药师)就会创立新的仪式并随之构建新的观念。

(3)抽象程度低。传递的主要医药知识不是通过归纳、概括得到的知识,而是经过不断甩脱与现状不再相关的记忆方法而留存于"情景的而非抽象的"记忆中的医药知识和信息,表述的医药知识多是独自存在的、不成系统的;对相同疾病或药物的多个表述,是并列的、互不排斥的。

（4）侗族医药口传文化的思维和表述，必须在紧密参照侗族人民生活世界的前提下，将医药知识加以形象化、情景化描述，从而同化到侗族人民直接、熟悉的互动中，把表述嵌入到对具体的医药动作的说明中。

（5）口传文体的词语只能通过它们恒常的习惯及约定俗成而获得意义，所谓的"直接语义认可"，亦受应用该词的时间、地点和场景所限制。

（二）侗族医药知识具有历史性、传承性、民族性、时代性

侗族医药是在侗族传统社会里创造和应用的生命认知及医药技能所构成的知识体系，是在没有近代科学为基础的时代，侗族各个历史发展阶段传承下来的医药经验和技术。侗族医药知识是在侗族的延续、发展过程中，侗族人民以其先民传承的医药经验为前提，并在直接碰到的、既定的从过去继承下来的条件下再创造，逐渐形成的不断丰富、日趋成熟的，与侗族的历史文化血脉相连的医药文化传统不断积淀和升华的产物。

侗族处在中华民族大家庭中，汉文化的冲击，尤其是中医药对侗族医药的影响是巨大的。然而，侗族依旧顽强地保留着自己的传统文化、自己的医药传统，并因自己的民族特性、传统文化特性，最终将所接纳、应用的中医药文化、知识与本民族诸特性相结合，形成了具有鲜明的本民族特点的、对本体文化自我认同的医药知识。这些医药知识是在与医药相关的思维活动中，在医药活动的语言交往中，乃至日常生活的活动中形成的，其形成和发展受特定的地域环境、经济基础、社会形态、民族文化，以及特定历史条件下侗医对医药的直观感知、想象、感受、判断等意识行为的"视域"的制约。"被大山阻隔，被森林遮盖"，交通闭塞的地域环境对侗族医药知识的发展影响较大，"一方水土养一方人"，一方水土孕育一方的医药知识、文化。

侗族医药知识通过侗语在某一特定的文化时空中传播，并在这种特定的文化时空中才能获得人们的认可，由这一特定文化时空中的人民享用并建立与自然、与社会的和谐关系。一旦将侗族医药知识从它们赖以生存的自然环境、人文环境中孤立出来，就不能够再得到发展。

当然，侗族医药知识包含着不为侗族特定情境所决定的确定内容，有一些特殊的方式证明侗族医药也能为非侗族情境及非侗族人民所接受。

侗族医药知识具有历史演化中所体现出的时间性特征。侗族医药知识是由生活于不同历史发展阶段、一定文化时空中的侗族人民，根据自己所处的特殊的自然环境和社会环境，创造、享用和传承的，以满足各自不同需要的医药知识。这些医药知识与侗族不同历史时期社会经济的发展和人民的生产、生活、"疾病谱"的变化密不可分，包含着不同历史时期侗族人民感觉到的医药经验现象，以及侗族人民通过想象力，将碎片化的医药事件整合进生活、整合进同疾病作斗争的方式中的特征。这些不同时期医药经验特征的集合，使医药经验现象获得了意义，从而形成侗族广大人民所认知的医药知识。不同历史时期的侗族医药知识，都是对上一时期医药知识的某种继承。

六、侗族医药的传习、传播特征

侗族传统社会内部对侗族医药的传承有一套约定俗成的传承机制，这一传承机制有着显著的侗族

传统文化特点,至今仍在延续。经口传播、传承,面对面口传心授的在场交流形式与语境是侗族医药传习、传播的特征。

(一)传承侗族医药知识、技术的载体

侗族医药知识、技术传承和传播的载体有口承载体和行为载体两种。

1.口承载体

侗族有关医药的思维和表述主要是以口传的方式存在和延续的。口承载体即以口头语言系统为载体,是侗族医药知识传播的主要方式,面对面口传心授的在场交流形式与语境是侗族医药的传习特征,侗族通过口传的医药知识,更靠近医药实践的现实。传承中,通常更追求实用,注重交流形式与交流语境,追求表述得自然而然。

侗族医药知识经口承载体传播、传承时,不论它是有形的还是无形的,人们对它的传播、传承不求助文字或其他符号,只凭借口述的、行为的和人本身天赋的一些功能作为媒介的传播手段,是一种象征符号的文化传承。虽然侗族有个别的医者顿悟出侗族医药哲理的存在,用汉文做过一些记录,但是大部分民众对侗族医药知识的习得、传承依靠的不是这类记录,普通民众也没有机会接触和了解到这类记录,他们还是依托口耳相传的流动传递通道来传承侗族医药知识。

2.行为载体

行为载体,指的是以人的一定的动作、形态、表情表达侗族医药知识、技术内涵的一种传播方式。传授者的动作行为有一定承袭而公认的民俗意味,用动作、形态表达侗族医药知识、技术符合民俗的意愿和氛围。主要表现在采制药物的技术、医疗技术及卫生习俗的传播、传承中。

(二)侗族医药知识、技术的传播、传承方式

侗族医药知识、技术的传播、传承大致通过以下3种方式。

1.口传身教

口传身教在侗族医药传播方式中占有重要地位。侗族医药作为非文献文化,它的传播、传承主要依靠侗医、侗族人民的言行组成的传导系统,侗族医药知识通过口传身教在各辈人中传递,形成了侗族人民自己意识到的自然而然的医药观念,这些观念融入生产、生活中,延绵不绝。

2.生活化的感染和模仿方式

侗族医药是紧密联系生活实际、在侗族生产和生活中形成的医药知识体系,其医疗知识,特别是药物知识、技术,是侗族生活、劳作的构成成分,生活性强,对药物的分类、命名,一些疾病的命名及治疗理念的建立,已经生活化,因而在传播中具有特殊的优势。传授者在传播中以生活化的医药知识、技术为示范,受习者竞相仿效,以感染和模仿为主要形式,"相沿成风,相习成俗",促使侗族医药知识不断流传。

3.民俗传承

侗族医药知识、技术的传播不仅以口头和行为方式进行,还以与人民生活密切相关的信仰、喜好等民俗形式保存和传递。侗族医药知识、技术中的一些传染病预防、讲卫生、灭蚊蝇等,以民俗的传承方式承袭下来,成为人们的卫生观念,成为制约个体采取与群体一致的卫生行动的行为规范;另一些维护身体健康、驱瘟避疫、祈求平安的愿望和行为,成为民间信仰,作为一种象征符号得以长期传承。即使是在现代信息社会里,侗族有关医药卫生的习俗及民间信仰也在蔓延、扩展、渗透。

七、侗族医药文化

侗族医药是在漫长的历史长河中,在特殊的自然环境、传统文化和社会历史条件下产生和形成的,属于侗族自然科学中应用科学的范畴,即属于防治疾病、维护健康的医学范畴。它具有医学属性和文化属性:医学属性是根本属性,医药的传统文化内涵属于辅助属性。

侗族医药与侗族传统文化水乳交融,侗族传统文化、口述文化是侗族医药产生和发展的文化土壤。侗族基于其传统文化,产生了对生命、疾病与健康的认知,形成了包含较为系统的医药文化、医药技术的侗族医药知识体系。

侗族医药文化是侗族人民习惯了的一种精神价值和医药活动方式,是流淌在生命里的东西。它体现出侗族医药的积淀与传承,体现出侗族在与疾病作斗争过程中的精神面貌、民族意志,体现出消除疾病、维护民族生存繁衍的智慧。侗族医药文化为侗族医药物质文明的发展提供了思想保证、精神动力和智力支持。

侗族医药文化是侗族在历史医药实践活动中创造并积累的文明成果,是侗族人民在长期的生产、生活及同疾病作斗争、维护身体健康过程中,逐渐形成对人体生命、疾病与健康的认识能力、医药观念、医疗行为、医药实践活动方式及卫生习俗思想等一切与之相关联的事项的总和。在认识论、方法论、思维方式和价值评判等方面,它与其他民族医药文化有着明显的差异性。

侗族医药文化或者表现于物质载体(如药物、医疗器具),或者表现于语言,或者表现于抽象的医疗技术能力、民族心态、思维方式、生活方式、价值标准,或者表现于医药知识信息的积累、贮存,总之,侗族医药文化是在历史进程中积累起来并流传下去,在流传中又不断发展变化的文化积淀。人们今天的医药创造活动,明天就会积淀在历史的长河中,在形成新的文化遗存的同时,又以自己的历史存在影响着未来的医药发展。这种互为因果的渐进式传承,是不以人的主观意志为转移的客观存在。

侗族医药文化具有多样性特点。不同居住区域的侗族医药文化具有差异性,这种差异性是由侗族所处的地理环境、所从事的物质生活方式、所建立的社会组织形态的多样性造成的。而地理环境对侗族早期文化乃至医药文化的形成有很大的影响,这种影响在现今侗族南部方言区仍较完整保存着的侗族医药文化中可窥见一斑。

侗族医药文化记录着侗族繁衍生息的历史,凝结着侗族与疾病作斗争的精神,是侗族文明演化过程中汇集成的历史悠久和内涵丰厚的、反映人们身体健康和民族繁衍的、具有本民族特质的文化,是侗族历史沿袭、世代相传下来的与医药相关的理念、思想、道德、习俗、技术、行为,是侗族历史上有关医药的思想文化、意识形态的总体表征。它是居住在中国地域内的侗族及其祖先所创造的,而后传给下一代,特别是传给下一代的每一件医药物品及卫生习俗、观念、思维方式、行为方式,并为侗族世世代代所继承和发展。它是侗族千百年文明的结晶,是侗族人民医药实践的产物。它集中表现为侗族医药源源不断的创造能力、对环境的适应能力、对各种不同文化的吸收能力和同化能力,以及其自身的再生能力。

侗族医药文化来源于侗族人民的社会生产、生活及同疾病作斗争的感悟和经验,植根于侗族人民所处的"被大山阻隔,被森林遮盖"的特殊的自然环境、自给自足的农耕自然经济、以血缘与地缘为纽带的社会组织形式、以"sax"崇拜为核心的原生型宗教信仰等经济因素和社会因素共同构成的侗族传统文化之中,从不同侧面反映了侗族各个时期的生产、生活、医药发展状况,对侗族的社会生活同样产生了深远影响。正是因为如此,才使得侗族医药文化承载了维护人们健康的社会功能。

侗族医药文化是口耳相传的口传文化,它是侗族世代口耳相传的有关医药的神话传说、历史故事、民族歌谣、民俗习俗及对医药知识、经验、技艺的理解等的集合,是侗族人民在与疾病作斗争及认识生命过程的实践中形成的对医学总体认识的成果。这些医药成果以文化形式构成侗族文化认同的重要一环,被视为侗族文化遗产不可分割的一部分。侗族医药文化依托于人本身而存在,以声音、形象和技术操作为表现手段,并以口耳相传作为文化链而得以延续,既是"活"的文化,也是侗族传统文化中最脆弱的部分。其内涵主要指侗族医药知识、诀窍、技能、实践和表现形式及其蕴含的人文内容和文化特征。它对生命、疾病的认知有着独特的思维理念,通过语言、传统、乡土感情、记忆、灵性和世界观来表达,而且广泛地体现于价值观和信仰、医疗实践、社会实践及生活习俗之中,影响着侗族人民的医学思维与医学行动。

侗族关于医药的这些表达和实践虽随不同居住区域侗族的社会文化和生态背景的差别而显示出多样性,但都具有基于侗族传统文化固有的特征,都具有民族性、科学性和大众性,都不脱离民族特殊的生产、生活方式,都具有侗族传统文化凝聚的侗族生存与发展所拥有的自然特点、风俗习惯、生活方式、价值观念、理想信念等因素,构成了侗族自身的特质和独特的医药文化。

(一)侗族医药文化包括物质文化、习俗文化和精神文化

侗族医药文化是侗族传统文化的重要组成部分。这里所说的侗族医药文化,是指侗族传统医药文化,它包括有关侗族医药的思维方式、行为规范、生活方式、传统习俗、文学艺术,甚至一些影响深远的事件等。简单来说,人需要改善人体生理上或心理上不正常、不健康的状态,改善或消除人体因疾病、创伤等引起的某种不舒服及难受的感觉,这是本能。但是,人怎样认识引起人体不舒服及难受的感觉,用什么药或者方法,怎样用这些药及怎样用这些方法才能达到改善、消除人体不舒服及难受的感觉和不正常、不健康的目的,这个就是医药文化。侗族医药文化的结构包括物质、习俗和精神几个层面。首先,人们看到的是它的医药器材和药物的物质层面。其次是以习俗的形式存在的医药卫生理念、卫生行为。第三个层面是精神层面,它是侗族医药文化的核心部分,即人们对疾病认知的思想观念、思维方式、行为方式。在这三个层面中,物质层面的变化是最快的,它的传播是最容易的,但引起的震动最小;习俗层面可规范普通人的医药卫生观念和行为,但能否真正形成这个规范,仅有习俗这一非强制性规则是不够的,还需要有一定的观念、认识基础;精神层面是最核心的,但它的变化不仅最缓慢,而且最痛苦。从侗族古代的神灵主义医学观到侗族医药的形成、发展,经历了千余年,在侗族人文环境、价值观念等背景下,侗族医药的每一次传承、创新都是一个艰苦的自我批判、自我蜕变、自我超越的过程。

(二)侗族医药文化的特点

(1)侗族医药文化世代相传,具有悠久的历史,随着侗族社会的发展,其在不同的历史时期虽或多或少有所改变,但变化不大,是侗族传统文化系统中没有中断的文化。

(2)侗族医药文化是侗族在相对稳定、相对封闭的地理环境下形成的,与医药相关的每一件物品及习俗、观念、思维模式和行为模式。

(3)侗族医药文化本质上是建构在侗族以血缘关系为纽带的农耕文化基础上的、以一家一户为单位的自然经济型医药文化。

(4)侗族医药文化没有典籍可以查询和考证,没有随时可供查询、回顾的医药文化文字页面。侗族医药文化凭借独具特色的侗语口头传播、传承,口传中的冗赘和重复刚刚说过的事,恰恰能使讲话人和听话人都跟着思路走。这与书写造成的勉强线性相比,口传的侗族医药文化在深层意义上对侗族医药的思维和表述更为自然。

(5)侗族医药文化是一种不断吸纳其他文化形态又不断进行自我调适、自我更新的文化。

(6)侗族医药文化具有侗族神话、歌词、故事、民谚等的文学形态及侗族的哲学、宗教和道德伦理。

(三)侗族农耕文明的医药文化特征

侗族是一个有着悠久农耕历史的民族。他们更加亲近自然,一方面侗族人民的行为在一定程度上受到自然环境的制约,另一方面他们通过文化知识来认识自然并获取资源,建立了人与自然之间互动融合的生态,创造了丰富多彩的山区特色农耕文化。

侗族的农耕文明决定了侗族医药文化的特征。侗族作为农耕民族,其以种植为主的基本特征决定了侗族对药用植物的独特认知及应用天然药用植物为主要药物的医药特征;侗族的医药理念、医疗实践活动都带着农耕文明的历史印记,这些印记标志着侗族医药的历史进程,显现出侗族医药文化地域性、历史传承性和乡土民间性的特点。农耕文明所蕴含的集体至上、扶苦助贫、互相帮助、和睦相处、以家族或房族为依托的生存发展观及对自然造物的信仰和崇敬,利用自然资源、与自然和谐发展等文化传统和核心价值理念,在侗族对疾病、药物的命名中及对一些疾病的治疗理念中、医者与患者的关系中、廉价的医药收费中,乃至药物的采收中等,都有着深刻的反映。

(四)侗族医药文化的民族性、科学性和大众性特征

侗族医药文化的主体是侗族,所表现的是侗族在生产、生活等领域积累起来并在其社会内部长期流传的医药技术、知识。这些技术、知识是侗族生存与发展中同其所处自然条件、社会历史规律融合与创造的结果,是侗族人民千百年生存经验的总结。侗族医药文化构成了这个民族共同的对生命与疾病认知的思想基础及医药卫生行为规范和活动方式,体现和反映出侗族维护健康、促进民族繁衍的理念及医药实践的活动方式、规律和特点。

侗族医药文化的民族性是侗族医药产生与发展的标志,侗族人民是侗族医药文化的创造者,是侗族医药文化产生、存在和发展的广泛性基础。侗族人民不仅是侗族医药物质文化的创造者,也是侗族

医药精神文化的创造者。侗族的这些医药知识和技术是面向大众、服务大众、以人为本的,适应其社会生产和社会生活的需要,这正是侗族医药文化的民族性、大众性的价值和意义所在。

侗族医药文化的科学性,主要表现为侗族医药文化的产生、存在和发展符合侗族社会历史的本质和规律。侗族医药文化是侗族在自己的生存、延续和发展过程中,在与疾病作斗争的过程中形成的具有自己独特内容与形式的医药知识体系,这些知识属于民族科学,是侗族文化创新的结果。

侗族医药文化的科学性依托于以侗族文化为基础的医药实践。侗族医药的产生、发展来源于侗族人民与疾病作斗争的医药实践,服务于侗族社会的医药活动,并不断接受人们医药实践的检验。实践是侗族医药存在和发展的基本形式,实践性是侗族医药文化的基础。实践使侗族医药文化在不断转化中得到拓展、深化,从而保持着侗族医药的可持续发展。

侗族医药文化无论是医药的物质层面,还是认识疾病的思维方式、价值观念及医疗实践行为、习俗、规范等精神层面中精华的部分,都是侗族维护健康的条件和方式,它符合侗族人民维护健康的需要,符合侗族医药自身发展的规律,成为侗族医药进一步发展的基础和依据。侗族医药文化为侗族建构了一种正确处理人与疾病、人与自然、人与社会关系的合理方式和途径,具有真理的规定性。

侗族医药文化作为侗族维护健康、促进民族繁衍的方式,包含着人类生存与发展的共性,在客观上必然为其他民族的生存与发展提供参照和借鉴。

八、侗族医药属于侗族非物质文化遗产

侗族医药既包括无形的思想与理念,以及承载相关思想、理念的有形的实物,还包括历史文化、环境等要素,具有物质文化和精神文化的属性。其精神文化层面的文化遗产大多为口耳相传,诉诸视听而疏于记录和固态化,因而常常是转瞬即逝的、不可再生的,一旦消亡或流失,在落后的记录手段和技术条件下,基本无法恢复或再生。这部分医药文化遗产是侗族传统文化的组成部分,是侗族文化母体在医学领域的历史成果。它在对人体生命进行认识和探索,对疾病进行预防和治疗的同时,又受到侗族自然观、世界观、生命观的影响和制约,自成一家之言,成为侗族哲学实践的一种延伸,具备非物质文化遗产的特征,是非物质文化遗产保护的重点。

《中华人民共和国非物质文化遗产法》规定:"非物质文化遗产是指各族人民世代相传并视为其文化遗产组成部分的各种传统文化表现形式,以及与传统文化表现形式相关的实物和场所。包括:(一)传统口头文学以及作为其载体的语言;(二)传统美术、书法、音乐、舞蹈、戏剧、曲艺和杂技;(三)传统技艺、医药和历法;(四)传统礼仪、节庆等民俗;(五)传统体育和游艺;(六)其他非物质文化遗产。"侗族医药属于《中华人民共和国非物质文化遗产法》规定的非物质文化遗产范畴。侗族医药这份遗产在侗族代代相传中,随着其所处环境、与自然界的相互关系和历史条件的变化而不断得到创新,同时使侗族人民自身具有一种认同感和历史感。

侗族医药文化是侗族口头传统和口语表述的文化,其非物质文化遗产以人为本的"活性状态"存在着,更注重的是技能和知识的传承。该传承是一个充满人性活力、有着独特思维的传统,是一个具有真正文化时空含量的传统。侗族医药文化的积淀是超越时空的,在侗族民间的土壤里埋藏着根系,埋藏着生命的古老基因。正像联合国教育、科学及文化组织指出的那样:"对于许多民族,非物质文化遗产是本民族基本的识别标志,是维系社区生存的生命线,是民族发展的源泉。"

（1）侗族医药非物质文化遗产的概念。根据联合国教育、科学及文化组织《保护非物质文化遗产公约》和《中华人民共和国非物质文化遗产法》对"非物质文化遗产"的解释和定义，侗族医药属于非物质文化遗产的范畴，具体类别归入"有关自然界和宇宙的知识和实践"。定义为："侗族在其发展过程中创造的关于生命和疾病的知识以及与这些知识相关的实践、技能等表现形式。这些遗产随着侗族的繁衍生息代代传承发展，构成其文化认同的重要一环，为侗族的健康做出了巨大贡献，被视为其文化遗产不可分割的一部分。"

（2）侗族医药非物质文化遗产概念的内涵。明确传承的主体为侗族，并强调"随着侗族的繁衍生息代代传承发展"，指出了侗族医药活态性的传承发展，这是作为非物质文化遗产的基本属性；"构成其文化认同的重要一环，为侗族的健康做出了巨大贡献，被视为其文化遗产不可分割的一部分"，侧重于申明其民族性及文化多样性的价值。侗族医药非物质文化遗产为侗族所特有并传承发展，同时为侗族带来了一种认同感和历史感，是民族凝聚的重要因素之一，也是侗族文化多样性和创造力的重要体现。

（3）侗族医药非物质文化遗产概念的外延。对这一概念外延的表述为："侗族在其发展过程中创造的关于生命和疾病的知识以及与这些知识相关的实践、技能等表现形式。"这一表述紧扣非物质文化遗产类别中"有关自然界和宇宙的知识与实践"，具体包括侗医对生命、疾病的认知观念及侗医诊法、侗族药物（以下简称侗药）知识、侗医组方理论与制剂技艺、侗医疗法、侗医养生方法、侗族医药卫生民俗等内容。

侗族医药非物质文化遗产概念的内涵和外延表明，侗族医药非物质文化遗产是侗族人民世代相承、与群众生活密切相关的医药文化表现形式，蕴含侗族特有的医药理念、思维方式、想象力、精神价值和文化意识。它既是侗族医药历史发展的见证，又是珍贵的、具有重要价值的文化资源，是维护侗族文化身份和文化主权的基本依据。保护侗族医药的理念和思想正体现了非物质文化遗产保护的宗旨和原则。

随着侗族社会现代化进程的加快，侗族的文化生态发生了巨大变化。由于当前对"传统"缺乏足够的尊重和承认，加之传统"宇宙观""生命观"的衰落，侗族医药非物质文化遗产受到越来越大的冲击。依靠口耳相传、诉诸视听而疏于记录和固态化的侗族医药文化遗产正在不断消失，许多内容濒临消亡。一旦消亡，在落后的记录手段和技术条件下，这些医药文化遗产基本无法恢复或再生。因此，加强侗族医药非物质文化遗产的保护已经刻不容缓，保护非物质文化遗产，保存非物质文化遗产的真实性、整体性和传承性工作势在必行。侗族医药非物质文化遗产决不能"养在深闺无人识"，应当发挥其在文化建设、医学发展上的影响力，积极推进宣传教育工作，提高保护工作的认知度、关注度，以多种手段传播侗族医药非物质文化遗产，弘扬侗族传统医药文化精髓。

2008年6月国务院发布的第二批国家级非物质文化遗产名录中，"侗族医药·过路黄药制作工艺"项目进入国家级非物质文化遗产名录。

第三章 侗医对生命的认知

侗医对生命的认识、思索、研究,蕴含在侗族先民开始关注和探索自身的起源和发展之中,经口传承至今已有 2000 余年的历史。侗族把"雾"这一具体物质作为万物的始基,世间万物皆由"雾"生;认为人类是自然本身的产物,人是由生物体逐渐进化而形成的,是由卵演化而来的;自然与人类同一,人兽同源;男女结合、阴阳交合而生万物。侗医把侗族的"雾生万物观"具体化,把气和水这两种具体的物质形态当作是人体生命的源头与物质基础,把人体的"气"量的变化看作是疾病发生的重要因素。

一、"雾生万物观"——侗族先民认为宇宙起源于"雾"

茅盾先生曾说:"原始人的思想虽然简单,却喜欢攻击那些巨大的问题,例如天地缘何而始,人类从何而来,天地之外有何物,等等。他们对这些问题的答案便是开天辟地的神话,便是他们的原始哲学,他们的宇宙观。"

侗族社会和侗族先民的思维发展到一定阶段后,侗族先民开始关注和探索自身的起源和发展问题。在那个科学不发达的时代,侗族先民对这一很复杂、很难回答的问题的回答是"雾生万物"。"雾生万物"的自然生成观传承于不同历史时期侗族地区广泛流传的侗族史诗《起源之歌》和《侗族祖先哪里来》的神话传说之中。

侗族的"原始哲学""宇宙观"的产生,是建立在侗族先民生存于崇山峻岭、溪流纵横、云雾连绵的半山腰及溪流河谷之间,常年可见雾霭四处升腾,云蒸霞蔚,在溪谷与半山腰萦绕、飘逸的基础之上的。侗族远古神话《开天辟地》中说:"万年之前/天地不分/大雾笼罩/世上无人/云开雾散/把天地分/天在高上/地在低层/天有日月星辰/地有万物生灵。"这反映侗族先民认为万年之前整个宇宙是被大雾笼罩着的,天地形成之前处于混沌未开的状况,没有人类和自然万物;混沌的雾气经过漫长的演变过程逐渐形成天地,而后又产生日月星辰和万物生灵。这一远古神话阐述了万物的形成、自然现象的发生是雾这种物质元素不断结合变化的结果,"雾"是物质的本源。把雾这一具体物质作为万物的始基是一种朴素的唯物主义观点。这些雾又是怎样分开才产生万物的呢?这是由于"风"的作用。《起源之歌》中唱道:"当初风公住天上,坤岁上天请他来。风公下地四季分,春夏秋冬巧安排。"风公又是怎样区分四季的呢?《侗族文学资料》说:"当初风公力无比,脑壳尖像黄牛角;春天出气天下暖,夏天出气雨降落,秋天出气地打霜,冬天出气大雪落。"侗族先民认为是"风"让云开雾散,是"风"使自然界、四季发生变化。他们虽然不可能正确地解释宇宙万物的形成这一难题,但是他们这种把宇宙来源、形成归之为"雾"和变幻莫测的"风"的思想,是一种直观的、朴素的自然生成说,是"自发的唯物主义,十分自然地把自然现象无限多样的统一,看作是不言而喻的,并且在某种具有固定形体的东西中、在某种特殊的东西中去寻找这个统一"(《自然辩证法》)。侗族的这个思想中的"风"经过概括和抽象,为侗族对疾病的认知提供了认识论基础。

二、侗族先民对生命由来的认识

黑格尔说:"一个民族进入一个时代,在这时精神指向着普遍的对象,用普遍的理智概念去解释自然事物……于是我们可以说,这个民族开始做哲学思考了。"

侗族神话传说《开天辟地》《洪水滔天》《侗族祖先哪里来》《人类起源》《嘎冷顺》《棉婆孵蛋》等故事里有大量的关于人类起源、开天辟地、大自然变化的原因和氏族、民族起源等方面的内容,有着丰富的辩证法思想。侗族先民认为人类产生的整个过程是有序的,人类是由某种生物演变来的,是自然本身的产物。流传在黔东南州的侗族人民的起源古歌里描述道:"起初天地混沌/世界上还没有人/遍地是树蔸/树蔸生白菌/白菌生蘑菇/蘑菇化成河水/河水里生虾子/虾子生额荣(一种浮游生物)/额荣生七节(一种节肢动物)/七节生松恩。"在侗族神话《棉婆孵蛋》里,人是"卵"生的,是由龟婆(泛指一种神圣的动物,意指人类的先祖,有的地方称为"萨婆""萨神",加上"棉"字表示是人类的先祖)孵出来的,孵出的男孩叫"songk enl(xenp)"(松恩),孵出的女孩叫"songk sangp"(松桑)。这就是宇宙间人类的始祖。他们长大后成婚,才有了后来的人。松恩、松桑都是侗语的音译,"松"是"放"或"放下"之意,"恩"是筋或茎,"桑"是"根"。松恩、松桑合起来的意思是"放下了茎,扎下了根"。这样把人的生命的产生与植物生命的产生相类比,意蕴含蓄而深刻,反映出他们初始的进化论意识,反映出他们初始的哲学思想是建立在直观形象的唯物主义基础之上的。这种认识产生于他们对客观世界的观察和推测。它不仅表现出生命是由卵演化而来,反映出初始的进化论意识,而且有了男女结合、阴阳交合而生万物的朴素辩证法思想。这是氏族社会所产生的神话史诗型古歌,它说明侗族先民关于人类来源的观念不是凭空产生的,而是侗族先民从当时自然和生命变化的实践中总结出来的。侗族人的起源古歌还生动有趣地阐述了人与动物分开的过程:"松恩松桑长大了/他们两个配夫妻/夫妻生下十二崽/他们各自都有名/龙是大哥个子大/老二是虎三是蛇/四豹五猴不会错/六是猫来七是狗/八熊九雷十鸡鸭/姜良姜妹十一二。"侗族古歌《洪水滔天》里又说:"十二兄弟住一起,他们比赛逞威强。老虎使法大声吼,老龙卖弄鳞甲光,雷婆施威电光闪,姜良设法火烧山……姜良放火烧了山,兄弟逃命喊爹娘。老虎烧成黑道道,老蛇烧成白硫黄。龙被烧得逃下海,雷婆上天烧裤裆。别的兄弟不敢比,紧跟姜良和姜妹。"侗族《创世歌》里说:"姜良见兄弟们生得不一样,不知有何技能,就邀到山里比试一场。众兄弟比试完毕,让姜良献技。姜良让它们各自去寻来树藤,将自己捆在树蔸上,然后开始献技。众兄弟按姜良的做法做了,于是姜良就放火烧。并高喊,'虎快进深山,龙快进海洋,蛇快进洞穴,雷快进天上,猫快爬山岩,人快去水边'。"这些生动的描述,反映了侗族先民在文化心理的发展历史上,经历了从崇拜动植物神祇到崇拜人兽同体的神的阶段。侗族先民认为自然界中有人兽同体的神(即孵卵的"棉婆"),他们把大自然当作自己的"家",把人看成是"栖居"于自然之中的一分子,人是用火驱赶野兽等使自己从和动物是兄弟、生活在一起的状态下分开,从而在同动物的生活、斗争中支配动物等外部世界,改变了自己的命运,走上人类独特的发展道路,真正成为人。恩格斯曾说:"就世界性的解放作用而言,摩擦生火还是超过了蒸汽机。因为摩擦生火第一次使人支配了一种自然力,从而最终把人同动物分开。"

侗族先民关于人的生命是长时间由生物体逐渐进化而形成的,以及自然与人类同一,人兽同源,男女结合、阴阳交合而生万物的观念,和人的生命与植物相类似,有了根茎,扎根土地,方能枝繁叶茂、开花结果的朴素辩证法思想,都是唯物的,是对自然界里物质之间有序联系的思考,头脑中初具了事物间因果联系的哲学意识。

从动物蜕变而来的原始人,在他们的观念中没有把人同动植物区别开来,人与动物同源,他们认为万物同人一样是有生命、有知觉、有意志和有能力的。侗族先民的人与动物同源,人的生命与植物相类似,"异类"包含着"同类"的观念,产生了人与自然物之间的亲缘性价值关系的设定。这种看待生命的起源、看待人与动植物的亲缘关系的思想,使侗族人民对身边的动植物的形态和习性敏感,有较细致的认识,深刻地影响着侗医对人体、疾病及药物的认识,深刻地影响着侗医的医药实践活动的开展。侗医在给人的疾病命名、采集药物的过程中,乃至治疗疾病的理念产生和形成等,皆蕴含着善待大自然的社会伦理要求。这是上古时代侗族先民的自发的唯物辩证的宇宙观,是侗族先民栖居于大自然、友善对待大自然、与大自然实现了和谐生存的反映。

侗族认为气的聚合形成生命,气和水是人体生命的源泉。古侗歌里唱道:"wul maenl xeengp nyenc xingv jiul soh,dees dih sangx nyenc xingv naemx namh""nyenc nyaoh fanjian gueec mix jaengl,daengc baengh meec soh meec naemx"。汉语译为:"天上生人是股气,地下养人是水和土""人生存的时间没有多久,人生存全靠气和水"。这表明侗族先辈们已经产生了"气"和"水"是维持人体生存的基本物质的意识。侗歌歌词中还有"sop gungc sop yuns nyenc wenp biingh,nyenc deil duv soh jonvbiinv naemx",汉语译为:"人的生死也是出于气的聚散,气的聚合形成生命,人体气多了或气少了都要遭病;人体气的离散便是死亡,人断了气,身体就会转化为水"。侗族把气和水这两种具体的物质形态当作人体生命的源头和人体生命的物质基础、把人体的"气"量的变化当作是发生疾病的重要因素的观点,无疑是朴素的唯物辩证观。与战国时期哲学家庄子的"人之生,气之聚也;聚则为生,散则为死""性命非汝有,是天地之委顺也"的气的哲学思想相一致。

第四章　侗族原始社会的神灵主义医学观

侗族的社会历史直到唐代(公元 7 世纪)以前,仍处在原始社会发展阶段。在漫长的原始社会里,侗族产生了原始自然观及反映这些思想意识和物质生产的原始文学。由于当时的生产力水平极为低下,人们相信"万物有灵",将疾病看作是鬼魂的惩罚或恶魔作祟所致。因此,人们治疗疾病的手段主要依赖祈祷祖先、神灵的保佑或宽恕,或者采取驱鬼或避邪的方式免除疾病。今天在一些偏远地区或某些文化中,依稀还可见到这种医学观的遗迹。

一、侗族原始社会的灵魂观念

"人类从一开始进化为'人'的时候,就感受到了大自然的强大压力。稍后,人类将压力所造成的一切危害,如疾病、死亡和灾异等都归于鬼魂的作祟。"在漫长的原始社会里,在与自然界的交互作用中,侗族先民逐步形成了对自然界的畏惧和崇拜,希望得到自然界的庇护的认识和看法,形成了关于自然的总体看法和根本观点的侗族原始神秘主义的自然观,其中的"灵魂不死""万物有灵"及自然崇拜、祖先崇拜、巫术与祭祀是侗族先民认识疾病的观点和方法。在出于人类自身的本能而获得的医疗经验的基础上,侗族先民产生了原始的关于生命现象和疾病的意识。

"原始人的灵魂观念,是从自身的生理现象中产生的。"上古侗族先民生产力极其低下,思维能力极其简单,从自身的梦境和幻觉出发,认为人有肉体和灵魂之分,人是肉体和灵魂的统一体。对观察到的一些生理现象不能做科学的解释,认为睡眠、疾病、死亡等是因为某种生命力离开了身体;在梦中,人原地不动却可长途旅行,与远方的或已死去的亲友见面谈话,是因为人的化身在进行真实的活动。他们把梦境、幻觉及死亡看作是独立于身体的生命力的活动和作用,既而把人的生命现象作为理解整个大自然的一把钥匙,认为自然万物都是实体和灵魂的结合,这样就产生了"万物有灵"的观念。他们将灵魂观念用于解释人和自然万物的生死存亡的现象时,则认为实体虽然死亡或消失,但灵魂仍然存在。正如《马克思恩格斯选集》中所言:"既然灵魂在人死时离开肉体继续活着,那就没有任何理由去设想它本身还会死亡;这样就产生了灵魂不死的观念。"而脱离了实体的灵魂便成了鬼魂,可以说,鬼魂信仰和灵魂观念是同一根链条上紧连的两个环节。他们用鬼魂的活动去回答一切不能回答的问题。到了阶级社会以后,统治阶级将一部分鬼魂上升为神,从此分出了鬼和神两大系统。侗族先民认为人有"七魄""三魂",并有"灵魂不死""灵魂转世"的观念。"七魄"是讲人有七个灵魂,人死了,他的七个灵魂中有一个去守坟,其余六个都去投胎转世。"三魂"的主要观念是:人死后,他的三个灵魂便离开肉躯,一个守坟,一个守家,一个投胎还阳。如果是 36 岁以上在家里正常死亡,可以进祖坟。在死后,灵魂的一份就到阴间报到,等待下一次的投胎还阳;守坟和守家的两份得到后代的尊崇,得以享用香火。每年的"三月三"

和清明节，同一宗族和同一姓氏全体去祭拜；逢年过节，人们会在火塘边祭拜祖先。人们相信祖先会保佑家人平安，保佑添丁发财。对于投胎还阳的那一份灵魂，人们也表现出对老人的怀念。如果是受刑、妇女难产、暴病而终等非正常死亡和未到36岁就意外死亡的，其灵魂则被视为恶鬼，会为祸人间，是人们永远禳解的对象。他的灵魂不可能去守祖坟，也不可能去守家，那么就变成了到处游荡的孤魂野鬼。为了避免孤魂野鬼对生者的危害，要经三年五载，再择吉日，将陈尸火化，去污除邪，更新亡灵，使其成为"正常死者"后才能认祖归宗和投胎转世。侗族人民的观念里，存在一个和人世间一样的"鬼"的世界，"鬼"的世界也有善恶之分。侗族先民有了"神"的观念以后，认为人死了要经过几代祭祀而向祖灵、祖神转变，认为祖先神能驱恶鬼，能保佑家人安康。因此，除给死者出殡、安葬等仪式外，第7天需给死者举行灵魂超度仪式，送其灵魂渡过浑水河，使他能回到祖先发祥之地去。

侗族先民认为人之所以生病，是因为鬼神作祟，病人失去了灵魂；认为人死了以后，其灵魂要返回"半边河水清，半边河水浊"的地方，或升"天界"。表现在医学上，对疾病完全采用超自然的力量来解释，认为灵魂可以随意地或暂时地附着在任何事物上，离开人体而飘逸，可离体或轮回；人患疾病是因为遭受神灵的惩罚，或者是被邪恶的灵魂、鬼怪附身作祟，或者激怒了祖宗而失去了灵魂。人要死时，七魄先散，然后三魂再离。生病时就是"和魄"散了，故要用药物去阻止它散发。如果"和魄"和"力魄"散了，就容易"鬼"上身，人死之后，七魄随之消散，而命魂也自离去，生命即以此告终。因此，治病时必须阻止"魂魄"的散发，阻止"鬼"上身，将"魂魄"招回，于是产生了通过乞求神灵的保佑、驱逐邪恶神灵的治疗疾病的方式，以消除人们心中的紧张、恐惧或因恐惧转化而来的心理，化掉阴魄的不息，屏障并消除阴魂的持续影响，使患者神静、心安、身定。

侗族的"灵魂观""万物有灵观"，使远古时期的侗族人民只能通过乞求神灵的保护或者是驱逐邪恶的神灵来治疗疾病。因此，可以说在侗族原始社会时期，侗族尚没有形成医学。对神灵的敬畏扩大了侗族先民认知中的人与疾病的距离，而对人患病和死亡的猜测更造成了神秘，于是，远古时代侗族先民口头创作的反映疾病及人与疾病关系的具有高度幻想性的故事在人们口中流传，侗族先民也就通过神话思维和原始宗教自然观接近人的疾病和医药，并通过神话传说将他们对疾病与医药的感知传续下去。随着侗族原始社会的发展，侗族先民逐渐认识了一些能够医治疾病的植物、动物，在通过乞求神灵的保护或者是驱逐邪恶的神灵来治疗疾病的过程中，也使用了已认识到的植物或动物。

二、侗族医药的神话传说

侗族先民经过人类早期的"播五谷，创医药"的生产、生活实践，逐步认识和积累了对植物药、动物药的知识。在侗族的原始宗教信仰中，在侗族的古歌中，都有早期侗族医药的反映，如侗族全民（不管是在侗族的腹心地区，还是在远离侗族腹心地区的鄂西侗族村寨）共同信仰的"sax xenc"（女神）中就有偷魂盗魄的"sax liagx"（萨两）、传播天花的"sax doh"（萨多）等。

侗族的神话故事《玛麻妹与贯贡》《叶香与亮光草》流传至今，它们反映出侗族的祖母神崇拜，反映了侗族人民的伦理道德观念及对医药和恢复健康的向往。《玛麻妹与贯贡》讲道："相传古时侗族有个孝子叫贯贡，为他母亲的病四处求医，遇到医仙玛麻妹，给他母亲治好病，二人成亲，一起行医。医仙玛麻妹认识很多药，会治许多病，她教贯贡学习药物知识，告诉他'翁哽将退煋，翁嘎将杜给，翁汤将退播宾耿，消腌欲用巴当同'（侗语的汉语近音字音译，译为：苦的药能退热，涩的药能止泻，味香的药能消肿止痛,关节疼痛要用叶对生)。"《叶香与亮光草》的故事讲道:"贯贡的朋友叶香来拜访贯贡,途中看见绿公蛇晰素,欲强奸母蛇晰婶,叶香当时救下了晰婶。为了感谢叶香救命之恩,晰婶的丈夫将治疗眼病的亮光草献给叶香,并教她应用。后来叶香就用亮光草为不少民众治好了眼病,受到侗族人民的喜爱。"

神灵信仰的本源始终是鬼魂观念,对神灵的崇拜是侗族传统文化世界的核心内容。尽管千百年来侗族传统社会的经济、文化发生着缓慢的由低至高的变化,但人们的鬼神信仰从总体上说没有质的淡化,只不过是在鬼魂崇拜中的人鬼关系及鬼与鬼的关系中增加了社会关系的内容,而且影响着社会习俗的诸多方面。神话传说毕竟只是神话传说,现代无以考证,但是我们透过这些神话传说乃至典故、歌谣等,可以探知侗族医药文明发展的由来。20世纪50年代以后,侗族社会物质文明和精神文明的水平有了较大的提高,鬼魂信仰及神灵崇拜在医疗方面的作用已逐渐弱化淡出。

第五章 传统侗族医药

侗族原始社会于公元 7 世纪向封建社会过渡,其后直至 20 世纪 50 年代前的 1000 多年侗族传统社会发展时期中,随着社会政治、经济、文化、教育、科技等的逐渐发展和社会转型激发的思维方式的变革,侗族发生了认知革命。侗族人民在原有情况下逐渐改变思维习惯和行为习惯,以适应新的环境及新的生产、生活条件,对医药的需求和观察、处理健康和疾病问题时的思想行为和行为方式也都发生了演变,发生了从本能到思考的质变,逐渐具有了"医药实践第一"、超经验的思维方法,具有了能客观审视健康、疾病问题和医药经验的方法,这些对生命的认知及医药技能演变的结果逐渐形成了侗族医药。

侗族医药的形成和进步,都与侗族古代社会文明的发展息息相关,受到侗族古代哲学及思维方式的深刻影响。这一时期,侗族古代哲学思想得到长足的发展,侗族先贤对宇宙和自然的哲学思考、探索自然奥秘的智慧结晶及侗族人民的医药经验积淀成的口述文化,是侗族医药形成的本源。虽然侗族医学哲学尚处于萌芽的初级阶段,但是侗族唯物主义的自然观、辩证法思想、关于对立统一的思想和侗族哲学的直观朴素的认知形式,隐藏于种种文化现象之中而很难用直觉去感知的哲学思想,以家族、房族为依托的生存发展观及带有浓厚原始文明的伦理价值观,对侗族医药知识体系的形成产生了深刻的影响,为侗族医药系统知识的构建和发展提供了思想理论基础,并指导总结医学知识和临床经验,甚或直接成为侗医辨病的理论和治疗疾病的法则。

一、侗族医药的起源、形成和发展

侗族先民们救护、求食的本能及生活、劳作、同疾病作斗争的历练积淀,创造了侗族医学。

侗族医药的起源是一个漫长而又曲折的复杂过程。疾病的危害与人类最初存在的保护自己、消除病痛的本能给予侗族医学的发生以最初的动力,人们同疾病作斗争的需求及有意识地积累和传播医学知识,是侗族医学起源的真正源头。在侗族原始社会,人们认识生命现象与疾病,只有零散的医疗活动和片断的医药经验,还不能构成侗族医药,也不是形成侗族医药知识概念的动力。要形成较系统的侗族医药知识,必须发挥思维,进行哪怕是初步或谬陋的理论探索。在 7 世纪到 20 世纪 50 年代 1000 多年的侗族社会发展时期中,侗族社会经济、文化、科技、哲学的发展和侗族人民对医药的需求为侗族将零散的医疗活动和片断的医药经验发展成为侗族医药知识体系创造了必要条件。侗族从原始医学发展到侗族医药,是侗族人民在其哲学思想、思维的影响下,掌握了用想象、抽象、概括分析来认识生命现象与疾病,掌握了冷静地审视健康、医药实践和医药经验中的一切行为的哲学思维活动的结果。经过侗族人民对生命与疾病的感知、领悟、积累、思考,并不断提高的思维过程,在逐渐摆脱神灵观对医疗实践的束缚后,侗族医药知识逐渐普及广大民众。这些凝聚着侗族共同信仰、共同心理及共同文化内涵特征,对生命与疾病的感悟、传承、演化,逐渐融合为侗族人民的医疗观念和行为。

侗族医药的形成和发展是一个循序渐进的过程。影响这一发展过程的决定性因素是:①侗族药用物种资源及其药物的生产;②侗族自身的繁衍和疾病谱的变化引起新的医药需要。在这一过程中,侗族人民自身的意识、责任感和创造力是侗族医药形成和实现发展的关键。侗族医药的发展是侗族人民自主的发展,其对疾病的认知与用药治疗疾病的经验源于侗族特定生存环境中的各家各户。各家各户世代与疾病、创伤、饥饿作斗争的经验通过家庭内的传承和联姻双方及族群间的交流、传播,尔后,侗族先民中的智者对这些经验进行总结、应用,以侗族原始古朴的传统文化和直观、象喻的思维方式不断探寻着人体疾病的发生和恢复健康的规律,侗族传统社会便出现了"sangh ems(药师、医师)"。随着侗族文明的发展和不断丰富的医药实践经验的累积,侗族的哲学思想逐渐替代巫及神学对人体疾病的解释,通过侗族人民中的智者及"sangh ems"们实践—认识—再实践—再认识的不断反复思考、论证,对分散在民间的医药经验做出了比较系统的总结,经过理性的抽象"加工",得出一些关于气候、季节等环境因素、生物因素、人的内在精神活动因素等与人体和疾病的联系。在侗族原始宗教的影响下,在不断同巫医的斗争中,渐渐形成了侗族医药。这些医药经验及不断添加、积累的医药知识,逐渐融入侗族的医疗观念和习俗之中,构建了一套侗族特有的,有效维护当地自然生态、应用与人类生活有直接关系的物质,带有自然环境深刻印记的医药知识和医疗方法。侗族医药形成和发展的过程是一个唤醒、激发侗族社会大多数成员医药创造性力量的过程,一个释放社会大多数成员个体医药作用的过程。在这个过程中,侗族本土医药知识显然是不可代替的,本土医药知识构成了侗族医药文化的核心,在侗族医药的形成和发展中都起着基础性的作用,也发挥着对本土人民的医学观念广泛意义上的教化作用,担负着指导本土医疗实践的重要任务。在侗族医药发展的过程中,侗族人民在经历了对抗变化莫测的自然对人类形成的威胁后,经历了严寒酷暑、风雨雷电、毒虫猛兽带来的极大困难后,不断做出对生命现象与疾病认识的新的思考,改变了认识疾病的方式,并经过认知革命,实现了从本能到思考的质变。通过侗族人民全方位地参与本地医药实践活动,通过增进侗族人民对自己正在做的医药事情的理解力,以及为什么做这些医药活动的理解力,在实践中形成了人的生老病死的概念,将保护自己、消除病痛的本能行为及在思维支配下的医疗活动、同疾病作斗争的经验积累起来,逐渐将对疾病的感性认识抽象为理性认识,并通过口耳相授的方式传递给后代。在世代传承中,随着生产劳动及广泛的生活实践,在深化着侗族人民认识的同时,也深化着侗族人民与疾病作斗争的医疗活动。在这些与疾病作斗争的医疗活动中,侗族人民得以更好地积累医学经验,在不断加深对生命现象和疾病认识的同时,对疾病的发生和治疗也逐渐有了从个别特性、个别方面到整体过程的综合分析,不断总结并提供了通过其生产、生活经验获得的身边环境里自然生长的药物及其应用的知识,渐渐形成了本民族在历史上创造和应用的生命与疾病的认知及医药技能知识体系。

二、侗族哲学对侗族医药的形成、发展起着重要的指导作用

侗族医药是在侗族古代朴素唯物论和自发辩证法的思想指导下,通过长期医疗实践逐步形成并发展成的关于生命与疾病的认知及医药技能所构成的知识体系。侗族医药从侗族哲学中孕育而生,在侗族哲学中成长、发展。

(一)侗族哲学思维方式促使侗族原始医学向侗族医药知识体系转变

侗族哲学是侗族人民以本民族特有的方式,理解和掌握整个世界(自然、社会和思维)的根本观点和体系,是对自然知识和社会知识的概括和总结。由于侗族社会生产力长期滞后,经历了漫长的原始公社时期,加之所处的特定自然环境,以及本身经济、社会、文化发展的特点,社会发展相对落后,认识自然和世界的哲学思想还没有形成系统的、全面的理论形态,大部分是以直观朴素的认知形式融合于各种文化思想之中。尽管如此,侗族哲学仍对侗族医药的发展起着重要的指导作用。侗族的哲学思想和哲学思维方式促使侗族原始医学向侗族医药知识体系转变,发展出基于传统思维的侗医对人体生理、病理、病因、治疗等独特认识的喻象思维方式。由于侗族有一套社会成员共同遵循的传统的医疗保健行为方式和价值取向,即便侗医思想、哲学意识隐藏于种种文化现象之中,很难用直觉去感知,但它确实实在在地存在着,渗透于传说、故事、歌谣、病名、药名、卫生习俗等文化现象之中,以通俗易懂的方式普及给大众,影响已涉及疾病的认知、医术、方药、信仰、心理治疗、医德等方面和医药实践中的具体应用。虽然侗族医药哲学没有形成系统的、完整的理论形态,但是它在长期发展过程中却形成了一整套适应本民族医疗实践的价值取向标准及行为规范所要求的医药观念和习俗。这是侗族医药文化现象的深层基础,是侗族医药文化长期沉淀的结晶,是侗族医药珍贵的非物质文化遗产。

侗族传统思维有精华也有糟粕,侗族传统思维方式随侗族社会的发展而更新、优化。侗族社会从原始社会向传统社会的转型激发了侗族思维方式的变革,导致了侗族人民对疾病和健康总体认识的转变,侗医逐渐摆脱了神灵主义医学观念的束缚,开始认识到疾病的病因、疾病的表现特征、疾病的预防及人与环境、人与病原体的相互作用,逐渐建立了关于医药的思维方式和诊断、治疗疾病的方法。侗族传统的直觉思维、悟性思维成为侗医认识疾病与健康的基础,侗族的医学哲学思想成为侗族这一历史时期医药发展的指导思想。侗医对疾病与医药的认知方法论的理论基础是侗族哲学,其基本的医学思想是朴素唯物主义的。但是,在侗族传统社会,在生产力和科学技术都不发达,人们的认识能力和实践能力、医药试验手段受到局限的情况下,侗族医学哲学思想所提供的只能是对医药经验的直接传述,对医学现象的直观描述或笼统认知,其理论阐述也只能是零散的或是肤浅的总体说明。尽管如此,侗族传统的直觉思维、悟性思维是侗族认识疾病与医药的基础。侗族医学哲学思想对指导侗族医药的形成和当时的医疗实践是必要的,并且也发挥了积极的作用。

(二)侗族传统思维方式影响下侗医关于医药的思维方式

由于地理、历史、政治和文化环境等因素,侗族形成了有别于其他民族的传统医药文化,在思维方式上也表现出了鲜明的民族特征。

侗医在侗族传统的视觉导向思维方式的影响下,依直觉发展而来的悟性思维方式是侗医对生命、疾病与健康认知的最常用的思维方式。这种视觉导向的直觉来自侗医感知的疾病的临床表现及侗医自己过去的医药经验、医药知识的积淀与自己的思维训练,它经过侗医有意的重组,形成了对生命、疾病与健康的认知及对疾病治疗直接的、大致的、比较笼统的、不精确的想法。有时,这种思维方式还会带有突发性的"灵感"。侗医的这种意识能力、思维方式时刻同侗医的医药实践紧密相连,并随实践的发展而提高、更新。通过这样的思维方式获得的人体结构、疾病与症状体征、病因、诊断、药物、治则、治法等内容的认知构成了侗族医学知识的核心,对侗医诊法、疗法、方剂、养生及临床实践的各个环节起指导作用。这些医学知识随着侗族社会经济、科技、教育、文化的进步及一代又一代侗医的感悟与长期医疗实践、经验累积而逐渐发展,不断地深化,不断地更新,并借助本民族的习俗将带有侗族社会各个不同时期特征的医药知识传承下来,通过侗族种种文化现象而表现出对生命现象和疾病的认知特点。

1.侗族传统的悟性思维是侗医认识疾病、治疗疾病的基础

侗族传统的悟性思维是指在思维过程中以直觉为基础,以想象为媒介,用比喻推论手段产生抽象认知的思维方法,是有别于感性思维和理性思维的、独具侗族特色的一种比喻推论的非概念非逻辑思维的意象思维方式和直觉思维方式。侗族的这种认知疾病与健康的悟性思维往往是借助形象,运用直觉、灵感、联想、想象等思维形式,把直观感知的病人及与疾病相关的信息组织起来,用比喻推论手段产生抽象洞见的思维方式。这种思维方式的特色是以具体比喻为载体,启发人们想象,而跳跃式联想又推动创新,构成具有直觉性、形象性、主观性、整体性、模糊性特征的有条理的医药知识。侗医通过细致的观察,从经验出发,以历史的、前人的、现实的经验作为思考的重要参照,对疾病现象由此及彼地推断,以期对疾病做出可能或必然的把握,对疾病的发生、发展趋势及治疗等做出预见和选择;通过触类旁通去认识未接触过的疾病并开展治疗。例如:蛔虫病,侗医称为"biingh saenxlongc",译为:肚子里长蚯蚓引起的病;绦虫病,侗医称为"biingh genv",译为:像鱼鳞样的扁虫引起的病;虹彩光唇鱼中毒,侗医称为"deil bal jol",译为:吃花腰鱼死或醉了;倒刺,侗医称为"ment",译为:常见于用禾秆灰洗衣服而引起的,手指甲两侧及下端因干裂而翘起的状似"肉刺"的小片表皮;地方性甲状腺肿,侗医称为"ucseep",译为:喉咙处长了像吃饱食物的鸡嗉囊样的包;胎儿足先露,侗医称为"duc munh luih meix",译为:猴子下树,即孕妇在生产胎儿时,胎儿以一足或双足、一足一膝为先露部位,形似猴子下树时,以头朝上足交替下行姿势;疟疾,侗医称为"biingh nop",译为:发冷发热、会传染的瘟疫;天花,侗医称为"douh doh",译为:染上了身上长出许多"痘痘"的、会传染的瘟病;麻风,侗医称为"miouc(douh nuic)",译为:染上了"麻风虫"而得的传染病;麻疹,侗医称为"ngal",译为:脸像没有洗,不干净,长了疮,会传染的瘟病。又如:临床表现为患者俯卧、面色苍白、头痛、恶心、心悸、腹痛、小腿及腹部肌肉痉挛、手肘撑地、两手挠腮、两腿屈膝为特征的病状,侗医称为"xap jagl"(蝗虫辖),病人表现出的明显体征是犹如蝗虫俯于地面的姿态,治疗则应用老鹰或雀的嘴,再辅以服用"jaol piodt"汤剂及刮痧治疗,其治疗理念是蝗虫是老鹰或雀喜吃的食物,将蝗虫吃了,xap jagl 也就好了。这种关于疾病及其治疗思维方式的特点是悟性思维与灵感和创新结伴,以具体比喻为载体,启发人们的跳跃式联想,推知新的认识,使侗族人民具有了医药创造力。在侗族社会没有近现代科学技术为医药认知基础的时期,这样的思维对疾病病因、疾病的传染性、临床症状的特征认知及治疗理念和方法的建立无疑是有益的,有效地推动着侗族医药的传承与发展,尤其是在科学尚未能完全反映真理的时候,悟性思维作为一种对科学的补充,对侗族医药的承继、发展很有作用,甚至是发展侗族医药科学的源泉之一。

(1)侗医悟性思维方式的综合整体性。侗族关于医药的思维方式是具象、抽象和类比联想的相辅相成。侗族长于形象思维,善于从疾病表象出发,往往通过多方向的类比联想对疾病进行抽象概括和理解,寻求其普遍性。这里从具象到抽象的类比联想是多向思维,既包含着从个别到一般的思考,也包含着从一般到一般、从个别到个别的思考,甚至还包含着从一般到个别的演绎,是直接性经验与间接性理想(或理论)兼有的思考,把人与自然、主观与客观、心与物等视为一个有机联系的整体,因此思维方式具有鲜明的综合整体性。如对痔疮、肛瘘的认知及治疗,侗医以进入视野和思维领域、为思想感情

或主观意趣所捕捉、具体可感知的痔疮、肛瘘临床表现出的生理部位、形状、颜色、气味等为物象,与侗医意识到并以语言形式解释、储存于大脑中的过往医药经验、知识积淀的记忆表象叠加,以老鼠习性特征为中介,与痔疮、肛瘘的临床表象相比,引发出情感、意志趋向、观念思维等精神性心理活动,并借助于物象与心象在生成模式上的相同、思维路径上的相通,赋予侗医认为适于用语音表述痔疮、肛瘘的临床表象的病名,称痔疮为"duc not onl eex"(译为:老鼠抠屎),称肛瘘为"duc not weds jemc"(译为:老鼠挖洞),使侗医对痔疮、肛瘘认知的思维结果通过语言形式得到固定,完成了物象—意象—喻象的比喻流变的全过程,物化成直接可以感知并传递给他人的痔疮、肛瘘的"形象"。在对痔疮、肛瘘认知的同时,通过侗医的直接性经验与间接性理想(或理论)兼有的思考,运用自然生态系统中的基本规律之一"相生相克",建立了以老鼠的天敌之一的猫来治疗"duc not onl eex""duc not weds jemc"的理念。应用猫毛、猫骨烬余为末,以桐油调为浆膏状,敷于痔疮患处,治疗痔疮;应用猫牙齿或猫骨烬余为末,以桐油调为浆膏状,敷于肛瘘患处,治疗肛瘘。这是因为肛瘘的病势重于痔疮,用猫牙齿治疗比用猫毛、猫骨治疗更为有效,因为猫牙齿可咬死老鼠。在千百年前,侗医通过这样的象征、联想、类比、暗示等方式,以整合的、情感的方式表述病人的难受感觉和不正常、不健康的状态,以及治疗此疾病的理念和治疗方法。侗族对疾病认知的整体性思维方式,长于经验的逻辑综合,便于从整体上认识把握对象,体现了较强的实用性。

(2)侗医悟性思维方式的模糊性。在侗医对疾病的认识及治疗过程中,悟性思维方式表现为运用模糊笼统的抽象概念,偏重于通过感觉、知觉、记忆、想象、思维等认知心理活动,将获得的医药信息加工形成医药功能认知,即研究用什么药治病,怎样用药才能治好病。虽然认知过程中以伴有理性与非理性互补、交融,伴有理性思考与参照的"悟性"作为对疾病认识上的质的飞跃,但是大量运用模糊笼统的抽象概念,表现出侗医对疾病认知的明显模糊性,对疾病的表述不具体和不清晰。例如:侗医对以睾丸肿大、阴囊肿胀发热为主要临床表现的疾病的认识,仅以其临床表现命名为"ducsaxbanl bul aos geiv",其汉语意义为"男子的睾丸肿大,阴囊肿胀发热",反映出对引起睾丸、附睾、阴囊发生病理改变的多种疾病的基本特征、临床表现、临床类型等的认识是粗浅的、模糊的;侗医对以病人消瘦、曲背、咳嗽、呼吸有哮鸣音为主要临床表现的疾病的认识,仅以其临床表现命名为"biingh juis meeux",其汉语意义为"鬼引起的、病人呼吸时发出如猫呼吸时的'呼呼'声、体形如病猫的病",反映出对肺脏本身的疾病或全身性疾病的肺部表现的认识是粗浅的、模糊的;侗医对以脸黄、消瘦、下肢浮肿、半声咳嗽如羊的叫声为主要临床表现的疾病的认识,仅以其临床表现命名为"biingh liees guaenl wuip",其汉语意义为"因失魂落魄而引起的半声咳嗽如羊叫声的病",更反映出对疾病认识的粗浅、模糊。这样的"悟性"的神秘色彩是悟性的难以言说性,它不能用清晰的语言来表达对疾病的认知。如:由于侗族传统社会缺乏精确的计量、数量概念,侗医传统的用药剂量是以手抓拿来估量,以根、匹、节、把、只等为计量单位,如大血藤根1节、白花蛇舌草1把、蜈蚣虫1只、豆豉叶2匹、葱3根等,对斤、两、钱等计量概念很陌生。

侗医这种缺乏严密论证的非知性思维方式的模糊性,有碍于清晰的理论思维,不利于形成逻辑严密的现代科学知识体系,更不利于发展现代高新科学技术。

2. 象喻思维是侗医的主要思维方式

侗族进入传统社会后,侗族人民渐渐淡化了侗族原始社会的幻象文化心理,淡化了幻象文化心理"万物有灵观"产生的巫术文化、巫医文化,通过在具体性、直观性和经验性基础上的抽象演绎,建立了侗医认识生命、疾病与健康的象喻思维。侗医象喻思维的形成过程,也是侗族医药文化由蒙昧走向理性的过程。

侗医的象喻思维方式是一种以直观形象为主要内容的认识疾病与健康的思维活动。这种思维方式以直观的喻象为中介,对人体健康及疾病临床表象进行加工,直接认识人体健康或疾病。这种思维不属于逻辑思维形式,缺乏理论思维,不用抽象的理论概念,而是富于象喻性地叙事说理,说理中都含有具体喻象。它把人体疾病的病因及临床表现、人体的个体差异和生物变异、人体与环境的协调能力等诸多因素间的联系和关系都归结、象喻为某个事物的具体形态,或某一类事物的形象。这种思维方式没有达到形象思维的高度典型化的抽象,对所喻疾病与健康的认识局限于疾病的临床表象及自身的经验。

(1)侗医象喻思维方式。侗医在以象喻思维方式认识生命、疾病与健康的思维活动中,保留了侗族传统哲学思维的形象思维和类比、象征的方法,并渗透于侗医观察疾病现象及治疗理念之中。象喻思维形成了在具体、直观和经验的基础上,以整体、综合和情感的方式来理解和表述生命与疾病,兼具原始具象、认知中介及本体意义等多重内涵,以象喻的方式纽结而成的一个既有生命现象和疾病临床表现,又有超自然、超实体观念的认知生命与疾病及医治疾病意义的思维之网。这个认知生命与疾病的思维之网是一个自足的唯象致思的理论架构:一方面,象喻预设了侗医认知生命与疾病思维的全过程,如"观物取象(即由具体物象到观念之象)""观象制器(即由观念之象到万物具象)""取象比类(即由已知之象推未知之象)""立象尽意(即由固有之象到应然之象)";另一方面,象喻界定了侗医思维的出发点,即"观物取象"、以"象"定名,指引了思维的向度(即"观象制器""立象尽意"),由此培育出侗族传统医药体系中的直观经验特质与"取象比类"、触类旁通的逻辑品格。侗医还借助卦象及其变化推衍,象征、模拟疾病与天下万物的联系,拓展了象喻言说的范围。

侗医以直观、朴素的感知方式认识自然界与生命,认识疾病与健康,以"观病人取象"为起点,以思想的对象和疾病临床表现之间的物理相似为基础,以直觉体悟的认知方法观察、感知、研究人体与疾病,运用取象比类法认识疾病的状态和表现,以喻象的中介去认识、解释疾病的表现乃至医药实践活动。侗医在象喻思维过程中,一方面把客观外界的一切,包括山川、森林、飞禽走兽等都生命化、人化、神化,另一方面又常常把人生物化,将凭感官所获得的疾病的表象、状态模仿为动物的形态,将所要表达的疾病与健康的内容和感情物化,给喻象赋予特定的含义,通过象征、联想、类比、暗示等方式,将通过思维获得的对疾病的认知直接喻为物,使之具有物的特征,融合于侗族的文化思想之中,以整合的、情感的方式,用简单、素朴的语言,用隐形的表现形式,表述病人难受的感觉和不正常、不健康的状态,揭示疾病的意义及表达侗医的观念。侗医象喻思维方式的喻象所具有的特定含义往往是约定俗成的,只要说起某个喻象,大家就明白所喻疾病的含义,甚至透过喻象产生联想,形成治疗疾病的理念。

由于受侗族古代医药科技、文化、理论思维的局限及没有本民族文字的制约,侗族还不可能抽象出医学哲学概念及范畴,因而没有系统的医药理论思维形态。侗族对生命现象、疾病与健康的认知和技术是经过传授者口头传输知识,听者凭借记忆接受的方式流传下来,其医学哲学思想是运用民间创作的方法,以道德观念、宗教信仰、神话传说、民间故事、侗族歌谣、民俗等形式来表达的。

(2)侗医象喻思维方式具有实用价值和科学意义。侗医象喻思维方式的直观性和模拟性反映了侗族"自然与人类同一,人兽同源"的生命观,具有鲜明的民族特色。它将所要表达的对疾病的认识物化,用通俗的、约定俗成的、具有特定含义的喻象为病人和侗族医药的传习人之间提供了直观思维方式。

譬如:对角膜云翳或角膜白斑的认识,侗医称之为"sip ngoc liaemt dal",译为:临床表现主要为如蜘蛛丝样的白色或灰白色薄皮遮盖住黑眼珠的正中的病;对儿童蛲虫病的认识,侗医称之为"ids nuic niv bagx",译为：临床表现主要为夜间儿童的肛门瘙痒难忍，肛门旁有细小的白色虫的病；对儿童肠蛔虫病的认识，侗医称之为"lagxuns ids saenxlongc"，译为：临床表现主要为食欲减退、消化不良、不定时反复发作的脐周一过性隐痛或绞痛，有自肛门排出的形态像蚯蚓的蛔虫，或因其他原因而呕吐蛔虫的病；对儿童百日咳的认识，侗医称之为"koukhoup jus jeenh"，译为：临床表现主要为阵发性痉挛性咳嗽，吸气时有鸡鸣样高音调的声音，一连串阵咳反复发作，一次比一次加剧，严重程度达"jus jeenh"（九层，表示最严重的程度）的病。

又如：①对黏膜和内脏的自发性出血或轻微损伤后即出血不止的出血性疾病，侗医称之为"xap meeuc"，译为：临床表现为出血，血色犹如雄性"meeuc"（野鸡）的眼睑和眼周裸出皮肤的绯红色，以及鸡冠和下喙末端部肉垂的鲜红色样的病。按照出血黏膜和内脏的部位，又分为"xap meeuc qak"（qak 译为上部）和"xap meeuc luih"（luih 译为下部），再依出血性质、器官来认识这些疾患。②临床表现为身体上部器官的出血性疾病"xap meeuc qak naengl padt"，译为：临床表现为属于身体上部，鼻，血色犹如雄性野鸡的眼睑和眼周裸出皮肤的绯红色，以及鸡冠和下喙末端部肉垂的鲜红色样的病，即鼻出血。③临床表现为身体下部体腔内器官的出血性疾病"xap meeuc luih baengl xenp"，译为：临床表现为身体下部流血的"baengl xenp"（血崩），血色犹如雄性野鸡的眼睑和眼周裸出皮肤的绯红色，以及鸡冠和下喙末端部肉垂的鲜红色样的病，即月经过多。

再如：对扁桃体炎，侗医称之为"biingh bal miix xeengp geiv"，译为：临床表现为发热、咳嗽、咽喉疼痛等，下颌淋巴结肿大，扁桃体红肿且表面有淡黄色或白色的犹如"bal miix xeengp geiv"（鲤鱼生的籽）样脓点的病。

侗族群体中，贯穿其民族思维习惯，并形成比较稳定的、约定俗成的基本思维模式是象喻思维。侗族传统象喻思维方式的概念历史跨度大、涉及范围广、内涵丰富，不仅涉及侗族传统医学领域，还涉及哲学、社会学、经济学、人类学、心理学、历史学等领域。

上述举例仅仅是对侗医关于疾病的认识及言传方式的"象喻"层面"外在路径"的探讨。侗医对自然界与生命、疾病与健康的象喻思维反映出侗医的哲学意识，在侗族没有本民族文字的历史条件下，侗医的象喻思维方式帮助侗族人民形象地认识自然界与生命、疾病与健康，帮助侗族人民形象地传承自己的医药文化，帮助侗族人民形象地记忆自己的医药历史。侗医象喻思维方式的语言形式与系统的哲学相比，仍是直观、朴实、幼稚、粗糙的，大多是采用比喻或形象思维的方法予以说明。这种自然形态的、不系统的、未经过抽象概括的思维形态，对于揭示侗医哲学思想酝酿、萌芽、产生的过程，以及由此探索侗医哲学的渊源和发展规律，是必不可少的。

三、朴素的唯物主义与辩证法

侗族先民很早就开始探索生命的来源、医药的起源，千百次询问"人类是如何来的""人为什么会生病"等重大问题。在侗族的《起源之歌》《开天辟地》《人类起源》《侗族祖先哪里来》及《玛麻妹与贯贡》《叶香与亮光草》中，有关于人类起源、侗族来源、医药来源等丰富的辩证法思想内容，显露出侗族先民的探索精神。其中也有大量的"冷与热""天与地""大与小""老与少""美与丑""强与弱"等辩证的观念，如《侗款》中说："有本才有末，有根才有茎。野芹有蔓，阳藿有根。有公公种棉花，才有婆婆纺纱人。千般从地起，万物从地生……"《玛麻妹与贯贡》中说："苦药退热，涩药止泻，香药能消肿止痛，关节疼痛要用叶对生。"这种对大自然循环往复、生生不息的描绘,着重于"老"与"小"、"本"与"末"、"根"与"茎"、"天"与"地"等对立现象及"苦"与"热"、"涩"与"泻"等互为条件、互为表里、互为因果的对立统一关系,蕴含着丰富的辩证法思想。

由于各种条件的限制,侗族先民只能从无限多样的现实世界中去寻找统一,并从中悟到了自然、社会辩证发展的过程。当然,这些朴素的唯物辩证的思想意识,仍然摆脱不了神秘的色彩,但是若以唯物史观的态度,并把它安放在特定的历史条件下予以考察,我们则不难理解:侗族朴素的哲学思想的产生是必然的,也是十分可贵的。尽管这种辩证思维是不自觉的、自发的、朴素的和处于萌芽状态的,但它也是辩证的认识史所必经的历史阶段。

在朴素的唯物主义与辩证法思想的影响下,随着侗族社会经济、文化的进步,侗族的神灵主义医学观渐渐被侗族医药知识所替代。侗医逐渐意识到一些疾病的发生是有物质原因的,一些疾病的发展是有一定规律可循的,将疾病变化的原因归之于疾病自身自然而然的变化,归之于医者干预的结果,而不是鬼、神的意志驱使。随着侗医加深了唯物主义和抽象思维对生命现象与疾病本源的解释,以及对药物的认识及治疗疾病的理念的建立,侗族医药知识渐渐成为民众医治疾病、维护健康的观念和医药卫生行为,侗族医药得到了发展。

侗族先民不可能理解对立统一的理论,他们对"冷"与"热"、"老"与"小"、"本"与"末"、"天"与"地"等相对而又统一的现象有认识,但这仅仅是一种萌芽的哲学意识。比如:对冷和热的认识,他们认识到冷和热表现的意思是相反的,是依据参照物来决定的。由于没有抽象出对立统一的"冷""热"内涵丰富的概念,因此,所谓侗医药的"冷病"与"热病"、"冷药"与"热药"之说,不能作为疾病和药物的分类。在侗语固有词汇及相关的词汇寓意中没有"冷病""热病""冷药""热药",故在侗族医药的实践中也不存在"冷病"与"热病"、"冷药"与"热药"的辨别标准、分类依据的理论。

四、侗族生存价值观培育了侗医以病人利益为最高利益

侗族先民生活在生产力极其低下的、与外界几乎隔绝的大山中,个人的力量是微不足道的,个人脱离了家族就不能生存。村寨的房屋都是依血缘关系的亲疏程度而建,聚族而居的居住方式是侗族对生存发展功能效用的价值认识和选择,是互相依赖、互相帮助的生存环境的需要,因而产生了依赖于家族、群体的强烈价值意识。喜内聚,推崇集体主义思想,与人为善,成人之美,尊老爱幼,成为传统的生活准则,形成了一套适应本民族价值取向标准和行为规范要求的伦理道德观念和习俗,久而久之,这种以集体、族群利益为最高利益的观念,就成为侗族人民以依托家族、房族为核心的传统生存价值观和稳定的伦理价值观。侗歌《侗族风情录》充分反映出侗族人民团结互助的观念和美德:"一根棉纱难织布哟,一滴露水难起浪。抬木过梁要几根杠哟,建造新房要靠众人帮。"同时,侗族相信雷神具有惩恶佑善的特性,对神灵的敬畏和崇拜在信仰过程中逐渐内化为侗族人民的道德规范。信仰中这种善恶有报的观念起到了约束侗医医疗行为的作用,促使侗医相信行善天佑,作恶天罚,从而实现侗医和病人之间的和谐关系。

侗族的伦理价值观和信仰中善恶有报的观念指导着侗医的医药实践活动,规范侗医的医疗行为,提升民众对侗医医德的认识和评价,是侗族医药"简、便、廉、验"特色中"廉"这一价值观的基础。它在侗族的医疗实践活动中表现为:①侗医至今仍恪守为人治病时以病人利益为最高利益的原则,不分贫

富,不分贵贱,不嫌脏臭,对病人一视同仁;不向病人索要医药费,有钱也治,无钱也治,治疗费用由病人决定。②民众对侗医个人的评价,要以侗医在民众中的口碑及上述表现作为标准,凡违反了的侗医,会得不到民众的信赖,为民众所不齿,自然也就不能成为侗医了。

五、地域性特征是侗族医药知识的基本特征之一

传统医药是基于传统而产生的医药知识。侗族医药知识体系的创造、创新与文化表达通常是代代相传的,属于侗族人群及侗族聚居区域,并随环境的不断变化而发展,有着明显的地域性特征。

侗族或大或小的乡村(部落、社区)同汉族居住地区交错穿插地分布于北纬 25°~30°、东经 108°~110°的云贵高原边缘地带,即黔、湘、桂三省(区)交界处及云贵高原延伸地带的湘、鄂两省交界处。区域内武陵山脉、苗岭山脉和九万山脉山体峭陡,溪谷深切,渠水、潕阳河、清水江、都柳江、浔江流经其间,形成既有高山峻岭、激流险滩,又有山地、丘陵、山间盆地、清溪幽谷等变化多端的地形。在这广阔的地域里,侗族乡村以小分散大聚居的格局坐落在海拔 96 m(融水县)至海拔 1055 m(锦屏县彦洞乡)之间的山地、坝子、丘陵。由于侗族聚居地域的经纬度、海拔和地形、地貌的差异,其地理、气候条件迥异,侗族社会经济、文化、教育、科学技术的发展亦不尽相同。不同的地域会反射出不同的地域文化,形成别具一格的地域景观。

这些分布在山地、坝子、丘陵等不同地域的侗族社会都经历了漫长的原始社会,但自唐朝时期侗族初步形成民族共同体以来,不同地域的侗族民众先后开展了不断总结用当地植物、动物、矿物为自然药物治疗疾病经验的活动,通过不断加深对当地发生疾病的认识及对药物的细致观察和有效利用,创造了与当地生产、生活相适应的医药认知与医疗方式,具有鲜明的民族性、地域性。因侗族聚居地域自然环境、农林环境、生活环境及资源、生态等维持人类基本生存的要素不同,在医学方面表现出了自然环境、生物环境和人文社会环境对人体健康和疾病的影响不一,表现出疾病谱的差异、侗医对疾病的认知差异、侗医对侗药的认知差异、侗族医药的发展差异,其中尤以疾病谱的差异和侗族医药的发展差异最为明显。

(一)侗族医药地域性的特点

1. 侗族医药知识起源于一定的部落、乡村、社区和区域

侗族医药发源地具有封闭性特征,长期以来也未被外界主流文化所同化,一直保有其民族、部落特有的历史文化和地理环境所造成的独特医药知识体系。而正是这点构成了侗族医药知识独特的文化和聚居在一定地域范围内的侗族所组成的社会生活共同体的群体性特征。其传承和发展通常局限于该特定部落、乡村、社区和区域,在内容上涉及传统知识的思想内容及其植物药、动物药、医疗应用技术等体现物。

2. 侗族医药文化是一种地域文化

侗族医药历经千百年的发展,已沉积了丰富的文化底蕴。这些医药文化底蕴与其地域内的侗族及

其生活环境、饮食习惯等密切相关,具有很强的地域特征,是一种地域文化,并成为侗族传统文化的重要组成部分。

20世纪50年代之前,侗族社会受所处生态环境的深远影响,绵亘了一千多年的侗族传统社会及侗族地域的生态环境客观上规定了侗族社会经济、文化发展的方向和程度,直接影响到侗族社会的生产方式和生活方式,不但影响其衣食住行,而且影响其体质、气质和心态。侗族不同地域的自然因素的多样性导致了经济形态的多样性,培育、练就了侗族对生命和疾病的不同认知,从而导致侗族医药文化的多样性。总体上表现为山地区域的侗族医药知识与坝子、丘陵区域的侗族医药知识的文化差异。聚居在山地区域侗族的医药知识更具侗族传统思维特征、地域文化特征和浓郁的传统文化特征。

3. 侗族不同的地域间的自然因素、社会因素对人体健康与疾病的影响有较明显的地域性

侗族医药重视地域间的差异。侗族聚居的不同地域之间,侗族人民对健康与疾病的认知亦不同。这是因为在相同的地域,地理环境、自然条件、气候特点相同,也往往具有相同的经济背景和文化背景,人们在面对健康与疾病的思维方式等方面趋于一致,医药实践活动和决策判断的总体信念上有某种一致性和认同感。民众对当地人与环境之间的关系进行总结、提升,结合生存环境,创造出有地域特色的有效治疗方法,反映了当地民众的体质和所患疾病的属性,最终形成对该地区特有的疾病表象甚至规律的认识,再通过简洁、通俗的口耳相传,形成了在信息闭塞和交通不便的古代能更为快捷交流的医药思想。所以,在不同的地域间,地理环境、自然条件、气候特点(甚而同一地区的气候特点也不尽相同)等环境因素对人体的健康与疾病的影响不一,导致不同地域间的医药认知差异和医疗技术方法的各有所宜。正如《素问》有云:"黄帝问曰:医之治病也,一病而治各不同,皆愈何也?岐伯对曰:地势使然也。"

不同侗族聚集区因地理气候、历史文化、生活习性、人的体质禀赋等诸多带有地域特点因素对医药的影响,会形成不同的饮食习惯和生活习惯,影响着侗族人民的体质和疾病的发生,产生出各具地域特点的疾病。同时,人们会因所处地域的不同而因地制宜地采用不同的治法,以取得良好的医治效果,由此形成了不同地域的侗族医药诊治疾病的特点。从总体来看,侗族医药的地域性表现为北纬25°~27°间山地区域侗族医药知识与坝子、丘陵区域侗族医药知识的差异。

4. 侗药分布的地域性

侗族以当地的植物、动物、矿物为自然药物治疗疾病,其中植物药、动物药占90%以上。这些自然药物与别的物种的生长一样,绝大多数都存在地域性。

不同侗族聚居地区的地形及水土、气候、日照、生物分布等生态环境不完全相同,高山、溪流、江河、山地、坝子、丘陵间自然地理、生物物种分布状况差异很大,因而天然的侗族自然药物多有一定的地域性。在一个地域内,侗药物种和其他物种之间相互适应、相互制约,共处一个大环境中。有些侗药物种离开原生地将不能生存或出现变异。再则,由于自然条件的不同,不同区域的侗族人民及侗医在医药实践中对当地侗药长期使用及临床观察疗效,形成了对侗药认知的自身特色。

侗药资源的分布与侗族地区的自然环境条件有着不可分割的关系,不同地域间差异明显。侗族地区侗药物种资源的丰富性大体表现为山地大于坝子、丘陵。

在侗族聚居的大的地域内还存在小的地域性,侗药的小地域性是侗药异物同名现象的主要原因。

（二）不同地域侗族聚居区自然疫源性疾病与地方病

侗族一般聚居在山区和广大农村，不同地域侗族聚居区因受不同地理环境因素如气候、地形、地貌、植被、水、化学物质及生物等影响，人群疾病和健康状况与地理环境的关系及成因也不同，当时当地的疾病的自然疫源性和地方性有明显差异。直到 20 世纪前叶（有的侗族聚居区到 20 世纪中叶），地理环境因素仍是影响侗族地区人群疾病和健康状况的重要因素，控制、防治环境因子、生物因子所致的疾病是当时当地政府维护民众健康的重要任务。

1.侗族聚居区的自然疫源性疾病

自然疫源性疾病是侗族聚居区侗族医药认识的古老的疾病（在侗语固有词中有对这些病的表述词），其发病和流行呈灶状分布，因不同侗族聚居区域自然环境因素和社会因素对疾病的作用不同，自然疫源性疾病的发生或流行存在差异。没有发生或很少发生这些自然疫源性疾病的侗族区域，或该地域没有发生其他地域发生的那种自然疫源性疾病，其医药经验和知识中就没有或少有这些医药经验和知识的传承。

侗族聚居区已经发生过的自然疫源性疾病有流行性乙型脑炎、登革热、狂犬病、钩端螺旋体病、莱姆病、回归热、沙门菌病、布鲁菌病、炭疽病、血吸虫病、肺吸虫病、姜片虫病、华支睾吸虫病等。

侗族聚居区域均处于流行性乙型脑炎的自然疫源地带，但受到纬度、气候、蚊虫等因素的影响，不同区域发生的季节特征和发病率明显不同。从自然环境因素看，侗族聚居的山地地域流行性乙型脑炎发病率高于、发病季节长于聚居的坝子、丘陵地域，因而山地地域的侗族聚居区就有较多防治流行性乙型脑炎的医药知识，而坝子、丘陵地域的侗族聚居区对防治流行性乙型脑炎的医药知识知之甚少。

侗族聚居区域均有狂犬病发生，各区域的狂犬病发病率不一，但病死率达 100%。导致狂犬病的主要动物除犬外，还有猫和其他动物。狂犬病疫情分布呈现显著的经济相关性，即经济发展较快的侗族区域狂犬病发病率低于经济发展较慢的侗族区域。侗族为防治狂犬病进行了不懈的探索和努力，认为有益于防治的药物就有 20 余种。现今，随着侗族社会的进步和狂犬病疫苗使用率的提高，狂犬病发病率呈下降趋势。

侗族聚居的坝子、丘陵地区，由于居住地水域较多，容易形成钩端螺旋体传播的途径，因此钩端螺旋体病的发病率比聚居在山地地域的侗族聚居区高，故居住在坝子、丘陵的侗族乡村有较多防治钩端螺旋体病的知识。

自然疫源性疾病在侗族区域的空间分布呈点状，具有明显的地区性特点，亦致使不同地域间的侗族医药知识存在差异。侗族聚居的山地具有良好的生态环境和丰富的生物多样性，交通不发达、生态环境未被破坏、受人类经济活动影响很小的地区，常成为宿主动物喜欢栖息、病原体被固定而长期保存下来的小自然疫源地。这些地区是回归热、沙门菌病、布鲁菌病、炭疽病、肺吸虫病、姜片虫病、华支睾吸虫病等的基础疫源地。过去，在北纬 25°~27° 间侗族聚居的山地区域，这些自然疫源性疾病时有发生，甚至流行，尤以居住在北纬 25° 地区的一些侗族乡村发病率较高。现今，这些基础疫源地的自然疫源性疾病大部分已被控制，有的甚至被清除。

2.侗族聚居区的主要地方病

地方病是指具有严格的地方性区域特点的一类疾病。侗族聚居区都有地方病发生,因聚居区的不同而发病各异。以不同区域的发病率高低来论,侗族聚居的山地区域发病率高于侗族聚居的坝子、丘陵区域。因而,山地区域侗族医药知识中有防治地方病的知识。

侗族聚居区的地方病主要有生物源性的疟疾、丝虫病等传染性地方病和地球化学性的地方性甲状腺肿、地方性克汀病。20世纪末叶前,这些地方病是威胁侗族民众健康的主要疾病。

在侗族聚居区,疟疾、丝虫病等传染性地方病和地方性甲状腺肿、地方性克汀病的发病呈灶状分布,其流行程度、威胁侗族民众健康的程度明显是北纬25°~27°侗族聚居的山地区域大于侗族聚居的坝子、丘陵区域。即便是在北纬25°~27°侗族聚居的山地区域,疟疾、丝虫病、地方性甲状腺肿、地方性克汀病的流行程度、威胁侗族民众健康的程度亦有小地域的差别性。如就疟疾而言,严重的地区就有恶性疟、间日疟、三日疟流行,其余地区发生的主要是间日疟;就丝虫病而言,严重的地区就有马来丝虫病、班氏丝虫病流行,其余地区主要是马来丝虫病。

地方性甲状腺肿、地方性克汀病主要分布在海拔高的侗族聚居区。此外,侗族聚居区因地球化学元素碘的分布不均匀而发生碘缺乏病。就侗族聚居区而言,黔东南州境内侗族的地方性甲状腺肿患者多,一些村寨的患病率高达30%,受威胁人口多。

侗族医药知识中对疟疾、丝虫病等传染性地方病和地球化学性的地方性甲状腺肿、地方性克汀病的认知和防治经验,北纬25°~27°侗族聚居的山地区域较侗族聚居的坝子、丘陵区域来得深刻和丰富。

经过20世纪60年代至今的国家重点防治,侗族聚居区对地方病的控制工作已从防治传染性疾病为主逐步转到防治非传染性疾病为主。现今,侗族聚居区的主要地方病已被控制,一些甚至被消除。

(三)不同地域侗族聚居区的医药发展差异明显

侗族所处的地理环境、封闭式的自给自足的农耕自然经济、古老而闭塞的社会关系形态、地方性的原始民权政治、原生型宗教信仰等,综合反映着侗族总体社会面貌。侗族社会及其历史面貌在同一时间跨度内与汉族社会经历的社会进程不一样,多数侗族地区存在与汉族地区社会形态的不可比性,社会相对处于"凝固"状态。就侗族社会而言,由于聚居地分别是山地、坝子、丘陵,这三者在同一时间跨度内社会进程不尽相同,在医学方面表现出的进化程度也不一致,速率亦不均匀,表现出山地地域与坝子、丘陵地域之间,"中心"地区与"边远"地区之间,"城镇"与"农村"之间,"交通方便"地区与"交通闭塞"地区之间的医药发展的差距。在建立了地方行政机关的"中心"地区,其农业、畜牧业、手工业、商业不断发展,社会经济不断进步,文化教育逐渐发展起来,有的地区的侗族文化在汉文化的巨大影响下进行了文化重构,成为与汉文化对接的新的文化。在这些地区,侗族医药在中医药影响下发展较快,侗医对医药的认知中加入了不少中医药的观点、理论,受汉文化的演化程度较深,医药文化变迁步伐较快,甚至个别地区侗族医药原真性文化的记忆处于消亡的边缘(如铜仁市的侗族很少有侗族医药的文化记忆了)。而在广大农村和边远山区,社会经济、文化教育发展极为缓慢,生产原始,刻木为契,结绳记事,各方面都保留着较多的原始残余。这些地区受汉文化的影响小,受中医药的影响也小,侗族医药虽发展缓慢,但仍然是当地主流。北纬25°~27°侗族聚居的山地区域的众多村寨,还保留着一些典型的民族传统文化景观、民族节日、风俗习惯、社会初级组织和习惯,生活方式、思维方式、民族心理、价值观念也没有发生多少变异。以疾病命名、药物命名、用药理念为代表的极具民族文化标志性和个性色彩的原生医药文化内容,在侗族传统文化体系中比较完整地传承和延续下来,构成这些地区(主要是南部方言区)侗族医药传统文化的主要内涵,其中蕴藏着的一些主要特点,也大体上反映出或代表着侗族医药传统文化的主要特质,反映出或代表着侗族哲学思想对侗族医药形成与发展的影响及对构建侗族医药系统知识的指导作用。

六、侗族医药与侗族巫医、侗族多神信仰的"共生"现象

一般说来,每个民族医药的发展都有其逻辑规则。这种规则表现为:当一个民族的医药发展到某个特定阶段时,均带有在此之前各个不同时期的特征,这些特征又借助本民族的习俗势力传承下来,一直影响着整个民族的医药文化心理和医药活动习惯。侗族医药亦是如此。侗族原始社会的神灵崇拜及巫师、巫术文化特征较长时间地存留在侗族传统社会里,形成了长时间的侗族医药与侗族巫医、多神信仰交织、混生的现象。

(一)侗族传统社会的侗族医药与巫医、多神信仰的交织、混生现象

由于文化的不可割断性与不可分离性,侗族传统社会对人体生命现象和疾病规律的认知亦包含侗族原始社会幻象心理和原始思维所形成的对人体生命现象和疾病的意识。由于受所处的地理环境、封闭式的自给自足的农耕自然经济、古老而闭塞的社会关系形态等的制约,侗族社会发展缓慢,在侗族传统社会里巫术文化现象在侗族地区比较普遍,祈求神灵的祭祀及巫医之术的传承已融入习俗之中,以传统文化的形态留存于侗族民间。巫医活动在生命意识上满足了信仰者的心理要求,这就导致在侗族的文明史中,巫、医合流、共生,"sangh"(巫师)、"xeip"(鬼师)、"sangh ems"(药师、医师)与人们的灵魂崇拜、祖先崇拜和多神信仰交织在一起的现象已延续千年之久。

从侗族传统社会的侗族医药发展史看,在18世纪中叶以后,随着侗族社会的进步,教育、科技、医药的发展,侗族聚居区内使用侗语北部方言的一些地区及使用侗语南部方言的湖南省侗族聚居区,巫医与侗医分离,职业侗医成长较好,有了侗医与中医相结合的诊所(室),有了用汉字记载侗族医药经验的手抄本。其余的侗族地区,巫医与侗医分离及职业侗医成长都较慢,甚至20世纪50年代,有的地区巫医运用念咒、画符、驱鬼、招魂和草药结合来治疗疾病的方式仍较为活跃。

20世纪50年代以后,随着侗族传统社会的转型与经济的发展,侗族医药逐渐冲破巫医、巫术的羁绊,确立了自己的独立地位,走上了发展的大道。

(二)侗族传统社会的巫医、巫术

侗族巫医文化、巫医活动的起源与史前侗族的"灵魂观""万物有灵观"有关,随着图腾崇拜的出现,同时也出现了有关的神话和巫术。侗族"sangh"(巫师)的产生代表了侗族具有一定的社会形态与社会阶级,"sangh"的出现与巫术的开展代表侗族脱离了原始,有了智性。侗族社会里的"sangh"处于较高的社会地位,是"寨老"管理事物的助手,有的寨老同时也是巫师。

巫术文化事象在侗族地区比较普遍。由于侗族先民对疾病现象无法理解，他们的简单医药知识不足以解决纷繁复杂的疾病问题，许多医疗活动则由"sangh"兼任。巫术文化是在幻象文化心理的"万物有灵"思维上产生的，侗族"sangh"是人界和神界的使者，除在宗教信仰中扮演巫师外，还是为病人招魂、驱鬼的老师，并经常以"驱疫疗之鬼"的形式出现在群众的日常生活中。巫师除了代表民众与神明（如天、地、山、川、日、月、星辰等）沟通外，另一个任务就是"医"。对上，侗族"sangh"需平息神明的怒气（如地震、风雨不调等）；对下，他需医治同族之人的大小病痛。在侗族传统社会，祈盼丰收，则要请侗族"sangh"举行舞蹈、戏剧等神秘而原始的祭礼，呈现出五谷丰登、人畜兴旺的美丽景象；侗族传统社会出现家室不宁、人畜不旺、怪异作祟等，则要请侗族"sangh"举行神秘而古老的驱逐疫鬼、拔除灾邪的原始祭礼，保佑百姓过上安宁的生活；侗族传统社会出现瘟疫流行、家人病重、久病垂危，则要请侗族"sangh"举行神秘、原始的驱除瘟疫的仪式，祈求神灵逐鬼除疫，保佑人们平安；即使是在人们的日常生活中，如难以破获的偷盗行凶、诈骗奸淫的案件，乃至生育求子、保佑小孩平安成长、求高寿等，都要请侗族"sangh"举行原始祭礼。侗族社会里"sangh"与"xeip"（鬼师）有着明显的社会地位差别：巫师是心地善良、正直、聪明、有知识的人，处于较高的社会地位，在侗族各种崇拜和巫术活动中起着主持者的作用，大多巫师还识得一些草药，可开展一些医疗活动；侗族社会的"xeip"地位低于"sangh"，活动地区十分局限，在医疗活动中开展一些"神药两解，以神为主"的医疗活动。

侗族在大病、灾祸、家宅不宁及发生自然灾害时，会认为是不同的鬼怪精灵在作祟。此时，会请"sangh"或"xeip"主持祭祀善神和驱赶恶鬼的仪式。他们通过察看巫书或占卜，判断何方何鬼作祟，应用何物驱逐。重病久病者，被认为是鬼怪将其魂魄偷走，要请"sangh"撵鬼追魂。如果村寨发生流行疫病或火灾，也要由"sangh"主祭扫寨。"sangh"有的是世袭，有的由寨老兼任。"sangh"赶鬼需收受供品作为酬报。

巫医的特征在于使用的医疗方式与医疗手段、工具。他们的手段、工具主要是咒语、活物（五毒、蛭）、草药，主要通过自身的精神、意志力去帮助、强化病人的精神与意志力来治病。咒语，试图靠精神的力量去干预病人的治病过程。在请神驱鬼的巫术仪式治病过程中，往往也拿一些植物给病人服用，出现了早期的医药实践，为侗族医药的产生积累了一些医药经验。

"sangh"或"xeip"对疾病的解释和治疗往往带有神、鬼及宗教色彩。侗族"sangh"和"xeip"认为，人之所以生病是因为鬼神在作祟，病人失去灵魂才会生病，必须进行"招魂"。"招魂"由"sangh"或"xeip"将画好的5张神像置于前额（有的地区头戴巫面罩，不用将神像置于额前）用红布包扎。另备4个木偶，两大两小：两个大者，男的叫"侗禅"，女的叫"侣傩"；两个小者，男的叫"晓禅"，女的叫"娘乜"。4个木偶排列于病人床前，冲傩手持师刀令牌，念念有词，施行法术，然后由"bonc xonh"（"sangh"或"xeip"的助手）到野外追魂，在某个山洞或大树、岩石下找几个虫子，将虫子置于病人枕旁，表示灵魂已被召回。现在边远的侗族山区仍存有这种古老的医术。

相传使用侗族南部方言的一些地区在远古时期曾有一位能通"神事""鬼事"的侗人，名叫"haicxiaol"（嗨肖），他常常做法事、请神驱鬼、逐疫，为侗人清宅、祛病、辟灾，在认识到有的病仅用"法事"治不好后，便四处采摘草药来治病。经过反复的摸索、实践，不断总结自身和他人的体验，他逐渐积累了草药治病的经验和知识，并应用于治病的过程中，成为侗族管制邪恶的神灵。随着"haicxiaol"的传人不断增多，侗族的"sangh"或为既能通"神事""鬼事"的巫师，又能认识药、用药治病的"药师"，成为侗族远古时期里智慧较高的从事医治疾病的人群，因而侗族远古时期的医疗活动有着显著的"神药两解，以神为主"的特征。迄今，使用侗族南部方言地区的一些侗医在开展医疗活动和采药时的祭祀仪式，念词中都要请"haicxiaol"，以示对他的敬仰。

而在经济较发达的地区，"sangh""xeip"根据病人的天干"八字"、患病时间测算这一疾病是鬼怪致病还是自身得病，鬼怪致病则由"sangh""xeip"敬奉鬼神求其和解，或做法事、请神驱鬼、逐疫；自身得病在敬奉鬼神、求其和解的同时，要用药物治疗。"sangh""xeip"一般都能掌握几个乃至二十几个病症及二三十种常用药物。

侗族古代巫医和侗医有将疾病分为"身病"与"命病"两大类的说法。"身病"与"命病"起源于何时，难以考证。从侗族的"灵魂不死""今生结束了，又会轮回转生"的观念分析，从侗族先民哀叹"苦难何时才能完，但愿天地开眼睛"，把命运与天地联系起来的意识分析，"命病"应是侗族的"灵魂不死"及人死后灵魂可以转生进而联想到的转生后的命运问题，而不是侗医关于疾病的分类。从侗族社会发展史、侗族传统的象喻思维，以及"命歌"中以天干八字作为测算的依据来分析"身病""命病"，可知：一是在侗语固有词中没有与"身病""命病"相对应的词，也没有和其含义相对应的表述词句；二是侗医以"卦象"推导疾病可能是在明代以后，国家政权加强了对侗族地区的统治，在一些侗族地区屯兵、通商，带来了汉族文化和汉族医药，在促进侗族医药发展的同时，也给侗族医药带来了其他民族的宗教信仰及医学观念的影响。

第六章 现代侗族医药

20世纪50年代,侗族社会先后完成了土地改革和社会主义改造,侗族社会进入现代发展阶段。

社会的转型、传统的解构激发了思维方式的变革,而思维方式的变革则引发了侗族医学哲学思维方式的转化,侗族人民逐步接受了基于科学进步,以细胞学、生物学、生理学、病理学、疾病的器官定位等一系列科学成果奠定基础的,以治病为主要目标的生物医学观,以及20世纪80年代后在生物医学模式基础上发展的生理-心理-社会-环境四者相结合的新医学模式。在侗族乡村普遍建立现代医疗服务网络的同时,对一些疾病有独特疗效、侗族民众可及性和可获得性高的侗族医药以侗族人民的医药观念、技法、卫生习俗等形态,仍然活跃在侗族民间。

20世纪50年代起,国家为大力提高人口健康水平,增进中华民族的健康与繁荣,将"增进和保护人民健康,防止对人民危害严重的疾病","加强各少数民族地区卫生、医疗工作,积极培养少数民族地区卫生、医疗干部","减少各种传染病和职业病的发病率,有计划地分期分区地消灭危害严重的地方病"列入《中华人民共和国国民经济和社会发展五年计划纲要》。侗族地区为迅速改变传染病严重威胁人民健康的状况,在侗族乡村持久开展了"动员起来,讲究卫生,减少疾病,提高健康水平"的爱国卫生运动,普遍开展了医学知识的宣传和科普教育,以及以现代医学知识、医疗技术为内容的民间侗医和接生员的医药培训,举办了以民间侗医及有一定文化的妇女为村医骨干的卫生员、接生员的训练班,提高了侗族乡村侗医的医学水平,充实了侗族村寨的预防、控制、消除传染病的基层侗医队伍。同时,国家以加强公共卫生的管理、防治传染病和地方病为重点,在侗族地区开展了控制乃至消除生物源性疾病和控制地球化学性地方病的工作。20世纪50年代至80年代,生物医学观指导着侗族社会预防、控制和消除传染病、地方病,保障了侗族人民的健康。严重威胁侗族地区人民健康的传染病得到了控制,侗族传统社会主要传染病(如疟疾、丝虫病、天花、霍乱、副霍乱、白喉、百日咳、麻疹、伤寒、副伤寒、痢疾、肝炎、脊髓灰质炎、流行性乙型脑炎、斑疹伤寒、流行性出血热、钩端螺旋体病、炭疽等)的发病和地方病(如地方性甲状腺肿、地方性克汀病)的流行得到了有效的预防、控制。侗族社会有计划地进行传染病、地方病的斗争,极大地促进了侗族医药的发展,在预防、控制和消除传染病中,侗族医药在民间自觉地预防传染病、预防性服药、灭除蚊蝇、辅助治疗等方面都发挥了积极的作用。例如:20世纪90年代,某侗族村子发生副霍乱流行,出现病人后,该村每户自觉采药煎水服用,没有发生继发病例;侗族灭除蚊蝇的习俗,有效地降低了蚊蝇的密度和蚊蝇扰人的频率;侗族在发生传染病时用草药"打裱"的习俗,告诫人们远离传染源,以防被传。民间侗医在医疗实践中,在传承侗族传统医药医治疾病的同时,也应用现代医学知识、中医药的知识和经验开展医疗服务。

20世纪80年代,侗族地区消除了一大批重大疾病危害,大大提高了人民的健康水平,侗族人民健康水平的重要指标已经达到全国的平均水平:20世纪50年代初至80年代初,人均预期寿命从35岁提高到68岁,婴儿死亡率从约20%下降至约3.4%,孕产妇死亡率下降至38.5%,农村住院分娩率提高到77%。

20世纪90年代后,侗族地区有效改变了传染病、地方病发生及流行的状态,有的传染病甚至被消除。侗族民众的医学科学知识水平不断提高,人们对疾病的认识越来越深入和细致,在一定程度上摆脱了对个体医药经验的过分依赖;"巫医""巫术"在侗族社会淡化,有的已经禁绝,侗族医药彻底摆脱了"鬼师""巫医"的束缚。随着侗族社会经济、文化、科学、哲学、医学的发展和民众生活水平的提高,侗族社会疾病谱发生了变化,侗族城乡公共卫生服务体系和服务能力建设得到全面加强,城乡卫生面貌全面改善。医学认识手段逐步现代化,对疾病的认识趋向于社会化,人们的就医理念逐步转变,对健康的需求和对就医的选择也日益多样化,使得侗族人民保护健康和与疾病的斗争日益突破个人活动的局限,侗族医学社会化的趋势不断加强。生理-心理-社会-环境医学模式逐渐成为侗族社会医学研究、医疗卫生工作、临床诊治及医学教育的指导思想和工作方针的理论基础。在这一历史时期,侗族良好的卫生民俗和侗族医药的优秀文化及医疗精华得以传承和发扬,在侗族地区现代医疗体系已建立健全的形势下,侗族传统的医疗观念和行为仍然是侗族民间传承着、活跃着的医药实践活动,侗族医药在侗族人民中依然保留着认同感和旺盛的生命力,侗族医药在治疗与当地生态环境、生产方式、生活方式密切相关的疾病以及骨伤、肌肉扭伤、消化不良、背痛、关节炎、过敏、感染性皮肤病等疾病方面发挥着奇效。可是,侗族医药如今逐渐陷入了尴尬的境地,明明是值得研究与保护的珍贵遗产,却面临着无人传承、难以为继的困境;侗族医药在与现代医药的碰撞过程中,一些滞后于现代社会,与现代文明、现代价值观念有一定距离甚至相悖的成分日益凸显。侗族医药面临着许多新情况、新问题,侗族医药的发展面临着尖锐的挑战,同时也面临着历史崛起的新机遇。21世纪,随着侗族地区社会经济、教育、科技、医学的快速发展和"传统医药的回归",侗族医药步入了以侗族优秀传统文化为基石,以现代疾病谱系的变化为导向,以提高临床疗效为目标,遵循自身特有的认知规律和发展规律,在自我完善中不断创新发展的新时期。侗族良好的卫生民俗和侗族医药的优秀文化及医疗精华得以传承和发扬,侗医药学界正在用现代科技知识来诠释侗族传统医药的内涵,在现代社会寻找侗族传统医药的新机遇,侗族医药呈现出与现代社会相适应的发展态势。

第七章 侗族医药的传承与发展

侗族医药,是侗族人民同疾病作斗争的实践结晶和增强健康的科学。侗族医药要想生存就必须发展,一旦失去发展的可能,将被其他发展着的学科取代、淘汰。侗族的医药成长史已证明,继承、吸收、创新是侗族医药传承发展的必由之路。

在漫长的侗族传统社会里,侗族医药按照其传承的规则,通过侗医及侗族民间认可的家传、师承和习俗、民间文学的潜移默化等方式传承着,侗族医药知识随着侗族社会的不断进步、侗族医药实践的增多、医药经验的积淀和侗族对医药认知方式的变革而不断更新和丰富,终成具有侗族特色的传统医药知识体系。

侗族社会在完成土地改革和社会主义改造后,社会进入一个崭新的发展阶段。侗族步入现代社会之初,国家"加强各少数民族地区卫生、医疗工作,积极培养少数民族地区卫生、医疗干部",在侗族城乡广泛开展了爱国卫生运动,广泛开展了"防止对人民危害严重的疾病""减少各种传染病和职业病的发病率,有计划地分期分区地消灭危害严重的地方病"的工作,一些侗医经过医学培训,提高了临床医疗服务的能力,成为乡村医生,纳入医疗卫生机构内管理;同时,对侗族医药进行发掘整理工作,整理并编撰出用汉文记述的较系统的侗族医药知识专著,实现了侗族医药由口传向文字传承的飞跃。这些为侗族医药的传承与发展注入了新的活力,使侗族医药得到了显著的发展。

进入21世纪后,侗族聚居区彻底改变了交通闭塞的状况,社会经济、教育、科技和医学快速发展,公共卫生状况日益向好,人群疾病谱较侗族传统社会发生了根本改变,民众对医疗卫生与健康维护的需求增长,现代医疗服务体系基本覆盖侗族城乡。侗族社会的转型,打破了侗族传统社会结构"超稳定"的格局,传统观念与现代意识发生碰撞与交融,人们的生活方式、行为方式、思维方式也在嬗变,侗族医药面临着严峻的挑战。侗族医药传承什么?侗族医药传统的传承规则能否持续?侗族医药能否实现在现代社会里的进步?这些已是侗族医药、侗族医药文化发展所面临的新情况、新问题。如何面对发展中的新情况、新问题,怎样去接受现代的挑战以促进自身的发展,已是传承和发展侗族医药必须解决的首要问题。首先,要有使命感和责任感,要顺势而为,准确地认识、理解侗族医药发展的新时代特征,总结过去,认识现在,把握未来。其次,要坚定文化自信,加深对我国传统医药文化多样性与医疗资源多样性的保护,保护和利用好传统医药非物质文化遗产有利于保障和促进侗族医药事业发展,维护人们身体健康,实现侗族地区可持续的经济、社会、文化的全面协调发展,切实提高侗医医疗服务能力。最后,要发展侗医养生保健服务,着力推进侗族医药继承、创新,全面提升侗药产业发展水平,弘扬侗族医药文化,积极推动侗族医药国内、国际发展,努力提高侗族医药为人们健康服务的贡献率,为促进社会经济发展做出贡献。

一、正确对待侗族医药及其文化

侗族医药文化是侗族传统文化的重要组成部分，承载着复兴侗族传统文化的历史使命。正确对待侗族医药及其文化于弘扬侗族优秀传统文化、传承和发展侗族医药至关重要。对待侗族医药文化有两种错误的态度：一是采取全盘否定的虚无主义或取消主义，即不问青红皂白，把它们统统归为"封建、迷信、落后"的范畴；二是不分青红皂白地全盘肯定，并且不允许人们对之有任何怀疑与批判。这两种态度都是不可取的，都是不利于侗族医药的传承和发展的。

从历史唯物论的观点看，人类的发展史和人们认知事物的过程是一个不断发展的过程，总的趋势是不断进步，这是不可争辩的客观事实。侗族医药是以侗族农耕文明为背景的、至今已绵延千百年的医疗技术，在其不断发展、不断进步的过程中，必然带有时代的、地域的局限性，其对生命与疾病的认知不可避免地带有落后性，在许多方面存在着薄弱之处，它反映出的侗族对药物的认识、应用和侗医的诊疗方式、方法是侗族所处那个时代的技术成果，而不是系统的医学理论（侗族古代社会不可能产生系统的医学理论）。在侗族社会进入现代发展阶段后，新的时代呼唤适应社会发展要求的新的侗族医药文化、新的侗族医药传统知识体系，作为侗族传统文化组成部分的侗族医药必然随着社会的前进而进步，必然要吐故纳新、创新发展。因此，现今传承侗族医药及其文化遗产的目的是侗族医药新文化的创造，是在侗族各个时代前人奠定的基础上，对有连续性和继承性的侗族医药新文化的创造，经过这样的创造来推动侗族医药在现代社会的发展。

侗族医药及其文化的传承、创新发展中，"古为今用、推陈出新"是从事侗族医药新文化创造的必要条件。为了达到古为今用、推陈出新，这就需要我们对侗族先民创造的医药及其文化遗产采取"抛弃、保留、发扬和提高"的科学态度和方法。一方面，要联系当时的实际，科学地分析它的历史价值，肯定它的历史地位，肯定侗族医药的源远流长，肯定侗族医药为侗族文明发展所做出的贡献；要从当今的现实情况和需要出发，研究它们在今天的价值和意义，哪些在长期医药实践中形成的有价值的、独特的思维和优秀的价值原则（如侗医师法自然、人与自然和谐相处、人的医药活动与自然和谐的理念是当今构建和谐社会可以借鉴的宝贵文化观念，侗医对有些疾病、药物独到而深刻的观察，侗医所遵循的病人利益至上、社会效益优先的精神等）可以转化为时代精神来继承，哪些内容可抽取其思想内核，提取其中有用的精神因素，使之成为今天侗族医药文化建设有用的思想要素，等等。另一方面，降低对它的笃信程度和价值认同，改造那些过时的或不合时宜的成分，增加新的文化成分。以抢救为先、保存为先，然后去伪存真、去粗存精，吸收"我们今天用得着的东西"和"符合我们实际需要的东西"；对古代有价值的、现今仍然有用的医药知识，经过消化和吸收，从中寻找持续发展与创新的灵感与力量，使之成为侗族医药及其新文化的有机组成部分。对不合时宜的不是简单地抛弃，而是克服、抛弃其中消极的东西，保留、继承以往发展中对侗族医药进步有积极意义的东西，并利用现代科学技术成果把它发展到新的阶段，创造出侗族医药新的文化，促进侗族医药的发展。从现在起摒弃侗族医药文化遇到的错误偏向，把具有文化精神的、独特的侗族医药思维理念、显著疗效的价值延伸，使之变成普惠于人类的医药活动方式，不断提高侗族医药的服务能力和特色，则侗族医药文化的复兴指日可待。

二、优化思维，坚定文化自信，超越传统

进入21世纪后，随着生产力的快速发展，侗族地区城乡经济、环境、公共卫生状况等影响侗族卫生与健康的主要因素发生了根本的改变，社会开启了人们人为地寻求侗族医药的现代发展的进程。侗族医药自身的发展说明了人的思维方式、认识理念的转化是侗族原始医学发展到侗族医药的先决条件。在现代社会，侗族医药要在保持连续性传统的基础上实现现代发展，人的思维方式、认识理念的优化依然是侗族医药的传承、发展得以顺利进行的先决条件，因此，侗族医药的现代传承、发展首先要完成人的传统思维方式的优化，而思维优化的突破点是对侗族传统医药认识论的理性反思。从侗族人文、哲学、历史领域入手，打下侗族关于医药思维、医药文化及其哲学的坚实基础，对侗医对于生命与疾病的认知方法和思维方式、侗族医药的内涵及其形成和发展的长期过程中必然打上的时代烙印进行再认识，优化自我思维方式。应该深刻认识到，由于地理、历史、政治和文化环境等因素，侗族关于医药的经验性的思维方式难以找到现成的参照系证明其真理性，侗族医药在现代社会里的传承、发展就应努力使侗族医药思维方式具有坚实的理论思维依据。要站在唯物论和辩证法的理性基石上，实现侗族传统医药思维方式的优化，对所获得的医药感性材料，经过思考、分析、辩证的过程加以整理和改造，形成医药卫生的概念、判断、推理，使侗族对生命与疾病的本质及其自身规律的认知的医药理论和技术不仅适用于本民族，亦可以适用于其他民族；站在侗族的立场上，既不自暴自弃，又不妄自尊大，将侗族医药的传承、发展置于我国传统医药及中华文化发展的大格局之中，以自信、健康的心态，吸收一切医药文明的精华；进一步走出侗族医药传统束缚的阴影，把侗族医药独具特色、价值的思维理念与医药技术区分出来，吸收、继承并从中汲取创新灵感；在"坚持中西医并重，传承发展中医药事业"的指引下，充分从实际出发，从百姓的切身需要出发，结合时代精神，遵循侗族医药发展规律，实现侗族医药在继承的前提下超越传统、创新发展。

超越传统，无疑是侗族对自身医药能力的超越。要实现对自身医药能力的超越，一个不可或缺的前提是本民族的文化自信。侗族在千百年来的发展过程中形成了一种不同于其他民族的医药心理状态、医药价值观念、医药思维方式和行为方式，它集中表现为侗族源源不断的医药创造能力、医药与环境相适应的能力、对各种不同医药文化的吸收能力和同化能力，以及其自身的再生能力。这些能力是侗族文化自信的源泉，是侗族医药生存和发展的源泉。因此，要通过重新审视侗族医药知识，科学评价侗族医药在现今医学、药学的地位和价值，构建侗族医药新文化，树立侗族文化自信，向国内外宣传、介绍侗族医药的特色，大胆地宣传、介绍侗族医药在治疗颈椎病、风湿病、一些病原微生物感染性疾病等方面的显著疗效，大方地承认侗族医药的弱项；开放、发展侗族医药与其他医学的交流与合作，实现侗族医药与其他传统医学和现代医学的融合发展，为维护人类健康服务。

超越传统、创新发展必须对侗族传统的医药思维方式做清醒的反思和优化，重新审视侗族医药知识，科学评价侗族医药在现今医学、药学的地位和价值；从侗族医药的体系上和本质上弄清侗族医药发生之源头、背景，谙熟其思维方式及表述方式，认清其行为方式及传承、传播特征，更新对侗族医药既定状况的认识。分清侗族医药传统中的精华与糟粕的界限，自觉做到"取其精华，去其糟粕"；注重侗族医药的文化积累，对其中的精华及精神力量要发扬光大，把侗族医药中凝结的智慧、精神和宝贵财富发掘出来，淋漓尽致地发挥它们的作用，从而实现对侗族关于生命、疾病与健康的传统思维方式的超越，实

现对侗族传统医药能力的超越。

三、创新发展侗族医药

继承是侗族医药创新发展的基础。创新发展侗族医药要遵循真实性、整体性、传承性原则；遵循侗族医药的传承、发展应当有利于增强侗族的文化认同、有利于维护国家统一和民族团结、有利于促进社会和谐和可持续发展的原则；要把握侗族医药的传承、发展与社会发展趋势相一致、与以人为本和以民为本的价值观相一致，符合人类前进的方向。总而言之，要利用好现代技术，丰富侗族医药理论，提高侗族医药实践能力水平，造福于民。

（一）加强对侗族医药文化的保护与研究

侗族医药知识是侗族千百年的智慧结晶，是侗族传统文化的重要组成部分。侗族医药文化的载体是侗语，侗族通过侗语表达出侗族的世界观。侗族对生命、疾病与健康的思维方式及侗族医药文化、侗族医药历史等，是侗族珍贵的无形遗产。其中，优秀文化蕴含着侗族特有的精神价值、思维方式、想象力和文化意识，是维护侗族医药文化身份和文化主权的基本依据。当前，侗族医药中的一些优秀文化、宝贵知识濒临失传，侗族医药知识被侵占、被乱用时有发生，因此，加强对其的保护，不仅是侗族医药可持续发展的需要，也是国家对发展繁荣侗族医药文化的要求，是捍卫和巩固侗族医药文化根基的重要举措。探究侗族医药传统知识的保护、推进立法、维护民族文化，刻不容缓。

研究侗族医药文化必须坚持侗族医药优秀文化的真实性、完整性，对侗族医药知识做正确的、符合现代社会前进方向的诠释，防止对侗族医药的误释、曲解，防止用别的文化诠释侗族医药；在文化生态保护的大环境中，在人民群众的生产、生活过程中，"坚持以人为本、活态传承"原则，加强文化品牌的建设，弘扬侗族医药文化，注重反映侗族医药的历史渊源和思想内涵，注重反映侗族医药在侗族民间文学、民俗中的文化表现形式，形成现代化意义上的侗族传统医药文化，通过文化的传播，积极推动侗族医药的海外发展。

（二）守住侗族医药的文化根基，加强对侗族医药理论的研究

采取多学科交叉的综合性研究方法研究侗族医药思想学说，推动其理论进步，使侗族医药有坚实的理论依据，为侗族医药突破性的提高和创新奠定好基础。注重发掘侗族对健康与疾病、药物的独到认识及有价值的独特思维理念和技术，对其中处于濒危的非物质文化遗产按照"保护为主、抢救第一、合理利用、传承发展"的方针开展工作。侗族医药非物质文化遗产是侗族医药的精髓，所显现出的独特的思维和显著的治疗效果，确能有效治疗一些现代医学感到棘手的疾病。这是侗族医药能够生存甚至发展壮大的唯一理由。通过对其生产性保护，使得侗族医药适应现今社会的发展，不断满足人们的医药需求，吸引更多的人才进行侗族医药非物质文化遗产的学习与传承；同时通过生产，让侗族医药的产品走进千家万户，成为人民大众日常生活中的一部分，扎根民间。这样，侗族医药文化遗产的传承、发展才能建立起良性循环，成为具有造血功能的完整系统，实现活态传承。

(三)在国家政策的指引下,全面传承、保护、发展侗族医药

结合侗族地区实际,实现侗族医药传统传承方式的革新和传习知识内容的更新,建立新的侗族医药传承机制。加强侗族地区自然生态环境的保护和建设,加强侗族药用物种资源的保护和利用。加强侗族医药知识的发掘、整理、总结,注重知识产权的保护,探索建立侗族医药传统知识运用惠益分享制度。建立较为完善的侗族医药健康服务网络,努力提高侗族医药医疗服务能力,大力发展侗族医药养生保健服务。加强侗族医药人才队伍建设,完善人才培养体系,扎实推进侗族医药传承与创新。健全标准化体系,推动侗族医药产业化发展。

(四)努力提高侗族医药的临床水平和科学水平

在创新发展过程中,要注重挖掘、保护、研究、推广侗族医药特色诊疗技术;在继承传统疗法有效性的同时,加强对其安全性进行再研究和改进,以提高侗族医药服务能力,提升侗族医药核心竞争力。要依靠科技手段,将侗族医药的原创思维与现代科技结合,将侗族医药临床的有效性和现代医学临床相结合,充分收集并展示侗族医药临床治疗效果好、费用低、病人痛苦少的科学证据,摆脱一直以来"治愈了病只知其然而不知其所以然"的说不清道不明的状况,在患者身上找"证据",证明侗族医药的"简、便、验、廉"特点,在保持侗族医药特色的基础上使侗族医药朝临床现代化发展。

发展侗族医药,必须充分借鉴和利用现代科学、现代医学的成果,任何夜郎自大,任何故步自封,都是对侗族医药发展的桎梏,要用现代科学技术去发掘蕴藏丰富的侗药资源。侗药需要传承,更需要创新,侗药的传承、发展要坚持"承古而不泥于古"、不断创新的原则,侗药的发展不能采取未经去粗存精的粗放传统模式,应建立既符合药物属性、符合侗药内涵的基本思想,能保证其安全性、疗效性,又能以现代技术进行有效表征的研究模式。

借助现代科学、现代药学的技术和方法,以侗医经典名方、医疗机构制剂为重点,开展新药研发。加快对侗药治病的作用机理及物质基础等的研究,终极目标是研发出有益于健康的和临床疗效好的侗族创新药物。侗药的创新发展,对于能够促进侗药研发的侗医古法和经验,应该结合现代技术加快研究步伐;以侗药复方为重点,以临床疗效为中心,注重多环节、多途径、多靶点、多效应的研究,注重侗药化学成分、侗药复方有效成分群及治病的药理作用的研究,揭示复方制剂的物质基础,揭示侗药的作用机制和方剂配伍规律。对于复方研究,要体现复方研究是从临床来又回到临床中去、从复方来又回到复方中去的研究过程,在继承其有效性的同时,对传统药物及其疗法的安全性进行谨慎的研究和改进,提高侗药质量。在探究侗医与中医或西医有机结合治疗疾病时,注重对有潜力可挖的治病侗药的研究,以寻找临床最佳治疗方案为突破点,研究侗药与中药或西药合理联用,提高临床疗效。随着人们饮食结构、生活方式和环境的变化,根据个体情况的不同,对传统疗法的用药方式和药方进行改良和创新。

在努力提高侗族医药的临床水平和科学水平的过程中,发挥侗药中植物药为生物制药提供先导化合物、植物药的药源植物为生物制药提供场所或为寻找这种场所提供方向、植物药为生物制药指明方向这三大潜在优势。

(五)努力提升侗族医药的整体服务能力,为人民健康服务

传承、发展侗族医药,要把握侗族医药的传承、发展与社会发展趋势相一致、与以人为本和以民为本的价值观相一致,从实际出发,因地制宜,努力提高侗族医药的医疗服务能力和养生保健服务能力,从而提升侗族医药的整体服务能力;与"旅游"相结合,将旅游产业与养生保健紧密结合,与"养老"服务结合,与侗族地区拥有的好山好水的生态自然环境结合,促进侗族医药养生技术持续发展;与互联网结合,为更多的人提供侗族医药知识,推动侗族医药文化的传播,努力提高侗族医药在当地社会经济发展中的贡献率,努力提高侗族医药在为人民健康服务中的贡献率。

21世纪,侗医应该借助已有的科技成果,发扬开拓精神,充分发挥想象力和预见性,最大限度地开发自身的能动性,从已知世界向未知领域开拓前进,实现对自身及对侗族医药现实的超越,走出侗族医药协同发展的新路子,创造出无愧于祖先、无愧于时代、无愧于人类的更加辉煌的医药文明。

第八章　侗医基础知识概述

侗医基础知识是基于侗族传统文化产生的、随着侗族社会的进步而发展的、对人体生命、疾病与健康的认知,是侗医以其侗族独特的思维方式创建的有一定系统性的医药基础知识。它形成于7世纪至20世纪50年代的一千多年间的侗族传统社会,是在没有近现代医学科学为基础的时代,侗医在其适应了的特定自然环境中,对环境及对当时当地人体疾病谱、疾病与健康的感觉、认识、思考、观念、理论等精神活动进行研究的结果,是侗族、侗医在长期劳动生产过程中形成的、长期的医药实践中不断积累和推陈出新的防病治病的经验总结。

侗医探求人体生命、疾病的奥秘及人体与自然环境的关系,采用的是观察与思维相结合、提高认识水平的"思维的知觉"方法,是利用眼、耳、口、鼻、舌等感觉器官及手去观察与感知人体生命、疾病现象和人所处的自然环境,同时对自身感觉器官接收到的医药信息进行相关性联系的识别、认知、归纳与储存。通过这样直观的、整体的观察和悟性及与象喻思维相结合的方法所形成的侗医基础知识,包括了医药常识、医学基础和临床医学的一些基本内容,主要是侗医关于人的生命起源、生命物质基础、人体结构与功能、人体疾病病因、药物学基础、疾病的诊断及治疗理念、疾病预防和医患关系的伦理道德等医药卫生知识。这些带有时代的、地域的局限性特征的医学基础知识虽然没有本民族文字的记载,也尚未形成自身的基础医学系统理论,可是它沉淀、储存于侗医及侗族人民的大脑及医疗观念、卫生习俗中,指导着侗医及侗族民间的医药实践活动,有着易于记忆,经口语传承、交流,地域性、实用性强的特点。

侗语(Dong Language)属汉藏语系壮侗语族侗水语支,是一种有别于汉语的有着自己独特特点且相对独立的少数民族语言。其语音不同于汉语,是全球唯一的一种8种声调组成的多声部自然和声的民间语言。由于侗语分南、北两个方言区共6个土语区,因而通过侗语口语表述的侗医基础知识显示出侗族医药文化的多样性,亦体现了侗族医药的人与环境密切联系、人与自然高度统一,有着明显侗族医药传统文化的特点。

侗医基础知识存储于侗医的记忆之中,通过侗语口语的表述形式实现其传承和传播,其医学专有名词及多数医学术语有侗语固有词和词汇,从意义和结构来分析有单纯词和合成词两大类。侗语的医学术语单纯词大部分是单音单纯词,它们是侗语医学词汇的基础,是表达侗族人民医药活动中最基本与最重要的事物、行为、性质等概念的词,如"gaos"(头)、"nac"(囟门)、"ids"(痛)、"biingh"(病)、"nop"(疟疾)、"miouc"(麻风)、"ngal"(麻疹)、"idxuc"(咽喉部刺痛)、"naos"(鱼香菜)、"leil"(闹鱼药)等,且都是从古至今沿用下来的。但是,侗语的医学术语多数是合成词,是由两个有意义的词素组成的词,且有多种形式。

一、侗医对人的生命起源、生命物质基础的认识

侗医认识人的生命起源、生命物质基础、生命特征,具有"雾生万物"的观念,具有将"气"看成是生命的本源和动力、"气"量的变化是疾病发生的重要因素的认识,具有人兽同源、人与宇宙同构和同序的大生命体系的认识。

二、侗医关于正常人体结构与功能的认识

侗医在认识正常人体各部分形态、结构、位置及结构与功能的关系方面,具有类似解剖学的一些知识。侗语固有词中的医学专有名词与医学术语有头、颈、脑、口腔、唇、舌、颚、咽喉、眼睛、鼻子、耳朵、脊椎、脊髓、枕骨、胸部、乳房、肺、气管、心脏、乳头、肚脐、腘窝、臂、关节、肌肉、腹腔、脾、胃、肝脏、小肠、大肠、肾脏、肾上腺、输尿管、膀胱、腹股沟管、直肠、肛管、子宫、睾丸等,以及某些生殖器官、血液、血管、足等专有名词及反映其功能内涵的词或词组。

三、侗医对致病因素的认识

侗医随医药实践的不断增多,逐渐加深了对人体疾病原因的认识,渐渐形成了侗族医药的病因知识。

初始,侗族先民将"气"归为人体患病和死亡的主要成因,认为"sop gungc sop yuns nyenc wenp biingh,nyenc deil duv soh jonvbiinv naemx",译为:人体气多了或气少了都要遭病,人体的气离散,断了气,人便死亡,身体就会化为水。进入侗族传统社会后,侗医对病因的认识不断地加深和更新,逐步认识到如环境、气候、生物、饮食、过度劳损、情志、外伤和虫兽伤害等众多因素皆可使人患病。这些因素在超越正常水平时或在一定条件作用下,都可能使人发生疾病,其中有些是引起疾病并赋予该病特征的主要因素。

侗医对致病因素的知识,除经口传身授地教给传习人外,还经侗族民歌传颂。侗歌中就有"gueeclenh janl oux gueec biingh,douh biingh dagnec xih douh liagp,maenl dunl,yagl naemx,liemc bienl,douh sens(lemc),jaengv(yags)ngah,bjjngh,suic,memx,nuic,nyangt,elie juis(yax juis),xencjenc doglnanh haik nyenc"(译为:谁吃粮食不生病?生病都是由着凉、天热、湿水、淋雨、受风、饱饿、发瘟、蛇、虎、虫、草、鬼、山神这些降给人的),"jil nanx eis hoc sonk"(吃肉不合适),"janl oux gueec douh xebp"(吃饭不合适)等的记述。

侗医认知致病的主要因素有:①丢魂落魄;②病原生物;③地理环境;④风雨、暑热、潮湿、干燥、霜冻、寒冷等;⑤被虎、豹、熊、野猪、蛇、虫等动物伤害;⑥有毒的动植物(如蛇花鱼、毒菌子、木薯)的食入或接触等;⑦自然灾害因素及营养不足;⑧跌、打、磕、碰等外力作用;⑨劳力过度、劳神过度、房劳过度;⑩生产与生活中的刀、枪及植物的刺伤等;⑪人的情绪、情感的变化,如喜、怒、忧、思、悲、恐、惊等。

四、侗医药物学基础知识

侗医的药物知识源自其生活经验、生产经验及同疾病作斗争的经验,经过长期用药实践,经过由单方药向复方药的过渡,经过对经验知识的总结、验证,以及抽象与概括的逻辑思维,建立了有地域特点、时代特点,适于防治疾病需要的较系统的识药、用药知识。

五、侗医对疾病的诊断

侗医对疾病的诊断是指侗医通过对病人的询问、检查而掌握病情信息后,对病人的健康状态和病变进行分析、鉴别,从而对疾病的病因、所患疾病做出概括性判断,并以此作为制订治疗方案的原则。

(一)侗医临床诊断属于症状诊断

侗医症状诊断内容主要是诊查就诊病人的主要症状、体征,诊查就诊病人的实体性疾病,或在一个病人身上同时出现的一群代表一些相互关联的器官病变或功能紊乱的症状、体征,但还不能确定诊断的疾病;对收集到的病人的信息通过运用既有的知识、经验,进行综合、病象对比、鉴别推断、联想等分析、推理、判断后,做出包含有病因、病理形态等内容的疾病诊断。侗医诊断的确定,要经询问、搜集病人和疾病的信息,整理、综合分析,做出初步判断及分析、鉴别。在询问及通过望、触、听、嗅方法搜集病人和疾病信息的过程中,注重真实性、系统性和全面性;在整理、综合分析、做出诊断的过程中,注重去粗存精、去伪存真、由表及里,加以分析,找出其主要表现,抓住本质,注重局部病变可能影响整体、整体的异常也可能影响局部的辩证关系,考虑哪种病比较接近病人的实际情况,逐一进行鉴别、判断,然后得出诊断。

(二)形象思维与抽象思维相结合是侗医诊断过程中的主要思维方式

侗医临床诊断中搜集患者的临床信息、整理搜集到的临床信息、对整理后的临床信息进行验证这3个相辅相成的阶段,构成了完整的诊断思维过程。

形象思维与抽象思维相结合是侗医诊断过程中的主要思维方式。侗医形象思维是以反映病人症状、体征的形象概念作为感性认识阶段的基本思维方式,是在大量个体病人症状、体征形象的记忆、综合中形成的,即通过主观及客观的疾病症状、体征形象资料的联系,对记忆中的疾病症状、体征形象加以类比、概括和综合,用分散的疾病症状、体征形象资料构成总体形象,从而认识疾病本质;形象思维鲜明化和生动化,具有高度的想象力,是反映疾病本质和内在联系的基础,需要抽象思维来延续,其结果需要抽象思维加以论证。抽象思维是在诊断思考过程中,在直接感受和认识基础上运用逻辑推理与辩证思维进行加工的过程,既不限于病人症状、体征的具体结构和形态,又与病人症状、体征的具体结构和形态相结合,用其疾病本质特征抽离出来,由概念上的形象转化为形象中的概念,其基本形式是概念、推理和判断,所揭示的内容难以感觉,只能以思维把握,具有高度的概括力,更深刻、更全面而正确地反映了疾病本质。形象思维与抽象思维彼此并不排斥,而是相互渗透、相互沟通、相互补充、相得益彰。如侗医对以"发热、患肢皮肤沿淋巴管走行可见一条向近心端延伸的红线,局部肿、较硬,有压痛"为症状、体征的疾病,诊断为"biingh not"(汉语意义:这种病症的体征是在体内的毒性似老鼠行进的路线样,既脏又有毒),与现代医学对应的疾病是急性淋巴管炎;侗医对以"面颈部、手或前臂,初发为红色小丘疹或水疱,后变为紫红色血疱或脓疱,周围红肿明显,不疼痛,伴有淋巴管炎及淋巴结炎等全身症状,重症有高热、呕吐等严重的全身中毒症状,会传染"为症状、体征的疾病,诊断为"duc not xonp enl"(汉语意义:这种病症的症状、体征是致病的毒性似老鼠窜行于人体的大小经脉),与现代相对应的疾病是皮肤炭疽。

侗医临床诊断思维的基本原则是:及时诊断和早期诊断,为早期治疗、及时治疗奠定基础;准确的临床诊断,为临床治疗的有效性提供可靠保证;在鉴别不同的疾病时,抓住疾病发展过程中的主要矛盾,用发展、变化的观点认识疾病,在疾病的动态变化中把握内在联系,随着病情的演变不断修正自己的认识;在诊断疾病时,在侗族医学知识指导下,把人体的生命活动看成是一个各器官、各系统有机联系的整体,根据患者发病的时间、地点、条件,对发病情况、病症的个体差异就疾病特点与整体状况进行具体分析,全面、综合地分析疾病的发生、发展和转归。

(三)问诊是侗医主要的诊断方法

侗医的诊断方法有问诊、望诊、触诊、叩诊、听诊、嗅诊,其中又以问诊为主要方法。

问诊是侗医主要的临床诊断方法。诊断的首要步骤就是通过询问就诊者的主观感受、症状来采集疾病信息,再利用侗医自己的感官检查就诊者的身体,获取客观的与疾病有关的信息。侗医以认真负责、对病人寄予同情的态度,采用对话方式,耐心细致地用通俗的语言向病人及知情者询问与其疾病相关的生产、生活活动及所处的自然环境情况,起病时的情况,起病的时间、持续时间、诱因,起病后身体功能异常的自身体验和感觉,病情发展及演变,治疗经过及既往史、生育史、家族史等,抓住病人的主要症状,进行有目的、有步骤的询问,有重点地全面了解病情,为疾病的诊断提供依据。通过问诊,侗医可以发现供诊断的病情信息,或可供进一步检查的线索;同时,全面掌握与疾病有关的其他情况,包括病人的日常生活、工作环境、饮食嗜好、婚姻状况等,从而为侗医正确分析病情,推断疾病部位、疾病性质及进行合理治疗等提供可靠依据。

侗医问诊过程中注重对患者的整体审察,在就诊者对与所患疾病相关的自我感觉的叙述和家属诉说中获取信息的基础上,应用自身的眼、耳、鼻、手等进行望、听、嗅、触(摸)检查,进一步搜集与病人的健康和疾病有关的信息,将搜集到的信息与侗医传承的医药知识和自身的医疗经验综合,进行比喻推论的意象思维和直觉思维的分析,探求病因、疾病部位、疾病性质,经过归纳对疾病做出病名诊断,并以此作为制订治疗方案的依据。

侗医对问诊及问诊过程中的望、听、嗅、触(摸)检查所获取的疾病相关信息进行综合分析及抽象和概括的方法,是侗医判断疾病做出诊断的主要方法。这种诊断疾病的方法,侗医沿袭了千百年,方法中有的显示出侗医对疾病的细致认识和独特经验。至今,侗医认为体表的变化会正确地反映出内在病变,并仍在侗医的临床诊断、临床医疗中发挥着作用。侗医的问诊也可初步区分一些疾病,如一些简单或直观的疾病通过问诊即可有初步诊断。如对绦虫病的诊断,问及病人有屙出"genv"(绦虫),即可判断病人患"biingh genv"(绦虫病);对胆道蛔虫病的诊断,问及面色苍白、大汗淋漓、弯腰捧腹哭喊不止的病人为突然发作的剑突下钻顶样剧烈腹痛,腹绞痛时可向右肩背部放射,腹痛多为阵发性间歇发作,持续时间长短不一,也可突然缓解,同时伴有恶心呕吐,并呕吐出"saenxlongc"(肚子里长的蚯蚓——蛔虫),即可判断病人患"bov ngonv saenxlongc"(胆道蛔虫病);对虹彩光唇鱼中毒的诊断,问及病人出现腹痛,伴有恶心呕吐、腹泻前的 30 min 左右吃了"bal jol"(花腰鱼),即可判断病人患"deil bal jol"(花腰鱼中毒——虹彩光唇鱼中毒);对野猪戳伤的诊断,侗医询问病人、检查伤口后获知病人是在狩猎中被野猪獠牙伤害,即可判断病人患"douh laiv"(着野猪伤)。

由于问诊是侗医最简便、最直观的诊法,所以被侗医长期运用于临床。

(四)侗医对病人症状、体征的认识

侗医在对病人患病后的体验和主观感受到的异常或不适、表现出的生理功能异常及经检查确定的生理上、心理上或行为上的不正常或不健康状态的认识方面,虽然没有"症状""体征"的概念,却仍然认识类似现代临床医学的痛、瘟疫、传染、发热、发冷、气短、心悸、自汗、盗汗、腹痛、腹泻、便血、恶心、呕吐、呕血、黄疸、肠鸣音、咯血、发绀、呼吸困难、消瘦、乏力、化脓、发炎、肿胀、水肿、血尿、尿频、尿失禁、晕厥、眩晕、惊厥、瘫痪、胸闷、哮喘、咳嗽、咳痰、便秘、手足痉挛、抽搐、斑疹、丘疹、瘀点、瘀斑、虚弱等病理现象。这些病理现象及临床症状的知识,用侗语词汇予以表达。这些侗语词汇的内涵和外延意义与相对应的现代医学词汇意义大致相同。如:侗语医学词汇"beenldalkaemkdih"(晕倒)、"bul"(浮肿)、"buljus"(冻疮)、"damcsais"(恶心)、"duds"(疣)、"dumv"(水疱)、"eblxangp"(伤口)、"eeul"(传染)、"enl"(肉眼可见的静脉血管)、"gedl"(疖、疮)、"guac"(瘫痪)、"ids"(痛)、"ids moux"(关节痛)、"idsdabl"(肝区疼痛)、"jemcids"(疮口)、"koukhoup"(咳嗽)、"masnyavnyav"(全身乏力)、"muncgaos"(眩晕)、"ngal"(麻疹)、"nyogx"(丘疹)、"soulenl"(抽搐)、"tentsoh"(哮喘)、"wapdal"(眼花)、"wedtdunl"(发炎)、"wedtudt"(发烧)、"weent"(呕吐)、"weex liagp"(发冷)、"xuipsohnyadt"(呼吸困难)、"wenk liagp"(困倦)、"up"(肿胀)、"xogcuip"(化脓)、"naenl"(毒疮),等等。对一些医学昆虫亦有侗语的固有词汇予以表达,如:"miungx"(蚊蝇)、"miungxjamv"(疟蚊)、"nguadpv"(跳蚤)、"daol"(头虱)、"naenl"(体虱)、"miungxmabc"(墨蚊)(蠓科吸血昆虫)、"guabs"(蟑螂),等等。

(五)侗医对侗族地区常见病、多发病的认识

侗医通过直观、整体观察与悟性、象喻思维相结合的方法认知侗族地区常见病与多发病,认知的结果储存于大脑之中,以侗语的形态表达。在侗语固有词中,关于侗族地区常见病与多发病或疾病症状的疾病名称词或词汇就有 400 余个。这些疾病发生于人体皮肤、神经系统、运动系统、呼吸系统、循环系统、消化系统、泌尿系统、生殖系统、内分泌系统等,侗医通过自身的感觉器官获取这些疾病的信息,并通过思维形成判断。虽然这些疾病的侗语名称中多数有与之相对应的现代医学的病名或症状名称,但是侗语病(症)名称具有显著的侗族传统文化特色和思维方式特点,如下所示。

侗语疾病名"bagx dens mac uc",汉语意译:喉咙和舌根处可见乳白色或灰白色的膜。与现代医学对应的是白喉。

侗语疾病名"biingh juis meeux",汉语直译:猫鬼病。与现代医学对应的是肺结核。

侗语疾病名"biingh not",汉语意译:致病的毒像老鼠行进的路线样的病。与现代医学对应的是急性淋巴管炎。

侗语疾病名"biingh yeep ebl",汉语意译:嘴眼歪斜病。与现代医学对应的是面神经麻痹。

侗语疾病名"boml nyeeuv wenp jinl",汉语直译:尿泡结石。与现代医学对应的是膀胱结石。

侗语疾病名"deil demh bangc gueengh",汉语意译:吃马桑泡后人精神恍惚,站立摇晃,行走不稳。与现代医学对应的是马桑泡中毒。

侗语疾病名"eex xeenc",汉语意译:大便有黏液。与现代医学对应的是非典型性细菌性痢疾。

侗语疾病名"eex dongv",汉语意译:大便有脓。与现代医学对应的是痢疾。

侗语疾病名"eex dongv yax",汉语意译:大便呈暗红色或紫红色,带血和黏液,甚至为血便。与现代医学对应的是阿米巴痢疾。

侗语疾病名"emh laos kap",汉语直译:虫钻进耳朵。与现代医学对应的是昆虫钻进耳朵。

侗语疾病名"gedlnuic",汉语直译:身上长疥虫生的疮。与现代医学对应的是疥疮。

侗语疾病名"guaenl lianh",汉语意译:魂魄弄的,皮肤又辣又痒。与现代医学对应的是荨麻疹。

侗语疾病名"ids mangv gaos",汉语直译:头的一边痛。与现代医学对应的是偏头痛。

侗语疾病名"ids nyuicgaos",汉语直译:头脑髓痛。与现代医学对应的是脑膜炎。

侗语疾病名"buljus",汉语意译:冻疮。与现代医学对应的是冻疮。

侗语疾病名"lagxuns nyaoh sossangl",汉语意译:小儿长得面黄肌瘦。与现代医学对应的是营养不足,与中医学对应的是小儿疳积。

侗语疾病名"loh eex",汉语意译:泻肚。与现代医学对应的是腹泻。

侗语疾病名"papdalaiv",汉语意译:眼睛似蒙上一层灰色,光线昏暗环境下或夜晚视物不清。与现代医学对应的是夜盲症。

侗语疾病名"nguapsagtangv idx",汉语意译:遭疯狗咬的,伤口肿胀、麻木。与现代医学对应的是狂犬咬伤。

侗语疾病名"nyenc miegs jagllagx bul dinl",汉语直译:女人怀崽脚肿。与现代医学对应的是妊娠期下肢水肿。

侗语疾病名"nyusyeel",汉语意译:排尿困难及尿痛。与现代医学对应的是尿路结石。

侗语疾病名"suic pap boulsap",汉语意译:蓝蛇绕行至肩头部。与现代医学对应的是带状疱疹。

侗语疾病名"taop xenp ids longc ids uis",汉语意译:来月经时肚子痛、腰痛。与现代医学对应的是痛经。

侗语疾病名"wedt nop",汉语意译:打摆子发作。与现代医学对应的是疟疾复发。

侗语疾病名"weep nop"或"yaemh nop",汉语意译:打摆子。与现代医学对应的是患疟疾、疟疾初发。

在侗族地区常见病与多发病或疾病症状的知识中,以"lemc"(汉语意译:风,指身体出现以游走性疼痛为特征的病症),"xap"(汉语直译:辖,指起病急、突发、有明显体征的病症),"yunv"(汉语意译:惊,指有明显惊吓状及抽搐体征的病症)"为疾病名称主语的病症更显侗医认知疾病的思维特点,难以有与之相对应的现代医学疾病名称,如:侗语疾病名"lemc bienl dal"(汉语意译:眉毛风),"xap nyaenpwangc"(汉语直译:狐狸辖),"yunv meeus aeml"(汉语意译:鹰爪惊),等等。其中"xap"多以动物为名,如"xap xupxangk"(大象辖)、"xap anx"(老鹳辖)、"xap bal"(鱼辖)、蚰子辖、螳螂辖、蜻蜓辖、鹿辖、蚊虫辖、野鸡辖、蚂蚁辖、野雀辖等。在77种"xap"中,以动物名命名的有61种,占79.22%,最突出地反映了侗医认知疾病的思维特点及价值。

（六）做出诊断后治疗方案的制订

侗医确定疾病治疗方案的目的是通过有效的治疗,使患者症状缓解、病痛消除和身体功能恢复,重新回到健康状态。

疾病治疗方案的制订是侗医在继承前人的治疗经验并结合自身创新思维对患者做出疾病诊断的思维过程中形成的,是在把握疾病原因、疾病表象特征、疾病变化与预后的基础上,依疾病的临床表现、身体功能状况而确立的针对疾病表现的药物治疗和非药物治疗的治疗原则。侗医在制订疾病的治疗方案时,治疗方法因疾病而异,因患者年龄、性别而异。特点是孕妇、儿童以非药物治疗或外用药物治疗为主,很少用药物内服或不用药物内服治疗;在治疗药物的组方中,药物的选用、各药物量的多少,由侗医凭传承的知识、自身的经验和直觉、感悟,以及病人的病情、年龄、性别、意愿等加以权衡组方(不同的侗医对诊断为同一病症所施用的组方差别较大,甚至组方中的药物种类都不相同);所用的药物以新鲜、就近易得为主;选择药物时,侗族传统文化中的"草盛秧苗稀""谷丰雀儿肥""猫克鼠""穿山甲克蚂蚁""雀吃虫""隔离避瘟、预防疾病"等认识及侗族自身形成的"天敌""以形治形"观念是选择药物的主要思维方式。举例说明:治疗以老鼠的"毒性"及老鼠的行为为病名的疾病,则以猫(老鼠的天敌)来治疗,如肛门直肠瘘,侗医称为"duc not xonp jemc",汉语直译:老鼠穿洞,治疗方法用猫毛、猫牙齿烬为末,以桐油调匀,敷于患处;以蚂蚁为病名的疾病,则选用穿山甲来治疗;以虫的某一体形为病名的疾病,则选用雀来治疗;人肢体筋脉不畅、肌肉疼痛的疾病,选用与人肢体形似的藤类药物来治疗;人体关节疼痛的疾病,选用植物茎有形似关节的药物来治疗;种子似肾形的药物用于治疗肾病、补肾;植物花呈球形、花茎内含乳汁的药用于治疗乳腺疾病;等等。

侗医常用的治疗方法有:①药物治疗方法有口服药(煎剂、酒剂等)疗法,外用药(擦剂、敷剂、洗剂、浴剂、佩戴剂)疗法,药物多应用鲜药,根据疾病的表现,药物治疗中有的辅以饮食治疗。②非药物治疗,如推拿、按摩、拔罐、刮痧、外敷及骨折的复位、固定等。对儿童疾病,如发热、一般腹痛和一些常见病,多用非药物方法治疗。③食疗。食疗是侗医利用食物的特性来调节人体功能,使疾病获得治疗或起到预防疾病、维护健康作用的方法。侗药中近 1/4 是以"菜"来命名的,如:侗药"mal sax bav niv"(汉语意译:菜类,小叶的婆婆菜)即刺儿菜,其鲜嫩茎叶作蔬菜食用,鲜根榨汁服用或沸水冲服,或与鲜藕等一起榨汁服用,有治疗衄血、吐血、便血的作用。

食疗处方,有治疗小儿营养不良的:地胡椒 10 g、鹅不食草 10 g、鸡蛋 1 个,煮汤食用;有治疗小儿尿床的:牛鞭 1 根、牛蛋(即睾丸)2 个、鸡药果 25 g、小红枣 7 个,炖汤食用;有治疗肺结核的:和尚头根 50 g、三月泡根 30 g、奶浆菜根 50 g、臭牡丹根 50 g、猪脚前爪 500 g,炖汤食用;等等。

六、侗医的预防及保健观念

侗族人民在长期同疾病作斗争的过程中逐渐对传染病有所认识,形成了"biingh mags"(瘟疫)、"biingh dah nyenc"(传染病)、"dah/eeul"(传染)、"ngal"(麻疹)、"biingh hoik"(急性病)、"biingh yais"(慢性病)等概念,总结了一些预防疾病的知识,并应用于大众的医疗活动之中,成为侗族人民的医药卫生观念甚至习俗。

1. 用茅草、柚子树叶等结为草标,警示发生了传染病

村寨或家庭发生传染病,除由医生救治以外,还用茅草、柚子树叶等结为草标,固于寨门或家门的门楣上警示人们减少甚或不要串寨或串门,以减少疾病传播的机会。

2. 服用侗药预防疾病

村寨发生严重的腹泻、发热疾病时,每户会自觉地采草药服用,以预防正在发生的疾病。

3. 注重饮用水卫生

侗族通过订立款约来维护饮用水的卫生,因而侗族村寨很少发生因水源污染而流行的传染病。

4. 以烟熏驱蚊,减少蚊虫叮咬及虫媒病传播

夏、秋季节侗族家庭常以青蒿、艾叶、野薄荷等草药在室内外烧起烟雾,以驱赶蚊虫,起到了良好的减少蚊虫叮咬和虫媒病传播的作用。

5. 以化香树叶、桐油树花、博落回等撒入粪池

将化香树叶、桐油树花、博落回等撒入粪池,可以杀灭苍蝇等的幼虫,降低蚊蝇密度,改善环境卫生。

6. 侗族认为好的精神因素和心理因素也能治疗疾病

侗族认为不良的精神因素和心理因素(情志)会使人生病,那么好的精神因素和心理因素也能治病。侗歌中的"不种田地无法把命来养活,不唱山歌日子怎么过?饭养身子歌养心"的歌词蕴含对立统一的辩证法思想,揭示了生产与生活、物质与精神、情志与健康的关系。在歌声中精神生活是丰富的,在歌声中生活是快乐的。侗族人人都会唱歌,"侗族大歌"已经于2009年9月30日列入联合国"人类非物质文化遗产代表作名录"。侗族关于音乐对人的生理和心理均可产生影响、音乐可以治疗疾病的认识,同《乐记》《黄帝内经》阐述的音乐对健康的影响、音乐治疗疾病的认识相一致,有着异曲同工之妙。

七、侗族医患关系的伦理道德

侗族医患关系的伦理道德及侗医的心理素质、医疗行为、价值标准,是建立在侗族社会特定的历史阶段和特定经济发展水平上的,受侗族的哲学价值观及以家庭、房族为依托的生存发展观的影响和制约。

侗族社会内部以地缘为纽带的"氏族农村公社组织"和由若干个血缘关系较近的家庭组成的"buxladx"(房族)组织,以及以地域为纽带、具有部落联盟性质的"盟诅要约(结盟立誓、订立款约法)"的法律意识和价值观,深深地植根于侗族的情感意识中,调整了人与人、个人与群体、群体与群体之间的关系,以及人与环境之间的关系,其成员都能自觉地形成以款约法为核心的价值取向,使侗族社会产生

很强的民族凝聚力,把维护家族、房族、村寨及本民族的利益视为最高、最神圣的天职,形成了依赖于家族、群体的强烈价值意识和互相依赖、互相帮助的生存环境,形成了尊老爱幼、与人为善、成人之美、崇尚伦理道德和扶苦助贫、热爱公益事业、不计较个人得失、团结互助、民主平等的优良社会风尚和侗族传统的生活准则。在这样的环境、社会风尚和生活准则下,建立了侗医开展医疗服务时对病人一视同仁,不分贵贱、高低,不索要金钱报酬,认真医治的良好医德,成就了侗族医药"简、便、廉、验"的特点。侗医历代传承的民族心理素质和优良的民族精神,仍值得现代人借鉴和发扬。

第九章　侗医对疾病的命名

侗医对疾病的命名，可以说是侗医认识疾病过程的一种产物，是侗医在长期医疗实践中产生和发展起来的重要概念，是基于侗族传统文化产生的认识疾病的知识。由于侗族没有与自己语言相适应的文字，不能用文字记录民族文化和历史，侗医认识疾病的知识和侗族医药的其他知识一样，只有语音储存在人们的记忆里，通过语言工具实现侗医与病人的交流，实现传承和传播。

由于侗语固有词中的医学词汇不丰富，且一些侗语一词多义，故侗语中的疾病病名有简便通俗、内涵及外延丰富的特点，由侗医经过长期医疗实践而确定，并在一定区域内约定俗成。对侗语疾病名的解读、解析和注释，应力求按照侗医对疾病的思维方式，准确地表达出侗医疾病的名称。

一、侗医象喻思维方式是给疾病命名的一种重要方式

象喻思维方式是侗医给疾病命名的一种重要思维方式。在给疾病命名时，这种思维方式保留了侗族传统哲学的形象思维和类比、象征的思维方法，并渗透到侗医观察疾病的现象及建立治疗的理念之中。其象征性，超出了疾病临床表现的直观形象，显现为一种相对独立、稳定、继承性的思维方式。这种思维方式将所要表达的对疾病的认识物化，用通俗的、约定俗成的、具有特定含义的、喻象的中介去认识、解释疾病，给疾病命名，为侗医与病人和侗医药的传习人之间提供了直观的思维方式。这种以取象比类的方法给疾病命名的方式反映了侗族"自然与人类同一，人兽同源"的生命观。

比如："biingh not"，汉语直译为"老鼠样病"（以致人患病的毒性似老鼠行进的路线喻意疾病），对应现代医学的急性淋巴管炎；"duc not xonp xul"，汉语直译为"老鼠串珠"，对应现代医学的淋巴结炎；"duc not onl eex"，汉语直译为"老鼠抠屎"，对应现代医学的痔疮；"duc not weds jemc"，汉语直译为"老鼠挖洞"，对应现代医学的肛周脓肿肛瘘。

在以侗医凭感官所获得的疾病临床表现的表象、状态而建立的，以"象"定名、唯象致思的思维架构中，以动物名给人的疾病命名是侗医疾病命名的显著象喻思维特色。仅侗医的"xap"（汉语"辖"字的发音），指急性起病、体征明显，而症状、病因不尽相同的多种疾病的称谓，以动物名命名的就有61种，如："xap meeuc"（汉语直译：野鸡辖），"xap nguap"（汉语直译：狗辖），"xap baol senc"（汉语直译：黄牛角辖），"xap bal miix"（汉语直译：鲤鱼辖），"xap al"（汉语直译：乌鸦辖），"xap suic"（汉语直译：蛇辖），"xap not eex"（汉语直译：老鼠屎辖），"xap yeelaiv"（汉语直译：癞蛤蟆辖），"xap honghwangc"（汉语直译：凤凰辖），"xap begsags"（汉语直译：鹿辖），"xap xupxangk"（汉语直译：大象辖），"xap kebp"（汉语直译：蜈蚣辖），"xap laolmedc"（汉语直译：蜜蜂辖），"xap meix nguk"（汉语直译：母猪辖），"xap yiuh"（汉语直译：鹞子辖），"xap lieesjenc"（汉语直译：山羊辖），"xap nyaenpwangc"（汉语直译：狐狸辖），"xap aengl"（汉语直译：

猿猴辖），"xap meeux"（汉语直译：猫辖），"xap aeml"（汉语直译：鹰辖），"xap nganh"（汉语直译：鹅辖），"xap munx"（汉语直译：鹌鹑辖），"xap xagt"（汉语直译：喜鹊辖），等等。动物名在侗医给疾病的命名中扮演了重要的角色。

二、侗医给疾病命名的方式

侗医以疾病的性质、患处、症状、病因及患病的相关因素、发病特征给疾病命名。

1. 根据疾病的性质命名

比如："biingh mags"（较多的人在同时期发生了同样的病——瘟疫），"biingh dah nyenc"（病人"过给"别人的病——传染病）。

2. 根据疾病的患处命名

比如："ids longc semp"（心脏病），"ids ngabx"（痛腮——腮腺炎）。

3. 根据疾病的症状命名

比如："koukhoupgais llaox"（小儿咳嗽很久——百日咳），"ugs doh naemk"（出水痘——水痘）。

4. 根据疾病的病因命名

比如："douh xongk"（着枪打——枪弹伤），"biingh saenxlongc"（肚子里长蚯蚓引起的病——蛔虫病）。

5. 根据患病的相关因素命名

比如："ids not"（以老鼠行动路线寓意疾病——以急性淋巴管炎为特征的疾病），"biingh xap ngoc"（以红蜘蛛在皮肤上趴、爬后呈淡红色斑、丘疹寓意疾病——猩红热）。

6. 根据发病特征命名

比如："juis yebc env"（鬼蘸的印子——皮下瘀斑），"duc not xonp enl"（毒气像老鼠样的窜筋——皮肤炭疽）。

除上述方式外，还有以对侗族区域内较古老的病（症）的综合认识来命名的，如"douh doh"（天花），"guac"（瘫痪），"miouc"（麻风），"ngal"（麻疹），"nop"（疟疾），"singt"（白癜风），"ids nyuicgaos"（脑膜炎）等；以"yunv"（惊），"douhhap"（惊骇），"lemc"（风）来命名的，如"yunv mogc al"（乌鸦惊），"ids lemc"（风湿痛）等。

三、侗医命名的病名所表达疾病的临床科别分布

侗医的医疗活动中虽没有规范地以该病所属的临床科别进行分类，但是，对其研究后发现，可将侗

医命名的各病按照疾病名称的内涵、外延归入内科、外科、皮肤科、儿科、眼耳鼻喉科、妇科、男科等7类。385个侗语固有词的病名所表达疾病的临床科别分布为内科61.56%（237个），外科14.03%（54个），皮肤科8.31%（32个），儿科6.75%（26个），眼耳鼻喉科4.94%（19个），妇科2.34%（9个），男科2.08%（8个）。

在内科中，以"xap"为病名的有77个，如"xap jis gueec"（夯牛辖）、"xap deilkuaot"（酒辖）等；以"yunv"（惊）为病名的有10个，如"ids yunv munh"（猴惊）、"ids yunv nyaemvnees"（夜啼惊）等；以"juis guaenl"（鬼魂）为病名的有9个，如"juis yebc env"（鬼打印）、"yunv guaenl liogp"（迷魂惊）等；以"中毒"为病名的有6个，如"jil maencmeix longp"（吃错木薯——木薯中毒），"deil bal jol"（花腰鱼中毒——虹彩光唇鱼中毒），"deil lac"（醉或死蕈子——毒蕈中毒）等。这些是内科疾病病名中的多数。内科疾病中病名数量少的有"biingh jinl"（疯癫病）等。

外科中包括了各种外伤，如骨伤、枪伤，以及马蜂、蜈蚣、蛇、野猪等昆虫或动物造成的伤害，锐器、钝器造成的伤害。儿科中包括了百日咳、麻疹、白喉、腮腺炎、小儿麻痹症、水痘等13种传染病和寄生虫病。

四、侗医给疾病命名的特点

侗医的每一个病名是对该病临床表现所做的概括与抽象，反映了侗医对疾病的认识，具有浓郁的侗族传统文化特色、独特的地方与时代特色。侗医病名适宜口头传承，正如张杲《医说》所之："古之论疾，多取象取类，使人易晓。"因此，一些侗医病名一直沿用至今，为人共晓，显示了其强大的生命力。

1. 侗医病名简朴、直观、易记，有的具有明确的施治指向

侗医多以能直观感知、感悟的疾病主要临床症状或体征，通过简朴、易懂、易记的语言给疾病命名。例如：疟疾，侗医病名为"nop"（汉语"裸"字的发音，汉语意译："人时冷时热，发冷时冷得入骨，很厉害地颤抖，上下牙咯咯作响，冷后发热时，人被热得头昏脑涨、迷迷糊糊"），侗医以疟疾的主要特征症状寒战、高热为疟疾命名，在诊断中又有"yaemh nop"（汉语意译：得了疟疾，即疟疾"初发"）和"wedt nop"（汉语意译：疟疾发作，即疟疾"复发"）之分。再如：侗医病名"xap bouc"（蛐子辖），蛐子的"天敌"是雀、鸟，治疗则用喜鹊嘴或乌鸦嘴烬余为末，酒送服；侗医病名"duc not duic jemc"（老鼠打洞，对应现代医学的肛瘘），老鼠的"天敌"是猫，治疗则用猫毛、猫骨或猫牙齿烬余为末后，以桐油调为浆膏状，敷于患处；侗医病名"yunv guaenl liogp"（迷魂惊），病因是魂魄失散，在治疗中就常用招魂的方法。

2. 侗医的病名具有反映自然环境、侗族人民生活习惯及劳作方式与疾病关系的特点

侗医在给疾病的命名中，亦着眼于侗族人民居住的自然环境或侗族人民的生活习惯及劳作方式与疾病的关系，并视为疾病的病因或主要临床表现。

表9-1列举的侗医病名传达了疾病与侗族人民居住的自然环境或侗族人民生活习惯及劳作方式之间的关系。

表9-1 内含自然环境、侗族人民生活习惯及劳作方式等信息的病名

侗医病名	汉语直译	信息指示	对应现代医学的病（症）
biingh genv	像鱼鳞样的虫引起的病	生活习惯	绦虫病
jil maencmeix longp	吃错木薯	自然环境与生活习惯	木薯中毒
deil bal jol	花腰鱼中毒	自然环境与生活习惯	虹彩光唇鱼中毒
duc not xonp enl	毒气像老鼠样的窜筋	劳作方式与生活习惯	皮肤炭疽
douh laiv	着野猪伤	自然环境与狩猎	受到野猪伤害
douh xanl	着毛虫伤	自然环境与劳作方式	毛虫蜇伤性皮炎
nengl douh miingc	鼻子着蚂蟥	自然环境与劳作方式	蚂蟥钻入鼻道
ment	倒刺①	劳作方式	手指上的小肉刺
ucseep	喉咙处肿得像瘰囊样	自然环境	地方性甲状腺肿

注：①指用禾秆灰洗衣服引起的倒刺。

3. 侗医疾病的命名有着侗族社会不同历史时期的命名特征

侗医给疾病的命名有着时代的特征，这些不同历史时期的病名特征，借助本民族的医疗观念和习俗传承、延续了下来。

（1）带有母系社会时期的医药遗迹的侗医病名。例如：侗医病名"ducsaxbanl bul aos geiv"，其含义是"ducsaxbanl"（男人）以"geiv"（睾丸）肿大，"bul aos geiv"（阴囊肿胀发热）为症状、体征的疾病；侗医病名"ducsaxbanl baengl xenp"，其含义是"ducsaxbanl"（男人）以发烧、发冷、腰痛、尿痛、血尿、"baengl xenp"（恶病质）为症状、体征的疾病。

（2）带有侗族远古时代神灵主义医学观特征的侗医病名。例如：侗医病名"biingh liees guaenl wuip"，其含义是以"guaenl wuip"（失魂落魄）为病因，以脸黄、消瘦、下肢浮肿、半声咳嗽如"liees"（羊）声为症状、体征的疾病；侗医病名"biingh juis meeux"，其含义是以"juis"（鬼）为病因，以病人消瘦、咳嗽、痰中带血、盗汗、体形如"meeux"（病猫），喘息时有如猫呼吸时发出的"呼呼"声为症状、体征的疾病。

4. 侗语固有词的侗医病名和汉语借词的病名并存并用

侗族社会的进步，促进了侗族医药知识不断丰富、发展。由于侗语词汇有限，一些中医药和现代医药的汉语词在侗族语言中并不存在，不能用侗语表述出来，因而就产生了汉语名的药名、病名等借用词，这些借用词成为侗语医药词汇的重要组成部分。病名中侗语固有词和汉语借用词并存并用，汉语借用词丰富了侗语医药词汇，增加了许多表示疾病的"新"概念，从而使侗医对疾病的语言表达能力更趋完善。例如：按照汉语的读音直接移植到侗医病名的"poshangfeng"（破伤风）、"gaoxueya"（高血压）等（现代的新词术语几乎全部借自汉语，书写中保留其语音和拼音书写形式）。再如：侗医病名"biingh genv""biingh saenxlongc"，其借用词病名分别为"taochongbing"（绦虫病）、"huichongbing"（蛔虫病），前者为本民族固有词病名，后者为现代借用词病名，对蛔虫病及绦虫病的表达，后者较前者完善。

五、侗医病名的汉译

语言是民族的重要特征之一，是人们交流思想的媒介。侗语的语音、语法、词汇与汉语（特别是现代

汉语)有较大差异,一词多义现象普遍存在。随着侗族医药的学术交流和侗族医药知识的传播,侗族医药的病名、药名等医药术语见之于杂志、论著也日渐增多。由于侗医对病名的表述与中医、西医对病名的表述有明显的差异,在当前尚未建立侗族医药术语汉译规则的情况下,学术交流的文献或论著中的侗医药术语汉译出现了译者人为地删去一些内容、译文有歧义、使用并不很准确的中医与西医术语来翻译等问题。我们在对自身已进行的侗医药研究"回头看"中,对曾经论述过的侗医对疾病的认识、汉译过的侗医"四大症候"及将侗医的病名汉译为"病症""症候""瘊""颈椎综合征",以及按汉语拼音形式将中草药名译为侗药名等,这些既不是侗医认识疾病的思维,也不是侗族语言中的固有词。因此,在对侗医病名及其他医药术语进行汉译时,要更客观地看待翻译中信息的丢失、变异及其对侗医药文化传播和发展的影响,对学术内容不正确的翻译则须改正。

侗医病名的正确翻译是在弄清楚病名的命名特点、准确理解病名确切含义的基础之上,采用意译、直译、音译多种译法结合进行翻译。

由于侗语是世界上声调最多的语言,其声调之多、演变之大,为世界有声调语言所罕见。汉字中,与侗语近音的很少,因而,在侗医病名(或侗语医学词汇)的翻译中,用汉语近音字注音或音译的结果往往使不懂侗语的人感到不知所云,即使懂侗语、会讲侗语的人亦感到懵懵懂懂、似是而非。再由于侗语和汉语各自的表达方法、习惯不一样,在翻译过程中,要忠于原意,汉译词应尽量与侗医病名内涵相对应,在结构上尽量与侗语形式相贴近,既要符合汉语医学意义的表达,又要较好地实现侗汉信息的双向传递。

1.控制应用侗医病名的汉语音译

汉语音译是用发音近似的汉字将侗语病名翻译过来,如将"dagl lags"译为"挡啷","douh suic idx"译为"兜隋咯","duc munh luih meix"译为"独们雷美""ids lemc"译为"咯能",等等。这种用于音译的汉字不再有其自身的原意,只保留语音和书写形式。在尚未建立侗医药术语汉译规则的情况下,不懂侗语者就不了解这些音译的汉字组成的词所要表达的概念。侗医病名汉译举例详见表9-2。

表9-2 侗医病名汉译举例

侗医病名(含义)	汉译		
	意译之对应词	直译	音译(汉语近音字)
dagl lags(骨头断了)	骨折	断骨头了	挡啷
douh suic idx(着蛇咬)	蛇咬伤	遭蛇咬	兜隋咯
duc munh luih meix(形似猴子下树)	胎儿足先露	猴子下树	独们雷美
ids lemc(疼痛像风一样会流动,游走在膝、肘、腕等处)	风湿痛	痛风[①]	咯能
ids mant(以"白眼珠"及皮肤等组织发黄为特征的病)	黄疸	黄疸	咯蛮

注:①侗语固有词的病名中没有"痛风"这一病名的概念,此侗语病名之"lemc"的汉语意义是像风会飘逸及流动、游走,故"ids lemc"的汉语意译应为"风湿痛"。

2.侗医病名"xap"的汉译

"xap"是侗语固有词的医学词汇,读音近似汉语"辖"字的发音。从侗族医药形成发展史分析,侗医的"xap",深受中医"痧"的影响,但"xap"的概念及单一"xap"的内涵乃至外延意义,又与中医的"痧"不同,因而,"xap"的汉译不宜译为"痧""痧症""痧疹""瘕",具体如表9-3所列。

表9-3 侗医病名"xap"的汉译举例

侗医病名	直译	症状、体征
xap aeml	鹰辖	以惊厥、昏迷为特征的疾病
xap anx	老鹳辖	以恶心呕吐、舌下紫疗为特征的疾病
xap bal	鱼辖	以嘴唇如鱼吮吸水状、嗜水、腹痛为特征的疾病
xap bavjais	螳螂辖	以头偏一侧、心前区痛、昏迷为特征的疾病
xap begsags	鹿辖	以皮肤有梅花形紫斑为特征的疾病
xap jagl	蝗虫辖	以手肘趴地、两手擦腮、两腿屈膝为特征的疾病
xap denh	蜻蜓辖	以两手伸展、浑身颤抖为特征的疾病
xap jamv	蚊虫辖	以多痰、昏迷为特征的疾病
xap nyaenpwangc	狐狸辖	以头痛、头仰、谵妄为特征的疾病
xap shiz	狮子辖	以心慌、头痛、皮肤有水疱为特征的疾病
xap mogcjenc	野雀辖	以头痛、皮肤发红、胸前与胸后有红黑色或紫色小疹子为特征的疾病

中 篇

侗族药物文化及药物知识

第十章 侗药的起源与发展

侗族聚居的地区大多是丘陵、山间坝子、山地,分布于北纬 25°~30°、东经 108°~110°的云贵高原边缘地带,黔、湘、桂三省(区)交界处及云贵高原延伸地带的湘、鄂二省交界处,村寨最低海拔 96 m、最高海拔 1055 m。由于聚集区纬度、雨量、土壤等的特征不同,各聚集区域地表的自然环境要素及结构形式也不尽相同,因此各处的自然环境也就不同。在植被和作物方面,表现出明显的纬度地带性和山地垂直景观带。这样的自然环境孕育了丰富的药用物种,孕育了侗族医药文化的多样性,为侗族医药的发展奠定了物质和文化的基础。

侗药是侗族在长期的生产、生活及医疗实践中积累起来的用于治疗疾病的物质,是侗族传统文化遗产的重要组成部分。侗药源自众多的侗族个人及家庭在寻觅能治疗疾病的植物和动物时发现、认识的物种。随着侗族社会的进步,侗族人民经过长期的生产实践、生活实践及医治疾病的实践,并在实践中对自然生成的药用物种不断应用、发现、更新、增添和总结,形成了传统文化特色鲜明的侗药知识。

侗族传统的借助形象,运用直觉、灵感、联想、想象的悟性思维,是侗族人民和侗医在寻觅医治疾病的药物的过程中重要的思维方式。侗药的发现和对侗药认识的程度与侗族社会生产力发展水平、科学技术的进步及侗族人民的思维能力密切关联,侗族人民、侗医对侗药的认识是一个不断深化的过程,不同的历史时期人们获得的侗药知识不尽相同,对侗药的认识随历史发展而变化,不会停留在一个水平上。

一、侗药的起源

侗族原始社会的人们由于采食植物、狩猎和治疗疾病,得以接触并逐渐了解所接触的植物和动物,在患病后寻觅植物和动物来消除病痛、恢复健康的实践中,不可避免地会感悟到这些植物、动物对人体的影响,感悟到药效反应,或者发生中毒,甚至造成死亡。因而,侗族原始社会的人们在寻觅食物和寻觅治疗疾病的植物、动物时,逐渐有了可食、有毒、药用的辨别能力和选择能力,在生产、生活和医治疾病的过程中,有意或无意记下了与治疗疾病相关的植物和动物,认识和积累了能够医治疾病的植物和动物的知识,并将已认识到的植物或动物应用到通过乞求神灵保护或者驱逐邪恶神灵来治疗疾病的过程中。

在侗族传统社会,医疗实践不断地提出认识药物的新课题,要求人们继续认识新的药用物种,以获得医治疾病的新的药物。侗族人民中的智者在侗族原始社会人们同疾病作斗争的经验启示下,在医疗实践中,对能够医治疾病的植物和动物的药效和毒性予以注意,经过无数次有意识、有目的的认识、试验、观察和临床应用,逐步再发现并积累了一些治疗疾病的药物及其使用方法,形成了最初的侗药知识。随着侗族传统社会的不断进步、医药思维方式的更新、侗族民间和侗医的医疗实践经验的累积,最初的零散的侗药知识逐步形成了基于侗族传统文化的较系统的侗药知识。这些知识的形成,往往和无数侗族人民的个人贡献有着密切联系。在历经历史变迁后,区分个人对这些知识的贡献变得不可行,个人的贡献特征渐渐消失,故而使侗药知识具有集体性的特点,成为侗族和侗族地区共同认知并世代应用的侗药及侗药知识。

侗族传统的悟性思维是侗医在寻觅医治疾病的药物过程中重要的思维方式。除此而外,顺应自然环境及对动物深入细致的观察,亦让侗医获得了认识药物的灵感。例如:从观察野猪吃猪苓认识到"maenc laiv"[多孔菌科真菌猪苓 *Polyporus umbellatus* (Pers.) Fries];观察鸟吃桑葚认识到"ems bens"[桑寄生科植物桑寄生 *Taxillus sutchuenensis* (Lecomte) Danser];观察松鼠为越冬储备食物认识到"meix-pagtnot meix"(三尖杉科植物三尖杉 *Cephalotaxus fortunei* Hook. f.);观察小猴子喜爱吃的植物果实认识到"meix demh lagx munh"[鼠李科植物酸枣 *Ziziphus jujuba* Mill. var. *spinosa* (Bunge) Hu ex H. F. Chow.];观察啃、吃桃树根的虫子很快死亡认识到"meix duilbaengl"[蔷薇科植物山桃 *Amygdalus davidiana* (Carr.) C. de Vos 及桃(原变种)*Amygdalus persica* L. var. *persica*]的毒性并将其用于药用。这当中,尤其是侗医对蕨类植物中可以作为治疗人体疾病的物种的认识,经历了侗医在灵感的启迪下长期认识的过程——侗医通过长期观察家养的牛患病后喜爱吃的蕨类植物,将这些蕨类植物应用于人体,证实是安全、有效后,确定为治疗人体疾病的侗药。

侗族人民对药物的认识,通常是成年妇女,特别是老年妇女识药的经验多于同龄男性,而侗医则绝大多数是男性,这是侗族医药的一个特点。形成这一现象的主要原因与侗药来源于自然环境及妇女在侗族社会里的分工有关,也与侗族的信仰有关。现今,仍传承下来、以人名命名的侗药药名中的大多数都是以"sax"(婆婆)命名,以纪念这些药是由某"婆婆"发现的;我们在向侗族人民及侗医请教侗族医药知识的过程中,在发掘、整理侗药的过程中,从老年妇女津津有味地谈及侗药药名称谓及向侗医传授药名知识的生动场面中,就可窥见一斑。

二、侗药的定义

侗药,是指具有侗语词汇名称的,在侗族医药知识和经验指导下的,用于预防、治疗疾病的天然药用物质及其制剂。

侗族先民是从应用百草治病而始有医药的。千百年以前,在人类社会尚没有药物化学知识,也不具备有意识地用动物开展药理学、药效学实验研究的年代,侗族人民是在生产、生活中和医治疾病的实践中认识侗药并获得侗药知识的。侗族强调自然万物之间的关系,注重解释事物与现象之间的关系,在讲究直观经验的积累和服务于生产、生活实际的经验性、实用性的自然观的指导下,经过长期医疗实践中的自身人体体验、感悟,了解药物治疗作用后而积累知识,随着侗族社会的发展和对医药实践的不断总结,逐步形成了较系统的侗药知识。这些知识中,不乏侗族人民从有意或偶然观察动物的行为中得到的寻觅和发现药物的灵感。

侗药来源于侗族所处的地理环境中自然生成的物种,多数来源于植物,少数来源于动物和矿物。只有被侗族人民认识与掌握了物种的性质、发生治疗作用的条件,并在医疗实践中运用的物种,才是侗药。

侗族家庭有种植祖传的、常用的植物药的习惯，经验丰富的侗医还种植不易采集到的植物药，以方便个人、家庭及急用之需。

侗药植物药几乎都可以直接药用。使用鲜药是侗医应用植物药治疗疾病的特色，多为直接用植物的根、茎、叶、花、果、种子煎水，有时也经过调配制成药酒、药膏、药丸服用或外用治病。虽然不同地区间在使用方法上有差异，但是在侗族聚居的广大农村，这种情况一直持续至今。

侗药及其知识在不同的侗族聚居区域存在着差异。这种差异随不同居住区域侗族的自然环境的差别和社会文化的差别而表现出种类及文化的多样性，但是它们都不脱离侗族特殊的生产、生活方式，都具有侗族传统文化凝聚的侗族生存与发展所应有的自然特点、风俗习惯、生活方式、价值观念、理想信念等因素。譬如：侗药植物药中紫金牛科植物共有12种，其地理分布是广西壮族自治区12种，贵州省8种，湖南省7种，湖北省4种。就贵州省而言，侗族聚居的村寨间垂直高差带来的差异（黎平县地坪乡海拔139 m，锦屏县彦洞乡海拔1055 m）亦十分明显，这些差异形成各地侗医之间依靠自然环境选择、获取、应用侗药的差异，从而表现出侗药的物种及侗族医药文化的多样性。

侗药在发展过程中，除侗族人民自身不断总结并有新的发现外，还不断吸收中医药的经验，丰富侗药品种及用药知识。这亦是侗药发展的重要途径。

侗药知识是通过语言的表述实现家庭和族群间的传播和传承的。现今，侗医在使用侗药过程中，对药物性能、功效和使用规则仍是以侗语口语来表达的。

侗药知识主要包括：①药物组成、药物命名；②侗药的气味、禁忌、毒性；③侗药配伍；④常用侗药的分类及基本要求；⑤常用侗药的安全性（包括有毒与无毒）、性能特点、功效、应用、特殊用量与用法、使用注意，以及与功效相似药物的异同点及其他应用知识和技能。

三、侗药的品种及其发展方式

1.侗药的品种

目前，侗药品种包括天然的侗族药用植物、药用动物、药用矿物，以及药物的提取物及其制剂。侗药以药材入药部位作为品种计数单位，目前调查研究的结果表明侗药有1092个品种。

侗药药源物种的分布因侗族居住区域的海拔、地形地貌、植被、气候的差异而异，有明显的地域性。即使在一县（市、区）的地域内，因山地、河谷坝子、山麓坝子、低山丘陵这些不同环境的地形及水土、气候、日照、生物分布等生态环境的差异，孕育出的侗药药源物种也不尽相同。高山、峡谷、山地、坝子、丘陵间生物物种分布状况的差异，使得侗族人民及侗医依据各自居住区域的侗药资源进行医药活动，经过对当地侗药的长期使用及临床疗效观察，形成了有自身特色的侗药知识及其文化。

在侗族聚居地域内，侗药植物药的药源物种和其他物种之间相互适应、相互制约，共处于一个大环境中。侗药不同的植物药药源物种有着特定的生长条件，有些侗药植物药药源物种离开原生地将不能生存或产生变异，如广西壮族自治区融水县产的田七移植到贵州省黔东南州黎平县，将不能生长为田七。

2.侗药品种发展方式

侗药品种的发展是在侗族医药的发展中发展起来的,越是古代,其发展越缓慢;越是接近现代,受中医药和现代科学知识和技术的影响增多,侗医间的交流及侗族医药的传播亦增多,侗药品种的发展也就加快了速度。

(1)侗药品种发展的主要方式。侗医随着侗族地区人群疾病谱变化而开展的医疗实践中,不断发现新的药用物种,发现已知药用物种新的药用价值及同属物种的药用价值。经过对不断发现的药用物种及用药经验的累积和总结,遂形成了侗族文化特色鲜明的侗药。本书记录了侗药1092个品种,其中已经有文献记录的侗药品种数量随发掘、整理、总结工作的深入和调查面的增大而增多,1992年《侗族医学》记载侗药品种294种,2007年《侗族药用物种》记载侗药品种734种。

(2)增加原药材的药用部位,扩大药物新品种。例如:侗药"meix oul sidt"(树类,译为:茎上长有似钓鱼钩的植物)为茜草科植物钩藤 *Uncaria rhynchophylla*(Miq.)Miq. ex Havil.,其药用部位为带钩的茎枝;而该植物以根为药用部位者,其侗药名为"sangp oul yiuh"(根类,译为:茎上长的钩似鹞子的爪的植物),也是同源药用植物钩藤 *Uncaria rhynchophylla*(Miq.)Miq. ex Havil.。二者因药用部位的不同而成为2个侗药品种。

(3)从同属药材中发展成为新的品种。例如:侗药"ugs xenp wap"(译为:早春开花的植物)或"lucjenc"(译为:以人名"luc"命名、长在山野的植物)为报春花科植物过路黄 *Lysimachia christinae* Hance,在侗族南部方言的一些地区,将与过路黄同属的植物临时救 *Lysimachia congestiflora* Hemsl. 发展为与过路黄相似功效的药物,从而增加了侗药种类。

(4)不断吸收中医药及其他民族医药的经验,丰富侗药品种。这当中,以学习和借鉴中医药的经验,丰富侗药品种最为突出。在侗药中,侗医应用的矿物药绝大多数是吸收中医药的经验与知识后才应用的。目前为止,我们对侗医应用植物药的基源研究,亦表明侗医常用的药用植物中有15%左右是吸收中医药的经验与知识后才作为侗药应用的。具体举例如下:

侗药"baenl naeml baenl bagx",汉语直译为"黑种子、白种子",来源于旋花科植物牵牛 *Pharbitis nil*(L.)Choisy 或圆叶牵牛 *Pharbitis purpurea*(L.)Voigt 的种子,是借中药"黑丑""白丑"之名,依侗语语法译成侗药名(牵牛花的侗语名:wapseeup)。

侗药"samp begs bangp",汉语直译为"三百棒",来源于百合科植物羊齿天门冬 *Asparagus filicinus* Ham. ex D. Don 的块根,是借中药名"三百棒",将侗语直译成侗药名。

侗药"wangc lieenc naemx",汉语直译为"王莲水",来源于毛茛科植物多枝唐松草 *Thalictrum ramosum* Boivin,是借中药名"水黄连",依侗语语法,译成侗药名。

侗药"yangc luux naemx",汉语直译为"梁柳水",来源于虎耳草科植物扯根菜 *Penthorum chinense* Pursh,是借中药名"水杨柳",依侗语语法,译成侗药名。

侗药"maenc pap woshu",是姜科姜黄属植物莪术 *Curcuma zedoaria*(Christm.)Rosc. 的根茎,是借中药名"莪术",依侗语语法,译成侗药名。

侗药"maenc wul bienl",是黑三棱科植物黑三棱 *Sparganium stoloniferum*(Graebn.)Buch.-Ham. ex Juz. 的块茎,是借中药名"三棱",依侗语语法,译成侗药名。

四、侗药植物药的同物异名现象

侗药中一个品种的药有几个不同药名的现象,即侗药中的同物异名,发生于植物药和动物药中,但主要发生在植物药中。

通常,在较为封闭的侗族居住区域,各侗药的常用名称较为专一,导致侗药同物异名的主要原因是侗族居住区域的自然环境的不同及医药文化的差异。地域差异导致了文化差异,这种差异体现为对一些基源相同的植物药认识不一,不同的侗语方言区对同一侗药的命名亦不同。因此,侗族聚居区的地域性差异是侗药植物药同物异名的主要原因。具体举例如下:

对金缕梅科植物枫香树 *Liquidambar formosana* Hance 树根的膨大部的认识,侗族北部方言的一些地区的侗药名称是"meixnengx baol"(汉语意译:枫香树树根长的"包"),而侗族南部方言的一些地区的侗药名称是"wogl yaop"(汉语意译:长在枫香树的"包",人腰酸背痛时用于捶背的木槌)。

对姜科植物姜花 *Hedychium coronarium* Koen. 或黄姜花 *Hedychium flavum* Roxb. 根的认识,侗族北部方言的一些地区的侗药名称为"yeelhancsuh"(汉语直译:夜寒苏。借用中药名,用侗语直译为侗药名),而侗族南部方言的一些地区的侗药名称则为"xingp juis"(汉语直译:鬼姜。传说是因鬼师用其治好了病而命名)。

对小檗科植物八角莲 *Dysosma versipellis*(Hance)M. Cheng ex Ying 的认识,侗族北部方言的一些地区的侗药名称为"bac goc lieenc"(汉语直译:八各莲。借用中药名,用侗语直译为侗药名),而侗族南部方言的一些地区的侗药名称为"mal sangp kebp"(汉语意译:该植物的根似蜈蚣虫脚的菜,传说是"药中之王")。

五、侗药植物药的同名异物现象

侗药植物药中2个品种或以上的药物皆为同一药名的现象,称为侗药的同名异物现象。同名异物现象的原因主要是侗医对植物的形态学与植物分类学的知识不足,对同属植物中形态极为相近的物种不易做出正确判定,而将其视为同种,或者模糊地视为同种。在侗药知识"口传"中的"变异""误传""误认"或以"同属植物代用",亦是形成侗药同名异物现象的重要因素。具体举例如下:

小檗科植物八角莲 *Dysosma versipellis*(Hance)M. Cheng ex Ying、贵州八角莲 *Dysosma majorensis*(Gagnep.)Ying、小八角莲 *Dysosma difformis*(Hemsl. et Wils.)T. H. Wang ex Ying、川八角莲 *Dysosma veitchii*(Hemsl. et Wils.)Fu ex Ying 为4种植物,侗族北部方言的一些地区对这4种植物的侗药名都为"bac goc lieenc",侗族南部方言的一些地区对这4种植物的侗药名均为"mal sangp kebp",但侗族北部和南部方言区皆作为相同功效的药物使用。

葫芦科植物蛇莲 *Hemsleya sphaerocarpa* Kuang et A. M. Lu、曲莲 *Hemsleya amabilis* Diels 为2种植物,而侗药名称都为"maencsuic"(蛇薯),作为相同功效的药物使用。

木通科植物大血藤 *Sargentodoxa cuneata*(Oliv.)Rehd. et Wils.,豆科植物龙须藤 *Bauhinia championii*(Benth.)Benth.,及木兰科植物华中五味子 *Schisandra sphenanthera* Rehd. et Wils.、南五味子 *Kadsura longipedunculata* Finet et Gagnep. 分别隶属于 3 个不同科的 4 种植物，而侗药名称皆为 "jaol bogl padt yak mags"（大红色的补血的藤），作为相同功效的药物使用。

旋花科植物金灯藤（原变种）*Cuscuta japonica* Choisy var. *japonica* 及海金沙科植物海金沙 *Lygodium japonicum*（Thunb.）Sw. 隶属于不同科的 2 种植物，侗药名称都为 "jaol enl mas"，作为相同功效的药物使用。

第十一章 侗药文化

一、侗药文化概述

侗药文化,是在侗族传统文化的背景之下产生和积淀而成的,是凝结在侗药物质之中又游离于物质之外的,能够被传承的历史、地理、风土人情、传统习俗、生活方式、文学艺术、侗药及其制剂制作技艺的思维方式、价值观念等,是侗族进行医药交流的"普遍认可的一种能够传承的意识形态"。

侗族语言是侗药文化传承、传播的载体,侗族人民、侗医在医药活动过程中通过侗语口语来言说对侗药的认知和侗药知识。有关侗药的语言词汇是侗药文化的重要组成部分,能表达出侗族关于医药的世界观及思维方式,能反映出侗族医药的社会特性及文化、历史,是侗族珍贵的无形遗产。它是构成侗族医药文化的重要内容,是侗族医药文化不可分割的一部分。

侗药文化为侗族人民的生活所用,它不仅用于描述侗族人民、侗医外在的医药实践行为,还表明包括作为个体的侗族人民对侗族医药的自我的心灵意识和感知方式。它具有民族性、地域性、时代性的特点。

侗药文化的内部包括物态文化、行为文化、心态文化3个层次:侗药的物态文化是侗医的制药生产活动方式和产品的总和,是可触知的具有物质实体的文化事物;侗药的行为文化是侗医在人际交往、采药和制药中,约定俗成的、以民俗和制剂及其使用方法等形态表现出来的行为模式;侗药的心态文化是侗医在认知侗药的意识活动中孕育出来的价值观念、思维方式等主观因素,这是侗药文化的核心。侗药不论从文化上、产业上的发展观都体现了人与自然的充分和谐,维护了侗族社会的健康发展。

侗药文化是一个生生不息的运动过程,有着其自身发展的历史,有它的过去、现在及未来。侗药文化经过侗族人民的传播及传播中的民间文学创作,已产生了一些以侗药为题材的神话传说、故事、侗歌唱词等,使侗药在人们的心目中神乎其神,具有了文化属性的魔力。本书所述及的侗药文化,重点是侗药文化的"过去",指20世纪50年代以前的侗药文化,即侗族传统医药文化。

二、侗药药名文化

1.侗药药名

侗药药名源于侗族人民在长期的生产、生活及同疾病的斗争中对药用物种的认知和对这些物种药用价值的认知,是侗族人民与疾病作斗争中积累的经验的升华,是经过长期医疗实践确定和形成的。侗药的名称并不是生来就表示某种事物,而是由侗族人民共同约定来命名,侗族人民用这个名称称呼这种药物,习惯了,就成为这种药物的名称了。

侗药名称是侗药传播中最重要的因素之一,药名通过言说民间故事、侗歌、歌谣、谚语等方式传承、传播,依靠侗语语言准确地表达出侗药药名的内涵,使人产生深刻的印象、美好的联想,家喻户晓、妇孺皆知。

侗药药名具有通俗、简短明了、易读易记的特点,具有明确突出药物外观、生境、功效的特点,具有直接引用物种名或直接引用译名的特点。

2. 侗药名称的词汇、词序特点

侗药名称词多数有侗语固有词和词汇,从意义和结构来分析,有单纯词和合成词。这些词多是从古沿用下来、表达侗族人民医药活动中对药物性质等概念的认知的词。

（1）多数侗药的名称是由两个或两个以上有意义的成分构成的词或词组,一些是联合式合成词。合成词的侗药名称,前一个构词成分是通类名,后面的构词成分是专指名或修饰词（词组）,或者前一个构词成分是通称的名词,后面的构词成分是修饰词（词组）；一些是名词后面加辅助成分的偏正结构。

侗药名中的偏正结构的合成名词,其表述与汉语的表述在语序上完全相反。例如：侗药"mal macliongc",汉语直译为"菜舌龙",汉语意译为"菜类药",此药的形状似龙的舌头（龙舌头菜）,基源是仙人掌科植物仙人掌 *Opuntia stricta* (Haw.) Haw. var. *dillenii* (Ker-Gawl.) Benson。侗药名中偏正结构的合成名词在译为汉语时,读音要"倒过来读"。例如：①侗药 "sangp laiv naemx",基源是莎草科植物短叶水蜈蚣 *Kyllinga brevifolia* Rottb.。在这里,sangp 是通类名（根类）,"laiv naemx"[laiv（野猪）,naemx（近水处）]是专指名,"sangp laiv naemx"即生长在沟边、田边近水处,根状茎及其节上长的秆似野猪背脊的鬃毛的草。②侗药"maenc suic",基源是葫芦科植物蛇莲 *Hemsleya sphaerocarpa* Kuang et A. M. Lu。在这里,"maenc"是通类名（薯类）,"suic"（蛇,是辅助成分名词,其含义是采挖这种根像薯类的植物时,常常见蛇在其植株旁或块状根旁）是专指名,译为汉语时读作"蛇薯"而不能读作"薯蛇"。③侗药"jaol enl mas",基源是旋花科植物金灯藤（原变种）*Cuscuta japonica* Choisy var. *japonica*。在这里,"jaol"是通类名（藤类）；"enl"意为筋,"mas"意为软,"enl mas"的含义是能使僵硬的"筋"变软,是专指名；"jaol enl mas",译为汉语时读作"软筋藤",而不能读作"藤筋软"。④侗药"nyangt sedl nguap",基源是禾本科植物狗尾草 *Setaria viridis* (L.) Beauv.。在这里,"nyangt"是通类名（草类）；"sedl"意为尾巴,"nguap"意为狗,"sedl nguap"含义是该植物的圆锥花序像狗的尾巴,是专指名；"nyangt sedl nguap"译为汉语时读作"狗尾巴草",而不能读作"草尾巴狗"。

（2）少数侗药的名称是不分主从关系的联合词组。例如：侗药"il xangp il daengs",基源是瓶尔小草科植物尖头瓶尔小草 *Ophioglossum pedunculosum* Desv.。"il xangp"意为一支长矛,"il daengs"意为一个砧板,"il xangp il daengs"的含义是孢子叶形态像一支长矛、叶形状似一个砧板的植物。

（3）极少数侗药的名称是单音词。例如：侗药"anl",基源是荨麻科植物苎麻（原变种）*Boehmeria nivea* (L.) Gaudich. var. *nivea*。侗语"anl"为该植物名,其含义是皮可以搓成"sanvanl"（麻线）、"lamhanl"（麻绳）的植物。又如：侗药"naos",基源是蓼科植物香蓼 *Polygonum viscosum* Buch. -Ham. ex D. Don。侗语"naos"为该植物名,其含义是鱼香菜,以鱼做菜肴时的佐料,即泛称的"鱼香菜"。

（4）借用词药名。侗族医药在发展过程中学习和借鉴了中药的知识。由于侗语词汇有限,一些药物名称的汉语词组不能也没有必要用侗语表述出来,可完全借用汉语词组的结构特点,因此,侗药药名中这类源于中草药名的借用词词组的表述与汉语是一致的。例如：侗药"samp begs sangp",基源是萝藦科植物白薇 Cynanchum atratum Bunge，该侗药名"samp"（三）"begs"（百）"sangp"（根），是直接借用侗药白薇的汉语俗名"三百根"，按汉语俗名"三百根"的词序，以侗语固有词直译得借用词药名。又如：侗族北部方言一些地区的侗药"sedp bav il jagc nugs"，基源是百合科植物华重楼（变种）Paris polyphylla Smith var. chinensis（Franch.）Hara，此侗药名"sedp"（七）"bav"（叶）"il"（一）"jagc"（枝）"nugs"（花）是直接借用侗药的汉语名"七叶一枝花"，按侗药名的词序，以侗语固有词直译得借用词药名。

侗药药名中的全借用词药名还有借用中草药名，依侗语语法，用侗语固有词译为侗药名。例如：侗药"bagc mant jenc"，基源是伞形科植物野胡萝卜 Daucus carota L.，该侗药名"bagc man"（胡萝卜）"jenc"（野）是直接借用汉语中草药俗名"野胡萝卜"，依侗语语法，用侗语固有词译为侗药名。

3. 侗药药名的由来

侗族聚居区域自然环境的差异，导致不同聚居区域间侗药药用物种种类的差异和侗族文化的多样性，这也就决定了侗药药名文化的多样性。不同地域的侗药药名都来自侗族人民、侗医在生产实践、生活实践和同疾病作斗争的实践中认识药用物种的经验总结，以及依赖于这些经验的直接、具体的感性认识到抽象、概括、判断的理性认识的飞跃。虽然，不同地域的侗药药名因医药文化传承的差异、对侗药认知的思维方式及用药经验的不同，表现出侗药药名文化的多样性，但不同地域的侗药药名都简短明了、约定俗成、易读易记，符合人们的习惯；每一个侗药药名都赋予一定寓意，都有其来历，有一定的意义。植物药药名主要因该植物生长环境、形态特征、器官形态、气味、颜色、主要治疗的疾病、民间传说或故事、发明人、借用词及侗语"俗名"等而得名，动物药主要因该动物的侗语"俗名"等而得名，矿物药主要借用该矿物的中药药名。

（1）依该植物生长环境而得名。具体举例如下：

侗药"dohyais jenc"，以该植物生长在岩石上而得名。基源是苦苣苔科植物蒙自吊石苣苔 Lysionotus carnosus Hemsl.。

侗药"jaol maenc longl"，以该植物生长在深山、大山而得名，基源是萝藦科植物牛皮消 Cynanchum auriculatum Royle ex Wight。

侗药"kaok bac bial"，以该植物匍匐生长在石头上而得名，基源是水龙骨科植物抱石莲 Lepidogrammitis drymoglossoides（Baker）Ching。

侗药"sangp laiv naemx"，以该植物生长在沟边、田边近水处，根状茎及其节上长的秆似野猪背脊的鬃毛而得名，基源是莎草科植物短叶水蜈蚣 Kyllinga brevifolia Rottb.。

（2）依该植物形态特征而得名。具体举例如下：

侗药"sank sax"，以该植物植株形状像"sax"（婆婆）用的"sank"（伞）而得名，基源是天南星科植物一把伞南星 Arisaema erubescens（Wall.）Schott。

侗药"meix dous aiv"，以该植物植株形状如鸡窝样而得名，基源是茜草科植物六月雪 Serissa japonica（Thunb.）Thunb.。

（3）依该植物的器官形态而得名。具体举例如下：

侗药"bav jac nugs seeup"，以该植物的叶形状似茄子的叶，花似喇叭状而得名，基源是茄科植物曼陀罗 Datura stramonium Linn.。

侗药"meix oul sidt"，以该植物的茎上长有似钓鱼钩的钩而得名，基源是茜草科植物钩藤 Uncaria rhynchophylla（Miq.）Miq. ex Havil.。

（4）依该植物的气味而得名。具体举例如下：

侗药"jaol dangc"，以该植物的甜味而得名，基源是茜草科植物鸡矢藤 *Paederia scandens*（Lour.）Merr.。

侗药"naos dangl nugs aemv（译为：开紫色花，有似鱼香菜香味的香菜）"，以该植物的香味及形状而得名，基源是唇形科植物藿香 *Agastache rugosa*（Fisch. et Mey.）O. Ktze.。

侗药"meix dangl daoc"，以该植物树皮的香如酒糟味而得名，基源是桦木科植物亮叶桦 *Betula luminifera* H. Winkl.。

（5）依该植物的颜色而得名。具体举例如下：

侗药"mal naeml"，基源是菊科植物鳢肠 *Eclipta prostrata*（L.）L.。此药多生长在围鱼塘的篱笆下，因折断后会变乌黑色而得名"mal naeml"。

侗药"meix pap"，因远看该植物为灰色而得名，基源是罂粟科植物博落回 *Macleaya cordata*（Willd.）R. Br.。

侗药"neit yak"，因该植物秋后叶为红色而得名，基源是满江红科植物满江红（原变种）*Azolla imbricata*（Roxb.）Nakai var. *imbricata*。

（6）依该植物主要治疗的疾病而得名。具体举例如下：

侗药"sangp nyenc miegs"，基源是毛茛科植物天葵 *Semiaquilegia adoxoides*（DC.）Makino，药用部位是块根。其汉语意义是：此植物的块根是治疗男人因与经期女人同房而得的"犯女人"病的药。

侗药"mal saxnyagc"，基源是茄科植物枸杞 *Lycium chinense* Mill.。其汉语意义是：婆婆用来治疗刀伤、戳伤的菜。

侗药"sangp loh nyeeuv"，基源是泽泻科植物泽泻 *Alisma plantago-aquatica* Linn.。其汉语意义：根是用来利尿的药。

侗药"ems tagt laox"，基源是紫金牛科植物九管血 *Ardisia brevicaulis* Diels。其汉语意义是：具有强的"解"吃错东西的作用和治疗因吃错东西而生病的作用的药。

侗药"lemc lagc"，基源是唇形科植物罗勒 *Ocimum basilicum* L.，或唇形科植物香薷（原变种）*Elsholtzia ciliata*（Thunb.）Hyland. var. *ciliata*，或唇形科植物石香薷 *Mosla chinensis* Maxim. 的种子。其汉语意义是：这种子能扣住、抓紧眼屎，或落进眼眶内的尘埃、渣渣，能像一阵风将眼屎或尘埃、渣渣吹掉。

（7）依与该植物有关的民间传说或故事而得名。具体举例如下：

侗药"ems bens"基源是桑寄生科植物桑寄生 *Taxillus sutchuenensis*（Lecomte）Danser。汉语意义是：飞来的药，传说是小鸟吃了"demh meixaos"（桑葚）去给生病的树治病，也将鸟屎屙在此树上。不久，生病的树好了，在此树上被小鸟屙屎的地方长出了另一种植物。对于这种新长出的植物，侗医就称之为"ems bens"。

侗药"demh aiv sint"，基源是野牡丹科植物地菍 *Melastoma dodecandrum* Lour.。汉语意义是：半夜鸡叫时才能采的，趴地生长、结有果的药。传说有人得了病，吃了不少药还不见好，病人家人再次四处求医，一个医者说，治疗此病的药是这种有果的草药。家人采回后让病人服下，仍见效不大，使人又去寻医。这时有一"nyenclaox"（老翁）告诉病人家人，采集这种药是不能让别人知道的，半夜去，到鸡叫时采集，这时的药才有效。病人家人按照老翁的吩咐，半夜鸡叫时采药回来，让病人服下。服了一天的药后，病情明显好转，两天后病人渐渐康复。病人家人感谢这位老翁时，问到这种有果的草药叫什么名字，老翁说还没有名字，就叫"demh aiv sint"吧。

侗药"mal lagxbac",基源是唇形科植物半枝莲 *Scutellaria barbata* D. Don。汉语意义是：医治耙齿刺伤的脚趾的药。传说一位名叫共亥的人,那年栽秧时节与家人去耕田,被耙齿刺伤了脚趾,当天并不觉得怎么痛。第二天又去耕作时,被耙齿刺伤了的脚趾发炎、肿胀,疼痛得厉害,就在田边找药。采得这种植物后,洗干净,揉碎敷在被刺伤的部位。不久,感觉疼痛减轻,肿胀也减轻了。又采了一些这种植物,回家后继续用这种植物揉碎敷在被刺伤的部位。治疗两天后,被耙齿刺伤的脚趾就治好了。其他人问这种植物叫什么名字,共亥说,就叫"mal lagxbac"。

（8）依该植物的发明人而得名。具体举例如下：

侗药"sangp sax leic",基源是川续断科植物川续断 *Dipsacus asper* Wall. ex Henry,药用部位为根。汉语意义是："sax leic"（名叫雷的婆婆）发现的这种植物的根是可以用来治病的药。为了纪念"sax leic",人们用此植物治病时,都称其为"sangp sax leic"。

侗药"mal sax doup",基源是伞形科植物独活 *Heracleum hemsleyanum* Diels。汉语意义是："sax doup"（名叫"兜"的婆婆）发现的可以作为治病的药。"mal sax doup"是一位名叫"sax doup"的婆婆首先用来治疗人的风湿痛的药,并由她传承给后代。人们不知道这种植物的名字,为纪念她,就将此植物药命名为"mal sax doup"。

侗药"demh meix yingl",基源是苦木科植物臭椿 *Ailanthus altissima* (Mill.) Swingle,药用部位为果实。汉语意义是：名叫"yingl"（引）的侗医发现这种树上结的果是可以用来治病的药。侗族传说,古时候一位叫潘老引的侗医在治病时发现,用此植物的果来治疗慢性腹泻的疗效比用其他的药要好。他不知道这植物的名字,但将这种用药的方法传给了后人,让他们为人们治病。为纪念这位名叫潘老引的侗医,后人就称此药为"demh meix yingl"。

（9）依该值物的借用词而得名。具体举例如下：

侗药"jail lags naeml"（汉语直译：藤骨黑）,借该植物的中草药名（黑骨藤）,依侗语语法译成侗语而得名。基源为萝藦科植物黑龙骨 *Periploca forrestii* Schltr.。

侗药"meix wuangc bagx"（汉语直译：树王柏）,借该植物的中草药名（黄柏）,依侗语语法译成侗语而得名。基源为芸香科植物秃叶黄檗（变种）*Phellodendron chinense* Schneid. var. *glabriusculum* Schneid.。

侗药"nyanl nyanl nugs"（汉语直译：月月花）,借该植物的中草药名（月季花）,依侗语语法译成侗语而得名。基源是蔷薇科植物月季花 *Rosa chinensis* Jacq.。

（10）依该植物的侗语"俗名"而得名。具体举例如下：

侗药"naol",以该植物的俗名（染料名）而得名,基源是薯蓣科植物薯莨 *Dioscorea cirrhosa* Lour.。

侗药"bangs",以该植物的俗名（臭牡丹）而得名,基源是马鞭草科植物臭牡丹 *Clerodendrum bungei* Steud.。

侗药"nyingv",以该植物的俗名（葛根）而得名,基源是豆科植物野葛 *Pueraria lobata* (Willd.) Ohwi,药用部位是根。

侗药"angheit",以该植物的俗名（百合）而得名,基源是百合科植物野百合 *Lilium brownii* F. E. Brown ex Miellez 与淡黄花百合 *Lilium sulphureum* Baker apud Hook. f.。

侗药"wul sup dees bagx",以该植物的俗名（天青地白或上绿下白）而得名,基源是蔷薇科植物委陵菜 *Potentilla chinensis* Ser.。

侗药"naos sup",以该植物的俗名（青色鱼香菜）而得名,基源是唇形科植物留兰香 *Mentha spicata* L.。

侗药"leil",以该植物的俗名（闹鱼药——将厚果崖豆藤等植物在小溪里捣碎,可使水里的鱼"醉"

或将其毒死)而得名,基源是豆科植物厚果崖豆藤 *Millettia pachycarpa* Benth.。

侗药"edl",以该植物的俗名(五倍子)而得名,基源是漆树科植物盐肤木 *Rhus chinensis* Mill. 及其同属其他植物的嫩叶或叶柄,被五倍子蚜虫刺伤而生成一种囊状聚生物虫瘿。

侗药"naemx bov nguk",以该动物器官的俗名(猪苦胆)而得名,基源是猪科动物家猪 *Sus scrofa domesticus* Briss. 的胆汁。

侗药"eex oc daov",以该物的俗名(倒挂的飞鼠的粪便)而得名,基源是松鼠科动物复齿鼯鼠 *Trogopterus xanthipes* Milne-Edwards、飞鼠或其他近缘动物的粪便。

(11)其他。具体举例如下:

侗药"biuds",以该植物的瘦果顶端芒刺容易粘上人的衣裤,使人感到"nyanp"(刺痒)而得名,基源是菊科植物鬼针草(原变种)*Bidens pilosa* L. var. *pilosa*。

侗药"mal nguedc",以该植物的根在地里似泥鳅乱窜而得名,基源是桔梗科植物半边莲 *Lobelia chinensis* Lour.。

侗药"jaol geiv miix",以该植物用于保护鲤鱼产的子而得名,基源是石松科植物石松 *Lycopodium japonicum* Thunb. ex Murray。

侗药"mal anghac",以鹧鸪爱吃该植物而得名,基源是天南星科植物半夏 *Pinellia ternata*(Thunb.)Breit.。

侗药"enl dogc longl",以该植物生长在深山(大山)、孢子叶为单独的一长柄、叶做香料食用而得名,基源是阴地蕨科植物阴地蕨 *Botrychium ternatum*(Thunb.)Sw.。

侗药"meix demh daeml",以该植物的果实捣烂后作香料用而得名,基源是木兰科植物玉兰 *Magnolia denudata* Desr.。

侗药"mal saxbah",以该植物全株生刺,人们怕它就像怕"saxbah"(变婆、野人)一样而得名,基源是菊科植物蓟 *Cirsium japonicum* Fisch. ex DC.。

侗药"sangp maenc dangl",以该植物有浓郁香气的圆柱状分枝根而得名,基源是伞形科植物当归 *Angelica sinensis*(Oliv.)Diels。

侗药"meix demh lagx munh",以小猴子喜爱吃该植物的果实而得名,基源是鼠李科植物酸枣 *Ziziphus jujuba* Mill. var. *spinosa*(Bunge)Hu ex H. F. Chow.。

侗药"mal xeeusl nanx dangl",以该植物为炒牛肉时必加的香料而得名,基源是伞形科植物川芎 *Ligusticum chuanxiong* Hort.。

侗药"jaol pogt",以该植物是每年脱一次皮的藤而得名,基源是忍冬科植物忍冬 *Lonicera japonica* Thunb. 或女贞叶忍冬 *Lonicera ligustrina* Wall.。

侗药"lac dinl guas",以该植物形状像菌子,但"dinl"(脚,即该植物之菌柄)是硬的而得名,基源是灵芝科真菌紫芝 *Ganoderma sinense* Zhao,Xu et Zhang。

三、与药名有关的歌谣

侗族歌谣是侗族人民生活中不可缺少的重要部分。侗族人民把歌当作精神食粮,用歌来表达自己的情感,用歌来倾诉自己的喜怒哀乐,有着事事以歌对答的传统。在侗族人民的日常生活中,通过歌谣传播侗药有关信息并不鲜见。歌谣中有关侗药的信息无不与侗药的生长环境、形态特征及治疗作用相关,是对侗药的真实记录,是侗族医药文化的直接表现。具体举例如下:

(1)侗歌唱"千里光"(基源是菊科植物千里光 *Senecio scandens* Buch.-Ham.)。

歌词大意:"正月开黄花,叶暗绿,治疮毒,药中之王……""千里光春天开黄花,长在路边人人见,不识的人把它丢,医生用它救千家。"

歌词大意:"春天来了,千里光花开更灿烂,漂亮的'蒂'姑娘嫁人了。不久'老公'得了病,身上长疮不自在,'蒂'去要来千里光,煮水给他洗身上,洗了三天病全好,夫妻二人把歌唱。"

(2)侗语南部方言区侗歌唱侗药"ugs xenp wap"(过路黄,基源是报春花科植物过路黄 *Lysimachia christinae* Hance 和临时救 *Lysimachia congestiflora* Hemsl.)。

歌词大意:"'过路黄'茎叶细细在路旁,正月三春开黄花,湿润路边有很多,谁人腰痛扯一把,酒调敷上痛即除。"

(3)侗语北部方言区侗歌唱"过路黄"(基源是报春花科植物过路黄 *Lysimachia christinae* Hance)。

歌词大意:"菜花黄,生路边,一节细根伸进土;像蛇样,迁过坎、迁过桥,到处都是一团黄……黄花菜,报春花,正月长,三月开花,四月团团黄。"

歌词大意:"肠子有病便干结,便如马屎屙不出,'过路黄'药重重下,清热泻火便软和。"

(4)侗语南部方言区男女情歌唱侗药"sax jos"[基源是兰科植物白及 *Bletilla striata* (Thunb. ex A. Murray) Rchb. f.]。

歌词大意:"伙伴不唱歌,伙伴要是喉咙痛,我就去找药来着,去那九十九脑坡,要苋白及给伙伴,着好喉咙来唱歌。"

(5)侗语南部方言区侗歌唱侗药"demc xul jedl"(基源是蔷薇科植物钝叶蔷薇 *Rosa sertata* Rolfe)。

歌词大意:"果果好吃不吃多,多吃大便屙不出。"

(6)侗语南部方言区侗歌唱侗药"demhaems"(基源是蔷薇科植物山莓 *Rubus corchorifolius* L. f.)。

歌词大意:"三月泡、三月泡、好吃多……泡结对面坡,别人不吃我来吃……吃它像得爱人样,心里甜蜜舒服多。"

(7)侗族牛腿琴弹唱侗药"al demhaems"(三月苞歌,侗语南部方言"kgal kgis-kgaldemh kgaems",基源是蔷薇科植物山莓 *Rubus corchorifolius* L. f.)。

歌词大意:"山莓路边蜜蜂围,蜜蜂围里我围外,朋友成了别人妻,夫妻二人过来围,剩下我个单身汉,今晚有意跟她谈。"

四、药名故事

1. 与医药有关的神话故事《玛麻妹与贯贡》

相传古时侗族有个孝子叫贯贡,为他母亲的病四处求医,遇到医仙玛麻妹,给他母亲治好了病,于是贯贡和玛麻妹二人成亲,一起行医。玛麻妹认识很多药,会治许多病,她教贯贡学习药物知识,告诉他:"ems aeme weexlis toikkudt, ems bads weexlis lenxeex, ems dangl weexlis siup bul ids, ids moux yongh bav doiv sangx(汉语意义:苦的药能够退热,涩的药能够止泻,香味的药能够消肿止痛,关节疼痛用叶对生）。"

2. 与医药有关的神话故事《叶香与亮光草》

贯贡的朋友叶香来拜访贯贡，途中看见绿公蛇晰素欲强奸母蛇晰婶，当时便救下了晰婶。为了感谢叶香，晰婶的丈夫将治疗眼病的"亮光草"[基源是禾本科植物狗尾草 Setaria viridis (L.) Beauv.]献给叶香，并教她如何应用。后来叶香就用亮光草为不少侗族人民治好了眼病，受到侗族人民的喜爱。

3. 侗药中"kaok"类药物的来源

侗药中的"kaok"类药物，来源于蕨类植物。侗语"kaok"即汉语的"蕨"。例如：侗药"kaok mieengc"（蕨类，叶之羽片似芒草的穗状），基源是裸子蕨科凤丫蕨 Coniogramme japonica (Thunb.) Diels。

相传，侗族先民在养牛的过程中，观察到牛生病发热、腹泻或受伤以后，会在圈里选吃主人放到圈里垫圈的草，牛吃了这些草后，伤病有了好转。经过主人的辨识，病牛选吃的这些草多是侗族村寨随处可采集到的蕨类植物。病牛吃蕨类植物能治病这一现象激发了侗族人民从蕨类植物中寻找药物的灵感，从此不断地应用于人体并观察，经过实践—总结—再实践—再总结，现今有 20 余种蕨类植物被侗医常用于治疗人的疾病。侗族先民就这样通过"动物实验"，为自己寻觅到了药物来源。

4. 侗药"lucjenc""ugs xenp wap"的传说

侗药"lucjenc""ugs xenp wap"的基源是报春花科植物过路黄 Lysimachia christinae Hance 或临时救 Lysimachia congestiflora Hemsl.。

流传于从江地区的传说：乾龙王游江南时，由当地人从占里、付中抬送到四寨河边，由银潭寨的人从河边抬上银潭寨。当时银潭来抬乾龙王的共 60 人，抬到半山坡时，有一个名叫潘老怒的抬夫扭伤了腰，腰痛得不能行走，只好停下。当时随行的人群中有一个不知姓名的侗人，在路边取一把菜捣烂敷在潘老怒疼痛的腰部，约一炷香的时间，潘老怒的腰就不痛了，可继续抬乾龙王上银潭寨。潘老怒认识此药，从此用这药治疗因腰痛而不能行走的人。后人就将此药称为"lup jenc"（汉语意义：由潘老怒在山坡发现的治疗腰痛的药）。

5. 侗语北部方言区（三穗）侗药"dah kuenp mant"的传说

侗药"dah kuenp mant"的基源是报春花科植物过路黄 Lysimachia christinae Hance。

相传在古代的三穗地区，有一位姓潘的人，养鸭养得好，养的几万只鸭从不得"鸭瘟"病。人们问他用什么方法防治鸭病，他不愿说出来。开春后，有一人就留心看他怎么喂养鸭子，经过一段时间的观察，发现他常常采一种开黄花的草回家，把这开黄花的草捶烂后拌在饭里喂鸭子。这位观察的人就也到同样的地方采摘这种草，拿回去问老人。老人说这种草名叫"dah kuenp mant"，鸭吃得，人也吃得，并告诉家里人可用它来治疗发烧等疾病。

6. 侗族北部方言区（天柱）侗药"dah kuenp mant"的传说

侗药"dah kuenp mant"的基源是报春花科植物过路黄 Lysimachia christinae Hance。

相传在古代的天柱地区，有一年春天，有一个人在走路时不留心，脚蹈趾被树权刺破，指甲也刺脱了，流血不止。他就顺手采了路边仅有的开黄花的草一把，嚼烂后敷在受伤的脚上，很快就止住了血，减轻了疼痛。回到家后,家人问他治脚用的草叫什么名字,他想了想说,叫"dah kuenp mant"吧。从此,这地方的人就开始用"dah kuenp mant"治疗外伤。

7. 侗药"sax jos"的传说

侗药"sax jos"的基源是兰科植物白及 *Bletilla striata*(Thunb. ex A. Murray)Rchb. f.。

相传,南部侗族识得一种植物的块状茎有强黏性,将它捣碎后,用来治疗手足皲裂效果很好。但是,这种植物都要由婆婆去采摘,用起来效果才好。因此,就将此植物称为"sax jos","sax"意为祖母、婆婆,"jos"意为黏性。

8. 侗药"maencjos"的传说

侗药"maencjos"的基源是薯蓣科植物柔毛薯蓣 *Dioscorea martini* Prain et Burkill,或毡毛薯蓣 *Dioscorea velutipes* Prain et Burkill,或粘山药 *Dioscorea hemsleyi* Prain et Burkill。

相传,在古时候,南部侗族有一位侗族老奶奶发现一种植物的块状茎有强黏性,可用来浆纱,增强纱线的韧性,使纱线牢固、光滑。此后,就将此植物称为"maencjos","maenc"的汉语意义是此植物的地下块茎似红薯,"jos"意为黏性。

9. 侗药"xingp juis"的传说

侗药"xingp juis"的基源是姜科植物黄姜花 *Hedychium flavum* Roxb. 和姜花 *Hedychium coronarium* Koen.。

南部侗族有着这样的传说:有一个人得了屙屎多的病,多次请"xeip"(鬼师)看都不见效,后再请另一个"sangh"(巫师)看。这个"sangh"拿着姜花念咒语,念完后,告诉病人回家后用此姜花炖猪尿泡吃。病人回家后按"sangh"告诉的方法治病,之后病就好了。有人问他,用什么药治好的,他指着黄姜花给问他的人看。那人问这药叫什么名字,他说还没有名字,就取名叫"xingp juis"吧,"xingp"的汉语意义是姜,"juis"的汉语意义是鬼。

10. 侗药"mal sangp kebp"的传说

侗药"mal sangp kebp"的基源是小檗科植物八角莲 *Dysosma versipellis*(Hance)M. Cheng. ex Ying 和小八角莲 *Dysosma difformis*(Hemsl. et Wils.)T. H. Wang ex Ying。

南部侗族有着这样的传说:"mal sangp kebp"能治疗多种疾病,尤其是治疗蛇咬伤有显著疗效,有着"药王"的称号。雷公很不服气"mal sangp kebp"当"药王",就用雷来打它,可是"mal sangp kebp"把根藏在地下,雷公总打不死它,只是把"mal sangp kebp"漂亮的八角叶打伤或打掉了一角,使"mal sangp kebp"的叶子变成七角,或第八角是小角。

11. 侗药"mal saxnyagc"的传说

侗药"mal saxnyagc"的基源是茄科植物枸杞 *Lycium chinense* Mill.。

传说是这样的:婆婆发现小鸡、小鸭脚断后,母鸡、母鸭会带着受伤的小鸡、小鸭去吃一种植物,使受伤的脚长好。于是,当家里的小孩有刀伤、戳伤时,婆婆将此植物的叶嚼碎后敷于刀伤、戳伤处,即可治好。为纪念婆婆,故叫此植物为"mal saxnyagc"(婆婆用来治疗刀伤、戳伤的药),"mal"意为菜,"sax"

意为婆婆,"nyagc"意为刀伤、戳伤。

12. 侗药"mal louv"的传说

侗药"mal louv"的基源是菊科植物一点红 *Emilia sonchifolia* (L.) DC.。

南部侗族有着这样的传说:人得病发热、发痧时,四处寻找退热、治痧的药,在用找到的药治疗的过程中,观察到用一种草(即"一点红")与螺蛳煮熟吃,比其他的药退热快,治痧的疗效也比其他的药好,就叫这草为"mal louv"。"mal"意为菜,"louv"意为螺蛳。

13. 侗药"baos sangp kaok"的传说

侗药"baos sangp kaok"的基源是多孔菌科真菌茯苓 *Poria cocos* (Schw.) Wolf。

侗族南部方言区传说:古时闹饥荒,侗族人民只能靠上山挖芒(即蕨)根,做成芒粑吃,以度饥荒。有一天,名叫潘老扣的人在挖芒根时挖得一个约3 kg重的像薯样的包块,回到家后将这个像薯样的包块与芒根共捶烂,过滤取粉,取得的粉比平常多20倍,做成的粑又比芒粑好。人们就将它称为"baos sangp kaok",汉语意义是挖蕨粑根时挖到的蕨宝,可入药。

14. 侗药"hongh wenc hongh bags"的传说

侗药"hongh wenc hongh bags"的基源是石杉科植物蛇足石杉 *Huperzia serrata* (Thunb. ex Murray) Trev.。

侗族南部方言区传说:侗族祭祀"社堂"时都要供奉有灵性的植物,有一种植物是由"hongh wenc""hongh bags"两兄弟首先用于祭祀"社堂"的,侗族人民认为这种植物很有灵气、精气,就以这两兄弟的名字作为它的名字。

15. 侗药"jaol ems yink"的传说

侗药"jaol ems yink"的基源是海金沙科植物海金沙 *Lygodium japonicum* (Thunb.) Sw.。

侗族南部方言区传说:古时候有个人得了筋骨痛,找了不少药来治疗,疗效都不怎么好。有位名叫老应的老人找到了一种藤用来治疗"筋骨痛",取得了较好的效果。他告诉别人,这种藤草药有两种:一种是硬筋药,另一种是软筋药,人得的是硬筋筋骨痛,要用软筋药来治疗;人得的是软筋筋骨痛,要用硬筋药来治疗。他同时把自己用药治病的经验传给了后人。当时,这种攀缘生长的植物没有名字,人们就叫它为"ems yink",意思是"老应的药",因为这种植物牵藤生长,后改称为"jaol ems yink"(老应的药藤)。

16. 侗药"bav jac nugs seeup"的传说

侗药"bav jac nugs seeup"的基源是茄科植物曼陀罗 *Datura stramonium* Linn.。

侗族南部方言区传说:古代有人吃了一种叶子像茄子叶形状的植物的花后死亡。为这亡者办丧事时,数天吹唢呐,意在告诫人们当心,并将这植物称为"bav jac nugs seeup",这里的"seeup"(唢呐)意指人死后而吹的唢呐。

17. 侗药"maenc laiv"的传说

侗药"maenc laiv"的基源是多孔菌科真菌猪苓 *Polyporus umbellatus* (Pers.) Fries。

传说古时候有人在山里打猎时，看见野猪在吃食物。野猪知道有人来了，就迅速逃走了。猎人走到野猪吃食的地方，看见野猪吃剩的食物就像"maenc"（薯）一样。猎人想，这些是能吃的，就将它们捡起，回到家后就试着煮来吃，感觉有独特的味道，又叫邻居们来尝，大家尝后都觉得好吃。猎人将得到它们的经过告诉了邻居们，大家就称这能吃的食物为"maenc laiv"，汉语意译是"野猪吃的薯"。

18. 侗药"baos nguk"的传说

侗药"baos nguk"的基源是多孔菌科真菌猪苓 *Polyporus umbellatus* (Pers.) Fries。

侗族（九峒）的传说：远古时，有一位侗族青年叫潘老扣，患黄肿病，病情很严重。一天他独自去寨边的树林中，打算就死在那里，以免连累别人。就在此时，有两只约 40 kg（约八十斤）的猪觅食，在大枫树兜下翻出个约 500 g（约一斤）重的像苕一样的东西。潘老扣发现后，将猪赶走，将此物吃去 1/3，便在树林里躺下。几个时辰后他觉得全身轻松，小便也多了。随后潘老扣将未吃完的苕样物带回家吃完，之后黄肿病就渐渐好了。周围的人问起潘老扣是吃什么药把病治好的，潘老扣就把治病的经过告诉了他们，并为此药起名为"baos nguk"，意思是"猪的宝贝"。

19. 侗药"meix daengs denv"的传说

侗药"meix daengs denv"的基源是金缕梅科植物檵木 *Loropetalum chinense* (R. Br.) Oliver。

传说远古时，人们发现一种树木质坚硬，就用其制成工具——"daengs"（砧子）。一位名叫"denv"的人在治病时，发明用此树木来"打烟刀"治病，治疗效果好，大家就学着用，并叫此树为"meix daengs denv"。随着民间的广泛应用，人们的制作技术也进步、简便了，遂将此木又称为"meix lagx lunc"，意思是：这种树可入药，治火烟油（外伤），用于"打烟刀"。

第十二章 侗药分类与命名

一、侗药类别

侗药主要来源于侗族居住区域的植物、动物、矿物。本书收录记载侗药有1092个品种（以药材入药部位作为品种计数单位），其中来源于植物的有947个品种，占86.72%；来源于动物的有122个品种，占11.17%；来源于矿物的有23个品种，占2.11%。在这些侗药中，不为外界所用，仅为当地侗医应用的药用植物有15种。

二、侗药植物药的分类方法

侗族在生产、生活实践中，以植物的自然属性及其食用性、形态或器官等特征，将植物分为菜（指可供人或家畜、昆虫等食用的植物）、树（木本植物的总称）、藤（包括藤本植物和蔓生植物）、草（泛指高等植物中除了树木、庄稼、蔬菜以外，茎干柔软的植物）、花（指植物的繁殖器官，与汉语含义一致）等几大类。在发现了这些不同类别的植物有治疗疾病的功效后，他们逐步总结出按生活中植物类别来归类的植物药分类方法，这样的分类方法亦成为侗族医药形成和发展的脉络。

侗药植物药的分类方法属于"人为分类法"。它的分类阶元很简单，仅以植物的生长状态或药用部位作为分类依据，不考虑亲缘关系和演化关系。即将植物的生长状态或药用部位等相近的归为一类，类下分种。对常用的655种侗药植物药的分析研究可知，侗族植物药可分为以下几类："kaok"★①（蕨▲②）类，占1.98%；"jaol"★（藤▲）类，占11.45%；"mal"★（菜▲）类，占21.69%；"meix"★（树▲）类，占16.64%；"nyangt"★（草▲）类，占10.84%；借用词为药名的植物药，占11.45%；不归入上述类别的，包括以侗语花、根等药用部分的名称和物种名称为药名的植物药占25.95%。

侗族民间传说，侗药药用植物分类中的蕨类药物之所以被发现能应用来治疗疾病，是由于侗族先民观察到有伤病的牛爱吃垫在牛圈内的某些蕨类植物，并且伤病好得快这一现象。侗族先民经过反复观察和不断实践，总结出了当地蕨类植物中能入药的物种。例如：侗药"koak bav mangv"（叶长在半边的蕨草），基源是凤尾蕨科植物半边旗 *Pteris semipinnata* L.；侗药"koak bav miac"（叶像手掌、手指状的蕨草），基源是中国蕨科植物银粉背蕨 *Aleuritopteris argentea* (Gmél.) Fée；侗药"koak bial"（长在石头上的蕨草），基源是水龙骨科植物庐山石韦 *Pyrrosia shearer* (Baker) Ching。

注：①——侗药名。
②——汉语释义。

三、侗药的命名

侗药药名通常是以药名的主体词+修饰词构成。命名方法主要有"类别词""药用器官的名称词""物种名称词+专指名或特征性词(词组)",以及借侗药名称词构成。

(1)"类别词+专指名"命名。

如:侗药 meix yaop sanc★(美尧禅●①),meix(树▲)(类名),yaop san(枫荷▲),(枫荷树▲)为金缕梅科植物半枫荷 *Semiliquidambar cathayensis* Chang 的枝、根、皮。

(2)"类别词+形态特征"命名。

如:侗药 meix dous aiv★(美兜介●),meix(树▲)(类名),dous aiv(鸡窝▲),(像鸡窝的树▲)为茜草科植物白马骨 *Serissa serissoides*(DC.)Druce 的全草。

(3)"类别词+气味特征"命名。

如:侗药 jaol dangc★(教糖●),jaol(藤▲)(类名),dangc(糖▲),(甜藤▲)为茜草科植物鸡矢藤 *Paederia scandens*(Lour.)Merr. 的全草。

(4)"类别词+形态特征+气味特征"命名。

如:侗药 mal kap max semt★(骂卡马辰●),mal(菜▲)(类名),kap max(马耳朵▲),semt(酸味▲),(叶有酸味的马耳朵样的菜▲)为蓼科植物皱叶酸模 *Rumex crispus* L. 的根。

(5)"类别词+植物器官+气味特征命名"。

如:侗药 mal demh semt★(骂登辰●),mal(菜▲)(类名),demh(果▲),semt(酸味▲),(果有酸味的菜▲)为酢浆草科植物酢浆草 *Oxalis corniculata* L. 的全草。

(6)"类别词+植物器官+形态特征"命名。

如:侗药 mal dongc sinc bav laox★(骂同辰把老●),mal(菜▲)(类名),dongc sinc(铜钱▲),bav laox(大叶▲),(大叶铜钱菜▲)为伞形科植物积雪草 *Centella asiatica*(L.)Urb. 的全草。

(7)"类别词+性状特征+颜色+植物器官特征"命名。

如:侗药 mal naemx mis yak niv★(骂论米亚丽●),mal(菜▲)(类名),naemx mis(奶水▲),yak(红色▲),niv(小▲),(叶小、红色有乳汁的菜▲)为大戟科植物地锦草 *Euphorbia humifusa* Willd. 的全草。

(8)"类别词+形态特征+生长环境"命名。

如:侗药 mal mudx jenc★(骂满岑●),mal(菜▲)(类名),mudx(胡须▲),jenc(山▲),(山上长的有胡须的菜▲)为百合科植物粉条儿菜 *Aletris spicata*(Thunb.)Franch. 的全草。

(9)"类别词+气味特征+生长环境"命名。

如:侗药 jaol dangl jenc★(教荡岑●),jaol(藤▲)(类名),dangl(香▲),jenc(山岩▲),(长在山岩上的香的藤▲)为胡椒科植物毛蒟 *Piper puberulum*(Benth.)Maxim. 的全草。

(10)"类别词+气味特征+功用"命名。

如:侗药 jaol dangl bogl padt★(教荡播盘●),jaol(藤▲)(类名),dangl(香▲),bogl padt(补血▲),(补血的香藤▲)为木兰科植物南五味子 *Kadsura longipedunculata* Finet et Gagnep. 的根。

注:①——与侗语音近似的汉语同音字或近音字译音。

又如：侗药 jaol bogl padt yak mags★（教播盘亚麻●），jaol（藤▲）（类名），bogl padt（补血▲），yak（红色▲），mags（大▲），（大红色的补血的藤▲）为木通科植物大血藤 Sargentodoxa cuneata (Oliv.) Rehd. et Wils. 的茎。

（11）"类别词+人名"命名。

如：侗药 mal sax doup★（骂杀兜●），mal（菜▲）（类名），sax doup（杀兜▲）（人名，名字叫兜的老奶奶），（首先由名字叫兜的老奶奶用来治病的菜▲）为伞形科植物独活 Heracleum hemsleyanum Diels 的根、根茎。

（12）"药材器官的名称词+专指名"命名。

如：侗药 dabl mians★（傣棉●），dabl（肝▲）（药用的器官名称词），mians（水獭▲），（水獭肝▲）为鼬科动物中国水獭 Lutra lutra chinensis (Bell.) 的肝脏。

又如：侗药 baol senc★（报辰●），baol（角▲）（药用的器官名称词），senc（黄牛▲），（黄牛角▲）为牛科动物黄牛 Bos taurus Linnaeus 的角。

再如：侗药 sangp nyangt jal★（尚娘架●），sangp（根▲）（药用的器官名称词），nyangt jal（茅草▲），（茅草根▲）为禾本科植物白茅 Imperata cylindrica (L.) Beauv. 的根茎。

（13）"药材器官的名称词+气味特征"命名。

如：侗药 demh daoc semt★（登桃岁●），demh（果▲）（药用的器官名称词），daoc（酒糟▲），semt（酸▲），（酸酒糟味的果▲）为蔷薇科植物野山楂 Crataegus cuneata Sieb. et Zucc. 的果实。

（14）"药材器官的名称词+颜色特征"命名。

如：侗药 maenc bagx★（门巴●），maenc（薯▲）（药用的器官名称词），bagx（白色▲），（白薯▲）为葡萄科植物白蔹 Ampelopsis japonica (Thunb.) Makino 的块根。

（15）"药材器官的名称词+形态、颜色特征"命名。

如：侗药 nugs jaenv aiv yak★（奴尽介亚●），nugs（花▲）（药用的器官名词），jaenv aiv（鸡冠▲），yak（红色▲），（红色鸡冠花▲）为苋科植物鸡冠花 Celosia cristata L. 的花序。

（16）"物种的侗语名称词+生长环境"命名。

如：侗药 xingp mant jenc★（讯蛮岑●），xingp mant（黄姜▲）（物种名称词），jenc（山▲），（山黄姜▲）为植物多花黄精 Polygonatum cyrtonema Hua 的根状茎。

（17）"物种的侗语名称词+形态特征"命名。

如：侗药 oux xuil dal★（偶秀大●），oux（米▲）（物种名称词），xuil（珠子▲），dal（眼睛▲），（像眼珠一样的米▲）为禾本科植物薏苡 Coix lacryma-jobi L. 的根及种仁。

（18）"物种的侗语名称词+颜色特征"命名。

如：侗药 naos sup★（闹素●），naos（鱼香菜▲）（物种名称词），sup（碧绿色▲），（碧绿色的鱼香菜▲）为唇形科植物薄荷 Mentha haplocalyx Briq. 的全草。

（19）以"物种的侗语名称词"为药名。

如：侗药 sunl ongv kuaot★（专翁括●），sunl（刺▲），ongv（坛▲），kuaot（酒▲），（刺酒坛▲）为蔷薇科植物缫丝花 Rosa roxburghii Tratt. 的果实。

又如：侗药 biins★（变●），（团鱼▲）为鳖科动物鳖 Trionyx sinensis Wiegmann 的全体；侗药 al★（旮●），（乌鸦▲）为鸦科动物大嘴乌鸦 Corvus macrorhynchos Wagler 的全体。

（20）借中草药名称词构成侗药名。

在侗药中，借中草药名称词为药名（指在侗语里没有相当的语言来表达某药物的概念，故借用该药物的汉语名称词为药名)的占有一定的数量。其中,侗药药用矿物的药名除个别外,绝大多数是借汉语构成侗药名,如:weenc★(刕●),明矾(矿物明矾石 Alunite 经加工而成的结晶);liuhuang★(硫黄●);julxap★(朱砂●),朱砂(天然的辰砂矿石辰砂 Cinnabar)。常用的药用植物中,借中草药名称词为药名的比例略高于 10%,如 ngoc kubt geiv★,ngoc(蜘蛛▲),kubt geiv(抱蛋▲),(蜘蛛抱蛋▲)的基源是百合科植物蜘蛛抱蛋 Aspidistra elatior Bl.。

侗族对其药物的分类和命名极具侗族传统文化的标志性,具有鲜明的民族文化特色。它们是在文字符号缺席,缺乏书面语言的辅助作用,基本依赖大脑记忆的状况下,通过言语交际表达的最简单省力的方式,药物名称易懂、易记,很适宜以语言方式传承。

侗族借中草药名称词为侗药药物名,对丰富、发展侗族医药文化的意义是毋庸置疑的,也是侗语词汇发达的标志之一,完全符合语言发展的一般规律。

随着现代科学技术的传入,药物的功效分类、植物学分类、动物学分类、矿物学分类等现代科学的分类方法也被引进侗药的分类中,这有益于提高侗药分类的科学性和实用性。

四、侗药植物药名构成与植物"双名法"学名构成

植物学名是用拉丁文或拉丁化的希腊等国文字书写的。一种植物的学名由属名和种加词组成,故称为"双名法"或"二名法",在学名后附加该种植物的命名人(或命名人的缩写),所以一个完整的植物学名包括属名、种加词和命名人。

侗药药名是以侗语口语表述的,可用 1958 年正式通过的侗文拉丁字母拼音文字书写。侗药药名由主体词加修饰词构成,没有命名人。药名的主体词主要是"类别词""药用器官的名称词""物种名称词",修饰词有"专用名词或特征性词(词组)"。大多数侗药药名是由"类别词"或"药用器官的名称词"加修饰词构成的。

从名称的构成形式看,侗药植物药名结构与该植物的"双名法"学名结构相似,详见表 12-1 示例。

表 12-1 植物"双名法"的学名构成与侗药植物药名构成

植物中文名	学名(拉丁文)/(侗文)	学名/侗药名(构成形式)		
		属名/类名	种加词/修饰词	命名人的缩写
火棘	学名(拉丁文):*Pyracantha fortuneana*(Maxim.) Li(汉语意译为带来吉祥、幸运的火棘属植物)	*Pyracantha*(火棘属)	*fortuneana*(带来吉祥、幸运的)	(Maxim.) Li
	侗药名(侗文):meix sunl demb yak(汉语意译为树类,长有刺的、果是红色的树)	meix(树类)	sunl demb yak(有刺的、果是红色的)	无
毛蒟	学名(拉丁文):*Piper puberulum*(Benth.)Maxim.(汉语意译为叶、叶柄、花序轴等密被柔毛的胡椒属植物)	*Piper*(胡椒属)	*puberulum*(被微柔毛的;长满短绒毛的)	(Benth.) Maxim.
	侗药名(侗文):jaol dangl jenc(汉语意译为藤类,长在山岩上的有香味的藤)	jaol(藤类)	dangl jenc(长在山岩上的、有香味的)	无

第十三章 侗医用药知识

侗医用药知识，是集各个历史时期的侗医对当时侗族民间医药活动及医疗实践的经验总结，经过从实践到感性认识到理性认识，然后再从理性认识到实践的飞跃而建立的侗药知识体系。这个知识体系的研究是根据侗族医学观念而产生和被使用的药材、药物及其具体的应用。这些知识包括：侗药的含义、侗药的品种、侗药的命名、侗药的分类、侗药的产地、侗药的采收与储存、侗药的炮制、侗药的性味、侗药的"毒性"、侗医用药禁忌、侗药的用药剂量、侗药的服用法等。

一、侗药的产地、采收及储存

1. 产　地

侗药药材的分布和生产，离不开一定的自然条件。侗族居住区宽阔，江河湖泽如织，山陵丘壑遍布，自然地理状况复杂，不同的侗族居住区间水土、气候、日照、生物分布差别很大，生态环境亦各不相同，因而侗药药材的生产多有一定的地域性。由于人们认识到侗药药材产地与产量、质量、临床疗效有密切关系，逐渐形成了"道地药材"的概念。

侗药产自北纬 25°16′~30°39′、东经 107°53′~110°57′之间的月亮山脉、武陵山脉等侗族居住区。在不同的侗族居住区域间，由于地理环境和气候的不同、当地侗族社会经济发展状况的不同和传统文化继承性的差别，侗药药用物种亦不尽相同，显示出了侗药药用物种的多样性及侗族医药地域性的特征。在北纬 26°以南、年平均气温在 18 ℃以上的侗族居住区域，常用侗药中亦有主要分布在亚热带气候地区的木犀科植物木犀 *Osmanthus fragrans*（Thunb.）Lour.、芸香科植物山油柑 *Acronychia pedunculata*（L.）Miq.、瑞香科植物土沉香 *Aquilaria sinensis*（Lour.）Spreng.、橄榄科植物橄榄 *Canarium album*（Lour.）Raeusch.、木兰科植物八角 *Illicium verum* Hook. f.、杉科植物杉木 *Cunninghamia lanceolata*（Lamb.）Hook. 等物种。

侗药现今仍无人工规范（规模）种植，职业侗医在家自种一点药材，除自己药用外，亦是为了表现职业特征。

2. 采收及储存

（1）采收。侗医通常以侗药植物药药用部位的成熟程度为依据进行采摘。有的侗医用药有冬春季用根茎、夏秋季用枝叶的习惯；有的侗医为使用方便，采取冬药冬用、夏药夏用，随时可采。动物药采集以保证药效并容易获得为原则，采集时间因品种而异。矿物药四季均可采集。

通常，侗医组织采药时要进行一定的仪式，以感谢"山神""土地神"。常常是引头人到溪沟里捞取三尾小鱼或携带其他食物作为供品，烧香化纸敬祭"土地神"，然后领队进山采集，采集结束后再向"山神""土地神"谢恩。

对植物药的采收，依据物种的生长特性、资源数量等，遵循保留种源，分地段轮流采集，需要量较多时实行采三留二或采七留三的原则。

（2）干燥。采集得来的侗药，在常温常态下经过干净处理，自然阴干、晒干，不进行烘干。

（3）储存。侗药之鲜药随采随用，不进行储存；干燥后的侗药（药材）在家中常温常态下置于阴凉、通风处存放，储存过程中随时查看，防潮湿、防霉变、防生虫。极少数侗药有特定存放条件，如侗药"qemp miins"（汉语意义：香囊表面长的毛像席子草，其中有的毛像穿牛鼻子针样），为麝科动物林麝 *Moschus berezovskii* Flerov 雄体香囊中的干燥分泌物（中药名"麝香"），存放时，将贮存有雄麝麝香的香囊存放于装有干燥糯米的小壶、木盒或瓶中，密封保存。

二、侗药的炮制

侗医对采集到的药材，都要除去泥土、砂石、非药用部分及其他成分等杂质，经清水洗涤使之成为纯净药材后，作为鲜药就可应用，备用者则需切片、晾干或晒干存放。

侗医没有对药物"炮制"的概念，但是侗医知道侗药大都是生药，其中一些必须经过"炮制"处理才能确保用药安全和治疗需要。侗医对毒性药物的应用，必须按侗族医药的规矩，这个规矩翻译为汉语，其意义是"有毒的药要拿来制过才可以用"。侗医对"有毒的药要拿来制过才可以用"，是根据侗医对药物的认识及用药经验，按照医疗、配方、制剂的不同要求和药材自身的性质，对侗药所采取的加工处理技术。这个过程就是对毒性药物的"炮制"过程，其目的是减低其毒性。例如：侗药"waenc doh max"（基源是马钱科植物马钱 *Strychnos nux-vomica* L.），"sangp gaos laol"（基源是毛茛科植物乌头 *Aconitum carmichaelii* Debx.），"meixgul"[基源是大戟科植物乌桕 *Sapium sebiferum* (L.) Roxb.]，"sangp biaenl yak"（基源是大戟科植物大戟 *Euphorbia pekinensis* Rupr.），"dimv suic"（基源是天南星科植物异叶天南星 *Arisaema heterophyllum* Bl.），"waenc naeml waenc bagx"[基源是旋花科植物牵牛 *Pharbitis nil* (L.) Choisy 或圆叶牵牛 *Pharbitis purpurea* (L.) Voigt]，"weeh nyinc sup"[基源是百合科植物万年青 *Rohdea japonica* (Thunb.) Roth]，"sedp bav il jagc nugs"[基源是百合科植物七叶一枝花 *Paris polyphylla* Sm. 或华重楼（变种）*Paris polyphylla* Smith var. *chinensis* (Franch.) Hara]，"bav jac nugs seeup"（基源是茄科植物曼陀罗 *Datura stramonium* Linn.），"bangx deil liees"[基源是杜鹃花科植物羊踯躅 *Rhododendron molle* (Blume) G. Don]等。这些药用作治疗时，干药材也用"炮制"后的药材。

侗族对药物加工的传统方式是手工加工，加工工具也较简单，"切药一把刀，研药靠碾槽"。在加工过程中，分别采用洗、泡、晾、晒、蒸、炒、酒制、醋（酸）制等方法。

药材经洗净、切片后，常用的"炮制"方法如下：

（1）晒制：直接晒干。

（2）蒸制：蒸熟后晒干。

（3）炒制：切片或小的不需切的根茎或种子，文火炒干。

（4）酒制：酒拌、蒸熟后晒干。

(5)醋(酸)制:切片或小的不需切的根茎等,加入米醋或酸汤水中煮开 3~5 min,取出晒干。

(6)石灰制:切片或小的不需切的根茎等,加入石灰水中浸泡 1 d,取出,用清水漂净、晒干。

三、侗药的性味

(1)侗药的药味。研究结果表明,侗药有苦、涩、香、酸、甜、麻等不同的滋味,侗药的药味在其命名法中亦表现出来。侗族先民对其自身体验、感悟出的不同药味具有不同治疗作用这一认识有着较丰富的经验,在侗族的古歌中就传诵着侗族医仙教授"ems aeme weexlis toikkudt,ems bads weexlis lenxeex,ems dangl weexlis siup bul ids,ids moux yongh bav doiv sangx",汉语意义:苦的药能够退热,涩的药能够止泻,香味的药能消肿止痛,关节疼痛用叶对生。现今,侗族地区仍流传着不同药味具有不同功能的侗族医药谚语,如"酸味药可用来消食""苦味药可用来祛暑""甜味药肉质药适宜补""麻嘴味道带毒性,可用酸药酸汤解",等等。

(2)关于侗药的"药性"。至今未能得出可靠的侗药"药性"的基本材料,在侗语口语固有词中没有与"药性"内涵相关联的词,传承中亦无侗药"药性"的可靠知识。似可说明侗医还未能概括出药物对人体病理变化的影响的知识,还未能将侗药"药性"的属性及其与药味的关联从对侗药的认识中区分并析取出来。

所谓侗医的"冷病用热药,热病用冷药"之说,是侗医已经意识到了因疾病而表现出的冷或热的不正常、不舒适现象之间存在互为表里、互为因果的对立统一关系,它仅仅是一种萌芽状态的哲学意识。在侗族医药发展的进程中,侗医尚未建立起诊断和治疗疾病的对立统一的理论。侗医的"冷病用热药,热病用冷药"之说不同于中医的"疗寒以热药,疗热以寒药""寒者热之,热者寒之""热因寒用""寒因热用"的基本用药规律,侗医亦无"冷药热饮""热药凉服"的服药方法。在侗族医药的医疗实践中,亦不能将侗药分类为"热性药""冷性药"。

四、侗药的"毒性"

侗语固有词中没有与汉语"毒""毒性""中毒"之概念类似的词。侗医对侗药"毒性"的认识是根据人体接触侗药后,引发身体组织结构和功能损害、代谢障碍而表现出来的症状、体征,甚或死亡,来认识侗药的"毒性"的,进而形成具有侗药的"毒性"的产生有明显的剂量-效应关系的观念。侗医对人在日常生活中、劳动生产中因接触药物或其他物质后,引发身体组织结构和功能损害、代谢障碍而发生疾病,甚或死亡的现象有着独特的认识。

侗族先民在早期的"播五谷,创医药"的生产、生活实践中,以自身的体验、感悟逐步认识了既可以用来治疗疾病,又有"毒性"的植物、动物,并逐渐积累了防治"中毒"的经验和知识。侗族老人们流传下来一个传说:古时候,人们用乌头(*Aconitum carmichaelii* Debx.)的根治病,不时发生中毒的事件,通过对中毒者的救治,逐渐总结出:用"乌头"的根口服治病,用量不得超过 5 g,且不能与其他药配伍使用;服"乌头"的根中毒后的解救办法是服用大量的鱼腥草(三白草科植物蕺菜 *Houttuynia cordata* Thunb.)煎的汤,同时配合推拿、刮痧疗法。

侗族人民对侗药毒性的认知及防治"中毒"的方法是通过后天学习获得的,并在长期的生产、生活实践中不断地增加。他们对中毒者能及时采取合理、有效的抢救治疗手段,有着较丰富的防治知识和抢救经验,并将这些认知的经验、方法进行总结,一代一代地传承,沿袭至今。因而,在侗族的医疗活动及日常生活中,鲜有因应用侗药而发生中毒的,在对侗族医药的发掘、整理中,访问侗族80~90岁的老翁、老媪,他们对侗族医药的叙说中,没有应用鲜品"乌头""博落回"等毒性大的侗药而发生中毒案例的描述。

侗医对由动物、昆虫致人"中毒",是依据感官对中毒症状的认知及对这些动物、昆虫的经验而做出判断的;侗医对这类中毒的表述则是直接说明引发身体组织结构和功能损害、代谢障碍及表现出来的症状、体征,甚或死亡的原因。例如:"douh kebp leeuv lieeux"(蜈蚣虫蜇伤),"douh laolwungx kuip lieeux"(马蜂蜇伤),"douh sipngoc ngaoh lieeux"(蜘蛛咬伤),"suic simx ngaoh lieeux"(毒蛇咬伤)等。对这类中毒性伤害的表述,均以侗语副词"lieeux"表示"伤害很严重"。对毒蛇咬伤的表述用"suic simx",说明伤人的蛇是毒蛇,以区别于非毒蛇,这样对毒性的表述在侗语中是少见的,反映了侗族对毒蛇中毒有较深刻的认识。

侗医表述因食入药物或其他物质引起人"中毒"的基本用语:"jil gungc"(吃多了)、"jil longp"(吃错了)、"jil louk"(吃过多了)、"jil nyeenl"(吃过量了)、"deil"(醉了、死了)。例如:以"jil ems gungc naih"(这药吃多了)、"jil ems louk jah"(那药吃过多了)来表述吃某药物中毒;以"jil ems nop longp"(吃错"摆子"药了)、"deil ems nop"(吃"摆子"药死了)来表述吃抗疟药中毒等。表述吃某食物中毒则直接涉及病因表述,如"deil lac"(死薯子了)表示吃毒薯中毒,"jil maencmeix longp"(吃错木薯了)表示吃木薯中毒,"deil bal jol"(醉或死花腰鱼了)表示吃"bal jol"中毒("bal jol"俗称花腰鱼,即虹彩光唇鱼,侗族传说是由于此鱼与四脚蛇交配,其鱼子才有毒)。

侗族南部方言区的一些侗医,对吃毒薯中毒有着独到的认识,他们以吃入薯子后引发身体功能损害、意识障碍而表现出的症状、体征给薯子中毒命名,称薯子中毒为"kaemk bah lac"[kaemk bah(倒伏到糠里),"lac"(薯类统称)]。传说有一个人吃了薯子后,走路歪歪倒倒、视物不清,见人在舂米,也想走过去舂米,可是走到舂米地点后,人就倒下去,头栽在簸米筛弃的糠里,糊了一嘴的糠。对这人的谵妄形态,侗族人民称为"kaemk bah"(啃罢),而产生"kaemk bah"的原因是吃了薯子,所以,"kaemk bah lac"即薯子中毒。

侗族南部方言区一些侗医将植物剧毒的毒性称为"jaih","jaih"的汉语意义是"最凶恶、灾难",将毒性最甚的植物称为"公的",毒性次之的植物称为"母的"。例如:称马钱科植物钩吻 *Gelsemium elegans* (Gardn. et Champ.) Benth. 为"jaol jaih seit"(汉语意义:公的毒藤);称夹竹桃科植物羊角拗 *Strophanthus divaricatus* (Lour.) Hook. et Arn. 为"jaol jaih meix"(汉语意义:母的毒藤)。

在侗族的日常生活中,民间有着应用侗药解救因食入或接触有毒物质而发生的中毒(如桐油中毒、薯子中毒、花腰鱼中毒、木薯中毒等)的经验;在侗族的日常生活中,人们也用"leil"(闹鱼药,厚果崖豆藤 *Millettia pachycarpa* Benth.)等植物药捕鱼食用,却没有"二次中毒"的叙述;人们食用"花腰鱼"(虹彩光唇鱼)的现象则随处可见。甚而,有意识地利用"jaol jaih seit"(汉语意义:公的毒藤)自杀或投毒的事情也偶有发生。

侗医以表现出的"中毒"症状、体征,甚或死亡来认识侗药的"毒性",认为凡经口尝,有"麻""痒"刺激感觉及"晕头""锁喉"("idxuc"痒喉,咽喉部有刺激和疼痛感)感觉的侗药都有毒性。以"idxuc"表述吃了半生半熟的"yags"(芋头)后产生的中毒症状,以"jaens ngaoh"(喉咙似被捆紧的痛)表述吃了不熟的

"mocyil"（魔芋）后产生的中毒症状，以"idx ngaoh"（喉咙似被咬了，很痛）表述误尝了"dimv suic nuil"（雪里见）后产生的中毒症状，以"deilems"（醉药、死药）表述药物中毒。

侗医对侗族所处自然环境中的有毒物质有着较独到的认识和有效防治的方法，对有毒性的侗药的应用很谨慎。侗医对毒性对机体组织器官损害剧烈，可产生严重或不可逆的后果，给人带来灾难，虽用量很小，使用不当也会致人死亡的毒性侗药，通常都不随意应用，即使应用，也不能作为内服药，仅作为外用药或不用于人。例如："jaol jaih seit"［马钱科植物钩吻 *Gelsemium elegans*（Gardn. et Champ.）Benth.］、"jaol jaih meix"［夹竹桃科植物羊角拗 *Strophanthus divaricatus*（Lour.）Hook. et Arn.］、"meix pap"［罂粟科植物博落回 *Macleaya cordata*（Willd.）R. Br.］、"demh loh eex"［大戟科植物巴豆（原变种）*Croton tiglium* L. var. *tiglium* 的果实］、"waenc meix not"［葫芦科植物木鳖子 *Momordica cochinchinensis*（Lour.）Spreng. 的种子］等。对另一些有毒的侗药，严格控制用量及应用方法，或经"炮制"后可以谨慎应用，不与其他药配伍，且多用作外用。这些药的中毒剂量与治疗剂量比较接近，治疗用药时安全系数小，鲜药用量在 5 g 以下。例如："waenc doh max"（马钱科植物马钱 *Strychnos nux-vomica* L. 的种子）、"sangp gansui"（大戟科植物甘遂 *Euphorbia kansui* T. N. Liou ex S. B. Ho 的根）、"sangp gaos laol"（毛茛科植物乌头 *Aconitum carmichaelii* Debx. 的根）、"meixgul"［大戟科植物乌桕 *Sapium sebiferum*（L.）Roxb. 的根、皮、叶］、"sangp biaenl yak"（大戟科植物大戟 *Euphorbia pekinensis* Rupr. 的根）、"dimv suic"（天南星科植物异叶天南星 *Arisaema heterophyllum* Bl. 的块茎）、"waenc naeml waenc bagx"［旋花科植物牵牛 *Pharbitis nil*（L.）Choisy 或圆叶牵牛 *Pharbitis purpurea*（L.）Voigt 的种子］、"weeh nyinc sup"［百合科植物万年青 *Rohdea japonica*（Thunb.）Roth 的全草］、"sedp bav il jagc nugs"［百合科植物七叶一枝花 *Paris polyphylla* Sm. 或华重楼（变种）*Paris polyphylla* Smith var. *chinensis*（Franch.）Hara 的根茎］、"bav jac nugs seeup"（茄科植物曼陀罗 *Datura stramonium* Linn. 的全株）、"bangx deil liees"［杜鹃花科植物羊踯躅 *Rhododendron molle*（Blume）G. Don 的全株］等。

综上所述，侗族医学的"中毒"的含义较广。侗医具有对侗族所处自然环境中的有毒物质的认识和有效防治中毒的方法；对侗药的毒性有强弱之分，认为产生药物中毒的主要原因有应用剂量过大或误服两方面；使用有毒性的侗药很谨慎，在传承及民间的传播中，未有侗医因应用侗药致人中毒的传闻。

五、侗药的配伍

侗药的配伍，是指侗医有目的地按病情需要和药效特点，有选择地将两味以上药物配合使用。侗医用药的配伍是沿袭古方的经验积累和当时的经验总结，注重增强药效，以提高治疗效果。

侗医用药的形式，经历了由单方向复方发展的漫长过程。在漫长的医疗实践中，侗医随着对疾病认识的深化，逐渐认识到疾病的复杂性是单味药不能胜任的。从治疗疾病的需要出发，侗医依据侗族人民以各自不同的单味药治疗相同或相似疾病的诸多经验，经验证、总结后，将应用单味药治疗疾病发展到用几味药治疗疾病，并不断完善，形成了安全有效的配伍药方，从而提高了临床疗效。例如：牙龈炎初发时病情比较单纯，对病人表现出的牙痛单用一味针对性较强的药物即能获得疗效，如"demh sangp eex not"［毛茛科植物天葵 *Semiaquilegia adoxoides*（DC.）Makino 的叶］洗净，用疼痛部位的牙细嚼，便可止痛；治疗病程较长的牙龈炎则往往需要两种或两种以上的药物配合使用，以增强药效，才能取得好的治疗效果，如用侗药"mal louv"［菊科植物一点红 *Emilia sonchifolia*（L.）DC.］、"mal langc aiv"（堇菜科植物紫花地丁 Viola philippica Cav.)、"demh sangp eex not"[毛茛科植物天葵 Semiaquilegia adoxoides (DC.) Makino]配伍治疗病程较长的牙龈炎,常能收到良好的治疗效果。

侗医具有一定的药物之间性能、功效相类似,配伍使用可以增强疗效的用药知识,以及药物之间治疗目的一致、配伍使用可以提高主药疗效的用药知识。由于侗医对有"毒性"的侗药单独使用而不配伍使用的原则,侗医关于侗药配伍应用中"相畏""相杀""相恶""相反"的知识不多,但"相须""相使"的应用则较娴熟。例如:治疗以乳腺红、肿、热、痛为临床特征的细菌性乳腺炎,侗医以侗药"denh"[爵床科植物马蓝 Baphicacanthus cusia (Nees) Bremek.]为消肿止痛的主药,配以侗药"malmiuc"(菊科植物蒲公英 Taraxacum mongolicum Hand.-Mazz.)、"mal mac keip bagx"[堇菜科植物柔毛堇菜(原变种)Viola principis H. de Boiss. var. principis],应用鲜药外敷及煨水内服的治疗方法,较单一应用"denh"(蓝靛)、"malmiuc"(剪刀菜)明显提高了疗效,增强了消肿止痛的作用。

六、侗医用药禁忌

1. 妊娠期用药禁忌

侗医关于妊娠期用药禁忌的知识,是因为有的药对妊娠有影响(甚至可能中止妊娠),为做到用药安全而总结出来的。侗族的妊娠期妇女通常是不服药的,偶用安胎药,患病后通常靠自愈,即使治疗,也用适宜的非药物疗法或可用的外用药。忌用治疗跌打损伤及抗风湿等的药物,比如:"qemp miins"(麝香,麝科动物林麝 Moschus berezovskii Flerov 等成熟雄体位于肚脐和生殖器之间的腺体中的干燥分泌物)、木通科植物大血藤 Sargentodoxa cuneata (Oliv.) Rehd. et Wils.,茜草科植物茜草 Rubia cordifolia L.,豆科植物龙须藤 Bauhinia championii (Benth.) Benth.,等等。在常用的侗药植物药中,妊娠期禁用的侗药还有:"bav meix nuic jedl"[菊科植物白头婆(原变种)Eupatorium japonicum Thunb. var. japonicum 的茎叶]、"ems deil bal"[橄榄科植物地丁树 Commiphora myrrha Engl.,药用部位:地丁树及同属他种植物的树干皮部渗出的油胶树脂]、"ems jul labx"[石竹科植物麦蓝菜 Vaccaria segetalis (Neck.) Garcke 的种子]、"ems xup ids"(罂粟科植物延胡索 Corydalis yanhusuo W. T. Wang ex Z. Y. Su et C. Y. Wu 的块茎)、"jaol jedl senc"[苋科植物土牛膝(原变种)Achyranthes aspera L. var. aspera 的根]、"mal aov doc"[苋科植物牛膝 Achyranthes bidentata Blume 的根]、"demh gubl miax"(豆科植物皂荚 Gleditsia sinensis Lam. 的刺)、"maenc pap woshu"[姜科植物莪术 Curcuma zedoaria (Christm.) Rosc. 的根茎]、"maenc wul bienl"[黑三棱科植物黑三棱 Sparganium stoloniferum (Graebn.) Buch.-Ham. ex Juz. 的块茎]、"mal anghac"[天南星科植物半夏 Pinellia ternata (Thunb.) Breit. 的块茎]、"sedp bav il jagc nugs"[百合科植物七叶一枝花 Paris polyphylla Sm. 及华重楼(变种)Paris polyphylla Smith var. chinensis (Franch.) Hara 的根茎]、"xingp mant"(姜科植物姜黄 Curcuma longa L. 的根茎)等。

2. 服药时的饮食禁忌

侗语"jihebl"(忌嘴),是指服药期间须忌食某些食物。通常情况下,在病人服水煎剂期间,均应忌食"发物"及辛辣、油腻、生冷、腥膻的食物和酒。

3. 哺乳期预防用药

侗医注重哺乳期的疾病预防，尤其注重预防因饮食不洁等而罹患的疾病。侗医在长久的实践中总结出了用植物药预防疾病的方法，例如：用侗药"ems louh nyaohnyanl（ems tagt nyaohnyanl）"〔紫金牛科植物细柄百两金 Ardisia crispa（Thunb.）A. DC. var. dielsii（Lévl.）Walker〕给产妇服用，从生下婴儿之日起，每天用"ems louh nyaohnyanl"鲜根 25 g 左右，煎水服，连续服用 1 个月，至婴儿满月止。侗医认为产妇在坐月子期间服用此药，可以预防和治疗坐月子期间"吃错"东西而招致的疾病。侗医称此药为"ems louh nyaohnyanl"（汉语意译：产妇坐月子期间吃的，能解除及治疗因吃错东西而生病的药），这习俗在侗族的"六峒"地区较为盛行。

七、侗药的用药剂量

侗药的用药剂量不仅对于保证用药安全非常重要，而且也为保证临床疗效所必需。侗医有着应用当地采集的鲜药为主，辅以当地少有的或时令不合的干药材，安全、有效地治疗疾病的经验。

1. 用药剂量

在日常生活中，孕妇和患病的幼儿、儿童很少服药，为儿童治病的方式多是施以"刮痧、拿捏、推拿、擦拭、佩戴、洗、敷、'滚蛋'"等非内服药物的治疗方式。

侗医在施行药物治疗时，药材的使用剂量不是一成不变的，主要依据药物的安全性，毒性药物的毒性强弱，药物产地，药材、药物的采集季节、干燥程度，以及病人的年龄、体质及病程进展等来确定。

内服药：侗药用植物鲜药的用药量一般为 20~30 g，药味重的药量要小些，有"毒性"的药用量不超过 5 g。一般情况下，药材服用量随病人年龄、体质、疾病临床表现及疾病病程而改变，通常是成人患者每日服用 1 剂，儿童及年老、体弱患者每日服用成人量的 1/8~1/3。

侗医对用药量的把握体现了侗族象喻性思维的模糊笼统性思维，他们对"斤""两""钱"的概念比较陌生，这导致侗医用药量的模糊，没有准确的计量、数量，常以"1 把""1 根""1 匹""1 片""1 节""1 只"等为用药量单位来配药。随着社会的发展，侗医配药时也应用了市制计量器，甚至以"克"为单位来计量药物。

2. 侗药内服药的服用法

内服药的煎煮方法：煎药器皿为土陶器皿，如砂锅、鼎罐等；煎药用水为生活饮用水。煎煮未沸前用大火，沸后用小火保持微沸状态，以免药汁溢出或过快熬干。一般药物可以同时入煎，但有毒性的药须先下，因久煎可以降低其毒性。一般来说，1 剂药可煎 3 次。侗药每日服 1 剂，早、晚两次分服。多数药宜饭前服用。丸、散及粉末状等固体药剂或液体类药物，除特别规定外，宜用煎好的其他药液或开水冲服。

3. 侗医不用计量器具的用药量考证

古侗医配药时不用计量器具，用手抓来估量药物量，常以"根""匹""节""把""只"等作为计量单位。

(1)根。计量药用植物根茎。1根长约10 cm、直径1~1.5 cm的自然干燥的根,重量为3~5 g;直径2~2.5 cm的自然干燥的根,重量为8~15 g。

(2)匹。计量药用植物叶。1匹大小为2 cm×5 cm、3 cm×5 cm、3 cm×10 cm、4 cm×5 cm的新鲜叶片,重量为0.5~1.5 g,是自然干燥的叶片重量的3~4倍。

(3)节。计量药用藤蔓类植物。1节大小约为0.3 cm×10 cm、0.5 cm×10 cm的新鲜藤蔓,重量为2~5 g,是自然干燥的叶片重量的4倍。

(4)把。计量药用草类及切细的植物茎叶。1把新鲜的纤细草,重量为25 g左右;1把自然干燥的纤细草,重量为7 g左右;1把自然干燥的切细的植物茎(藤)及叶,重量为10 g左右。

(5)只。计量药用昆虫及动物器官等。1只长约15 cm的自然干燥的蜈蚣,重量为1.4 g左右。

随着社会的发展,侗医配药时也应用了市制计量器(旧制16两为1斤),如"两""钱""分"来计量组方中各药物的重量(1两≈31.25 g,1钱≈3.125 g,1分≈0.312 5 g)。

八、侗医方剂

(一)侗医方剂

侗医方剂是体现侗医治法、根据配伍原则、总结临床经验,以若干药物配合组成的药方。侗医方剂就是侗医治病的药方。

侗药的用药形式,经历了"一根一汤""一草一方"治疗一症,治疗一症有多单方,多单方组合治疗一症,由单方向复方发展的漫长过程。在医疗实践中,侗医逐渐认识到疾病的复杂性是单味药不能胜任的。从治疗疾病、提高临床疗效的需要出发,依据单味药的功效特点,将应用单味药治疗疾病的经验和许多病人应用的经验加以总结,逐渐形成了体现侗医治法、根据配伍原则以若干药物配合组成的、明确指出用法用量、安全有效的药剂。

侗医方剂是通过很长的实践与认识过程逐渐积累丰富起来的,多味药配伍应用的较高形式。侗医方剂是侗族医药的重要组成部分,是侗族民众中经过了长期的临床实践验证,用自己的身体亲自尝试而得出的经验总结。侗医方剂,多是无名方,后随着侗族医药的发展,产生了有名称的方剂,有名称的方是以"方中主药+该方的主要功效"来命名的。

(二)口传是侗医方剂的传播、传承方式

侗医方剂除了口述形式的秘传外,还有民间言词、歌谣等传播、传承形式。歌谣传唱的形式具有鲜明的民族特色,如治耳聋的歌谣:"耳聋背听又虚鸣,不问多年近岁因,鼠胆寻来倾耳内,犹如时刻遇仙人。"又如治脱肛的歌谣:"脱肛不收久难安,海上仙方遇有缘,急取蜘蛛擂研烂,涂擦肛上即时痊。"再如治牙痛的歌谣:"一撮黑豆数根葱,陈皮川椒共有功,半碗水煎嚼共漱,牙痛立止显通灵。"(取自侗医杨忠华家三代流传《急救良方》手抄本)

公元18世纪末以后,在建立了地方行政机关的侗族"中心"地区,在汉文化和中医药的巨大影响下,这些地方的侗族医药在中医药影响下发展较快,侗医对医药的认知中加入了不少中医药的观点、理

论。因受汉文化的影响较深,侗族医药在经口传承的同时,出现了民间侗医撰写的用汉文的中医药知识记述侗族医药经验的手抄本。侗族聚居的广大农村和边远山区,社会经济文化发展极为缓慢,生产原始,刻木为契,结绳记事,各方面都保留着较多的原始残余。在这些地区,侗医方剂的传承方式仍然是"口传心授",传统的侗族医药仍然是当地主流医药。

(三)方剂与治法

侗医的治法是指导侗医临床应用方剂和创造新方的主要原则。"方从师立""采取相克相畏原理组方",是侗医运用成方和遣药组方治疗疾病的特点。

从历代侗医针对不同疾病的临床表现总结出的"消炎""消肿""止痛""散血""止血""止泻""退热""发汗祛寒""补血""补气""补体"等施治方法中,可以看出侗医治法的胚芽;从历代侗医的医方中可以看到侗医治法的"影子",可以看出侗医治法是指导遣药组方的原则,方剂是体现和完成治法的主要手段。侗医方剂多以经验方、秘方为主,也有自拟方。侗医治疗理念中的相克相畏原理,是侗医遣药组方的特点,如"鱼鳅症"用青杠籽治疗,"老鼠症"用猫毛治疗,等等。

侗医的常用治法有药物治疗方法和非药物治疗方法两大类。

常用的非药物治疗方法主要有"刮"的系列方法(如揪、掐、曝、捩、捶等)及拔火罐疗法、艾灸疗法、敷脐疗法、药浴疗法、外敷疗法、热熨疗法、推拿疗法、按摩疗法等。

药物治疗方法又分为内服药物治疗和外用药物治疗两大类:内服药物常用的剂型主要有汤剂(水煨剂)、酒剂、散剂、丸剂等,也常应用药物进行食疗;外用药物常用的剂型主要有酒剂、粉剂、敷剂、膏剂、洗剂、擦剂等。

1. 内服药物治疗

内服药物治疗主要是通过用水将药煎煮后服用,或泡酒服用,或磨酒、醋、米汤等服用,以治疗疾病的方法。治病的方剂以"小复方"为主;应用单方治疗也还有一定的数量,如:侗药"bins"(酒曲)在火上烤成炭,放入碗内,立即用杯子或小碗盖上,迅速冲入凉开水或井水,轻轻摇动数分钟,服用以治疗慢性肠炎等。

2. 应用药物进行食疗

食疗,即侗医利用食物,为人体提供生长发育和健康生存所需的各种营养素的食物特性和疗疾祛病的药物特性,以此调节机体功能,使患者获得健康或愈疾防病的一种治病方法。通过食物治疗疾病,亦是侗医治疗某种疾病及一些儿童和年老体弱患者的常用治疗方法,病人服之,不但可疗病,也可充饥。

(1)治疗成人体虚、水肿的食疗方。侗药"bangs"(马鞭草科植物臭牡丹 *Clerodendrum bungei* Steud.)新鲜根 100 g,猪脚 1 只,洗净,炖熟,食用。

(2)治疗小儿体弱食疗方。侗药"mal nganh gueec jil"[菊科植物鹅不食草 *Centipeda minima* (L.) A. Br. et Aschers.]的新鲜全草 10 g,洗净,切碎,置于碗内,加入 1 个鸡蛋、盐适量,调匀,煎熟服用。

(3)治疗小儿体弱及成人体虚的食疗方。侗药"xingp juis"(姜科植物姜花 *Hedychium coronarium* Koen. 和黄姜花 *Hedychium flavum* Roxb.)的新鲜根 100 g,猪脚 1 只(或猪排骨 1 kg),洗净,炖熟,食用。

(4)治疗小儿疳积及成人久病体弱的食疗方。侗药"bangs"(马鞭草科植物臭牡丹 *Clerodendrum*

bungei Steud.）新鲜根 50 g，"yeelguis"（田鸡，蛙科动物虎纹蛙 *Hoplobatrachus chinensis* Osbeck）2~3 只，"jaol saov nyox"［桔梗科植物金钱豹（亚种）*Campanumoea javanica* Blume subsp. *japonica*（Makino）Hong］新鲜根 50 g，大米 100 g，将田鸡处死，去除内脏，洗净，放入盛有洗净的臭牡丹根、金钱豹根的锅内，加水熬成粥，食用。

（5）治疗心脏病的食疗方。侗药"meix biags"（芭蕉科植物芭蕉 *Musa basjoo* Sieb. et Zucc.）的新鲜花 100 g，"baos sangp kaok"［多孔菌科真菌茯苓 *Poria cocos*（Schw.）Wolf］50 g，猪心脏 1 个，将猪心脏洗净，切为小块，放入盛有洗净、切小的芭蕉花、茯苓的锅内，加水煨炖，炖熟后食用。

（6）治疗风湿性关节炎的食疗方。侗药"mal sangp ouxbiangs"［五加科植物楤木（原变种）*Aralia chinensis* Linn. var. *chinensis* 和毛叶楤木（变种）*Aralia chinensis* Linn. var. *dasyphylloides* Hand.-Mazz.］的新鲜根 50 g，"nyingv"［豆科植物野葛 *Pueraria lobata*（Willd.）Ohwi］的新鲜根 100 g，猪脚下段 1 只，将猪脚洗净，切为小块，放入盛有洗净、切小的楤木根、葛根的锅内，加水煨炖，炖熟后食用。

（7）治疗风湿性关节炎、慢性劳损性腰背痛的食疗方。侗药"nugs yangxques"（阳雀花）［豆科植物锦鸡儿 *Caragana sinica*（Buc'hoz）Rehd.］的新鲜根 50 g，大米 200 g，将阳雀花根洗净、切细，放入盛有洗净的大米的锅内，加水熬成粥，食用。

（8）治疗老年人支气管炎的食疗方。侗药"nyangt mudx liees"［百合科植物麦冬 *Ophiopogon japonicus*（L. f.）Ker-Gawl.］的新鲜块根 50 g，"angheit"（百合科植物野百合 *Lilium brownii* F. E. Brown ex Miellez 或淡黄花百合 *Lilium sulphureum* Baker apud Hook. f.）的新鲜鳞茎 50 g，老鸭 1 只，洗净，切成小块，放入盛有洗净、切小的麦冬块根和百合鳞茎的锅内，加水煨炖，炖熟后食用。

（9）治疗妇女体虚的食疗方。侗药"kaok xingp bial"（爬岩姜）（骨碎补科植物骨碎补 *Davallia mariesii* Moore ex Bak.）的新鲜块根 50 g，新鲜鸡蛋 3 个，将爬岩姜煨水、去药渣，再用药水把鸡蛋煮熟，食用鸡蛋及喝药汤。

3. 外用药物治疗

外用药物治疗，多采用敷、擦、洗、药浴、佩戴治疗及配合刮痧、推拿、捏脊、挑刺、滚蛋、爆灯火等治疗方法。

外用药物治疗常用于治疗外伤疾病及儿童患者，尤其适用于一些外伤、内病的外治，是民间侗医最常用的一种简便易行、疗效较好的治病方法。例如：用侗药"sangp gaos laol"（毛茛科植物乌头 *Aconitum carmichaelii* Debx. 的根）磨酒，取酒汁擦拭关节炎患处，可止痛；用食醋或自己腌制的酸汤直接涂擦被蜂子蜇伤的患处，可消肿散毒；锦屏、天柱一带侗医用侗药"deml mogc nanx"（胡桃科植物化香树 *Platycarya strobilacea* Sieb. et Zucc.）的根皮煎水，熏口腔，或将"mal langc aiv"（堇菜科植物长萼堇菜 *Viola inconspicua* Blume）的新鲜全草捣烂，泡淘米水，含漱治"蚂蚁症"等。

4. 应用鲜药治疗疾病是侗医治疗方法的特色

侗医所用药物多数是植物药，且取自所处的自然环境中，因而在治疗疾病时，遣药组方注重药物（材）的季节性，即多以同一季节能采集到的药物（材）组方为主。侗医的外用药物治疗方法中，应用鲜药治疗疾病是侗医治疗方法的显著特色。

（1）治疗儿童发热方。

侗药"ngaih"［菊科植物艾（原变种）*Artemisia argyi* Lévl. et Van. var. *argyi*］的新鲜全草洗净、捣碎，

置于清洁的白布内,用之擦拭全身。

侗药"ngaih"[菊科植物艾(原变种)*Artemisia argyi* Lévl. et Van. var. *argyi*]、"jup mangv kuenp"[菊科植物野菊 *Dendranthema indicum* (L.) Des Moul.]的新鲜枝叶洗净、捣碎,用茶油调匀,取此油做推拿治疗。

侗药"dongc sinc bav siik"(伞形科植物天胡荽 *Hydrocotyle sibthorpioides* Lam.)的新鲜全草洗净、捣碎,置于清洁的白布内,用之擦拭全身。

侗药"xingpjox naemx"(天南星科植物石菖蒲 *Acorus tatarinowii* Schott)的新鲜全草 25 g,"dous inv"(家燕)的窝泥 50 g,"dongcpup"(百合科植物葱 *Allium fistulosum* L.)的新鲜上段(葱白)20 g,洗净,捣碎,鸡蛋清拌匀,敷于肚脐上后覆盖上清洁的白布。

(2)治疗小儿肚痛方。

侗药"malsup jenc"[菊科植物黄鹌菜 *Youngia japonica* (L.) DC.、红果黄鹌菜 *Youngia erythrocarpa* (Vaniot) Babcock et Stebbins 或川黔黄鹌菜 *Youngia rubida* Babcock et Stebbins]的新鲜全草洗净、捣碎,置于清洁的白布内,敷于肚脐上。

侗药"ngaih"[菊科植物野菊 *Dendranthema indicum* (L.) Des Moul.]的新鲜全草洗净、捣碎,置于清洁的白布内,敷于肚脐上。

(3)治疗腹泻方。

治疗腹泻伴恶心呕吐,用侗药"anl"[荨麻科植物苎麻(原变种)*Boehmeria nivea* (L.) Gaudich. var. *nivea*]的新鲜地上部分"1 把",蘸取柴灰水给患者刮痧,同时给予口服药内服。

治疗慢性腹泻,侗药"ngaih"[菊科植物艾(原变种)*Artemisia argyi* Lévl. et Van. var. *argyi*]、"mal yak"[唇形科植物紫苏(原变种)*Perilla frutescens* (L.) Britt. var. *frutescens*]、"meix lagx aiv"(藜科植物土荆芥 *Chenopodium ambrosioides* L.)的鲜品各 50 g,煨水,沐浴、擦洗全身,每日 1~2 次;亦适用于因受凉引起的腹泻及全身酸痛。

(4)治疗跌打损伤(挫伤)方。

侗药"mal saxnyagc"(马鞭草科植物马鞭草 *Verbena officinalis* Linn.)的新鲜枝叶洗净、捣碎,置于清洁的白布内敷于患处;同时予以侗药"siulhongc ngox ngeec"[五加科植物五加(原变种)*Acanthopanax gracilistylus* W. W. Smith var. *gracilistylus*]和"meix daengl sip"(杜仲科植物杜仲 *Eucommia ulmoides* Oliver)等浸泡的酒剂内服。

侗药"mal debl senc"(景天科植物凹叶景天 *Sedum emarginatum* Migo)、"jaol sik lemh"(茜草科植物茜草 *Rubia cordifolia* L.)、"mal dongc sinc bav laox"[伞形科植物积雪草 *Centella asiatica* (L.) Urb.]、"mal nganh gueec jil"[菊科植物鹅不食草 *Centipeda minima* (L.) A. Br. et Aschers.]的全草各 30 g,"ems yakous"[菊科植物菊三七 *Gynura japonica* (Thunb.) Juel.]、"mal sik bav"(金粟兰科植物宽叶金粟兰 *Chloranthus henryi* Hemsl.)的全草各 15 g。以上药材均为新鲜药材,洗净后浸泡于 1500 mL 米酒中 5 d 即可使用,宜用此药酒擦拭患处;加以口服时,每次 25 mL,每日 3 次。

侗药"mal nyenl"(忍冬科植物接骨草 *Sambucus chinensis* Lindl.)的新鲜茎叶 100 g,洗净、捣碎,用米酒搅拌,敷于扭伤处,用洁净白布包扎。

(5)治疗风湿性关节炎方。

侗药"dous medc meix"(树蚁窝,栖息在树上的蚂蚁的巢),取适量置于锅内,加水煮沸,将此煮沸的水去渣,加清水稀释到适宜温度,浸浴患处或热敷患处。

侗药"meix lap aiv"[八角枫科植物八角枫 *Alangium chinense* (Lour.) Harms]的根、"jaol bogl padt yak mags"[木通科植物大血藤 *Sargentodoxa cuneata* (Oliv.) Rehd. et Wils.]的藤、"jaol qap meix"[五加科植物常春藤 *Hedera nepalensis* K. Koch var. *sinensis* (Tobl.) Rehd.]的藤、"mal aov doc"(苋科植物牛膝 *Achyranthes bidentata* Blume)的根、"meixaos"(桑科植物桑 *Morus alba* L.)的枝叶等。上述药材的鲜品各适量,洗净置于锅内,加适量水,文火煨至沸,将此煮沸的水去渣,加清水稀释到适宜温度,浸浴患处或热敷患处。

(6) 治疗骨折方。

侗药"jaol ids nguk"[葡萄科植物乌蔹莓(原变种) *Cayratia japonica* (Thunb.) Gagnep. var. *japonica*]的新鲜全草、"mal eex senc"(唇形科植物金疮小草 *Ajuga decumbens* Thunb.)的新鲜全草、"wap nyeblmiac"(凤仙花科植物凤仙花 *Impatiens balsamina* L.)的新鲜地上部分、"tux sanh qic"[景天科植物费菜 *Sedum aizoon* L.]的新鲜全草各 50 g,洗净、捣碎,置于清洁的白布内,敷于患处,并用骨折固定器材固定。

侗药"anl"[荨麻科植物苎麻 *Boehmeria nivea* (L.) Gaudich. var. *nivea*]的新鲜根、"Jaol bogl padt yak mags"(木兰科植物华中五味子 *Schisandra sphenanthera* Rehd. et Wils.)的新鲜藤、"mal eex senc"[唇形科植物夏枯草(原变种) *Prunella vulgaris* L. var. *vulgaris*]的新鲜全草、"jaol sik lemh"(茜草科植物茜草 *Rubia cordifolia* L.)的新鲜全草、"bav xeec mux"[金粟兰科植物草珊瑚 *Sarcandra glabra* (Thunb.) Nakai]的新鲜全草等各 50 g,洗净、捣碎,加入米酒调匀,置于清洁的白布内,敷于患处,并用骨折固定器材固定。

(7) 治疗乳腺炎的外敷方。

侗药"mal langc aiv"(堇菜科植物长萼堇菜 *Viola inconspicua* Blume)新鲜全草 100 g、"mal nguedc"(桔梗科植物半边莲 *Lobelia chinensis* Lour.)的新鲜全草 80 g、"mal macliongc"[仙人掌科植物仙人掌 *Opuntia stricta* (Haw.) Haw. var. *dillenii* (Ker-Gawl.) Benson]的新鲜茎 30 g、"bav jac nugs seeup"(茄科植物曼陀罗 *Datura stramonium* Linn.)的新鲜枝叶 15 g,洗净、捣碎,加入米酒调匀,置于清洁的白布内,敷于患处。

侗药"mal langc aiv"(堇菜科植物紫花地丁 *Viola philippica* Cav.)的新鲜全草 100 g、"wadc"(三白草科植物蕺菜 *Houttuynia cordata* Thunb.)的新鲜全草 50 g、"biins"(鳖科动物鳖 *Trionyx sinensis* Wiegmann)的背甲干粉 15 g。以上植物药洗净、捣碎,与动物药混合,加入热茶油适量,调匀,降至室温后,敷于患处,用清洁的白布包扎。

(8) 治疗骨髓炎的外敷方。

侗药"meixhutyongc"(锦葵科植物木芙蓉 *Hibiscus mutabilis* Linn.)的根、皮、枝叶、"meixnannamc"(樟科植物楠木 *Phoebe zhennan* S. Lee)的根、树皮,将木芙蓉、楠木的新鲜根、皮、枝叶焙干,碾成细粉,1:1 混匀备用,用侗药"siulhongc jenc"(芸香科植物野花椒 *Zanthoxylum simulans* Hance)的新鲜枝叶,煨浓汁药水清洗患处,清洁后的患处涂上加热后凉至室温的茶籽油,然后用鸭羽毛蘸药粉撒于患处,再覆盖洁净的白布。

侗药"dohyais jenc"(苦苣苔科植物蒙自吊石苣苔 *Lysionotus carnosus* Hemsl.)适量,焙干为末,用"langxsangl"(樟科植物木姜子 *Litsea pungens* Hemsl.)的果榨的油(木姜子油)调匀,敷于已清洁后的患处,再覆盖洁净的白布。

（9）治疗结膜炎方。

侗药"nugs wangs weep"（菊科植物千里光 *Senecio scandens* Buch. -Ham.）的新鲜地上部分，"jaol pogt"［忍冬科植物忍冬 *Lonicera japonica* Thunb. 或女贞叶忍冬 *Lonicera ligustrina* Wall.］的新鲜花，各适量，洗净，置于锅内，加适量水煮沸，过滤残渣（防止药液被污染），用药液热气在适宜温度熏病眼；待药液温度降至室温后，在病人适宜时，用洁净的用具及棉布蘸取药液，清洗患眼。

侗药"lemc lagc"［唇形科植物罗勒 *Ocimum basilicum* L. 的种子或香薷（原变种）*Elsholtzia ciliata* (Thunb.) Hyland. var. *ciliata*］的新鲜种子适量，洁净后，取2粒放入患病的眼眶内，数分钟即可。此治疗方法亦适用于驱除眼眶内落入的尘埃等细小异物。

（10）治疗"xap kuaot"（酒辖）的外敷方。

侗药"langxsangl"（樟科植物木姜子 *Litsea pungens* Hemsl.）的新鲜花、叶或果，捣碎，敷于肚脐处。

（11）治疗中耳炎方。

侗药"lucjenc"或"ugs xenp wap"（报春花科植物过路黄 *Lysimachia christinae* Hance 或临时救 *Lysimachia congestiflora* Hemsl.）的新鲜地上部分，洗净、捣碎，取汁滴入耳内。

侗药"kaok xingp bial"（骨碎补科骨碎补 *Davallia mariesii* Moore ex Bak.）的新鲜根适量，洗净、捣碎，用热米酒调匀，即成外用药。待药温适宜时，取之敷于患侧外耳部、外耳乳突部。

（12）治疗戳伤方。

侗药"lucjenc"（报春花科植物过路黄 *Lysimachia christinae* Hance 或临时救 *Lysimachia congestiflora* Hemsl.）的新鲜地上部分，洗净、捣碎，置于清洁的白布内，敷于患处。

（13）治疗刀伤方。

侗药"mal saxnyagc"［茄科植物枸杞 *Lycium chinense* Mill.］的新鲜枝叶，洗净、捣碎，置于清洁的白布内，敷于患处。

（14）治疗枪弹伤方。

侗药"mal langc aiv"（堇菜科植物紫花地丁 *Viola philippica* Cav.）的新鲜全草，"lucjenc"（报春花科植物过路黄 *Lysimachia christinae* Hance 或临时救 *Lysimachia congestiflora* Hemsl.）的新鲜全草，"mal eex senc"（唇形科植物金疮小草 *Ajuga decumbens* Thunb.）的新鲜全草，"mal saxbah bav niv"［菊科植物刺儿菜 *Cirsium setosum* (Willd.) MB.］的新鲜根，"bav boucjians"（马鞭草科植物豆腐柴 *Premna microphylla* Turcz.）的新鲜叶。以上侗药鲜品各50 g，洗净、捣碎，加鸡蛋清调匀，置于清洁的白布内，包敷在伤口周围，中间留一引流口，利于排出枪弹、竹木刺等，再覆盖洁净的芭蕉叶或其他植物的叶片包扎，每天换药1次，直到刺进体内的异物排出来。

（15）治疗狗咬伤方。

侗药"baenlnaeml"［禾本科植物紫竹（原变种）*Phyllostachys nigra* (Lodd. ex Lindl.) Munro var. *nigra*］的新鲜根，洗净、捣碎，置于清洁的白布内，敷于已经清创的患处，同时予以"baenlnaeml"及"mal langc aiv"（堇菜科植物紫花地丁 *Viola philippica* Cav.）的水煎剂内服。

（16）治疗蛇咬伤方。

侗药"yags jenl"（天南星科植物野芋 *Colocasia antiquorum* Schott）的新鲜块茎，洗净、捣碎，敷于已清创的患处，同时予以侗药"sedp bav il jagc nugs"［百合科植物华重楼（变种）*Paris polyphylla* Sm. var. *chinensis* (Franch.) Hara］的块茎水煎剂内服。

侗药"il xangp il daengs"(瓶尔小草科植物心脏叶瓶尔小草 *Ophioglossum reticulatum* L.)的新鲜全草 20 g,洗净、嚼服;同时,取新鲜全草 100 g,洗净、捣碎,用洁净淘米水煮沸,用药液清洗患处,用带药渣的部分敷于已清创的患处。

侗药"il xangp il daengs"(瓶尔小草科植物心脏叶瓶尔小草 *Ophioglossum reticulatum* L.)的新鲜全草、"mal nguedc"(桔梗科植物半边莲 *Lobelia chinensis* Lour.)的新鲜全草各 100 g,"kiut jenc"(马兜铃科植物山慈菇 *Asarum sagittarioides* C. F. Liang)的新鲜全草 50 g。以上药材洗净、捣碎,敷于已清创的患处。

(四)侗医方剂的组成

1.组成原则

在几百年前没有药物化学、药理学知识的年代,侗医在对疾病进行诊断的基础上,依据治疗疾病的需要,将传承得来的经验和自身的用药经验相结合,进行遣药组方。从现存的数千侗医医方看,侗医方剂组成的一般原则是:首先确定方剂中针对疾病主要表现选用的药物,即确定方中的"主药","主药"是方中起主要治疗作用的药物;其次确定方剂中增强"主药"疗效的药物和针对疾病次要表现选用的药物,即方中的"帮药";再次是依据治疗需要,确定方中的"辅助成分"。从"主药""帮药"的构成似可看出,侗医的一些方剂就好似一些单方药相加的"小复方",这也是侗族医药文化多样性在侗医方剂应用中的表现。

通常侗医方剂组成的基本形式为"主药+帮药",也有"主药+帮药+辅助成分"的形式。"主药"可以是 1~3 味药,是方剂组成中不可缺少的,在方剂中处于首要位置;"帮药"是针对疾病次要表现选用的药物,在方剂中处于"主药"之后的位置,"帮药"也可以是 1~3 味药("帮药"中有与"主药"功效相似,可以起协同作用来增强"主药"疗效的药物,亦有药性、作用虽与"主药"不同,配伍应用却可以提高"主药"疗效的药物);"辅助成分"在方剂中处于末位。侗医方剂组成的举例分析详见表 13-1。

表 13-1 侗医方剂组成举例

方　剂	主　药	帮　药	辅助成分
治疗小儿百日咳内服方	百部、射干、黄精	前胡、杏仁、紫菀	
治疗肾结石内服方	金线吊葫芦、穿破石	金钱草、铜钱菜、车前草、瓜子金	
治疗慢性胆囊炎内服方	老桃树皮	刺藜根、豆豉叶根	红　糖
治疗化脓性乳腺炎外敷方	紫花地丁	蕺菜、鳖甲	茶油(将药调匀)
治疗骨髓炎外敷方	木芙蓉、楠木	野花椒	茶油(将药调匀)
治疗狗咬伤外敷方	紫竹根	紫花地丁	
治疗疯狗咬伤外敷方	野杏子	艾　绒	煮熟的鸡蛋蛋白
治疗蛇咬伤外敷方	心脏叶瓶尔小草	半边莲、山慈菇	
治疗中耳炎外敷方	骨碎补根	热米酒	

2.组成变化

侗医方剂虽然是传承的比较固定的形式,但在临床应用时,各侗医依据自身的经验,也有用其方而又不拘泥于其方的灵活权宜变化。侗医根据病情的缓急,以及患者的体质、年龄和生活习惯等不同,为了符合治疗需要,会对方剂予以灵活加减运用。方剂组成的变化主要是药味、药量增减的变化,剂型更换的变化则少见。

(1)药味增减的变化。

一首方剂在主要临床症状不变的情况下,随着次要症状的不同,主药不变,增减方中"帮药"的药味,以适应治疗的需要。例如:治疗月经不调方含牛膝、三百根、元宝草、铜钱菜、小血藤、土当归、川芎、春芽皮,但患者所行之经中混有白色样时,则加白鸡冠花、白胭脂花根;行经时伴肚痛,则加胖血藤。又如:治疗小儿支气管炎方含紫菀、杏仁、桑皮、茯苓、生姜、枣,如患儿发热,则减去生姜,加黄芩、板蓝根、大青叶;如患儿呼吸急迫、咳痰不爽,则加桔梗、白花前胡等。

(2)药量增减的变化。

根据临床具体情况的变化,须改变方剂中药物用量,以适应病情需要。侗医方剂的主药是固定的,其用量则因病情轻重、体质强弱、年龄老少的变化而变化。

(3)剂型更换的变化。

在侗医方剂中,同一首方剂的剂型变化不大,通常由侗医根据患者病情和运用的方便程度来改变剂型。例如:治面神经麻痹方,用独活、白芷、薄荷煎汤,加蜂蜜内服,亦将此方药制为丸剂,以茶服用。

(五)方剂的分类

侗医方剂的分类,主要采用"以病统方"的类聚法,便于针对病情选方,也便于临床实用。20世纪50年代以后,侗医方剂有了长足的进步和发展,一些侗医以汉字记录的医药知识文稿(手抄本)中,对侗医方剂的记述已在侗医"以病统方"的基础上,按中医的疾病科别,将方剂归科记载。

(六)常用方剂的剂型

汤剂:是侗医最常用的一种剂型,即把配好的药物放入罐内,加水煨煮成汤药服用。

散剂:把药物焙干,碾成细粉,筛去粗渣即成。散剂有内服、外用两种:内服散剂,根据病症不同,有用开水、米汤、酒或茶水调服等;外用散剂有用药粉直接撒在病患处,也有用酒、醋或水调成药糊后再敷于病患处。

酒剂:又叫"药酒",即将药加入白酒中浸泡一定时间后,再取出应用。酒剂有内服和外用之分。侗医所用的药酒习用侗族人民自己烤制的米酒。

敷剂:又叫"外包药",即取新鲜药洗净、捶烂后直接外敷于病痛处;也可取干燥的药捣碎成粉状,用药水、酒、蜂蜜、油、甜酒、酒糟等搅拌成糊状,直接外敷于患处。

膏剂：又叫"药膏"，有外用和内服两种。外用药膏：将所用药物焙干，碾成细粉，用热油（如桐籽油、茶籽油、芝麻油、木姜子油、菜籽油、狗油、羊油、猪油、牛油、鸡油、鹅油、鱼油等）搅拌成膏状，装瓶备用。内服膏剂：将配方药加水煨煮3次后，再用小火慢慢煨熬去药渣，使药液浓缩成膏剂。

油剂：将药物浸入植物油（桐籽油、茶籽油、菜籽油、芝麻油等中任选1种油）中，浸泡时间一般为21～30 d或更长。用时用棉签蘸药油直接应用。常用者为桐籽蜈蚣药油，侗寨中的老年人都会制作。

洗剂：是用药煨煮出药水，浸泡、擦洗全身或病痛部位的一种剂型。

丸剂：是把药物碾成极细粉，用井水或蜂糖、米汤、米酒、米醋、鸡蛋清、植物油等调制成的药丸，药丸的重量、大小根据病情、用药剂量而定。丸剂多用于治疗慢性病症。

佩戴剂：是将选配的药材，按医生左手中指两个关节的同身寸，量出一寸长度药材切取3、5或7节，用红布或蓝布包成小药包或做成药袋，把药装进去缝好，佩戴于胸前或放在内衣口袋中；或是用藤本药物编成手镯（圈）或脚镯（圈），直接佩戴在手上或脚上。佩戴剂多用于小儿受惊骇（吓）、老年人体质虚弱，属于一种内病外治的方法。

含漱剂：是临用时现加工制作的剂型。一种是将新鲜药物洗净后，用木槌捶烂或用手搓烂后，放在碗或大杯中，加入井水或淘米的二道水，搅拌出药汁即可含漱；另一种是用药物煎煮后所得的药液，待冷却后含漱。

冲水剂：又叫"阴阳水"，是将所用的药物放在木炭火中烧成炭，取出来放在一个大碗里，马上用一个略小的碗倒扣上去，加入一定量的井水、凉开水或配合服用的药水，双手握住上下扣合的碗摇动数分钟，静置，待碗同药水降温至适宜后，再服用药水。阴阳水多用于急发病，如吐泻、出血、肚腹绞痛等，是民间侗医常用剂型。

（七）侗药方剂的药物配伍分析

侗药方剂解析是侗族医药发掘、整理、总结、提高工作中最关键、最重要的工作内容。迄今，侗医尚未总结出侗药的"性味归经"的系统知识与理论，尚未总结出侗药各药物的药物化学、药理学的理论，亦尚未系统地总结出侗医方剂中各药物之间的相互关系及复方制剂的物质基础、作用机制和方剂配伍规律等。那么，在几百年以前，侗族地区既没有中药、西药，又没有药物化学、药理学知识的年代，侗医用药治疗疾病时是怎样思考的？组方中药与药之间是什么样的配伍关系？怎样解析千百年来侗医应用的方剂呢？面对侗族药物学的这一重要内容，在侗医尚没有类似"君臣佐使""七情和合""性味归经"理论的状况下，从侗医以其直观经验的积累和服务于生产、生活实际的自然观指导医疗实践的实际出发，试用现代对一些药用植物的药物化学和药理学研究结果，对侗医治疗疾病的一些方剂的药物组成进行分析（表13-2），反映出侗医在配伍组方时的思维脉络，从另一视觉捕捉千百年前侗医的用药经验及用药知识合理性。

表 13-2　一些方剂中侗药的药理作用研究结果

方剂及其药物组成	药理学研究结果
治小儿百日咳内服方	
百　部	具有抗菌、抗病毒、松弛支气管平滑肌痉挛的作用,临床常用于治疗百日咳
射　干	具有抗菌、抗肺结核的作用
黄　精	具有抗菌的作用
前　胡	具有祛痰的作用
杏　仁	具有镇咳、解除支气管平滑肌痉挛的作用
紫　菀	具有祛痰、镇咳的作用
治疗急性腹泻内服方	
马齿苋	对赤痢杆菌、大肠杆菌、沙门菌、变形杆菌、皮肤真菌、霉菌、痢疾杆菌、伤寒杆菌等均有显著的抗菌作用,也有增强免疫力的作用
算盘子	对痢疾杆菌、甲型副伤寒杆菌、伤寒沙门菌等9种肠道菌有抑制作用,其中对痢疾杆菌最为敏感
龙芽草	有抗菌、抗病毒、抗炎、镇痛的作用,对平滑肌有兴奋或抑制的作用
三月泡	对大肠杆菌有明显抑制作用,有止血和活血化瘀的作用
萝卜籽壳	有抗菌的作用,对革兰阳性菌尤为敏感;还有抗真菌、防治胆结石及增强免疫力的作用
治疗乳腺炎内服方	
蒲公英	具有抗菌、消炎的作用
大恶鸡婆	对金黄色葡萄球菌、结核分枝杆菌、大肠杆菌等有抑菌作用
当　归	具有抗菌、调节机体免疫功能等作用
夏枯草	具有抑菌、抗炎、增强免疫力的作用
白　芍	具有抑菌、抗炎、解热、镇痛、抗溃疡的作用
治疗重感冒内服方	
黄　荆	具有抗菌、抗病毒、扩张支气管、解除支气管痉挛的作用
仙鹤草	具有抗菌、抗病毒的作用
红紫苏	具有解热、抑菌、减少支气管分泌物、缓解支气管痉挛、镇咳祛痰的作用
生　姜	具有抗菌、解热、镇痛、化痰、止咳的作用
四季葱	具有抗菌、解热的作用
水杨柳	具有抗病毒的作用

续表

方剂及药物组成	药理学研究结果
新鲜药外敷治疗化脓性乳腺炎方	
紫花地丁	具有抑制金黄色葡萄球菌、卡他葡萄球菌、甲型链球菌、肺炎双球菌、结核分枝杆菌生长的作用,对钩端螺旋体有杀灭作用
蕺菜	对金黄色葡萄球菌有较强抑菌作用,对乙型溶血性链球菌、大肠杆菌等亦有抑菌作用
鳖甲	具有免疫促进作用,可消结块、抑制结缔组织增生
茶籽油	对金黄色葡萄球菌、乳酸杆菌等有抑菌作用
新鲜药外敷治疗蛇咬伤方	
心脏叶瓶尔小草	经临床观察,治疗蛇咬伤的疗效显著
半边莲	对常见致病性真菌、金黄色葡萄球菌和大肠杆菌有抑菌作用,其提取物有明显对抗蛇毒的作用
山慈菇	对大肠杆菌、金黄色葡萄球菌、铜绿假单胞菌、白色念珠菌等有抑菌作用,对乙酰胆碱受体 M3 有阻断作用,对酪氨酸酶有激活作用
新鲜药外敷治疗刀伤方	
枸杞	能显著提高机体的非特异性免疫抵抗力,调节机体特异性免疫功能;还有抗应激等多种生理功效;其浸出液对金黄色葡萄球菌等 17 种细菌有较强的抑菌作用
新鲜药外敷治疗骨髓炎方	
木芙蓉(根、皮、枝叶)	具有免疫调节作用,抗非特异性炎症,对铜绿假单胞菌、葡萄球菌、病毒有抑制作用,有抗寄生虫、抗过敏的作用,有镇痛的作用
楠木(根、皮)	据临床观察,治疗中耳炎疗效显著
野花椒(根、枝叶)	具有麻醉、镇痛的作用,对金黄色葡萄球菌、白色葡萄球菌、溶血性链球菌、铜绿假单胞菌、大肠杆菌等有明显的抑菌作用
新鲜药汁外用治疗中耳炎方	
过路黄	其水提取物对葡萄球菌有较强的抑菌作用,亦有止血的作用
药浴治疗风湿性关节炎方	
树蚁窝	有明显的抗炎、缓解急性或慢性炎症的作用,有镇痛、抗氧化的作用,有双向免疫调节的作用

续表

方剂及药物组成	药理学研究结果
新鲜药熏洗治疗结膜炎方	
千里光	抗菌谱广,对金黄色葡萄球菌、白色葡萄球菌、溶血性链球菌、铜绿假单胞菌、大肠杆菌等有抑菌作用,对人呼吸道合胞病毒等有抑制作用,还有抗炎作用等
金银花	对金黄色葡萄球菌、乙型链球菌、大肠杆菌等有较强的抑菌作用,对常见呼吸道病毒亦有较强的抑制作用

下 篇

侗族药用物种

第十四章　侗族的国内分布及侗药资源调查研究的地区

一、侗族的国内分布

侗族是中华民族大家庭中的一员,2010 年第六次人口普查,全国侗族人口数 2 879 974 人,在全国 55 个少数民族人口数中排名第十位。侗族主要分布在黔、湘、桂、鄂四省(区)毗邻地方。侗族人口主要集中聚居在:贵州省黔东南州的黎平、天柱、锦屏、从江、榕江、剑河、三穗、镇远、岑巩等县(142 万余人,约占全国侗族人口的 49.31%,约占全省侗族人口的 87.65%)、铜仁地区[①]的玉屏、万山、铜仁[②]、石阡、江口、松桃等县(特区)及黔南布依族苗族自治州的三都、独山等县(20.86 万人,约占全国侗族人口的 7.24%);湖南省的通道、新晃、芷江、靖州、会同、洪江、溆浦、绥宁、城步、武冈、洞口、新宁等县(市)(84.21 万人,约占全国侗族人口的 29.24%);广西壮族自治区的三江、龙胜、融水、融安、罗城、柳城、东兰等县(30.31 万人,约占全国侗族人口的 10.52%);湖北省的宣恩、恩施、利川等县(市)(6.99 万人,占全国侗族人口的 2.43%);广东省(5.59 万人,约占全国侗族人口的 1.94%);有 0.5 万人以上的省份还有浙江省(1.79 万人,约占全国侗族人口的 0.62%)、江苏省(0.95 万人,约占全国侗族人口的 0.33%)、福建省(0.58 万人,约占全国侗族人口的 0.20%)。

由于侗族聚居区域社会发展状况不同等原因,铜仁地区自 20 世纪末后只有年长的老人偶尔还说侗语,侗族人民普遍不再习用侗语。进入 21 世纪,随着能操侗语的老一辈相继去世,铜仁侗族地区民间的医药活动,几乎都只能用汉语交流了。侗族医药语言的逐渐消失,意味着承载侗族医药文化的载体亦逐渐消失。因此,无从获得铜仁地区"真实"的侗族医药文化资料,故贵州省侗药资源调查研究主要在黔东南州区域内进行。

黔东南州是我国侗族的最主要聚居区,汇集了原生自然环境造就的厚重民族文化的历史积淀。1997 年,黔东南州被联合国教育、科学及文化组织列入世界十大"返璞归真、回归自然"旅游目的首选地之一。1998 年,被世界乡土文化保护基金会列为世界 18 个原生态文化保护圈之一。以对药物和对疾病的认知为代表的、极具民族文化标志性和个性色彩的侗族医药原生文化内容,在黔东南州侗族南部方言地区比较完整地传承和延续了下来,成为国内最具侗族医药文化代表性的地区之一。

注:[①] 铜仁地区于 2011 年 10 月改为地级铜仁市。
　　[②] 县级铜仁市于 2011 年 10 月改为碧江区。

二、黔东南州的自然环境和社会经济环境

黔东南州位于贵州省东南部,东经 107°17′20″～109°35′24″,北纬 25°19′20″～27°31′40″,地处云贵高原东南向湘、桂丘陵过渡的斜坡地带,海拔 137.0～2178.8 m;辖 1 个县级市 15 个县,总面积约 3.03 万 km² 居住着苗、侗、汉、水、瑶、壮、布依、土家等民族,其中侗族人口有 142 万余人,约占全国侗族总人口的 49.31%。黔东南州的黎平县是我国侗族人口最多的县,全县侗族人口有 35 万余人。

黔东南州境内地貌特征属复活山地地貌,主要有分属长江水系的清水江、潕阳河及属珠江水系的都柳江,在主干河流常见峡谷地貌和河谷盆地。黔东南州境内总体地势是北、西面高,东、南面低,北部为武夷山脉的东延部分,中部是苗岭山脉的主峰雷公山(海拔 2178.8 m),南部是九万大山山系。黔东南州境内土壤类型众多,有红壤、黄壤、黄棕壤、紫色土、黑色石灰土、红色石灰土、粗骨土、山地草甸土、水稻土等。

黔东南州属中亚热带季风湿润气候区,总的特点是四季分明,雨量充沛,湿度较大,热量较丰,雨热同季,日照偏少,境内地形复杂、气候多变,小气候差异明显,具有山地气候一般特征,"立体气候"较为明显,小气候生态环境多样化。全州分为两个气候区:黎平县、榕江县南部以北的地区为副热带夏热春凉湿润气候区(年平均气温为 14～18 ℃),黎平县、榕江县南部及从江县(北纬 26°以南)的地区为副热带夏湿春干炎热气候区(年平均气温在 18 ℃以上)。由于黔东南州境内峰峦连绵、沟壑遍布,地形地貌奇异、复杂,地质地貌独特,气候条件优越,土地肥沃,适宜多种植物生长,有热带、亚热带、暖温带、温带植物成分,是中国多种植物区系成分交叉荟萃的地方,药用物种资源丰富,药用植物有 2700 余种,分别占全国和贵州省药用植物物种的 24% 和 67%。丰富的药用物种资源为侗族医药的形成和发展奠定了物质基础。

黔东南州居住着苗族、侗族、汉族、仫佬族、瑶族等 33 个民族,在全州人口总数中苗族人口数约占 42.09%,侗族约占 31.86%,其他少数民族约占 7.75%。侗族聚居在黎平、天柱、锦屏、从江、榕江、剑河、三穗、镇远、岑巩等县,是我国侗族最大聚居区,居住区特点是大聚居、小分散。

侗族原无文字,沿用汉文,但使用侗语,分南部、北部两个方言区:居住在锦屏县清水江以北,使用侗语北部方言的侗族支系为北部侗族,俗称"北侗";居住在锦屏县清水江以南,使用侗语南部方言的侗族支系为南部侗族,俗称"南侗"。侗语南、北两大方言区及其次方言区的语言差异,主要体现在语音方面,词汇不同的比重很小,语法更可以说没有什么不同。

侗族宗教属于原始宗教范畴,以自然崇拜、人物崇拜、人造物崇拜和神灵崇拜为主要形态。自然崇拜包括图腾崇拜、植物崇拜和无生物崇拜。人物崇拜包括祖先崇拜和英雄崇拜:祖先崇拜的心理是认为已去世的长辈魂灵不灭,仍在阴间佑护子孙,所以家家户户、男女老少都敬仰祖宗;侗族的英雄崇拜,主要表现在对"莎岁"的供祭上,对"莎岁"的祭祀活动称为"祭莎"。传说"莎岁"姓吴,名叫"杏妮",是为保卫侗族利益而死的女英雄。南部方言区的村村寨寨都建有她的祭坛,逢年过节都要"祭莎"。人造物崇拜是侗族崇拜形式之一。侗族先民认为石凳、石碑、桥梁、水井等都具有灵性,这些物体可以保佑人们安康。神灵崇拜是侗族原始宗教形式之一。侗族先民认为世上存在着一种凡人看不到的神灵群体,这些想象中的群体也和人一样组成社会,其成员都是鬼神。凡人有灾病则认为是恶鬼在作弄,须请巫师求善鬼保佑平安,或驱赶恶鬼不让其危害灾病者。

侗族村寨傍山依水,星罗棋布于崇山峻岭之中,人们居住于杉木楼房楼上。以杉木建筑的干栏式吊脚楼,具有鲜明的民族特色和很高的艺术价值。

侗族主要从事农业,兼营林业,农林生产均已达到相当高的水平。农业以种植水稻为主,种植水稻已有悠久的历史。侗族地区的万山丛岭中夹杂着许多当地称为"坝子"的盆地。其中天柱县的天柱大坝、高酿大坝,榕江县的车江大坝,黎平县的中潮大坝,锦屏县的敦寨大坝,是侗族地区著名的大坝,稻田面积均在万亩(1亩≈667 m^2)以上,被誉为"侗乡粮仓"。除了坝田外,侗族还在山谷溪流的两旁开辟良田。有的地方梯田绕岭,直上云天。黎平、从江等地均盛产糯稻,素有"糯谷之乡"的美称,其中黎平的"香糯"为糯稻中之珍品。除水稻外,还有小麦、小米、红薯、玉米、土豆等粮食作物。经济作物主要有烟叶、油菜、大豆、辣椒等。

侗族地区是全国八大林区之一,盛产杉木。锦屏、天柱、黎平、榕江、从江是重点林业县,锦屏还被列为全国杉木生产重点县。侗族地区所产的杉木挺直、细密、轻韧、耐朽、易加工,是建筑、造船、造纸、制作家具的上等材料,尤以"十八年杉"最为著名。

黔东南州建州以来,经济和社会都发生了翻天覆地的变化,苗乡侗寨焕发出前所未有的活力与勃勃生机,国民经济稳步增长,整体实力不断增强。黔东南州基础设施不断改善,湘黔铁路、黔桂铁路、贵广快速铁路、贵新高速公路、厦蓉高速公路过境路段已通车,实现了县县通油路、乡乡通公路,88%的行政村通了公路;民用航空建设载入史册,黎平机场、凯里机场已正式通航;能源、邮电通讯等事业近年得到迅猛发展,全州16个县(市)拉通了国家电网,乡乡通电话,移动电话网络覆盖全州,畅通八方的交通通信新格局已初步形成,对外开放投资环境日趋改善。

黔东南州人民生活水平显著提高,社会事业健康发展。2008年,黔东南州城镇居民人均可支配收入和农民人均纯收入分别达到11 616元和2450元。城乡居民家庭居住条件得到进一步改善,不少家庭生活开始迈向小康。科技、教育、文化、体育等各项社会事业全面发展。

黔东南州卫生事业全面发展。逐步建立起比较完善的公共卫生服务体系和医疗服务体系,比较健全的医疗保障体系,比较科学的医疗卫生机构管理体制和运行机制,适应人民群众多层次的医疗卫生需求,多元化办医格局、覆盖城乡居民的基本医疗卫生制度正在形成,逐步实现了人人享有基本医疗卫生服务的目标,人民群众健康水平进一步提高,人均预期寿命为74.83岁。在侗族村寨,新时期农村三级卫生服务网络已建成。同时,侗族医药仍然活跃于侗族民间,仍然维护着当地人们的身体健康。

第十五章　侗族药用物种资源种类的构成

一、侗族药用物种资源种类

侗药资源以自然资源为物质基础,由药用植物、药用动物和药用矿物三大类构成,来源较为广泛,资源种类丰富。按其自然属性来分,可分为生物资源与非生物资源:生物资源为药用植物资源、药用动物资源,非生物资源即药用矿物资源。

侗药资源种类的统计采用物种的分类单位,药用植物包括种以下单位,药用动物含亚种,药用矿物以原矿物为单位。侗族应用的药用物种有963种(1092个品种),其中药用植物851种(947个品种),占侗药总种数的88.37%;药用动物有89种(122个品种),占侗药总种数的9.24%;药用矿物有23种(23个品种),占侗药总种数的2.39%。可以看出药用植物种类最多。

侗药药用动物资源中的常用药材来源于人科、猪科、牛科、犬科、鳖蠊科、仓鼠科、鼠科、蜻科、芫青科、园蛛科、雉科、蜜蜂科、胡蜂科、鸠鸽科、正蚓科、水蛭科等60个科的89种物种,其中人科、鳖蠊科、鼠科、仓鼠科、蝮蛇科、蝼蛄科等45科为单种科;蜜蜂科、芫青科、雉科等15个科的药用物种有2~3种;药物品种以雉科、蜜蜂科、猪科、人科为多。

在23种药用矿物资源中,侗医常用药材有灶心土、丹寨大黄泥、螺蛳泥、千脚泥、田泥等泥巴;侗医学习中医后,应用滑石、硫黄、炉甘石、硝石、石灰、石膏、铜绿、胆矾、雄黄、钟乳石、辰砂等矿物药治疗疾病,这些矿物药的药名属于侗药名称中的借词类。

二、侗族药用植物资源种类构成

侗族药用植物资源包括藻类、菌类、地衣类、苔藓类、蕨类及种子植物等植物类群。隶属于185科486属851种(亚种、变种),详见表15-1。

表 15-1　侗族药用植物资源种类

资源种类	科数	属数	种数	仅含1种的科数	含2~4种的科数	含5~9种的科数	含10种以上的科数
藻类植物	1	1	2		1		
菌类植物	17	28	39	6	9	2	
地衣类植物	5	5	8	3	2		

续表

资源种类	科 数	属 数	种 数	仅含1种的科数	含2~4种的科数	含5~9种的科数	含10种以上的科数
苔藓类植物	5	5	5	5			
蕨类植物	25	32	55	11	13	1	
裸子植物	6	7	9	4	2		
被子植物	126	408	733	34	47	24	21
合 计	185	486	851	63	74	27	21

侗族现有药用植物资源851种中,种子植物占86.20%,而其中被子植物药用资源种类有126科(约占侗族药用植物资源总科数68.11%)408属(约占侗族药用植物资源总属数83.95%)733种(约占侗族药用植物资源总种数86.13%)是侗族药用植物资源的主体。

在侗族药用低等植物资源中,以菌类种数最多,分布于17科(约占侗族药用低等植物资源总科数的60.71%)28属,共39种(约占侗族药用低等植物资源总种数的72.22%),其中仅含1种的科数有6科,含2~4种的科数有9科,含5~9种的科数有2科。主要的科有多孔菌科(5属6种),灵芝科(1属5种),马勃科(3属4种)。常用药材有单色云芝、木蹄层孔菌、茯苓、猪苓、赤芝、紫芝、树舌、脱皮马勃、银耳、木耳、毛木耳、皱木耳等。

侗族药用蕨类植物资源分布于25科(约占侗族药用植物资源总科数的13.51%)32属,共有55种(约占侗族药用植物资源总种数的6.46%),仅含1种的科数有11科,含2~4种的科数有13科,含5~9种的科数有1科。主要的科有水龙骨科(4属7种)、石松科(1属4种)、凤尾蕨科(1属4种)、蕨科(1属3种)等,常用药材有贯众、肾蕨、海金沙、石韦、庐山石韦、垂穗石松、紫萁、铁线蕨、等。

侗族药用种子植物资源有742种(约占侗族药用植物资源总种数的87.19%)分布于132个科(约占侗族药用植物资源总科数的71.35%)415属,其中仅含1种的科数有38科,含2~4种的科数有49个科,含5~9种的科数有25个科,含10种以上的科数有21个科,而这21个科有药用物种413种,是侗族药材的主要组成部分。这21个科分别是菊科,有药用植物61种(隶属32属),是侗药药用植物中最多的科,以及蔷薇科(17属44种)、百合科(18属39种)、豆科(22属32种)、唇形科(15属25种)、禾本科(11属18种)、毛茛科(12属18种)、蓼科(5属15种)、小檗科(3属15种)、大戟科(11属15种)、茜草科(9属15种)、天南星科(8属14种)、伞形科(9属13种)、芸香科(5属13种)、紫金牛科(1属12种)、兰科(10属12种)、茄科(6属11种)、马鞭草科(5属11种)、五加科(5属10种)、葫芦科(5属10种)、樟科(4属10种)。

三、侗族药用物种分类种名索引

本侗药种名索引中的药用物种皆来自我国侗族居住区内侗族人民所应用的药物(药材)。分类种名索引按自然分类法,分科记录药用植物、药用动物物种的科中文名、拉丁文学名以及种中文名、拉丁文学名;药用矿物物种以主要阳离子进行分类,记录物种的中文名及英文名(拉丁文学名)。本侗药种名索引中的药用动物物种、药用矿物物种只记录了侗族常用物种,并未全部收录。

1. 来源于植物的侗族药用物种

药用植物是侗药的主要组成部分,本侗族药用植物名录索引记录了侗族药用植物 181 科 486 属 851 种。其中藻类植物及菌类植物 18 科 29 属 41 种、地衣类植物 5 科 5 属 8 种、苔藓类植物 5 科 5 属 5 种、蕨类植物 25 科 32 属 55 种、裸子植物 6 科 7 属 9 种、被子植物 126 科 408 属 733 种。

侗族药用植物名录如下:

双星藻科 Zygnemataceae
   光洁水绵 *Spirogyra nitida* (Dillw.) Link
   扭曲水绵 *Spirogyra intora* Jao

红曲科 Monascaceae
   红曲霉 *Monascus purpureus* Went

麦角菌科 Clavicipitaceae
   麦角菌 *Claviceps purpurea* (Fr.) Tul.
   稻绿核菌 *Ustilaginoidea virens* (Cooke) Takah.

肉座菌科 Hypocreaceae
   竹黄 *Shiraia bambusicola* Henn.

侧耳科 Pleurotaceae
   香菇 *Lentinus edodes* (Berk.) Sing.
   侧耳 *Pleurotus ostreatus* (Jacq. ex Fr.) Quel.

银耳科 Tremellaceae
   茶耳(茶银耳) *Tremella foliacea* Pers.
   银耳 *Tremella fuciformis* Berk.

口蘑科 Tricholomataceae
   雷丸 *Omphalia lapidescens* Schroet.

泡头菌科 Physalacriaceae
   毛柄冬菇 *Flammulina velutipes* (Curt.) Sing.
   密环菌 *Armillariella mellea* (Vahl.) Karst.

红菇科 Russulaceae
   小红菇 *Russula kansaiensis* Hongo.
   止血扇菇 *Panellus stypticus* (Bull. ex Fr.) Karst.

牛肝菌科 Boletaceae
   美味牛肝菌 *Boletus edulis* Bull.

多孔菌科 Polyporaceae
   单色云芝 *Coriolus unicolor* (Bull.) Pat.
   彩绒革盖菌 *Coriolus versicolor* (L. ex Fr.) Quel.
   木蹄层孔菌 *Fomes fomentarius* (L. ex Fr.) Kickx

火木层孔菌(桑黄) *Phellinus igniarius* (L.) Quel.

猪苓 *Polyporus umbellatus* (Pers.) Fries

茯苓 *Poria cocos* (Schw.) Wolf

灵芝科 Ganodermataceae

树舌 *Ganoderma applanatum* (Pers.) Pat.

赤芝 *Ganoderma lucidum* (Leyss. ex Fr.) Karst.

无柄灵芝 *Ganoderma resinaceum* Boud.

紫芝 *Ganoderma sinense* Zhao, Xu et Zhang

松杉树芝 *Ganoderma tsugae* Murr.

木耳科 Aurioulariaceae

木耳(黑木耳) *Auricularis auricular* (L. ex Hook.) Underw

皱木耳(木耳) *Auricularia delicata* (Fr.) P. Henn.

毛木耳(粗木耳) *Auricularis polytricha* (Mont.) Sacc.

鬼笔科 Phallaceae

短裙竹荪 *Dictyophora duplicate* (Bose.) Fisch.

长裙竹荪 *Dictyophora indusiata* (Vent. ex Pers.) Fisch.

红鬼笔 *Phallus rubicundus* (Bosc.) Fr.

马勃科 Lycoperdaceae

大马勃 *Calvatia gigantea* (Batsch ex Pers.) Lloyd

脱皮马勃 *Lasiosphaera fenzlii* Reich.

小马勃 *Lasiosphaera pusillum* Batsch ex Pers.

网纹马勃 *Lycoperdon perlatum* Pers.

地星科 Geastraceae

尖顶地星 *Geastrum triplex* (Jungh.) Fisch.

硬皮地星(土星菌,地蜘蛛) *Astraeus hygrometricus* (Pers.) Morgan

硬皮马勃科 Selerodermataceae

豆包菌 *Pisolithus tinctorius* (Pers.) Coker. et Couch

鸟巢菌科 Nidulariaceae

粪生黑蛋巢菌(鸟巢菌) *Cyathus stercoreus* (Schwein.) De Toni.

肺衣科 Lobariaceae

肺衣 *Lobaria puimonaria* (L.) Hoffm.

石蕊科 Cledoniaceae

山岭石蕊 *Cladonia alpestris* (L.) Rabenh.

石蕊 *Cladonia rangiferina* (L.) Web.

多层石蕊 *Cladonia verticillata* Hoffm.

石耳科 Umbilicariaceae

石耳 *Umbilicaria esculenta* (Miyoshi) Minks

松萝科 Usneaceae
   环裂松萝（破茎松萝） *Usnea diffracta* Vain.
   长松萝 *Usnea longissima* Ach.
地卷科 Peltigeraceae
   多指地卷（多角地卷，牛皮叶） *Peltigera polydaetyla* (Neck.) Hoffm.
蛇苔科 Conocephalaceae
   蛇苔 *Conocephalum conicum* (L.) Dum.
地钱科 Marchantiaceae
   地钱 *Marchantia polymorpha* L.
瘤冠苔科 Aytoniacea
   石地钱 *Reboulia hemisphaerica* (L.) Raddi
牛毛藓科 Ditrichaceae
   黄牛毛藓 *Ditrichum pallidum* (Hedw.) Hamp.
金发藓科 Polytrichaceae
   仙鹤藓 *Atrichum untulatum* (Hedw.) P. Beauv.
石杉科 Huperziaceae
   蛇足石杉 *Huperzia serrata* (Thunb. ex Murray) Trev.
石松科 Lycopodiaceae
   扁枝石松（地刷子） *Diphasiastrum complanatum* (L.) Holub
   藤石松 *Lycopodiastrum casuarinoides* (Spring) Holub ex Dixit
   石松 *Lycopodium japonicum* Thunb. ex Murray
   垂穗石松 *Palhinhaea cernua* (L.) Vasc. et Franco
卷柏科 Selaginellaceae
   蔓出卷柏 *Selaginella davidii* Franch.
   垫状卷柏 *Selaginella pulvinata* (Hook. et Grev.) Maxim.
   卷柏 *Selaginella tamariscina* (P. Beauv.) Spring
   翠云草 *Selaginella uncinata* (Desv.) Spring
木贼科 Equisetaceae
   木贼 *Equisetum hyemale* L.
   节节草 *Equisetum ramosissimum* Desf.
   笔管草 *Equisetum ramosissimum* Desf. subsp. *debile* (Roxb. ex Vauch.) Hauke.
阴地蕨科 Botrychiaceae
   阴地蕨 *Botrychium ternatum* (Thunb.) Sw.
瓶尔小草科（箭蕨科） Ophioglossaceae
   尖头瓶尔小草 *Ophioglossum pedunculosum* Desv.
   瓶尔小草 *Ophioglossum vulgatum* L.
   心脏叶瓶尔小草 *Ophioglossum reticulatum* L.

观音座莲科 Angiopteridaceae
福建观音座莲 *Angiopteris fokiensis* Hieron.

紫萁科 Osmundaceae
紫萁 *Osmunda japonica* Thunb.

里白科 Gleicheniaceae
大芒萁 *Dicranopteris ampla* Ching et Chiu

铁芒萁 *Dicranopteris linearis*（Burm.）Underw.

芒萁 *Dicranopteris dichotoma*（Thunb.）Bernh.

海金沙科 Lygodiaceae
海金沙 *Lygodium japonicum*（Thunb.）Sw.

网脉海金沙 *Lygodium subareolatum* Christ

蚌壳蕨科 Dicksoniaceae
金毛狗脊 *Cibotium barometz*（L.）J. Sm.

蕨科 Pteridiaceae
蕨 *Pteridium aquilinum*（L.）Kuhn var. *latiusculum*（Desv.）Underw. ex Heller

蕨菜 *Pteridium excelsum*（Blume）Ching

毛轴蕨（原变种）*Pteridium revolutum*（Bl.）Nakai var. *revolutum*

凤尾蕨科 Pteridaceae
凤尾蕨（变种）*Pteris cretica* L. var. *nervosa*（Thunb.）Ching et S. H. Wu

井栏边草 *Pteris multifida* Poir.

半边旗 *Pteris semipinnata* L.

剑叶凤尾蕨 *Pteris ensiformis* Burm.

中国蕨科 Sinopteridaceae
银粉背蕨 *Aleuritopteris argentea*（Gmél.）Fée

粉背蕨 *Aleuritopteris pseudofarinosa* Ching et S. K. Wu

铁线蕨科 Adiantaceae
铁线蕨 *Adiantum capillus-veneris* L.

白背铁线蕨 *Adiantum davidii* Franch.

裸子蕨科 Hemionitidaceae
凤丫蕨 *Coniogramme japonica*（Thunb.）Diels

铁角蕨科 Aspleniaceae
铁角蕨 *Asplenium trichomanes* L.

剑叶铁角蕨 *Asplenium ensiforme* Wall. ex Hook. et Grev.

乌毛蕨科 Blechnaceae
狗脊 *Woodwardia japonica*（L. f.）Sm.

鳞毛蕨科 Dryopteridaceae
刺齿贯众 *Cyrtomium caryotideum*（Wall. ex Hook. et Grev.）Presl

贯众 *Cyrtomium fortunei* J. Sm.

粗茎鳞毛蕨 *Dryopteris crassirhizoma* Nakai

骨碎补科 Davalliaceae

骨碎补 *Davallia mariesii* Moore ex Bak.

肾蕨科 Nephrolepidaceae

肾蕨 *Nephrolepis auriculata*（L.）Trimen

槲蕨科 Drynariaceae

槲蕨 *Drynaria roosii* Nakaike

水龙骨科 Polypodiaceae

抱石莲 *Lepidogrammitis drymoglossoides*（Baker）Ching

金鸡脚假瘤蕨 *Selliguea hastata*（Thunberg）Fraser-Jenkins

友水龙骨 *Polypodiodes amoena*（Wall. ex Mett.）Ching

日本水龙骨 *Polypodiodes niponica*（Mett.）Ching

相近石韦 *Pyrrosia assimilis*（Bak.）Ching

石韦 *Pyrrosia lingua*（Thunb.）Farwell

庐山石韦 *Pyrrosia shearerii*（Baker）Ching

槐叶苹科 Salviniaceae

槐叶苹 *Salvinia natans*（L.）All.

满江红科 Azollaceae

满江红（原变种）*Azolla imbricata*（Roxb.）Nakai var. *imbricata*

常绿满江红 *Azolla imbricata*（Roxb.）Nakai var. *sempervirens* Y. X. Lin

银杏科 Ginkgoaceae

银杏 *Ginkgo biloba* L.

松科 Pinaceae

马尾松 *Pinus massoniana* Lamb.

杉科 Taxodiaceae

杉木 *Cunninghamia lanceolata*（Lamb.）Hook.

柏科 Cupressaceae

侧柏 *Platycladus orientalis*（L.）Franco

三尖杉科 Cephalotaxaceae

篦子三尖杉 *Cephalotaxus oliveri* Mast.

三尖杉 *Cephalotaxus fortunei* Hook. f.

红豆杉科 Taxaceae

红豆杉 *Taxus chinensis*（Pilg.）Rehd.

南方红豆杉 *Taxus chinensis*（Pilger）Rehd. var. *mairei*（Lemée et Lévl.）Cheng et L. K. Fu

榧树 *Torreya grandis* Fort. et Lindl.

三白草科 Saururaceae
　　白苞裸蒴 *Gymnotheca involucrate* Pei
　　蕺菜 *Houttuynia cordata* Thunb.

胡椒科 Piperaceae
　　小叶爬崖香 *Piper arboricola* C. DC.
　　风藤 *Piper kadsura*（Choisy）Ohwi
　　毛蒟 *Piper puberulum*（Benth.）Maxim.

金粟兰科 Chloranthaceae
　　及己 *Chloranthus serratus*（Thunb.）Roem. et Schult.
　　宽叶金粟兰 *Chloranthus henryi* Hemsl.
　　银线草 *Chloranthus japonicus* Sieb.
　　草珊瑚 *Sarcandra glabra*（Thunb.）Nakai

杨柳科 Salicaceae
　　响叶杨（原变种）*Populus adenopoda* Maxim. var. *adenopoda*
　　垂柳 *Salix babylonica* L.

杨梅科 Myricaceae
　　杨梅 *Myrica rubra*（Lour.）Sieb. et Zucc.

胡桃科 Juglandaceae
　　胡桃 *Juglans regia* L.
　　圆果化香树 *Platycarya longipes* Wu
　　化香树 *Platycarya strobilacea* Sieb. et Zucc.

桦木科 Betulaceae
　　亮叶桦 *Betula luminifera* H. Winkl.

壳斗科 Fagaceae
　　栗 *Castanea mollissima* Bl.
　　水青冈（原变型）*Fagus longipetiolata* Seem. f. *longipetiolata*

桑科 Moraceae
　　构树 *Broussonetia papyrifera*（Linn.）L'Hér. ex Vent.
　　大麻 *Cannabis sativa* L.
　　构棘 *Cudrania cochinchinensis*（Lour.）Kudo et Masam.
　　无花果 *Ficus carica* Linn.
　　榕树 *Ficus microcarpa* L. f.
　　薜荔 *Ficus pumila* Linn.
　　地果 *Ficus tikoua* Bur.
　　桑 *Morus alba* L.

荨麻科 Urticaceae
　　苎麻（原变种）*Boehmeria nivea*（L.）Gaudich. var. *nivea*

大蝎子草 *Girardinia diversifolia* (Link) Friis

红火麻 *Girardinia suborbiculata* subsp. *triloba* (C. J. Chen) C. J. Chen

糯米团 *Gonostegia hirta* (Bl.) Miq.

隆脉冷水花 *Pilea lomatogramma* Hand.-Mazz.

荨麻 *Urtica fissa* E. Pritz.

桑寄生科 Loranthaceae

桐树桑寄生 *Loranthus delavayi* Van Tiegh.

南桑寄生 *Loranthus guizhouensis* H. S. Kiu

广寄生 *Taxillus chinensis* (DC.) Danser

扁枝槲寄生 *Viscum articulatum* Burm. f.

槲寄生 *Viscum coloratum* (Kom.) Nakai

马兜铃科 Aristolochiaceae

马兜铃 *Aristolochia debilis* Sieb. et Zucc.

杜衡 *Asarum forbesii* Maxim.

山慈菇 *Asarum sagittarioides* C. F. Liang

细辛 *Asarum sieboldii* Miq.

蓼科 Polygonaceae

金荞麦 *Fagopyrum dibotrys* (D. Don) Hara

牛皮消蓼(原变种) *Fallopia cynanchoides* (Hemsl.) Harald. var. *cynanchoides*

何首乌 *Polygonum multiflorum* Thunb.

萹蓄 *Polygonum aviculare* L.

头花蓼 *Polygonum capitatum* Buch.-Ham. ex D. Don

水蓼 *Polygonum hydropiper* L.

杠板归 *Polygonum perfoliatum* L.

赤胫散(变种) *Polygonum runcinatum* Buch.-Ham. ex D. Don var. *sinense* Hemsl.

蓼蓝 *Polygonum tinctorium* Ait.

香蓼 *Polygonum viscosum* Buch.-Ham. ex D. Don

虎杖 *Polygonum cuspidatum* Sieb. et Zucc.

掌叶大黄 *Rheum palmatum* L.

大黄酸模 *Rumex madaio* Makino

皱叶酸模 *Rumex crispus* L.

钝叶酸模 *Rumex obtusifolius* L.

藜科 Chenopodiaceae

地肤 *Kochia scoparia* (L.) Schrad.

土荆芥 *Chenopodium ambrosioides* L.

苋科 Amaranthaceae

柳叶牛膝 *Achyranthes longifolia* (Makino) Makino

牛膝 *Achyranthes bidentata* Blume

牛膝（原变型）*Achyranthes bidentata* Bl. var. *bidentata* forma *bidentata*

土牛膝（原变种）*Achyranthes aspera* L. var. *aspera*

苋 *Amaranthus tricolor* L.

鸡冠花 *Celosia cristata* L.

商陆科 Phytolaccaceae

商陆 *Phytolacca acinosa* Roxb.

垂序商陆 *Phytolacca americana* L.

日本商陆 *Phytolacca japonica* Makino

马齿苋科 Portulacaceae

马齿苋 *Portulaca oleracea* L.

土人参 *Talinum paniculatum*（Jacq.）Gaertn.

落葵科 Basellaceae

落葵薯 *Anredera cordifolia*（Tenore）Steenis

石竹科 Caryophyllaceae

狗筋蔓 *Cucubalus baccifer* L.

瞿麦 *Dianthus superbus* L.

石竹 *Dianthus chinensis* L.

孩儿参 *Pseudostellaria heterophylla*（Miq.）Pax

银柴胡（变种）*Stellaria dichotoma* L. var. *lanceolata* Bge.

繁缕（原变种）*Stellaria media*（L.）Cyr. var. *media*

麦蓝菜 *Vaccaria segetalis*（Neck.）Garcke

睡莲科 Nymphaeaceae

莲 *Nelumbo nucifera* Gaertn.

毛茛科 Ranunculaceae

乌头 *Aconitum carmichaelii* Debx.

打破碗花花 *Anemone hupehensis* Lem.

野棉花 *Anemone vitifolia* Buch. -Ham.

鸡爪草 *Calathodes oxycarpa* Sprague

小升麻 *Cimicifuga acerina*（Sieb. et Zucc.）Tanaka

威灵仙 *Clematis chinensis* Osbeck

山木通 *Clematis finetiana* Lévl. et *vaniot*

黄连 *Coptis chinensis* Franch.

腺毛黑种草 *Nigella glandulifera* Freyn et Sint.

芍药 *Paeonia lactiflora* Pall.

牡丹 *Paeonia suffruticosa* Andr.

白头翁 *Pulsatilla chinensis*（Bunge）Regel

毛茛 *Ranunculus japonicus* Thunb.

猫爪草 *Ranunculus ternatus* Thunb.

天葵 *Semiaquilegia adoxoides* (DC.) Makino

多枝唐松草 *Thalictrum ramosum* Boivin

短梗箭头唐松草(变种) *Thalictrum simplex* var. *brevipes* Hara

毛发唐松草 *Thalictrum trichopus* Franch.

木通科 Lardizabalaceae

木通 *Akebia quinata* (Houtt.) Decne.

三叶木通 *Akebia trifoliata* (Thunb.) Koidz.

三叶木通(原亚种) *Akebia trifoliata* (Thunb.) Koidz. subsp. *trifoliata*

白木通(亚种) *Akebia trifoliata* (Thunb.) Koidz. subsp. *australis* (Diels) T. Shimizu

八月瓜(原变种) *Holboellia latifolia* Wall. var. *latifolia*

大血藤 *Sargentodoxa cuneata* (Oliv.) Rehd. et Wils.

黄蜡果 *Stauntonia brachyanthera* Hand.-Mazz.

野木瓜 *Stauntonia chinensis* DC.

小檗科 Berberidaceae

小八角莲 *Dysosma difformis* (Hemsl. et Wils.) T. H. Wang ex Ying

贵州八角莲 *Dysosma majorensis* (Gagnep.) Ying

六角莲 *Dysosma pleiantha* (Hance) Woodson

川八角莲 *Dysosma veitchii* (Hemsl. et Wils.) Fu ex Ying

八角莲 *Dysosma versipellis* (Hance) M. Cheng ex Ying

粗毛淫羊藿 *Epimedium acuminatum* Franch.

黔岭淫羊藿 *Epimedium leptorrhizum* Stearn

柔毛淫羊藿 *Epimedium pubescens* Maxim.

三枝九叶草 *Epimedium sagittatum* (Sieb. et Zucc.) Maxim.

三枝九叶草(原变种) *Epimedium sagittatum* (Sieb. et Zucc.) Maxim. var. *sagittatum*

光叶淫羊藿(变种) *Epimedium sagittatum* (Sieb. et Zucc.) Maxim. var. *glabratum* Ying

宽苞十大功劳 *Mahonia eurybracteata* Fedde

十大功劳 *Mahonia fortunei* (Lindl.) Fedde

台湾十大功劳 *Mahonia japonica* (Thunb.) DC.

小叶十大功劳 *Mahonia microphylla* Ying et G. R. Long

防己科 Menispermaceae

粉叶轮环藤 *Cyclea hypoglauca* (Schauer) Diels

风龙 *Sinomenium acutum* (Thunb.) Rehd. et Wils.

金线吊乌龟 *Stephania cephalantha* Hayata

粉防己 *Stephania tetrandra* S. Moore

青牛胆 *Tinospora sagittata* (Oliv.) Gagnep.

木兰科 Magnoliaceae

八角 *Illicium verum* Hook. f.

黑老虎 *Kadsura coccinea* (Lem.) A. C.

南五味子 *Kadsura longipedunculata* Finet et Gagnep.

鹅掌楸 *Liriodendron chinense* (Hemsl.) Sargent.

玉兰 *Magnolia denudata* Desr.

五味子 *Schisandra chinensis* (Turcz.) Baill.

华中五味子 *Schisandra sphenanthera* Rehd. et Wils.

蜡梅科 Calycanthaceae

蜡梅 *Chimonanthus praecox* (L.) Link

番荔枝科 Annonacea

白叶瓜馥木 *Fissistigma glaucescens* (Hance) Merr.

樟科 Lauraceae

川桂 *Cinnamomum wilsonii* Gamble

樟 *Cinnamomum camphora* (L.) Presl

肉桂 *Cinnamomum cassia* Presl

乌药 *Lindera aggregata* (Sims) Kosterm.

山鸡椒 *Litsea cubeba* (Lour.) Pers.

木姜子 *Litsea pungens* Hemsl.

山胡椒 *Lindera glauca* (Sieb. et Zucc.) Bl.

绒毛山胡椒 *Lindera nacusua* (D. Don) Merr.

紫楠 *Phoebe sheareri* (Hemsl.) Gamble

楠木 *Phoebe zhennan* S. Lee

罂粟科 Papaveraceae

博落回 *Macleaya cordata* (Willd.) R. Br.

血水草 *Eomecon chionantha* Hance

延胡索 *Corydalis yanhusuo* W. T. Wang ex Z. Y. Su et C. Y. Wu

罂粟 *Papaver somniferum* L.

十字花科 Cruciferae

播娘蒿 *Descurainia sophia* (L.) Webb. ex Prantl

独行菜 *Lepidium apetalum* Willd.

芸苔 *Brassica campestris* L.

茅膏菜科 Droseraceae

茅膏菜 *Drosera peltata* Smith var. *multisepala* Y. Z. Ruan

新月茅膏菜 *Drosera peltata* Smith var. *lunata* (Buch.-Ham.) C. B. Clarke

景天科 Crassulaceae

八宝 *Hylotelephium erythrostictum* (Miq.) H. Ohba

落地生根 *Bryophyllum pinnatum*（L. f.）Oken

费菜 *Sedum aizoon* L.

凹叶景天 *Sedum emarginatum* Migo

虎耳草科 Saxifragaceae

落新妇 *Astilbe chinensis*（Maxim.）Franch. et Savat.

岩白菜 *Bergenia purpurascens*（Hook. f. et Thoms.）Engl.

常山 *Dichroa febrifuga* Lour.

扯根菜 *Penthorum chinense* Pursh

虎耳草 *Saxifraga stolonifera* Curt.

东北茶藨子 *Ribes mandshuricum*（Maxim.）Kom.

海桐花科 Pittosporaceae

光叶海桐 *Pittosporum glabratum* Lindl.

金缕梅科 Hamamelidaceae

枫香树 *Liquidambar formosana* Hance

山枫香树 *Liquidambar formosana* Hance var. *monticola* Rehd. et Wils.

檵木 *Loropetalum chinense*（R. Br.）Oliver

半枫荷 *Semiliquidambar cathayensis* Chang

杜仲科 Eucommiaceae

杜仲 *Eucommia ulmoides* Oliver

蔷薇科 Rosaceae

龙芽草 *Agrimonia pilosa* Ldb.

山桃 *Amygdalus davidiana*（Carr.）C. de Vos

桃（原变种）*Amygdalus persica* L. var. *persica*

梅（原变种）*Armeniaca mume* Sieb. var. *mume*

樱桃 *Cerasus pseudocerasus*（Lindl.）G. Don

山樱花 *Cerasus serrulata*（Lindl.）G. Don ex London

毛樱桃 *Cerasus tomentosa*（Thunb.）Wall.

皱皮木瓜 *Chaenomeles speciosa*（Sweet）Nakai

木瓜 *Chaenomeles sinensis*（Thouin）Koehne

野山楂 *Crataegus cuneata* Sieb. et Zucc.

山楂 *Crataegus pinnatifida* Bge.

蛇莓 *Duchesnea indica*（Andr.）Focke

枇杷 *Eriobotrya japonica*（Thunb.）Lindl.

黄毛草莓 *Fragaria nilgerrensis* Schlecht. ex Gay

粉叶黄毛草莓（变种）*Fragaria nilgerrensis* Schlecht. ex Gay var. *mairei*（Lévl.）Hand.-Mazz.

路边青 *Geum aleppicum* Jacq.

柔毛路边青 *Geum japonicum* Thunb. var. *chinense* F. Bolle

日本路边青 *Geum japonicum* Thunb.

翻白草 *Potentilla discolor* Bge.

三叶委陵菜 *Potentilla freyniana* Bornm.

中华三叶委陵菜（变种）*Potentilla freyniana* Bornm. var. *sinica* Ago

委陵菜 *Potentilla chinensis* Ser.

蛇含委陵菜 *Potentilla kleiniana* Wight et Arn.

齿叶扁核木 *Prinsepia uniflora* Batal. var. *serrata* Rehd.

蕤核 *Prinsepia uniflora* Batal.

杏（原变种）*Armeniaca vulgaris* Lam. var. *vulgaris*

李（原变种）*Prunus salicina* Lindl. var. *salicina*

杏李 *Prunus simonii* Carr.

毛梗李（变种）*Prunus salicina* L. var. *pubipes*（Koehne）Bailey

火棘 *Pyracantha fortuneana*（Maxim.）Li

月季花 *Rosa chinensis* Jacq.

金樱子 *Rosa laevigata* Michx.

野蔷薇 *Rosa multiflora* Thunb.

缫丝花 *Rosa roxburghii* Tratt.

单瓣缫丝花 *Rosa roxburghii* Tratt. f. *normalis* Rehd. et Wils.

钝叶蔷薇 *Rosa sertata* Rolfe

山莓 *Rubus corchorifolius* L. f.

插田泡 *Rubus coreanus* Miq.

栽秧泡（变种）*Rubus ellipticus* Smith var. *obcordatus*（Franch.）Focke

蓬藟 *Rubus hirsutus* Thunb.

大乌泡（原变种）*Rubus multibracteatus* Lévl. et Vant. var. *multibracteatus*

茅莓（原变种）*Rubus parvifolius* L. var. *parvifolius*

地榆（原变种）*Sanguisorba officinalis* L. var. *officinalis*

长叶地榆（变种）*Sanguisorba officinalis* L. var. *longifolia*（Bertol.）Yu et Li

豆科 Leguminosae

土圞儿 *Apios fortunei* Maxim.

黄耆（原变种）*Astragalus membranaceus*（Fisch.）Bunge var. *membranaceus*

龙须藤 *Bauhinia championii*（Benth.）Benth.

显脉羊蹄甲 *Bauhinia glauca*（Well. ex Benth.）Benth. subsp. *pernervosa*（L. chen）T. Chen

云实 *Caesalpinia decapetala*（Roth）Alston

刀豆 *Canavalia gladiata*（Jacq.）DC.

锦鸡儿 *Caragana sinica*（Buc'hoz）Rehd.

尖叶番泻 *Cassia acutifolia* Delile

狭叶番泻 *Cassia angustifolia* Vahl

含羞草决明 *Cassia mimosoides* Linn.

假地蓝 *Crotalaria ferruginea* Grah. ex Benth.

大叶山蚂蝗 *Desmodium gangeticum*（L.）DC.

饿蚂蝗 *Desmodium multiflorum* DC.

广东金钱草 *Desmodium styracifolium*（Osbeck）Merr.

榼藤子 *Entada phaseoloides*（Linn.）Merr.

千斤拔 *Flemingia philippinensis* Merr. et Rolfe

皂荚 *Gleditsia sinensis* Lam.

大豆 *Glycine max*（L.）Merr.

河北木蓝 *Indigofera bungeana* Walp.

截叶铁扫帚 *Lespedeza cuneata*（Dum.-Cours.）G. Don

铁马鞭 *Lespedeza pilosa*（Thunb.）Sieb. et Zucc.

木蓝 *Indigofera tinctoria* Linn.

香花崖豆藤 *Millettia dielsiana* Harms

厚果崖豆藤 *Millettia pachycarpa* Benth.

网络崖豆藤 *Millettia reticuiata* Benth.

含羞草 *Mimosa pudica* Linn.

常春油麻藤 *Mucuna sempervirens* Hemsl.

野葛 *Pueraria lobata*（Willd.）Ohwi

苦参 *Sophora flavescens* Ait.

槐 *Sophora japonica* L.

密花豆 *Spatholobus suberectus* Dunn

红血藤 *Spatholobus sinensis* Chun et T. Chen

酢浆草科 Oxalidacea

阳桃 *Averrhoa carambola* L.

酢浆草 *Oxalis corniculata* L.

红花酢浆草（铜锤草）*Oxalis corymbosa* DC.

黄花酢浆草 *Oxalis pes-caprae* L.

牻牛儿苗科 Geraniaceae

尼泊尔老鹳草 *Geranium nepalense* Sweet

蒺藜科 Zygophyllaceae

蒺藜 *Tribulus terrester* L.

芸香科 Rutaceae

山油柑 *Acronychia pedunculata*（L.）Miq.

酸橙 *Citrus aurantium* L.

橘 *Citrus reticulata* Blanco

吴茱萸 *Evodia rutaecarpa*（Juss.）Benth.

黄檗 *Phellodendron amurense* Rupr.

秃叶黄檗（变种）*Phellodendron chinense* Schneid. var. *glabriusculum* Schneid.

竹叶花椒 *Zanthoxylum armatum* DC.

花椒 *Zanthoxylum bungeanum* Maxim.

砚壳花椒 *Zanthoxylum dissitum* Hemsl.

贵州花椒 *Zanthoxylum esquirolii* Lévl.

两面针 *Zanthoxylum nitidum*（Roxb.）DC.

刺异叶花椒 *Zanthoxylum ovalifolium* Wight var. *spinifolium*（Rehd. et Wils.）Huang

野花椒 *Zanthoxylum simulans* Hance

苦木科 Simaroubaceae

臭椿 *Ailanthus altissima*（Mill.）Swingle

橄榄科 Burseraceae

橄榄 *Canarium album*（Lour.）Raeusch.

地丁树 *Commiphora myrrha* Engl. 或哈地丁树 *Commiphora molmol* Engl.

乳香树 *Boswellia carterii* Birdw. 及同属植物 *Boswellia bhaw-dajiana* Birdw.

楝科 Meliaceae

楝 *Melia azedarach* L.

川楝 *Melia toosendan* Sieb. et Zucc.

香椿 *Toona sinensis*（A. Juss.）Roem.

远志科 Polygalaceae

瓜子金 *Polygala japonica* Houtt.

大戟科 Euphorbiaceae

铁苋菜 *Acalypha australis* L.

巴豆（原变种）*Croton tiglium* L. var. *tiglium*

地锦草 *Euphorbia humifusa* Willd.

甘遂 *Euphorbia kansui* T. N. Liou ex S. B. Ho

铁海棠 *Euphorbia milii* Ch. des Moulins

大戟 *Euphorbia pekinensis* Rupr.

黄苞大戟 *Euphorbia sikkimensis* Boiss.

千根草 *Euphorbia thymifolia* Linn.

算盘子 *Glochidion puberum*（L.）Hutch.

水柳 *Homonoia riparia* Lour. Fl.

麻疯树 *Jatropha curcas* L.

叶下珠 *phyllanthus urinaria* L.

蓖麻 *Ricinus communis* L.

乌桕 *Sapium sebiferum*（L.）Roxb.

油桐 *Vernicia fordii*（Hemsl.）Airy Shaw

黄杨科 Buxaceae
　　大花黄杨 *Buxus henryi* Mayr
　　黄杨(原变种) *Buxus sinica* (Rehd. et Wils.) Cheng var. *sinica*
　　小叶黄杨 *Buxus sinica* Var. *parvifolia* M. Cheng

马桑科 Coriariaceae
　　马桑 *Coriaria nepalensis* Wall.

漆树科 Anacardiaceae
　　盐肤木 *Rhus chinensis* Mill.

冬青科 Aquifoliaceae
　　秤星树 *Ilex asprella* (Hook. et Arn.) Champ. ex Benth.
　　铁冬青 *Ilex rotunda* Thumb.

卫矛科 Celastraceae
　　冬青卫矛 *Euonymus japonicus* Thunb.

省沽油科 Staphyleaceae
　　野鸦椿 *Euscaphis japonica* (Thunb.) Dippel

凤仙花科 Balsaminaceae
　　凤仙花 *Impatiens balsamina* L.

鼠李科 Rhamnaceae
　　铁包金 *Berchemia lineata* (L.) DC.
　　多叶勾儿茶 *Berchemia polyphylla* Wall. ex Laws.
　　长叶冻绿 *Rhamnus crenata* Sieb. et Zucc.
　　枣 *Ziziphus jujuba* Mill.
　　酸枣 *Ziziphus jujuba* Mill. var. *spinosa* (Bunge) Hu ex H. F. Chow.

无患子科 Sapindaceae
　　龙眼 *Dimocarpus longan* Lour.

葡萄科 Vitaceae
　　乌头叶蛇葡萄 *Ampelopsis aconitifolia* Bunge
　　东北蛇葡萄 *Ampelopsis heterophylla* (Thunb.) Sieb. et Zucc. var. *brevipedunculata* (Regel) C. L. Li
　　三裂蛇葡萄 *Ampelopsis delavayana* Planch.
　　白蔹 *Ampelopsis japonica* (Thunb.) Makino
　　乌蔹莓(原变种) *Cayratia japonica* (Thunb.) Gagnep. var. *japonica*

锦葵科 Malvaceae
　　草棉 *Gossypium herbaceum* Linn.
　　木芙蓉 *Hibiscus mutabilis* Linn.
　　木槿 *Hibiscus syriacus* Linn.
　　冬葵 *Malva crispa* Linn.

梧桐科 Sterculiaceae

梧桐 *Firmiana platanifolia* (L. f.) Marsili

猕猴桃科 Actinidiaceae

紫果猕猴桃 *Actinidia arguta* (Sieb. et Zucc.) Planch. ex Miq. var. *purpurea* (Rehd.) C. F. Liang

中华猕猴桃 *Actinidia chinensis* Planch.

网脉猕猴桃（原变种）*Actinidia cylindrical* C. F. Liang. var. *reticulata* C. F. Liang

柱果猕猴桃 *Actinidia cylindrica* C. F. Liang

毛花猕猴桃 *Actinidia eriantha* Benth.

条叶猕猴桃 *Actinidia fortunatii* Fin. et Gagn.

绵毛猕猴桃 *Actinidia fulvicoma* Hance. var. *lanata* (Hemsl.) C. F. Liang

华南猕猴桃 *Actinidia glaucophylla* F. Chun

山茶科 Theaceae

山茶 *Camellia japonica* L.

油茶（原变种）*Camellia oleifera* Abel var. *oleifera*

南山茶 *Camellia semiserrata* Chi

茶（原变种）*Camellia sinensis* (L.) O. Ktze. var. *sinensis*

藤黄科 Guttiferae

小连翘 *Hypericum erectum* Thunb. ex Murray

地耳草 *Hypericum japonicum* Thunb. ex Murray

贵州金丝桃 *Hypericum kouytchense* Lévl.

元宝草 *Hypericum sampsonii* Hance

龙脑香科 Dipterocarpaceae

冰片 *Dryobalanops aromatica* Gaertn. f.

堇菜科 Violaceae

七星莲 *Viola diffusa* Ging.

长萼堇菜 *Viola inconspicua* Blume

白花地丁 *Viola patrinii* DC. ex Ging.

紫花地丁 *Viola philippica* Cav.

柔毛堇菜（原变种）*Viola principis* H. de Boiss. var. *principis*

秋海棠科 Begoniaceae

秋海棠 *Begonia grandis* Dry.

裂叶秋海棠 *Begonia palmata* D. Don

掌裂叶秋海棠 *Begonia pedatifida* Lévl.

一点血 *Begonia wilsonii* Gagnep.

仙人掌科 Cactaceae

胭脂掌 *Opuntia cochinellifera* (Linn.) Mill.

仙人掌 *Opuntia stricta* (Haw.) Haw. var. *dillenii* (Ker-Gawl.) Benson

瑞香科 Thymelaeaceae
　　土沉香 *Aquilaria sinensis* (Lour.) Spreng.
　　了哥王 *Wikstroemia indica* (Linn.) C. A. Mey
胡颓子科 Elaeagnaceae
　　胡颓子 *Elaeagnus pungens* Thunb.
　　攀援胡颓子 *Elaeagnus sarmentosa* Rehd.
石榴科 Punicaceae
　　石榴 *Punica granatum* L.
八角枫科 Alangiaceae
　　八角枫 *Alangium chinense* (Lour.) Harms
　　稀花八角枫(亚种) *Alangium chinense* (Lour.) Harms subsp. *pauciflorum* Fang
　　伏毛八角枫(亚种) *Alangium chinense* (Lour.) Harms subsp. *strigosum* Fang
　　深裂八角枫(亚种) *Alangium chinense* (Lour.) Harms subsp. *triangulate* (Wanger.) Fang
　　小花八角枫 *Alangium faberi* Oliv.
　　瓜木 *Alangium platanifolium* (Sieb. et Zucc.) Harms
桃金娘科 Myrtaceae
　　丁香 *Eugenia caryophyllata* Thunb. [丁子香 *Syzygium aromaticum* (L.) Merr. & L. M. Perry]
野牡丹科 Melastomataceae
　　朝天罐 *Osbeckia opipara* C. Y. Wu et C. Chen
　　地菍 *Melastoma dodecandrum* Lour.
小二仙草科 Haloragaceae
　　小二仙草 *Haloragis micrantha* (Thunb.) R. Br.
五加科 Araliaceae
　　白簕(原变种) *Acanthopanax trifoliatus* (Linn.) Merr. var. *trifoliatus*
　　刺五加 *Acanthopanax senticosus* (Rupr. Maxim.) Harms
　　常春藤 *Hedera nepalensis* K. Koch var. *sinensis* (Tobl.) Rehd.
　　楤木(原变种) *Aralia chinensis* Linn. var. *chinensis*
　　毛叶楤木(变种) *Aralia chinensis* Linn. var. *dasyphylloides* Hand.-Mazz.
　　鹅掌藤 *Schefflera arboricola* Hay.
　　三七 *Panax pseudoginseng* Wall. var. *notoginseng* (Burkill) Hoo et Tseng
　　大叶三七 *Panax pseudoginseng* Wall. var. *japonicus* (C. A. Mey.) Hoo et Tseng
　　糙毛五加 *Acanthopanax gracilistylus* W. W. Smith var. *nodiflorus* (Dunn) Li
　　五加(原变种) *Acanthopanax gracilistylus* W. W. Smith var. *gracilistylus*
伞形科 Umbelliferae
　　川芎 *Ligusticum chuanxiong* Hort.
　　当归 *Angelica sinensis* (Oliv.) Diels
　　藁本 *Ligusticum sinense* Oliv.

茴香 *Foeniculum vulgare* Mill.

积雪草 *Centella asiatica*（L.）Urb.

辽藁本 *Ligusticum jeholense*（Nakai et Kitagawa）Nakai et Kitagawa

匍匐藁本 *Ligusticum reptans*（Diels）Wolff.

短辐水芹（少花水芹）*Oenanthe benghalensis* Benth. et Hook.

蛇床 *Cnidium monnieri*（L.）Cuss.

天胡荽 *Hydrocotyle sibthorpioides* Lam.

野胡萝卜 *Daucus carota* L.

紫花前胡 *Angelica decursiva*（Miq.）Franch. et Sav.

独活 *Heracleum hemsleyanum* Diels

山茱萸科 Cornaceae

有齿鞘柄木 *Torricellia angulata* Oliv. var. *intermedia*（Harms）Hu

鹿蹄草科 Pyrolaceae

鹿蹄草 *Pyrola calliantha* H. Andr.

普通鹿蹄草 *Pyrola decorata* H. Andr.

杜鹃花科 Ericaceae

滇白珠 *Gaultheria leucocarpa* Bl. var. *crenulata*（Kurz）T. Z. Hsu

兴安杜鹃 *Rhododendron dauricum* L.

羊踯躅 *Rhododendron molle*（Blume）G. Don

江南越橘 *Vaccinium mandarinorum* Diels

南烛 *Vaccinium bracteatum* Thunb.

南烛（原变种）*Vaccinium bracteatum* Thunb. var. *bracteatum*

紫金牛科 Myrsinaceae

九管血 *Ardisia brevicaulis* Diels

粗脉紫金牛 *Ardisia crassinervosa* Walker

红凉伞 *Ardisia crenata* Sims var. *bicolor*（Walker）C. Y. Wu et C. Chen

朱砂根（原变种）*Ardisia crenata* Sims var. *crenata*

大叶百两金 *Ardisia crispa*（Thunb.）A. DC. var. *amplifolia* Walker

细柄百两金 *Ardisia crispa*（Thunb.）A. DC. var. *dielsii*（Lévl.）Walker

百两金（原变种）*Ardisia crispa*（Thunb.）A. DC. var. *crispa*

走马胎 *Ardisia gigantifolia* Stapf

紫金牛 *Ardisia japonica*（Thunb.）Blume

虎舌红 *Ardisia mamillata* Hance

山血丹 *Ardisia punctata* Lindl.

紫脉紫金牛 *Ardisia velutina* Pitard

报春花科 Primulaceae

过路黄 *Lysimachia christinae* Hance

临时救 *Lysimachia congestiflora* Hemsl.

狭叶落地梅 *Lysimachia paridiformis* Franch. var. *stenophylla* Franch.

柿树科 Ebenaceae

柿 *Diospyros kaki* Thunb.

野柿 *Diospyros kaki* Thunb. var. *silvestris* Makino

木犀科 Oleaceae

女贞 *Ligustrum lucidum* Ait.

小叶女贞 *Ligustrum quihoui* Carr.

木犀 *Osmanthus fragrans*（Thunb.）Lour.

暴马丁香 *Syringa reticulata*（Blume）Hara var. *amurensis*（Rupr.）Pringle

马钱科 Loganiaceae

醉鱼草 *Buddleja lindleyana* Fortune

密蒙花 *Buddleja officinalis* Maxim.

马钱 *Strychnos nux-vomica* L.

钩吻 *Gelsemium elegans*（Gardn. et Champ.）Benth.

龙胆科 Gentianaceae

头花龙胆 *Gentiana cephalantha* Franch. ex Hemsl.

条叶龙胆 *Gentiana manshurica* Kitag.

滇龙胆草 *Gentiana rigescens* Franch. ex Hemsl.

龙胆 *Gentiana scabra* Bunge

双蝴蝶 *Tripterospermum chinense*（Migo）H. Smith

日本双蝴蝶 *Tripterospermum japonicum*（Sieb. et Zucc.）Maxim.

夹竹桃科 Apocynaceae

毛杜仲藤 *Parabarium huaitingii* Chun et Tsiang

羊角拗 *Strophanthus divaricatus*（Lour.）Hook. et Arn.

络石 *Trachelospermum jasminoides*（Lindl.）Lem.

萝藦科 Asclepiadaceae

白薇 *Cynanchum atratum* Bunge

牛皮消 *Cynanchum auriculatum* Royle ex Wight

徐长卿 *Cynanchum paniculatum*（Bge.）Kitag.

柳叶白前 *Cynanchum stauntonii*（Decne.）Schltr. ex Lévl.

黑龙骨 *Periploca forrestii* Schltr.

旋花科 Convolvulaceae

南方菟丝子 *Cuscuta australis* R. Br.

菟丝子 *Cuscuta chinensis* Lam.

马蹄金 *Dichondra repens* Forst.

牵牛 *Pharbitis nil*（L.）Choisy

圆叶牵牛 *Pharbitis purpurea* (L.) Voigt

大花菟丝子（原变种）*Cuscuta reflexa* Roxb. var. *reflexa*

金灯藤（原变种）*Cuscuta japonica* Choisy var. *japonica*

紫草科 Boraginaceae

梓木草 *Lithospermum zollingeri* DC.

石生紫草 *Lithospermum hancockianum* Oliv.

紫草 *Lithospermum erythrorhizon* Sieb. et Zucc.

马鞭草科 Verbenaceae

紫珠 *Callicarpa bodinieri* Lévl.

大叶紫珠 *Callicarpa macrophylla* Vahl

杜虹花 *Callicarpa formosana* Rolfe

臭牡丹 *Clerodendrum bungei* Steud.

豆腐柴 *Premna microphylla* Turcz.

狐臭柴（原变种）*Premna puberula* Pamp. var. *puberula*

马鞭草 *Verbena Officinalis* Linn.

黄荆（原变种）*Vitex negundo* L. var. *negundo*

牡荆 *Vitex negundo* L. var. *cannabifolia* (Sieb. et Zucc.) Hand.-Mazz.

单叶蔓荆 *Vitex trifolia* L. var. *simplicifolia* Cham.

蔓荆（原变种）*Vitex trifolia* Linn. var. *trifolia*

唇形科 Labiatae

藿香 *Agastache rugosa* (Fisch. et Mey.) O. Ktze.

筋骨草 *Ajuga ciliata* Bunge

金疮小草 *Ajuga decumbens* Thunb.

风轮菜 *Clinopodium chinense* (Benth.) O. Ktze.

灯笼草 *Clinopodium polycephalum* (Vaniot) C. Y. Wu et Hsuan

紫花香薷 *Elsholtzia argyi* Lévl.

香薷（原变种）*Elsholtzia ciliata* (Thunb.) Hyland. var. *ciliata*

活血丹 *Glechoma longituba* (Nakai) Kupr.

野芝麻 *Lamium barbatum* Sieb. et Zucc.

益母草 *Leonurus artemisia* (Laur.) S. Y. Hu

硬毛地笋 *Lycopus lucidus* Turcz. var. *hirtus* Regel

薄荷 *Mentha haplocalyx* Briq.

圆叶薄荷 *Mentha rotundifolia* (L.) Huds.

留兰香 *Mentha spicata* L.

石香薷 *Mosla chinensis* Maxim.

罗勒 *Ocimum basilicum* L.

紫苏（原变种）*Perilla frutescens* (L.) Britt. var. *frutescens*

野生紫苏 *Perilla frutescens* (L.) Britt. var. *acuta* (Thunb.) Kudo

回回苏 *Perilla frutescens* (L.) Britt. var. *crispa* (Thunb.) Hand. -Mazz.

夏枯草(原变种) *Prunella vulgaris* L. var. *vulgaris*

贵州鼠尾草 *Salvia cavaleriei* Lévl.

紫背贵州鼠尾草 *Salvia cavaleriei* Lévl. var. *erythrophylla* (Hemsl.) Stib.

血盆草 *Salvia cavaleriei* Lévl. var. *simplicifolia* Stib.

丹参 *Salvia miltiorrhiza* Bunge

半枝莲 *Scutellaria barbata* D. Don

茄科 Solanaceae

颠茄 *Atropa belladonna* L.

辣椒 *Capsicum annuum* L.

曼陀罗 *Datura stramonium* Linn.

枸杞 *Lycium Chinense* Mill.

挂金灯 *Physalis alkekengi* L. var. *franchetii* (Mast.) Makino

酸浆 *Physalis alkekengi* L.

苦蘵 *Physalis angulata* L.

刺天茄(原变种) *Solanum indicum* L. var. *indicum*

白英 *Solanum lyratum* Thunb.

青杞 *Solanum septemlobum* Bunge

水茄 *Solanum torvum* Swartz.

玄参科 Scrophulariaceae

白花泡桐 *Paulownia fortunei* (Seem.) Hemsl.

台湾泡桐 *Paulownia kawakamii* Ito

地黄 *Rehmannia glutinosa* (Gaetn.) Libosch. ex Fisch. et Mey.

独脚金 *Striga asiatica* (L.) O. Kuntze

长穗腹水草 *Veronicastrum longispicatum* (Merr.) Yamazaki

紫葳科 Bignoniaceae

凌霄 *Campsis grandiflora* (Thunb.) Schum.

胡麻科 Pedaliaceae

芝麻 *Sesamum indicum* L.

苦苣苔科 Gesneriaceae

吊石苣苔(原变种) *Lysionotus pauciflorus* Maxim. var. *pauciflorus*

蒙自吊石苣苔 *Lysionotus carnosus* Hemsl.

爵床科 Acanthaceae

穿心莲 *Andrographis paniculata* (Burm. f.) Nees

马蓝 *Baphicacanthus cusia* (Nees) Bremek.

狗肝菜 *Dicliptera chinensis* (L.) Juss.

小驳骨 *Gendarussa vulgaris* Nees

九头狮子草 *Peristrophe japonica* (Thunb.) Bremek.

山马蓝 *Pteracanthus oresbius* (W. W. Sm.) C. Y. Wu et C. C. Hu

车前科 Plantaginaceae

车前 *Plantago asiatica* L.

长叶车前 *Plantago lanceolata* L.

茜草科 Rubiaceae

细叶水团花 *Adina rubella* Hance

金毛耳草 *Hedyotis chrysotricha* (Palib.) Merr.

白花蛇舌草 *Hedyotis diffusa* Willd.

猪殃殃 *Galium spurium* L.

四叶葎 *Galium bungei* Steud.

阔叶四叶葎 *Galium bungei* Steud. var. *trachyspermum* (A. Gray) Cuif.

栀子 *Gardenia jasminoides* Ellis

鸡矢藤 *Paederia scandens* (Lour.) Merr.

毛鸡矢藤 *Paederia scandens* (Lour.) Merr. var. *tomentosa* (Bl.) Hand.-Mazz.

茜草 *Rubia cordifolia* L.

大叶茜草 *Rubia schumanniana* Pritzel

六月雪 *Serissa japonica* (Thunb.) Thunb.

白马骨 *Serissa serissoides* (DC.) Druce

钩藤 *Uncaria rhynchophylla* (Miq.) Miq. ex Havil.

华钩藤 *Uncaria sinensis* (Oliv.) Havil.

忍冬科 Caprifoliaceae

华南忍冬 *Lonicera confusa* (Sweet) DC.

菰腺忍冬 *Lonicera hypoglauca* Miq.

忍冬 *Lonicera japonica* Thunb.

灰毡毛忍冬 *Lonicera macranthoides* Hand.-Mazz.

接骨木 *Sambucus williamsii* Hance

接骨草 *Sambucus chinensis* Lindl.

败酱科 Valerianaceae

蜘蛛香 *Valeriana jatamansi* Jones

川断续科 Dipsacaceae

川续断 *Dipsacus asper* Wall. ex Henry

日本续断 *Dipsacus japonicus* Miq.

葫芦科 Cucurbitaceae

甜瓜 *Cucumis melo* L.

曲莲 *Hemsleya amabilis* Diels

雪胆(原变种)*Hemsleya chinensis* Cogn. ex Forbes et Hemsl. var. *chinensis*

毛雪胆(变种)*Hemsleya chinensis* Cogn. ex Forbes et Hemsl. var. *polytricha* Kuang et A. M. Lu

罗锅底(原变种)*Hemsleya macrosperma* C. Y. Wu ex C. Y. Wu et C. L. Chen var. *macrosperma*

蛇莲 *Hemsleya sphaerocarpa* Kuang et A. M. Lu

苦瓜 *Momordica charantia* L.

木鳖子 *Momordica cochinchinensis* (Lour.) Spreng.

罗汉果 *Siraitia grosvenorii* (Swingle) C. Jeffrey ex Lu et Z. Y. Zhang

栝楼 *Trichosanthes kirilowii* Maxim.

桔梗科 Campanulaceae

杏叶沙参 *Adenophora hunanensis* Nannf.

轮叶沙参 *Adenophora tetraphylla* (Thunb.) Fisch.

大花金钱豹 *Campanumoea javanica* Blume subsp. *javanica*

金钱豹(亚种)*Campanumoea javanica* Blume subsp. *japonica* (Makino) Hong

半边莲 *Lobelia chinensis* Lour.

桔梗 *Platycodon grandiflorus* (Jacq.) A. DC.

铜锤玉带草 *Lobelia nummularia* Lam.

菊科 Compositae

蓍 *Achillea alpina* L.

云南蓍 *Achillea wilsoniana* Heimerl ex Hand. -Mazz.

心叶兔儿风 *Ainsliaea bonatii* Beauverd

杏香兔儿风 *Ainsliaea fragrans* Champ.

光叶兔儿风 *Ainsliaea glabra* Hemsl.

长穗兔儿风 *Ainsliaea henryi* Diels

黄花蒿 *Artemisia annua* L.

艾(原变种)*Artemisia argyi* Lévl. et Van. var. *argyi*

茵陈蒿 *Artemisia capillaris* Thunb.

青蒿 *Artemisia carvifolia* Buch. -Ham. ex Roxb.

牡蒿 *Artemisia japonica* Thunb.

白苞蒿 *Artemisia lactiflora* Wall. ex DC.

西南牡蒿 *Artemisia parviflora* Buch. -Ham. ex Roxb.

苍术 *Atractylodes lancea* (Thunb.) DC.

白术 *Atractylodes macrocephala* Koidz.

千头艾纳香 *Blumea lanceolaria* (Roxb.) Druce

鬼针草(原变种)*Bidens pilosa* L. var. *pilosa*

白花鬼针草 *Bidens pilosa* L. var. *radiata* Sch. -Bip.

天名精 *Carpesium abrotanoides* L.

鹅不食草 *Centipeda minima* (L.) A. Br. et Aschers.

茼蒿 *Chrysanthemum coronarium* L.

腺毛菊苣 *Cichorium glandulosum* Boiss. et Huet.

菊苣 *Cichorium intybus* L.

蓟 *Cirsium japonicum* Fisch. ex DC.

刺儿菜 *Cirsium setosum* (Willd.) MB.

野茼蒿 *Crassocephalum crepidioides* (Benth.) S. Moore

野菊 *Dendranthema indicum* (L.) Des Moul.

菊花 *Dendranthema morifolium* (Ramat.) Tzvel.

鳢肠 *Eclipta prostrata* (L.) L.

地胆草 *Elephantopus* Scaber Linn.

一点红 *Emilia sonchifolia* (L.) DC.

白头婆(原变种) *Eupatorium japonicum* Thunb. var. *japonicum*

林泽兰 *Eupatorium lindleyanum* DC.

大丁草 *Gerbera anandria* (Linn.) Sch. -Bip.

钩苞大丁草 *Gerbera delavayi* Franch.

菊三七 *Gynura japonica* (Thunb.) Juel.

毛大丁草 *Gerbera piloselloides* (L.) Cass.

鼠麴草 *Gnaphalium affine* D. Don

细叶鼠麴草 *Gnaphalium japonicum* Thunb.

向日葵 *Helianthus annuus* L.

欧亚旋覆花 *Inula britanica* L.

旋覆花 *Inula japonica* Thunb.

水朝阳旋覆花 *Inula helianthus-aquatica* C. Y. Wu ex Ling

显脉旋覆花 *Inula nervosa* Wall

马兰 *Kalimeris indica* (L.) Sch. -Bip.

鹿蹄橐吾 *Ligularia hodgsonii* Hook.

橐吾 *Ligularia sibirica* (L.) Cass.

云木香 *Saussurea costus* (Falc.) Lipech.

千里光 *Senecio scandens* Buch. -Ham.

毛梗豨莶 *Siegesbeckia glabrescens* Makino

豨莶 *Siegesbeckia orientalis* L.

腺梗豨莶 *Siegesbeckia pubescens* Makino

一枝黄花 *Solidago decurrens* Lour.

漏芦 *Stemmacantha uniflora* (L.) Dittrich

华蒲公英 *Taraxacum borealisinense* Kitam.

蒲公英 *Taraxacum mongolicum* Hand. -Mazz.

款冬 *Tussilago farfara* L.

苍耳 *Xanthium sibiricum* Patrin ex Widder.

川黔黄鹌菜 *Youngia rubida* Babcock et Stebbins

红果黄鹌菜 *Youngia erythrocarpa*（Vaniot）Babcock et Stebbins

黄鹌菜 *Youngia japonica*（L.）DC.

香蒲科 Typhaceae

香蒲 *Typha orientalis* Presl.

水烛 *Typha angustifolia* L.

黑三棱科 Sparganiaceae

黑三棱 *Sparganium stoloniferum*（Graebn.）Buch.-Ham. ex Juz.

泽泻科 Alismataceae

剪刀草（变型）*Sagittaria trifolia* Linn. var. f. *longiloba*（Turcz.）Makino

慈姑（变种）*Sagittaria trifolia* Linn. var. *sinensis*（Sims）Makino

泽泻 *Alisma plantago-aquatica* Linn.

禾本科 Gramineae

薏苡 *Coix lacryma-jobi* L.

大麦 *Hordeum vulgare* L.

白茅 *Imperata cylindrica*（L.）Beauv.

淡竹叶 *Lophatherum gracile* Brongn.

芒 *Miscanthus sinensis* Anderss.

五节芒 *Miscanthus floridulus*（Lab.）Warb. ex Schum. et Laut.

稻 *Oryza sativa* L.

淡竹 *Phyllostachys glauca* McClure

紫竹 *Phyllostachys nigra*（Lodd. ex Lindl.）Munro

紫竹（原变种）*Phyllostachys nigra*（Lodd. ex Lindl.）Munro var. *nigra*

毛金竹 *Phyllostachys nigra*（Lodd. ex Lindl.）Munro var. *henonis*（Mitford）Stapf ex Rendle

大狗尾草 *Setaria faberii* Herrm.

金色狗尾草（原变种）*Setaria glauca*（L.）Beauv. var. *glauca*

皱叶狗尾草 *Setaria plicata*（Lam.）T. Cooke

狗尾草 *Setaria viridis*（L.）Beauv.

高粱 *Sorghum bicolor*（L.）Moench

普通小麦 *Triticum aestivum* Linn.

玉蜀黍 *Zea mays* L.

莎草科 Cyperaceae

单穗水蜈蚣 *Kyllinga monocephala* Rottb.

短叶水蜈蚣 *Kyllinga brevifolia* Rottb.

浆果薹草 *Carex baccans* Nees

莎草 *Cyperus rotundus* L.

棕榈科 Palmae

槟榔 *Areca catechu* L.

棕榈 *Trachycarpus fortunei* (Hook. f.) H. Wendl.

天南星科 Araceae

半夏 *Pinellia ternata* (Thunb.) Breit.

菖蒲（原变种）*Acorus calamus* L. var. *calamus*

石菖蒲 *Acorus tatarinowii* Schott

金钱蒲 *Acorus gramineus* Soland.

滇南星 *Arisaema austroyunnanense* H. Li

犁头尖 *Typhonium divaricatum* (L.) Decne.

石柑子 *Pothos chinensis* (Raf) Merr.

大藻 *Pistia stratiotes* L.

异叶天南星 *Arisaema heterophyllum* Bl.

雪里见 *Arisaema rhizomatum* C. E. C Fischer

一把伞南星 *Arisaema erubescens* (Wall.) Schott

花蘑芋 *Amorphophallus konjac* K. Koch

野芋 *Colocasia antiquorum* Schott

芋 *Colocasia esculenta* (L.) Schott

浮萍科 Lemnaceae

浮萍 *Lemna minor* L.

品藻 *Lemna trisulca* L.

紫萍 *Spirodela polyrrhiza* (L.) Schleid.

芜萍（无根萍）*Wolffia arrhiza* (L.) Wimmer.

谷精草科 Eriocaulaceae

谷精草 *Eriocaulon buergerianum* Koern.

鸭跖草科 Commelinaceae

紫背鹿衔草 *Murdannia divergens* (C. B. Clarke) Fruckn.

鸭跖草 *Commelina communis* L.

大苞鸭跖草 *Commelina paludosa* Bl.

节节草 *Commelina diffusa* Burm. f.

灯心草科 Juncaceae

灯心草 *Juncus effusus* L.

百部科 Stemonaceae

大百部 *Stemona tuberosa* Lour.

百合科 Liliaceae

粉条儿菜 *Aletris spicata* (Thunb.) Franch.

九龙盘 *Aspidistra lurida* Ker-Gawl.

葱 *Allium fistulosum* L.
韭 *Allium tuberosum* Rottl. ex Spreng.
薤白 *Allium macrostemon* Bunge
藠头 *Allium chinense* G. Don.
天门冬 *Asparagus cochinchinensis*（Lour.）Merr.
羊齿天门冬 *Asparagus filicinus* Ham. ex D. Don
蜘蛛抱蛋 *Aspidistra elatior* Bl.
荞麦叶大百合 *Cardiocrinum cathayanum*（Wils.）Stearn
大百合 *Cardiocrinum giganteum*（Wall.）Makino
万寿竹 *Disporum cantoniense*（Lour.）Merr.
深裂竹根七 *Disporopsis pernyi*（Hua）Diels
百合 *Lilium brownii* var. *viridulum* Baker
宝兴百合 *Lilium duchartrei* Franch.
湖北百合 *Lilium henryi* Baker
卷丹 *Lilium lancifolium* Thunb.
淡黄花百合 *Lilium sulphureum* Baker apud Hook. f.
野百合 *Lilium brownii* F. E. Brown ex Miellez
阔叶山麦冬 *Liriope platyphylla* Wang et Tang
多花黄精 *Polygonatum cyrtonema* Hua
玉竹 *Polygonatum odoratum*（Mill.）Druce
黄精 *Polygonatum sibiricum* Delar. ex Redoute
尖叶菝葜 *Smilax arisanensis* Hay.
菝葜 *Smilax china* L.
托柄菝葜 *Smilax discotis* Warb.
土茯苓 *Smilax glabra* Roxb.
牛尾菜 *Smilax riparia* A.DC.
湖北贝母 *Fritillaria hupehensis* Hsiao et K. C. Hsia
剑叶开口箭 *Tupistra ensifolia* Wang et Tang
开口箭 *Tupistra chinensis* Baker
麦冬 *Ophiopogon japonicus*（L. f.）Ker-Gawl.
七叶一枝花 *Paris polyphylla* Sm.
华重楼(变种) *Paris polyphylla* Sm. var. *chinensis*（Franch.）Hara
万年青 *Rohdea japonica*（Thunb.）Roth
小黄花菜 *Hemerocallis minor* Mill.
玉簪 *Hosta plantaginea*（Lam.）Aschers.
紫萼 *Hosta ventricosa*（Salisb.）Stearn
黄花菜 *Hemerocallis citrina* Baroni

石蒜科 Amaryllidaceae

 石蒜 *Lycoris radiata*（L'Her.）Herb.

 忽地笑 *Lycoris aurea*（L'Her.）Herb.

 仙茅 *Curculigo orchioides* Gaertn.

蒟蒻薯科 Taccaceae

 裂果薯 *Schizocapsa plantaginea* Hance

薯蓣科 Dioscoreaceae

 薯莨 *Dioscorea cirrhosa* Lour.

 福州薯蓣 *Dioscorea futschauensis* Uline ex R. Knuth

 粘山药 *Dioscorea hemsleyi* Prain et Burkill

 柔毛薯蓣 *Dioscorea martini* Prain et Burkill

 薯蓣 *Dioscorea opposita* Thunb.

 绵萆薢 *Dioscorea septemloba* Thunb.

 毡毛薯蓣 *Dioscorea velutipes* Prain et Burkill

鸢尾科 Iridaceae

 蝴蝶花 *Iris japonica* Thunb.

 射干 *Belamcanda chinensis*（L.）DC.

 鸢尾 *Iris tectorum* Maxim.

芭蕉科 Musaceae

 芭蕉 *Musa basjoo* Sieb. et Zucc.

姜科 Zingiberaceae

 山姜 *Alpinia japonica*（Thunb.）Miq.

 砂仁 *Amomum villosum* Lour.

 姜黄 *Curcuma longa* L.

 莪术 *Curcuma zedoaria*（Christm.）Rosc.

 花叶山姜 *Alpinia pumila* Hook. f.

 箭秆风 *Alpinia stachyoides* Hance

 姜花 *Hedychium coronarium* Koen.

 黄姜花 *Hedychium flavum* Roxb.

 姜 *Zingiber officinale* Rosc.

美人蕉科 Cannaceae

 美人蕉 *Canna indica* L.

 黄花美人蕉 *Canna indica* L. var. *flava* Roxb.

竹芋科 Marantaceae

 柊叶 *Phrynium capitatum* Willd.

兰科 Orchidaceae

 白及 *Bletilla striata*（Thunb. ex A. Murray）Rchb. f.

虾脊兰 *Calanthe discolor* Lindl.

杜鹃兰 *Cremastra appendiculata*（D. Don）Makino

大花杓兰 *Cypripedium macranthum* Sw.

石斛 *Dendrobium nobile* Lindl.

铁皮石斛 *Dendrobium officinale* Kimura et Migo

天麻 *Gastrodia elata* Bl.

大花斑叶兰 *Goodyera biflora*（Lindl.）Hook. f.

独蒜兰 *Pleione bulbocodioides*（Franch.）Rolfe

云南独蒜兰 *Pleione yunnanensis*（Rolfe）Rolfe

石仙桃 *Pholidota chinensis* Lindl.

绶草 *Spiranthes sinensis*（Pers.）Ames

2.来源于动物的侗族药用物种

侗族药用动物来源广博，来自侗族居住的环境中，具有容易获得、使用方便的特点。

本名录对侗族常用的动物药材按其基源分科、种（亚种）记述，记录了侗族常用药用动物 52 科共 70 种。

侗族药用动物名记录如下：

鳖科 Trionychidae

鳖 *Trionyx sinensis* Wiegmann

鳖蠊科 Corydiidae

地鳖 *Eupolyphaga sinensis* Walker

仓鼠科 Cricetidae

普通田鼠 *Microtus arvalis* Pallas.

蝉科 Cicadidae

黑蚱 *Cryptotympana pustulata* Fabr.

蟾蜍科 Bufonidae

黑眶蟾蜍 *Bufo melanostictus* Schneider

穿山甲科 Manidae

穿山甲 *Manis pentadactyla* Linnaeus

蝽科 Pentatomidae

九香虫 *Aspongopus chinensis* Dallas

蜚蠊科 Blattidae

东方蜚蠊 *Blatta orrentalis* Linnaeus

粉蠹科 Lyctidae

褐粉蠹 *Lyctus brunneus* Stephens

猴科 Cercopithecidae

猕猴 *Macaca mulatta* Zimmermann

胡蜂科 Vespidae
  黄星长脚黄蜂 *Polistes mandarinus* Saussure

蝗科 Acrididae
  中华稻蝗 *Oxya chinensis* Thunb.

鸠鸽科 Columbidae
  家鸽 *Columba livia domestica* L.

蝰科 Viperidae
  五步蛇 *Agkistrodon acutus*（Güenther）
  竹叶青蛇 *Trimeresurus stejnegeri* Schmidt

鲤科 Cyprinidae
  鲫 *Carassius auratus* Linnaeus
  鲤鱼 *Cyprinus carpio* L.

蝼蛄科 Gryllotalpidae
  非洲蝼蛄 *Gryullotalpa africana* Palisot et Beauvois

猫科 Felidae
  家猫 *Felis catus* Linnaeus

蜜蜂科 Apidae
  中华蜜蜂 *Apis cerana* Fabricius
  意大利蜂 *Apis mellifera* Linnaeus

牛科 Bovidae
  黄牛 *Bos taurus* Linnaeus
  水牛 *Bubalus bubalis* Linnaeus
  山羊 *Capar hircus* L.

鳅科 Cobitidae
  泥鳅 *Misgurnus anguillicaudatus*（Cantor）

犬科 Canidae
  家犬 *Canislupus familiaris* L.

山蛩科 Spirobolidae
  燕山蛩 *Spirobolus bungii* Brandt

合鳃鱼科 Sybranchidae
  黄鳝 *Monopterus albus*（Zuiew）

麝科 Moschidae
  林麝 *Moschus berezovskii* Flerov

石龙子科 Scincidae
  中国石龙子 *Eumeces chinensis*（Gray）

鼠科 Muridae
  小家鼠 *Mus musculus* Linnaeus

树蛙科 Rhacophoridae
　　斑腿泛树蛙 *Polypedates megacephalus* Hallowell

松鼠科 Sciuridae
　　复齿鼯鼠 *Trogopterus xanthipes* Milne-Edwards

螳螂科 Mantidae
　　薄翅螳螂 *Mantis religiosa* L.
　　华北刀螂 *Paratenodera augustipennis* Saussure
　　大刀螂 *Tenodera sinensis* Saussure
　　小刀螂 *Statilia maculata*（Thunb.）

田螺科 Viviparidae
　　中国圆田螺 *Cipangopaludina chinensis*（Gray）

叉舌蛙科 Dicroglossidae
　　虎纹蛙 *Hoplobatrachus chinensis* Osbeck

蜈蚣科 Scolopendridae
　　少棘巨蜈蚣 *Scolopendra subspinipes mutilans* L. Koch

溪蟹科 Potamidae
　　锯齿华溪蟹 *Sinopotamkon denticulatum*（H. Milne-Edwards）
　　凯里华溪蟹 *Sinopotamkon kenliense* Dai

蚬科 Corbiculidae
　　河蚬 *Corbicula fluminea*（Muller）

熊科 Ursidae
　　黑熊 *Selenarctos thibetanus* G. Cuvier

鸦科 Corvidae
　　大嘴乌鸦 *Corvus macrorhynchos* Wagler

鸭科 Anatidae
　　家鹅 *Anser Cygnoides domestica*
　　家鸭 *Anas platyrhynchos domestica* Linnaeus

眼镜蛇科 Elapidae
　　眼镜蛇 *Naja naja* L.

燕科 Hirundinidae
　　金腰燕 *Hirundo daurica* Linnaeus

医蛭科 Hirudinidae
　　宽体金线蛭 *Whitmania pigra*（Whitman）

蚁科 Formicidae
　　双齿多刺蚁 *Polyrhachis dives*（Smith）

瘿绵蚜科 Pemphigidae
　　角倍蚜 *Schlechtendalia chinensis*（Bell.）

倍蛋蚜 *Schlechtendalia peitan* (Tsai et Tang)

游蛇科 Colubridae

乌梢蛇 *Zaocys dhumnades* (Cantor)

鼬科 Mustelidae

中国水獭 *Lutra lutra chinensis* Gray

雨蛙科 Hylidae

华西雨蛙 *Hyla annectans* Jerdon

芫青科 meloidae

黄黑小斑蝥 *Mylabris cichorii* Linnaeus

南方大斑蝥 *Mylabris phalerata* Pallas

园蛛科 Araneidae

黄斑园蛛 *Araneus ejusmodi* Bosenberg et Strand

大腹园蛛 *Araneus ventricosus* L. Koch

黄褐新园蛛 *Neoscona doenitzi* Boes. et Str.

茶色新园蛛 *Neoscona theisi* Walckenaer

长臂虾科 Palaemonidae

日本沼虾 *Macrobrachium nipponense* De Haan

正蚓科 Lumbricidae

陆正蚓 *Lumbricus terrestris* Linnaeus

雉科 Phasianidae

家鸡 *Gallus gallus domesticus* Brisson

雉鸡 *Phasianus colchicus* Linnaeus

雉鸡（贵州亚种）*Phasianus colchicus decollatus* Swinhoe

猪科 Suidae

家猪 *Sus scrofa domesticus* Briss.

野猪 *Sus scrofa* Linnaeus

竹鼠科 Rhizomyidae

中华竹鼠 *Rchizomys sinensis* Gray

3. 来源于矿物的侗族药用物种

侗族药用矿物是以无机化合物为主要成分的一类重要药物。它们一般具有其特定的化学组成及相关的理化性质和外形特征。侗族应用的矿物药大多是向中医学习而来，其药名是按照侗语语法将中药药名译成侗语药名，它们在侗药分类中属于借词类侗药。

本名录以药用矿物的主要阳离子来进行分类记述，记录了侗族常用矿物药 17 种。

侗族药用矿物名录如下：

钾化合物类

硝石 Saltpeter

钙化合物类

    石灰 Lime

    石膏 Gypsmypsum

    钟乳石 Stalactitum

汞化合物类

    辰砂 Cinnabaris

硅化合物类

    滑石 Talcum

铝化合物类

    明矾石 Alunite

钠化合物类

    芒硝 Natrii Sulfas

砷化合物类

    雄黄 Realgar

铜化合物类

    胆矾 Chalcanthite

    铜绿 Verdigris

    赤铜矿 Cuprite

其他类

    草木灰 Ash

    锅底灰（百草霜）Fuligo plantae

    硫黄 Sulfur

    炉甘石 Galamina

    灶心土（伏龙肝）Furnace Soil

四、与中药材同源的侗族植物药

随着侗族社会的发展，侗医因治疗疾病的需要，依据自身的条件，从汉族文化中学习了中医药的知识，并应用于医疗实践之中。侗医不断吸收中医药及其他民族医药的经验，既推动了侗族医药的发展，又丰富了侗药的品种。这在社会经济、教育发展较快的侗族地区表现较为明显，这些村镇和汉族人民交往较密切，懂汉语汉文的人较多，汉文化水平的程度也较高。因此，这些地区侗医的语言中吸收汉语医药词汇及在医药实践活动中学习、应用中医药知识和医疗经验的人也较为普遍。

以《中华人民共和国药典·一部》（2010 年版）记载的植物药为对照标准，侗医应用的植物药中与其记载的植物药中的 193 种药材同基源。这 193 种侗医应用的药物是否全是学习汉族中医药知识后获得的认知难于考究，但从它们的产地、侗药名称及功用等分析，这其中不乏学习和借鉴汉族中医药的知识和经验而获得侗药知识的，例如：一枝黄花、丁香、八角茴香、八角莲、了哥王、刀豆、七叶一枝花、大叶紫珠、山茱萸、山楂、广东金钱草、马钱、马兜铃、天名精、木瓜、木鳖子、月季花、丹参、凤仙花、巴豆、甘遂、石榴、龙眼、白术、白蔹、地黄、肉桂、延胡索、麦蓝菜、苍术、吴茱萸、秃叶黄檗（变种）、鸡冠花、罗汉果、乳香树、胡颓子、姜黄、莪术、鸭跖草、徐长卿、凌霄、黄连、常山、猫爪草、旋覆花、脱皮马勃、蒺藜、雷丸、榧树、槟榔、漏芦、橄榄、薤白、藁本、瞿麦等。这当中有些显而易见是侗医学习和应用汉族中医药知识、经验而获得的，譬如丁香、八角茴香、木鳖子、甘遂、龙眼、罗汉果、肉桂、藁本、槟榔、漏芦、橄榄等均是侗族地区不产或是稀有的野生药材；又如一枝黄花、七叶一枝花、了歌王、马钱、月季花、石榴、白蔹、地黄、延胡索、吴茱萸、鸡冠花、姜黄、莪术、凌霄、猫爪草、旋覆花、雷丸、薤白等均是借用中药药名为侗药名称的。

侗族药用植物中与中药材同源的193种药用植物，其中文名、拉丁文学名名录如下（以中文笔画顺序升序排序）：

一枝黄花 *Solidago decurrens* Lour.

一点红 *Emilia sonchifolia* (L.) DC.

丁香 *Eugenia caryophyllata* Thunb. [丁子香 *Syzygium aromaticum* (L.) Merr. & L. M. Perry]

七叶一枝花 *Paris polyphylla* Smith var. *chinensis* (Franch.) Hara[①]

八角 *Illicium verum* Hook. f.

八角莲 *Dysosma versipellis* (Hance) M. Cheng ex Ying

了哥王 *Wikstroemia indica* (Linn.) C. A. Mey

刀豆 *Canavalia gladiata* (Jacq.) DC.

土茯苓 *Smilax glabra* Roxb.

大叶紫珠 *Callicarpa macrophylla* Vahl

大血藤 *Sargentodoxa cuneata* (Oliv.) Rehd. et Wils.

大蒜 *Allium sativum* L.

山茱萸 *Cornus officinalis* Sieb. et Zucc.

山桃 *Prunus davidiana* (Carr.) Franch.[②]

山楂 *Crataegus pinnatifida* Bge.

山慈菇 *Asarum sagittarioides* C. F. Liang

千里光 *Senecio scandens* Buch.-Ham.

川芎 *Ligusticum chuanxiong* Hort.

川续断 *Dipsacus asper* Wall. ex Henry

川楝 *Melia toosendan* Sieb. et Zucc.

广东金钱草 *Desmodium styracifolium* (Osbeck) Merr.

广寄生 *Taxillus chinensis* (DC.) Danser

注：① 此处七叶一枝花拉丁文学名为《中华人民共和国药典·一部》（2010年版）记载，而《中国植物志》记载为华重楼（变种）的拉丁文学名，但二者均为中药重楼的药源植物。

② 此处山桃拉丁文学名为《中华人民共和国药典·一部》（2010年版）记载，而《中国植物志》记载为 *Amygdalus davidiana* (Carr.) C. de Vos。

女贞 *Ligustrum lucidum* Ait.

马齿苋 *Portulaca oleracea* L.

马钱 *Strychnos nux-vomica* L.

马兜铃 *Aristolochia debilis* Sieb. et Zucc.

马蓝 *Baphicacanthus cusia* (Nees) Bremek.

马鞭草 *Verbena officinalis* Linn.

天冬（天门冬）*Asparagus cochinchinensis* (Lour.) Merr.

天名精 *Carpesium abrotanoides* L.

天麻 *Gastrodia elata* Bl.

天葵 *Semiaquilegia adoxoides* (DC.) Makino

木瓜 *Chaenomeles sinensis* (Thouin) Koehne

木贼 *Equisetum hyemale* L.

木通 *Akebia quinata* (Houtt.) Decne.

木鳖子 *Momordica cochinchinensis* (Lour.) Spreng.

五味子 *Schisandra chinensis* (Turcz.) Baill.

车前 *Plantago asiatica* L.

牛膝 *Achyranthes bidentata* Blume

月季花 *Rosa chinensis* Jacq.

丹参 *Salvia miltiorrhiza* Bunge

乌头 *Aconitum carmichaelii* Debx.

凤仙花 *Impatiens balsamina* L.

巴豆 *Croton tiglium* L.

玉竹 *Polygonatum odoratum* (Mill.) Druce

甘遂 *Euphorbia kansui* T. N. Liou ex S. B. Ho

艾 *Artemisia argyi* Lévl. et Vant.

石韦 *Pyrrosia lingua* (Thunb.) Farwell

石香薷 *Mosla chinensis* Maxim.

石菖蒲 *Acorus tatarinowii* Schott

石榴 *Punica granatum* L.

龙芽草 *Agrimonia pilosa* Ldb.

龙胆 *Gentiana scabra* Bunge

龙眼 *Dimocarpus longan* Lour.

仙茅 *Curculigo orchioides* Gaertn.

白及 *Bletilla striata* (Thunb. ex A. Murray) Rchb. f.

白术 *Atractylodes macrocephala* Koidz.

白头翁 *Pulsatilla chinensis* (Bunge) Regel

白花蛇舌草 *Hedyotis diffusa* Willd.

下篇 侗族药用物种

白蔹 *Ampelopsis japonica* (Thunb.) Makino

白薇 *Cynanchum atratum* Bunge

半边莲 *Lobelia chinensis* Lour.

半枝莲 *Scutellaria barbata* D. Don

半夏 *Pinellia ternata* (Thunb.) Breit.

地丁树 *Commiphora myrrha* Engl. 或哈地丁树 *Commiphora molmol* Engl.

地耳草 *Hypericum japonicum* Thunb. ex Murray

地肤 *Kochia scoparia* (L.) Schrad.

地黄 *Rehmannia glutinosa* (Gaetn.) Libosch. ex Fisch. et Mey.

地锦草 *Euphorbia humifusa* Willd.

百合 *Lilium brownii* var. *viridulum* Baker

灰毡毛忍冬 *Lonicera macranthoides* Hand.-Mazz.

当归 *Angelica sinensis* (Oliv.) Diels

肉桂 *Cinnamomum cassia* Presl

延胡索 *Corydalis yanhusuo* W. T. Wang ex Z. Y. Su et C. Y. Wu

羊踯躅 *Rhododendron molle* (Blume) G. Don

灯心草 *Juncus effusus* L.

异叶天南星 *Arisaema heterophyllum* Bl.

红曲霉 *Monascus purpureus* Went

麦冬 *Ophiopogon japonicus* (L. f.) Ker-Gawl.

麦蓝菜 *Vaccaria segetalis* (Neck.) Garcke

赤芝 *Ganoderma lucidum* (Leyss. ex Fr.) Karst.

花椒 *Zanthoxylum bungeanum* Maxim.

苍术 *Atractylodes lancea* (Thunb.) DC.

苍耳 *Xanthium Sibiricum* Patrin ex Widder.

苎麻 *Boehmeria nivea* (L.) Gaudich.

杜仲 *Eucommia ulmoides* Oliver

杠板归 *Polygonum perfoliatum* L.

两面针 *Zanthoxylum nitidum* (Roxb.) DC.

吴茱萸 *Evodia rutaecarpa* (Juss.) Benth.

秃叶黄檗(变种) *Phellodendron chinense* Schneid. var. *glabriusculum* Schneid.

何首乌 *Polygonum multiflorum* Thunb.

皂荚 *Gleditsia sinensis* Lam.

谷精草 *Eriocaulon buergerianum* Koern.

忍冬 *Lonicera japonica* Thunb.

鸡矢藤 *Paederia scandens* (Lour.) Merr.

鸡冠花 *Celosia cristata* L.

青蒿 *Artemisia carvifolia* Buch.-Ham. ex Roxb.
苦参 *Sophora flavescens* Ait.
枇杷 *Eriobotrya japonica* (Thunb.) Lindl.
枫香树 *Liquidambar formosana* Hance
刺儿菜 *Cirsium setosum* (Willd.) MB.
刺五加 *Acanthopanax senticosus* (Rupr. Maxim.) Harms
虎耳草 *Saxifraga stolonifera* Curt.
虎杖 *Polygonum cuspidatum* Sieb. et Zucc.
罗汉果 *Siraitia grosvenorii* (Swingle) C. Jeffrey ex Lu et Z. Y. Zhang
委陵菜 *Potentilla chinensis* Ser.
侧柏 *Platycladus orientalis* (L.) Franco
金毛狗脊 *Cibotium barometz* (L.) J. Sm.
金荞麦 *Fagopyrum dibotrys* (D. Don) Hara
金樱子 *Rosa laevigata* Michx.
乳香树 *Boswellia carterii* Birdw. 及同属植物 *Boswellia bhaw-dajiana* Birdw.
泽泻 *Alisma plantago-aquatica* Linn.
细辛 *Asarum sieboldii* Miq.
茜草 *Rubia cordifolia* L.
茵陈蒿 *Artemisia capillaris* Thunb.
茯苓 *Poria cocos* (Schw.) Wolf
胡颓子 *Elaeagnus pungens* Thunb.
南五味子 *Kadsura longipedunculata* Finet et Gagnep.
栀子 *Gardenia jasminoides* Ellis
枸杞 *Lycium chinense* Mill.
威灵仙 *Clematis chinensis* Osbeck
牵牛 *Pharbitis nil* (L.) Choisy
韭 *Allium tuberosum* Rottl. ex Spreng.
骨碎补 *Davallia mariesii* Moore ex Bak.
鬼针草（原变种）*Bidens pilosa* L. var. *pilosa*
独活 *Heracleum hemsleyanum* Diels
姜 *Zingiber officinale* Rosc.
姜黄 *Curcuma longa* L.
活血丹 *Glechoma longituba* (Nakai) Kupr.
穿心莲 *Andrographis paniculata* (Burm. f.) Nees
络石 *Trachelospermum jasminoides* (Lindl.) Lem.
盐肤木 *Rhus chinensis* Mill.
莪术 *Curcuma zedoaria* (Christm.) Rosc.

莎草 *Cyperus rotundus* L.

桔梗 *Platycodon grandiflorus* (Jacq.) A. DC.

夏枯草 *Prunella vulgaris* L.

鸭跖草 *Commelina communis* L.

积雪草 *Centella asiatica* (L.) Urb.

射干 *Belamcanda chinensis* (L.) DC.

徐长卿 *Cynanchum paniculatum* (Bge.) Kitag.

凌霄 *Campsis grandiflora* (Thunb.) Schum.

益母草 *Leonurus artemisia* (Laur.) S. Y. Hu

海金沙 *Lygodium japonicum* (Thunb.) Sw.

浮萍 *Lemna minor* L.

桑 *Morus alba* L.

菝葜 *Smilax china* L.

菘蓝 *Isatis indigotica* Fort.

黄连 *Coptis chinensis* Franch.

黄精 *Polygonatum sibiricum* Delar. ex Redoute

菟丝子 *Cuscuta chinensis* Lam.

常山 *Dichroa febrifuga* Lour.

野菊 *Dendranthema indicum* (L.) Des Moul.

野葛 *Pueraria lobata* (Willd.) Ohwi

银杏 *Ginkgo biloba* L.

彩绒革盖菌 *Coriolus versicolor* (L. ex Fr.) Qul

脱皮马勃 *Lasiosphaera fenzlii* Reich.

猪苓 *Polyporus umbellatus* (Pers.) Fries

猫爪草 *Ranunculus ternatus* Thunb.

商陆 *Phytolacca acinosa* Roxb.

旋覆花 *Inula japonica* Thunb.

淡竹叶 *Lophatherum gracile* Brongn.

密花豆 *Spatholobus suberectus* Dunn

密蒙花 *Buddleja officinalis* Maxim.

款冬 *Tussilago farfara* L.

萹蓄 *Polygonum aviculare* L.

棕榈 *Trachycarpus fortunei* (Hook. f.) H. Wendl.

紫花地丁 *Viola philippica* Cav.

紫苏 *Perilla frutescens* (L.) Britt.

鹅不食草 *Centipeda minima* (L.) A. Br. et Aschers.

筋骨草 *Ajuga decumbens* Thunb.[①]

湖北贝母 *Fritillaria hupehensis* Hsiao et K. C. Hsia

蓍 *Achillea alpina* L.

蓖麻 *Ricinus communis* L.

蓟 *Cirsium japonicum* Fisch. ex DC.

蒺藜 *Tribulus terrester* L.

蒲公英 *Taraxacum mongolicum* Hand. -Mazz.

雷丸 *Omphalia lapidescens* Schroet.

榧树 *Torreya grandis* Fort. et Lindl.

槟榔 *Areca catechu* L.

酸枣 *Ziziphus jujuba* Mill. var. *spinosa*（Bunge）Hu ex H. F. Chou[②]

豨莶 *Siegesbeckia orientalis* L.

辣椒 *Capsicum annuum* L.

漏芦 *Stemmacantha uniflora*（L.）Dittrich

蕺菜 *Houttuynia cordata* Thunb.

槲寄生 *Viscum coloratum*（Kom.）Nakai

橄榄 *Canarium album*（Lour.）Raeusch.

薤白 *Allium macrostemon* Bunge

薯蓣 *Dioscorea opposita* Thunb.

薏苡 *Coix lacryma-jobi* L.

薄荷 *Mentha haplocalyx* Briq.

橘 *Citrus reticulata* Blanco

藁本 *Ligusticum sinense* Oliv.

瞿麦 *Dianthus superbus* L.

注：①此处筋骨草拉丁文学名为《中华人民共和国药典·一部》(2010年版)记载，而《中国植物志》记载为金疮小草的拉丁文学名。

②此处酸枣拉丁文学名为《中华人民共和国药典·一部》(2010年版)记载，而《中国植物志》记载为 *Ziziphus jujuba* Mill. var. *spinosa*（Bunge）Hu ex H. F. Chow.。

第十六章　侗族药用植物凭证标本

在开展侗族药物资源调查研究的过程中,我们继续实施了贵州省中药现代化科技产业研究开发专项项目"贵州省民族药活性筛选中心建设"(黔科合农字[2006]5041号)的子课题"苗族侗族药用植物凭证标本室的建立"。标本室保存有侗族药用植物凭证标本240种360号。凭证标本记录的主要内容有:采集日期;采集人;标本号;采集地点;环境;经度、纬度、海拔;性状;民族药名;物种所属科名,物种中文名;物种拉丁文学名;药用部位;功用等。此项工作为侗药的分类学、资源学、药物学及其他生物学基础研究领域提供了重要的原始材料和基本信息。

至今,"侗族药用植物凭证标本室"这一工作仍在继续。我们在增加侗族药用植物凭证标本的同时,为提高标本的科学价值,对侗族药用植物凭证标本的信息诠释进行了修订。

受篇幅限制,本章按照侗药的分类方法,节录侗族药用植物凭证标本如下。

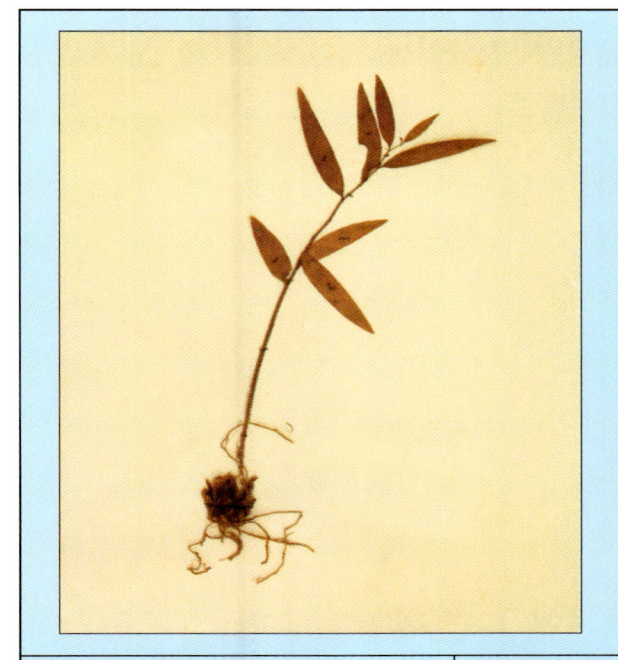

侗药名:angheit yak	标本号:0116
中文名:湖北百合	
拉丁文学名:*Lilium henryi* Baker	
采集地点:岑巩 N:27°10′;E:108°46′;ASL[①]:600 m	
采集日期:1985-05-04	

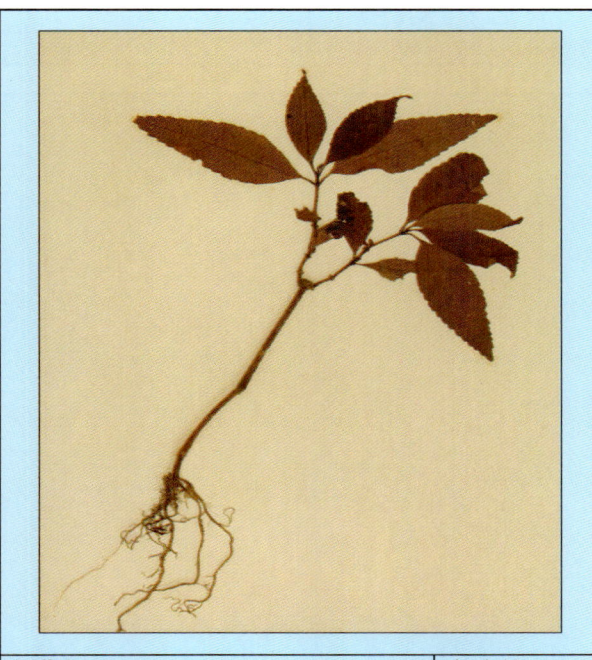

侗药名:bav xeec mux	标本号:0304
中文名:草珊瑚	
拉丁文学名:*Sarcandra glabra* (Thunb.) Nakai	
采集地点:从江 N:25°45′;E:108°53′;ASL:230 m	
采集日期:1993-05-12	

注:① ASL 即"海拔"的英文 above sea level 缩写。

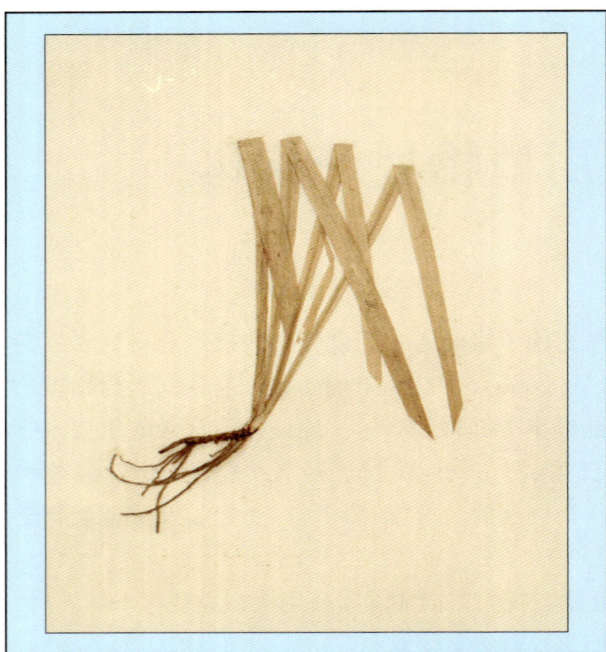

侗药名：eip ebl nat	标本号：0312
中文名：开口箭	
拉丁文学名：*Tupistra chinensis* Baker	
采集地点：天柱 N:27°0′;E:109°14′;ASL:380 m	
采集日期：1986-09-14	

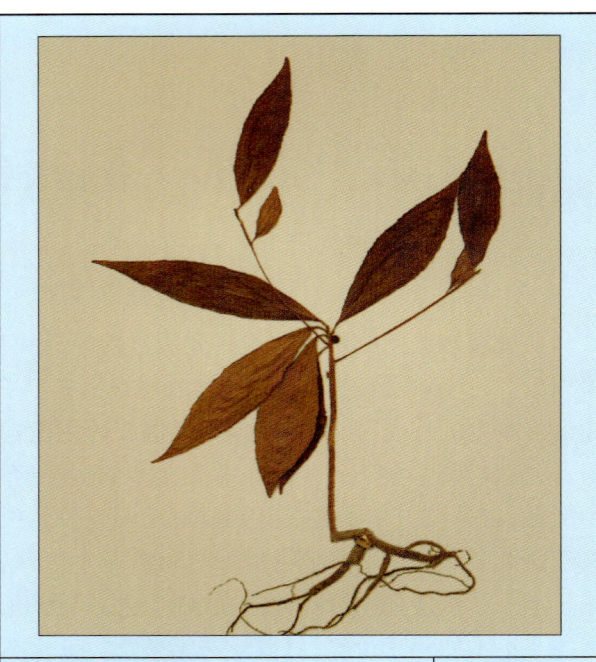

侗药名：ems tagt laox	标本号：0284
中文名：九管血	
拉丁文学名：*Ardisia brevicaulis* Diels	
采集地点：从江 N:25°51′;E:108°59′;ASL:1000 m	
采集日期：2006-07-16	

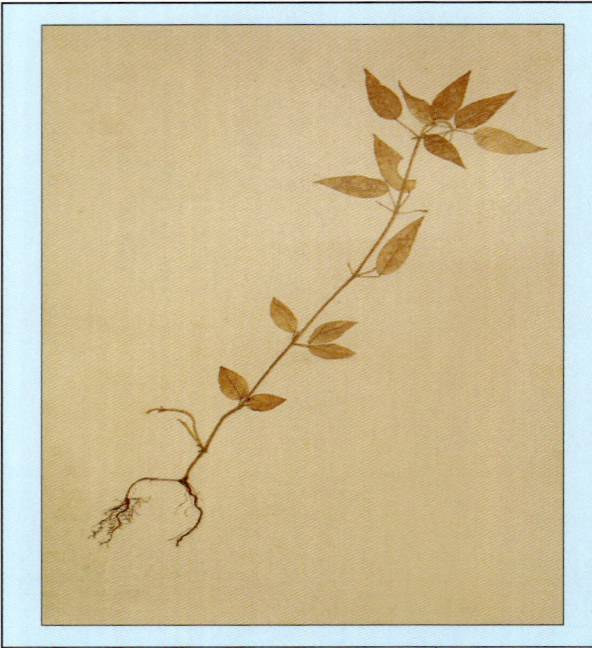

侗药名：jaol aiik lomh	标本号：0257
中文名：大叶茜草	
拉丁文学名：*Rubia schumanniana* Pritzel	
采集地点：黎平 N:26°11′;E:109°8′;ASL:830 m	
采集日期：1986-10-19	

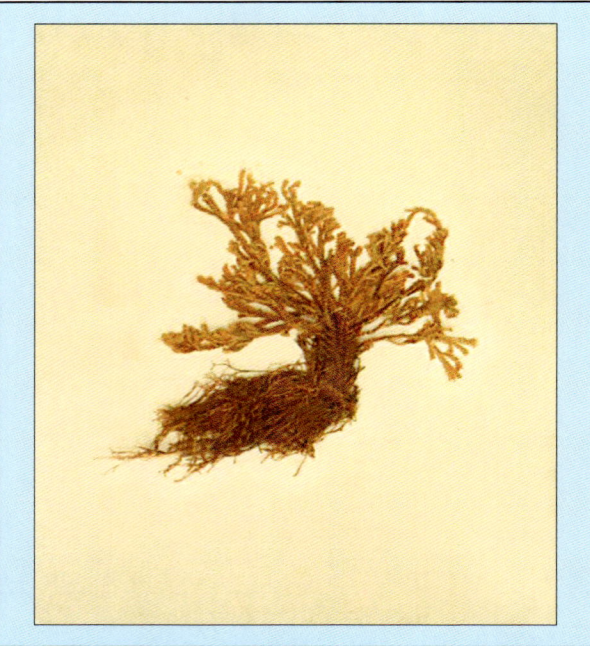

侗药名：kaok baox nugs biad	标本号：0101
中文名：垫状卷柏	
拉丁文学名：*Selaginella pulvinata*(Hook.et Grev.)Maxim.	
采集地点：剑河 N:26°45′;E:108°26′;ASL:500 m	
采集日期：1986-09-06	

侗药名：kaok bial	标本号：0102
中文名：庐山石韦	
拉丁文学名：*Pyrrosia sheareri* (Baker) Ching	
采集地点：榕江 N：25°53′；E：108°27′；ASL：420 m	
采集日期：1986-09-27	

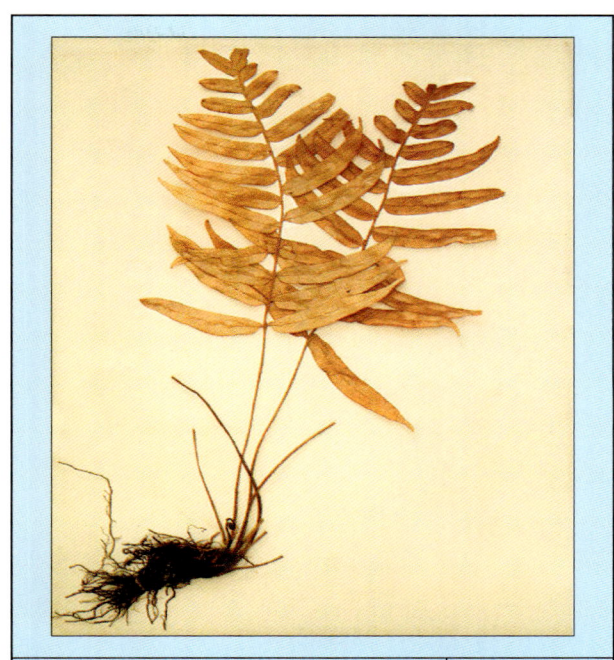

侗药名：kaok dabl nguap	标本号：0103
中文名：福建观音座莲	
拉丁文学名：*Angiopteris fokiensis* Hieron.	
采集地点：大塘 N：26°19′；E：108°4′；ASL：900 m	
采集日期：1987-06-19	

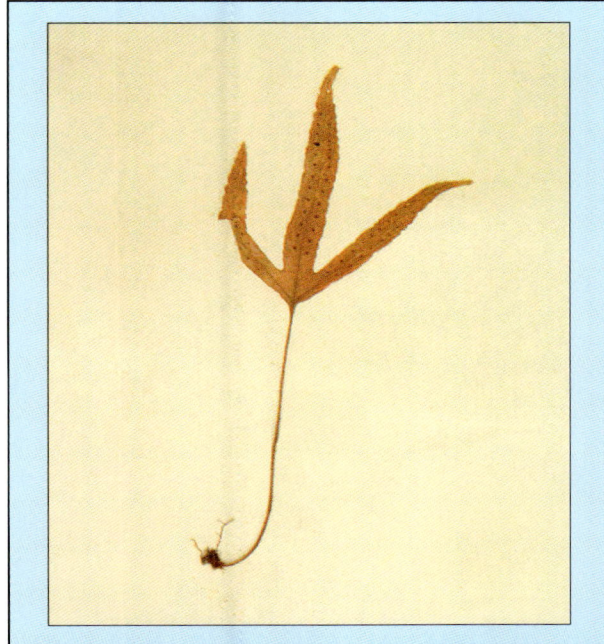

侗药名：kaok dinl nganh	标本号：0104
中文名：金鸡脚假瘤蕨	
拉丁文学名：*Selliguea hastata* (Thunberg) Fraser-Jenkins	
采集地点：天柱 N：26°56′；E：109°16′；ASL：550 m	
采集日期：1987-05-04	

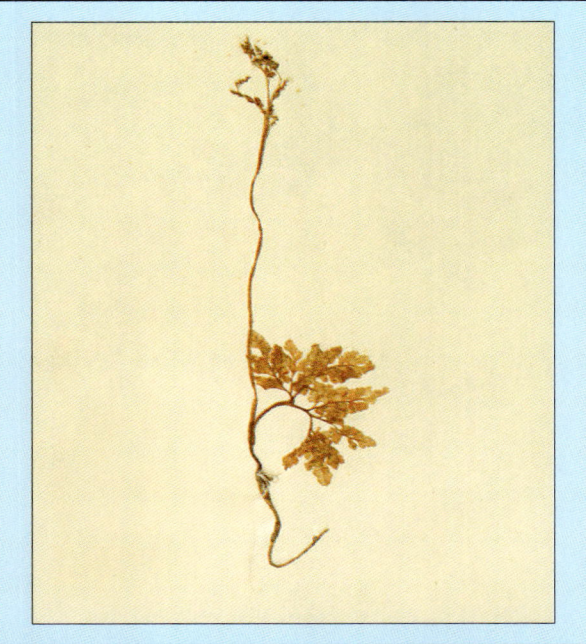

侗药名：kaok malaenl dogc	标本号：0105
中文名：阴地蕨	
拉丁文学名：*Botrychium ternatum* (Thunb.) Sw.	
采集地点：从江 N：25°40′；E：108°45′；ASL：1200 m	
采集日期：1986-09-09	

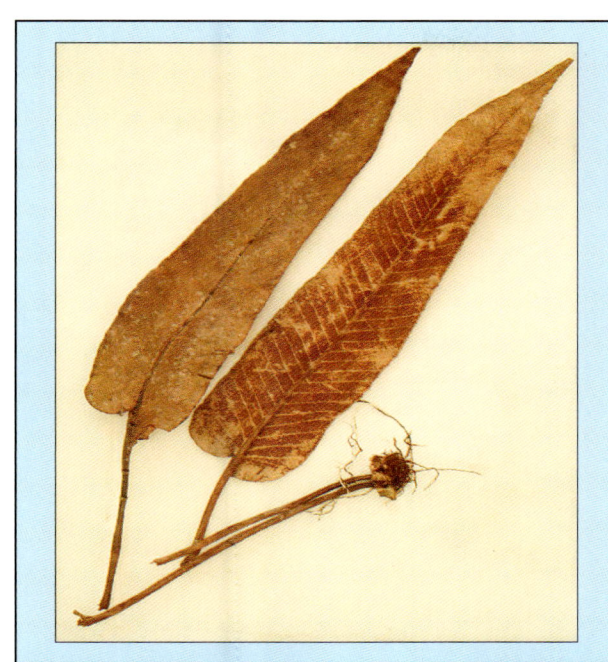

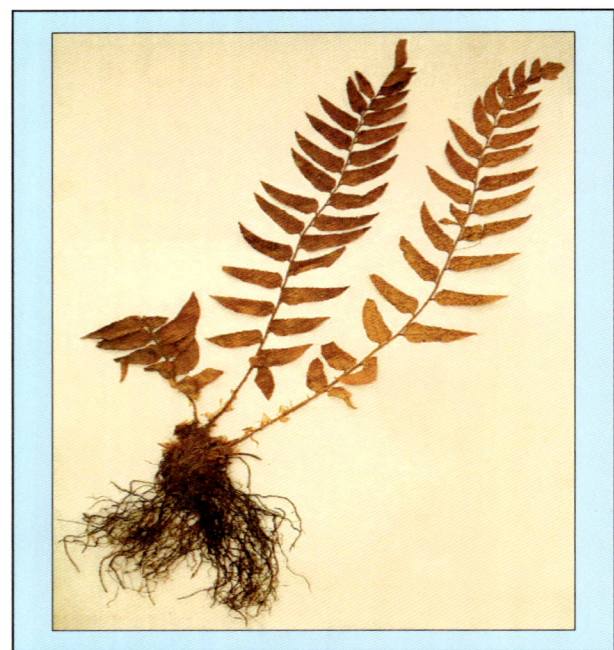

侗药名:kaok kgaiv nanx nueml	标本号:0107
中文名:刺齿贯众	
拉丁文学名:*Cyrtomium caryotideum* (Wall. ex Hook. et Grev.) Presl	
采集地点:从江 N:25°46′；E:108°52′；ASL:600 m	
采集日期:1986-10-31	

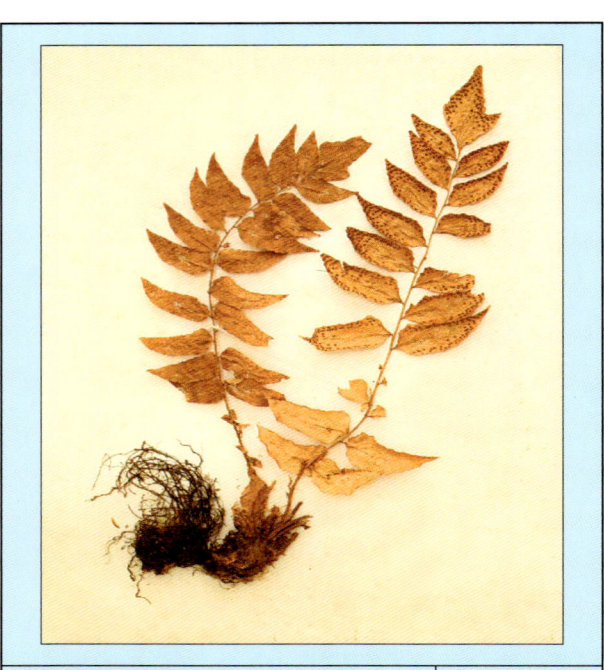

侗药名:kaok jenl	标本号:0106
中文名:贯众	
拉丁文学名:*Cyrtomium fortunei* J. Sm.	
采集地点:榕江 N:25°52′；E:108°28′；ASL:220 m	
采集日期:1986-09-20	

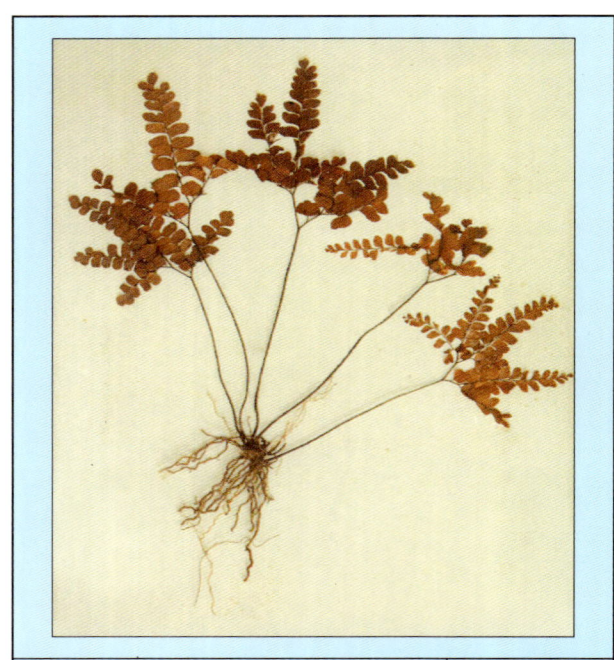

侗药名:kaok naeml	标本号:0108
中文名:白背铁线蕨	
拉丁文学名:*Adiantum davidii* Franch.	
采集地点:从江 N:25°48′；E:109°1′；ASL:220 m	
采集日期:1986-11-21	

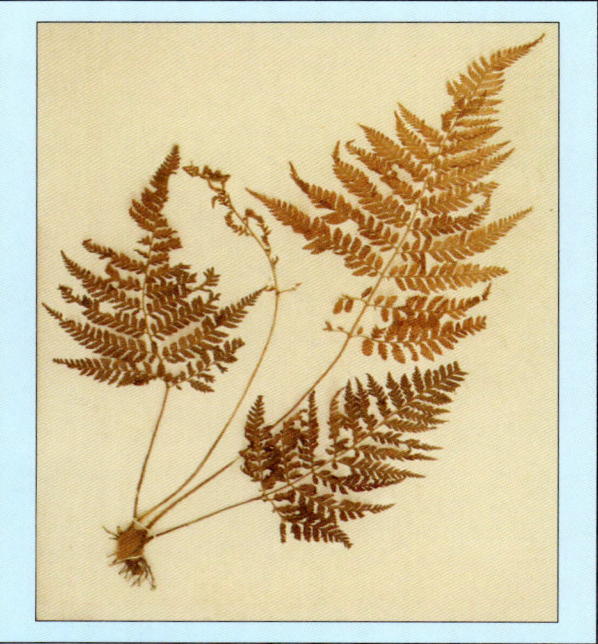

侗药名:kaok nunh	标本号:0109
中文名:金毛狗脊	
拉丁文学名:*Cibotium barometz* (L.) J. Sm.	
采集地点:剑河 N:26°56′；E:108°47′；ASL:500 m	
采集日期:1986-05-18	

下篇 侗族药用物种

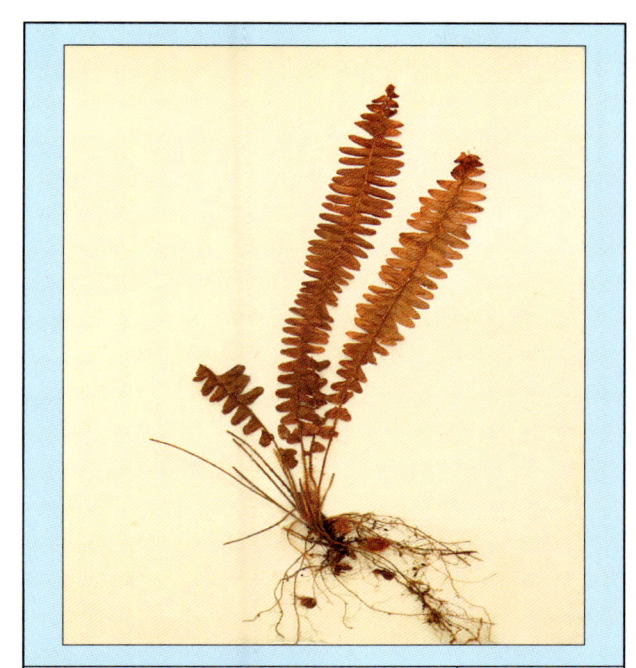

侗药名：kaok sangp ids	标本号：0582
中文名：肾蕨	
拉丁文学名：*Nephrolepis auriculata*（L.）Trimen	
采集地点：雷山 N:26°14′;E:108°11′;ASL:650 m	
采集日期：2006-07-08	

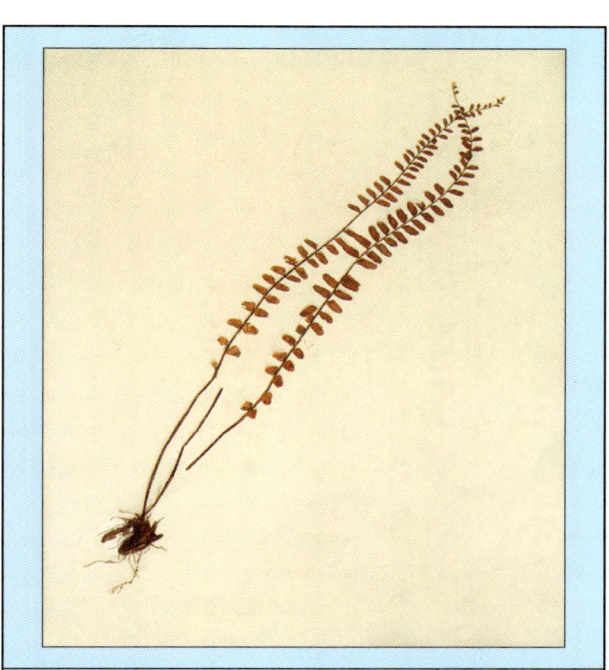

侗药名：kaok eml naeml	标本号：0110
中文名：铁角蕨	
拉丁文学名：*Asplenium trichomanes* L.	
采集地点：天柱 N:25°56′;E:109°25′;ASL:430 m	
采集日期：1986-10-24	

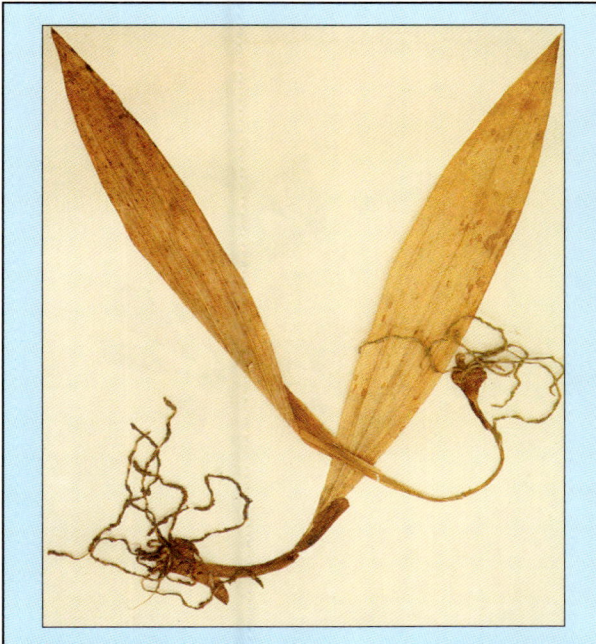

侗药名：kiut jenc	标本号：0317
中文名：云南独蒜兰	
拉丁文学名：*Pleione yunnanensis*（Rolfe）Rolfe	
采集地点：天柱 N:26°57′;E:108°56′;ASL:980 m	
采集日期：1987-04-09	

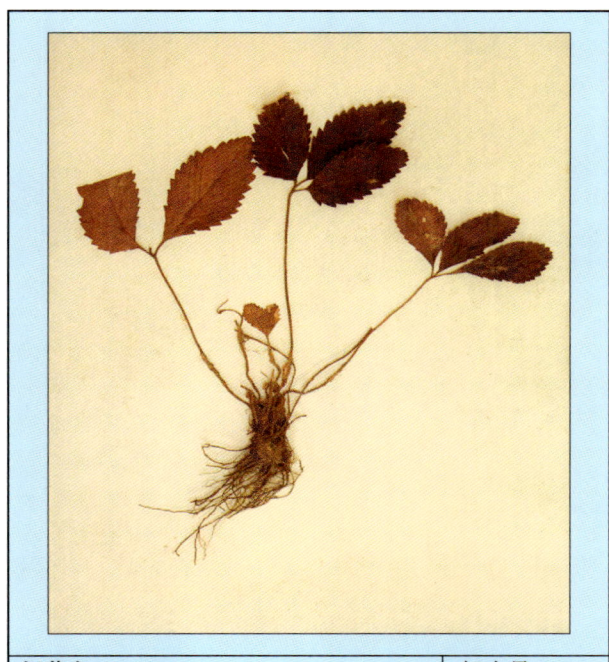

侗药名：laol jenc	标本号：0321
中文名：三叶委陵菜	
拉丁文学名：*Potentilla freyniana* Bornm.	
采集地点：旧州 N:26°57′;E:107°45′;ASL:750 m	
采集日期：1986-09-23	

侗族医药文化及侗族药物

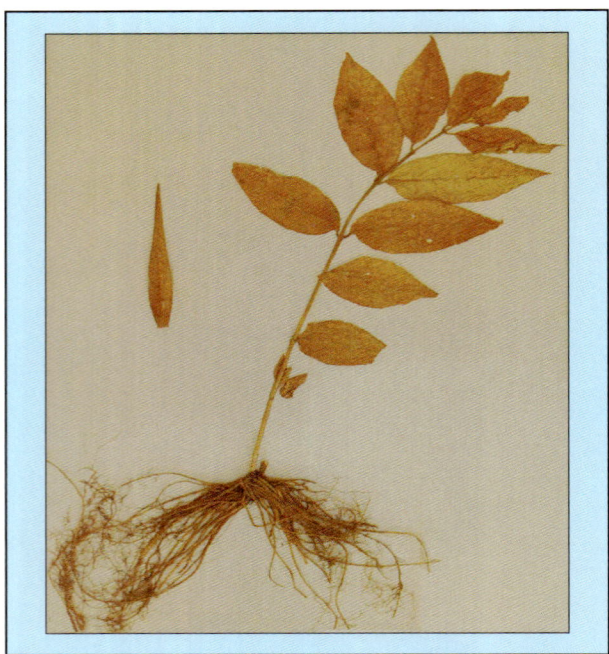

侗药名:maenc bagx	标本号:0322
中文名:白蔹	
拉丁文学名:*Ampelopsis japonica*（Thunb.）Makino	
采集地点:天柱 N:26°54′;E:109°14′;ASL:483 m	
采集日期:1986-08-30	

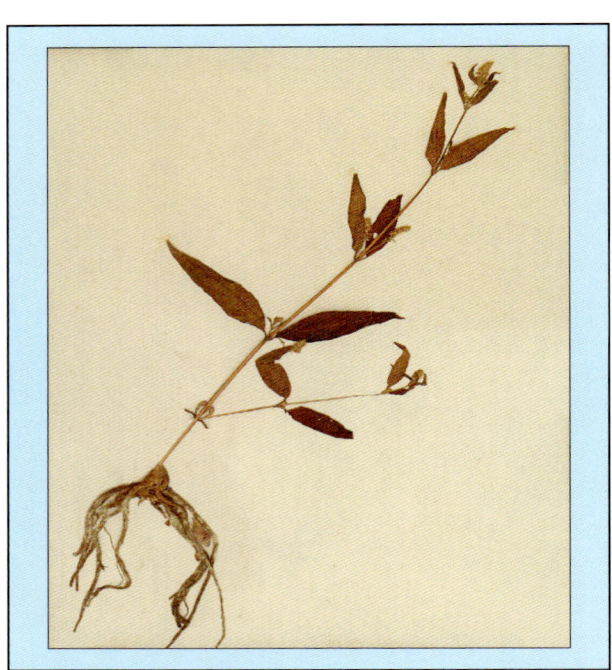

侗药名:mal aov doc	标本号:0001
中文名:牛膝	
拉丁文学名:*Achyranthes bidentata* Blume	
采集地点:天柱 N:26°47′;E:108°59′;ASL:700 m	
采集日期:1986-09-21	

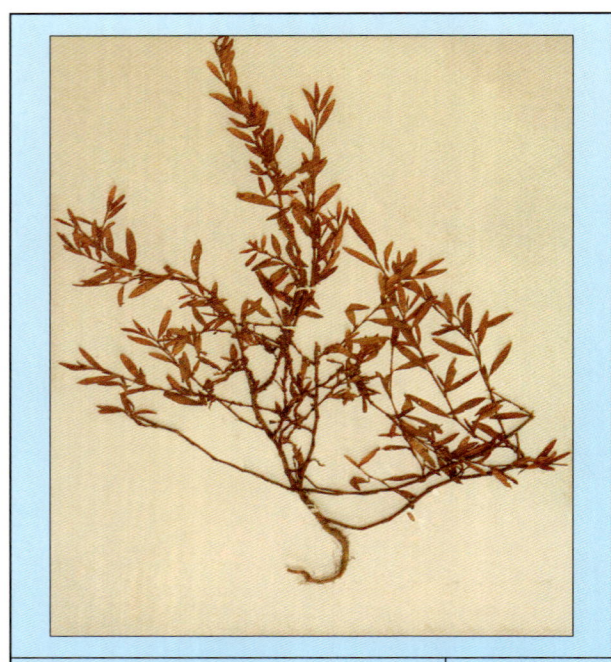

侗药名:mal bav baenl niv	标本号:0003
中文名:萹蓄	
拉丁文学名:*Polygonum aviculare* L.	
采集地点:剑河 N:26°43′;E:108°43′;ASL:500 m	
采集日期:1986-09-17	

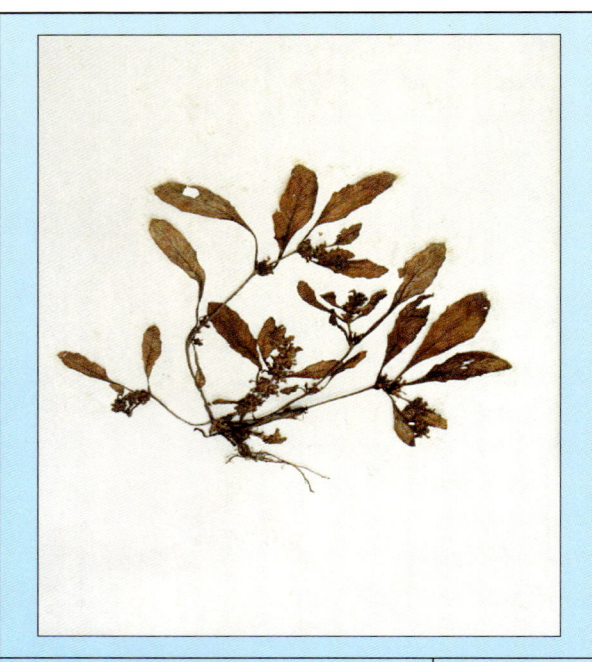

侗药名:mal dabl nguap	标本号:0008
中文名:狗肝菜	
拉丁文学名:*Dicliptera chinensis*（L.）Juss.	
采集地点:岑巩 N:27°10′;E:108°55′;ASL:800 m	
采集日期:1987-04-20	

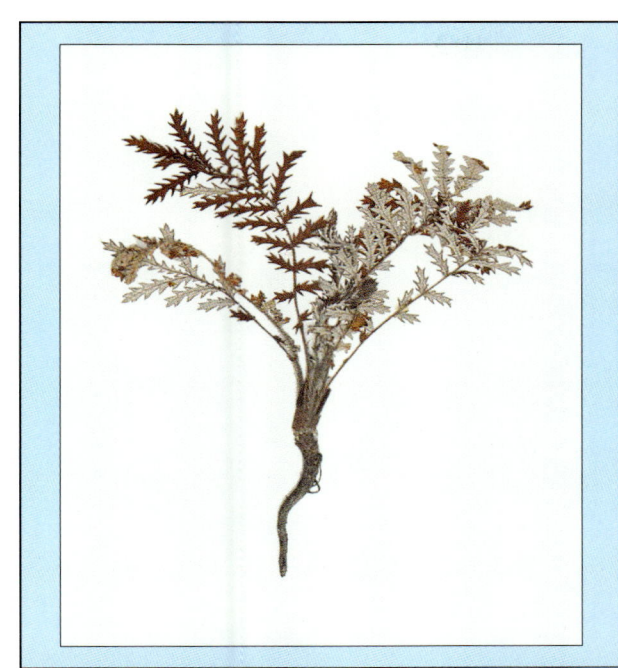

侗药名:wul sup dees bagx 标本号:0013	**侗药名**:mal hanc tiep 标本号:0024
中文名:委陵菜	中文名:铁苋菜
拉丁文学名:*Potentilla chinensis* Ser.	拉丁文学名:*Acalypha australis* L.
采集地点:剑河 N:26°43′;E:108°40′;ASL:900 m	采集地点:镇远 N:27°0′;E:108°27′;ASL:920 m
采集日期:1986-09-09	采集日期:1986-08-21

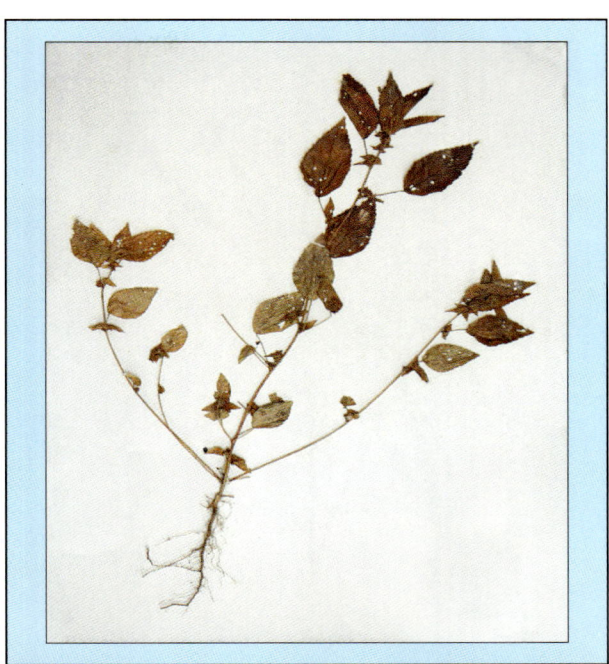

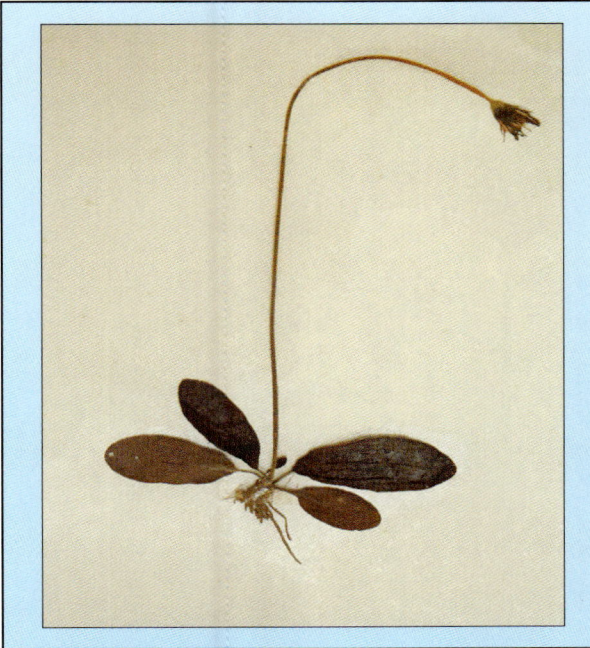

侗药名:mal kap gov 标本号:0014	**侗药名**:mal oux lail 标本号:0019
中文名:毛大丁草	中文名:糯米团
拉丁文学名:*Gerbera piloselloides* (L.) Cass.	拉丁文学名:*Gonostegia hirta* (Bl.) Miq.
采集地点:从江 N:25°45′;E:108°53′;ASL:187 m	采集地点:天柱 N:26°51′;E:109°15′;ASL:480 m
采集日期:1993-05-10	采集日期:1987-05-10

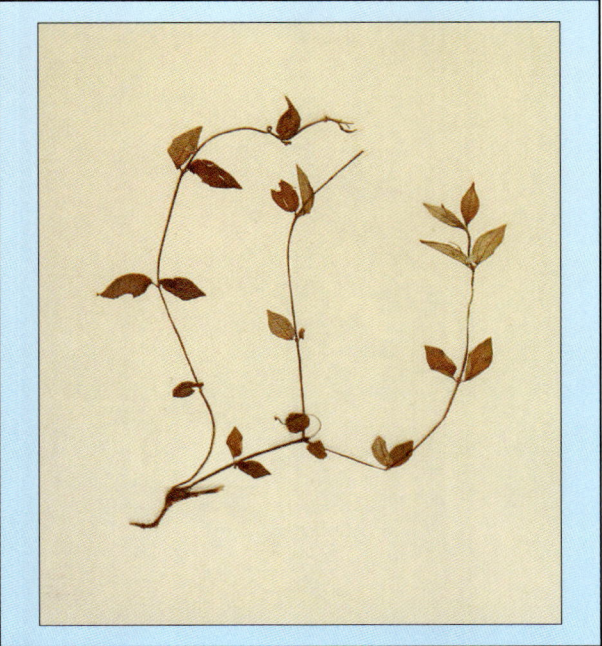

侗药名：mal kiut	标本号：0020
中文名：慈姑（变种）	
拉丁文学名：*Sagittaria trifolia* Linn. var. *sinensis*（Sims）Makino	
采集地点：从江 N：25°48′；E：108°55′；ASL：230 m	
采集日期：1987-07-21	

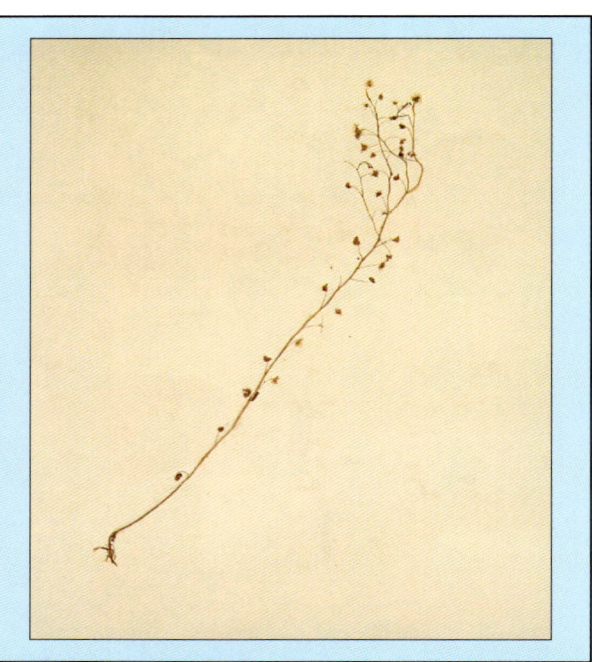

侗药名：mal ngeenx liuih	标本号：0027
中文名：新月茅膏菜	
拉丁文学名：*Drosera peltata* Smith var. *lunata*（Buch.-Ham.）C. B. Clarke	
采集地点：天柱 N：25°56′；E：109°25′；ASL：420 m	
采集日期：1987-05-14	

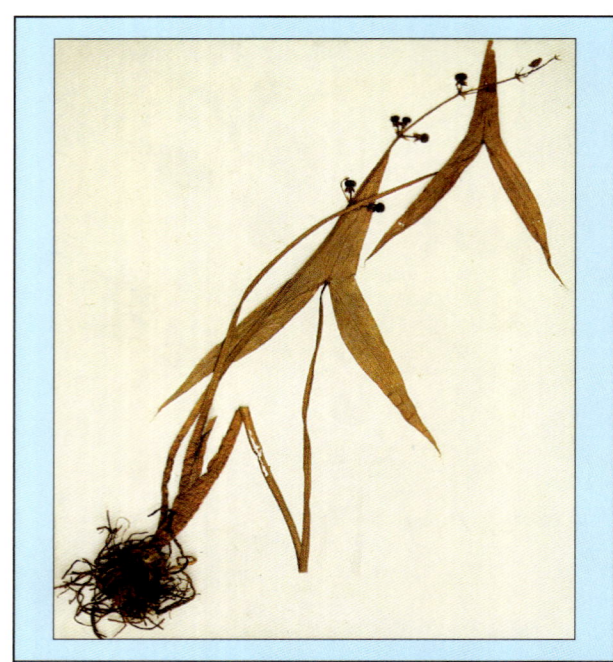

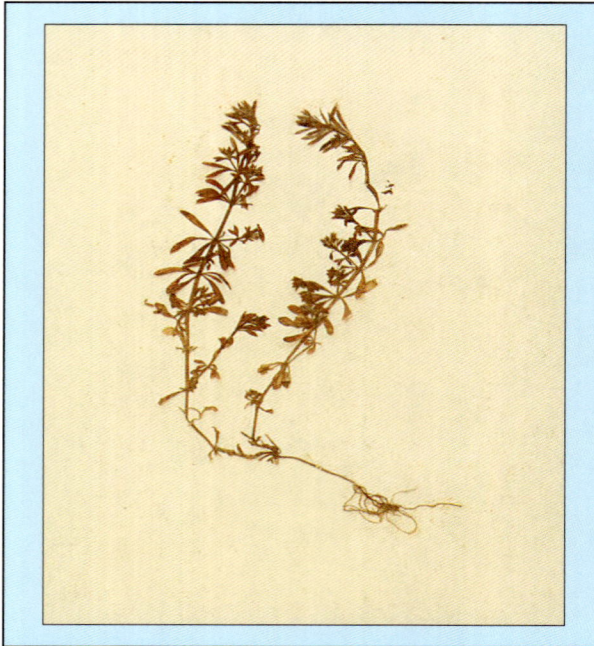

侗药名：mal plap nanh	标本号：0029
中文名：猪殃殃	
拉丁文学名：*Galium spurium* L.	
采集地点：鸭塘 N：26°12′；E：107°54′；ASL：710 m	
采集日期：1987-03-05	

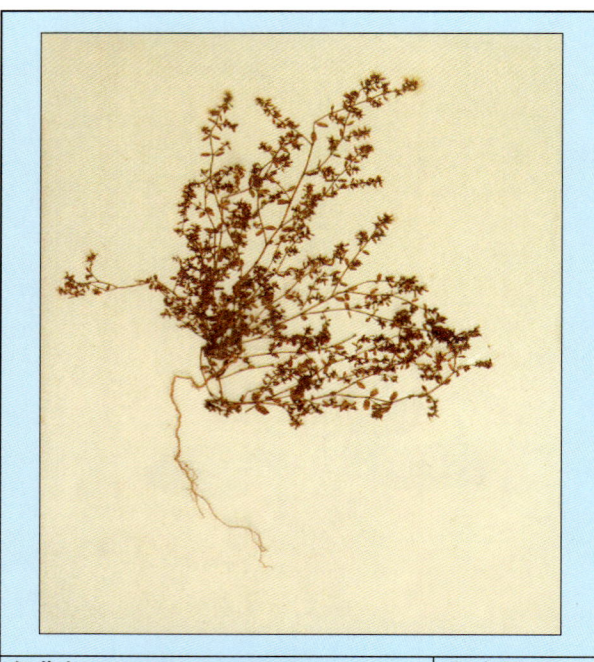

侗药名：mal naemx mis yak niv	标本号：0031
中文名：地锦草	
拉丁文学名：*Euphorbia humifusa* Willd.	
采集地点：榕江 N：25°51′；E：108°25′；ASL：260 m	
采集日期：1986-9-26	

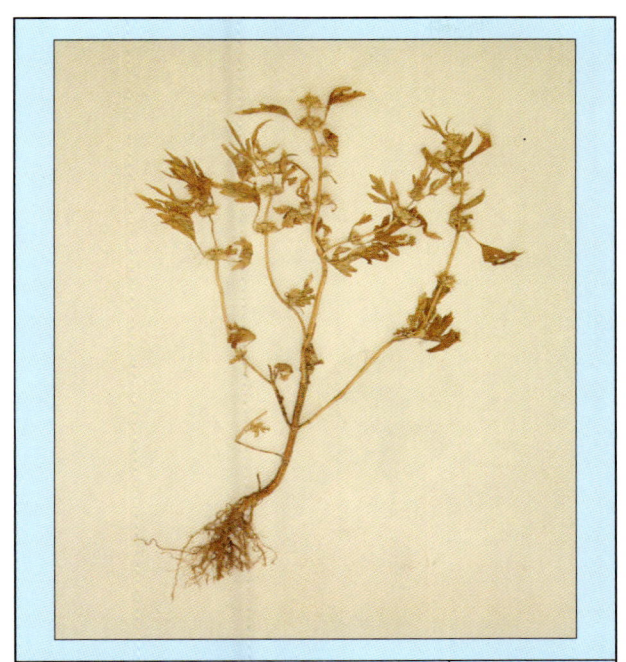

侗药名:mal semp beengc　　**标本号**:0034	**侗药名**:mal sods pant　　**标本号**:0035
中文名:益母草	中文名:龙芽草
拉丁文学名:*Leonurus artemisia*(Laur.)S. Y. Hu	拉丁文学名:*Agrimonia pilosa* Ldb.
采集地点:剑河 N:26°42′;E:108°30′;ASL:500 m	采集地点:榕江 N:25°53′;E:108°27′;ASL:420 m
采集日期:1987-06-04	采集日期:1986-09-04

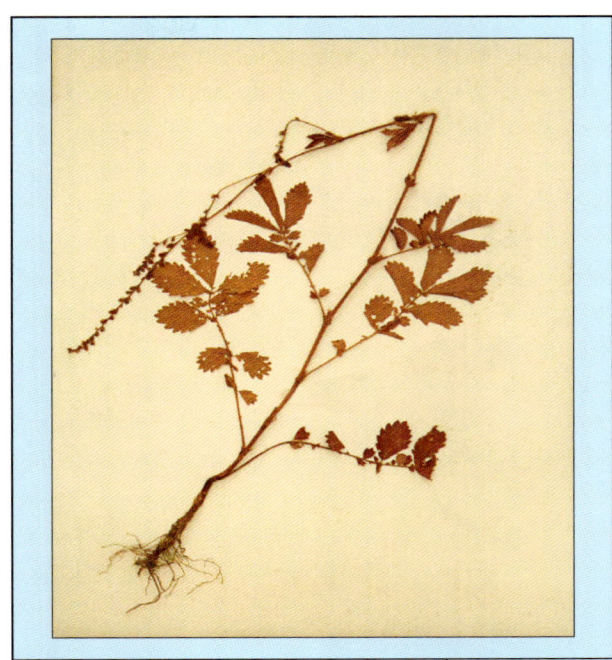

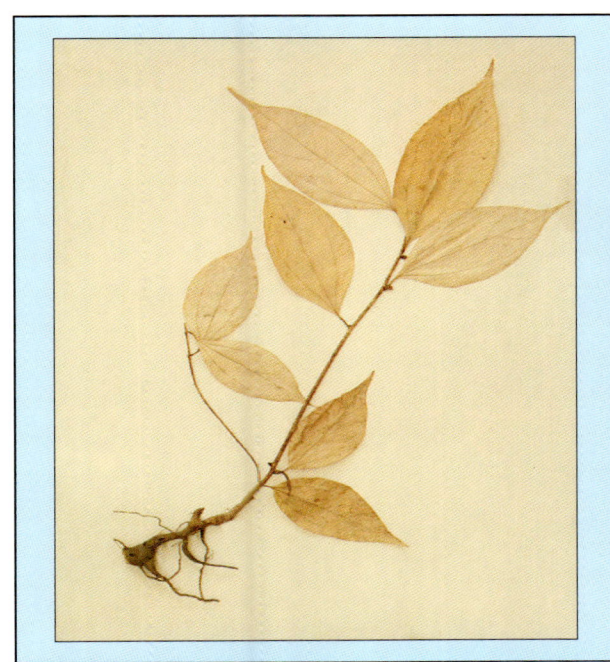

侗药名:meix aengp naemp　　**标本号**:0170	**侗药名**:demhmious　　**标本号**:0152
中文名:乌药	中文名:滇白珠
拉丁文学名:*Lindera aggregata*(Sims)Kosterm.	拉丁文学名:*Gaultheria leucocarpa* Bl. var. *erenulata*(Kurz)T. Z. Hsu
采集地点:剑河 N:26°40′;E:108°25′;ASL:800 m	采集地点:大同 N:28°30′;E:105°40′;ASL:400 m
采集日期:1987-06-30	采集日期:1986-10-16

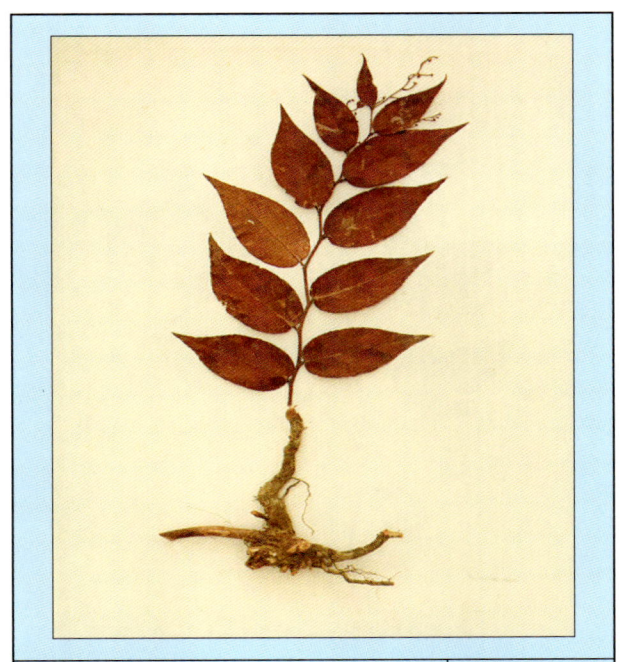

侗族医药文化及侗族药物

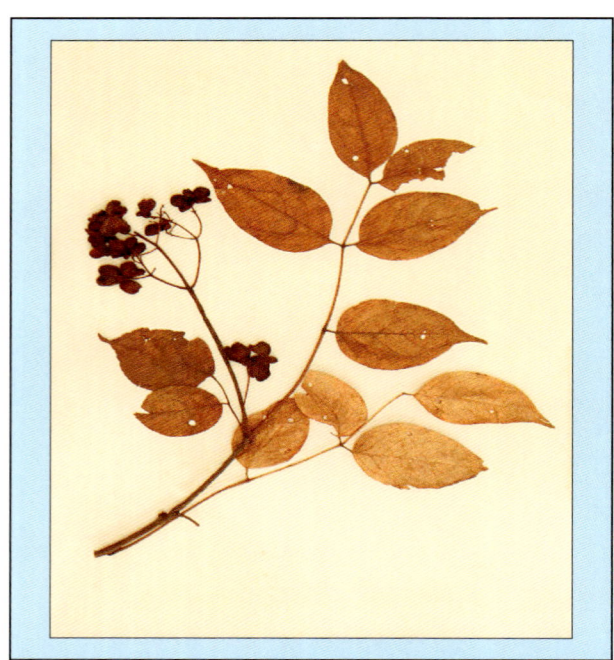

侗药名:meix hol haip	标本号:0325
中文名:野鸦椿	
拉丁文学名:*Euscaphis japonica*(Thunb.) Dippel	
采集地点:平溪 N:27°7′;E:107°48′;ASL:890 m	
采集日期:1986-10-08	

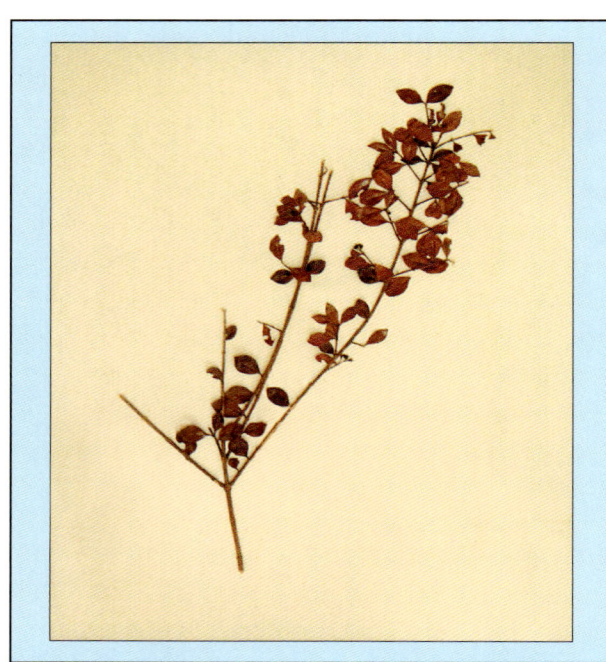

侗药名:meix yak laml	标本号:0174
中文名:赤楠	
拉丁文学名:*Syzygium buxifolium* Hook. et Arn.	
采集地点:黎平 N:26°14′;E:109°07′;ASL:530 m	
采集日期:1970-07-18	

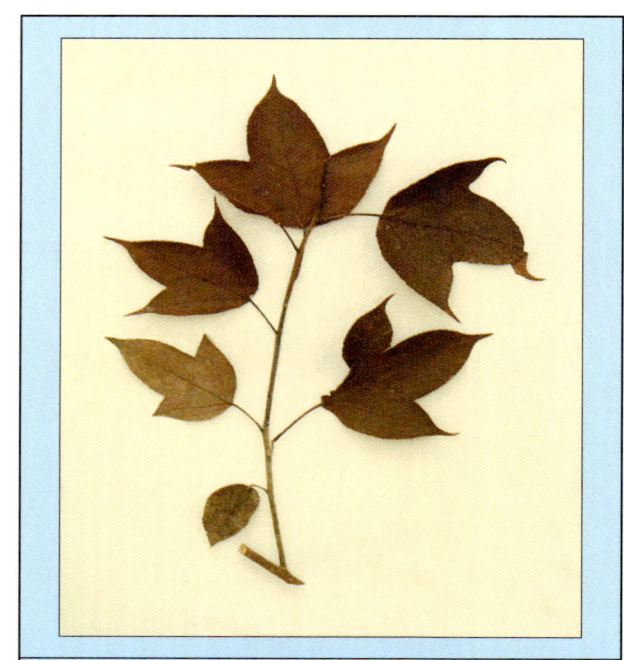

侗药名:meix yaop sanc	标本号:0175
中文名:半枫荷	
拉丁文学名:*Semiliquidambar cathayensis* Chang	
采集地点:从江 N:25°43′;E:108°58′;ASL:147 m	
采集日期:1993-05-30	

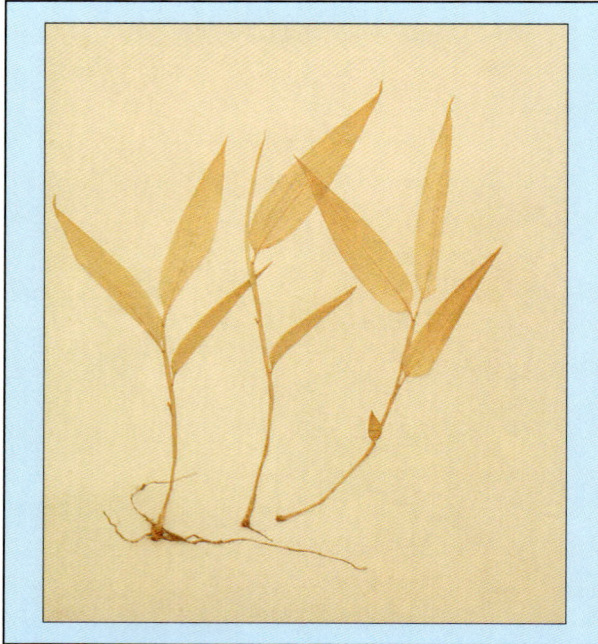

侗药名:nyangt bav baenl	标本号:0202
中文名:淡竹叶	
拉丁文学名:*Lophatherum gracile* Brongn.	
采集地点:从江 N:25°45′;E:108°53′;ASL:180 m	
采集日期:1993-5-10	

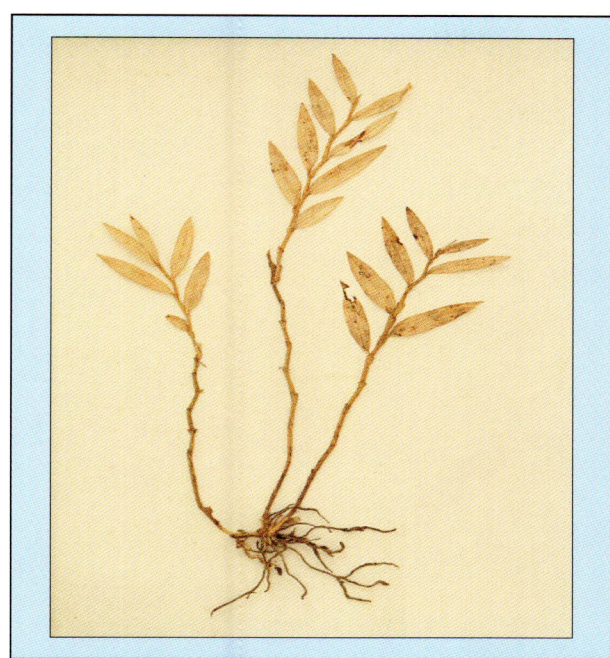

侗药名：nyangt mant	标本号：0204
中文名：石斛	
拉丁文学名：*Dendrobium nobile* Lindl.	
采集地点：宣威 N:26°40′32″;E:108°18′48″;ASL:677 m	
采集日期：1986-10-19	

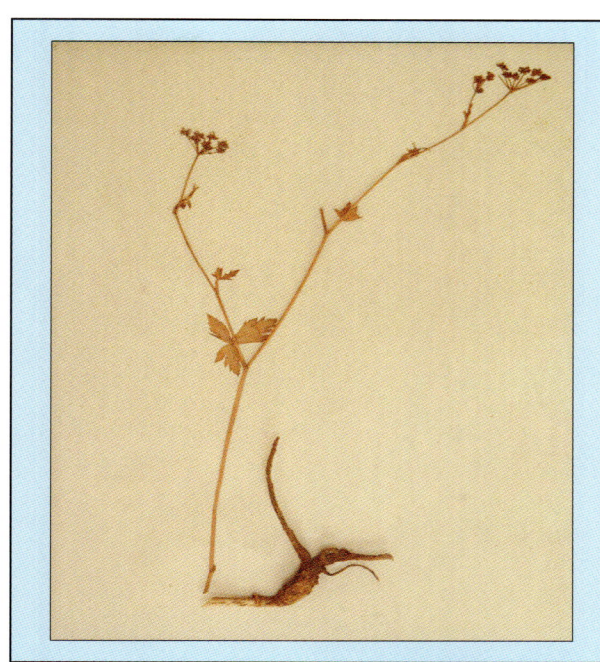

侗药名：nyangt niip binl	标本号：0212
中文名：白花前胡	
拉丁文学名：*Peucedanum praeruptorum* Dunn	
采集地点：锦屏 N:26°40′;E:109°11′;ASL:430 m	
采集日期：1986-09-20	

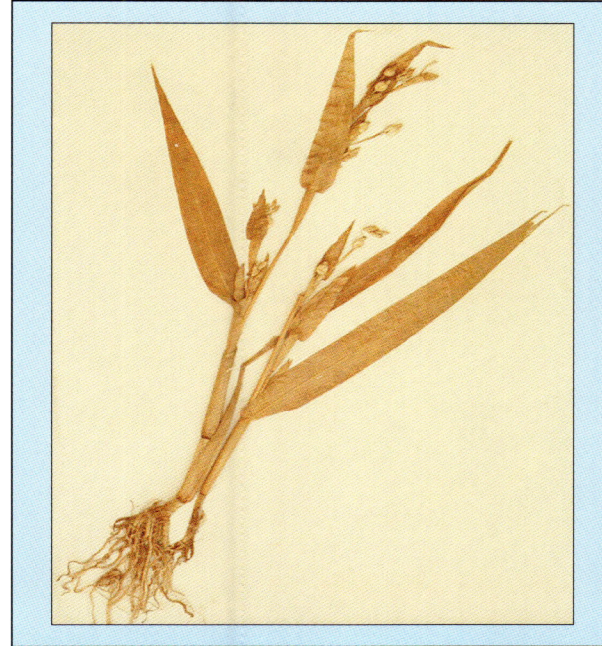

侗药名：oux xuil dal	标本号：0334
中文名：薏苡	
拉丁文学名：*Coix lacryma-jobi* L.	
采集地点：剑河 N:26°40′;E:108°25′;ASL:800 m	
采集日期：1986-09-08	

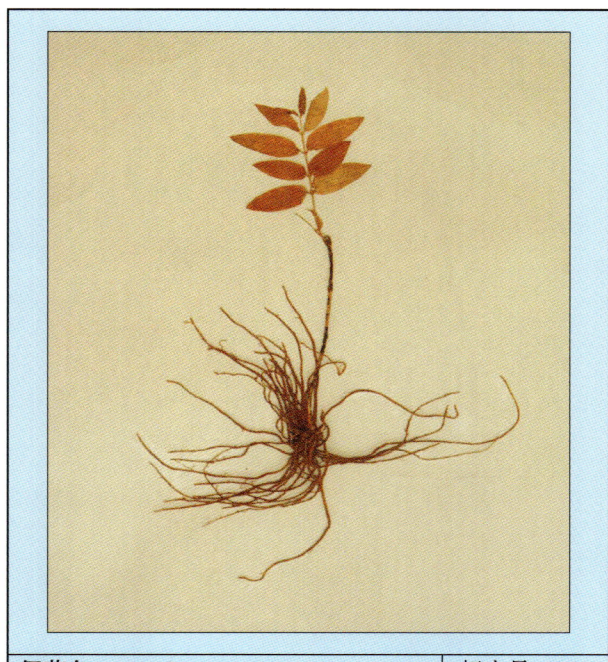

侗药名：samp begs sangp	标本号：0337
中文名：白薇	
拉丁文学名：*Cynanchum atratum* Bunge	
采集地点：榕江 N:26°2′;E:108°34′;ASL:520 m	
采集日期：1986-08-30	

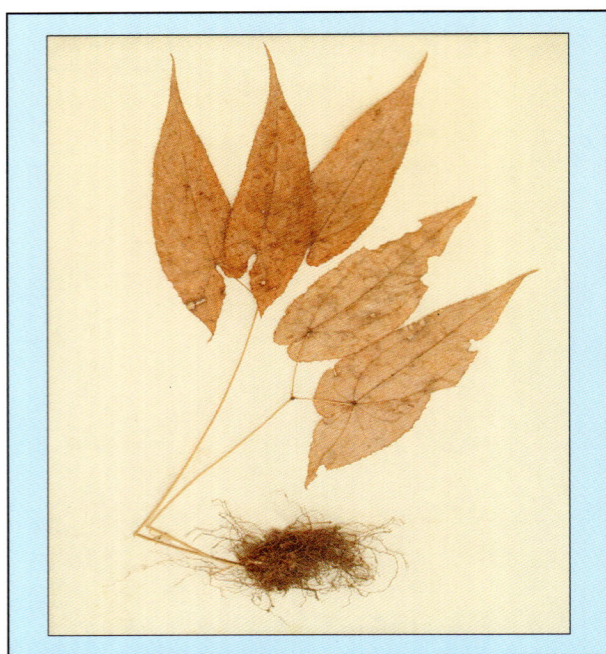

侗药名：sangp biaeml nyuds　　标本号：0305	**侗药名**：sangp nyangt lemh　　标本号：0288
中文名：三枝九叶草	中文名：莎草
拉丁文学名：*Epimedium sagittatum*（Sieb. et Zucc.）Maxim.	拉丁文学名：*Cyperus rotundus* L.
采集地点：榕江 N：25°52′；E：108°32′；ASL：260 m	采集地点：天柱 N：25°56′；E：109°25′；ASL：450 m
采集日期：1986-10-06	采集日期：1986-11-23

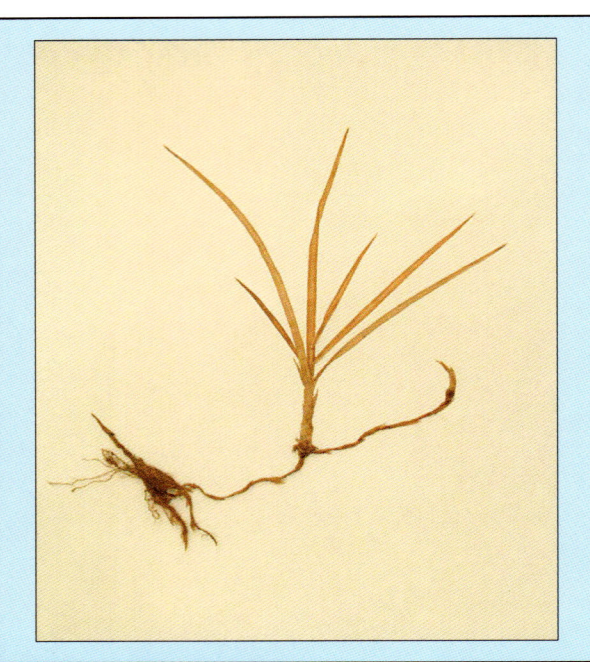

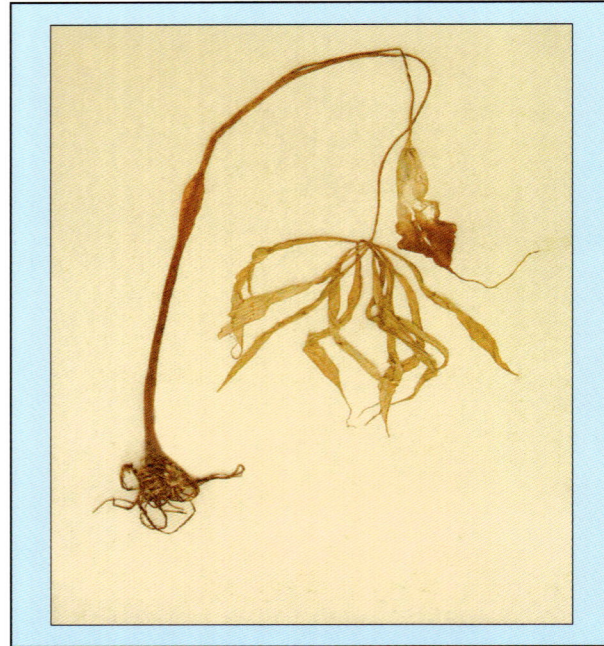

侗药名：sank sax　　标本号：0335	**侗药名**：siip bav dongo　　标本号：0341
中文名：一把伞南星	中文名：银线草
拉丁文学名：*Arisaema erubescens*（Wall.）Schott	拉丁文学名：*Chloranthus japonicus* Sieb.
采集地点：锦屏 N：28°38′；E：109°10′；ASL：427 m	采集地点：从江 N：25°44′；E：108°53′；ASL：230 m
采集日期：1986-09-18	采集日期：1986-05-06

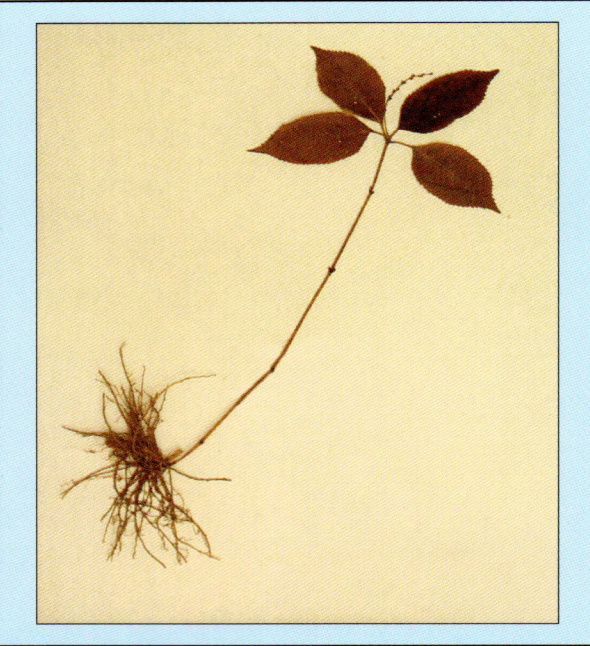

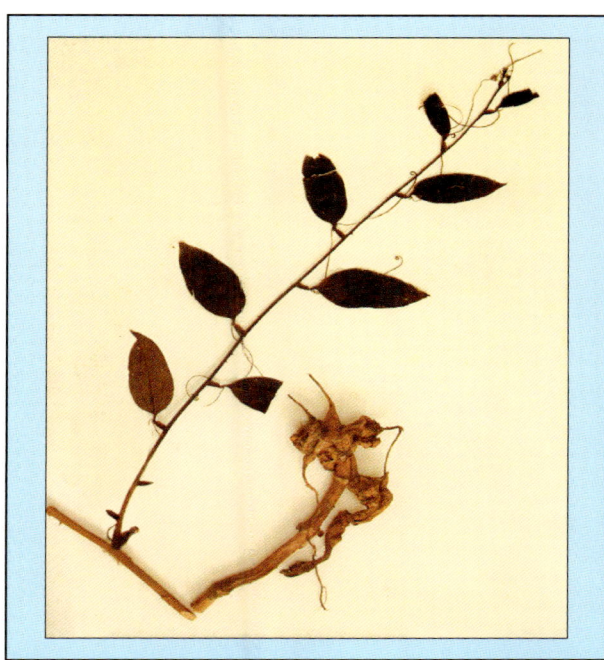

侗药名:sunl gaems	标本号:0342
中文名:托柄菝葜	
拉丁文学名:*Smilax discotis* Warb.	
采集地点:从江 N:25°47′;E:108°57′;ASL:1000 m	
采集日期:1986-10-01	

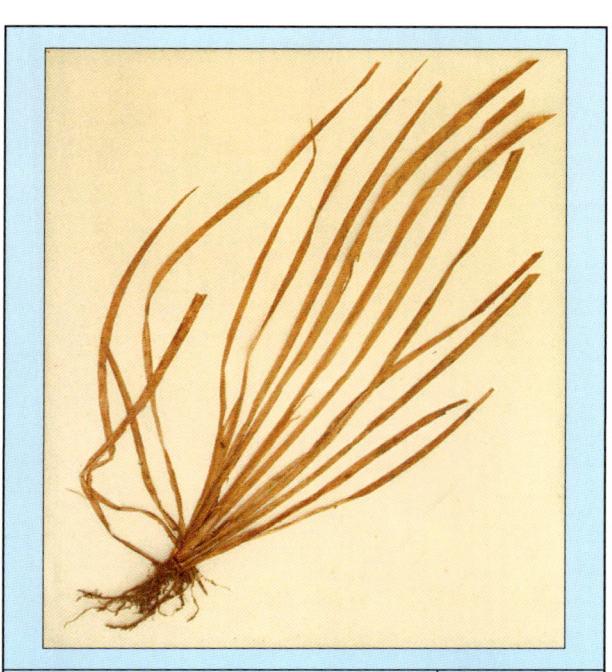

侗药名:xingpjox naemx	标本号:0345
中文名:石菖蒲	
拉丁文学名:*Acorus tatarinowii* Schott	
采集地点:从江 N:25°44′;E:108°52′;ASL:150 m	
采集日期:1986-10-23	

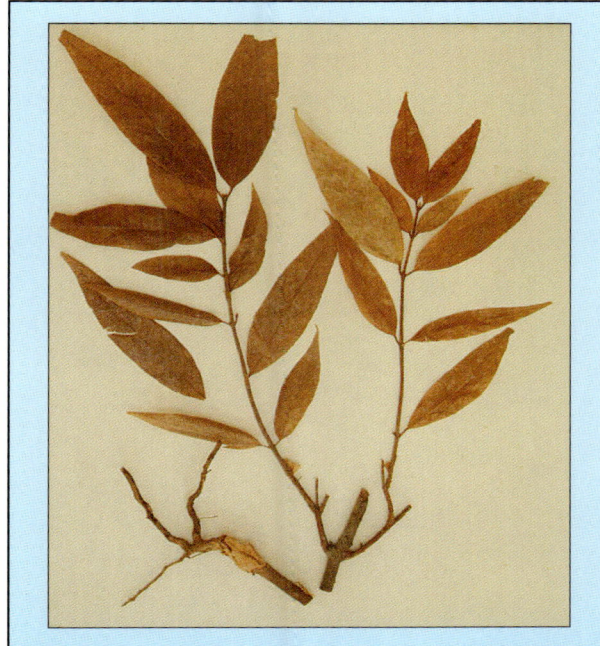

侗药名:xoh kuedp	标本号:0346
中文名:蜡梅	
拉丁文学名:*Chimonanthus praecox* (L.) Link	
采集地点:新州 N:27°5′;E:108°47′;ASL:580 m	
采集日期:1986-09-15	

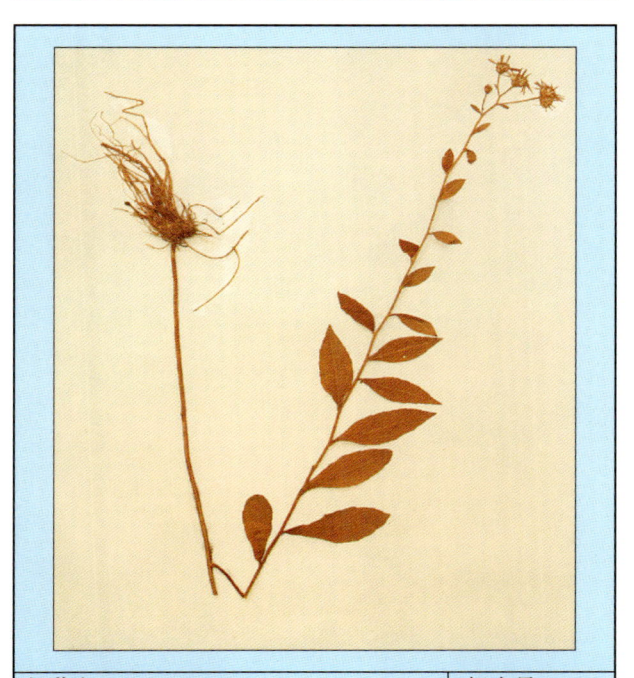

侗药名:yi jinv nugs mant	标本号:0315
中文名:一枝黄花	
拉丁文学名:*Solidago decurrens* Lour.	
采集地点:从江 N:25°44′;E:108°53′;ASL:180 m	
采集日期:1986-11-18	

侗族医药文化及侗族药物

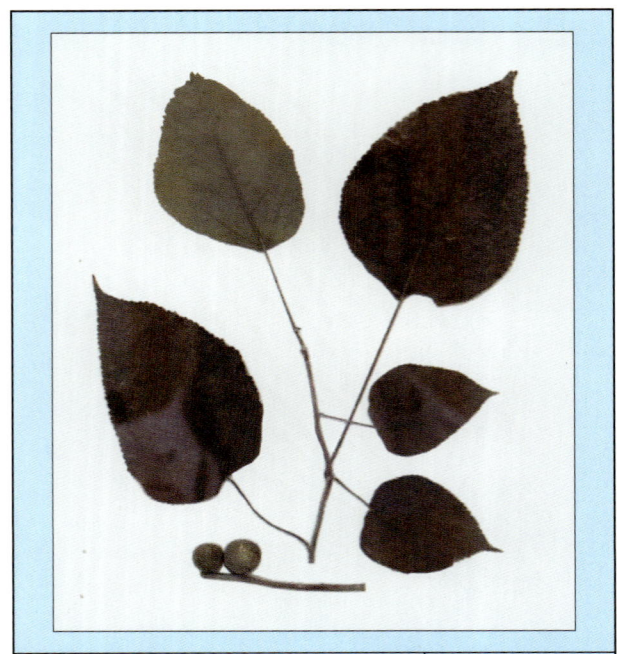

侗药名:bicsap	标本号:274-4
中文名:构树	
拉丁文学名:*Broussonetia papyrifera*(Linn.)L'Hér. ex Vent.	
采集地点:天柱蓝田 N:27°02′33″;E:109°18′26″;ALT:450 m	
采集日期:2007-08-02	

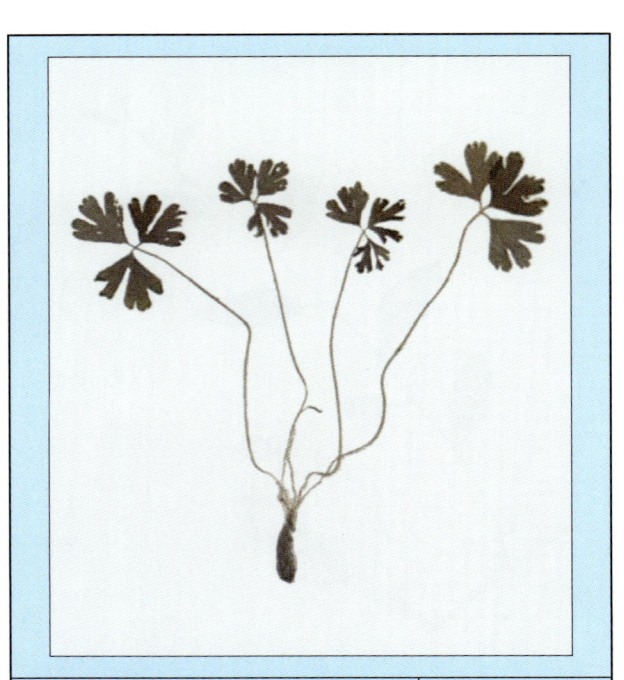

侗药名:demh sangp eex not	标本号:007-5A
中文名:天葵	
拉丁文学名:*Semiaquilegia adoxoides*(DC.)Makino	
采集地点:凯里格冲 N:26°37′42″;E:108°05′13″;ALT:800 m	
采集日期:2006-10-19	

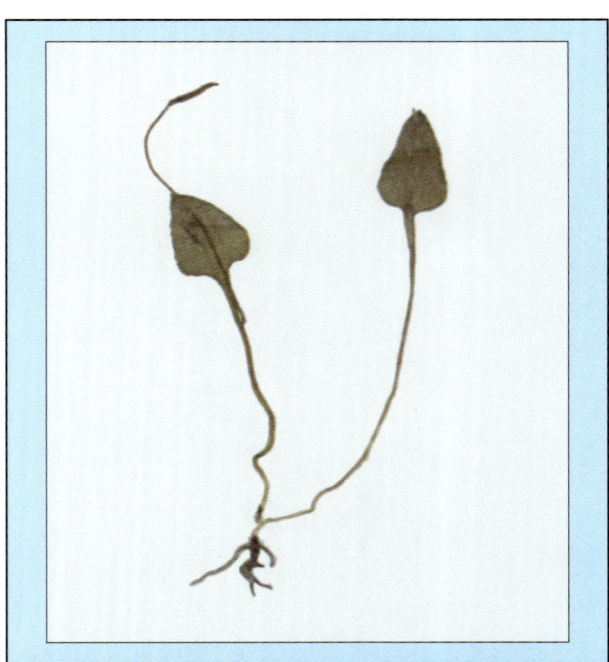

侗药名:il xangp il daengs	标本号:193-1
中文名:瓶尔小草	
拉丁文学名:*Ophioglossum vulgatum* L.	
采集地点:凯里冷水 N:26°30′51″;E:107°53′21″;ALT:950 m	
采集日期:2006-05-22	

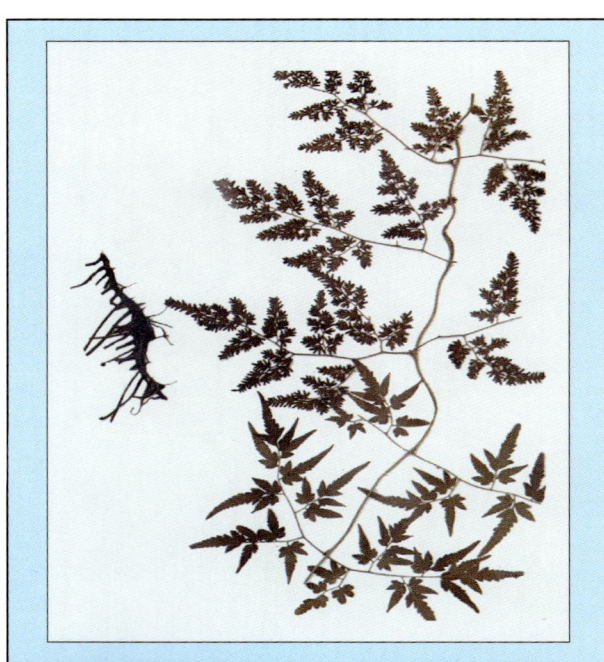

侗药名:jaol enl mas	标本号:027-5A
中文名:海金沙	
拉丁文学名:*Lygodium japonicum*(Thunb.)Sw.	
采集地点:凯里格冲 N:26°37′42″;E:108°05′13″;ALT:800 m	
采集日期:2006-10-02	

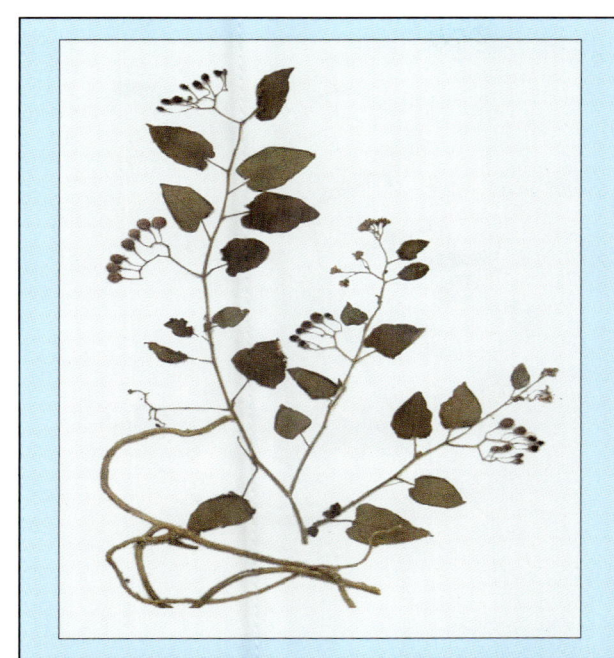

侗药名:jaol nongs bagx	标本号:023A
中文名:白英	
拉丁文学名:*Solanum lyratum* Thunb.	
采集地点:台江南瓦 N:26°40′;E:108°12′;ALT:500 m	
采集日期:2006-10-18	

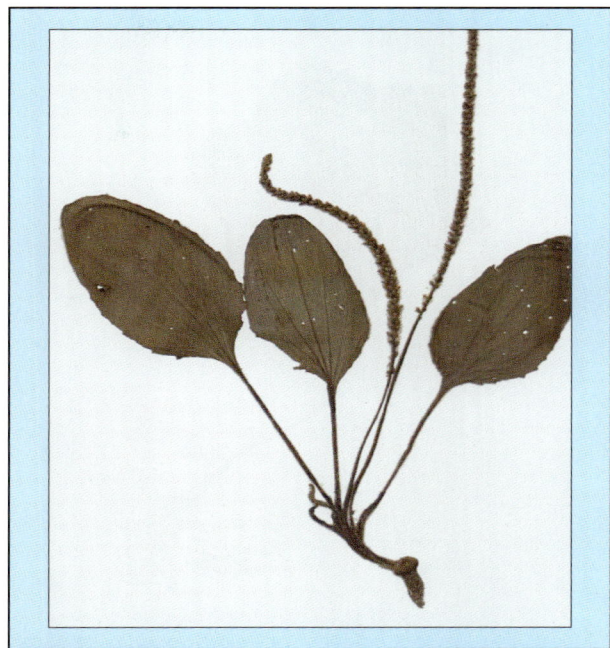

侗药名:mal kap nguk	标本号:052
中文名:车前	
拉丁文学名:*Plantago asiatica* L.	
采集地点:凯里挂丁 N:26°33′;E:108°05′;ASL:680 m	
采集日期:2006-10-08	

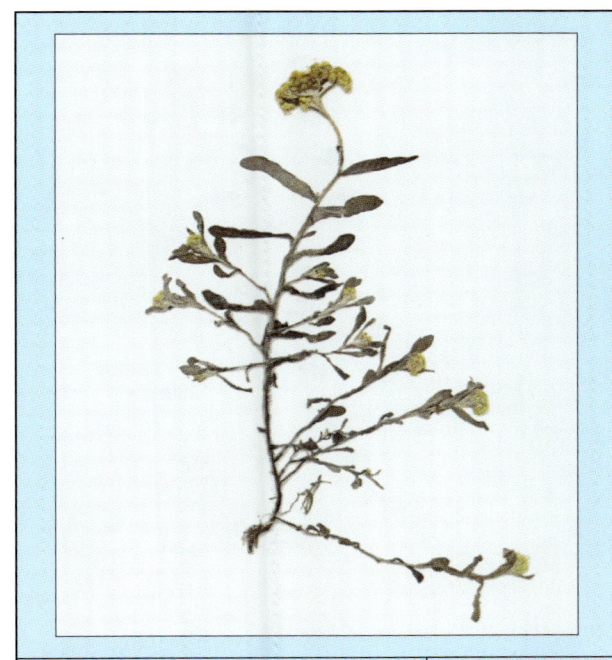

侗药名:mal lnv	标本号:016-4B
中文名:鼠麴草	
拉丁文学名:*Gnaphalium affine* D. Don	
采集地点:黄平野洞 N:26°52′;E:107°48′;ALT:820 m	
采集日期:2006-08-01	

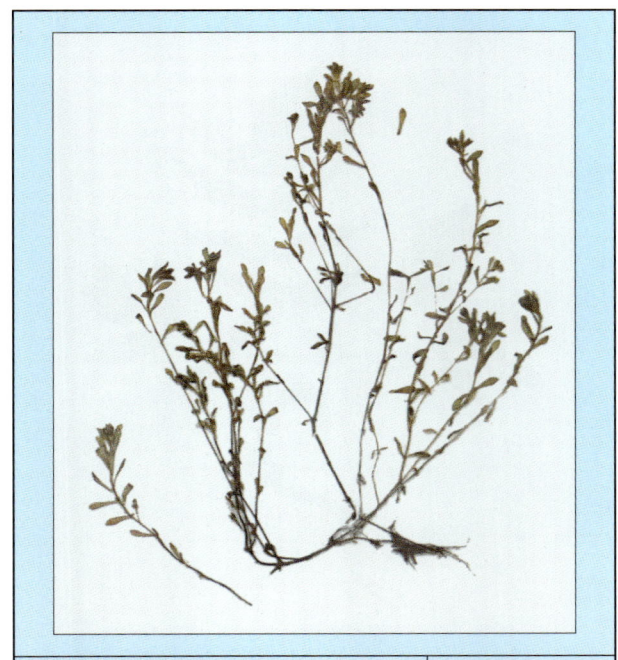

侗药名:mal nganh gueec jil	标本号:316
中文名:鹅不食草	
拉丁文学名:*Centipeda minima*(L.) A. Br. et Aschers.	
采集地点:凯里格冲 N:26°37′42″;E:108°05′13″;ALT:800 m	
采集日期:2007-04-06	

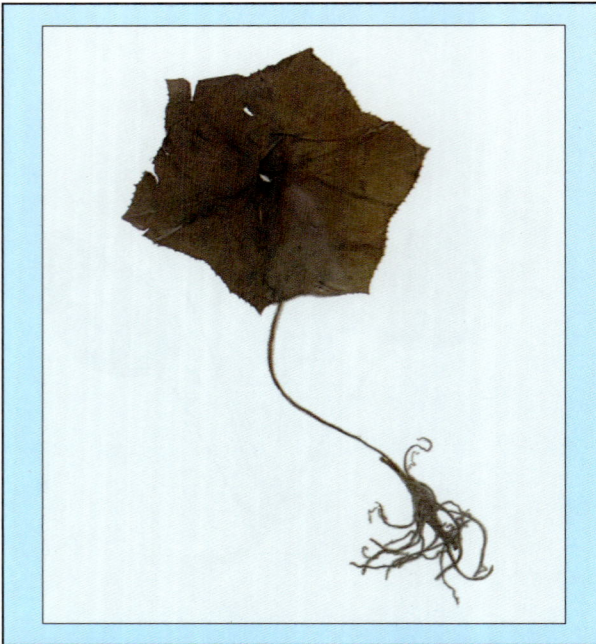

侗药名:mal sangp kebp	**标本号**:179-2
中文名:八角莲	
拉丁文学名:*Dysosma versipellis*（Hance）M. Cheng ex Ying	
采集地点:施秉新桥 N:27°04′32″;E:108°01′54″;ASL:610 m	
采集日期:2007-05-18	

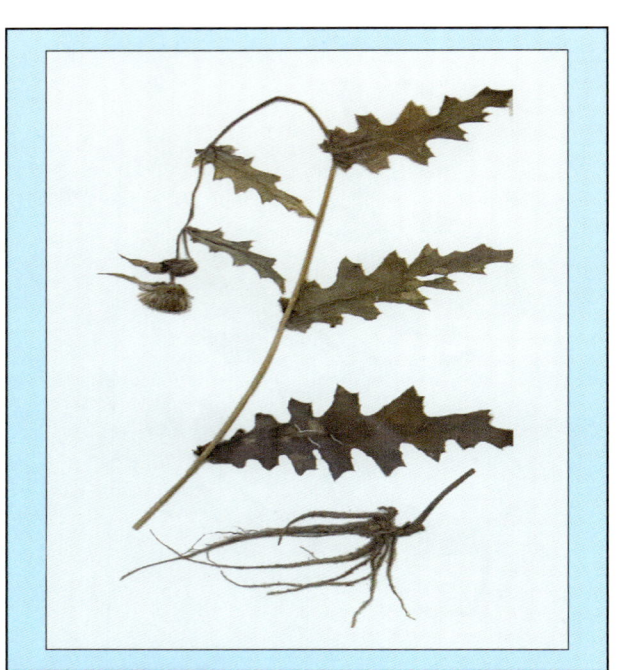

侗药名:mal saxbah	**标本号**:346-5B
中文名:蓟	
拉丁文学名:*Cirsium japonicum* Fisch. ex DC.	
采集地点:凯里格冲 N:26°37′;E:108°05′;ALT:800 m	
采集日期:2006-10-19	

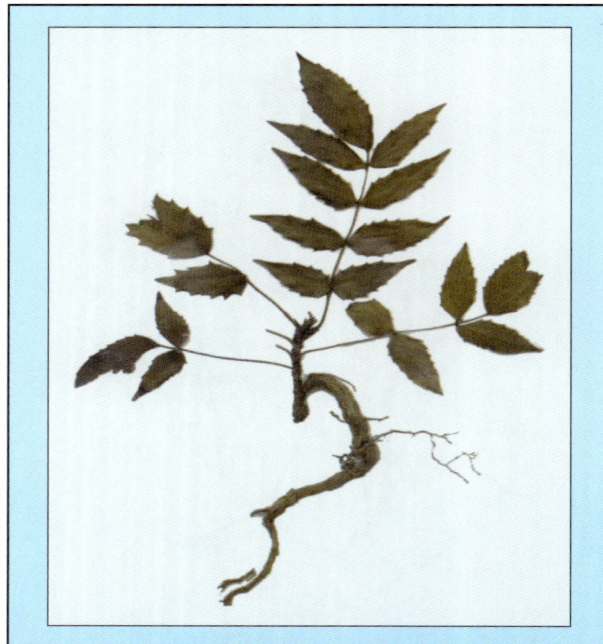

侗药名:meix bic wang bav sik	**标本号**:025B
中文名:十大功劳	
拉丁文学名:*Mahonia fortunei*（Lindl.）Fedde	
采集地点:凯里龙场 N:26°39′46″;E:107°55′05″;ALT:920 m	
采集日期:2006-10-14	

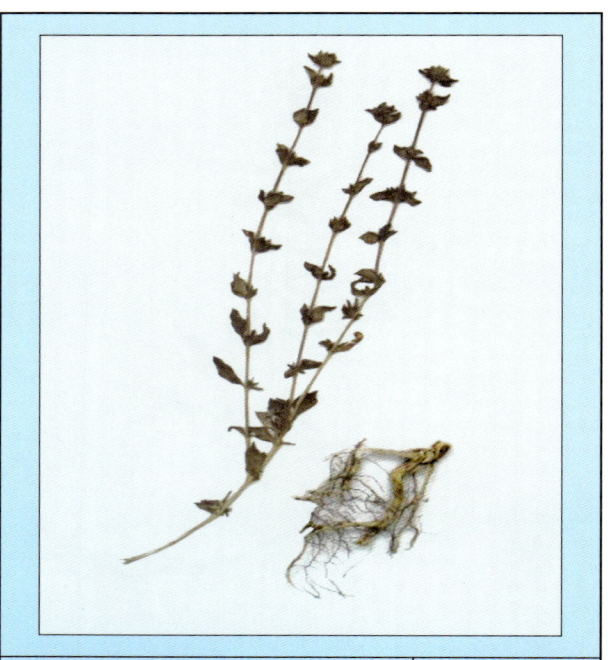

侗药名:meix dous aiv	**标本号**:050
中文名:白马骨	
拉丁文学名:*Serissa serissoides*（DC.）Druce	
采集地点:凯里鸭塘 N:26°32′08″;E:107°54′33″;ASL:650 m	
采集日期:2006-10-01	

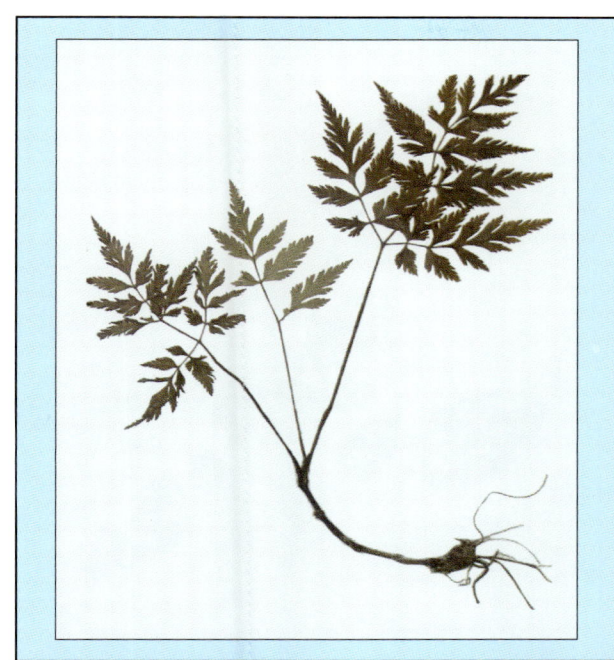

侗药名:meix malyaemt　　**标本号**:482-1
中文名:藁本
拉丁文学名:*Ligusticum sinense* Oliv.
采集地点:从江小黄 N:25°52′12″;E:108°57′25″;ALT:580 m
采集日期:2007-05-23

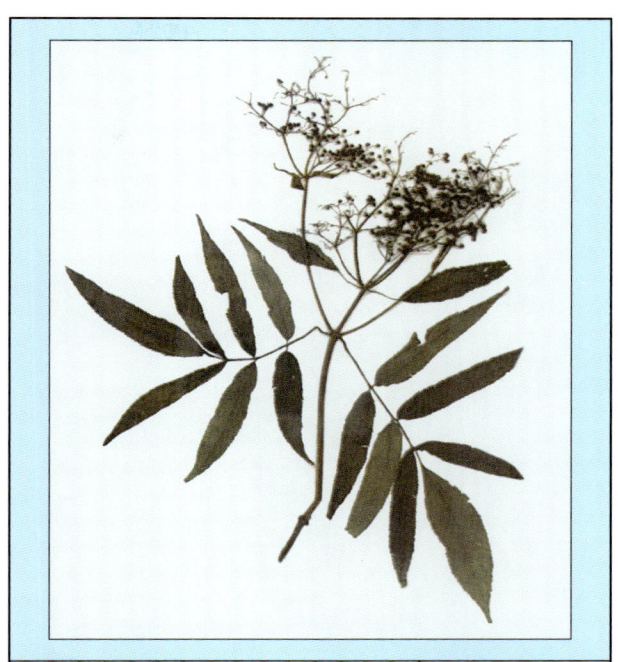

侗药名:meix sibs lagx　　**标本号**:036-4
中文名:接骨木
拉丁文学名:*Sambucus williamsii* Hance
采集地点:黎平永从 N:25°03′;E:109°01′;ALT:450 m
采集日期:2007-08-04

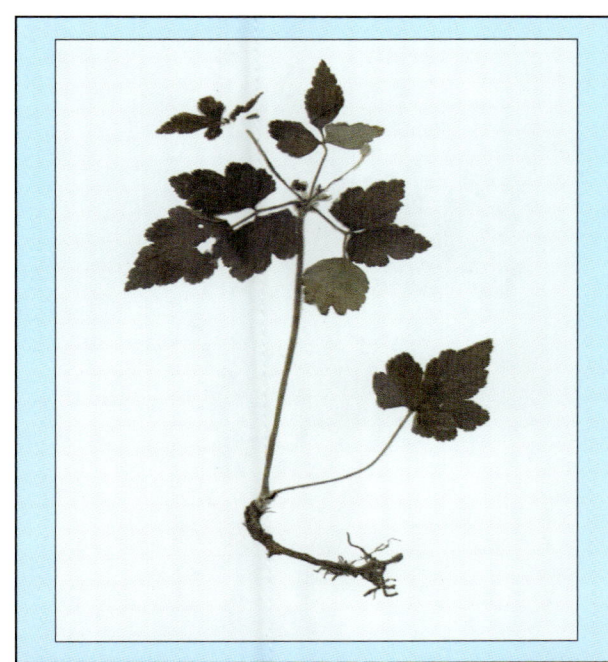

侗药名:miinc not　　**标本号**:304
中文名:打破碗花花
拉丁文学名:*Anemone hupehensis* Lem.
采集地点:凯里龙场 N:26°39′46″;E:107°53′05″;ALT:920 m
采集日期:2007-05-30

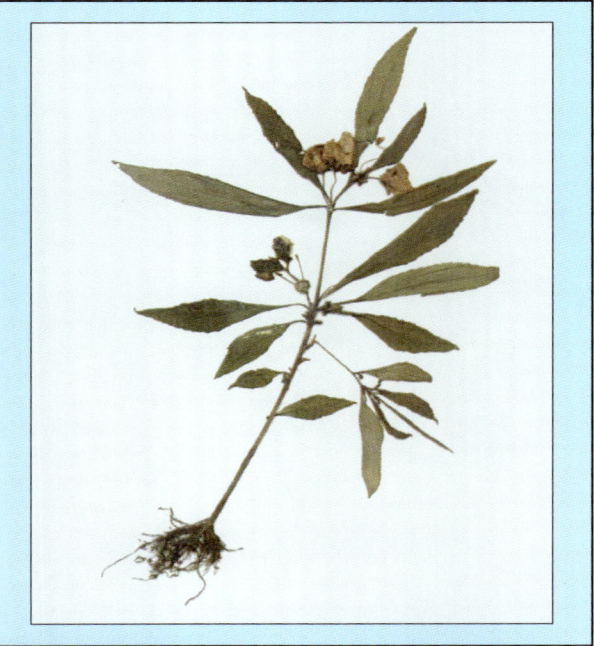

侗药名:wap nyeblmiac　　**标本号**:336-5
中文名:凤仙花
拉丁文学名:*Impatiens balsamina* L.
采集地点:凯里冷水 N:26°15′;E:107°58′;ALT:980 m
采集日期:2007-08-05

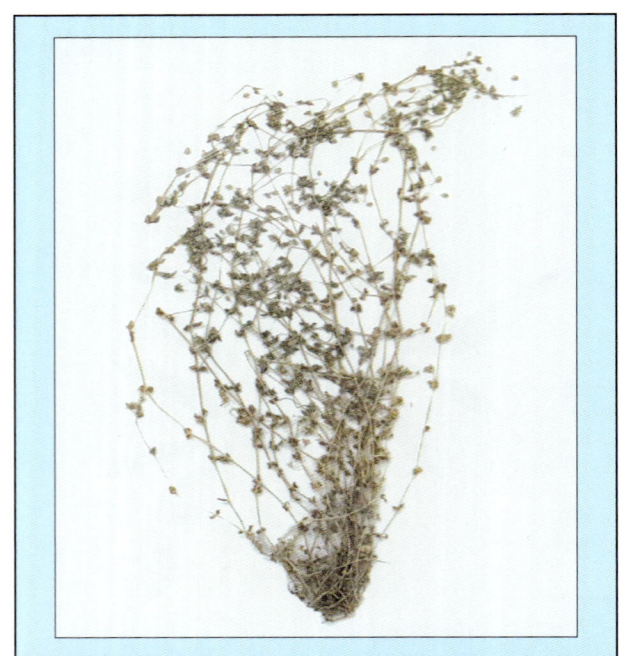

侗药名：nyangt enl	标本号：055
中文名：白花蛇舌草	
拉丁文学名：*Hedyotis diffusa* Willd.	
采集地点：从江丙妹 N:25°44′51″;E:108°53′07″;ASL:350 m	
采集日期：2006-12-03	

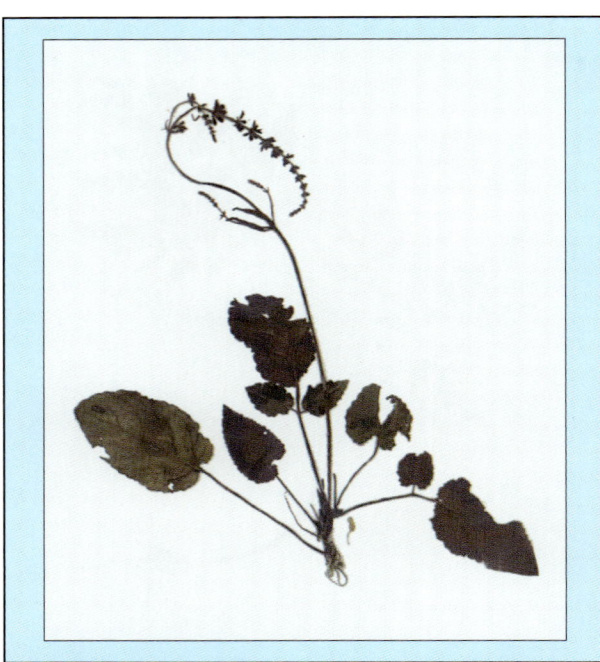

侗药名：nvangt penc padt	标本号：057
中文名：血盆草	
拉丁文学名：*Salvia cavaleriei* Lévl. var. *simplicifolia* Stib.	
采集地点：台江革东 N:26°44′;E:108°26′;ASL:460 m	
采集日期：2007-05-27	

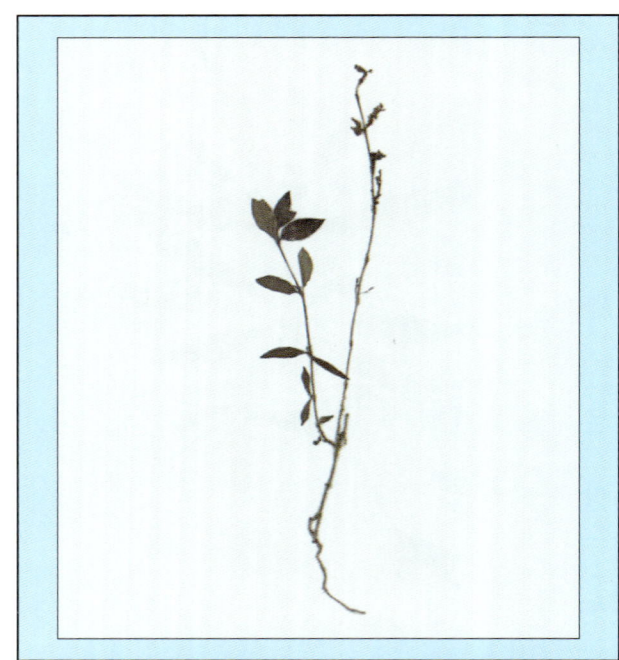

侗药名：nvangt yeenl seit	标本号：483-2
中文名：金毛耳草	
拉丁文学名：*Hedyotis chrysotricha* (Palib.) Merr.	
采集地点：雷山永乐 N:26°14′32″;E:108°11′42″;ALT:650 m	
采集日期：2008-04-06	

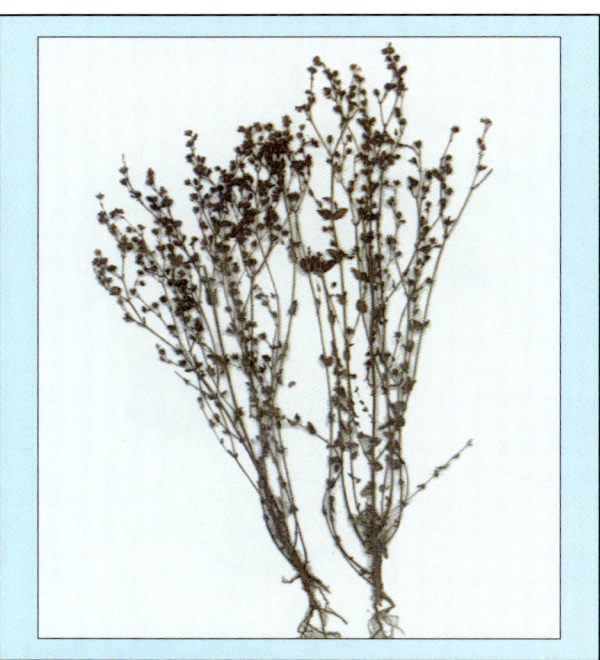

侗药名：nyangt kap not	标本号：001-5
中文名：地耳草	
拉丁文学名：*Hypericum japonicum* Thunb. ex Murray	
采集地点：凯里农场 N:26°39′;E:107°55′;ALT:920 m	
采集日期：2006-06-28	

下篇 侗族药用物种

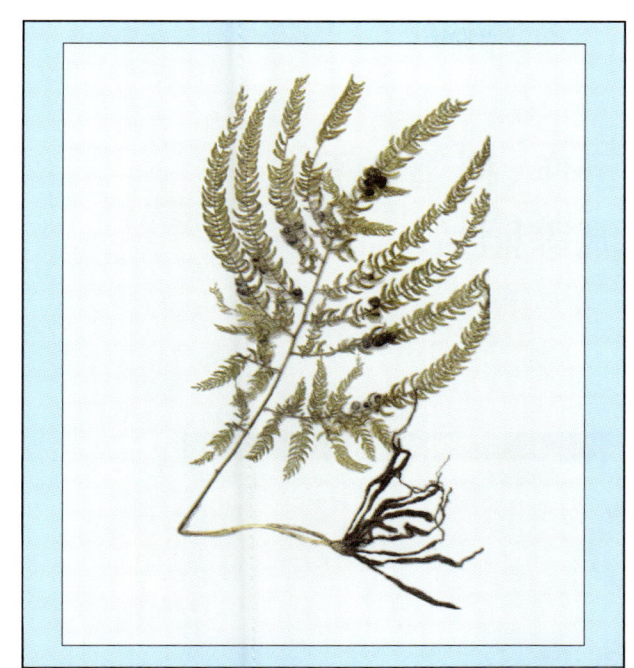

侗药名:samp begs bangp	标本号:017-4A
中文名:羊齿天门冬	
拉丁文学名:*Asparagus filicinus* Ham. ex D. Don	
采集地点:剑河温泉 N:26°30′51″;E:107°53′21″;ALT:720 m	
采集日期:2006-07-17	

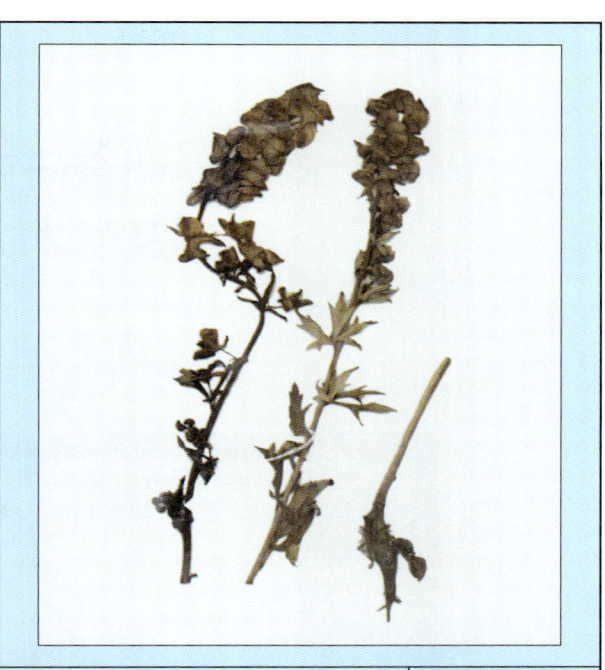

侗药名:sangp gaos laol	标本号:334-1
中文名:乌头	
拉丁文学名:*Aconitum carmichaelii* Debx.	
采集地点:三穗稿桥 N:26°49′42″;E:108°45′25″;ALT:760 m	
采集日期:2007-07-06	

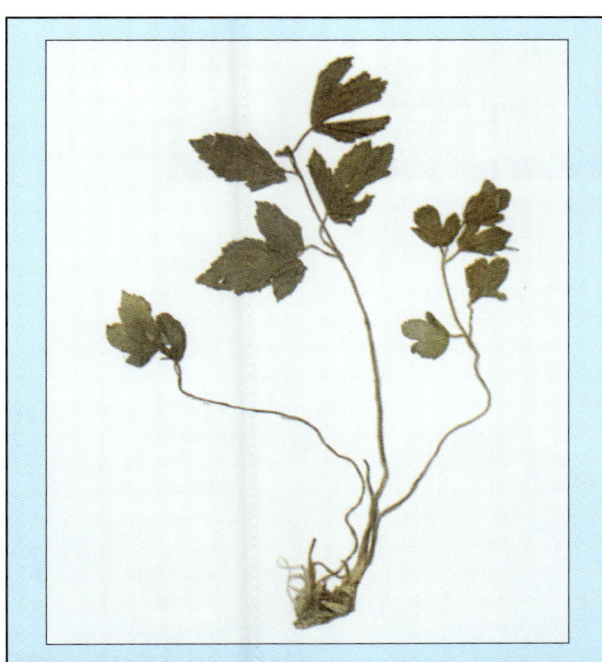

侗药名:sangp maenc dangl	标本号:126-1
中文名:当归	
拉丁文学名:*Angelica sinensis* (Oliv.) Diels	
采集地点:凯里冷水 N:26°23′18″;E:108°04′42″;ALT:780 m	
采集日期:2006-10-05	

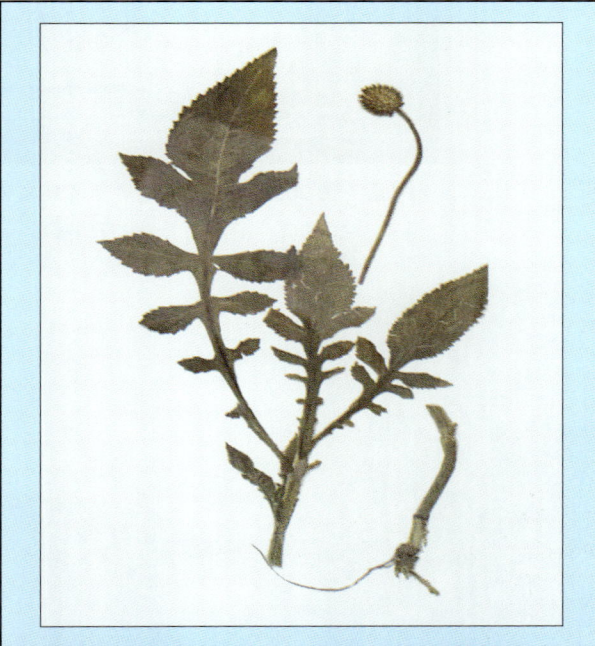

侗药名:sangp sax leic	标本号:065-5
中文名:川续断	
拉丁文学名:*Dipsacus asper* Wall. ex Henry	
采集地点:凯里五里桥 N:26°39′11″;E:107°45′09″;ASL:720 m	
采集日期:2006-08-10	

附录 调查研究工作、科普教育及学术交流等照片

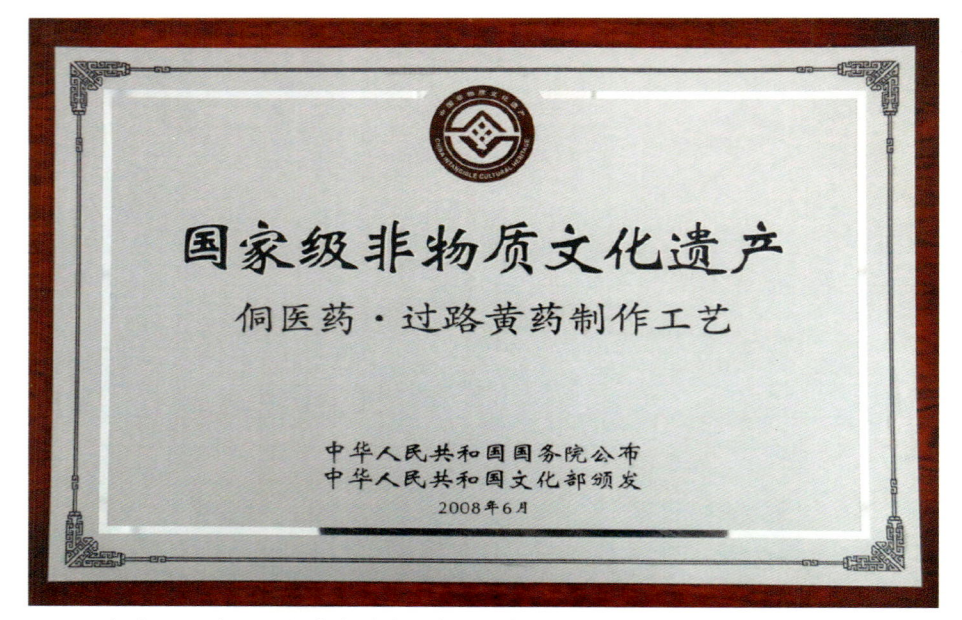

国务院 2008 年 6 月批准贵州省黔东南州申报的侗医药项目列入第二批国家级非物质文化遗产名录。序号：976；编号：Ⅸ-16；项目名称：侗医药·过路黄药制作工艺

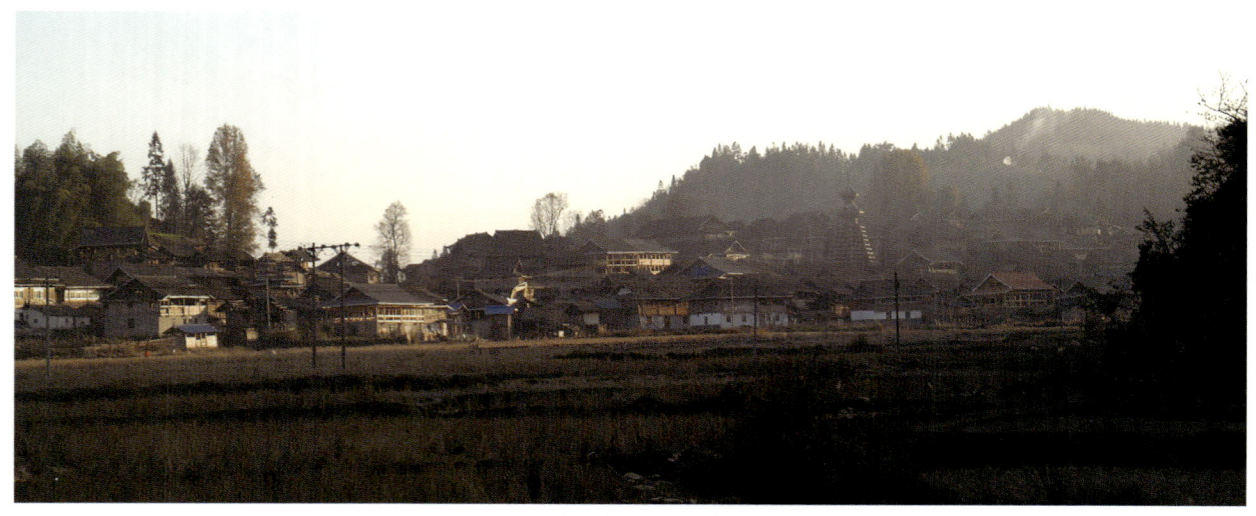

田野调查研究 从江县高迁村

下篇 侗族药用物种

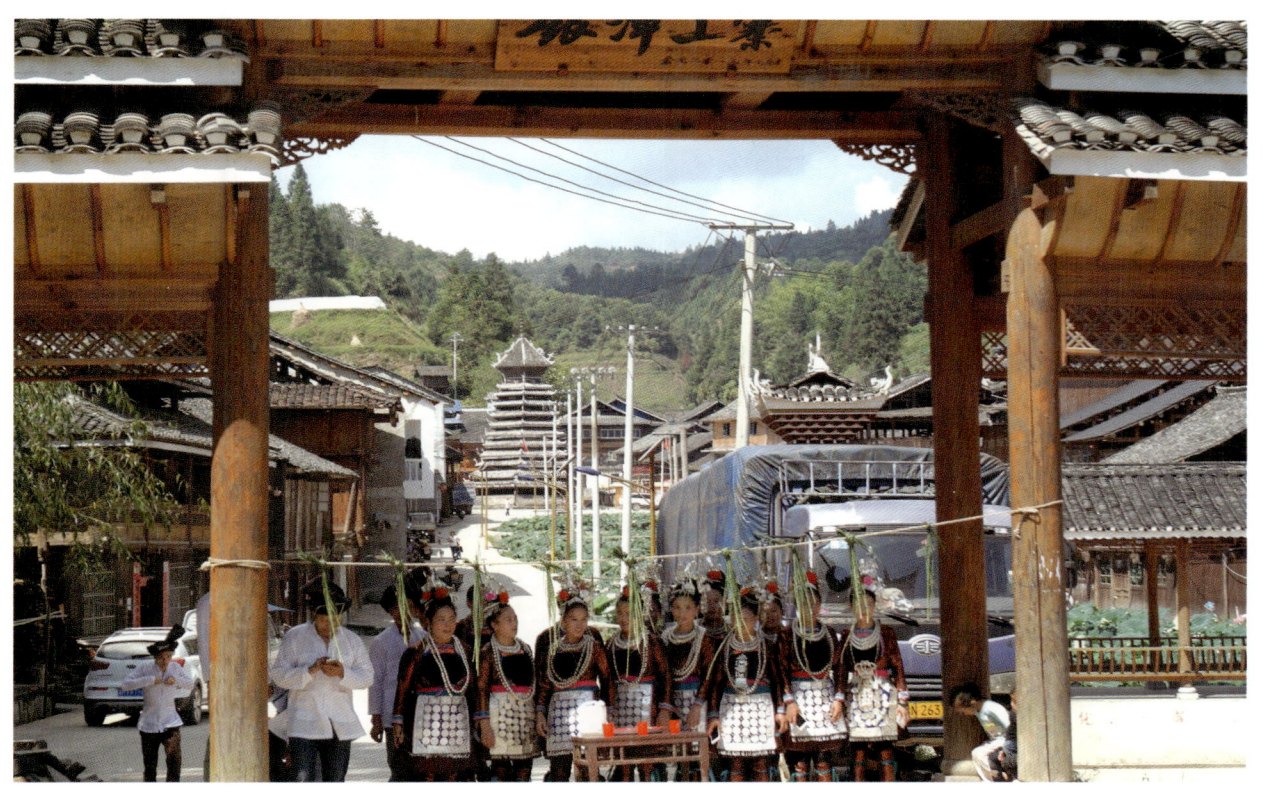

田野调查研究 从江县银潭村上寨,村民在寨门欢迎侗族医药调研组

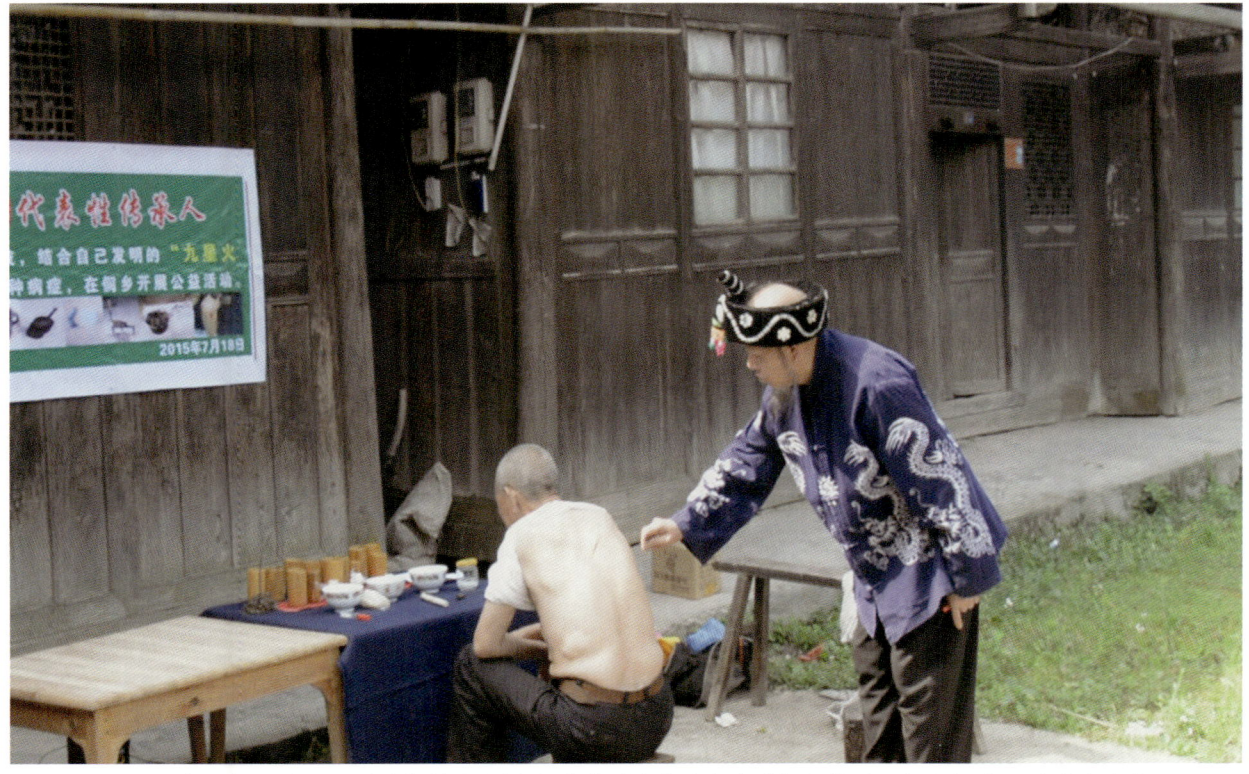

田野调查研究 天柱县注溪乡怀花寨,国家级非物质文化遗产名录侗医药项目传承人、侗医为病人治病

侗族医药文化及侗族药物

田野调查研究 锦屏县平秋镇平翁村

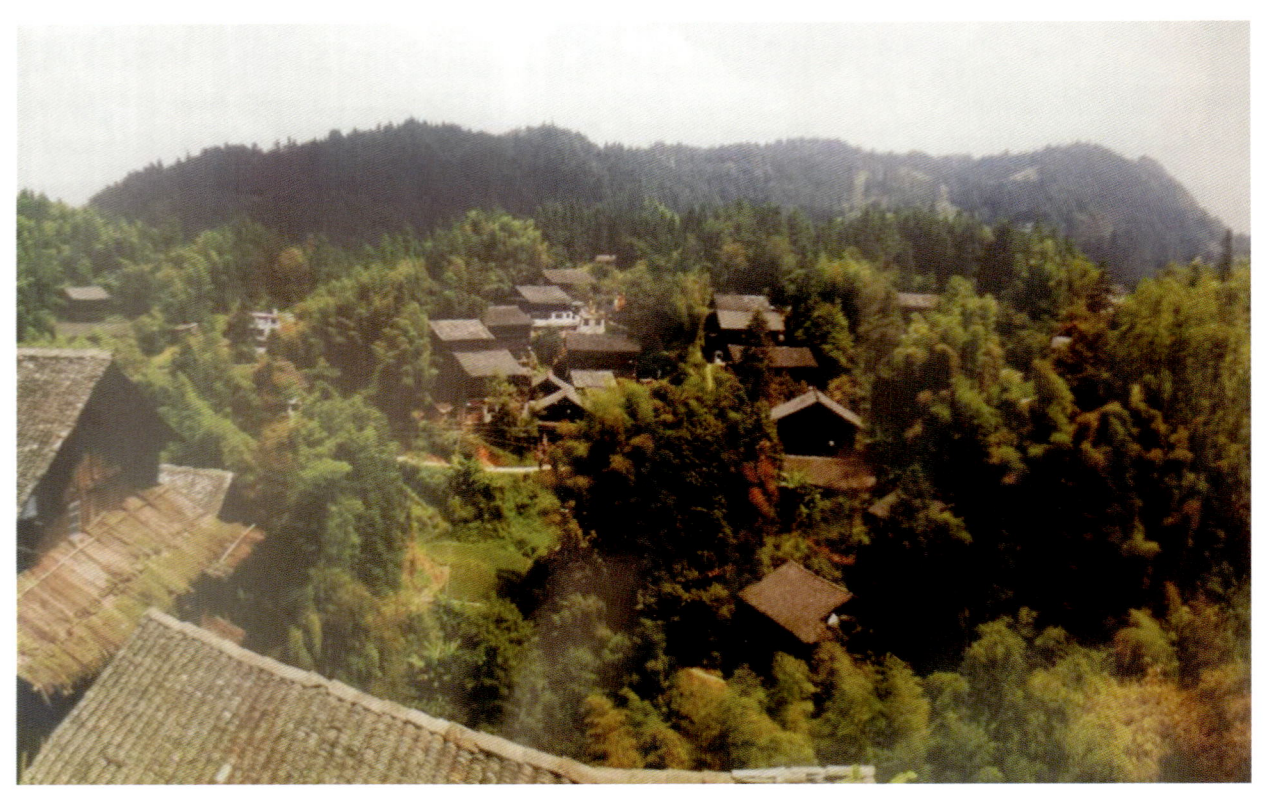

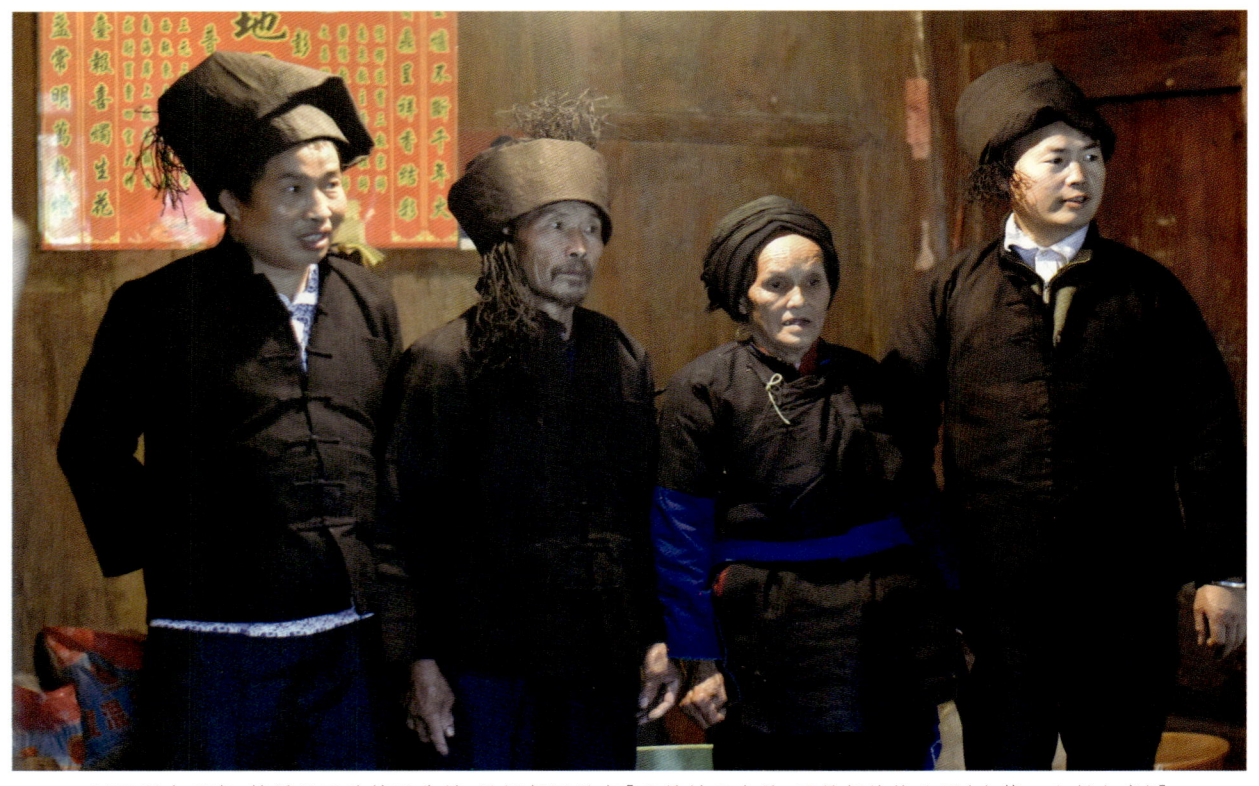

田野调查研究 锦屏县平秋镇平翁村,民间侗医世家[父是村卫生员,子是侗族执业医(右第1人彭文炎)]

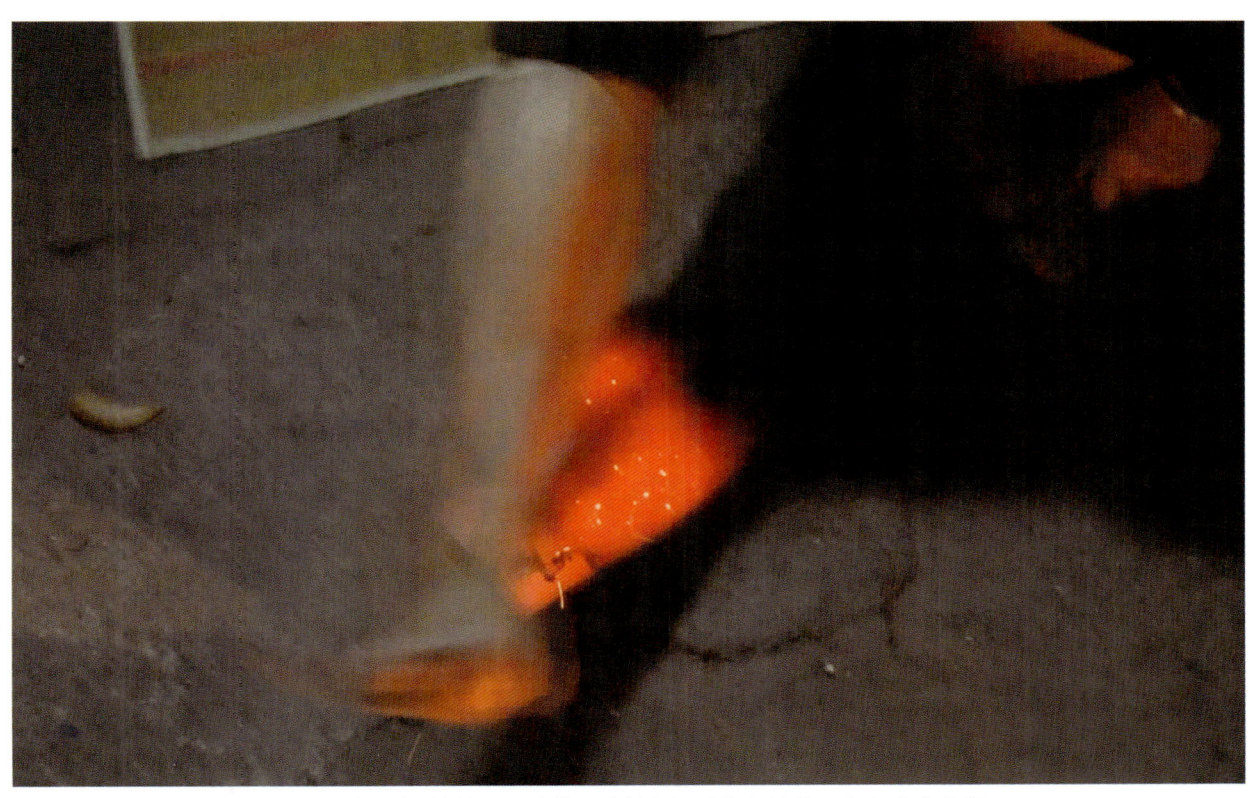

田野调查研究 锦屏县平秋镇平翁村侗医踩烧红的铧口为人治疗病痛

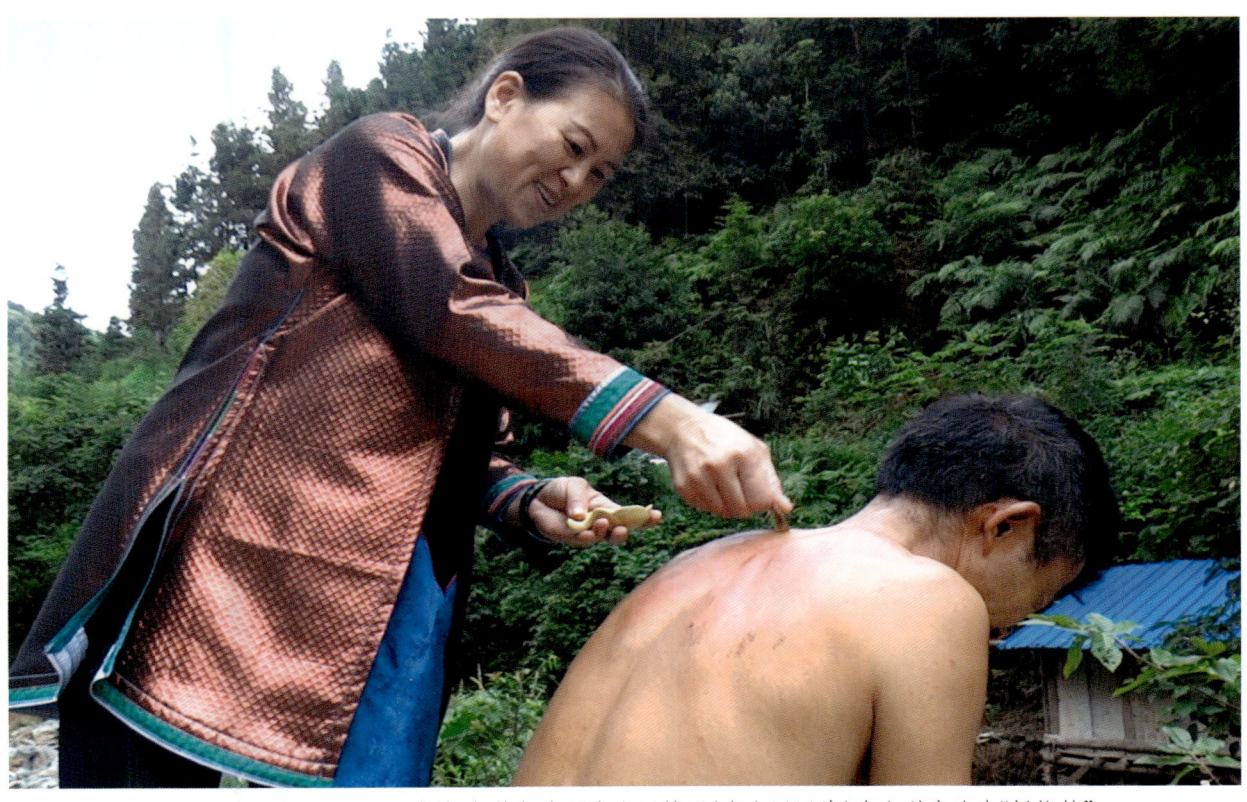

田野调查研究 从江县平瑞村,侗族妇女用穿山甲鳞甲(穿山甲甲片)为人刮痧治疗"蚂蚁辖"

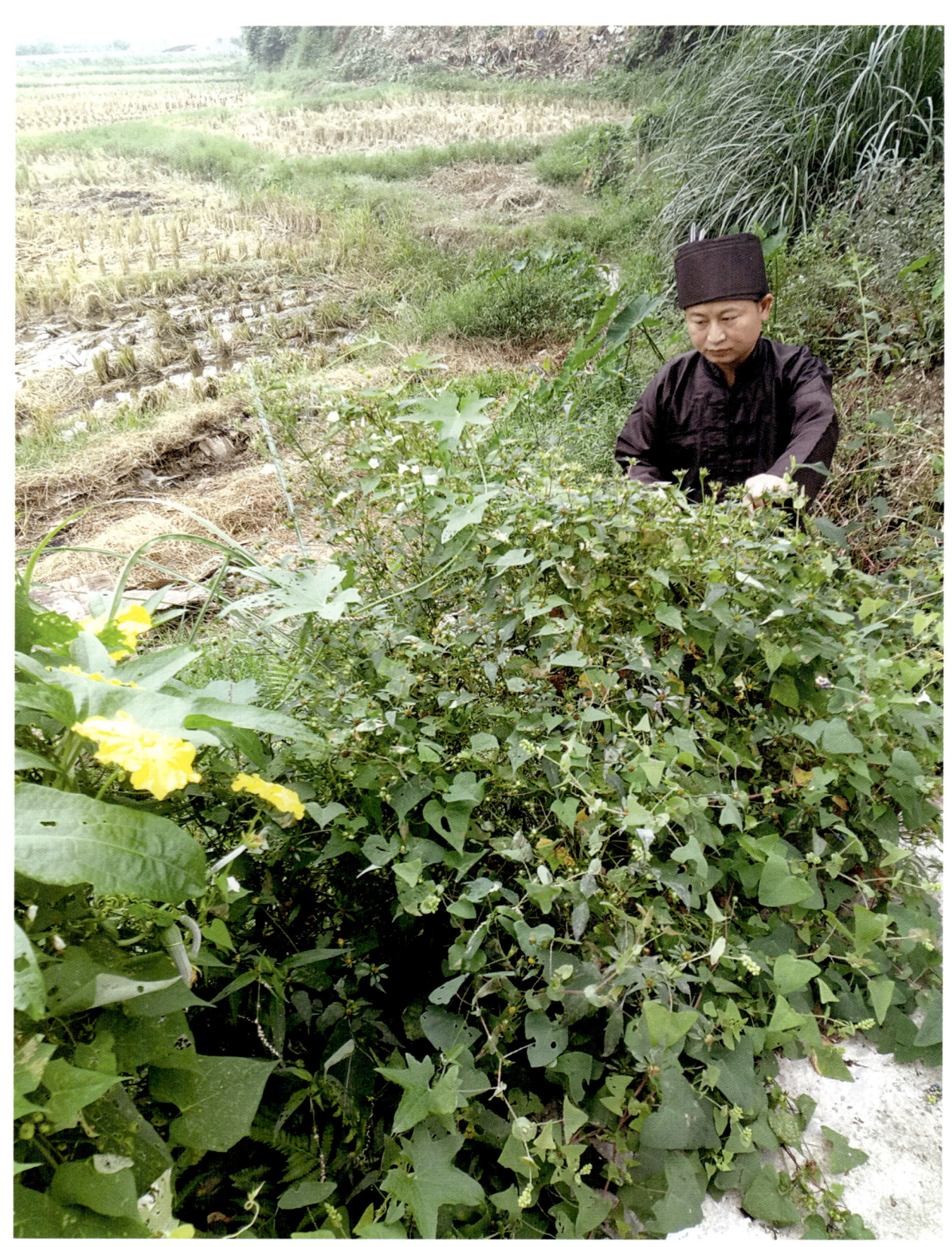

田野调查研究 黎平县德顺乡德顺村民间侗医采药

下篇 侗族药用物种

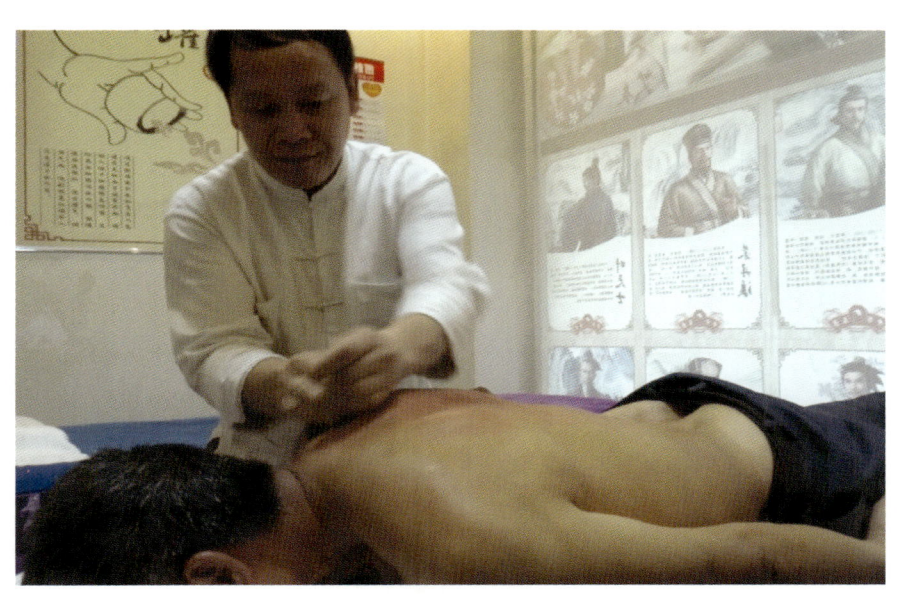

田野调查研究 黎平县尚重镇上洋村，侗医为病人治病

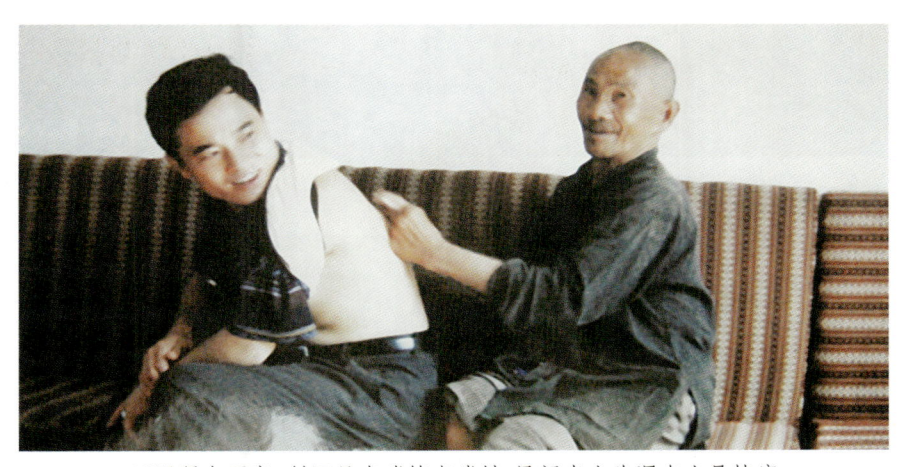

田野调查研究 剑河县南哨镇南哨村，民间老人为调查人员搐痧

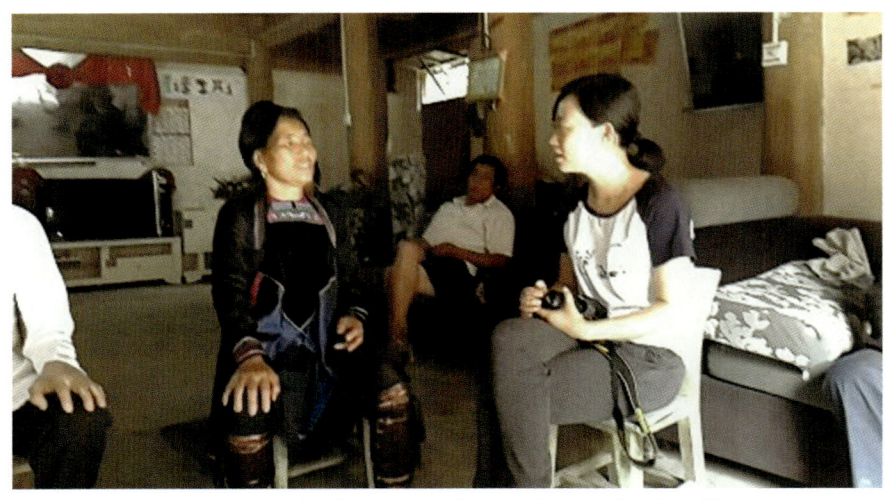

田野调查研究 从江县银潭村下寨，调查人员访问村民

侗族医药文化及侗族药物

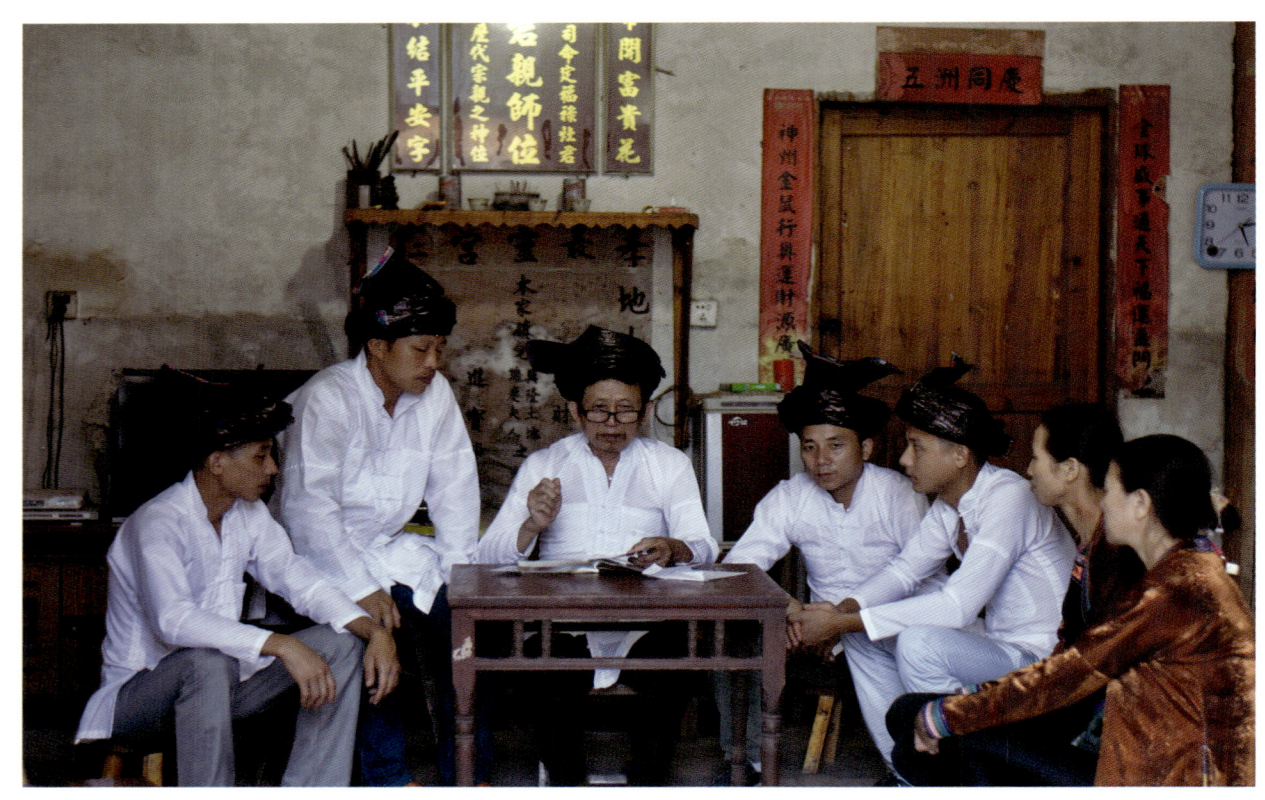

国家级非物质文化遗产名录侗医药项目州级传承人开展传授医药知识的活动

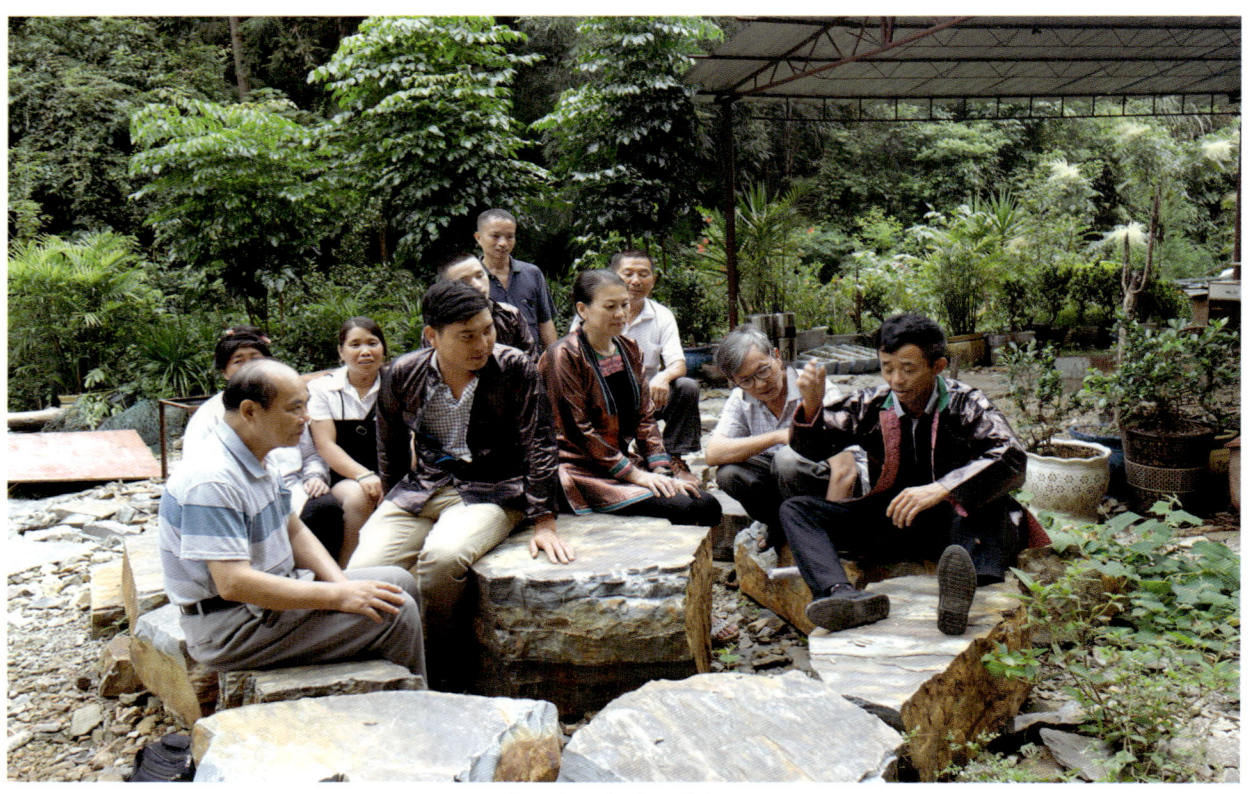

民间侗医交流侗族医药知识（1）

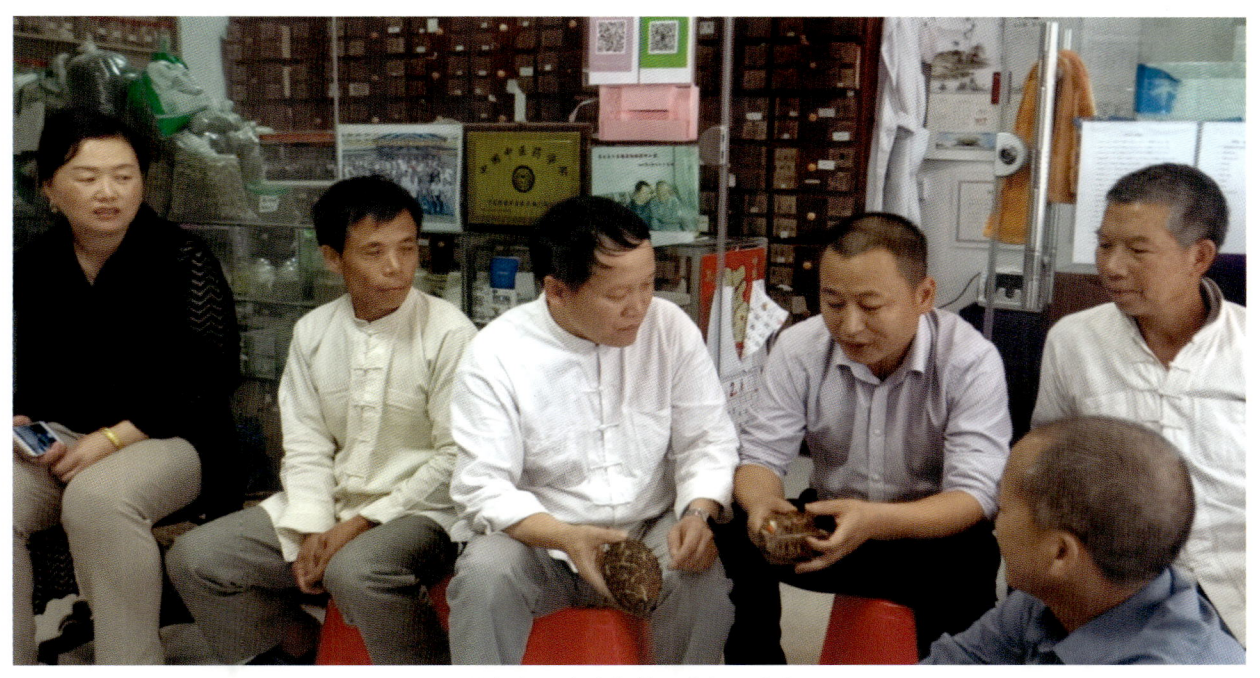

民间侗医交流侗族医药知识（2）

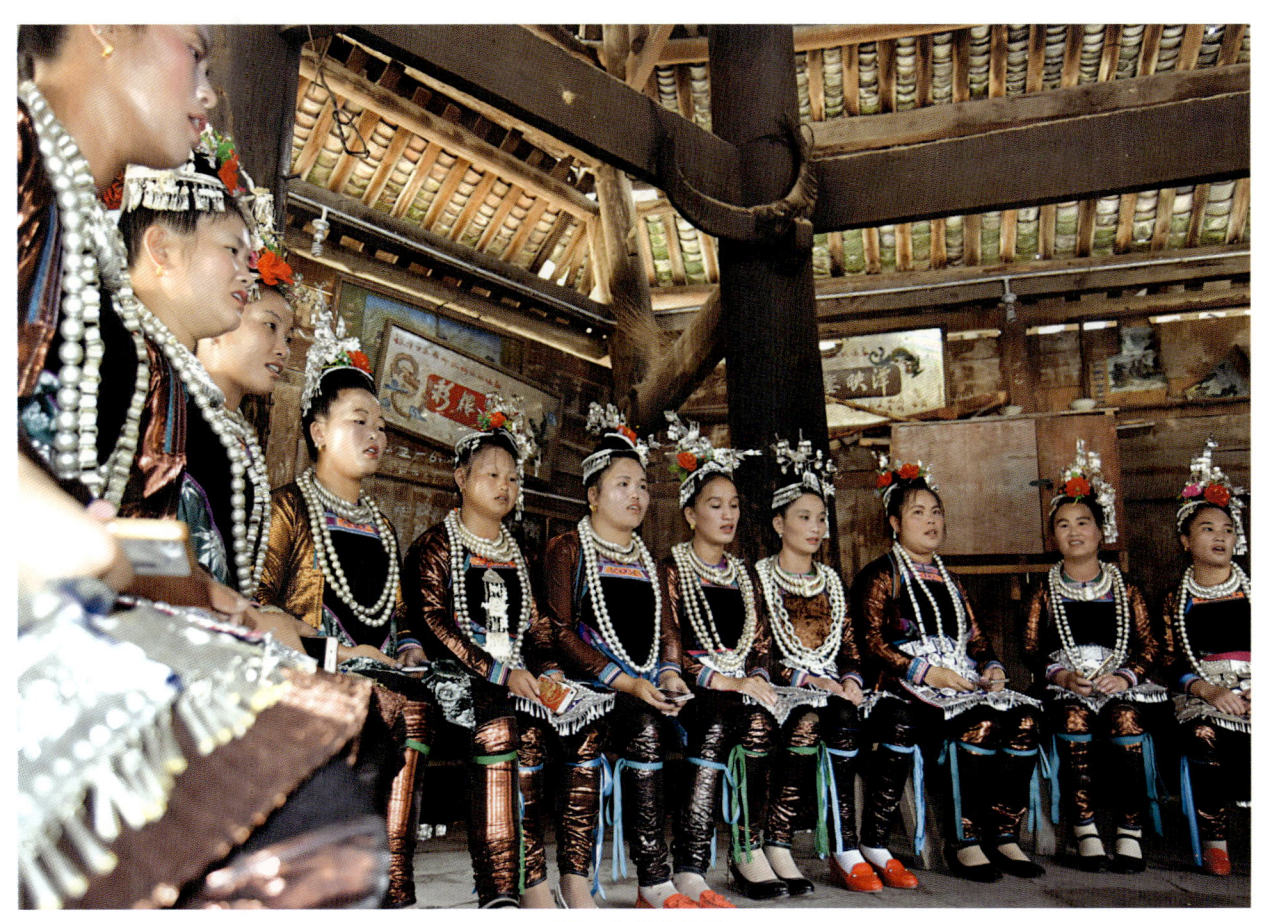

侗歌 歌唱千里光

侗族医药文化及侗族药物

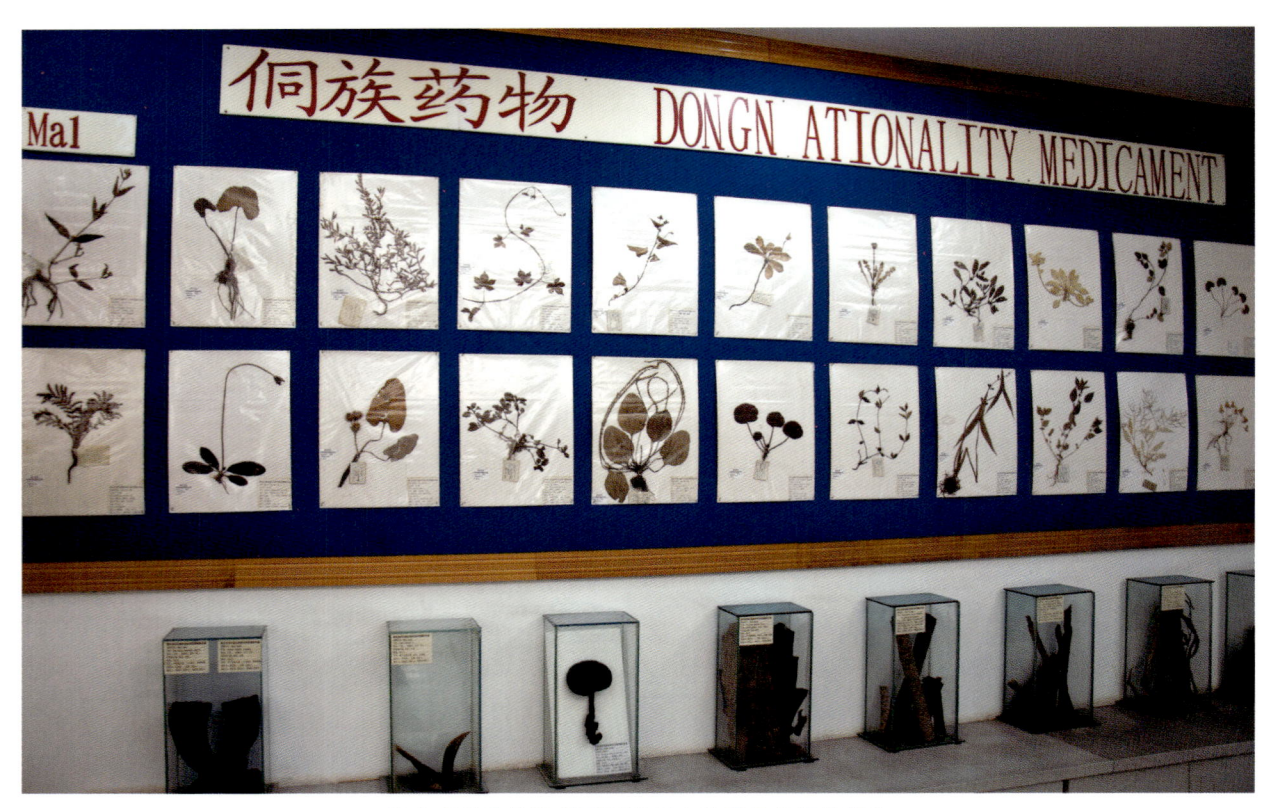

黔东南州民族医药研究院标本馆展示的侗族药物

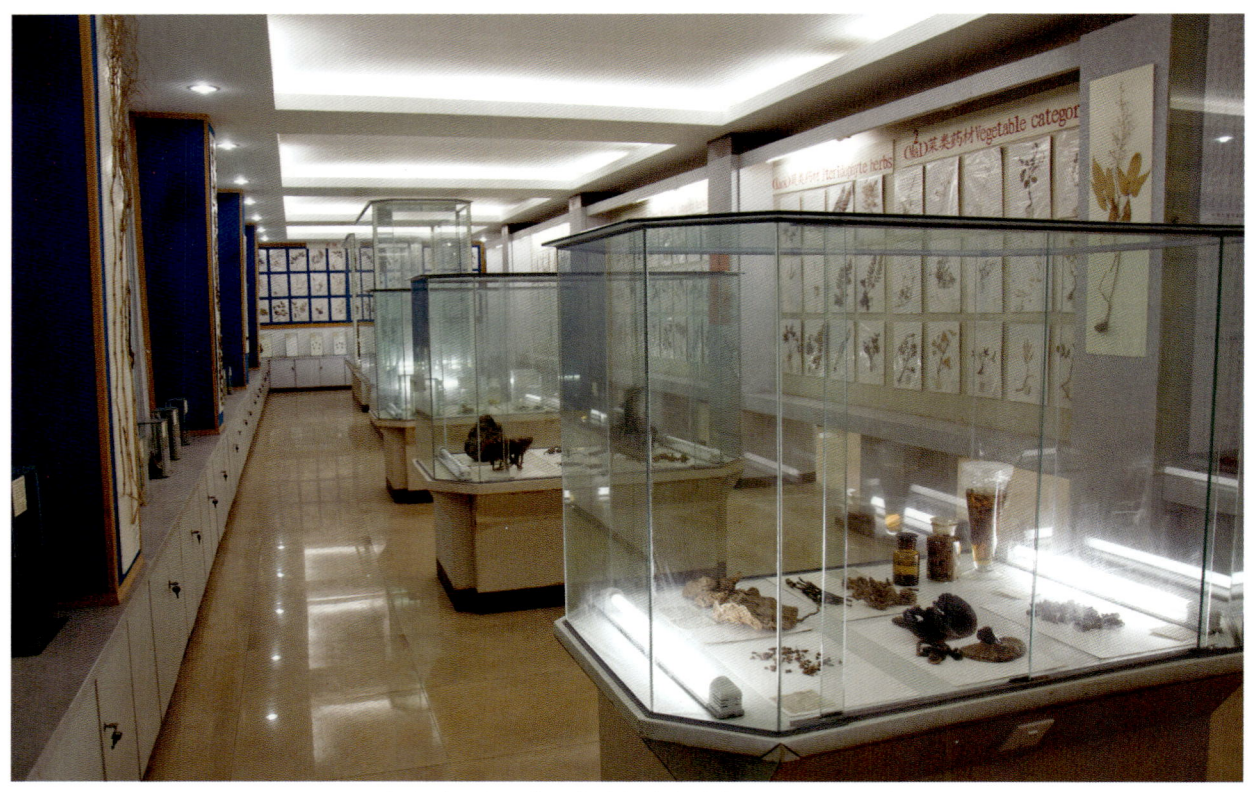

黔东南州民族医药研究院标本馆药物展厅一部分（1）

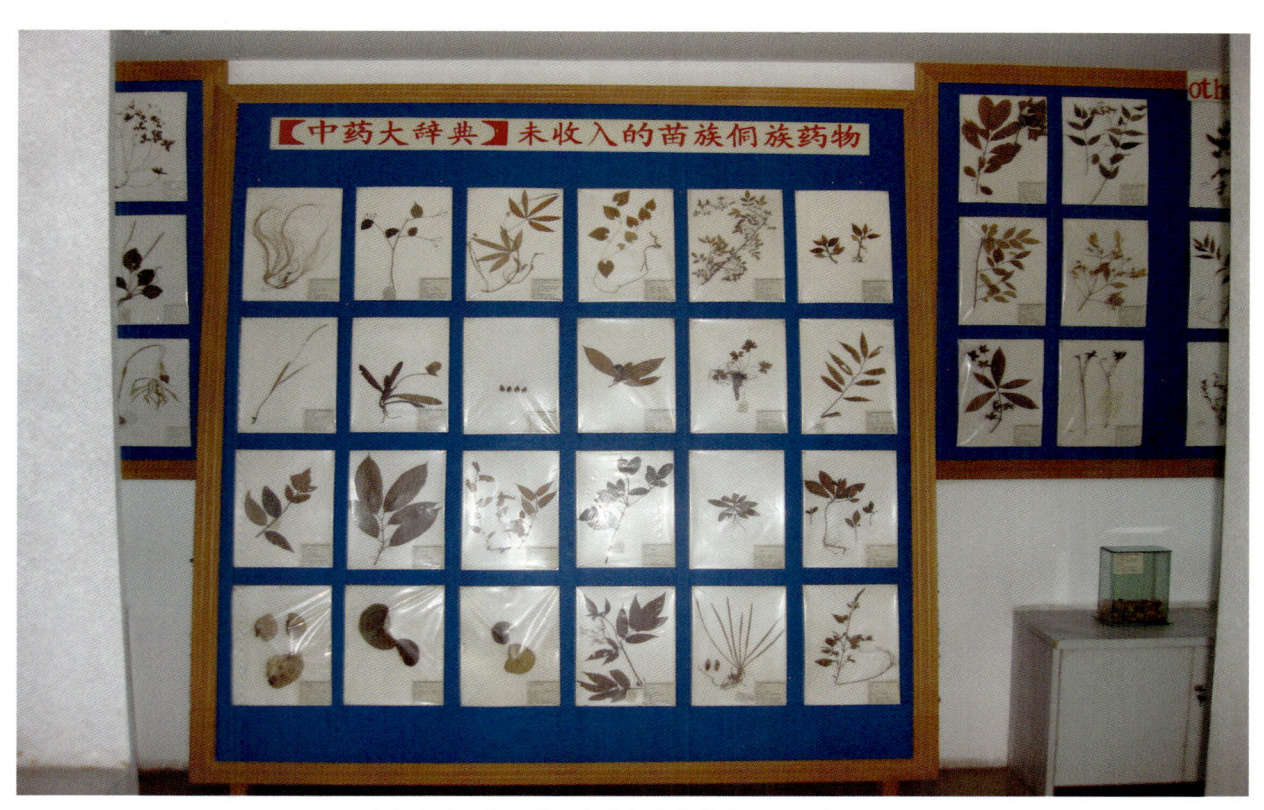

黔东南州民族医药研究院标本馆药物展厅一部分（2）

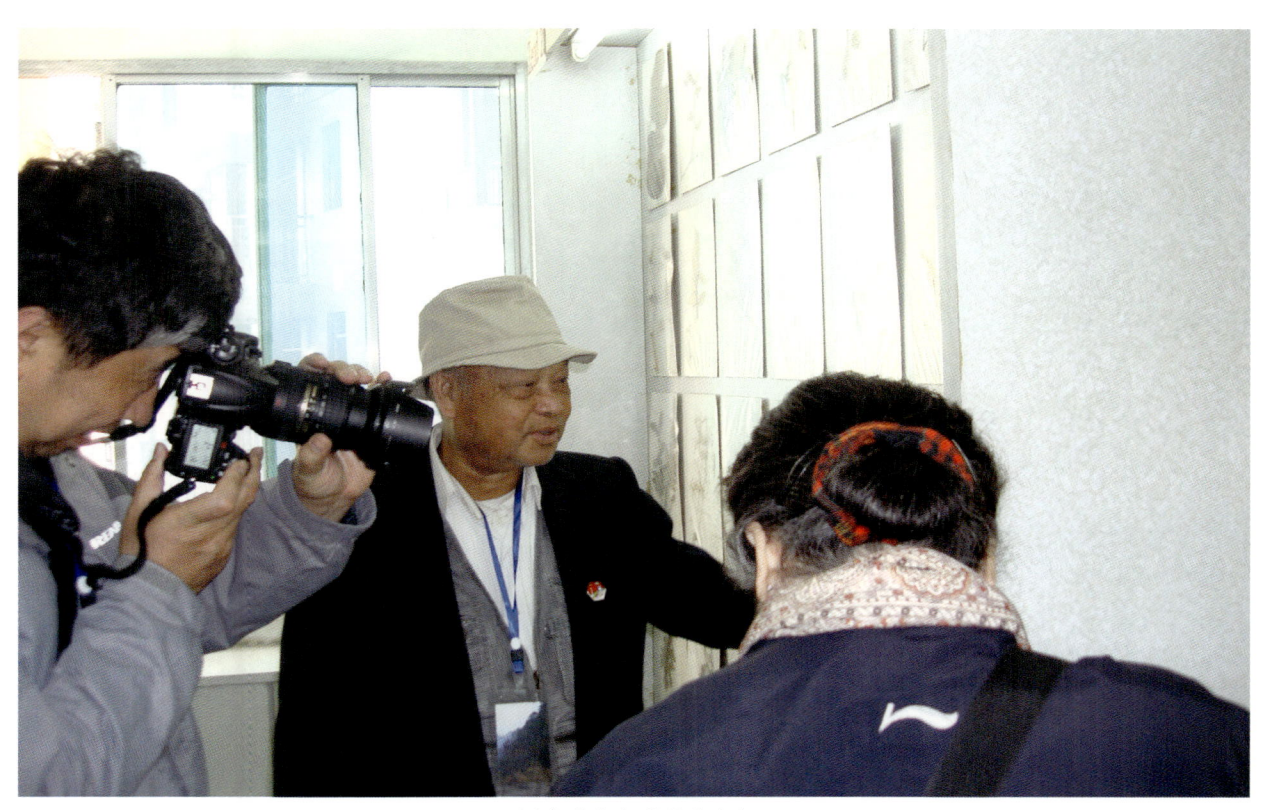

国内学者参观考察（1）

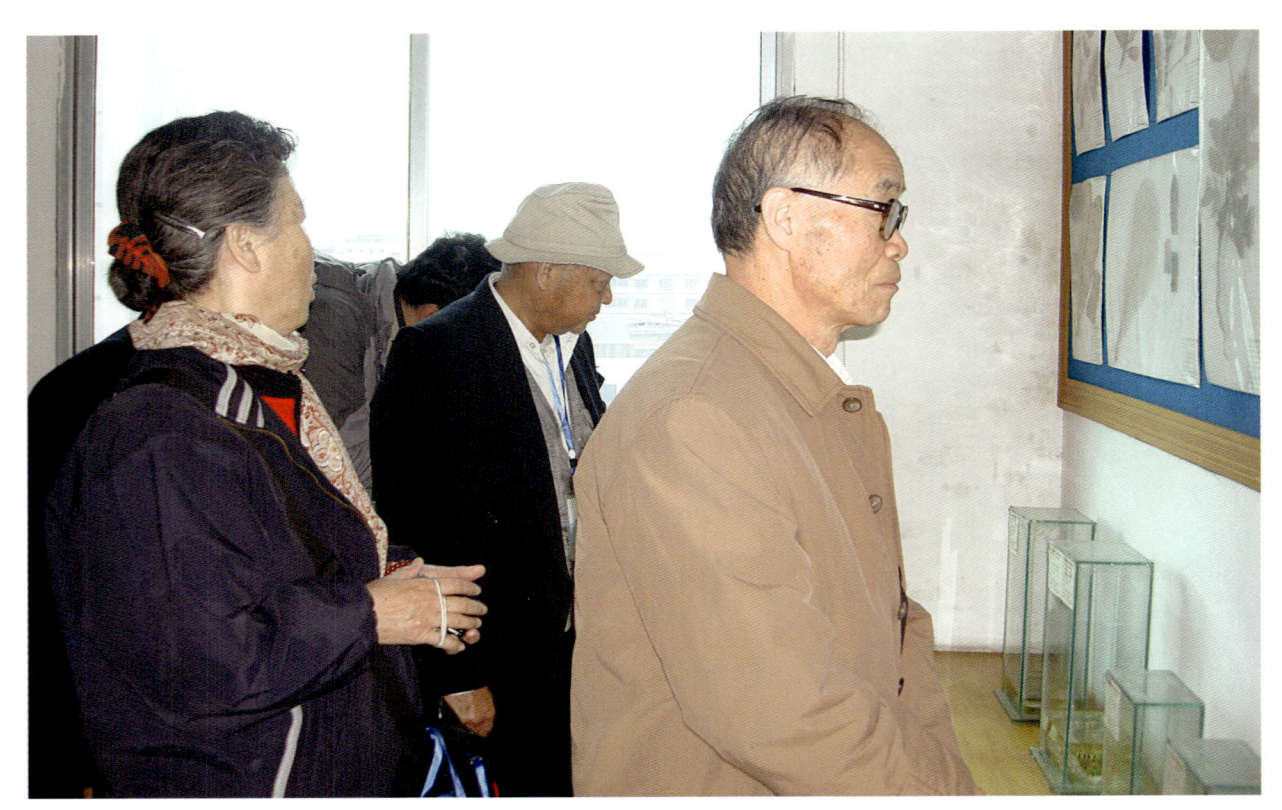

国内学者参观考察（2）

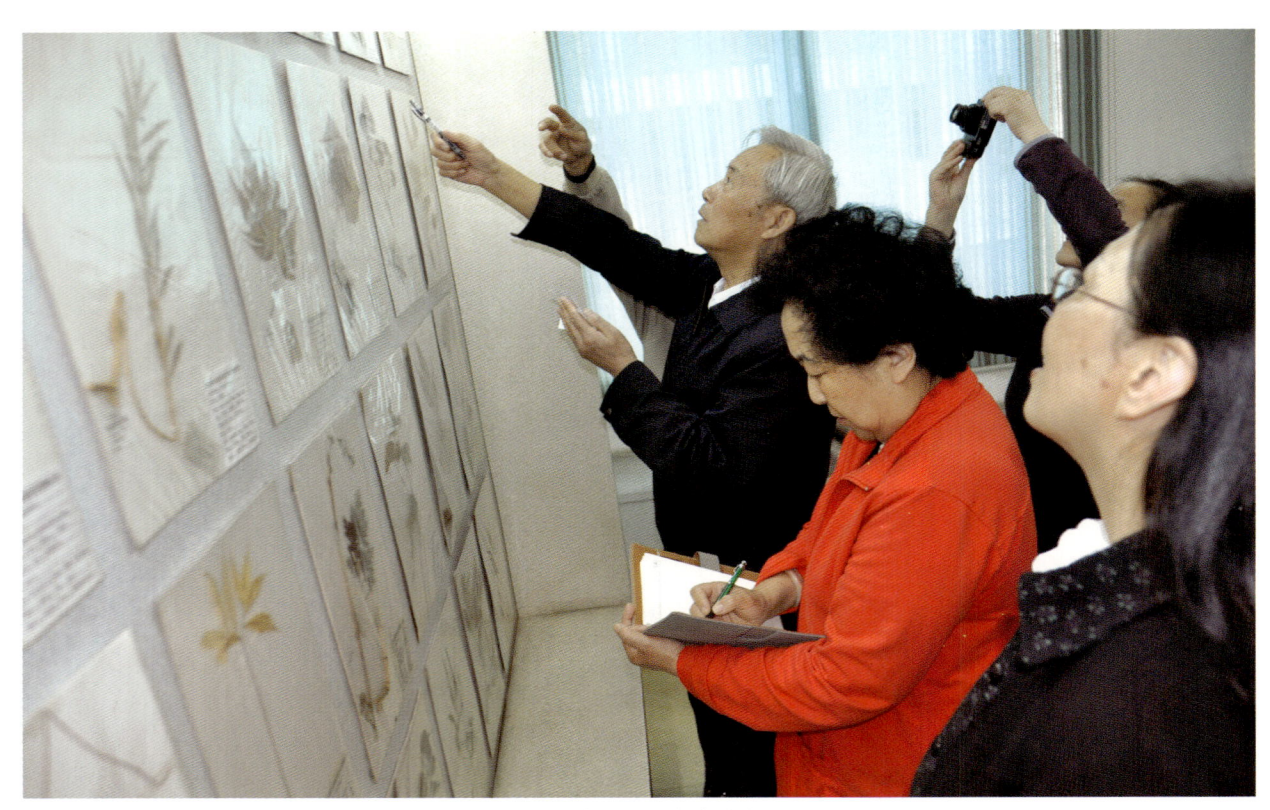

国内学者参观考察（3）

下篇 侗族药用物种

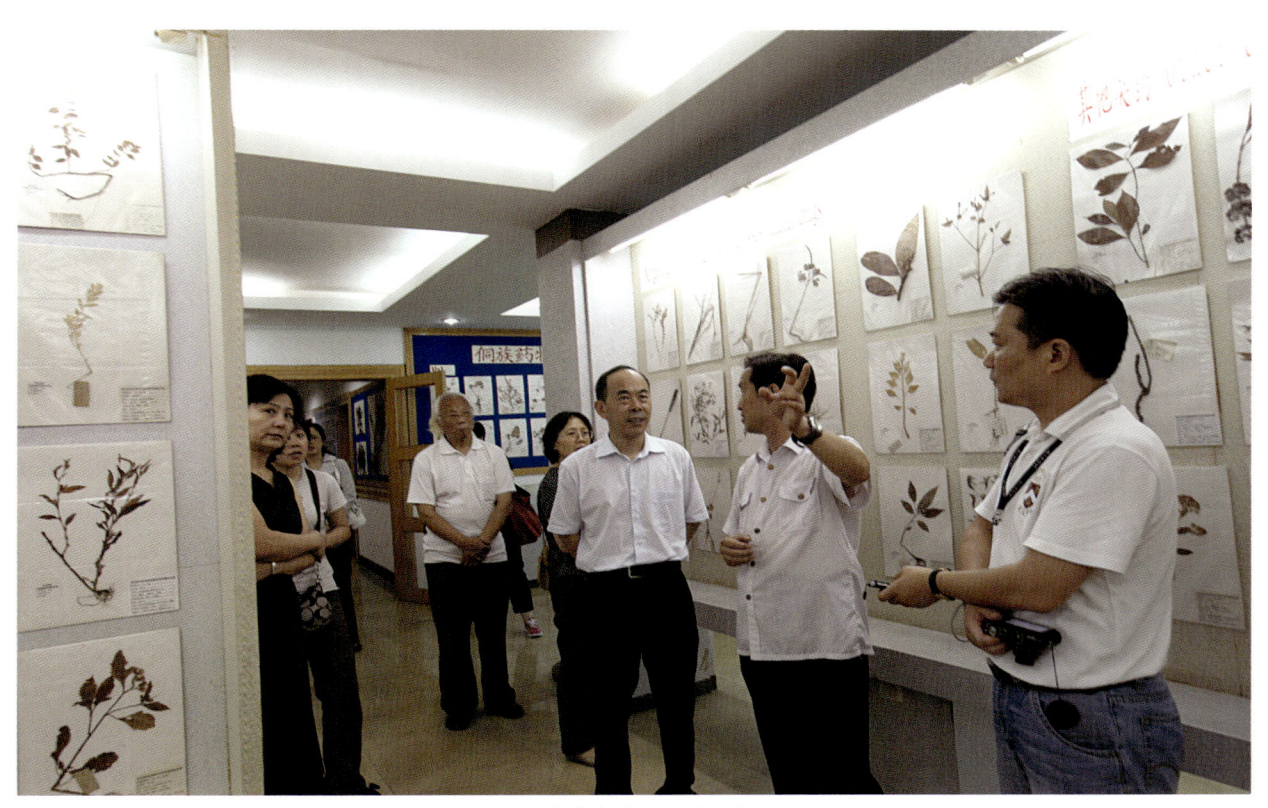

国内学者参观考察（4）

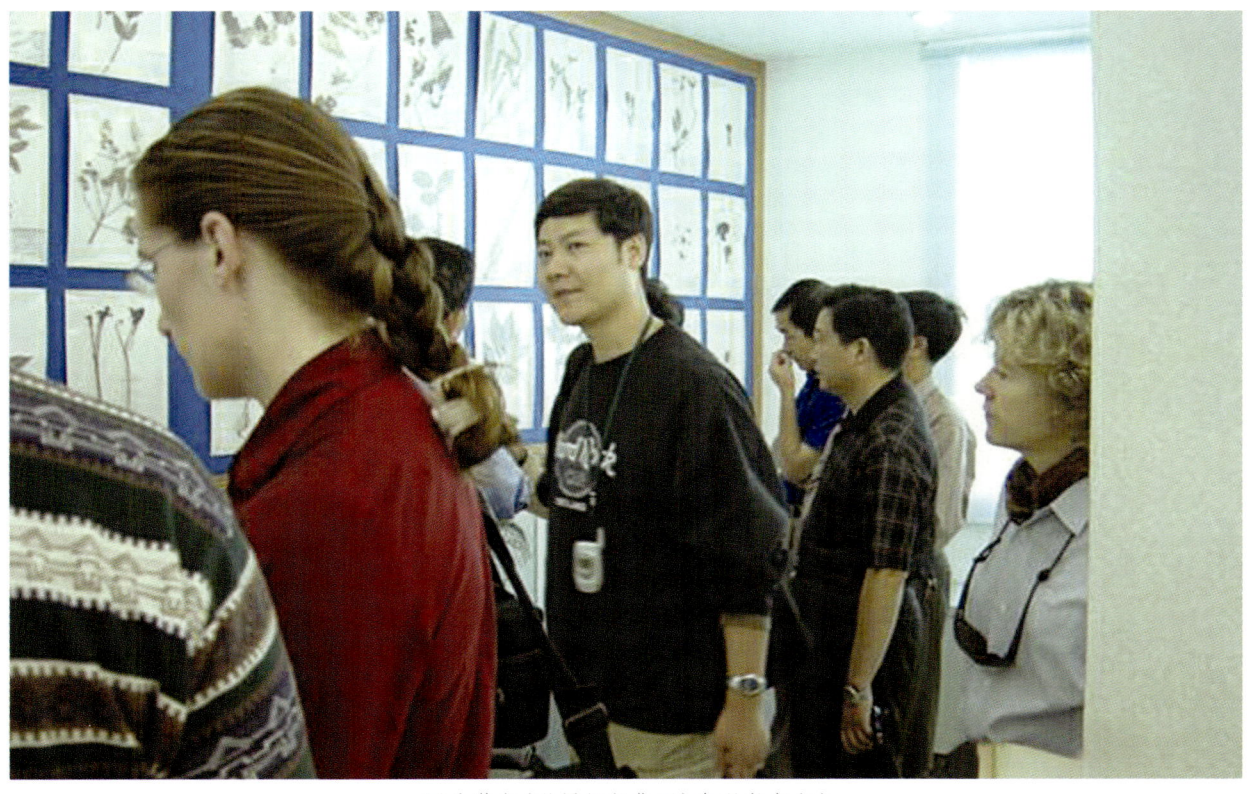

国外学者（世界银行集团）参观考察（1）

侗族医药文化及侗族药物

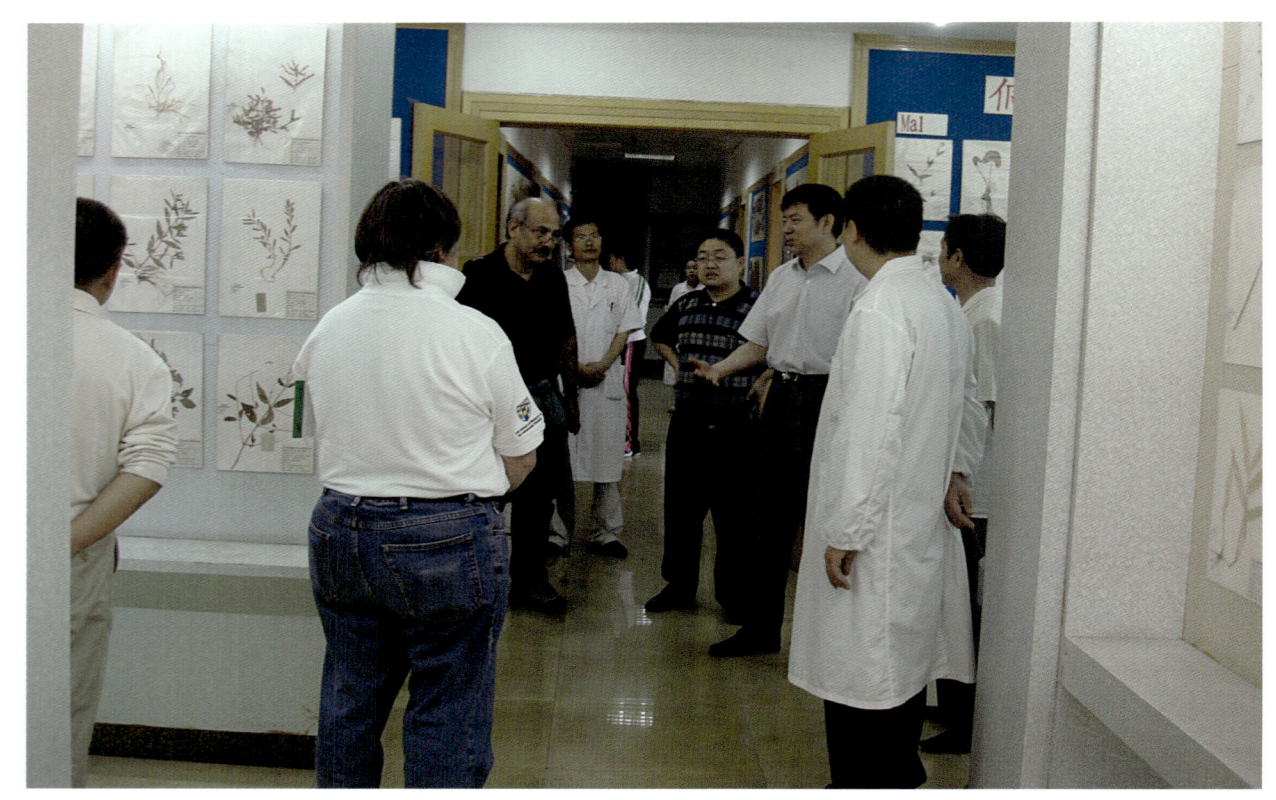

国外学者（美国）参观考察（2）

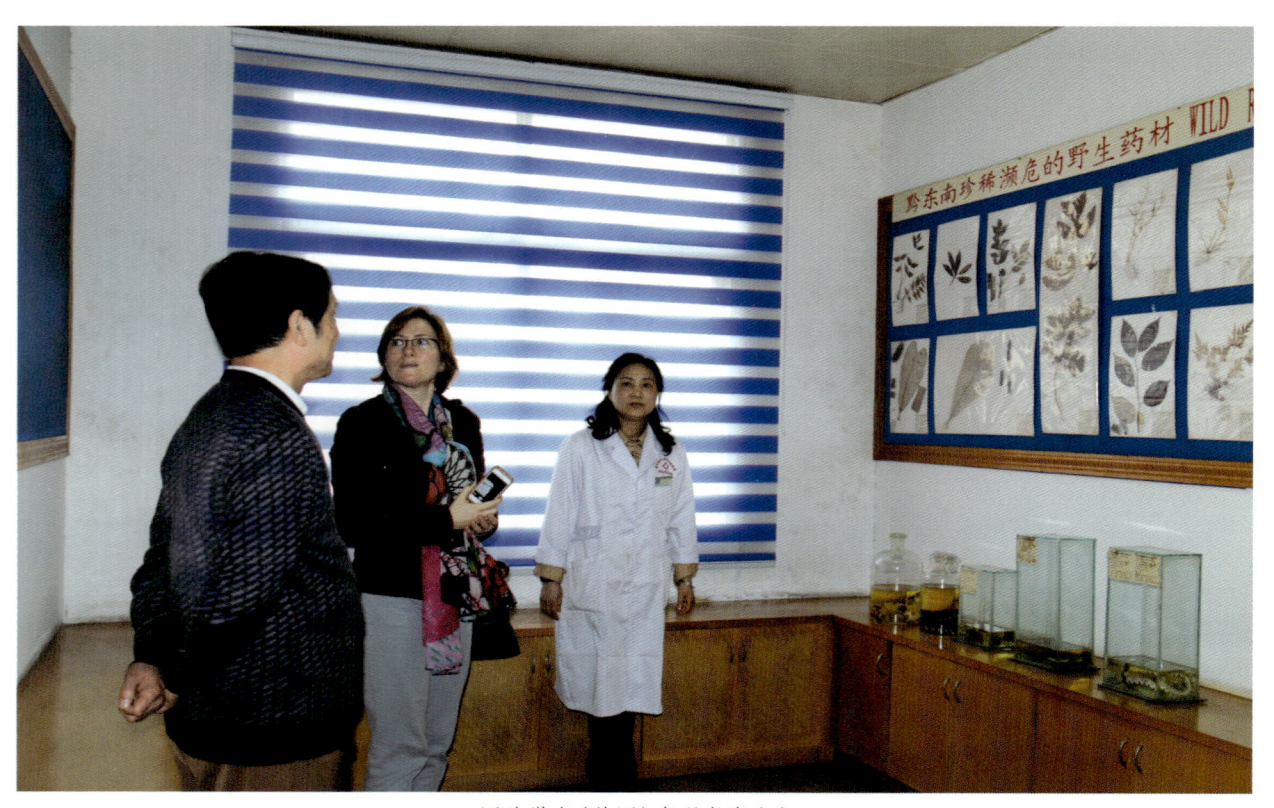

国外学者（美国）参观考察（3）

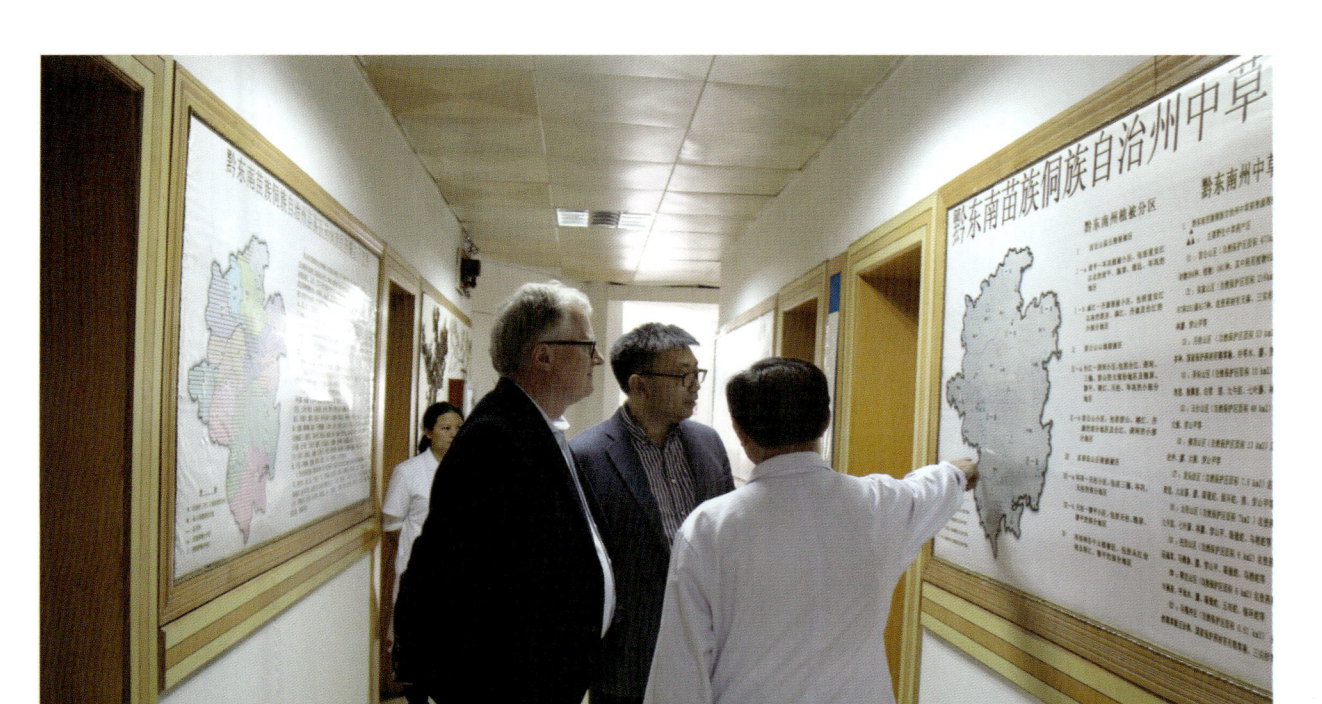

国外学者（美国）参观考察（4）

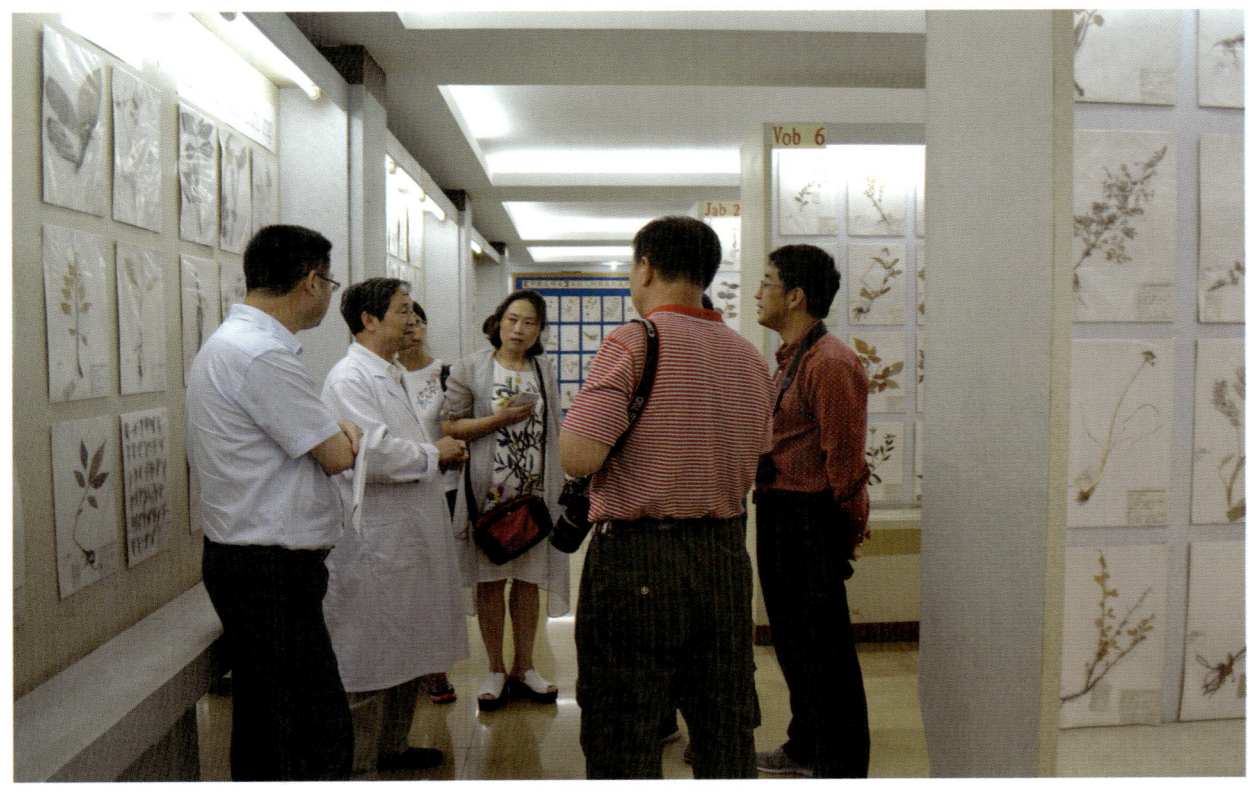

国内药学学者参观考察

侗族医药文化及侗族药物

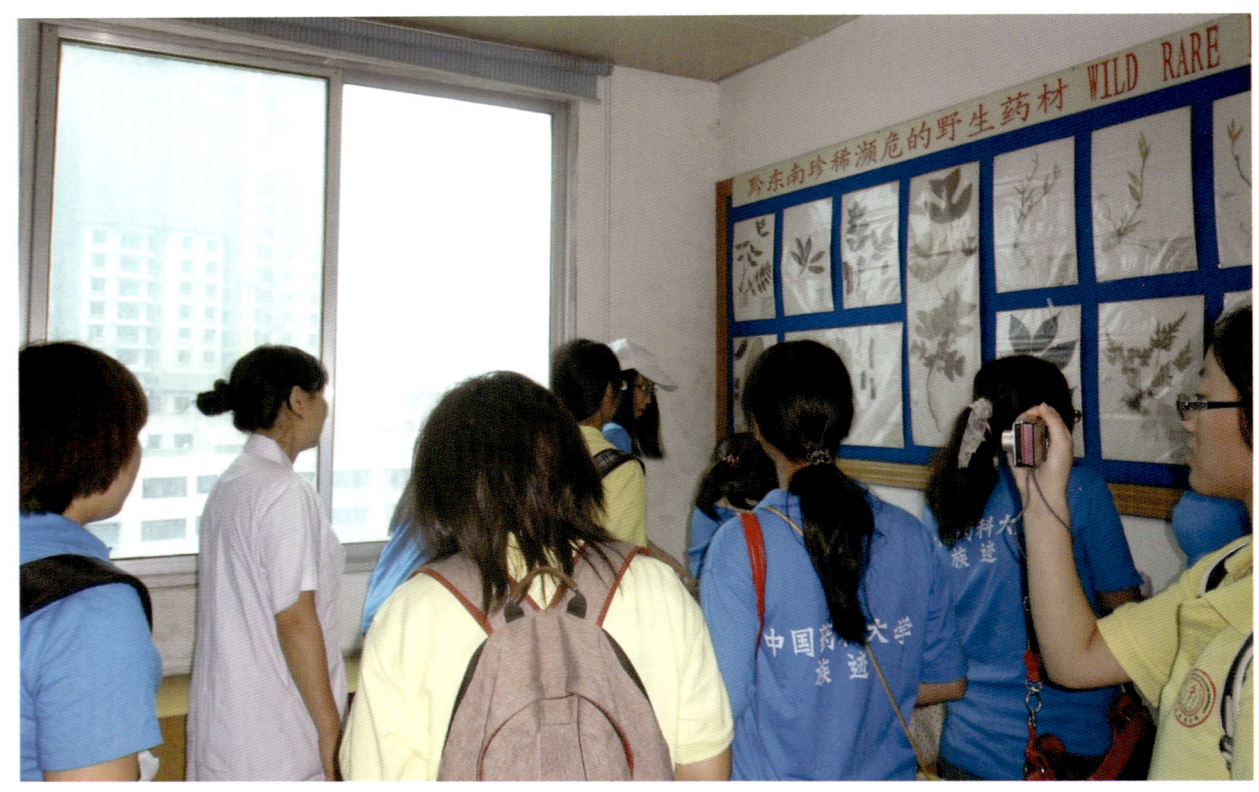

中国药科大学学生参观学习

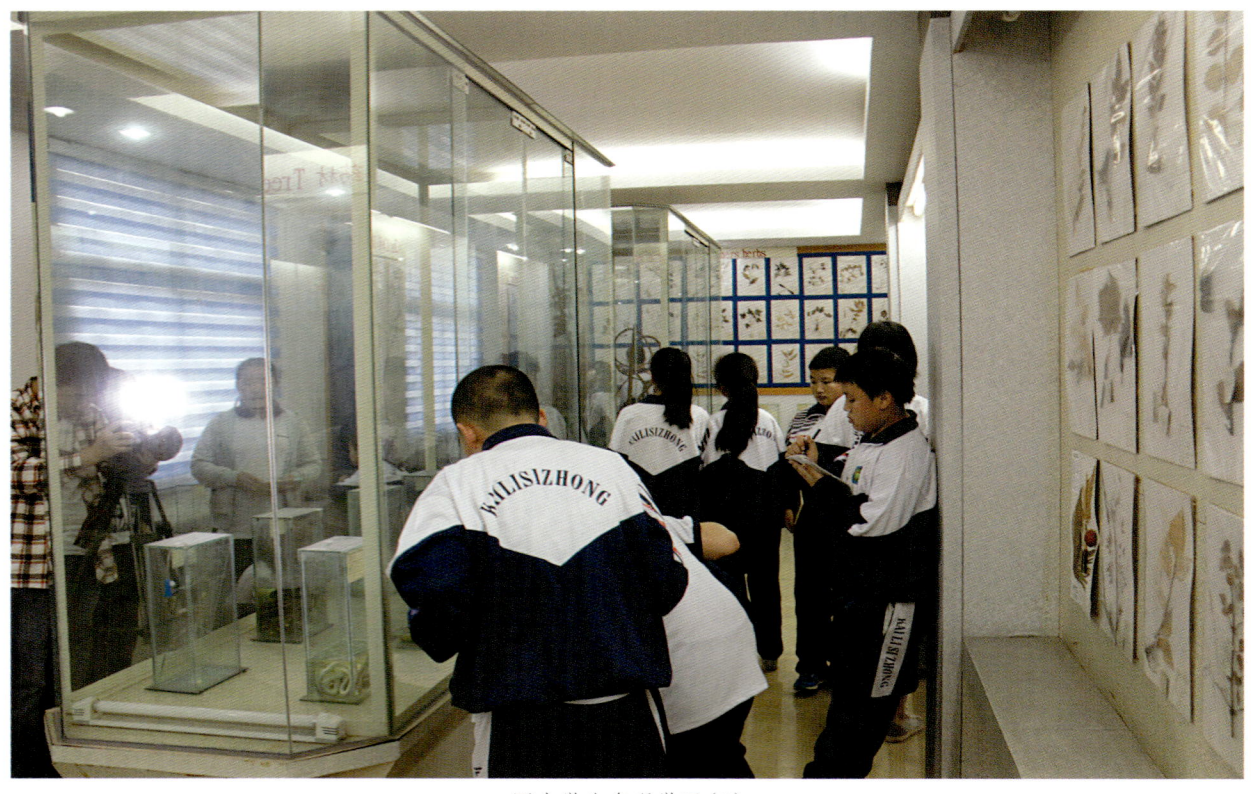

国内学生参观学习(1)

下篇 侗族药用物种

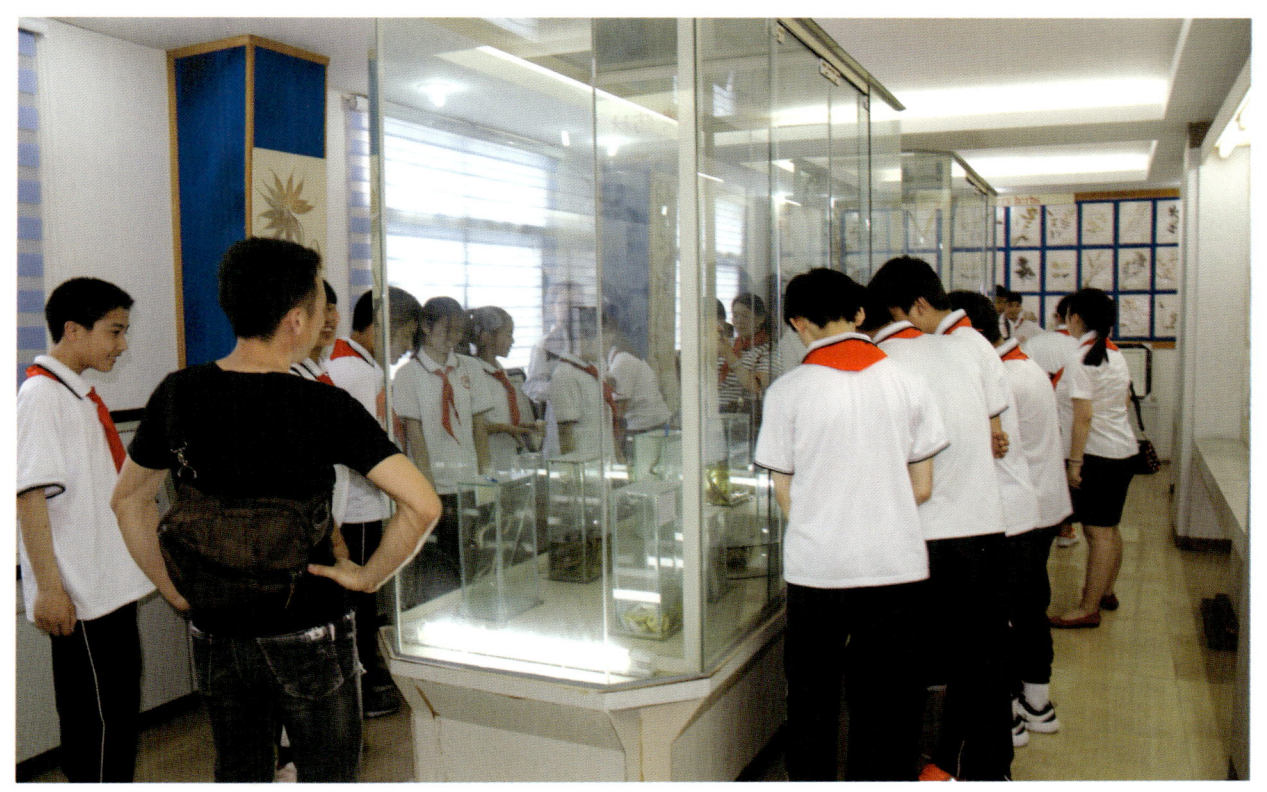

国内学生参观学习（2）

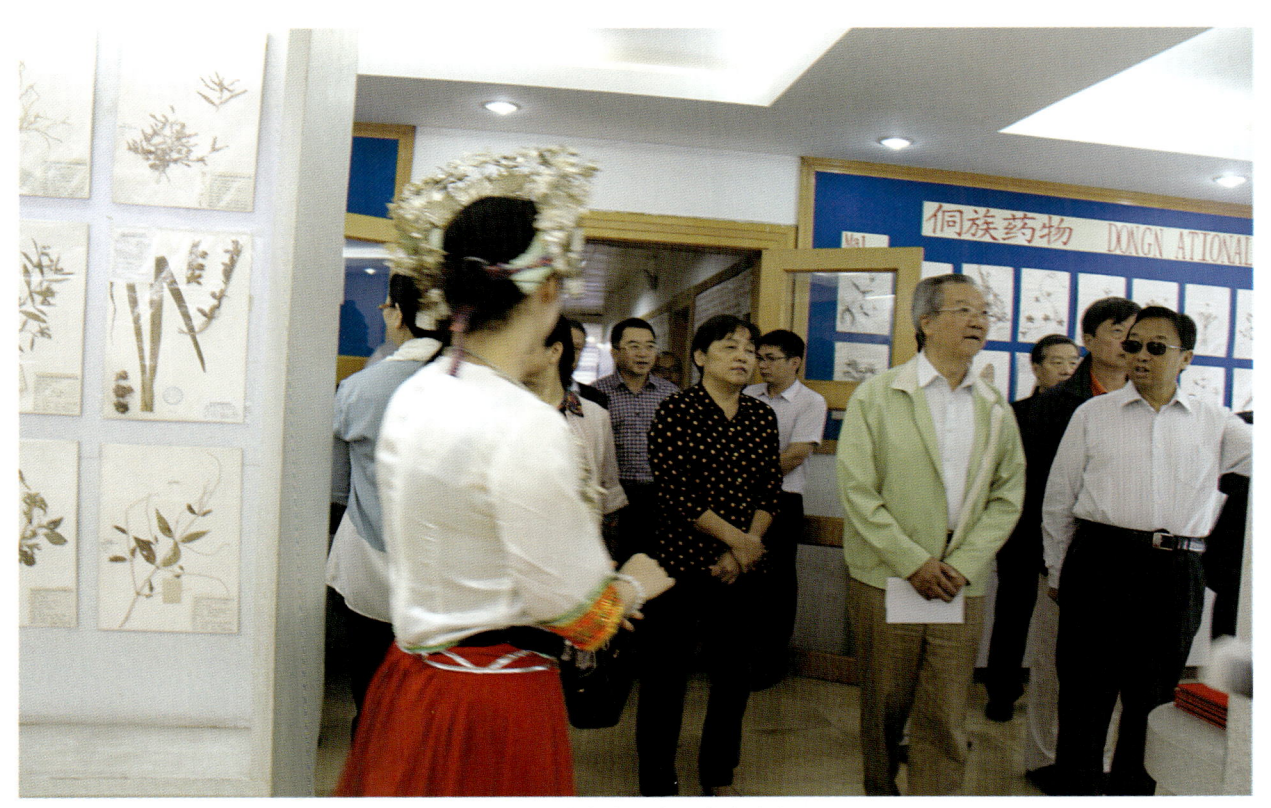

全国政协考察组参观考察（1）

侗族医药文化及侗族药物

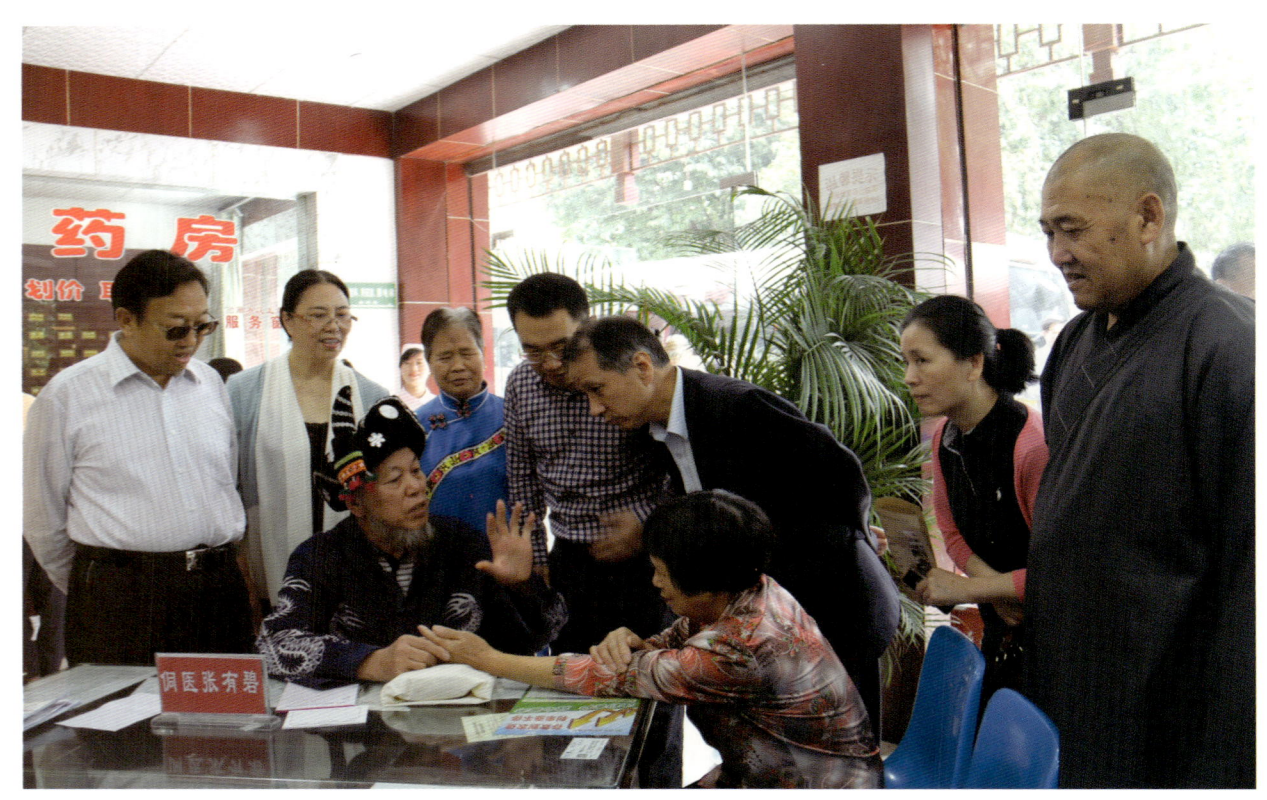

全国政协考察组参观考察(2)

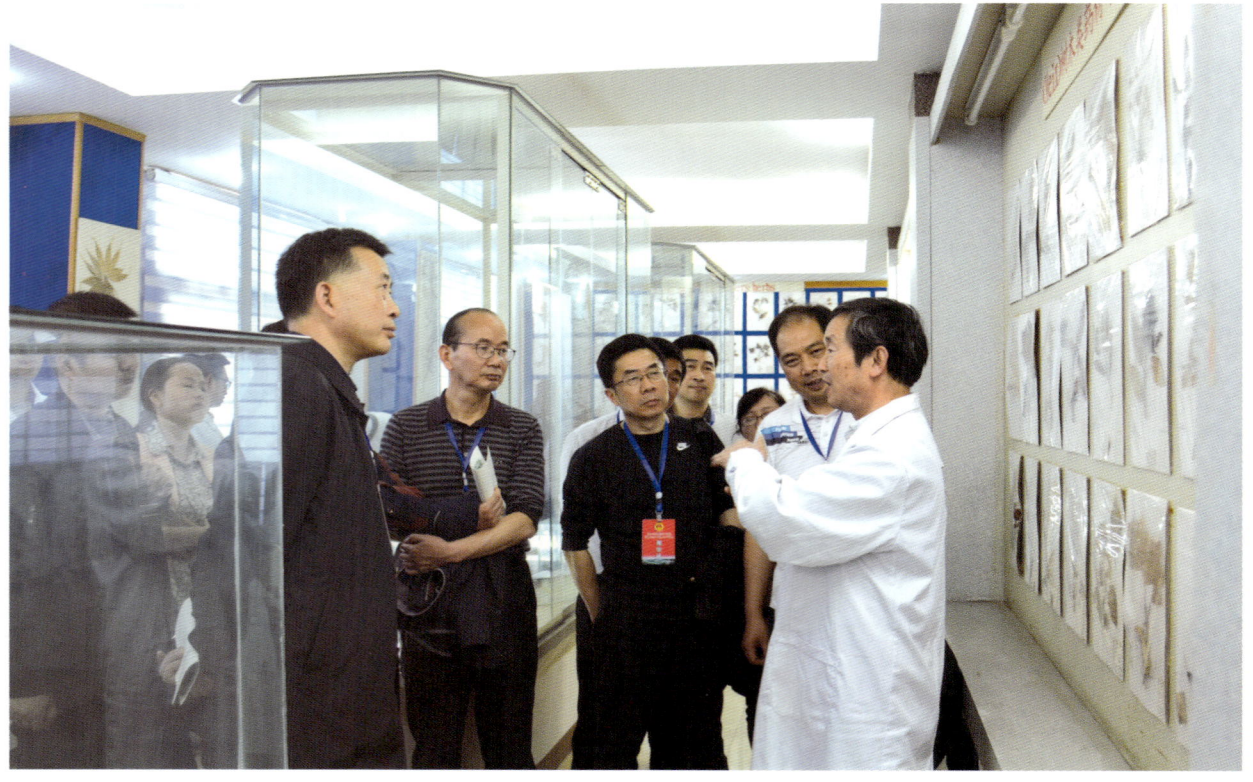

人大代表考察组参观考察

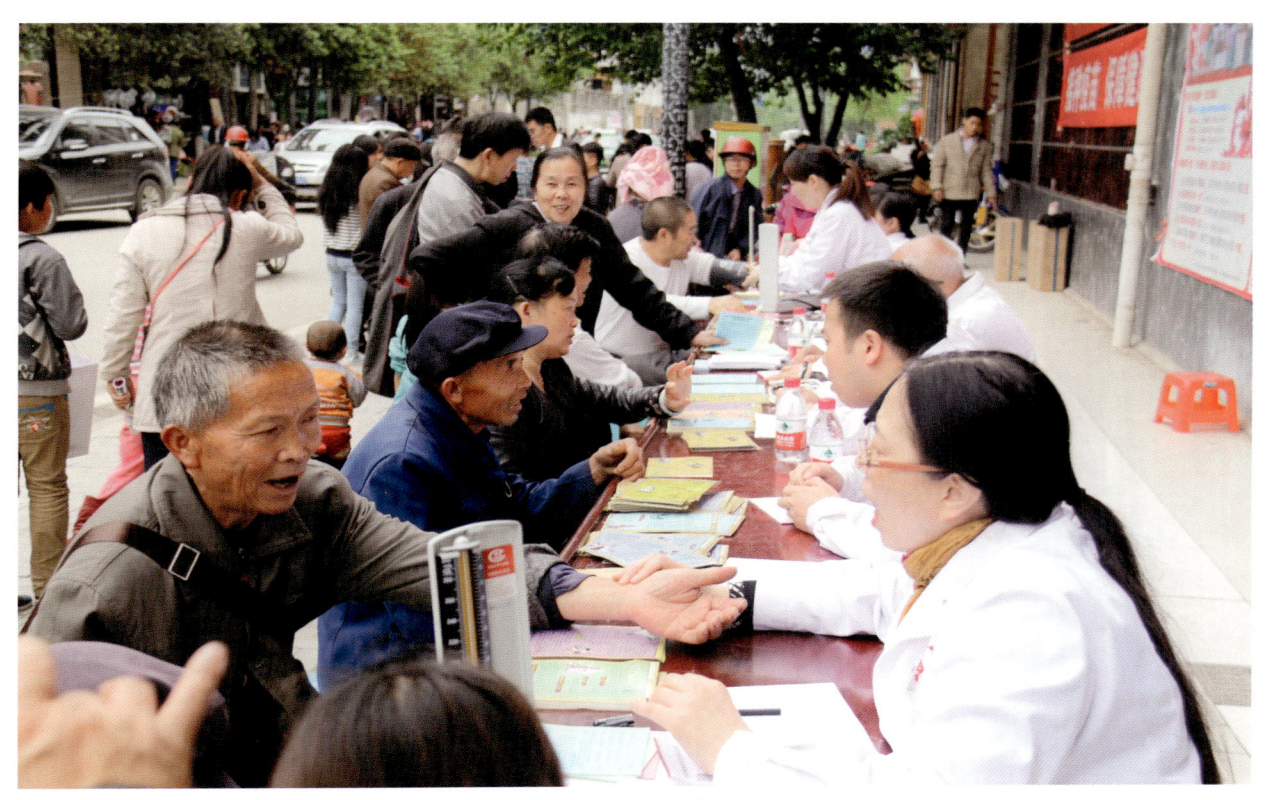

科普教育活动（1）

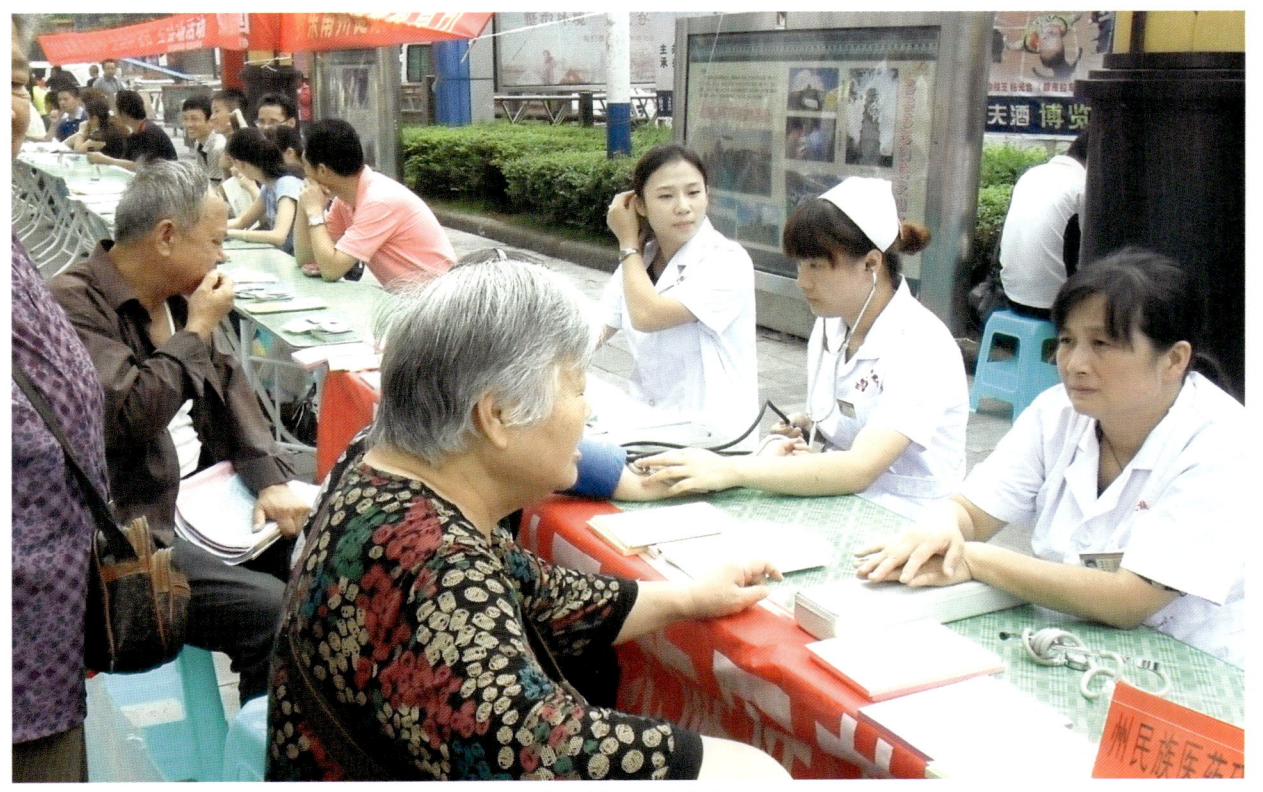

科普教育活动（2）

侗族医药文化及侗族药物

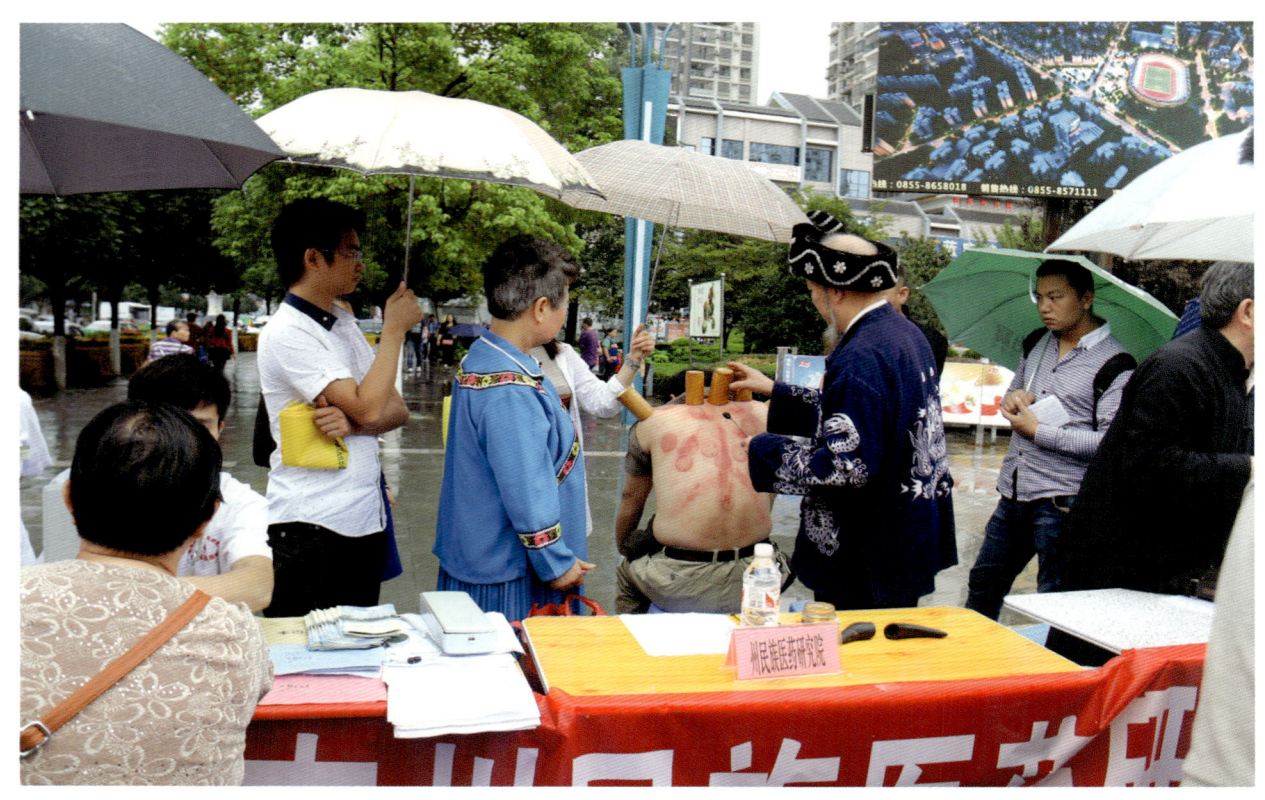

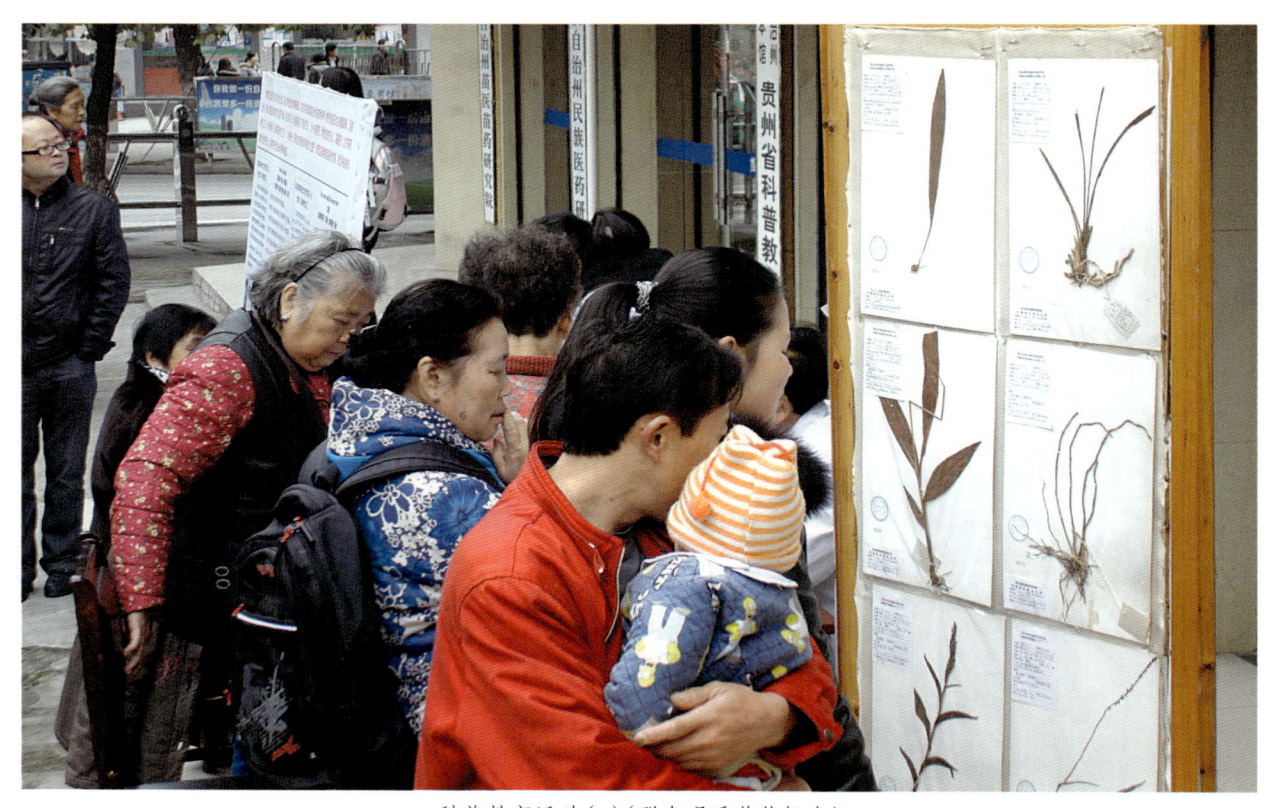

科普教育活动（3）（侗医演示拔罐治疗）

科普教育活动（4）（群众观看药物标本）

下篇 侗族药用物种

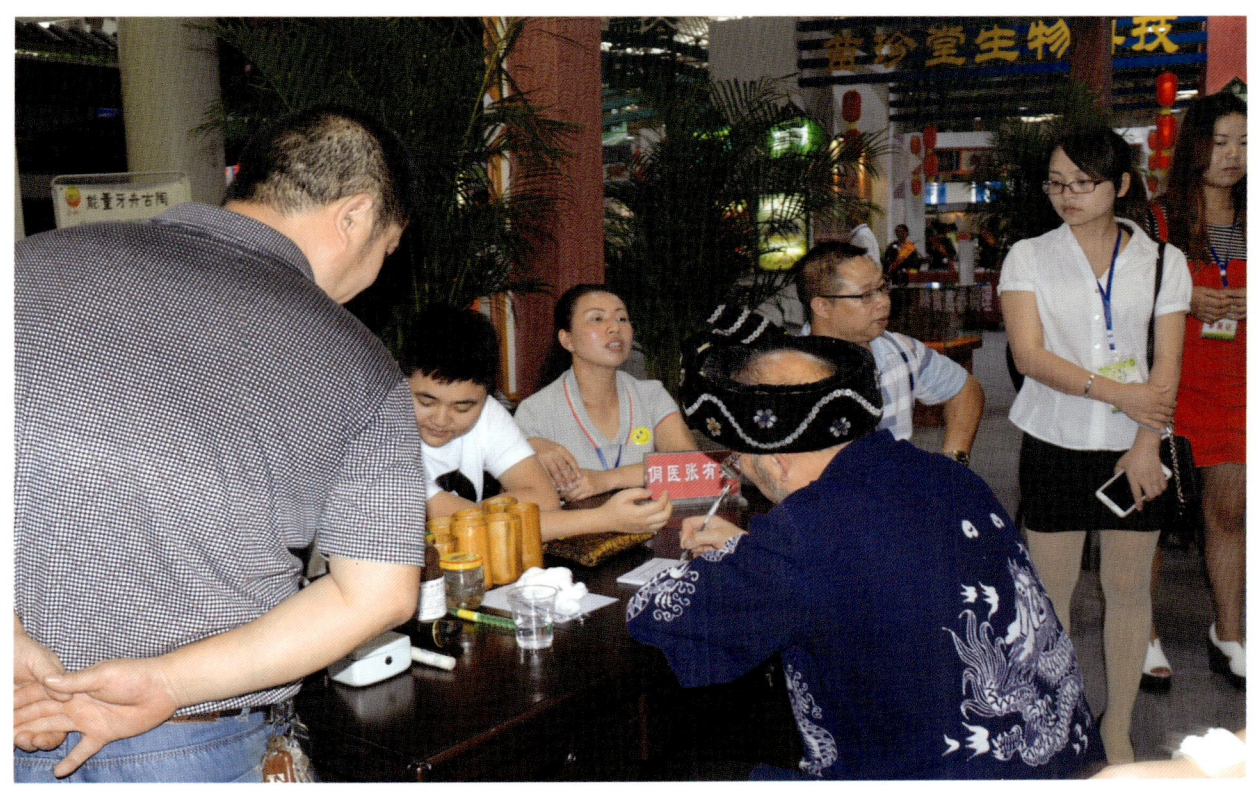

侗医义诊（1）

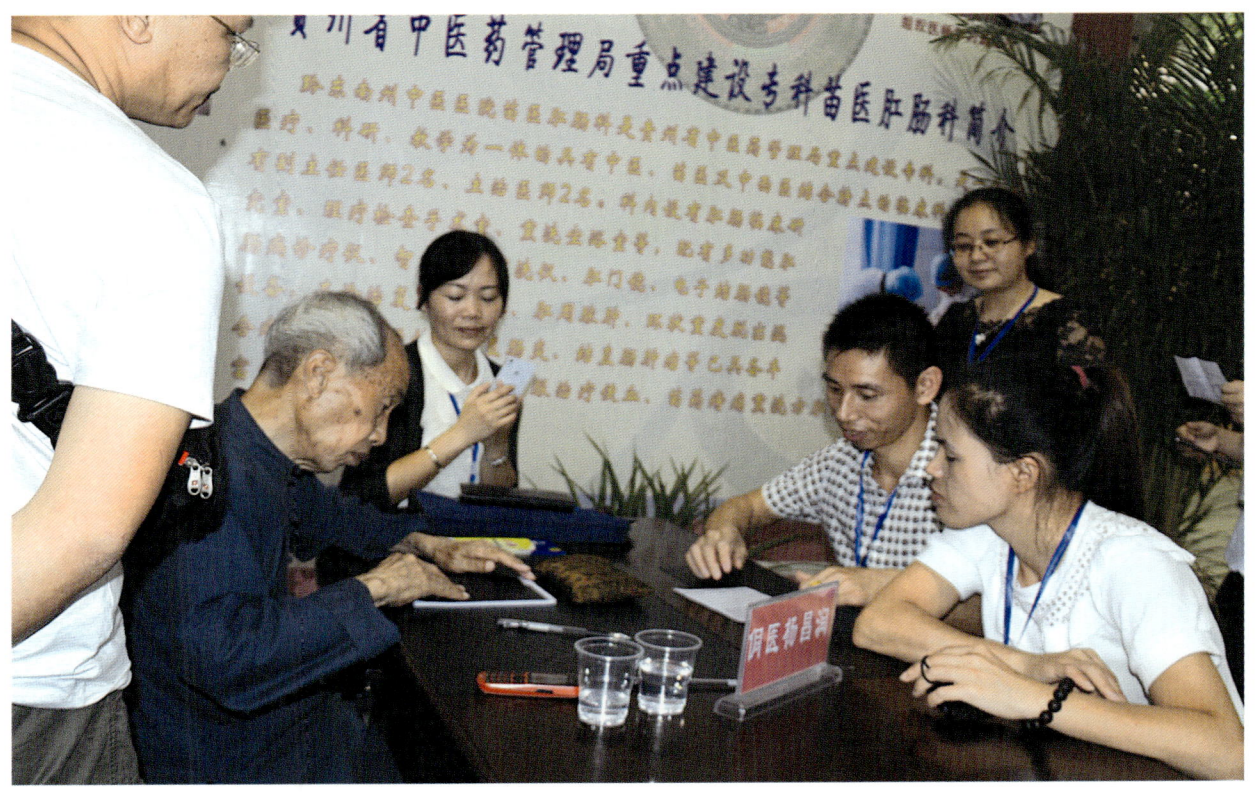

侗医义诊（2）

第十七章　侗医常用传统植物药

鉴于篇幅所限,本章仅记述侗医常用的传统植物药260种。

本章依侗族药物分类方法归类记述侗医常用的传统植物药;记载的侗医常用传统植物药以其侗语名为药物的第一名称,记载的顺序依其侗语名称的声母升序为序,并记录了其中文名与拉丁文学名。

鉴于侗族医药文化的多样性,为便于读者理解、查询和研究侗药,本章记载的侗医常用传统植物药的侗语名称以贵州省民族语文指导委员会研究室编的《侗汉简明词典(初稿)》(贵州民族出版社,1959年10月)为语音标准与书写标准,并进行了规范处理。

每一种药物按顺序分别列有:①侗药药名释义;②基源;③形态;④生长地;⑤采集;⑥分布;⑦化学成分及药理研究;⑧应用;⑨用量。

每一种药物的【侗药药名释义】记录该侗药的侗语名称,并用中文简要记述汉语意译的意义。

每一种药物的【基源】记录该植物的中文科名、中文植物名、拉丁文学名。每一种药物的药用部位在该基原后另行记录。

每一种药物的【形态】是依据实物、标本的形态,依照中国科学院中国植物志编辑委员会编的《中国植物志》与贵州植物志编辑委员会编的《贵州植物志》等加以记述。

每一种药物的【生长地】,记述该植物现实生长的具体生活场所。

每一种药物的【采集】,记述该药物的采摘时间,及简单贮藏方法。

每一种药物的【分布】,记述药物在侗族聚居的黔、湘、桂、鄂四省(区)的分布情况。

每一种药物的【化学成分及药理研究】,源自公开发表了的诸多研究结果,仅简要加以记述。本章记述的侗医常用传统植物药含有许多具生物活性的化学成分,这些传统植物药的功效及其产生生物活性的作用机制有待进一步深入的研究。

每一种药物的【应用】与【用量】均为侗医所用。【应用】中的"外用"是指以鲜药外敷、磨酒擦拭或作酒剂、浴剂等;药物【用量】已将侗医的传统用量转换为公制重量单位,本章采用的药物计量单位为克(g)。

angheit meix

【侗药药名释义】angheit meix,其意为此植物是母的,花开得很漂亮,像年轻的少女。

【基源】百合科植物卷丹 *Lilium lancifolium* Thunb.。药用部位:鳞茎。

【形态】鳞茎近宽球形,高约3.5 cm,直径4~8 cm;鳞片宽卵形,长2.5~3.0 cm,宽1.4~2.5 cm,白色。茎高0.8~1.5 m,带紫色条纹,具白色绵毛。叶散生,矩圆状披针形或披针形,长6.5~9.0 cm,宽1.0~1.8 cm,两面近无毛,先端有白毛,边缘有乳头状突起,有5~7条脉,上部叶腋有珠芽。花3~6朵或更多；苞片叶状，卵状披针形，长 1.5~2.0 cm，宽 2~5 mm，先端钝，有白绵毛；花梗长 6.5~9.0 cm，紫色，有白色绵毛；花下垂，花被片披针形，反卷，橙红色，有紫黑色斑点；外轮花被片长 6~10 cm，宽 1~2 cm；内轮花被片稍宽，蜜腺两边有乳头状突起，尚有流苏状突起；雄蕊四面张开；花丝长 5~7 cm，淡红色，无毛；花药矩圆形，长约 2 cm；子房圆柱形，长 1.5~2.0 cm，宽 2~3 mm；花柱长 4.5~6.5 cm，柱头稍膨大，3 裂。蒴果狭长卵形，长 3~4 cm。花期 7—8 月，果期 9—10 月。

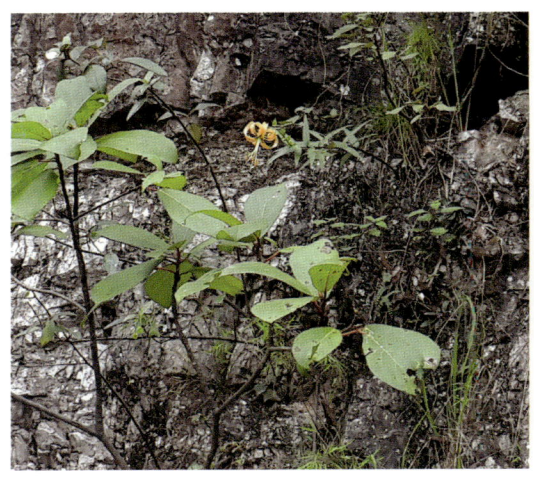

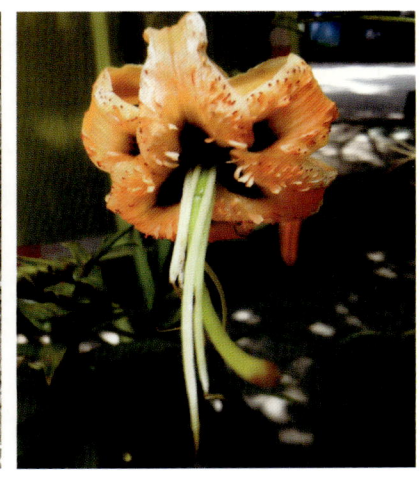

【生长地】生山坡灌木林下、草地、路边或水旁。

【采集】秋季采集。

【分布】贵州、湖南、湖北、广西等地有分布。

【化学成分及药理研究】鳞茎含岷江百合苷 A、D，3,6′-O-二阿魏酰蔗糖，1-O-阿魏酰甘油，1-O-对香豆酰甘油，澳洲茄胺-3-O-α-L-吡喃葡萄糖苷，秋水仙碱等多种化学成分。茎、叶含百合苷 C。药理研究显示其具有镇咳祛痰、镇静、滋阴润肺、抗癌作用。

【应用】用于治疗咳嗽、哮喘、小儿疳积。

【用量】内服：15~30 g。

angheit seis

【侗药药名释义】angheit seis，其意为此植物是公的，花开得很漂亮，像正在开花的女人。

【基源】百合科植物淡黄花百合 Lilium sulphureum Baker apud Hook. f.。药用部位：鳞茎。

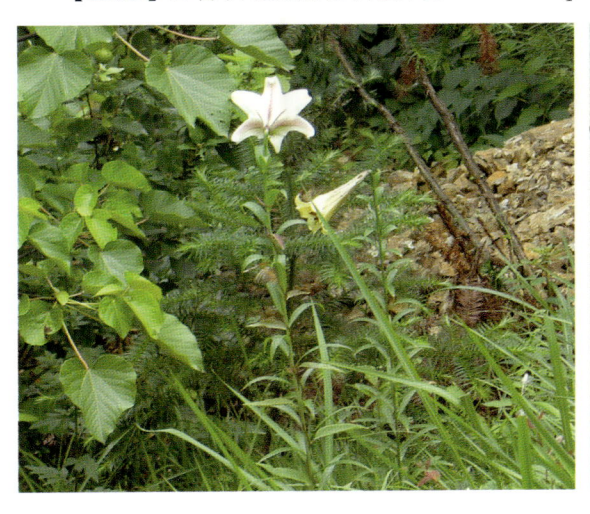

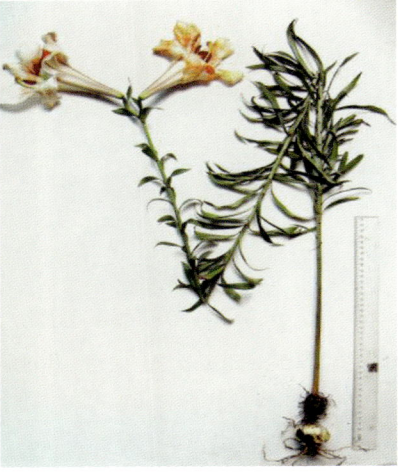

【形态】鳞茎球形，高 3~5 cm，直径约 5.5 cm；鳞片卵状披针形或披针形，长 2.5~5.0 cm，宽 0.8~1.6 cm。茎高 80~120 cm，有小乳头状突起。叶散生，披针形，长 7~13 cm，宽 1.3~1.8（~3.2）cm，上部叶腋间具珠芽。

苞片卵状披针形或椭圆形;花梗长4.5~6.5 cm;花通常2朵,喇叭形,有香味,白色;花被片长17~19 cm;外轮花被片矩圆状倒披针形,宽1.8~2.2 cm;内轮花被片匙形,宽3.2~4.0 cm,蜜腺两边无乳头状突起;花丝长13~15 cm,无毛或少有稀疏的毛;花药长矩圆形,长约2 cm;子房圆柱形,长4.0~4.5 cm,宽2~5 mm,紫色;花柱长11~12 cm,柱头膨大,直径约1 cm。花期6—7月。

【生长地】生长于路边、草坡或山坡阴处疏林下。

【采集】秋季采集。

【分布】贵州、广西等地有分布。

【化学成分及药理研究】茎叶含百合苷C。药理研究显示其具有镇咳祛痰、镇静、滋阴润肺等作用。

【应用】用于治疗咳嗽、哮喘、小儿疳积。

【用量】内服:15~30 g。

anl

【侗药药名释义】anl jenc,侗语固有词,其意为野生的、其皮可搓成线或绳的植物。

【基源】荨麻科植物苎麻(原变种)*Boehmeria nivea*(L.) Gaudich. var. *nivea*。药用部分:叶、根。

【形态】半灌木。茎高达2 m,分枝,生短或长毛。叶互生;叶片卵形或近圆形,长5~16 cm,宽3~13 cm,先端渐尖,边缘密生牙齿,上面粗糙,下面密生交织的白色柔毛,具3条基生脉;叶柄长2~11 cm。雌雄通常同株;花序圆锥状;雄花序通常位于雌花序之下;雄花小,花被片4片,雄蕊4枚,有退化雌蕊;雌花簇球形,直径约2 mm,花被管状。瘦果小,椭圆形,密生短毛,宿存柱头丝形。

【生长地】生于山谷林边、草坡、山坡平地、缓坡砂壤到黏壤地。

【采集】夏季、秋季采集鲜品;冬季割取全株,晒干,除去杂质。

【分布】贵州、湖南、广西、湖北等地有分布。

【化学成分及药理研究】根含酚类、甾醇、绿原酸等化合物,全草和种子含氢氰酸。药理研究显示野苎麻提取物有止血作用。

【应用】用于治疗跌打损伤、外伤出血等;刮痧用药。

【用量】内服:9~15 g。外用:适量。

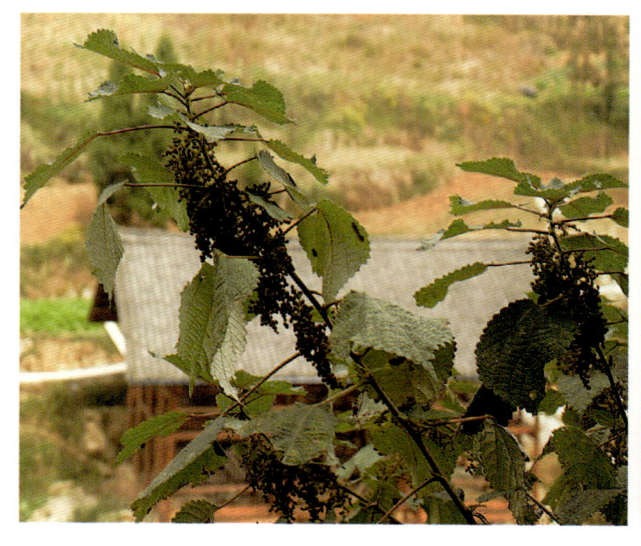

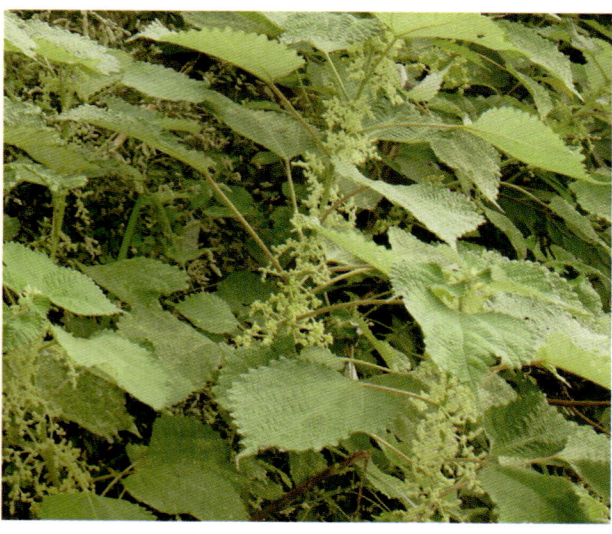

baenl jeblduc

【侗药药名释义】baenl jeblduc,其意为种子形似牛虱子的植物。

【基源】大戟科植物蓖麻 Ricinus communis L.。药用部位:种子。

【形态】一年生粗壮草本或草质灌木,高达 5 m;小枝、叶和花序通常被白霜,茎多汁液。叶轮廓近圆形,长和宽达 40 cm 或更大,掌状 7~11 裂,裂缺几达中部,裂片卵状长圆形或披针形,顶端急尖或渐尖,边缘具锯齿;掌状脉 7~11 条,网脉明显;叶柄粗壮,中空,长可达 40 cm,顶端具 2 枚盘状腺体,基部具盘状腺体;托叶长三角形,长 2~3 cm,早落。总状花序或圆锥花序,长 15~30 cm 或更长;苞片阔三角形,膜质,早落;雄花花萼裂片卵状三角形,长 7~10 mm,雄蕊束众多;雌花花萼片卵状披针形,长 5~8 mm,凋落;子房卵状,直径约 5 mm,密生软刺或无刺;花柱红色,长约 4 mm,顶部 2 裂,密生乳头状突起。蒴果卵球形或近球形,长 1.5~2.5 cm,果皮具软刺或平滑。种子椭圆形,微扁平,长 8~18 mm,平滑,斑纹淡褐色或灰白色;种阜大。花期几全年或 6—9 月(栽培)。

【生长地】村旁疏林或河流两岸冲积地;庭院、菜地有栽培。

【采集】秋季果实变棕色、果皮未开裂时分批采摘,晒干,除去果皮。

【分布】贵州、湖南、广西、湖北等地有分布。

【化学成分及药理研究】蓖麻含蓖麻毒蛋白、蓖麻油、蓖麻碱、黄酮等化合物。药理研究显示蓖麻子具有抗肿瘤、引产、抗生育、泻下通滞、抗病毒、中枢神经兴奋等作用。

【应用】用于治疗疥疮、烫伤、化脓性乳腺炎、便秘等。

【用量】内服:3~6 g。外用:适量。

baenlnaeml

【侗药药名释义】baenlnaeml,侗语固有词,其意为是黑色的竹子。

【基源】禾本科植物紫竹(原变种)Phyllostachys nigra (Lodd. ex Lindl.) Munro var. nigra。药用部位:根。

【形态】植物高 4~8 m,稀可高达 10 m,直径可达 5 cm。幼竿绿色,密被细柔毛及白粉,箨环有毛,

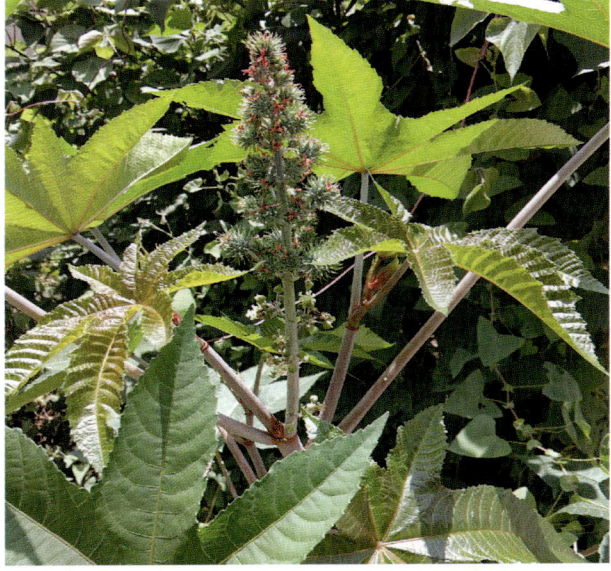

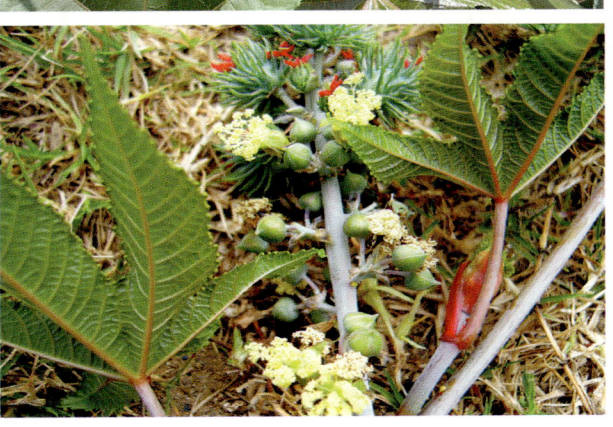

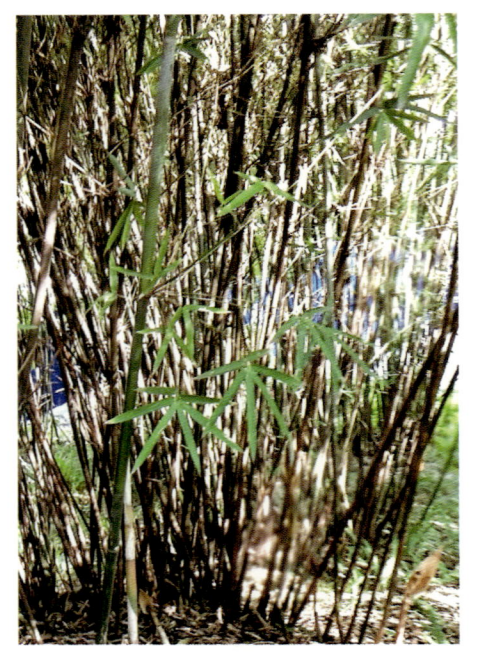

一年生以后的竿逐渐先出现紫斑,最后全部变为紫黑色,无毛;中部节间长 25~30 cm,壁厚约 3 mm;竿环与箨环均隆起,且竿环高于箨环或两环等高。箨鞘背面红褐色或带绿色,无斑点或常具极微小、不易观察的深褐色斑点,此斑点在箨鞘上端常密集成片,被微量白粉及较密的淡褐色刺毛;箨耳长圆形至镰形,紫黑色,边缘生有紫黑色䍁毛;箨舌拱形至尖拱形,紫色,边缘生有长纤毛;箨片三角形至三角状披针形,绿色,但脉为紫色,舟状,直立或以后稍开展,微皱曲或波状。末级小枝具 2 或 3 叶;叶耳不明显,有脱落性鞘口䍁毛;叶舌稍伸出;叶片质薄,长 7~10 cm,宽约 1.2 cm。花枝呈短穗状,长 3.5~5.0 cm,基部托以 4~8 片逐渐增大的鳞片状苞片;佛焰苞 4~6 片,除边缘外无毛或被微毛,叶耳不存在,鞘口䍁毛少数或无,缩小叶细小,通常呈锥状或仅为一小尖头,亦可较大而呈卵状披针形,每片佛焰苞腋内有 1~3 枚假小穗。小穗披针形,长 1.5~2.0 cm,具 2 或 3 朵小花,小穗轴具柔毛;颖 1~3 片,偶可无颖,背面上部多少具柔毛;外稃密生柔毛,长 1.2~1.5 cm;内稃短于外稃;花药长约 8 mm;柱头 3 个,羽毛状。笋期 4 月下旬。

【生长地】生于山地;有栽培。

【采集】全年可采集。

【分布】贵州、湖南、广西等地有分布。

【化学成分及药理研究】竹类植物的化学成分主要有黄酮类化合物、醇醛酚酸类化合物、生物碱、多糖、挥发油、三萜类化合物、香豆素类化合物等。药理研究显示其具有抑菌、抗氧化、抗衰老、抗肿瘤、调节血脂、保护心脑血管等生物活性和药理功能。

【应用】用于治疗犬或狂犬咬伤;跌打损伤之瘀血肿胀。

【用量】内服:15~20 g。外用:适量。

bagc mant jenc

【侗药药名释义】bagc mant jenc,其意为野外山上生长的胡萝卜。

【基源】伞形科植物野胡萝卜 *Daucus carota* L.。药用部位:全草。

【形态】二年生草本,高 20~120 cm。茎直立,表面有白色粗硬毛。根生叶有柄,基部鞘状;叶片二至三回羽状分裂,最终裂片线形或披针形;茎生叶的叶柄较短。复伞形花序顶生或侧生,有粗硬毛,伞梗 15~30 枚或更多;总苞片 5~8 枚,叶状,羽状分裂;裂片线形,边缘膜质,有细柔毛;小总苞片数枚,不裂或羽状分裂;小伞形花序有花 15~25 朵,花小,白色、黄色或淡紫红色,每一总伞花序中心的花通常

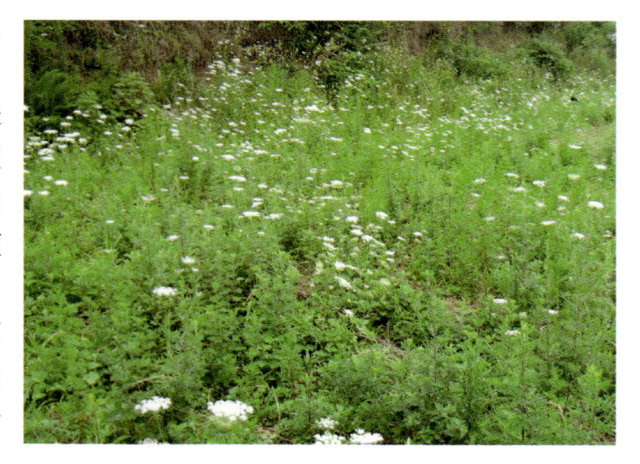

有 1 朵，为深紫红色；花萼 5 片，窄三角形；花瓣 5 片，大小不等，先端凹陷，成一狭窄内折的小舌片；子房下位，密生细柔毛，结果时花序外缘的伞辐向内弯折。双悬果卵圆形，分果的主棱不显著，次棱 4 条，发展成窄翅，翅上密生有钩刺。花期 5—7 月，果期 7—8 月。

【生长地】生长于路旁、山沟、溪边、荒地等处。

【采集】5—7 月开花时采集，晒干。

【分布】主要分布在湖南、贵州等地。

【化学成分及药理研究】根富含胡萝卜素，并含挥发油。现代研究表明挥发油中主要含蒎烯、柠檬烯、胡萝卜醇、胡萝卜次醇、细辛醚、细辛醛等。根中尚含胡萝卜酸。叶含多量胡萝卜素，可作为制取胡萝卜素的原料；尚含胡萝卜碱、吡咯烷。药理研究显示野胡萝卜果实具有驱虫作用。

【应用】用于治疗消化不良、月家病、皮肤瘙痒，还可化痰、解烟毒等。

【用量】内服：10～30 g。外用：煎水洗。

baiv

【侗药药名释义】baiv，侗语固有词，汉语俗称辣柳菜。

【基源】蓼科植物水蓼 *Polygonum hydropiper* L.。药用部位：全草。

【形态】一年生草本，高 40～70 cm。茎直立，多分枝，无毛，节部膨大。叶披针形或椭圆状披针形，长 4～8 cm，宽 0.5～2.5 cm，顶端渐尖，基部楔形，边缘全缘，具缘毛，两面无毛，被褐色小点，有时沿中脉具短硬伏毛，具辛辣味，叶腋具闭花受精花；叶柄长 4～8 cm；托叶鞘筒状，膜质，褐色，长 1.0～1.5 cm，疏生短硬伏毛，顶端截形，具短缘毛，通常托叶鞘内藏有花簇。总状花序呈穗状，顶生或腋生，长 3～8 cm，通常下垂，花稀疏，下部间断；苞片漏斗状，长 2～3 mm，绿色，边缘膜质，疏生短缘毛，每苞内具 3～5 朵花；花梗比苞片长；花被 5 深裂，稀 4 裂，绿色，上部白色或淡红色，被黄褐色透明腺点，花被片椭圆形，长 3.0～3.5 mm；雄蕊 6 枚，稀 8 枚，比花被短；花柱 2～3 个，柱头头状。瘦果卵形，长 2～3 mm，双凸镜状或具 3 条棱，密被小点，黑褐色，无光泽，包于宿存花被内。花期 5—9 月，果期 6—10 月。

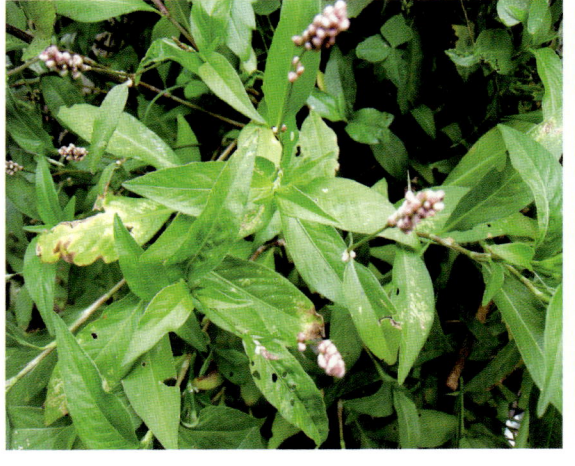

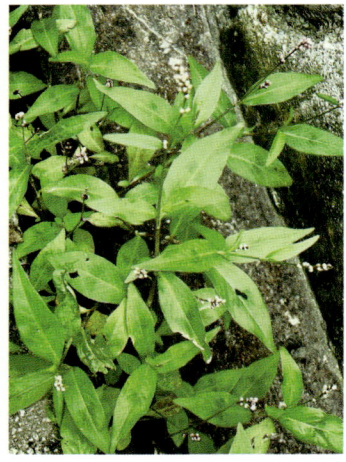

【生长地】生于河滩、水沟边、山谷湿地。

【采集】夏季、秋季采集。

【分布】贵州、湖南、广西、湖北等地有分布。

【化学成分及药理研究】含黄酮类、萜类、鞣质类、苯丙素类、挥发油类、脂肪酸类等化合物。药理研究显示其具有抗氧化、抗菌、镇痛、杀虫、抗生育等作用。

【应用】用于治疗胃痛、腹泻、关节炎、跌打损伤等。
【用量】内服：10~25 g。外用：适量。

baiv bial

【侗药药名释义】baiv bial，侗语植物名，其意喜成片生长在岩面和成片的岩石的一种辣柳菜。
【基源】蓼科植物头花蓼 *Polygonum capitatum* Buch. -Ham. ex D. Don。药用部位：全草。
【形态】多年生草本。茎匍匐，丛生。叶卵形或椭圆形，长 1.5~3.0 cm，宽 1.0~2.5 cm，顶端尖，基部楔形，全缘，边缘具腺毛，两面疏生腺毛，上面有时具黑褐色新月形斑点；叶柄长 2~3 mm，基部有时具叶耳；托叶鞘筒状，膜质，长 5~8 mm，松散，具腺毛，顶端截形，有缘毛。花序头状，直径 6~10 mm，单生或成对，顶生；花序梗具腺毛；苞片长卵形，膜质；花梗极短；花被 5 深裂，淡红色，花被片椭圆形，长 2~3 mm；雄蕊 8 枚，比花被短；花柱 3 个，中下部合生，与花被近等长；柱头头状。瘦果长卵形，具 3 条棱，长 1.5~2 mm，黑褐色，密生小点，微有光泽，包于宿存花被内。花期 6—9 月，果期 8—10 月。

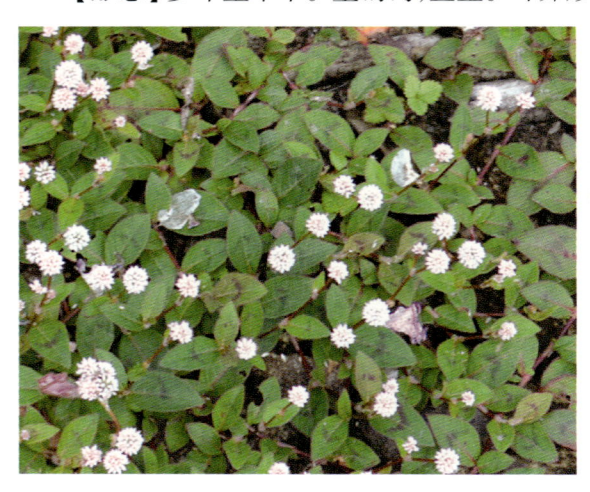

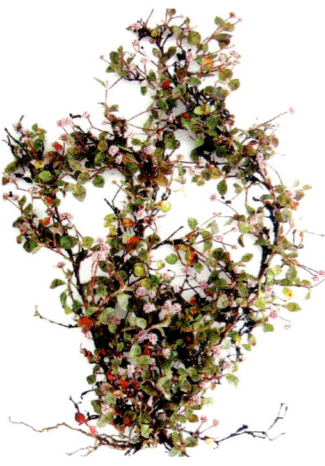

【生长地】生于山坡、山谷湿地，常成片生长。
【采集】全年可采。
【分布】贵州、湖南、广西、湖北等地有分布。
【化学成分及药理研究】主要含黄酮类化合物。药理研究显示其具有抗菌、降温等药理作用。
【应用】用于治疗肾炎、膀胱炎、尿路结石、风湿痛等。
【用量】内服：15~30 g。外用：适量。

baos sangp kaok

【侗药药名释义】baos sangp kaok，其意为挖蕨粑根时挖到的宝物。
【基源】多孔菌科真菌茯苓 *Poria cocos* (Schw.) Wolf。药用部位：菌核。
【形态】茯苓常见者为其菌核体。多为不规则的块状、球形、扁形、长圆形或长椭圆形等，大小不一，小者如拳，大者直径达 20~30 cm 或更大。表皮淡灰棕色或黑褐色，呈瘤状皱缩；内部白色稍带粉红色，由无数菌丝组成。子实体伞形，直径 0.5~2.0 mm；有性世代不易见到，蜂窝状，通常附菌核的外皮而生，初白色，后逐渐转变为淡棕色，孔作多角形，担子棒状，担孢子椭圆形至圆柱形，稍屈曲，一端尖，平滑，无色。有特殊臭气。

【生长地】寄生于松科植物赤松或马尾松等树根上，偶见于其他针叶树与阔叶树的根部，深入地下 20~30 cm；砂质土为适宜土壤。

【采集】秋季、冬季采集。

【分布】贵州、湖南、广西、湖北等地有分布。

【化学成分及药理研究】主要含三萜类、二萜类、甾醇类、多糖类化合物。药理研究显示茯苓可以促进细胞外基质的降解和减少肝纤维结缔组织的沉积；茯苓多糖能通过提高自然杀伤细胞活性，促进淋巴细胞增殖，发挥抗肿瘤作用。

【应用】用于治疗水肿、遗精等。

【用量】内服：15~30 g。

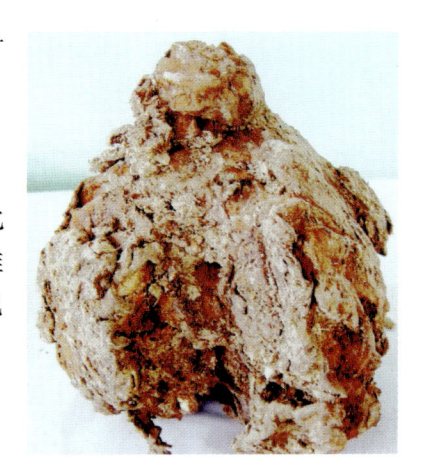

bav baol lienl

【侗药药名释义】bav baol lienl，叶类，其意为此植物叶面光滑，劳作时用于包饭、包菜，便于携带。

【基源】山茱萸科植物有齿鞘柄木 *Torricellia angulata* Oliv. var. *intermedia* (Harms) Hu。药用部位：根。

【形态】落叶灌木或小乔木，高 2.5~8.0 m；树皮灰色。叶互生，膜质或纸质，阔卵形或近于圆形，长 6~15 cm，宽 5.5~15.5 cm，有裂片 5~7 枚，叶片的裂片边缘有齿牙状锯齿；叶柄长 2.5~8.0 cm，绿色，无毛。总状圆锥花序顶生，下垂，雄花序长 5~30 cm，密被短柔毛，雄花的花萼管倒圆锥形，裂片 5 枚，齿状，花瓣 5 片，长圆披针形，长约 1.8 mm，先端钩状内弯，雄蕊 5 枚，与花瓣互生，花丝短，无毛，花药长圆形，2 室；雌花序较长，常达 35 cm，但花较稀疏，无花瓣及雄蕊；子房倒卵形，3 室，与花萼管合生，无毛，长约 1.2 mm，柱头微曲，下延；花梗细圆柱形，有小苞片 3 枚，大小不整齐，长 1.0~2.5 mm。果实核果状，卵形，直径约 4 mm，花柱宿存。花期 4 月，果期 6 月。

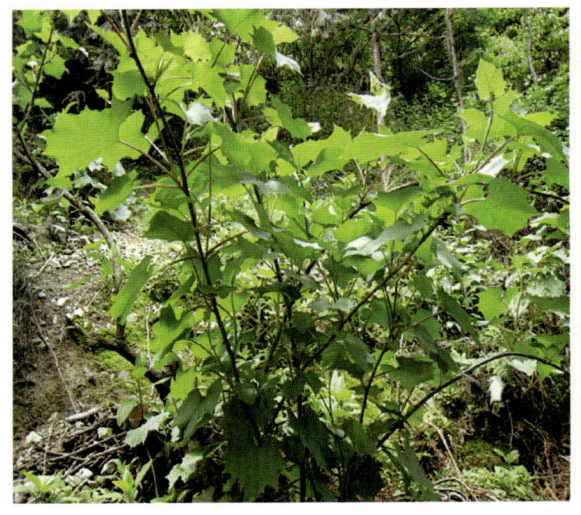

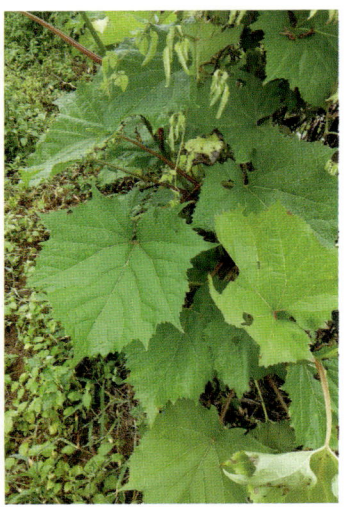

【生长地】生于林缘或溪边。

【采集】秋季采挖。

【分布】贵州、湖南等地有分布。

【化学成分及药理研究】主要含苯丙素苷、环烯醚萜苷、黄酮苷等。药理研究显示其具有抗炎、镇痛、免疫抑制等作用。

【应用】治疗跌打损伤、骨折、扁桃体炎等。

【用量】内服：9~15 g。

bav bouc jians

【侗药药名释义】bav bouc jians，叶类，系借用中草药"斑鸠占"的汉语俗名名称，按照侗语语法译为侗药名称。

【基源】马鞭草科植物狐臭柴（原变种）Premna puberula Pamp. var. puberula。药用部位：根、枝叶。

【形态】直立或攀缘灌木至小乔木，高 1.0～3.5 m。小枝近直角伸出，幼枝绿，常疏被柔毛；老枝变无毛，黄褐色至紫褐色。叶片纸质至坚纸质，卵状椭圆形、卵形或长圆状椭圆形，通常全缘或上半部有波状深齿、锯齿或深裂，长 2.5～11.0 cm，宽 1.5～5.5 cm，顶端急尖至尾状尖，基部楔形、阔楔形或近圆形，很少微呈心形，绿色，干时带褐色，两面近无毛至疏生短柔毛，无腺点，侧脉在叶背面较表面显著隆起，细脉极细，在叶表面有时下陷，微显现，在叶背面极清晰可见；叶柄腹平背凸，长（0.5～）1.0～2.0（～3.5）cm，通常无毛。聚伞花序组成塔形圆锥花序，生于小枝顶端，长 4～14 cm，宽 2～9 cm，无毛至疏被柔苞片披针形或线形；花有长 1.0～1.2（～3.0）mm 的柄；花萼杯状，长 1.5～2.5 mm，外被短柔毛和黄色腺点，顶端 5 浅裂，裂齿三角形，齿缘有纤毛；花冠淡黄色，有紫色或褐色条纹，长 5～7 mm，4 裂成二唇形，下唇 3 裂，上唇圆形，顶端微缺，外面密被腺点，喉部有数行较长的毛，花冠管长约 4 mm；雄蕊二强，着生花冠管中部以下，伸出花冠外，花丝无毛；子房圆形，无毛，顶端有腺点；花柱短于雄蕊，无毛，柱头 2 浅裂。核果紫色转黑色，倒卵形，有瘤突，果萼长为核果的 1/3。花期、果期 5—8 月。

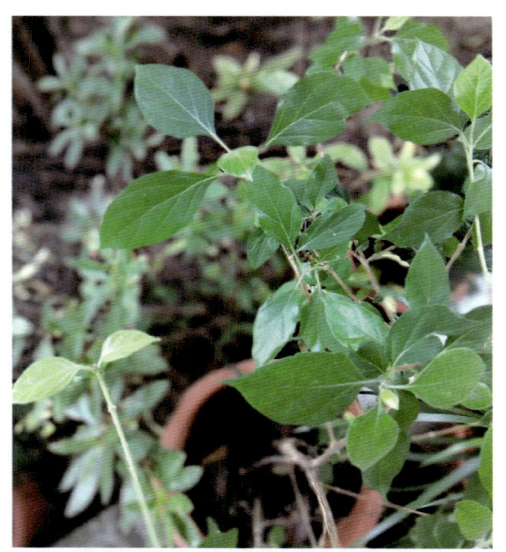

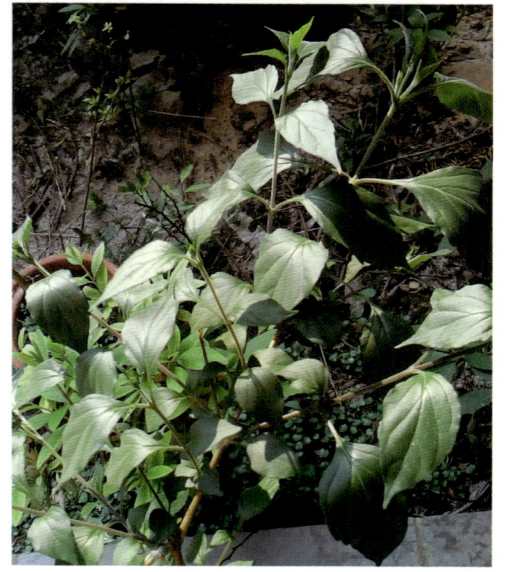

【生长地】多生于山坡路边丛林中。

【采集】夏季、秋季可采集。

【分布】贵州、湖南、广西、湖北等地有分布。

【化学成分及药理研究】叶含果胶、蛋白质、维生素等。药理研究显示其具有抗炎、镇痛、改善微循环、改善软组织损伤引起的瘀血与水肿等作用。

【应用】用于治疗骨髓炎、皮肤感染等。叶可制成凉粉食用。

【用量】内服：15～20 g。外用：适量。

bav bads dinl pangp

【侗药药名释义】bav bads dinl pangp，其意为此植物是"高脚"叶，叶片常用作垫甑子的垫子。

【基源】鸢尾科植物鸢尾 Iris tectorum Maxim.。药用部位：根状茎。

【形态】多年生草本，植株基部围有老叶残留的膜质叶鞘及纤维。根状茎粗壮，二歧分枝，直径约 1 cm，斜伸；须根较细而短。叶基生，黄绿色，稍弯曲，中部略宽，宽剑形，长 15～50 cm，宽 1.5～3.5 cm，顶端渐尖或短渐尖，基部鞘状。花茎光滑，高 20～40 cm，顶部常有 1～2 个短侧枝，中部、下部有 1～2 枚茎生叶；苞片 2～3 枚，绿色，草质，边缘膜质，色淡，披针形或长卵圆形，长 5.0～7.5 cm，宽 2.0～2.5 cm，顶端渐尖或长渐尖，内包含有 1～2 朵花；花蓝紫色，直径约 10 cm；花梗甚短；花被管细长，长约 3 cm，上端膨大成喇叭形，外花被裂片圆形或宽卵形，长 5～6 cm，宽约 4 cm，顶端微凹，爪部狭楔形，中脉上有不规则的鸡冠状附属物，呈不整齐的繸状裂，内花被裂片椭圆形，长 4.5～5.0 cm，宽约 3 cm，花盛开时向外平展，爪部突然变细；雄蕊长约 2.5 cm；花药鲜黄色；花丝细长，白色；花柱分枝扁平，淡蓝色，长约 3.5 cm，顶端裂片近四方形，有疏齿；子房纺锤状圆柱形，长 1.8～2.0 cm。蒴果长椭圆形或倒卵形，长 4.5～6.0 cm，直径 2.0～2.5 cm，有 6 条明显的肋，成熟时自上而下 3 瓣裂。种子黑褐色，梨形，无附属物。花期 4—5 月，果期 6—8 月。

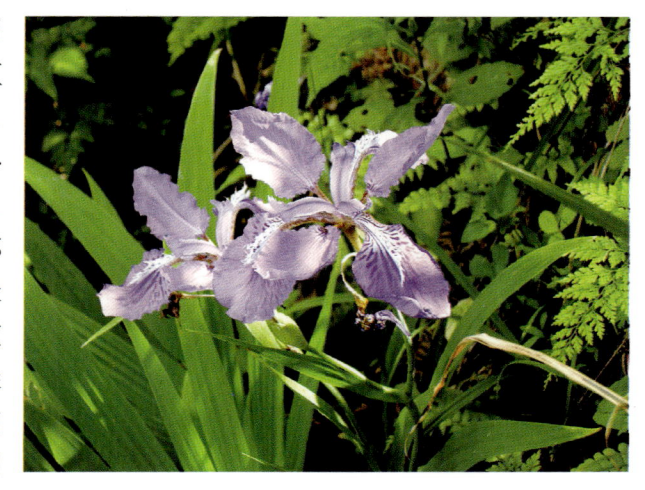

【生长地】生于向阳坡地、林缘、水边湿地。

【采集】夏季、秋季采集。

【分布】贵州、湖南、广西、湖北等地有分布。

【化学成分及药理研究】含异黄酮类、黄酮类、挥发油、β-谷甾醇、胡萝卜苷等化合物。药理研究显示其具有抗炎、镇痛、抗过敏、抗癌、止咳、抗病毒等药理作用。

【应用】用于治疗跌打损伤、风湿疼痛、疟疾、痈、疖等。

【用量】内服：5～10 g。外用：适量。

bav dohxih

【侗药药名释义】bav dohxih，系借用草药"豆豉叶"的汉语名称，按照侗语语法直译为侗药名称。

【基源】鸢尾科植物蝴蝶花 *Iris japonica* Thunb.。药用部位：根茎。

【形态】多年生草本。根状茎可分为较粗的直立根状茎和纤细的横走根状茎，直立的根状茎扁圆形，具多数较短的节间，棕褐色，横走的根状茎节间长，黄白色；须根生于根状茎的节上，分枝多。叶基生，暗绿色，有光泽，近地面处带红紫色，剑形，长 25～60 cm，宽 1.5～3.0 cm，顶端渐尖，无明显的中脉。花茎直立，高于叶片，顶生稀疏总状聚伞花序，分枝 5～12 个，与苞片等长或略超出；苞片叶状，3～5 枚，宽披针形或卵圆形，长 0.8～1.5 cm，顶端钝，其中包含有 2～4 朵花，花淡蓝色或蓝紫色，直径 4.5～5.0 cm；花梗伸出苞片之外，长 1.5～2.5 cm；花被管明显，长 1.1～1.5 cm，外花被裂片倒卵形或椭圆形，长 2.5～3.0 cm，宽 1.4～2.0 cm，顶端微凹，基部楔形，边缘波状，有细齿裂，中脉上有隆起的黄色鸡冠状附属物，内花被裂片椭圆形或狭倒卵形，长 2.8～3.0 cm，宽 1.5～2.1 cm，爪部楔形，顶端微凹，边缘有细齿裂，花盛开时向外展开；雄蕊长 0.8～1.2 cm，花药长椭圆形，白色；花柱分枝较内花被裂片略短，中肋处淡蓝色，顶端裂片繸状丝裂；子房纺锤形，长 0.7～1.0 cm。蒴果椭圆状柱形，长 2.5～3.0 cm，直径 1.2～

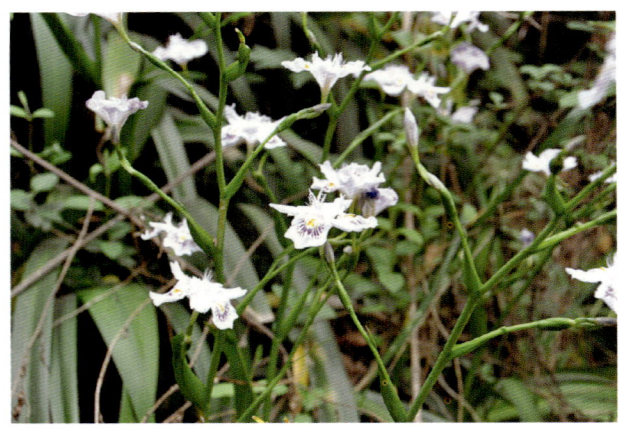

1.5 cm,顶端微尖,基部钝,无喙,6 条纵肋明显,成熟时自顶端开裂至中部。种子黑褐色,为不规则的多面体,无附属物。花期3—4月,果期5—6月。

【生长地】生于山坡较荫蔽而湿润的草地、疏林下或林缘草地。

【采集】全年可采。

【分布】贵州、湖南、广西、湖北等地有分布。

【化学成分及药理研究】化学成分主要含丁香脂素、藏黄连新苷 A、藏黄连新苷 B、茶叶花宁、鼠李柠檬素、鸢尾甲黄素 B、野鸢尾苷元、8-羟基鸢尾苷元等化合物。药理研究显示其具有保肝、抗炎、抗氧化等药理作用。

【应用】用于治疗发烧、咳血、喉痛、外伤瘀血等。

【用量】内服:5~10 g。外用:适量。

bav jac nugs seeup

【侗药药名释义】bav jac nugs seeup,根类,其意为叶像茄子的叶、花毒死过人的植物。

【基源】茄科植物曼陀罗 *Datura stramonium* Linn.。药用部位:花、枝叶。

【形态】一年生草本,全体近于无毛。茎直立,圆柱形,高 25~60 cm,基部木质化,上部呈叉状分枝。叶互生,上部的叶近于对生;叶柄长 2~6 cm,表面被疏短毛;叶片卵形、长卵形或心脏形,长 8~14 cm,宽 6~9 cm,先端渐尖或锐尖,基部不对称,圆形或近于阔楔形,全缘或具三角状短齿,两面无毛或被疏短毛;叶脉背面隆起。花单生于叶腋或上部分枝间;花梗短,直立或斜伸,被白色短柔毛;萼筒状,长 4~6 cm,淡黄绿色,先端 5 裂,裂片三角形,先端渐尖,花后萼管自近基部处周裂而脱落,遗留的萼管基部宿存,果时增大呈盘状,边缘不反折;花冠漏斗状,长 12~16 cm,顶端直径 5~7 cm,向下直径渐小,白色,具 5 条棱,裂片 5 枚,三角状,先端长尖;雄蕊 5 枚,不伸出花冠管外;花药线形、扁平,基部着生;雌蕊 1 枚;子房球形,疏生细短刺,2 室,胚珠多数;花柱丝状,柱头盾形。蒴果圆球形,表面有疏短刺,成熟后由绿色变为淡褐色。种子多数,略呈三角状。花期3—11月,果期4—11月。

【生长地】生长于山坡草地或住宅附近。

【采集】8—11月,将初开放的花朵采下,晒干、阴干或微火烘干,亦可捆把后再晒干。

【分布】贵州、湖南、广西等地有分布。

【化学成分及药理研究】曼陀罗各部分都含生物碱,但以花中含量最高,达 0.43%。其所含生物碱中以天仙子碱为主,天仙子胺次之(叶中生物碱含量的主次恰与花中的相反)。

曼陀罗花所含天仙子碱有显著的镇静作用,一般剂量除可使人感觉疲倦进入无梦睡眠状态外,还能解除情绪激动,产生"健忘",个别人还可

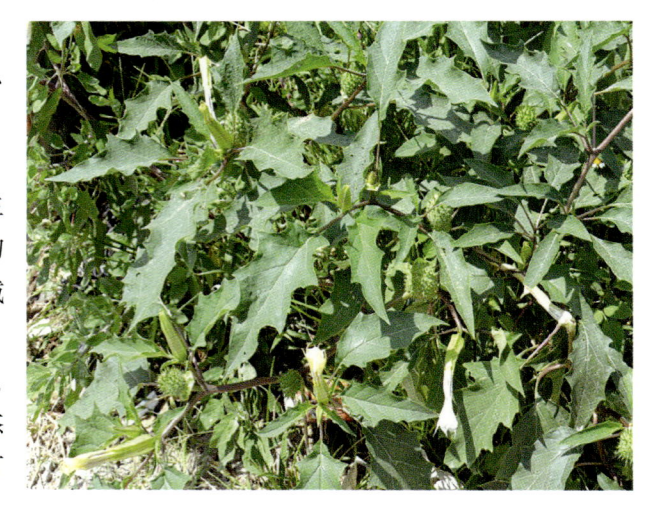

产生不安、激动、幻觉乃至谵妄等阿托品样兴奋症状。

【应用】用于治疗哮喘、风湿痛、疮疡疼痛,亦作骨折复位麻醉用等。

【用量】内服:煎汤,3~5 g。外用:适量,煎水洗或研末调敷。

bav samp baol

【侗药药名释义】bav samp baol,叶类,其意为此植物的叶是三角形的药。

【基源】蓼科植物杠板归 *Polygonum perfoliatum* L.。药用部位:全草。

【形态】一年生草本。茎攀缘,多分枝,长 1~2 m,具纵棱,沿棱具稀疏的倒生皮刺。叶三角形,长 3~7 cm,宽 2~5 cm,顶端钝或微尖,基部截形或微心形,薄纸质,上面无毛,下面沿叶脉疏生皮刺;叶柄与叶片片近等长,具倒生皮刺,盾状着生于叶片的近基部;托叶鞘叶状,草质,绿色,圆形或近圆形,穿叶直径 1.5~3.0 cm。总状花序呈短穗状,不分枝顶生或腋生,长 1~3 cm;苞片卵圆形,每一苞片内具花 2~4 朵;花被 5 深裂,白色或淡红色,花被片椭圆形,长约 3 mm,果时增大,呈肉质,深蓝色;雄蕊 8 枚,略短于花被;花柱 3 个,中上部合生,柱头头状。瘦果球形,直径 3~4 mm,黑色,有光泽,包于宿存花被内。花期 6—8 月,果期 7—10 月。

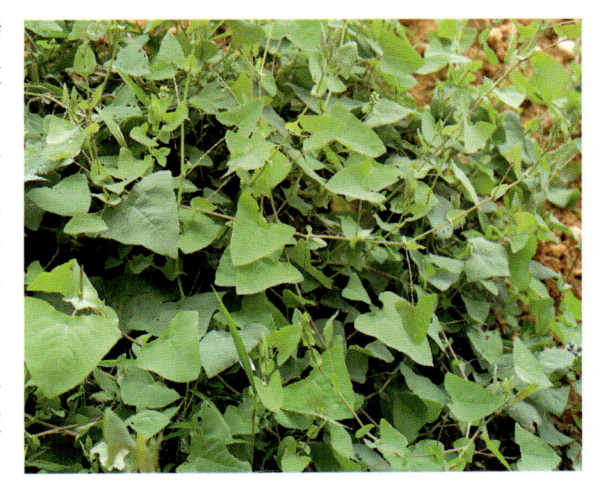

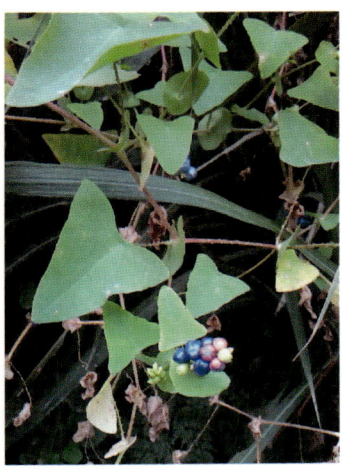

【生长地】生于田边、路旁、山谷湿地。

【采集】夏季、秋季采集。

【分布】贵州、湖南、广西、湖北等地有分布。

【化学成分及药理研究】杠板归的化学成分很复杂,其中黄酮类化合物为杠板归的主要成分,其他成分有苯丙苷类、萜类和酚酸类等。药理研究显示其具有抗炎、抗菌、抗病毒、抗肝纤维化、抗肿瘤等作用。

【应用】用于治疗百日咳、黄疸、痢疾等。

【用量】内服:15~30 g。

bav weexbians waic

【侗药药名释义】bav weexbians waic,其意为此植物的嵌迭状排列的剑形叶形状似扇子,被儿童当作玩具用。

【基源】鸢尾科植物射干 *Belamcanda chinensis* (L.) DC.。药用部位:根茎。

【形态】多年生草本。根状茎为不规则的块状,斜伸,黄色或黄褐色;须根多数,带黄色。茎高 1.0~1.5 m,实心。叶互生,嵌迭状排列,剑形,长 20~60 cm,宽 2~4 cm,基部鞘状抱茎,顶端渐尖,无中脉。花序顶生,叉状分枝,每个分枝的顶端聚生有数朵花;花梗细,长约 1.5 cm;花橙红色,散生紫褐色的斑点;雄蕊 3 枚,长 1.8~2.0 cm,着生于外花被裂片的基部;花药条形,外向开裂;花柱上部稍扁,顶端 3 裂;子房下位,倒卵形,3 室,中轴胎座,胚珠多数。蒴果倒卵形或长椭圆形,长 2.5~3.0 cm,直径 1.5~2.5 cm,成熟时室背开裂,果瓣外翻,中央有直立的果轴。种子圆球形,黑紫色,有光泽,直径约 5 mm,着生在果轴上。花期 6—8 月,果期 7—9 月。

【生长地】生于林缘或山坡草地。

【采集】春季、秋季采挖,除去泥土,晒至半干,燎净毛须后再晒干。

【分布】贵州、湖南、广西、湖北等地有分布。

【化学成分及药理研究】主要含芒果苷、射干苷、野鸢尾苷、鸢尾黄素、鸢尾甲黄素 A、鸢尾甲黄素 B、野鸢尾黄素、白射干素等。从射干根茎中分离出的异黄酮类化合物鸢尾黄素和野鸢尾苷具有血管生成抑制活性,可有效防治与血管生成相关的疾病,如癌症、关节炎和各种眼部疾病。

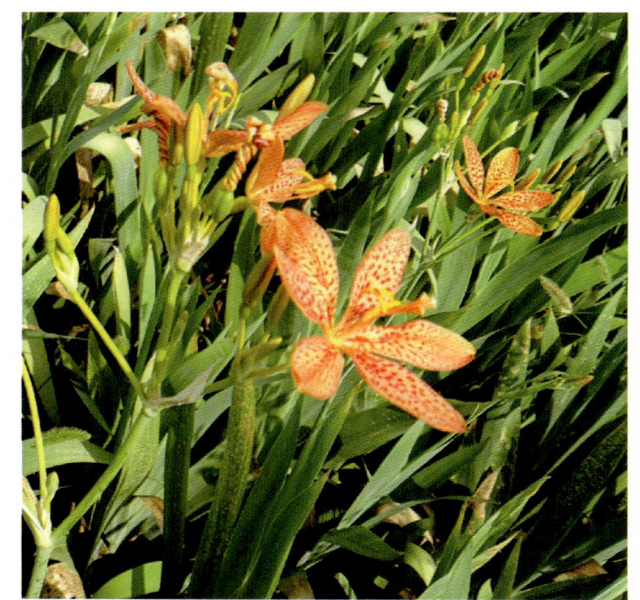

【应用】用于治疗咽喉炎、痈肿疮毒等。

【用量】内服:3~6 g。外用:适量。

bav xeec mux

【侗药药名释义】bav xeec mux,叶类,其意为叶用作茶叶、茎似骨节样一节一节的植物。

【基源】金粟兰科植物草珊瑚 *Sarcandra glabra*(Thunb.)Nakai。药用部位:全草。

【形态】常绿半灌木,高 50~120 cm。茎与枝均有膨大的节。叶革质,椭圆形、卵形至卵状披针形,长 6~17 cm,宽 2~6 cm,顶端渐尖,基部尖或楔形,边缘具粗锐锯齿,齿尖有一腺体,两面均无毛;叶柄长 0.5~1.5 cm,基部合生成鞘状;托叶钻形。穗状花序顶生,通常分枝,多少成圆锥花序状,连总花梗长 1.5~4.0 cm;苞片三角形;花黄绿色;雄蕊 1 枚,肉质,棒状至圆柱状;花药 2 室,生于药隔上部之两侧,侧向或有时内向;子房球形或卵形,无花柱,柱头近头状。核果球形,直径 3~4 mm,熟时亮红色。花期 6 月,果期 8—10 月。

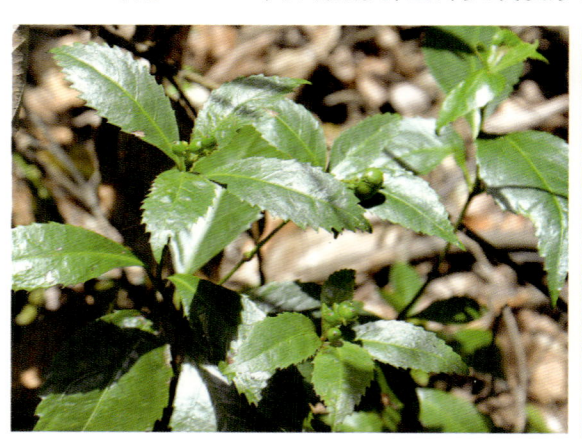

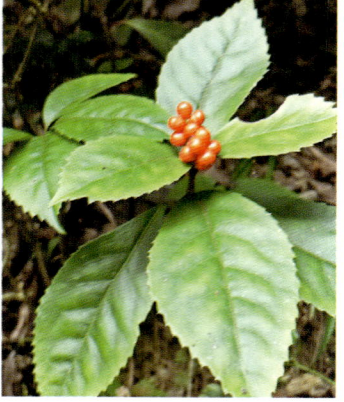

【生长地】生于山坡、沟谷林下阴湿处。

【采集】夏季、秋季采集。

【分布】贵州、湖南、广西等地有分布。

【化学成分及药理研究】草珊瑚化学成分有萜类及挥发油、黄酮、内酯、有机酸、皂苷等。药理研究显示其具有抗菌、消炎、镇痛、促进骨折愈合、抗溃疡、抗肿瘤的作用。

【应用】用于治疗骨折、肺炎、急性胃肠炎、风湿痛、跌打损伤等。

【用量】内服:9~15 g。外用:适量。

beds nyinc wap

【侗药药名释义】beds nyinc wap,其意为此植物栽种8年后才开花。

【基源】木犀科植物木犀 Osmanthus fragrans(Thunb.)Lour.。药用部位:花、果。

【形态】常绿乔木或灌木,高3~5 m,最高可达18 m;树皮灰褐色。小枝黄褐色,无毛。叶片革质,椭圆形、长椭圆形或椭圆状披针形,两面无毛,腺点在两面连成小水泡状突起,中脉在上面凹入、下面凸起,侧脉6~8对;叶柄长0.8~1.2 cm,最长可达15 cm,无毛。聚伞花序簇生于叶腋,或近于簇状,每腋内有花多朵;苞片宽卵形,质厚,长2~4 mm;花梗细弱,长4~10 mm;花极芳香;花冠黄白色、淡黄色、黄色或橘红色;雄蕊着生于花冠管中部,花丝极短,长约0.5 mm;花药长约1 mm;雌蕊长约1.5 mm;花柱长约0.5 mm。果歪斜,椭圆形,长1.0~1.5 cm,呈紫黑色。花期9—10月上旬,果期翌年3月。

【生长地】生于山坡疏林中或栽培。

【采集】秋季采集花,春季采集果。

【分布】广西、贵州、湖南等地有分布。

【化学成分及药理研究】挥发性成分主要为 β-紫罗酮(相对含量44.55%),其次是 α-紫罗酮(相对含量13.88%)、顺-芳樟醇氧化物(相对含量3.96%),还含有木犀草苷等黄酮类成分。药理研究显示其具有抗炎镇痛、抗病毒、抗肿瘤作用及对呼吸系统、心血管系统、中枢神经系统的药理学活性。

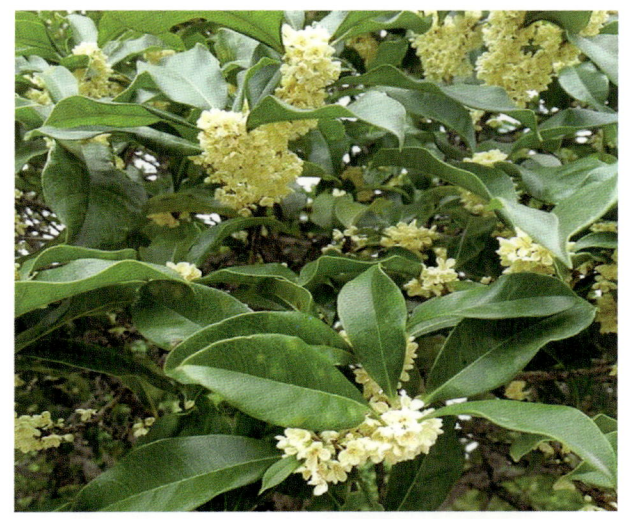

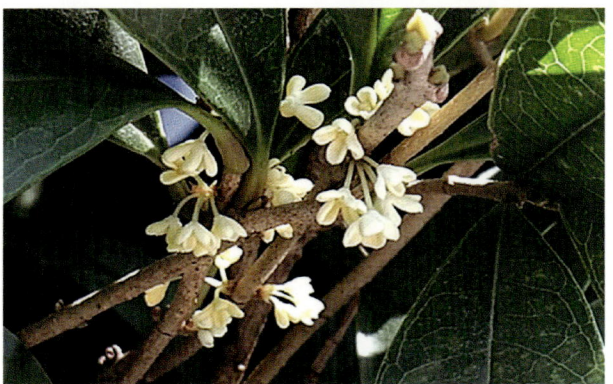

【应用】花:用于治疗牙痛、咳嗽痰多、痛经等。果:用于治疗胃痛。

【用量】内服:花5~15 g,果10~15 g。

begxyangc

【侗药药名释义】begxyangc,系借用"白杨"的汉语名称,按照侗语语法直译为侗药名称。

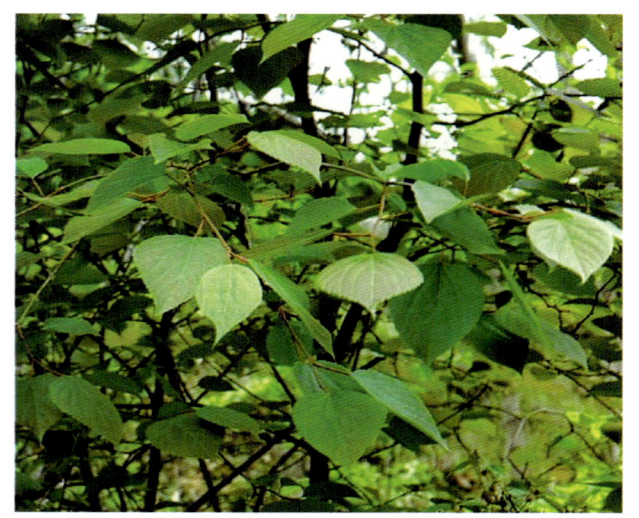

【基源】杨柳科植物响叶杨(原变种) *Populus adenopoda* Maxim. var. *adenopoda*。药用部位：枝叶。

【形态】乔木，高 15~30 m；树皮灰白色，光滑，老时深灰色，纵裂；树冠卵形。小枝较细，暗赤褐色，被柔毛；老枝灰褐色，无毛。芽圆锥形，有黏质，无毛。叶卵状圆形或卵形，长 5~15 cm，宽 4~7 cm，先端长渐尖，基部截形或心形，稀近圆形或楔形，边缘有内曲圆锯齿，齿端有腺点；叶柄侧扁，被绒毛或柔毛，长 2~8(~12) cm，顶端有 2 个显著腺点。雄花序长 6~10 cm；苞片条裂，有长缘毛，花盘齿裂；花序轴有毛。果序长 12~20(~30) cm。蒴果卵状长椭圆形，长 4~6 mm，稀 2~3 mm，先端锐尖，无毛，有短柄，2 瓣裂。种子倒卵状椭圆形，长约 2.5 mm，暗褐色。花期 3—4 月，果期 4—5 月。

【生长地】生于向阳坡灌丛中、杂木林中，或沿河两旁。

【采集】春季、夏季、秋季采集。

【分布】贵州、湖南、广西、湖北等地有分布。

【化学成分及药理研究】尚未见相关化学成分及药理研究报道。

【应用】用于治疗风湿关节疼痛、跌打损伤等。

【用量】外用：适量。

bicsap

【侗药药名释义】bicsap，侗语植物名，其意为皮可搓成绳索应用的树。

【基源】桑科植物构树 *Broussonetia papyrifera* (Linn.) L'Hér. ex Vent.。药用部位：根、皮、叶。

【形态】乔木，高 10~20 m；树皮暗灰色。小枝密生柔毛。叶螺旋状排列，广卵形至长椭圆状卵形，长 6~18 cm，宽 5~9 cm，先端渐尖，基部心形，两侧常不相等，边缘具粗锯齿，不分裂或 3~5 裂，小树之叶常有明显分裂，表面粗糙，背面密被绒毛，基生叶脉三出，侧脉 6~7 对；叶柄长 2.5~8.0 cm，密被糙毛；托叶大，卵形，狭渐尖，长 1.5~2.0 cm，宽 0.8~1.0 cm。花雌雄异株；雄花序为柔荑花序，粗壮，长 3~8 cm，苞片披针形，被毛，花被 4 裂，裂片三角状卵形，被毛，雄蕊 4 枚，花药近球形，退化雌蕊小；雌花序球形头状，苞片棍棒状，顶端被毛，花被管状，顶端与花柱紧贴；子房卵圆形；柱头线形，被毛。聚花果直径 1.5~3.0 cm，成熟时橙红色，肉质；瘦果具与等长的柄，表面有小瘤，龙骨双层，外果皮壳质。花期 4—5 月，果期 6—7 月。

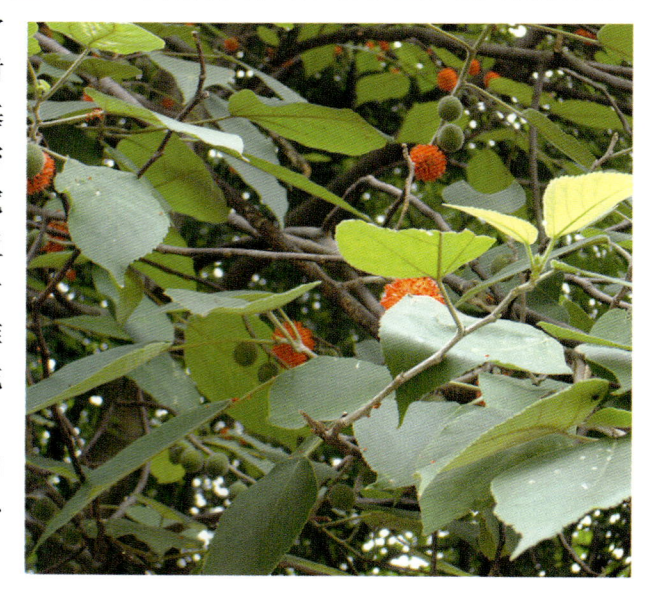

【生长地】生于山坡、村庄附近的荒地、田园及沟旁。

【采集】春、夏、秋季采集。

【分布】贵州、广西、湖南、湖北等地有分布。

【化学成分及药理研究】含芹菜素、木犀草素、槲皮素、牡荆苷、大波斯菊苷等化合物。药理研究显示其具有改善记忆、抑制真菌、抗氧化、抗肿瘤、增强免疫力等药理作用。

【应用】用于治疗跌打损伤、发痧及安胎等。

【用量】内服:15~20 g。外用:适量。

biuds

【侗药药名释义】biuds,侗语植物名,粘人草,其意为此植物瘦果顶端芒刺容易粘上人的衣裤,使人感到刺痒。

【基源】菊科植物鬼针草(原变种)*Bidens pilosa* L. var. *pilosa*。药用部位:叶。

【形态】一年生草本,茎直立,高 30~100 cm,钝四棱形,无毛或上部被极稀疏的柔毛,基部直径可达 6 mm。茎下部叶较小,3 裂或不分裂,通常在开花前枯萎;中部叶具长 1.5~5.0 cm 无翅的柄,三出,小叶 3 枚,很少为具 5(~7)枚小叶的羽状复叶,两侧小叶椭圆形或卵状椭圆形,长 2.0~4.5 cm,宽 1.5~2.5 cm,先端锐尖,基部近圆形或阔楔形,有时偏斜,不对称,具短柄,边缘有锯齿,顶生小叶较大,长椭圆形或卵状长圆形,长 3.5~7.0 cm,先端渐尖,基部渐狭或近圆形,具长 1~2 cm 的柄,边缘有锯齿,无毛或被极稀疏的短柔毛;上部叶小,3 裂或不分裂,条状披针形。头状花序直径 8~9 mm,有长 1~6 cm(果时长 3~10 cm)的花序梗;总苞基部被短柔毛,苞片 7~8 枚,条状匙形,上部稍宽,开花时长 3~4 mm,果时长至 5 mm,草质,边缘疏被短柔毛或几无毛,外层托片披针形,果时长 5~6 mm,干膜质,背面褐色,具黄色边缘,内层较狭,条状披针形;无舌状花,盘花筒状,长约 4.5 mm,冠檐 5 齿裂。瘦果黑色,条形,略扁,具棱,长 7~13 mm,宽约 1 mm,上部具稀疏瘤状突起与刚毛,顶端芒刺 3~4 枚,长 1.5~2.5 mm,具倒刺毛。

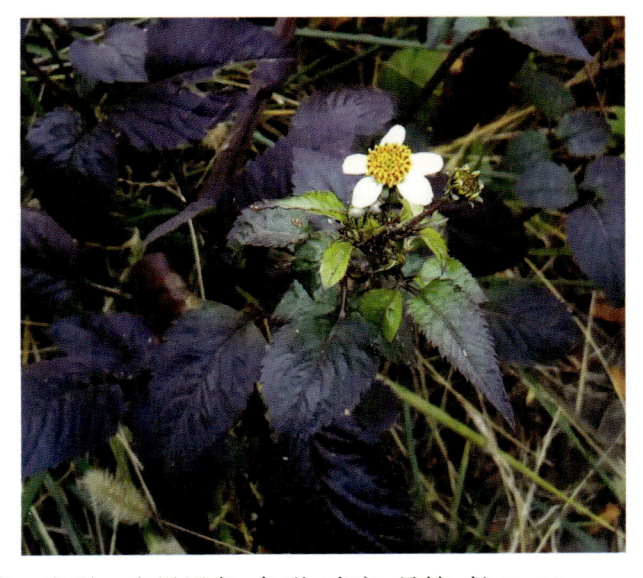

【生长地】生于村旁、路边及荒地中。

【采集】夏季、秋季可采集。

【分布】贵州、湖南、广西、湖北等地有分布。

【化学成分及药理研究】含黄酮类、酚酸类、多炔类、挥发油、氨基酸、维生素及钙、镁、钾等。药理研究显示其具有抗菌、抗炎、抗肿瘤、抗氧化、降血糖、降血压、保肝、拟胆碱样作用等药理作用。

【应用】用于治疗咽喉肿痛、黄疸型肝炎、疟疾、风湿关节痛、跌打损伤、疮、疖等。

【用量】内服:10~15 g。外用:适量。

bogc longl

【侗药药名释义】bogc longl,俗名,其意为长在深山里可以食用的广菜。
【基源】秋海棠科植物一点血 *Begonia wilsonii* Gagnep.。药用部位:根状茎。
【形态】多年生无茎草本。根状茎横走,粗壮,呈念珠状,长2~5 cm,直径8~12(~15) mm,表面凹凸不平,节间长6~8 mm,周围长出多数细长纤维状根。叶全部基生,具长柄;叶片两侧略不相等至明显不相等,轮廓菱形至宽卵形,稀长卵形,长12~20 cm,宽8~18 cm,先端长尾尖,基部心形,微偏斜至甚偏斜,宽侧下延长1~2 cm,呈宽圆耳状,边缘常3~7(~9)浅裂,裂片三角形;叶柄长11~19(~25) cm,近无毛;托叶卵状披针形,早落。花葶高4~12 cm,柔弱,无毛;花粉红色,5~10朵;花序梗长8~35(~50) mm,无毛;花梗柔弱,无毛;苞片和小苞片均膜质,卵状披针形,长约5 mm,宽约2 mm,先端渐尖;雄花,雄蕊8~10枚,花丝长2~3 mm,离生,花药倒卵长圆形,长约2 mm,顶端圆或微凹;雌花,子房纺锤形,无毛,3室,有中轴胎座,每室胎座具1枚裂片;花柱3个,基部或1/2的部分合生,柱头3裂,顶端向外膨大呈头状或环状并带刺状乳突。蒴果下垂,果梗长1.0~1.5 cm,无毛,轮廓纺锤形。种子极多数,小,长圆形,淡褐色。花期8月,果期9月。
【生长地】生于深山林阴处。
【采集】9—10月采集。
【分布】贵州、广西、湖南、湖北等地有分布。
【化学成分及药理研究】含强心苷、黄酮类、鞣质、酚类、甾醇、三萜类、皂苷等。药理研究显示其具有抑菌作用。
【应用】用于治疗急性关节炎、风湿关节疼痛、跌打损伤、尿血、蛇咬伤等。
【用量】内服:15~20 g。外用:适量。

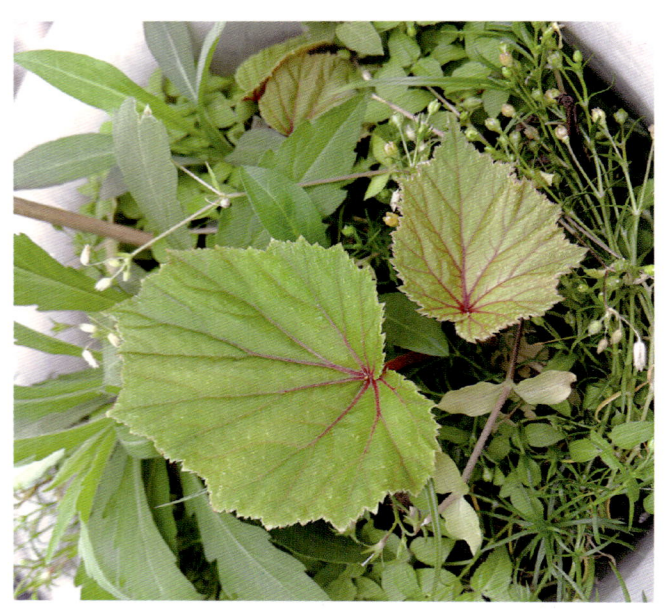

bogc longl

【侗药药名释义】bogc longl,俗名,其意为长在深山里可以食用的广菜。
【基源】秋海棠科植物秋海棠 *Begonia grandis* Dry.。药用部位:球形根状茎。
【形态】多年生草本。根状茎近球形,直径8~20 mm,具密集而交织的细长纤维状根。茎直立,有分枝,高40~60 cm,有纵棱,近无毛。茎生叶互生,具长柄;叶片两侧不相等,轮廓宽卵形至卵形,长10~18 cm,宽7~14 cm,先端渐尖至长渐尖,基部心形,偏斜,窄侧宽1.6~4.0 cm,宽侧向下延伸长达3.0~6.5 cm,宽4~8 cm;叶柄长4~13 cm,有棱,近无毛;托叶膜质,长圆形至披针形,长约10 mm,宽2~

4 mm,先端渐尖,早落。花葶高7~9 cm,有纵棱,无毛;花粉红色,较多数;苞片长圆形,长5~6 mm,宽2~3 mm,先端钝,早落;雄花,花梗长约8 mm,无毛,雄蕊多数,基部合生长达(1~)2~3 mm,整个呈球形,花药倒卵球形,长约0.9 mm,先端微凹;雌花,花梗长约2.5 cm,无毛;子房长圆形,长约10 mm,直径约5 mm,无毛,3室,中轴胎座,每室胎座具2枚裂片,具不等3翅或2短翅退化呈檐状;花柱3个,1/2部分合生或微合生或离生;柱头常2裂或头状或肾状,外向膨大呈螺旋状扭曲。蒴果下垂,果梗长3.5 cm,细弱,无毛;轮廓长圆形,长10~12 mm,直径约7 mm,无毛,具不等3翅,大的斜长圆形或三角长圆形,长约1.8 cm。种子极多数,小,长圆形,淡褐色,光滑。花期7月,果期8月。

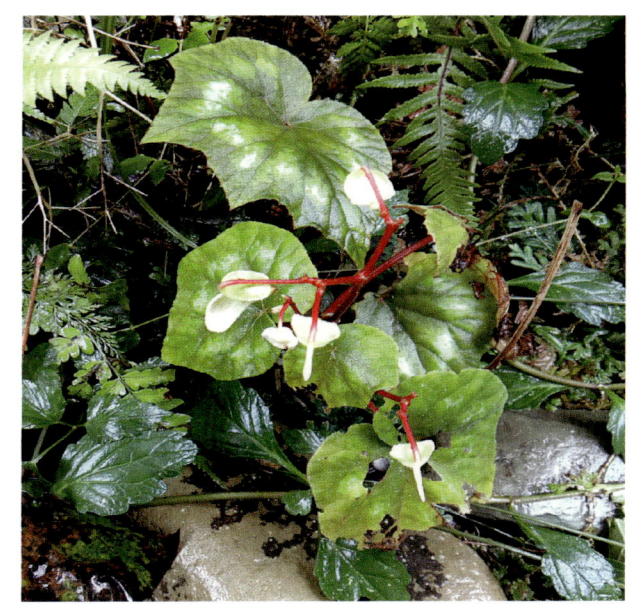

【生长地】生于山谷潮湿石壁上、山谷溪旁密林石上、山沟边岩石上和山谷灌丛中。

【采集】秋季采集。

【分布】贵州、广西、湖南、湖北等地有分布。

【化学成分及药理研究】含强心苷、黄酮类、鞣质、酚类、甾醇、三萜类、皂苷等。药理研究显示其具有抗菌活性,对血液系统有药理作用。

【应用】用于治疗急性关节炎、风湿关节疼痛、跌打损伤、尿血、蛇咬伤等。

【用量】内服:15~20 g。外用:适量。

demh aiv sint

【侗药药名释义】demh aiv sint,果类,其意为半夜鸡叫时才能采的、趴地生长并结有果的药(民间传说)。

【基源】野牡丹科植物地菍 *Melastoma dodecandrum* Lour.。药用部位:全株。

【形态】小灌木,长10~30 cm。茎匍匐上升,逐节生根,分枝多,披散,幼时被糙伏毛,以后无毛。叶片坚纸质,卵形或椭圆形,顶端急尖,基部广楔形,长1~4 cm,宽0.8~2.0(~3.0) cm,全缘或具密浅细锯齿,叶面通常仅边缘被糙伏毛,有时基出脉行间被1~2行疏糙伏毛,背面仅沿基部脉上被极疏糙伏毛,侧脉互相平行;叶柄长

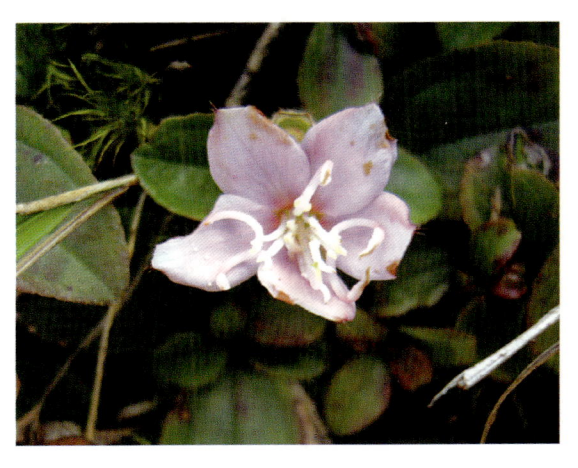

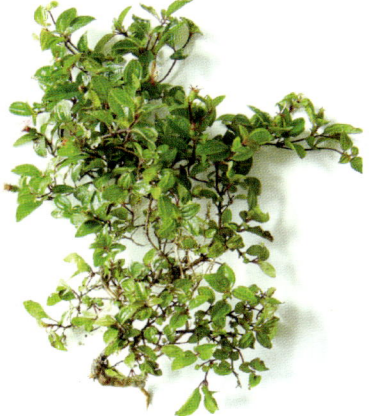

2~6 mm,有时长达 15 mm,被糙伏毛。聚伞花序,顶生,有花(1~)3 朵,基部有叶状总苞 2 个,通常较叶小;花梗长 2~10 mm,被糙伏毛,上部具苞片 2 枚;苞片卵形,长 2~3 mm,宽约 1.5 mm,具缘毛,背面被糙伏毛;花萼管长约 5 mm,被糙伏毛,裂片披针形,长 2~3 mm,被疏糙伏毛,边缘具刺毛状缘毛,裂片间具 1 小裂片,较裂片小且短;花瓣淡紫红色至紫红色,菱状倒卵形,上部略偏斜,长 1.2~2.0 cm,宽 1.0~1.5 cm,顶端有 1 束刺毛,被疏缘毛;雄蕊长者药隔基部延伸,弯曲,末端具 2 小瘤,花丝较伸延的药隔略短,短者药隔不伸延,药隔基部具 2 小瘤;子房下位,顶端具刺毛。果坛状或球状,平截,近顶端略缢缩,肉质,不开裂,长 7~9 mm,直径约 7 mm;宿存萼被疏糙伏毛。花期 5—7 月,果期 7—9 月。

【生长地】生于丘陵地带和山坡矮草丛、草地及灌丛中。

【采集】夏季、秋季采集。

【分布】贵州、湖南、广西等地有分布。

【化学成分及药理研究】叶含鞣质 7.40%,果实含鞣质 2.02%。药理研究显示其具有抗菌、抗糖尿病等作用。

【应用】用于治疗疮、疖、跌打损伤、腹泻等,根可解木薯中毒。

【用量】内服:10~20 g。外用:适量。

demh bangc nebcnebc

【侗药药名释义】demh bangc nebcnebc,其意为此植物的果好吃,人多吃一点它的果,走路摇摇晃晃,脑子管不住了。

【基源】马桑科植物马桑 *Coriaria nepalensis* Wall.。药用部位:叶。

【形态】灌木,高 1.5~2.5 m。分枝水平开展。叶对生,纸质至薄革质,椭圆形或阔椭圆形,先端急尖,基部圆形,全缘,两面无毛或沿脉上疏被毛,基出 3 脉,弧形伸至顶端,在叶面微凹,叶背突起;叶短柄,长 2~3 mm,疏被毛,紫色。总状花序生于二年生的枝条上,雄花序先叶开放,长 1.5~2.5 cm,多花密集;花梗长约 1 mm,无毛;花瓣极小,卵形,长约 0.3 mm;雄蕊 10 枚,开花时伸长,长 3.0~3.5 mm,花药长圆形,长约 2 mm;不育雌蕊存在;雌花序与叶同出,长 4~6 cm;苞片稍大,长约 4 mm,带紫色;花梗长 1.5~2.5 mm;花瓣肉质,较小;雄蕊较短,花丝长约 0.5 mm,花柱长约 1 mm。果球形,果期花瓣肉质增大包于果外,成熟时由红色变紫黑色,直径 4~6 mm。种子卵状长圆形。

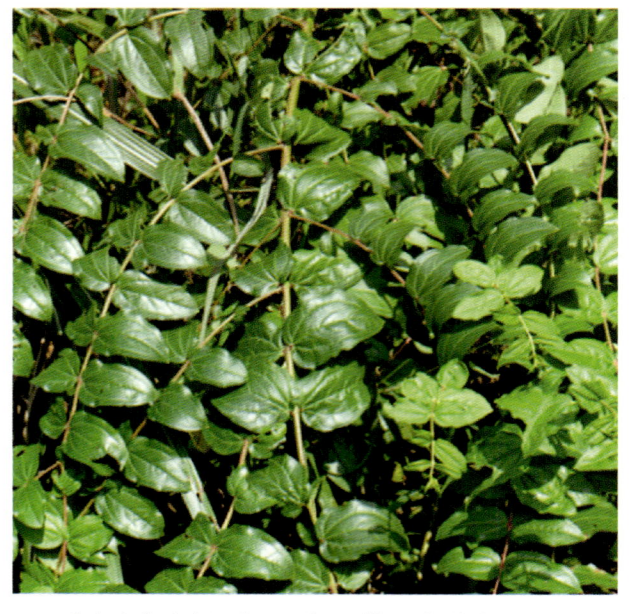

【生长地】生于山野灌丛中。

【采集】4—5 月采集。

【分布】贵州、广西、湖北等地有分布。

【化学成分及药理研究】含马桑毒素、羟基马桑毒素、马桑亭等成分。马桑有毒,尤以果实含有毒物质最多。其有毒成分为马桑内酯、吐丁内酯等,可刺激呼吸中枢、血管运动中枢、迷走神经中枢,增强脊髓反射,引发各种临床症状。

【应用】用于治疗痈疽肿毒、黄水疮、烫伤等。

【用量】外用:捣烂外敷,或煎水洗,或研末调敷、擦抹。

demh beds baol

【侗药药名释义】demh beds baol,系借用中药"八角茴香"的汉语名称,按照侗语语法直译为侗药名称,并指明其药用的主要部位是果实。

【基源】木兰科植物八角 *Illicium verum* Hook. f.。药用部位:果实。

【形态】乔木,高 10~15 m;树冠塔形、椭圆形或圆锥形。树皮深灰色;枝密集。叶不整齐互生,革质或厚革质,倒卵状椭圆形,长 5~15 cm,宽 2~5 cm;在阳光下可见密布透明油点;中脉在叶上面稍凹下,在下面隆起;叶柄长 8~20 mm。花粉红至深红色,单生叶腋或近顶生,花梗长 15~40 mm;花被片 7~12 片,常 10~11 片;雄蕊 11~20 枚,多为 13 枚或 14 枚,长 1.8~3.5 mm,药室稍为突起,长 1.0~1.5 mm;心皮通常 8 枚,有时 7 枚或 9 枚,很少 11 枚,在花期长 2.5~4.5 mm;子房长 1.2~2.0 mm;花柱钻形。果梗长 20~56 mm,聚合果,直径 3.5~4.0 cm,饱满平直,蓇葖多为 8 枚,呈八角形,长 14~20 mm,宽 7~12 mm,厚 3~6 mm,先端钝或钝尖。种子长 7~10 mm,宽 4~6 mm,厚 2.5~3.0 mm。正糙果 3—5 月开花,9—10 月果熟;春糙果 8—10 月开花,翌年 3—4 月果熟。

【生长地】生于土层深厚、肥沃湿润、偏酸性的沙壤土或壤土。

【采集】每年采集 2 次,第一次为主采期,在 8—9 月;第二次在翌年 2—3 月。采摘后微火烘干或用开水浸泡片刻,待果实转红后晒干。

【分布】贵州有分布。

【化学成分及药理研究】主要含挥发性成分(主要成分为茴香脑 76.07%、茴香醛 6.52%)、黄酮苷类、微量元素等。药理研究显示其具有抗菌、镇痛、抗病毒等作用。

【应用】用于治疗呕逆、腹痛、肾虚腰痛等。

【用量】内服:3~5 g。

demh builguh jis

【侗药药名释义】demh builguh jis,其意为此树结的果像用纸糊的灯笼。

【基源】石榴科植物石榴 *Punica granatum* L.。药用部位:果皮。

【形态】落叶灌木或乔木,高通常 3~5 m,稀达 10 m。叶通常对生,纸质,矩圆状披针形,长 2~9 cm,顶端短尖、钝尖或微凹,基部短尖至稍钝形,上面光亮,侧脉稍细密;叶柄短。花大,1~5 朵生枝顶;萼筒长 2~3 cm,通常红色或淡黄色;花瓣通常大,红色、黄色或白色,长 1.5~3.0 cm,宽 1~2 cm,顶端圆形;花

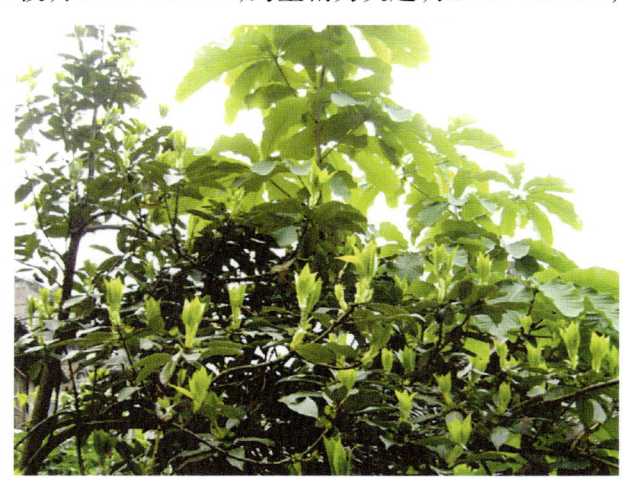

丝无毛,长达13 mm;花柱长超过雄蕊长。浆果近球形,直径5~12 cm,通常为淡黄褐色或淡黄绿色,有时白色,稀暗紫色。种子多数,钝角形,红色至乳白色,肉质的外种皮供食用。

【生长地】多为栽培。

【采集】秋季果实成熟,顶端开裂时采集。

【分布】贵州、湖南、广西等地有分布。

【化学成分及药理研究】主要含鞣质类、黄酮类、生物碱类等。石榴皮中的黄酮类对紫外线引起的皮肤损伤有保护作用;黄酮及鞣质类化合物有抑菌作用。

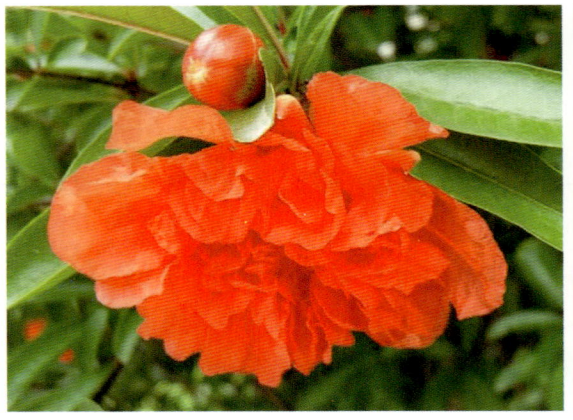

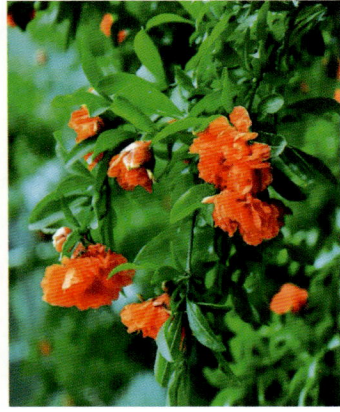

【应用】用于治疗腹泻、便血、脱肛、疥癣等。

【用量】内服:10~15 g。外用:适量。

demh daoc yav

【侗药药名释义】demh daoc yav,其意为此植物生长在田边,结的果有酒糟味。

【基源】蔷薇科植物樱桃 Cerasus pseudocerasus (Lindl.) G. Don。药用部位:根。

【形态】乔木,高2~6 m;树皮灰白色。叶片卵形或长圆状卵形,长5~12 cm,宽3~5 cm,先端渐尖或尾状渐尖,基部圆形,边有尖锐重锯齿,侧脉9~11对;叶柄长0.7~1.5 cm,被疏柔毛,先端有1个或2个大腺体。花序伞房状或近伞形,有花3~6朵,先叶开放;花梗长0.8~1.9 cm,被疏柔毛;花瓣白色,卵圆形,先端下凹或二裂;雄蕊30~35枚,栽培者可达50枚;花柱与雄蕊近等长,无毛。核果近球形,红色,直径0.9~1.3 cm。花期3—4月,果期5—6月。

【生长地】常栽培于田边或山坡向阳处、沟边。

【采集】夏季、秋季采集。

【分布】贵州、湖南、广西、湖北等地有分布。

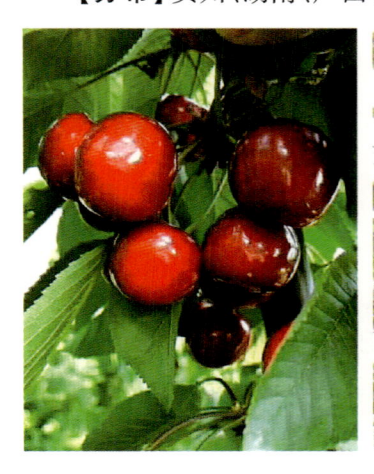

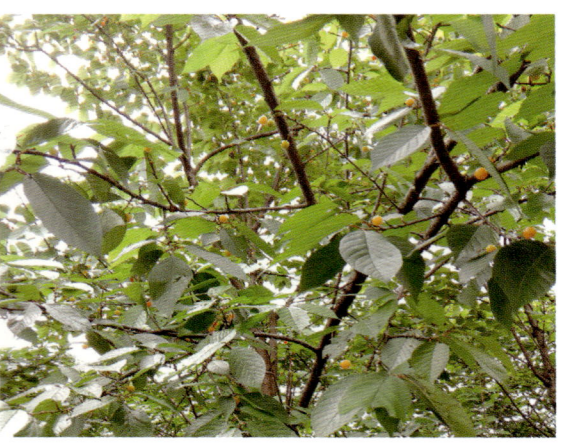

【化学成分及药理研究】樱桃含有花青素、各种花色苷、褪黑素、槲皮素、异槲皮素等化合物,其果实含有大量的维生素和矿物质,其铁含量居众果之冠,糖类、脂肪的含量则较低。药理研究发现樱桃果实具有调节睡眠、清除自由基、抗炎、镇

痛、抗癌、抗氧化、降血糖、延缓衰老等作用。

【应用】用于治疗瘫痪、风湿腰腿疼痛、冻疮等。

【用量】内服：水煎服,15~30 g；或浸酒服用。外用：浸酒涂擦或捣烂外敷。

demh eex liees yak

【侗药药名释义】demh eex liees yak,其意为结的果红色、形状似羊屎的植物。

【基源】蔷薇科植物火棘 *Pyracantha fortuneana* (Maxim.) Li。药用部位：果实。

【形态】常绿灌木,高达 3 m。侧枝短,先端成刺状,嫩枝外被锈色短柔毛,老枝暗褐色,无毛；芽小,外被短柔毛。叶片倒卵形或倒卵状长圆形,长 1.5~6.0 cm,宽 0.5~2.0 cm,先端圆钝或微凹；叶柄短,无毛或嫩时有柔毛。花集成复伞房花序,直径 3~4 cm,花梗和总花梗近于无毛,花梗长约 1 cm；花直径约 1 cm；花瓣白色,近圆形,长约 4 mm,宽约 3 mm；雄蕊 20 枚,花丝长 3~4 mm,花药黄色；花柱 5 个,离生,与雄蕊等长；子房上部密生白色柔毛。果实近球形,直径约 5 m,橘红色或深红色。花期 3—5 月,果期 8—11 月。

【生长地】生于山地、丘陵地阳坡灌丛草地及河沟路旁。

【采集】秋季果实成熟时采集。

【分布】贵州、湖南等地有分布。

【化学成分及药理研究】含黄酮、多糖、色素、多酚及磷脂等成分。药理研究显示其具有抑制酪氨酸酶活性、抗氧化、抗疲劳、抗菌及预防肿瘤等作用。

【应用】用于治疗消化不良、产后瘀血、痢疾等。

【用量】内服：15~30 g。

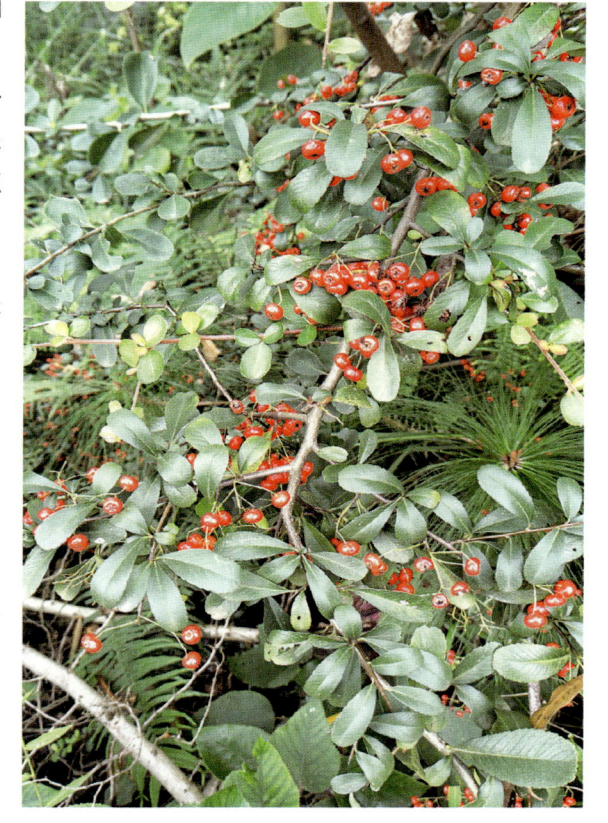

demh gubl miax

【侗药药名释义】demh gubl miax,果类,其意为此植物结的荚果形状似刀鞘。

【基源】豆科植物皂荚 *Gleditsia sinensis* Lam.。药用部位：棘刺、荚果。

【形态】落叶乔木或小乔木,高可达 30 m；刺粗壮,圆柱形,常分枝,长达 16 cm。叶为一回羽状复叶；小叶(2)3~9 对,纸质,卵状披针形至长圆形,边缘具细锯齿。花杂性,黄白色,组成总状花序；花序腋生或顶生；雄花,直径 9~10 mm；花瓣 4 片,长圆形,被微柔毛；两性花,直径 10~12 mm；花梗长 2~5 mm；雄蕊 8 枚；子房缝线上及基部被毛；胚珠多数。荚果带状,劲直或扭曲,果肉稍厚,或有的荚果短小,弯曲成新月形,通常称猪牙皂,内无种子；果瓣革质,褐棕色或红褐色。种子多颗,长圆形或椭圆形,长 11~13 mm,宽 8~9 mm,棕色,光亮。花期 3—5 月,果期 5—12 月。

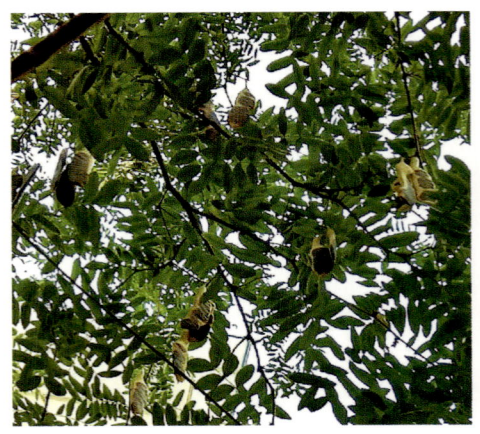

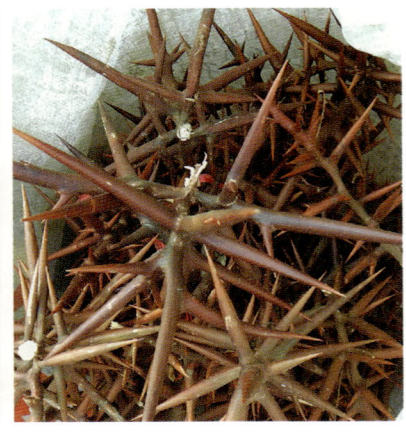

【生长地】生于山坡林中或谷地、路旁,常栽培于庭院或住宅旁。

【采集】夏季、秋季采集。

【分布】贵州、湖南、广西、湖北等地有分布。

【化学成分及药理研究】主要含黄酮、酚酸、三萜等多种成分。皂角刺水提取物有明显抑制引起致敏的局部反应,并且有一定抑制全身过敏反应的作用。

【应用】棘刺用于治疗咳嗽,荚果外用治疗皮炎。

【用量】内服:1~2 g。外用:适量。

demh jul jedl

【侗药药名释义】demh jul jedl,果类,其意为此植物果的形状像珠珠,将此果剖开,抠掉果芯才能吃。在民间有多吃此果发生便秘的"民间小调"。

【基源】蔷薇科植物野山楂 *Crataegus cuneata* Sieb. et Zucc.。药用部位:果、茎叶。

【形态】落叶灌木,高达 15 m。分枝密,通常具细刺,刺长 5~8 mm;小枝细弱,圆柱形,有棱,幼时被柔毛,一年生枝紫褐色,无毛,老枝灰褐色,散生长圆形皮孔;冬芽三角卵形,先端圆钝,无毛,紫褐色。叶片宽倒卵形至倒卵状长圆形,长 2~6 cm,宽 1.0~4.5 cm,先端急尖,基部楔形,下延连于叶柄,边缘有不规则重锯齿,顶端常有 3 枚或稀 5~7 枚浅裂片,上面无毛,有光泽,下面具稀疏柔毛,沿叶脉较密,以后脱落,叶脉显著;叶柄两侧有叶翼,长 4~15 mm;托叶大形,草质,镰刀状,边缘有齿。伞房花序,直径 2.0~2.5 cm,具花 5~7 朵,总花梗和花梗均被柔毛;花梗长约 1 cm;苞片草质,披针形,条裂或有锯齿,长 8~12 mm,脱落很迟;花直径约 1.5 cm;萼筒钟状,外被长柔毛,萼片三角卵形,长约 4 mm,约与萼筒等长,先端尾状渐尖,全缘或有齿,内、外两面均具柔毛;花瓣近圆形或倒卵形,长 6~7 mm,白色,基部有短爪;雄蕊 20 枚;花药红色;花柱 4~5 个,基部被绒毛。果实近球形或扁球形,

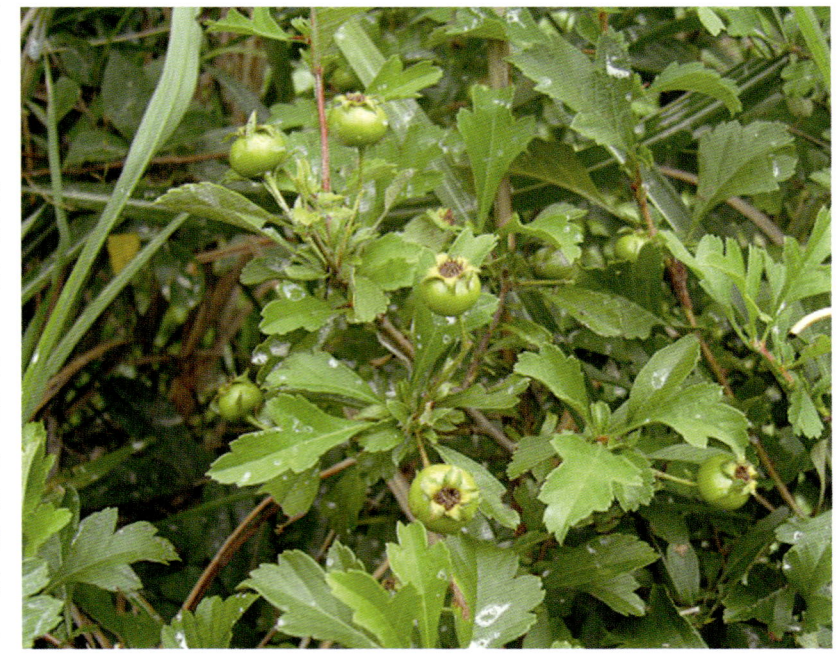

直径 1.0~1.2 cm,红色或黄色,常具有宿存反折萼片或 1 枚苞片;小核 4~5 枚,内面两侧平滑。花期 5—6 月,果期 9—11 月。

【生长地】生于山谷、多石湿地或山地灌木丛中。

【采集】夏季、秋季采集。

【分布】贵州、湖南、广西、湖北等地有分布。

【化学成分及药理研究】主要含棕榈酸、硬脂酸、β-谷甾醇、槲皮素、熊果酸、β-胡萝卜苷、柠檬酸、儿茶素等成分。药理研究显示其具有降血脂、抗心肌缺血、抗动脉粥样硬化、抗氧化、抗生殖损伤、促进毛发生长的药理作用。

【应用】果用于治疗消化不良,茎、叶用于治疗漆疮等。

【用量】内服:水煎,15~25 g。外用:适量。

demh lagskuaot

【侗药药名释义】demh lagskuaot,其意为此植物的果香甜、有酒味,人吃多了会醉,红色的果醉得快些,黄色的果醉得慢些。

【基源】蔷薇科植物山樱花 Cerasus serrulata (Lindl.) G. Don ex London。药用部位:根。

【形态】乔木,高 3~8 m;树皮灰褐色或灰黑色。小叶片卵状椭圆形或倒卵状椭圆形,长 5~9 cm,宽 2.5~5.0 cm,先端渐尖,基部圆形,边有渐尖单锯齿及重锯齿,有侧脉 6~8 对;叶柄长 1.0~1.5 cm,无毛。花序伞房总状或近伞形,有花 2~3 朵;总苞片褐红色,倒卵状长圆形;总梗长 5~10 mm,无毛;花梗长 1.5~2.5 cm,无毛或被极稀疏柔毛;萼筒管状,长 5~6 mm,宽 2~3 mm,先端扩大;花瓣白色,稀粉红色,倒卵形,先端下凹;雄蕊约 38 枚;花柱无毛。核果球形或卵球形,紫黑色,直径 8~10 mm。花期 4—5 月,果期 6—7 月。

【生长地】生于山谷林中或栽培。

【采集】秋季采集。

【分布】贵州、湖南等地有分布。

【化学成分及药理研究】树叶含有黄酮、樱花多糖、色素、微量元素等。药理研究显示其具有降血压及较强的清除超氧阴离子自由基的作用。

【应用】用于治疗泻痢、遗精等。

【用量】内服:10~20 g。

demh nyox senc

【侗药药名释义】demh nyox senc,其意为此植物鲜果的果汁乳白色、牛奶样、味道浓厚、甘甜,具有独特的清香味。

【基源】桑科植物无花果 Ficus carica Linn.。药用部位:果。

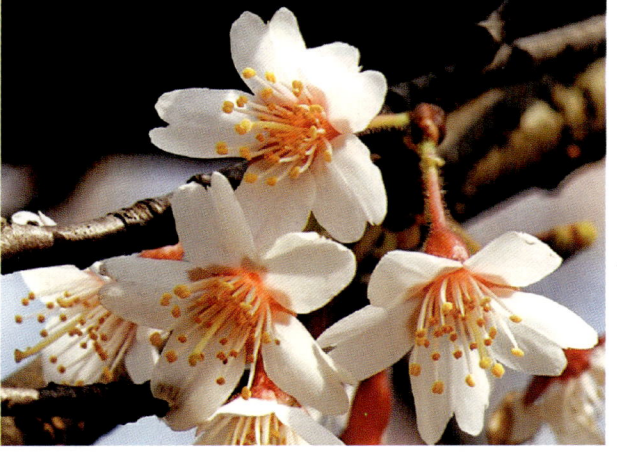

【形态】落叶灌木，高 3~10 m，多分枝；树皮灰褐色，皮孔明显。小枝直立，粗壮。叶互生，厚纸质，广卵圆形，长、宽近相等，10~20 cm，通常 3~5 裂，小裂片卵形，边缘具不规则钝齿，表面粗糙，背面密生细小钟乳体与灰色短柔毛，基部浅心形，基生侧脉 3~5 条，侧脉 5~7 对；叶柄长 2~5 cm，粗壮；托叶卵状披针形，长约 1 cm，红色。雌雄异株，雄花和瘿花同生于一个榕果内壁，雄花生内壁口部，花被片 4~5 片；雄蕊 3 枚，有时 1 枚或 5 枚，瘿花花柱侧生，短；雌花花被与雄花同；子房卵圆形，光滑；花柱侧生，柱头 2 裂，线形。榕果单生叶腋，大而梨形，直径 3~5 cm，顶部下陷，成熟时紫红色或黄色，基生苞片 3 枚，卵形；瘦果透镜状。花期、果期 5—7 月。

【生长地】栽培。

【采集】果成熟即采集。

【分布】广西等地有分布。

【化学成分及药理研究】果实含无花果多糖、香豆素、挥发油、氨基酸、维生素 C、果胶等化合物及微量元素。药理研究显示其具有抗肿瘤、抗菌、抗病毒、抗氧化、增强免疫力、降血糖等作用。

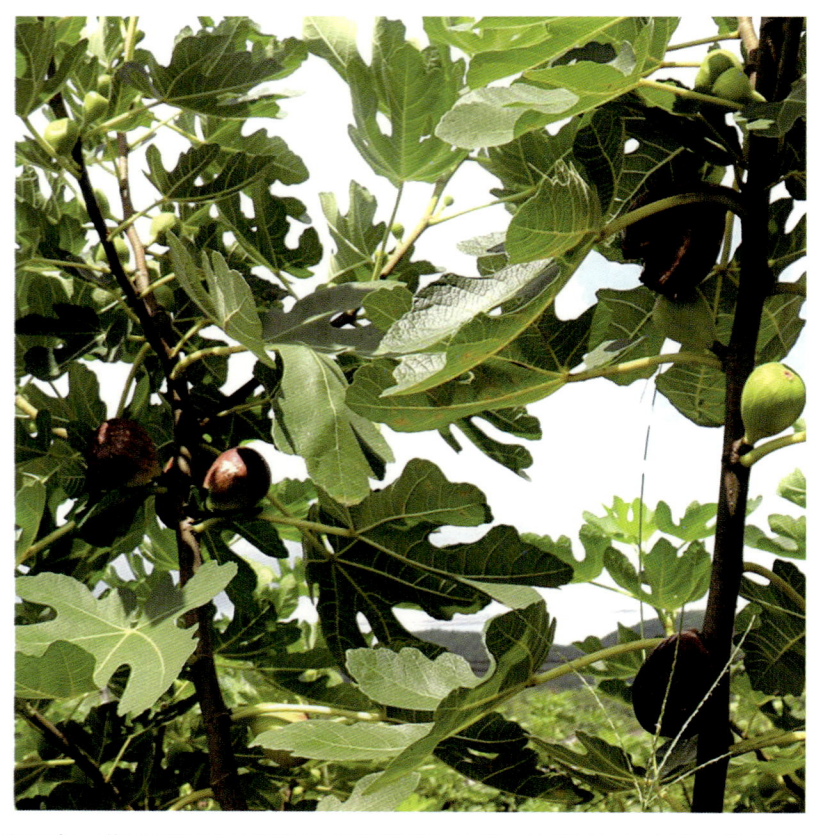

【应用】用于治疗食欲不振、消化不良、咽喉痛、咳嗽痰多、胸闷、痔疮等。

【用量】内服：15~30 g。外用：适量。

demh oux kadp

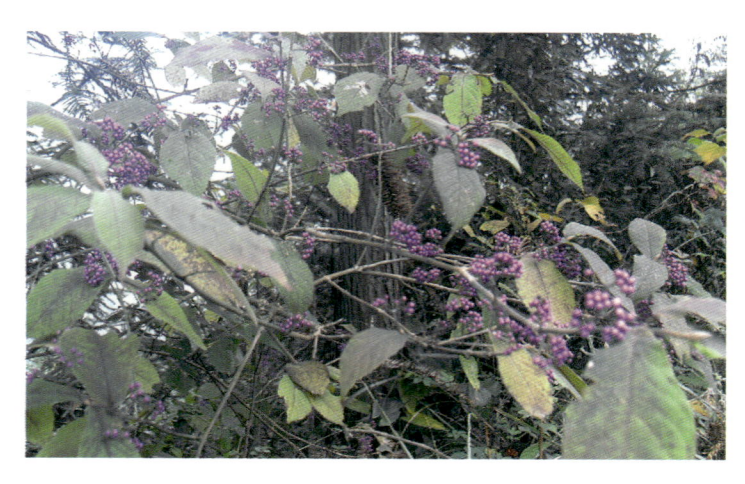

【侗药药名释义】demh oux kadp，其意为此植物结的果形似碎米，汉语直译为"碎米果"。

【基源】马鞭草科植物紫珠 *Callicarpa bodinieri* Lévl.。药用部位：根、叶。

【形态】灌木，高约 2 m；小枝、叶柄和花序均被粗糠状星状毛。叶片卵状长椭圆形至椭圆形，长 7~18 cm，宽 4~7 cm，顶端长渐尖至短尖，基部楔形，边缘有细锯齿，表面干后暗棕褐色，被短柔毛，背面灰棕色,密被星状柔毛,两面密生暗红色或红色细粒状腺点;叶柄长0.5~1.0 cm。聚伞花序宽3.0~4.5 cm,花序梗长不超过1 cm;苞片细小,线形;花柄长约1 mm;花萼长约1 mm,外被星状毛和暗红色腺点,萼齿钝三角形;花冠紫色,长约3 mm,被星状柔毛和暗红色腺点;雄蕊长约6 mm;花药椭圆形,细小,长约1 mm,药隔有暗红色腺点,药室纵裂;子房有毛。果实球形,熟时紫色,无毛,直径约2 mm。花期6—7月,果期8—11月。

【生长地】生于山地林中、林缘及灌丛中。

【采集】夏季、秋季采集。

【分布】贵州、广西、湖南、湖北等地有分布。

【化学成分及药理研究】紫珠的化学成分主要有苯丙素类、黄酮类、三萜类、二萜类、环烯醚萜类、酚酸类、甾醇等。药理研究显示其具有止血、抗炎、抑菌、增强免疫力等作用。与紫珠同属植物"裸花紫珠"被录入《中华人民共和国药典》(2015年版)新增中药品种。

【应用】用于治疗咯血、创伤出血等。

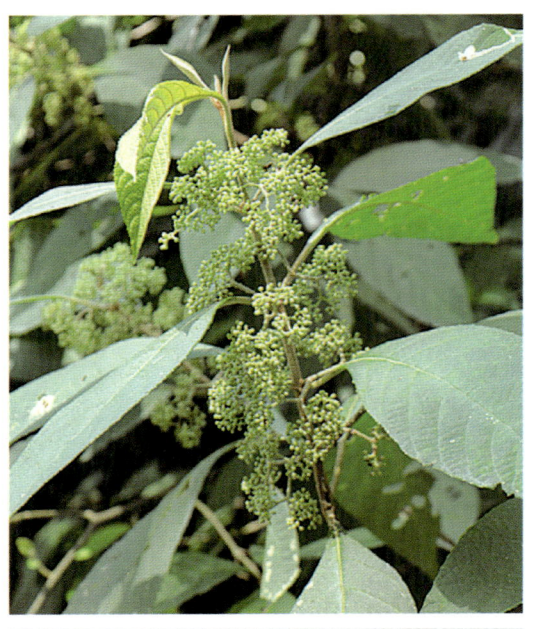

【用量】内服:10~20 g。外用:适量。

demh oux mogcsaop

【侗药药名释义】demh oux mogcsaop,其意为此植物结的果像芭芒鸟吃的饭。

【基源】马鞭草科植物大叶紫珠 Callicarpa macrophylla Vahl。药用部位:根、叶。

【形态】灌木,稀小乔木,高3~5 m。小枝近四方形。叶片长椭圆形、卵状椭圆形或长椭圆状披针形,顶端短渐尖,基部钝圆或宽楔形,边缘具细锯齿,侧脉8~14对,细脉在表面稍下陷;叶柄粗壮,长1~3 cm,密生灰白色分枝的茸毛。聚伞花序宽4~8 cm,被毛与小枝同,花序梗粗壮,长2~3 cm;苞片线形;萼杯状,长约1 mm,被灰白色星状毛和黄色腺点;花冠紫色,长约2.5 mm,疏生星状毛;花丝长约5 mm;花药卵形;药隔有黄色腺点,药室纵裂;子房被微柔毛;花柱长约6 mm。果实球形,直径约1.5 mm,有腺点和微毛。花期4—7月,果期7—12月。

【生长地】生于疏林下和灌丛中。

【采集】夏季、秋季采集。

【分布】贵州、广西、湖南等地有分布。

【化学成分及药理研究】主要含皂苷、甾醇等化合物。药理研究显示其具有止血、抗脂质过氧化、镇痛、抗炎等作用。

【应用】用于治疗咯血、创伤出血、跌打肿痛、风湿骨痛等。

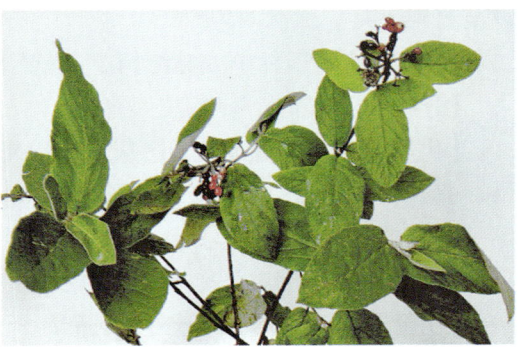

【用量】内服:10~20 g。外用:适量。

demh xunp bav yac

【侗药药名释义】demh xunp bav yac,系借用该植物的中草药名称"果上叶",按照侗语语法译为侗药名称。侗医对与该形态相似的药亦有其自身的认识,侗医将果上叶分别称为 demh xunp bav(单叶果上叶)和 demh xunp bav yac(两叶果上叶),以区别单叶、两叶的果上叶。本种为 demh xunp bav yac,即两叶的果上叶。

【基源】兰科植物石仙桃 *Pholidota chinensis* Lindl.。药用部分:全草。

【形态】根状茎通常较粗壮,葡匐,直径 3~8.0 mm 或更粗,具较密的节和较多的根,相距 5~15 mm 或更短距离生假鳞茎;假鳞茎狭卵状长圆形,大小变化甚大,一般长 1.6~8.0 cm,宽 5~23 mm,基部收狭成柄状;柄在老假鳞茎尤为明显,长达 1~2 cm。叶 2 枚,生于假鳞茎顶端,倒卵状椭圆形、倒披针状椭圆形至近长圆形,长 5~22 cm,宽 2~6 cm,先端渐尖、急尖或近短尾状,具 3 条较明显的脉,干后多少带黑色;叶柄长 1~5 cm。花葶生于幼嫩假鳞茎顶端,发出时其基部连同幼叶均为鞘所包,长 12~38 cm;总状花序常多少外弯,具数朵至 20 余朵花;花序轴稍左右曲折;花苞片长圆形至宽卵形,常多少对折,长 1.0~1.7 cm,宽 6~8 mm,宿存,至少在花凋谢时不脱落;花梗和子房长 4~8 mm;花白色或带浅黄色;花瓣披针形,长 9~10 mm,宽 1.5~2.0 mm,背面略有龙骨状突起;蕊柱长 4~5 mm,中部以上具翅;蕊喙宽舌状。蒴果倒卵状椭圆形,长 1.5~3.0 cm,宽 1.0~1.6 cm,有 6 条棱,3 条棱上有狭翅;果梗长 4—6 mm。花期 4—5 月,果期 9 月至翌年 1 月。

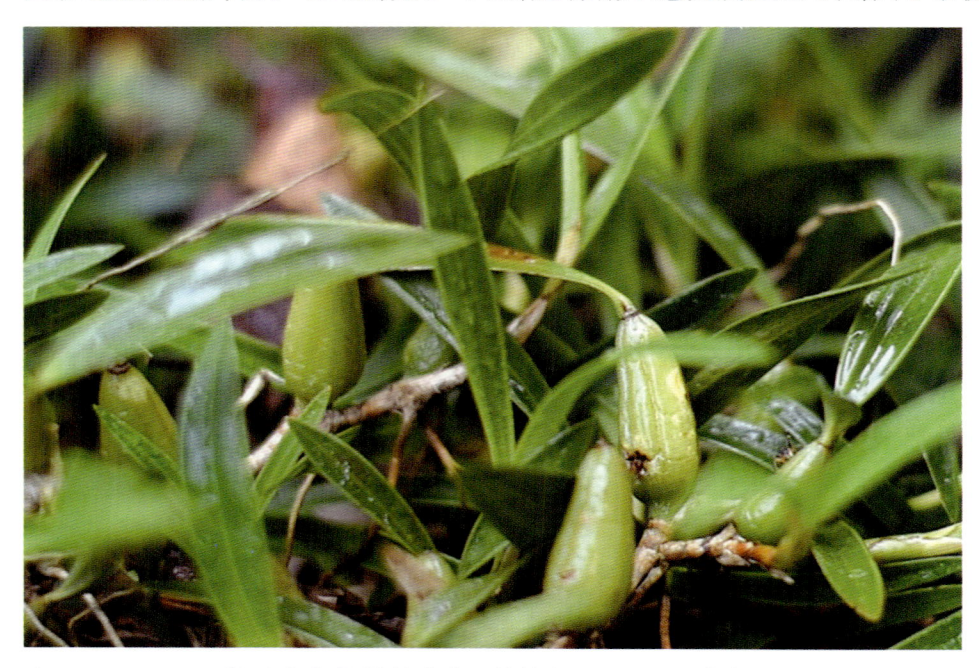

【生长地】生于林中或林缘树上、岩壁上或岩石上。

【分布】多分布于贵州、广西等地。

【化学成分及药理研究】已从石仙桃属植物中分离出的化学成分有 41 种,包括菲醌、联苄、二苯乙烯、三萜类、苯丙素、木脂素、甾体等结构类型。石仙桃属植物的药理研究显示其具有镇痛、抗氧化、抗癌等方面的活性。

【应用】用于治疗咳嗽、骨折、风湿性关节炎等。

【用量】内服:10~20 g。外用:适量。

demhaems

【侗药药名释义】demhaems,侗语固有词,其意为此植物枝具刺,苞有蒂(三月苞)。
【基源】蔷薇科植物山莓 Rubus corchorifolius L. f.。药用部位:根、叶。
【形态】直立灌木,高 1~3 m。枝具皮刺,幼时被柔毛。单叶,卵形至卵状披针形,长 5~12 cm,宽 2.5~5.0 cm,顶端渐尖,基部微心形,有时近截形或近圆形,上面色较浅,沿叶脉有细柔毛,下面色稍深,幼时密被细柔毛,逐渐脱落,至老时近无毛,沿中脉疏生小皮刺,边缘不分裂或3裂,通常不育枝上的叶3裂,有不规则锐锯齿或重锯齿,基部具3脉;叶柄长 1~2 cm,疏生小皮刺,幼时密生细柔毛;托叶线状披针形,具柔毛。花单生或少数生于短枝上;花梗长 0.6~2.0 cm,具细柔毛;花直径可达 3 cm;花萼外密被细柔毛,无刺,萼片卵形或三角状卵形,长 5~8 mm,顶端急尖至短渐尖;花瓣长圆形或椭圆形,白色,顶端圆钝,长 9~12 mm,宽 6~8 mm,长于萼片;雄蕊多数,花丝宽扁;雌蕊多数;子房有柔毛。果实由很多小核果组成,近球形或卵球形,直径 1.0~1.2 cm,红色,密被细柔毛;核具皱纹。花期 2—3 月,果期 4—6 月。
【生长地】生于向阳山坡、溪边、山谷、荒地及疏密灌丛中潮湿处;有栽培。
【采集】秋季采根、叶,春季、夏季采叶。
【分布】贵州、湖南、广西等地有分布。
【化学成分及药理研究】山莓含黄酮类、萜类、香豆素、鞣质、鞣化酸、茶多酚、挥发油、维生素、氨基酸、有机酸等化合物及钾、钠、镁、铁等矿物元素。药理研究显示其具有抗菌、抗炎、抗肿瘤、抗氧化、止血及提高纤维蛋白酶活性、抑制血栓形成等作用。
【应用】用于治疗腹泻、便血、风湿关节疼痛、跌打损伤、月经不调、白带增多、疖肿等。
【用量】内服:15~20 g。外用:适量。

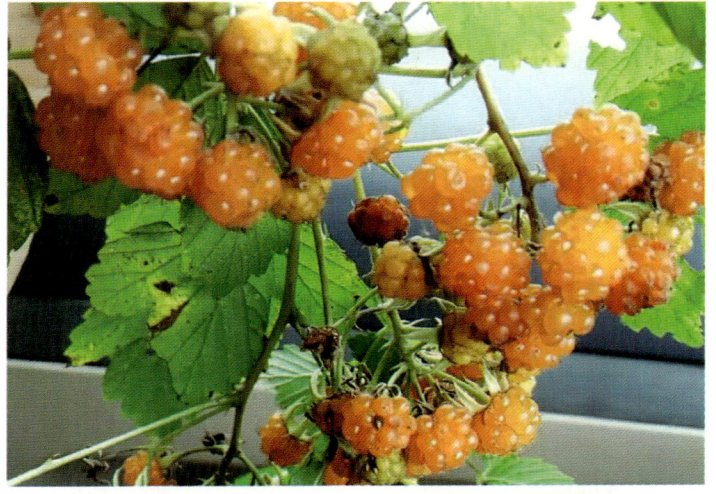

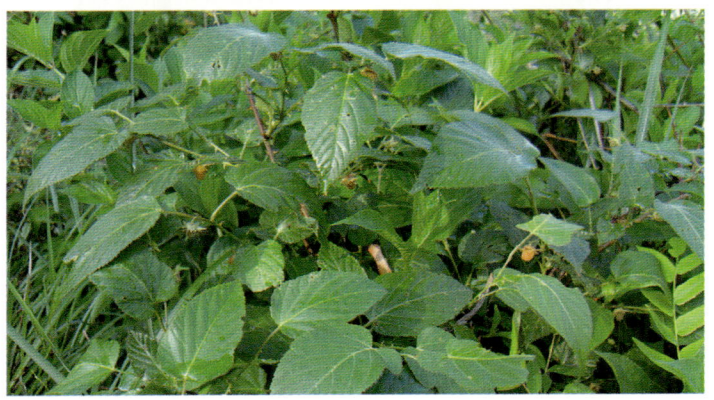

demhmious

【侗药药名释义】demhmious,侗语固有词,"老鸹菓",其意为全株有香味、果紫黑色,人吃此果时,嘴唇显深紫色。

【基源】杜鹃花科滇白珠 *Gaultheria leucocarpa* Bl. var. *erenulata* (Kurz) T. Z. Hsu。药用部位：枝、叶、果。

【形态】常绿灌木，高 1~3 m，稀达 5 m；树皮灰黑色。枝条细长，左右曲折，具纵纹，无毛。叶卵状长圆形、稀卵形、长卵形，革质，有香味，长 7~9(~12) cm，宽 2.5~3.5(~5.0) cm，先端尾状渐尖，尖尾长达 2 cm，基部钝圆或心形，边缘具锯齿，表面绿色，有光泽，背面色较淡，两面无毛，背面密被褐色斑点；叶柄短，粗壮，长约 5 mm，无毛。总状花序腋生，花序轴长 5~7(~11) cm，纤细，被柔毛，花 10~15 朵，疏生，序轴基部为鳞片状苞片所包；花梗长约 1 cm，无毛；花萼裂片 5 枚，卵状三角形，钝头，具缘毛；花冠白绿色，钟形，长约 6 mm，口部 5 裂；雄蕊 10 枚，着生于花冠基部，花丝短而粗，花药 2 室，每室顶端具 2 芒；子房球形，被毛；花柱无毛，短于花冠。浆果状蒴果球形，直径约 5 mm 甚或达 1 cm，黑色，5 裂。种子多数。花期 5—6 月，果期 7—11 月。

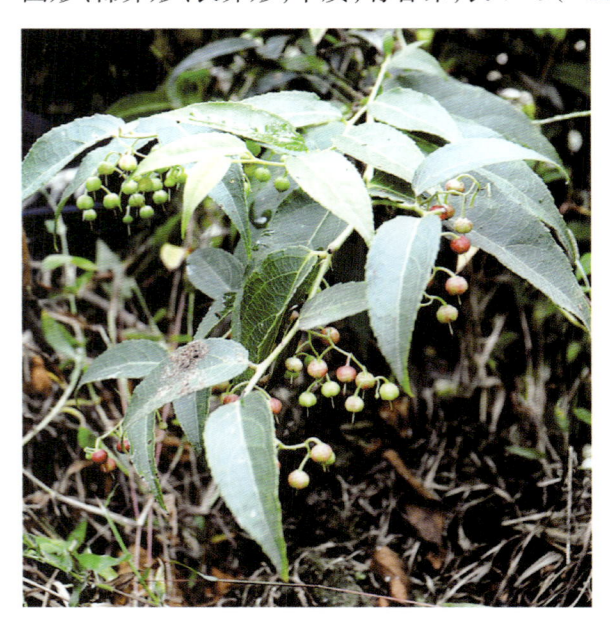

【生境】生于山野草坡、林边。

【采集】夏季、秋季采集。

【分布】贵州、湖南、广西、湖北等地有分布。

【现代研究】含挥发油（主要是水杨酸甲酯）、有机酸类、三萜类、黄酮类、香豆素、木脂素。药理研究显示其具有抗炎镇痛、抑菌、抗氧化等作用。

【应用】用于治疗风湿关节疼痛、牙痛、胃痛等。

【用量】内服：10~15 g。外用：适量。

dimv suic

【侗药药名释义】dimv suic，其意为该植物有斑点的叶柄像直立的蛇，蛇也常缠绕在有此叶柄的植物上。

【基源】天南星科植物异叶天南星 *Arisaema heterophyllum* Bl.。药用部位：块茎。

【形态】多年生草本，高 40~90 cm。块茎扁球形，直径 2~4 cm，顶部扁平，周围生根，常有若干侧生芽眼。叶柄圆柱形，粉绿色，长 30~50 cm，下部 3/4 鞘筒状，鞘端斜截形；叶片鸟足状分裂，裂片 13~19 枚，有时更少或更多，倒披针形、长圆形、线状长圆形，基部楔形，先端骤狭渐尖。花序柄长 30~55 cm，从叶柄鞘筒内抽出；佛焰苞管部圆柱形，长 3.2~8.0 cm，粗 1.0~2.5 cm，粉绿色，内面绿白色，喉部截形，外缘稍外卷；肉穗花序两性，雄花序单性；两性花序：下部雌花序长 1.0~2.2 cm，上部雄花序长 1.5~3.2 cm；单性雄花序长 3~5 cm，粗 3~5 mm，各种花序附属器基部粗 5~11 mm，苍白色，向上细狭，长 10~20 cm；雌花球形；花柱明显，柱头小；雄花具柄；花药 2~4 室，白色，顶孔横裂。浆果黄红色、红色，圆柱形，长约 5 mm，内有棒头状种子 1 枚，不育胚珠 2~3 枚。种子黄色，具红色斑点。花期 4—5 月，果期 7—9 月。

【生长地】生于林下、灌丛、坡地或草地。

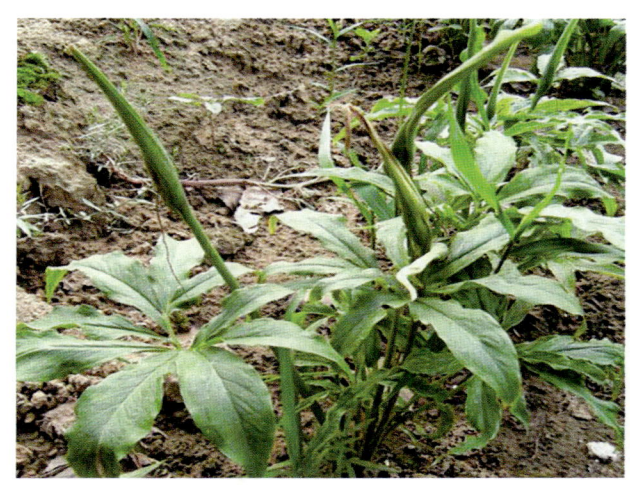

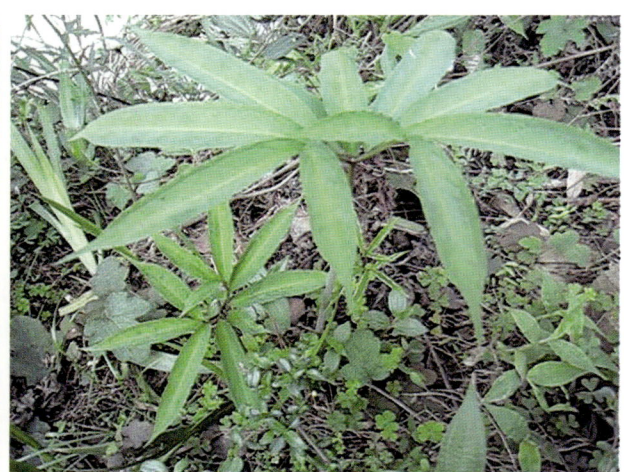

【采集】秋、冬两季采挖,除去残茎、须根及外皮,晒干。

【分布】贵州、湖北、湖南、广西等地有分布。

【化学成分及药理研究】含有机酸、生物碱、甾醇等。药理研究显示其具有抗肿瘤、抗菌、抗炎、抗惊厥、镇痛等作用。

【应用】用于治疗蛇咬伤、偏瘫及皮肤常见的化脓性感染、破伤风等。

【用量】内服:煎汤,5 g。外用:研末撒或调敷。

doh eex not

【侗药药名释义】doh eex not,其意为此植物的荚果形似豆荚,它的种子的形状像老鼠屎。

【基源】豆科植物含羞草决明 *Cassia mimosoides* Linn.。药用部位:荚果。

【形态】一年生或多年生亚灌木状草本,高 30~60 cm,多分枝。枝条纤细,被微柔毛。叶长 4~8 cm,在叶柄的上端、最下一对小叶的下方有圆盘状腺体 1 枚;小叶 20~50 对,线状镰形,长 3~4 mm,宽约 1 mm,顶端短急尖,两侧不对称,中脉靠近叶的上缘,干时呈红褐色;托叶线状锥形,长 4~7 mm,有明显肋条,宿存。花序腋生,1 朵或数朵聚生不等;总花梗顶端有 2 枚小苞片,长约 3 mm;萼长 6~8 mm,顶端急尖,外被疏柔毛;花瓣黄色,不等大,具短柄,略长于萼片;雄蕊 10 枚,5 长 5 短相间而生。荚果镰形,扁平,长 2.5~5.0 cm,宽约 4 mm,果柄长 1.5~2.0 cm。种子 10~16 枚。花期、果期通常 8—10 月。

【生长地】生于坡地或空旷地的灌木丛。

【采集】夏季采集。

【分布】贵州、湖南、广西、湖北等地有分布。

【化学成分及药理研究】含胍基生物碱、降倍半萜及其苷类、黄酮及其苷类、酚酸苷类、苯丙素苷、木脂素苷、环烯醚萜苷等化合物。药理研究显示其具有降血脂、降低血液黏稠度、利尿、减肥等作用。

【应用】用于治疗咳嗽、水肿、蛇咬伤等。

【用量】内服:10~15 g。外用:适量。

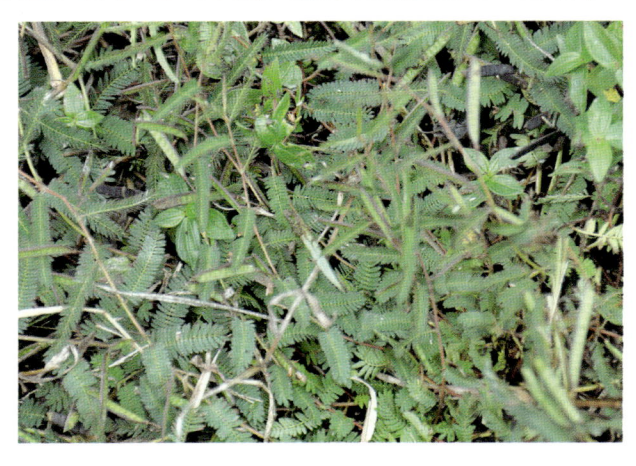

doh ugt bial

【侗药药名释义】doh ugt bial,其意为生长在岩石上、结出的蒴果像豆荚样的植物。

【基源】苦苣苔科植物吊石苣苔(原变种)*Lysionotus pauciflorus* Maxim. var. *pauciflorus*。药用部位：全草。

【形态】小灌木。茎长7~30 cm,分枝或不分枝,无毛或上部疏被短毛。叶3枚轮生,有时对生,具短柄或近无柄;叶片革质,形状变化大,线形、线状倒披针形、狭长圆形或倒卵状长圆形,少有狭倒卵形或长椭圆形,长1.5~5.8 cm,宽0.4~1.5(~2.0) cm,顶端急尖或钝,基部钝楔形、宽楔形或近圆形,边缘在中部以上或上部有少数小齿,有时近全缘,两面无毛,中脉上面下陷,侧脉每侧3~5条,不明显;叶柄长1~4(~9) mm,上面常被短伏毛。花序有1~2(~5)花;花序梗纤细,长0.4~2.6(~4.0) cm,无毛;苞片披针状线形,长1~2 mm,疏被短毛或近无毛;花梗长3~10 mm,无毛;花萼长3~4(~5) mm,5裂达或近基部,无毛或疏被短伏毛;裂片狭三角形或线状三角形;花冠白色带淡紫色条纹或淡紫色,长3.5~4.8 cm,无毛;冠筒细漏斗状,长2.5~3.5 cm,口部直径1.2~1.5 cm;上唇长约4 mm,2浅裂,下唇长10 mm,3裂;雄蕊无毛,花丝着生于距花冠基部13~15 mm处,狭线形,长约12 mm;花药直径约1.2 mm;药隔背面突起长约0.8 mm;退化雄蕊3枚,无毛,中央的长约1 mm,侧生的狭线形,长约5 mm,弧状弯曲;花盘杯状,高2.5~4.0 mm,有尖齿;雌蕊长2.0~3.4 cm,无毛。蒴果线形,长5.5~9.0 cm,宽2~3 mm,无毛。种子纺锤形,长0.6~1.0 mm,毛长1.2~1.5 mm。花期7—10月。

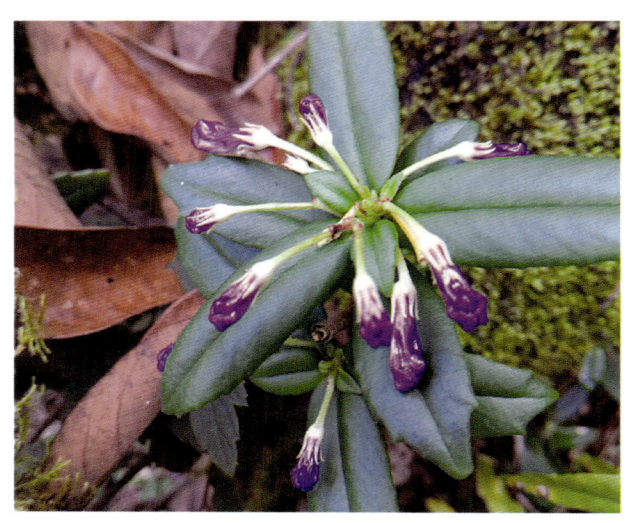

【生长地】生于丘陵、山地林中、阴处石崖上或树上。

【分布】贵州、湖南、广西、湖北等地有分布。

【化学成分及药理研究】含黄酮类、苯乙醇类、脂肪醇类、β-谷甾醇、熊果酸等化合物。药理研究显示其具有抗结核分枝杆菌、止咳、祛痰、平喘、降血压、清除自由基等作用。

【应用】用于治疗发热、咳嗽、跌打损伤、风湿痛等。

【用量】内服:15~25 g。

dongl

【侗药药名释义】dongl,侗语固有词,汉语俗称洋桃。

【基源】猕猴桃科植物中华猕猴桃 *Actinidia chinensis* Planch.。药用部位:果实。

【形态】大型落叶藤本。幼枝或厚或薄,被灰白色茸毛、褐色长硬毛或铁锈色硬毛状刺毛,老时秃净或留有断损残毛;花枝短的4~5 cm,长的15~20 cm。叶纸质,倒阔卵形至倒卵形或阔卵形至近圆形,顶端截平形并中间凹入或具突尖、急尖至短渐尖,基部钝圆形、截平形至浅心形,侧脉5~8对;叶柄长 3~6(~10) cm。聚伞花序 1~3 朵花,花序柄长 7~15 mm;花柄长 9~15 mm;花瓣 5 片,有时少至 3~4 片或多至 6~7 片,阔倒卵形,有短距;雄蕊极多;花药黄色;子房球形,直径约 5 mm。果黄褐色,近球形、圆柱形、倒卵形或椭圆形,长 4~6 cm,被茸毛、长硬毛或刺毛状长硬毛,成熟时秃净或不秃净,具小而多的淡褐色斑点;宿存萼片反折。

【生长地】生于山林、灌木林或次生疏林中。

【采集】秋季采集。

【分布】贵州、湖南、广西、湖北等地有分布。

【化学成分及药理研究】根含三萜类、黄酮类等多种成分,其中以三萜类成分为主。药理研究发现其根具有抗肿瘤、抗炎、抗病毒等作用。

【应用】用于治疗水肿、腹胀、小便不通、便秘、疥疮、湿疹等。

【用量】内服:25~50 g。外用:适量。

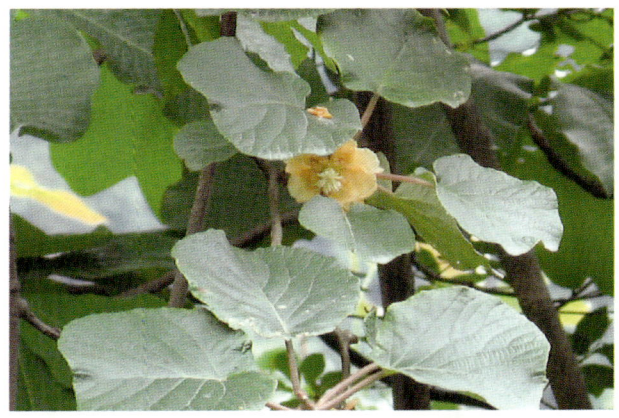

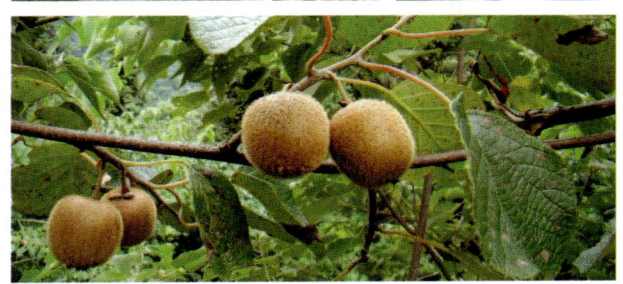

eenv xenc bav wogl

【侗药药名释义】eenv xenc bav wogl,其意为叶面起泡的薄荷菜。

【基源】唇形科植物留兰香 Mentha spicata L.。药用部位:全草。

【形态】多年生草本,高 0.3~1.3 m,有分枝。根茎横走。茎方形,多分枝,紫色或深绿色。叶对生,椭圆状披针形,长 1~6 cm,宽 3~17 mm,顶端渐尖或急尖,基部圆形或楔形,边缘有疏锯齿,两面均无毛,下面有腺点;无叶柄。轮伞花序密集成顶生的穗状花序;苞片线形,有缘毛;花萼钟状,外面无毛,具 5 枚齿,有缘毛;花冠紫色或白色,冠筒内面无环毛,有 4 裂片,上面的裂片大;雄蕊 4 枚,伸出花冠外;花柱顶端 2 裂,伸出花冠外。小坚果卵形,黑色,有微柔毛。花期 7—8 月,果期 8—9 月。

【生长地】野生于山野,亦有栽培。

【分布】贵州、广西等地有分布。

【采集】夏季采摘。

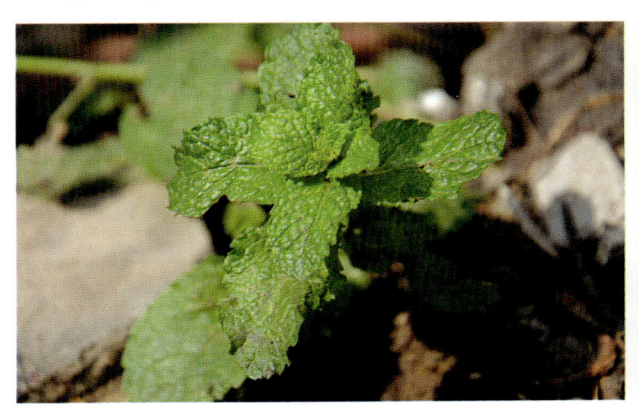

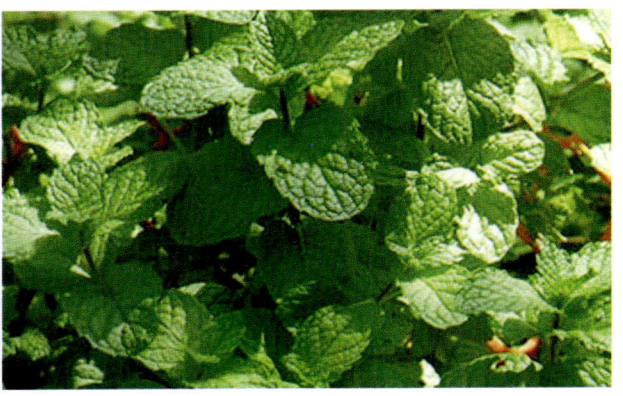

【化学成分及药理研究】含木脂素类、黄酮类、单萜苷类、酚酸类、三萜类、长链脂肪酸类等化合物。药理研究显示其有抗癌活性,其酚酸类、黄酮类化合物具有抗炎、止血、镇痛等作用。

【应用】用于治疗发热、头痛、咽痛、胃肠胀气、小儿疮疖、痛经等。

【用量】内服:15~30 g。外用:适量。

ems bens

【侗药药名释义】ems bens,其意为飞来的药。据传说是鸟为有病的树治病而带来的药。

【基源】桑寄生科植物扁枝槲寄生 *Viscum articulatum* Burm. f.。药用部位:全株。

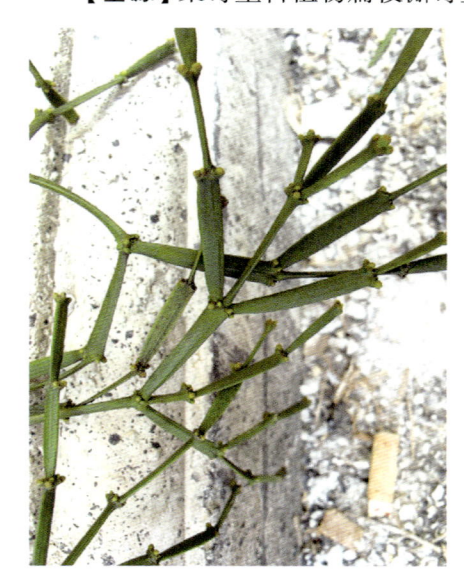

【形态】亚灌木,高 0.3~0.5 m,直立或披散;茎基部近圆柱状,枝和小枝均扁平。枝交叉对生或二歧分枝,节间长 1.5~2.5 cm,宽 2~3 mm,稀长 3~4 cm,宽约 3.5 mm,干后边缘薄,具纵肋 3 条,中肋明显。叶退化呈鳞片状。聚伞花序,1~3 个腋生;总花梗几无;总苞舟形,长约 1.5 mm,具花 1~3 朵,中央1朵为雌花,侧生的为雄花,通常仅具 1 朵雌花或 1 朵雄花;雄花,花蕾时球形,长 0.5~1.0 mm,萼片 4 枚,花药圆形,贴生于萼片下半部;雌花,花蕾时椭圆状,长 1.0~1.5 mm,基部具环状苞片;花托卵球形,萼片 4 枚,三角形,长约 0.5 mm;柱头垫状。果球形,直径 3~4 mm,白色或青白色,果皮平滑。花期、果期几全年。

【生长地】寄生于果树、枫树和栎树上。

【采集】夏季、秋季采集。

【分布】贵州、湖南等地有分布。

【化学成分及药理研究】主要含黄酮类化合物:3′-甲基鼠李素、3′-甲基鼠李素-3-葡萄糖苷等。药理研究显示其具有扩张冠状动脉的作用,可降低动脉压、减慢心率。

【应用】用于治疗风湿关节疼痛、中风后遗症等。

【用量】内服:10~20 g。

ems bens

【侗药药名释义】ems bens,其意为飞来的药。据传说是鸟为有病的树治病而带来的药。

【基源】桑寄生科植物桑寄生 *Taxillus sutchuenensis*(Lecomte)Danser 及其同属植物。药用部位:全株。

【形态】灌木,高 0.5~1.0 m。嫩枝、叶密被褐色或红褐色星状毛,有时具散生叠生星状毛;小枝黑色,无毛,具散生皮孔。叶近对生或互生,革质,卵形、长卵形或椭圆形,长 5~8 cm,宽 3.0~4.5 cm,顶端圆钝,基部近圆形,上面无毛,下面被绒毛;叶柄长 6~12 mm,无毛。总状花序,1~3 个生于小枝已落叶腋部或叶腋,具花(2~)3~4(~5)朵,密集呈伞形,花序和花均密被褐色星状毛;花梗长 2~3 mm;苞片卵状三角形,长约 1 mm;花红色;花托椭圆状,长 2~3 mm;花冠花蕾时管状,长 2.2~2.8 cm,稍弯,下半部膨胀,顶部椭圆状,裂片 4 枚,披针形,长 6~9 mm,反折,开花后毛变稀疏;花丝长约 2 mm;花柱线状,柱头圆锥状。果椭圆状,长6~7 mm,直径3~4 mm,两端均圆钝,黄绿色,果皮具颗粒状体,被疏毛。花期6—8月。

【生长地】山地阔叶林中,寄生于桑树、梨树、李树、梅树、漆树、核桃树等植物上。本种在长江流域山地较常见,是《本草纲目》记载的桑上寄生原植物,即中药材桑寄生的正品。

【采集】夏季、秋季、冬季采集。

【分布】贵州、湖南、广西、湖北等地有分布。

【化学成分及药理研究】主要含黄酮类物质,如槲皮素-3-阿拉伯糖苷、槲皮素及槲皮苷等。药理研究显示其具有降血压、利尿、扩张血管、抗惊厥、抗病毒、抗血栓形成等作用。

【应用】用于治疗风湿关节疼痛、中风后遗症等。

【用量】内服:10~20 g。

ems louh nyaohnyanl

【侗药药名释义】ems louh nyaohnyanl,其意为产妇坐月子期间吃的,能解除并治疗因吃错东西所生病的药。

【基源】紫金牛科植物细柄百两金 *Ardisia crispa* (Thunb.) A. DC. var. *dielsii* (Lévl.) Walker。药用部位:茎叶、根。

【形态】灌木,高1 m以下。具匍匐生根的根茎,直立茎除侧生特殊花枝外无分枝。花枝多,幼嫩时具细微柔毛或疏鳞片。叶片膜质或近坚纸质,叶长而狭,狭披针形,顶端长渐尖,稀急尖,基部楔形,长12~21 cm,宽1~2(~3) cm,全缘或略波状,具明显的边缘腺点,两面无毛,背面多少具细鳞片,无腺点或具极疏的腺点,侧脉极弯曲上升;叶柄长5~8 mm。亚伞形花序,着生于侧生特殊花枝顶端,花枝长5~10 cm,通常无叶;花梗长1.0~1.5 cm,被微柔毛;花长4~5 mm;花萼仅基部连合,萼片长圆状卵形或披针形,顶端急尖或狭圆形,长约1.5 mm,多少具腺点,无毛;花瓣白色或粉红色,卵形,长4~5 mm,顶端急尖,外面无毛,里面多少被细微柔毛,具腺点;雄蕊较花瓣略短;花药狭长圆状披针形,背部无腺点或有;雌蕊与花瓣等长或略长;子房卵珠形,无毛,胚珠5枚,1轮。果球形,直径5~6 mm,鲜红色,具腺点。花期5—6月,果期10—12月。

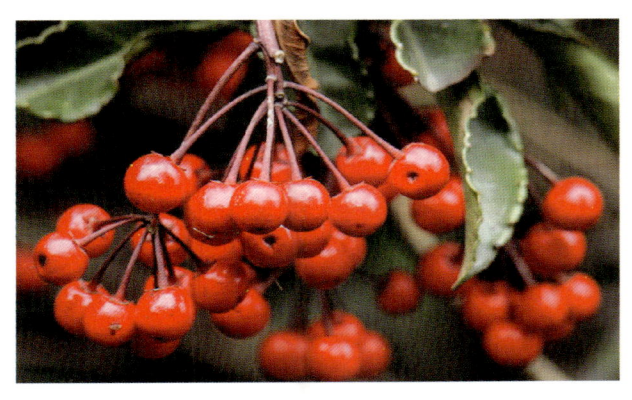

【生长地】生于山坡疏林或密林下阴湿的地方。

【采集】夏季、秋季采集。

【分布】贵州、广西等地有分布。

【化学成分及药理研究】根含生物碱、岩白菜素、紫金牛酸、百两金皂苷A、百两金皂苷B等。药理研究显示其对肺炎球菌、痢疾杆菌有抑制作用;有消炎作用,有抑制肉芽组织增生的作用;有抑制皮肤血管通透性增加的作用。

【应用】用于治疗咽喉肿痛、咳嗽、风湿痛、跌打损伤、蛇咬伤等。另作产妇坐月子期间用药。

【用量】内服：10~20 g。外用：适量。

ems tagt laox

【侗药药名释义】ems tagt laox,其意为此植物是具有很强解毒力的药,一些长久治不好的病用此药治疗后,疗效明显提高。

【基源】紫金牛科植物九管血 *Ardisia brevicaulis* Diels。药用部位:全株。

【形态】矮小灌木,具匍匐生根的根茎。直立茎高 10~15 cm,幼嫩时被微柔毛,除侧生特殊花枝外无分枝。叶片坚纸质,狭卵形或卵状披针形或椭圆形至近长圆形,顶端急尖且钝,或渐尖,基部楔形或近圆形,长 7~14(~18) cm,宽 2.5~4.8(~6.0) cm,近全缘,具不明显的边缘腺点,叶面无毛,背面被细微柔毛,尤以中脉为多,具疏腺点,侧脉(7~)10~13 对,与中脉几成直角,至近边缘上弯,连成远离边缘的不规则的边缘脉;叶柄长 1.0~1.5(~2.0) cm,被细微柔毛。伞形花序,着生于侧生特殊花枝顶端,花枝长 2~5 cm,除近顶端(即花序基部)有 1~2 片叶外,其余无叶或全部无叶;花梗长 1.0~1.5 cm;花萼基部连合达 1/3,萼片披针形或卵形,长约 2 mm,外面有或无毛,里面无毛,具腺点;花瓣粉红色,卵形,顶端急尖,长约 5 mm,有时达 7 mm,外面无毛,里面被疏细微柔毛,具腺点;雄蕊较花瓣短,花药披针形,背部具腺点;雌蕊与花瓣等长,无毛,具腺点;胚珠 6 枚,1 轮。果球形,直径约 6 mm,鲜红色,具腺点,宿存萼与果梗通常为紫红色。花期 6—7 月,果期 10—12 月。

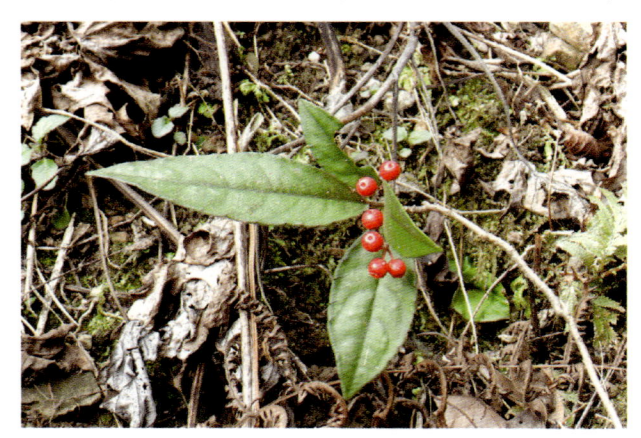

【生长地】生于密林下阴湿地。

【采集】秋季、冬季采集。

【分布】贵州、湖南、广西、湖北等地有分布。

【化学成分及药理研究】主要含苯酚类、苯醌类、皂苷类、苯甲醚、糖苷、甾醇等化合物。药理研究显示其具有抗炎、镇痛、抑菌等作用。

【应用】用于治疗牙痛、风湿痛、跌打损伤、无名肿毒等。

【用量】内服：10~20 g。外用：适量。

ems tagt laox

【侗药药名释义】ems tagt laox,其意为此植物是具有很强解毒力的药,一些长久治不好的病用此药治疗后,疗效明显提高。因侗族聚居区域不同,本属植物同名异种现象明显。

【基源】紫金牛科植物红凉伞 *Ardisia crenata* Sims var. *bicolor* (Walker) C. Y. Wu et C. Chen。药用部位:全株。

【形态】灌木,高1~2 m,稀达3 m。叶片革质或坚纸质,椭圆形、椭圆状披针形至倒披针形,带紫红色,长7~15 cm,宽2~4 cm,具明显的边缘腺点;叶柄长约1 cm。伞形花序或聚伞花序,着生于侧生特殊花枝顶端;花枝近顶端常具2~3片叶或更多,或无叶,长4~16 cm;花梗长7~10 mm,几无毛,带紫红色;花瓣带紫红色,盛开时反卷,卵形,顶端急尖,具腺点,外面无毛,里面有时近基部具乳头状突起;雄蕊较花瓣短,背面常具腺点;雌蕊与花瓣近等长或略长;子房卵珠形,无毛,具腺点;胚珠5枚,1轮。果球形,直径6~8 mm,鲜红色,具腺点。花期5—6月,果期10—12月(有时2—4月)。

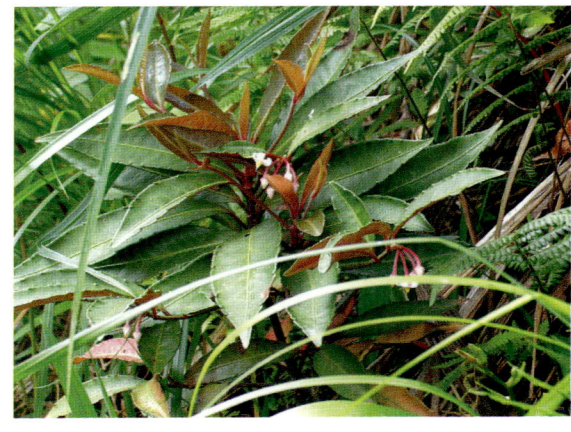

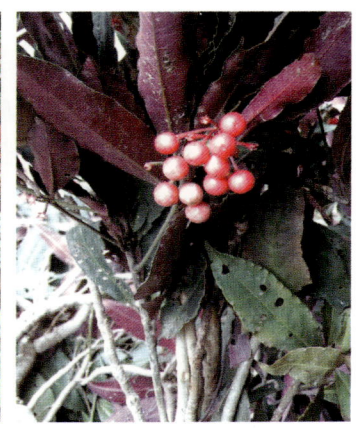

【生长地】生于疏林或密林下阴湿的灌木丛中。

【采集】秋季、冬季采集。

【分布】贵州、湖南、广西、湖北等地有分布。

【化学成分及药理研究】含车叶草酸、百两金皂苷、岩白菜素、糖苷、丁香酸、糠醛等化合物。药理研究显示其具有抗肿瘤、抗病毒、抗生育等作用。

【应用】用于治疗牙痛、风湿筋骨疼痛、跌打损伤、无名肿毒等。

【用量】内服:10~20 g。

ems yakous

【侗药药名释义】ems yakous,其意为治疗跌打损伤等所致患处的皮肤紫红色、组织肿胀、瘀血的良药。

【基源】菊科植物菊三七 *Gynura japonica* (Thunb.) Juel.。药用部位:全草。

【形态】高大多年生草本,高60~150 cm或更高。根粗大成块状,直径3~4 cm,有多数纤维状根茎直立,中空,基部木质,直径达15 mm,有明显的沟棱,幼时被卷柔毛,后变无毛,多分枝。基部叶在花期常枯萎;基部叶和下部叶较小,椭圆形,不分裂至大头羽状,顶裂片大;中部叶大,具长或短柄,叶柄基部有圆形,具齿或羽状裂的叶耳,多少抱茎;上部叶较小,羽状分裂,渐变成苞叶。头状花序多数,直径1.5~1.8 cm,花茎枝端排成伞房状圆锥花序;每一花序枝有

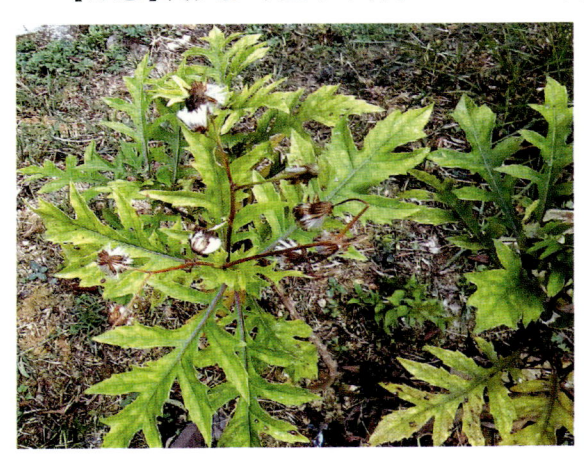

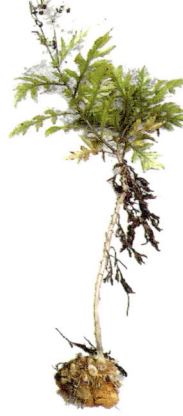

3~8个头状花序;花序梗细,长1~3(~6)cm,被短柔毛;总苞狭钟状或钟状,长10~15 mm,宽8~15 mm;总苞片1层,13个,线状披针形,长10~15 mm,宽1.0~1.5 mm,顶端渐尖,边缘干膜质,背面无毛或被疏毛。小花50~100朵;花冠黄色或橙黄色,长13~15 mm,管部细,上部扩大,裂片卵形,顶端尖;花药基部钝;花柱分枝有钻形附器,被乳头状毛。瘦果圆柱形,棕褐色,长4~5 mm,具10肋,肋间被微毛。花期、果期8—10月。

【生长地】生于山谷、山坡草地、林下或林缘,亦有栽培。

【分布】贵州、湖南、广西、湖北等地有分布。

【采集】夏季采摘。

【化学成分及药理研究】含生物碱类、香豆素、黄酮类、苯丙吡喃衍生物、甾体及其皂苷、色素等。药理研究显示其有镇痛、止血、抗凝、抗疟、抗炎、降血糖、局部麻醉、镇静等作用。

【应用】用于治疗跌打损伤、创伤出血、月经过多、分娩后的后期出血等,以及虎、毒蛇、蜘蛛咬伤和蜈蚣等蜇伤等。

【用量】内服:15~30 g。外用:适量。

gaos jugx seit

【侗药药名释义】gaos jugx seit,其意为该植物的形态像公的"和尚头"(汉语直译)。"gaos jugx seit"为侗族南部方言土语(公和尚头),按照《侗汉简明词典》所载,其语音及书写为gaos hocxangh seit(公和尚头)。

【基源】虎耳草科植物落新妇 *Astilbe chinensis* (Maxim.) Franch. et Savat.。药用部分:全草。

【形态】多年生草本,高50~100 cm。根状茎暗褐色,粗壮,须根多数。茎无毛。基生叶为二至三回三出羽状复叶;顶生小叶片菱状椭圆形;侧生小叶片卵形至椭圆形,长1.8~8.0 cm,宽1.1~4.0 cm,先端短渐尖至急尖,边缘有重锯齿,基部楔形、浅心形至圆形,腹面沿脉生硬毛,背面沿脉疏生硬毛和小腺毛;叶轴仅于叶腋部具褐色柔毛;茎生叶2~3枚,较小。圆锥花序长8~37 cm,宽3~4(~12)cm;下部第一回分枝长4.0~11.5 cm,通常与花序轴呈15°~30°角斜上;花序轴密被褐色卷曲长柔毛;苞片卵形,几无花梗;花密集;萼片5枚,卵形,长1.0~1.5 mm,宽约0.7 mm,两面无毛,边缘中部以上生微腺毛;花瓣5片,淡紫色至紫红色,线形,长4.5~5.0 mm,宽0.5~1.0 mm,单脉;雄蕊10枚,长2.0~2.5 mm;心皮2枚,仅基部合生,长约1.6 mm。蒴果长约3 mm。种子褐色,长约1.5 mm。花期、果期6—9月。

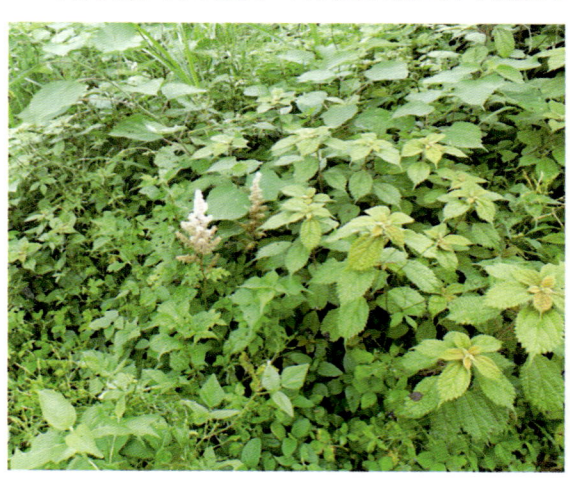

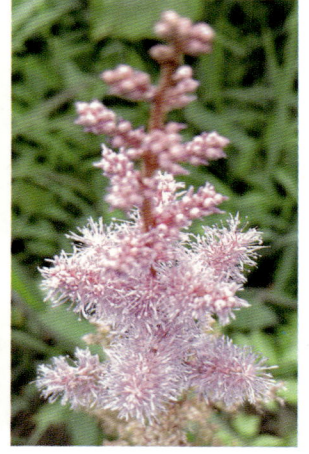

【生长地】生于山谷、溪边、林下、林缘和草甸等处。

【采集】夏季、秋季采挖。

【分布】主要分布在贵州、广西、湖南、湖北等地。

【化学成分及药理研究】含有岩白菜素、胡萝卜苷、黄酮等，全草含氰酸，花含槲皮素，根状茎、茎、叶含鞣质。药理研究显示其具有抗癌、镇痛、镇咳、抗氧化的作用。

【应用】用于治疗肺炎、咳嗽、跌打损伤、劳损等。

【用量】内服：15~30 g。外用：适量。

guangl sedl kuedp

【侗药药名释义】guangl sedl kuedp，系借用中草药"铁扫帚"的汉语名称，按照侗语语法直译为侗药名称。

【基源】豆科植物截叶铁扫帚 Lespedeza cuneata（Dum.-Cours.）G. Don。药用部分：全草。

【形态】小灌木，高达 1 m。茎直立或斜升，被毛，上部分枝；分枝斜上举。叶密集；叶柄短；小叶楔形或线状楔形，长 1~3 cm，宽 2~5(~7) mm，先端截形或近截形，具小刺尖，基部楔形，上面近无毛，下面密被伏毛。总状花序腋生，具 2~4 朵花；总花梗极短；小苞片卵形或狭卵形，长 1.0~1.5 mm，先端渐尖，背面被白色伏毛，边具缘毛；花萼狭钟形，密被伏毛，5 深裂，裂片披针形；花冠淡黄色或白色，旗瓣基部有紫斑，有时龙骨瓣先端带紫色，翼瓣与旗瓣近等长，龙骨瓣稍长；闭锁花簇生于叶腋。荚果宽卵形或近球形，被伏毛，长 2.5~3.5 mm，宽约 2.5 mm。花期 7—8 月，果期 9—10 月。

【生长地】生于草坡、山坡路旁。

【采集】夏季、秋季采集。

【分布】贵州、湖南、广西、湖北等地有分布。

【化学成分及药理研究】研究其化学成分，分离鉴定出黄酮类化合物 25 个、酚酸类化合物 12 个、木脂素类化合物 8 个、单糖 4 个、其他类成分 16 个；挥发油的主要成分为单萜、倍半萜、烷烃、脂肪化合物及一些芳香类成分。药理研究显示其具有保肝、抗菌、抗炎、抗氧化等作用。

【应用】用于治疗气管炎、外伤、口疮等。

【用量】内服：15~20 g。外用：适量。

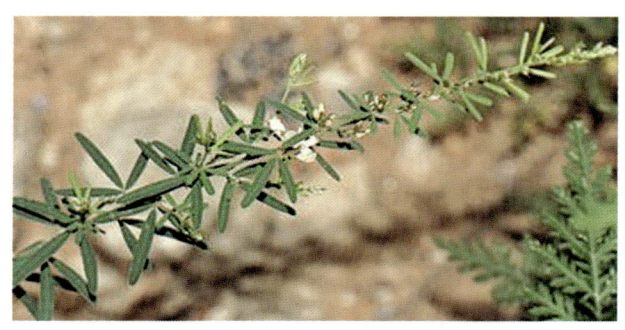

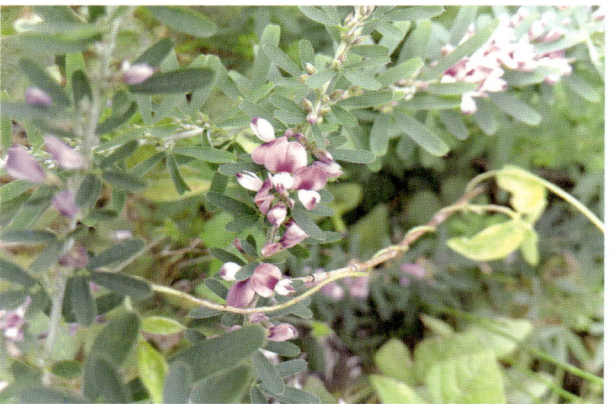

hongh wenc hongh bags

【侗药药名释义】hongh wenc hongh bags，俗名，其意为由 hongh wenc、hongh bags 两兄弟首先采用于祭祀"社堂"的很有灵气、精气的植物，侗族人民就以这两兄弟的名字为这种植物命名。

【基源】石杉科植物蛇足石杉 Huperzia serrata（Thunb. ex Murray）Trev.。药用部位：全草。

【形态】多年生土生植物。茎直立或斜生，高 10~30 cm，中部直径 1.5~3.5 mm，枝连叶宽 1.5~

4.0 cm,二至四回二叉分枝,枝上部常有芽孢。叶螺旋状排列,疏生,平伸,狭椭圆形,向基部明显变狭,通直,长1~3 cm,宽1~8 mm,基部楔形,下延有柄,先端急尖或渐尖,边缘平直不皱曲,有粗大或略小而不整齐的尖齿,两面光滑,有光泽,中脉突出明显,薄革质。孢子叶与不育叶同形;孢子囊生于孢子叶的叶腋,两端露出,肾形,黄色。

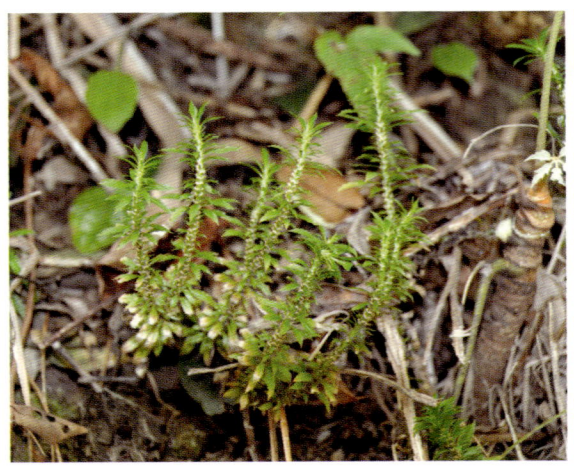

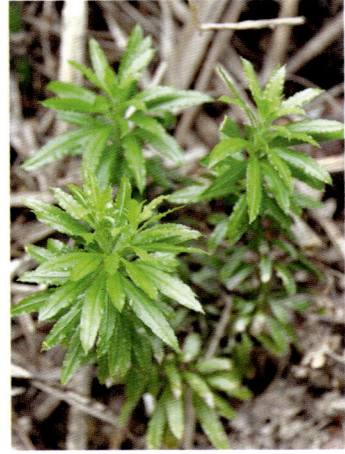

【生长地】生于林缘、沟边和石上阴湿处。

【采集】全年可采用。

【分布】贵州、湖南、广西、湖北等地有分布。

【化学成分及药理研究】主要含生物碱。药理研究显示其具有抗胆碱酯酶、抗氧自由基、镇痛、松弛横纹肌等作用。

【应用】用于治疗治跌打损伤、烧烫伤、毒蛇咬伤、疖、痈等。

【用量】内服:10~15 g。外用:适量。

houchank

【侗药药名释义】houchank,侗语植物名,其意为此植物与侗药langxsis(芸香科植物吴茱萸)同属人们常食用的香料,但是houchank似"男子汉",其香味远远不及langxsis。

【基源】樟科植物山胡椒 Lindera glauca (Sieb. et Zucc.) Bl.。药用部位:根、枝叶、果。

【形态】落叶灌木或小乔木,高可达8 m;树皮平滑,灰色或灰白色。冬芽(混合芽)长角锥形,长约1.5 cm,直径约4 mm;芽鳞裸露部分红色;幼枝条白黄色,初有褐色毛,后脱落成无毛。叶互生,宽椭圆形、椭圆形、倒卵形至狭倒卵形,长4~9 cm,宽2~4(~6) cm,上面深绿色,下面淡绿色,被白色柔毛,纸质,羽状脉,侧脉每侧(4)5~6条;叶枯后不落,翌年新叶发出时落下。伞形花序腋生,总梗短或不明显,长一般不超过3 mm;生于混合芽中的总苞片绿色膜质,每总苞有3~8朵花;雄花花被片黄色,椭圆形,长约2.2 mm,内轮、外轮几相等,外面在背脊部被柔毛;雄蕊9枚,近等长,花丝无毛,第3轮的基部着生2个大的具角突的宽肾形腺体,腺体柄基部与花丝基部合生,有时第2轮雄蕊花丝也着生一较小腺体;退化雌蕊细小,椭圆形,长约1 mm,上有一小突尖;花梗长约1.2 cm,密被白色柔毛;雌花花被片黄色,椭圆形或倒卵形,内轮、外轮几相等,长约2 mm,外面在背脊部被稀疏柔毛或仅基部有少数柔毛;退化雄蕊长约1 mm,条形,第3轮的基部着生2个长约0.5 mm具柄不规则肾形腺体,腺体柄与退化雄蕊中部以下合生;子房椭圆形,长约1.5 mm;花柱长约0.3 mm,柱头盘状;花梗长

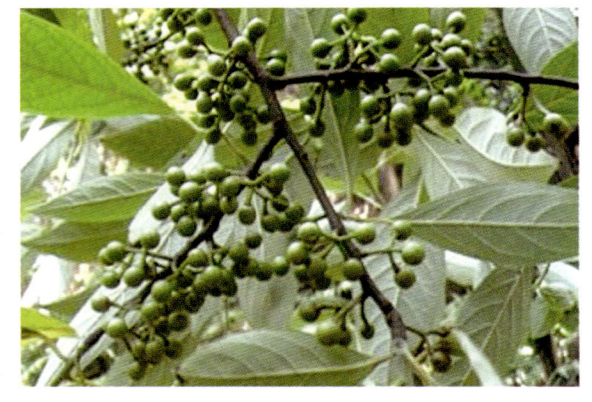

3~6 mm，熟时黑褐色。果梗长 1.0~1.5 cm。花期 3—4 月，果期 7—8 月。

【生长地】生于山坡、林缘、路旁。

【采集】根、枝叶常年可采，秋季采果。

【分布】贵州、湖南、广西、湖北等地有分布。

【化学成分及药理研究】含罗勒烯等挥发油，还含有生物碱类、倍半萜类、棕榈酸、肉豆蔻酸等化合物。药理研究显示其具有抗菌、抗病毒、抗肿瘤、抗高血压、抗炎、镇痛等作用。

【应用】用于治疗风湿麻痹、劳伤、筋骨酸麻、痈肿初起、红肿焮痛、中风不语等。

【用量】内服：5~15 g。外用：适量。

jac memx mant

【侗药药名释义】jac memx mant，其意为此植物的叶的形状似茄子，结黄色的果，全株有如老虎般凶恶的刺。

【基源】茄科植物水茄 *Solanum torvum* Swartz.。药用部位：根。

【形态】灌木，高 1~2(~3) m。叶单生或双生，卵形至椭圆形，长 6~12(~19) cm，宽 4~9(~13) cm，裂片通常 5~7 枚；中脉在下面少刺或无刺；叶柄长 2~4 cm，具 1~2 枚皮刺或无。伞房花序腋外生，2~3 歧，毛被厚；总花梗长 1.0~1.5 cm；花白色；花冠辐形，直径约 1.5 cm；花丝长约 1 mm；花药长 7 mm；子房卵形，光滑；不孕花的花柱短于花药，能孕花的花柱长于花药，柱头截形。浆果黄色，光滑无毛，圆球形，直径 1.0~1.5 cm，宿萼外面被稀疏的星状毛；果柄长约 1.5 cm，上部膨大。种子盘状，直径 1.5~2.0 mm。全年均开花结果。

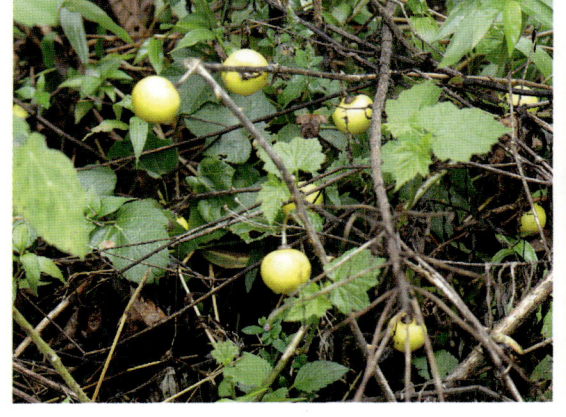

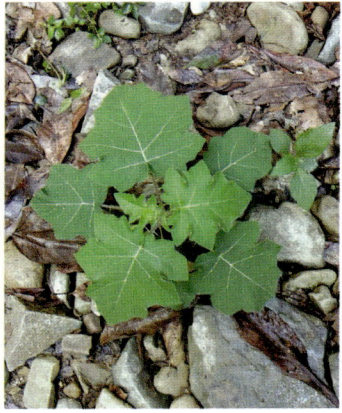

【生长地】生于路旁荒地、疏林或灌木丛中。

【采集】夏季、秋季采集。

【分布】贵州、湖南等地有分布。

【化学成分及药理研究】含酰胺类、甾体、皂苷类、黄酮类、有机酸类等化学成分。药理研究显示其具有抗病毒（尤其是单纯性疱疹病毒）等作用。

【应用】用于治疗疔疮、跌打瘀痛等。

【用量】内服：5~10 g。外用：适量。

jac memx yak

【侗药药名释义】jac memx yak，其意为此植物的叶的形状似茄子，结红色的果，全株有如老虎般凶恶的刺。

【基源】 茄科植物牛茄子 Solanum surattense Burm. f.。药用部位:根。

【形态】 直立草本至亚灌木,高 30~60 cm,也有高达 1 m 的。植物体除茎、枝外各部均被具节的纤毛。茎及小枝具淡黄色细直刺,通常无毛或被极稀疏的纤毛,细直刺长 1~5 mm 或更长,纤毛长 3~5 mm。叶阔卵形,长 5~10 cm,宽 4~12 cm,先端短尖至渐尖,基部心形,5~7 浅裂或半裂,裂片三角形或卵形,边缘浅波状;上面深绿色,被稀疏纤毛;下面淡绿色,无毛或纤毛在脉上分布稀疏,在边缘则较密;叶柄粗壮,长 2~5 cm,微具纤毛及较长大的直刺。聚伞花序腋外生,短而少花,长不超过 2 cm,单生或多至 4 朵;花梗纤细,被直刺及纤毛;萼杯状,长约 5 mm,直径约 8 mm,外面具细直刺与纤毛,先端 5 裂,裂片卵形;花冠白色,筒部隐于萼内,长约 2.5 mm;花丝长约 2.5 mm,顶端延长,顶孔向上;子房球形,无毛;花柱长于花药而短于花冠裂片,无毛,柱头头状。浆果扁球状,直径约 3.5 cm,初绿白色,成熟后橙红色;果柄长 2.0~2.5 cm,具细直刺。种子干后扁而薄,边缘翅状,直径约 4 mm。

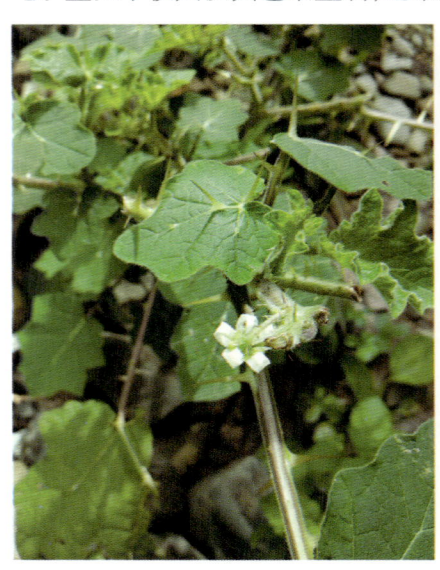

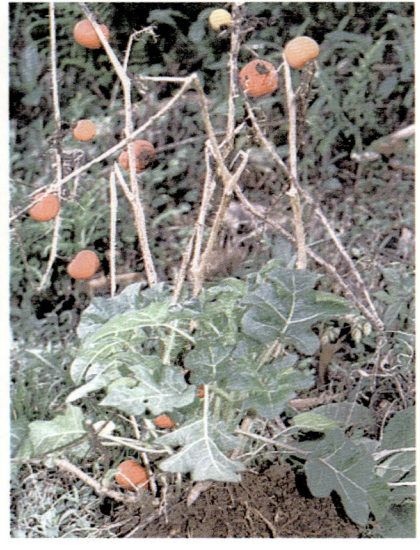

【生长地】 生于路旁荒地、疏林或灌木丛中。

【采集】 夏季、秋季采集。

【分布】 贵州、湖南、广西、湖北等地有分布。

【化学成分及药理研究】 含澳洲茄胺、澳洲茄碱、澳洲茄边碱、澳洲茄二烯、皂苷类、甾醇类等化合物。药理研究显示其具有抗菌、抗疟、抗溃疡、驱虫等作用。

【应用】 用于治疗跌打损伤、风湿关节痛、疔、痈等。

【用量】 内服:5~10 g。外用:适量。

jal

【侗药药名释义】 jal,侗语固有词,汉语俗称茅草。

【基源】 禾本科植物白茅 Imperata cylindrica (L.) Beauv.。药用部位:根茎。

【形态】 多年生,具粗壮的长根状茎。秆直立,高 30~80 cm,具 1~3 节,节无毛。叶鞘聚集于秆基,甚长于其节间,质地较厚;秆生叶片长 1~3 cm,窄线形,或具柄,质硬,被有白粉,基部上面具柔毛。圆锥花序稠密,长约 20 cm,宽达 3 cm,小穗长 4~5(~6) mm;两颖草质及边缘膜质,近相等,具 5~9 脉;第 1 外稃卵状披针形,长为颖片的 2/3,第 2 外稃与其内稃近相等,长约为颖之半,卵圆形,顶端具齿裂与纤毛;雄蕊 2 枚;花药长 3~4 mm;花柱细长,基部多少连合,柱头紫黑色,羽状,长约 4 mm,自小穗顶端伸出。颖果椭圆形,长约 1 mm。胚长为颖果之半。

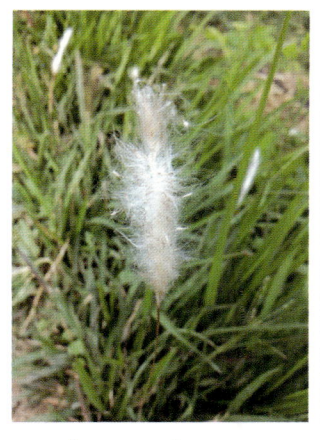

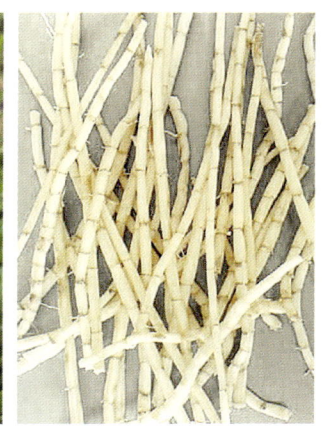

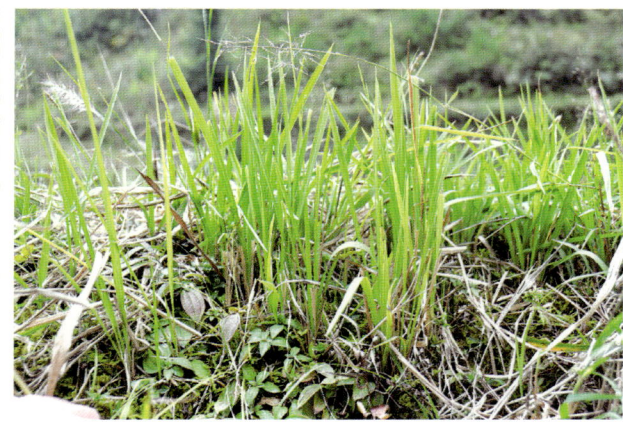

【生长地】生于山坡、河岸草地、荒地。

【采集】秋季、冬季采集。

【分布】贵州、湖南、广西、湖北等地有分布。

【化学成分及药理研究】主要含三萜类、黄酮类、木脂素类、内酯类、糖类、甾体类、有机酸类等多种化学成分。药理研究显示白茅根具有利尿、止血、抗菌、调节免疫功能等作用。

【应用】用于治疗肺炎、咳喘、胃痛、黄疸等。

【用量】内服：15～30 g。

jaol bac samp bav

【侗药药名释义】jaol bac samp bav，藤类，其意为该植物是三叶的、藤作犁耙的绳索用的药。

【基源】木通科植物白木通（亚种）*Akebia trifoliata* (Thunb.) Koidz. subsp. *australis* (Diels) T. Shimizu。药用部分：根、茎叶、果。

【形态】落叶木质藤本。茎皮灰褐色，有稀疏的皮孔及小疣点。掌状复叶互生或在短枝上簇生；叶柄直，长7～11 cm；小叶3枚，纸质或薄革质，卵形至阔卵形，长4.0～7.5 cm，宽2～6 cm，先端通常钝或略凹入，具小凸尖，基部截平或圆形，边缘具波状齿或浅裂，上面深绿色，下面浅绿色。总状花序自短枝上簇生叶中抽出，下部有1～2朵雌花，上部有15～30朵雄花；总花梗纤细，长约5 cm。雄花：花梗丝状，长2～5 mm；萼片3枚，淡紫色，阔椭圆形或椭圆形，长2.5～3.0 mm；雄蕊6枚，离生，排列为杯状；花丝极短，药室在开花时内弯；退化心皮3枚，长圆状锥形。雌花：花梗较雄花的稍粗，长1.5～3.0 cm；萼片3枚，紫褐色，近圆形，长10～12 mm，宽约10 mm，先端圆而略凹入，开花时广展反折；退化雄蕊6枚或更多；无花丝；心皮3～9枚，

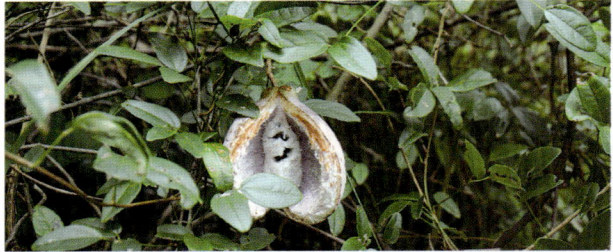

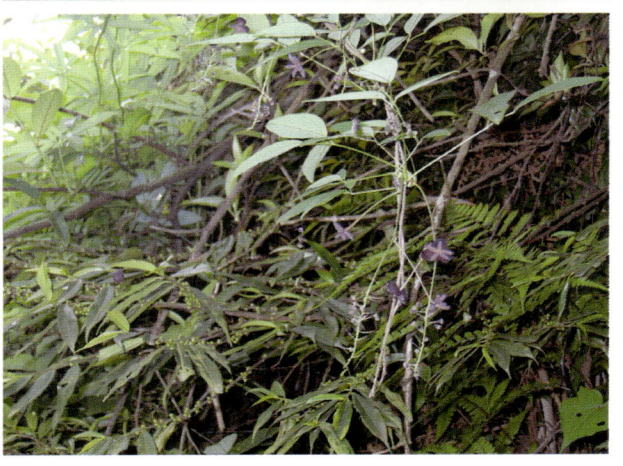

离生,圆柱形。果长圆形,长 6~8 cm,直径 2~4 cm,直或稍弯,成熟时灰白色略带淡紫色。种子极多数,扁卵形,长 5~7 mm,宽 4~5 mm;种皮红褐色或黑褐色,稍有光泽。花期 4—5 月,果期 7—8 月。

【生长地】生于山地沟谷边疏林或丘陵灌丛中。

【采集】夏季、秋季采集。

【分布】贵州、湖南、湖北、广西等地有分布。

【化学成分及药理研究】主要含皂苷、多糖,其藤茎经分离可得胡萝卜苷、β-谷甾醇等 6 种化合物。药理研究显示其具有改善免疫功能的活性,其水浸剂对多种致病真菌有不同程度的抑制作用。

【应用】用于治疗咽喉痛、风湿关节疼痛、乳汁不通等。

【用量】内服:15~25 g。

jaol biins jenc

【侗药药名释义】jaol biins jenc,藤类,其意为该植物长在山上,块根形状似团鱼,汉语直译为山团鱼藤。

【基源】防己科植物金线吊乌龟 *Stephania cephalantha* Hayata。药用部分:块根。

【形态】草质、落叶、无毛藤本,高通常 1~2 m 或过之。块根团块状或近圆锥状,有时不规则,褐色,生有许多突起的皮孔。小枝紫红色,纤细。叶纸质,三角状扁圆形至近圆形,长通常 2~6 cm,宽 2.5~6.5 cm,顶端具小凸尖,基部圆或近截平,边全缘或多少浅波状;掌状脉 7~9 条,向下的很纤细;叶柄长 1.5~7.0 cm,纤细。雌雄花序同形,均为头状花序,具盘状花托;雄花序总梗丝状,常于腋生、具小型叶的小枝上作总状花序式排列;雌花序总梗粗壮,单个腋生。雄花:萼片 6 枚,较少 8 枚(或偶有 4 枚),匙形或近楔形,长 1.0~1.5 mm;花瓣 3 或 4 片(很少 6 片),近圆形或阔倒卵形,长约 0.5 mm;聚药雄蕊很短。雌花:萼片 1 枚,偶有 2~3(~5)枚,长约 0.8 mm 或过之;花瓣 2(~4)片,肉质,比萼片小。核果阔倒卵圆形,长约 6.5 mm,成熟时红色;果核背部两侧各有 10~12 条小横肋状雕纹,胎座迹通常不穿孔。花期 4—5 月,果期 6—7 月。

【生长地】生于村边、旷野、林缘等处土层深厚、肥沃的地方或石灰岩地区的石缝或石砾中。

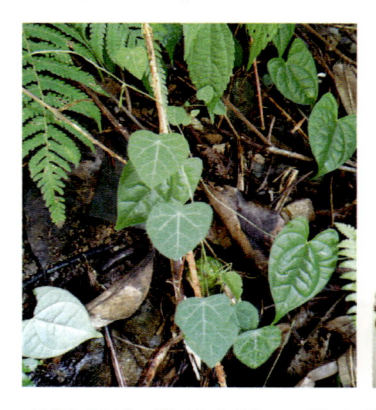

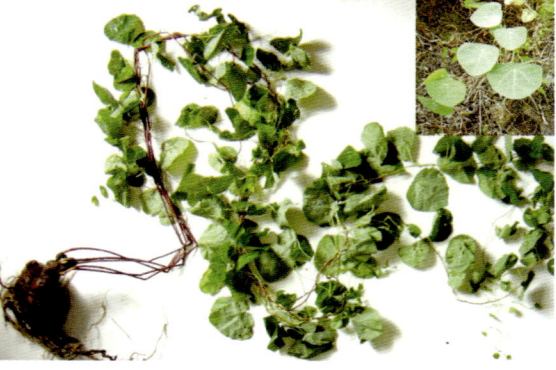

【采集】秋季采挖,洗净,晒干。

【分布】主要分布于贵州、广西、湖南、湖北等地。

【化学成分及药理研究】含有生物碱、多糖等化学成分,从茎叶中分离得到四氢巴马亭、巴马亭、青风藤碱、紫堇定等 11 种生物碱类成分;块根含多种生物碱,其中千金藤素有抗结核分枝杆菌、治胃溃疡等功效。药理研究显示其具有增强免疫力、促进血管扩张、抗病毒、抗癌等作用。

【应用】用于治疗咽痛、咳嗽、吐血、跌打损伤、无名肿毒、毒蛇咬伤等。

【用量】内服:10~20 g。外用:适量。

jaol bogl padt yak mags

【侗药药名释义】 jaol bogl padt yak mags，其意为大的、枝条暗红色的补血的藤。

【基源】 木通科植物大血藤 *Sargentodoxa cuneata* (Oliv.) Rehd. et Wils.。药用部分：根、茎。

【形态】 落叶木质藤本，长达 10 余 m。藤径粗达 9 cm，全株无毛。当年枝条暗红色，老树皮有时纵裂。三出复叶，或兼具单叶，稀全部为单叶；叶柄长 3~12 cm；小叶革质，顶生小叶近棱状倒卵圆形，长 4.0~12.5 cm，宽 3~9 cm，先端急尖，基部渐狭成 6~15 mm 的短柄，全缘；侧生小叶斜卵形，先端急尖，基部内面楔形，外面截形或圆形，上面绿色，下面淡绿色，干时常变为红褐色，比顶生小叶略大，无小叶柄。总状花序长 6~12 mm；雄花与雌花同序或异序，同序时雄花生于基部；花梗细，长 2~5 cm；苞片 1 枚，长卵形，膜质，长约 3 mm，先端渐尖；萼片 6 枚，花瓣状，长圆形，长 0.5~1.0 cm，宽 0.2~0.4 cm，顶端钝；花瓣 6 片，小，圆形，长约 1 mm；雄蕊长 3~4 mm；花丝长仅为花药的一半或更短；药隔先端略突出；退化雄蕊长约 2 mm，先端较突出，不开裂；雌蕊多数，螺旋状生于卵状突起的花托上；子房瓶形，长约 2 mm；花柱线形，柱头斜；退化雌蕊线形，长约 1 mm。浆果近球形，直径约 1 cm，成熟时黑蓝色；小果柄长 0.6~1.2 cm。种子卵球形，长约 5 mm，基部截形；种皮黑色，光亮，平滑；种脐显著。花期 4—5 月，果期 6—9 月。

【生长地】 生于山坡灌木丛、疏林和林缘等。

【采集】 常年可采集。

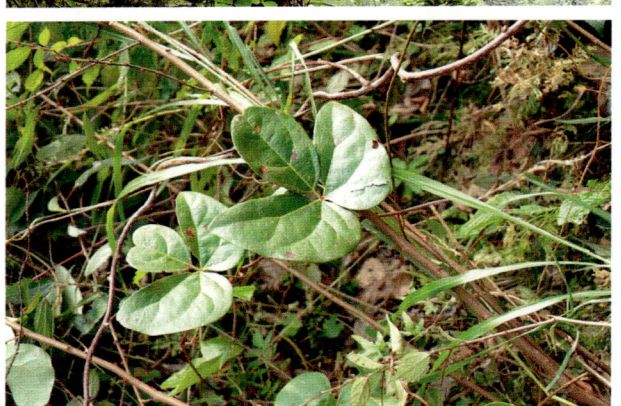

【分布】 贵州、湖北、湖南、广西等地有分布。

【化学成分及药理研究】 主要含酚酸、木脂素、三萜、挥发油等化合物。药理研究显示其具有抑菌、抗炎、抗病毒、抗过敏、抗氧化、抗肿瘤、耐缺氧、防辐射等作用，对心血管系统有较好的保护作用。

【应用】 用于治疗风湿痛、痢疾、月经不调、跌打损伤等。

【用量】 内服：15~25 g。外用：适量。

jaol dangc

【侗药药名释义】 jaol dangc，其意为有甜味的藤。

【基源】 茜草科植物鸡矢藤 *Paederia scandens* (Lour.) Merr.。药用部分：全草。

【形态】 藤本，茎长 3~5 m，无毛或近无毛。叶对生，纸质或近革质，形状变化很大，卵形、卵状长圆形至披针形，长 5~9(~15) cm，宽 1~4(~6) cm，顶端急尖或渐尖，基部楔形或近圆形或截平，有时浅心

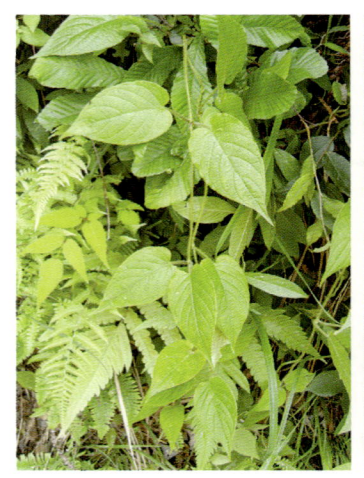

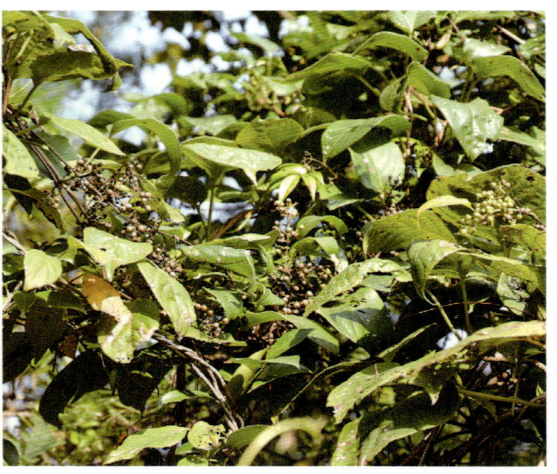

形,两面无毛或近无毛,有时下面脉腋内有束毛;侧脉每边4~6条,纤细;叶柄长1.5~7.0 cm;托叶长3~5 mm,无毛。圆锥花序式的聚伞花序腋生和顶生,扩展,分枝对生,末次分枝上着生的花常呈蝎尾状排列;小苞片披针形,长约2 mm;花具短梗或无;萼管陀螺形,长1.0~1.2 mm,萼檐裂片5枚,裂片三角形,长0.8~1.0 mm;花冠浅紫色,管长7~10 mm,外面被粉末状柔毛,里面被绒毛,顶部5裂,裂片长1~2 mm,顶端急尖而直;花丝长短不齐。果球形,成熟时近黄色,有光泽,平滑,直径5~7 mm,顶冠以宿存的萼檐裂片和花盘;小坚果无翅,浅黑色。花期5—7月。

【生长地】生于山坡、林中、林缘、沟谷边灌丛中或缠绕在灌木上。

【分布】贵州、湖南、广西等地有分布。

【化学成分及药理研究】含挥发油、环烯醚萜苷类、油脂、甾醇类等化合物。药理研究显示其具有抗肿瘤、抗菌、消炎、镇痛等作用。

【应用】用于治疗肝炎、风湿筋骨痛、跌打损伤、肠炎、支气管炎、疮疡等。

【用量】内服:15~30 g。外用:适量。

jaol ems bins

【侗药药名释义】jaol ems bins,藤类,其意为做酒曲的药。

【基源】胡椒科植物小叶爬崖香 *Piper arboricola* C. DC.。药用部位:全草。

【形态】藤本,长达数米。茎、枝平卧或攀缘,节上生根,幼时密被锈色粗毛,老时脱落变稀疏。叶薄,膜质,有细腺点;匍匐枝的叶卵形或卵状长圆形,长3.5~5.0 cm,宽2~3 cm,顶端短尖或钝,基部心形,两侧稍不等,两面被粗毛,背面脉上尤甚,毛通常向上弯曲,且脱落变稀疏;叶柄长1.0~2.5 cm,被粗毛,基部具鞘;小枝的叶长椭圆形、长圆形或卵状披针形,长7~11 cm,宽3.0~4.5 cm,顶端短渐尖,基部偏斜或半心形,叶脉5~7条,最上1对互生或近对生,离基1~2 cm从中脉发

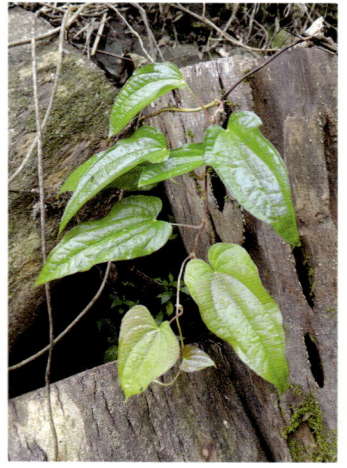

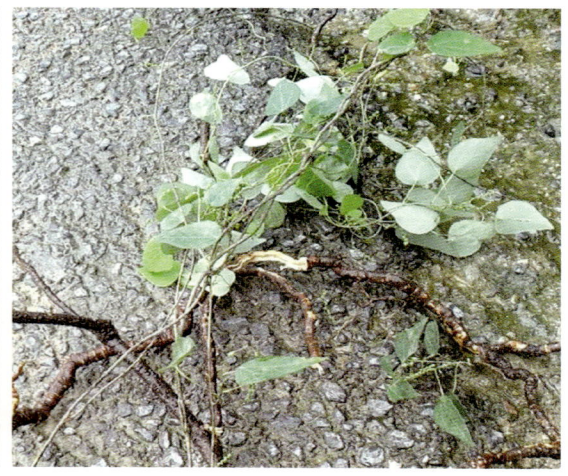

出,余者均近基出,网状脉明显,被毛与匍匐枝的叶相同,但叶柄较短,长5~10 mm。花单性,雌雄异株,聚集成与叶对生的穗状花序;雄花序纤细,长5.5~13.0 cm,直径2~3 mm;总花梗与上部的叶柄等长或略长,其与花序轴均被毛;苞片圆形,具短柄,盾状,直径0.7~1.0 mm,背面无毛,腹面与花序轴着生处被束毛;雄蕊2枚,花药近球形,花丝短;雌花序长4.0~5.5 cm,苞片、花序轴与雄花序的无异;子房近球形,离生。浆果倒卵形,离生,直径约2 mm。花期3—7月。

【生长地】生于山坡疏林或山谷密林中,常攀缘于树上或石上。

【采集】夏季、秋季采集。

【分布】贵州、湖南、广西、湖北等地有分布。

【化学成分及药理研究】含二氢荜茇明宁碱、棕榈酸、硬脂酸、β-谷甾醇、胡萝卜苷、齐墩果酸等。药理研究显示其具有镇痛、抗抑郁等作用。

【应用】用于治疗胃痛、消化不良等。

【用量】内服:9~15 g。外用:适量。

jaol enl mas

【侗药药名释义】jaol enl mas,藤类,其意为治疗肌肉痉挛、僵硬的药。

【基源】海金沙科植物海金沙 *Lygodium japonicum* (Thunb.) Sw.。药用部位:全草。

【形态】植株高达1~4 m。叶轴上面有2条狭边,羽片多数,相距9~11 cm,对生于叶轴上的短距两侧,平展;不育羽片尖三角形,长、宽几相等,10~12 cm或较狭,柄长1.5~1.8 cm,同羽轴一样多少被短灰毛,两侧有狭边,二回羽状;主脉明显,侧脉纤细;能育羽片卵状三角形,长、宽几相等,12~20 cm,或长稍过于宽,二回羽状;叶纸质,干后绿褐色,两面沿中肋及脉上略有短毛。孢子囊穗长2~4 mm,往往长远超过小羽片的中央不育部分,排列稀疏,暗褐色,无毛。

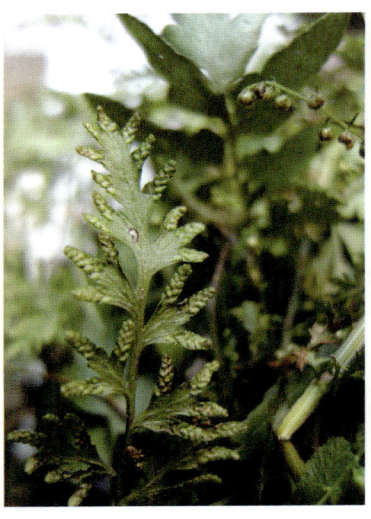

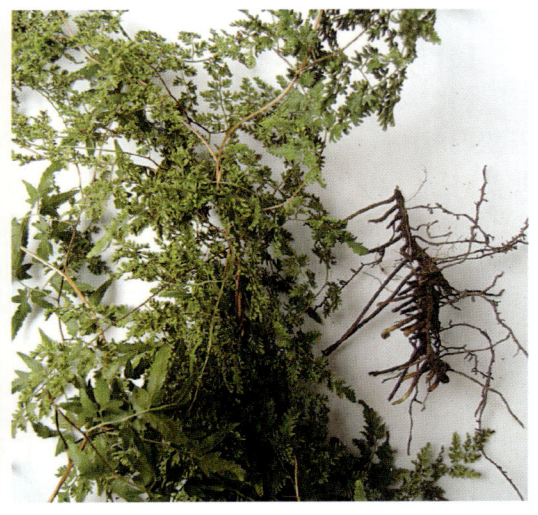

【生长地】生于山坡、草丛,攀缘他物而生长。

【采集】夏季、秋季可采全草,立秋前后采集孢子。

【分布】贵州、湖南、广西等地有分布。

【化学成分及药理研究】含反式对香豆酸、咖啡酸,亦含脂肪油、氨基酸、黄酮、海金沙素等化合物。药理研究显示其具有抗菌、利胆、利尿、促进排石的作用。

【应用】用于治疗风湿痛、皮肤瘙痒等。

【用量】内服:10~15 g。外用:适量。

jaol geiv miix

【侗药药名释义】jaol geiv miix,藤类,其意为生活中常用于给鱼产卵的植物。

【基源】石松科植物石松 *Lycopodium japonicum* Thunb. ex Murray。药用部位:全草。

【形态】多年生土生植物。匍匐茎地上生,细长横走,二至三回分叉,绿色,被稀疏的叶。侧枝直立,高达40 cm,多回二叉分枝,稀疏,压扁状(幼枝圆柱状),枝连叶直径5~10 mm。叶螺旋状排列,密集,上斜,披针形或线状披针形,长4~8 mm,宽0.3~0.6 mm,基部楔形,下延,无柄,先端渐尖,具透明发丝,边缘全缘,草质,中脉不明显。孢子囊穗(3)4~8个,集生于长达30 cm的总柄上;总柄上苞片螺旋状稀疏着生,薄草质,形状如叶片;孢子囊穗不等位着生(即小柄不等长),直立,圆柱形,长2~8 cm,直径5~6 mm,具1~5 cm长的长小柄;孢子叶阔卵形,长2.5~3.0 mm,宽约2 mm,先端急尖,具芒状长尖头,边缘膜质,啮蚀状,纸质;孢子囊生于孢子叶腋,略外露,圆肾形,黄色。

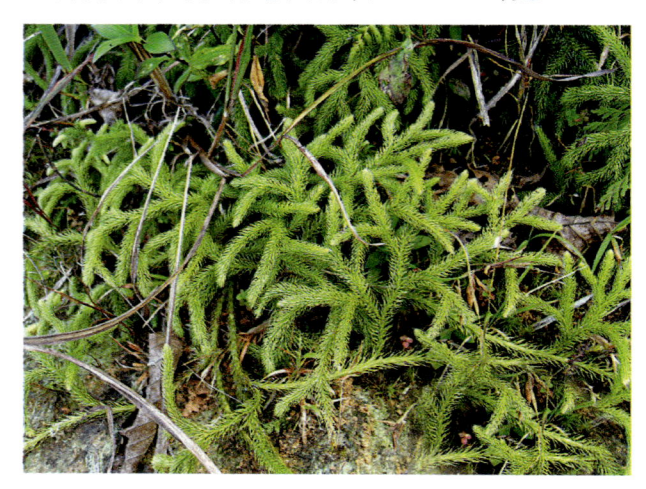

【生长地】生于林下、灌丛下、草坡、路边或岩石上。

【采集】夏季、秋季采集。

【分布】贵州、湖南、广西、湖北等地有分布。

【化学成分及药理研究】全草含石松碱、棒石松碱、棒石松洛宁碱、石松灵碱等生物碱,石松三醇、石松四醇酮等萜类化合物,β-谷甾醇等甾醇,尚含香草酸、阿魏酸等。药理研究显示其具有明显镇痛、解热、延长戊巴比妥钠睡眠时间、增强可卡因的毒性反应等作用,对小肠与子宫有兴奋作用。

【应用】用于治疗跌打损伤、关节酸痛、屈伸不利、肢体麻木等。

【用量】内服:5~10 g。外用:适量。

jaol ids nguk

【侗药药名释义】jaol ids nguk,藤类,其意为治疗猪病、"僵猪"且果实像葡萄样的藤。

【基源】葡萄科植物乌蔹莓(原变种)*Cayratia japonica* (Thunb.) Gagnep. var. *japonica*。药用部位:全草。

【形态】草质藤本。小枝圆柱形,有纵棱纹,无毛或微被疏柔毛。卷须二至三叉分枝,相隔2节间断与叶对生。叶为鸟足状5小叶,中央小叶长椭圆形或椭圆状披针形,长2.5~4.5 cm,宽1.5~4.5 cm,顶端急尖或渐尖,基部楔形,侧生小叶椭圆形或长椭圆形,长1~7 cm,宽0.5~3.5 cm,顶端急尖或圆形;侧脉5~9对,网脉不明显;叶柄长1.5~10.0 cm,中央小叶柄长0.5~2.5 cm,侧生小叶无柄或有短柄;托叶早落。花序腋生,复二歧聚伞花序;花序梗长1~13 cm,无毛或微被毛;花梗长1~2 mm,几无毛;花蕾卵圆形,高1~2 mm,顶端圆形;萼碟形,边缘全缘或波状浅裂,外面被乳突状毛或几无毛;雄蕊4枚;花药卵圆形,长、宽近相等;花盘发达,4浅裂;子房下部与花盘合生;花柱短,柱头微扩大。果实近球形,直径约

1 cm，有种子 2~4 颗。种子三角状倒卵形，顶端微凹，基部有短喙；种脐在种子背面近中部呈带状椭圆形，上部种脊突出，表面有突出肋纹，腹部中棱脊突出，两侧洼穴呈半月形，从近基部向上达种子近顶端。花期 3—8 月，果期 8—11 月。

【生长地】生于山坡林下。

【采集】夏季、秋季采集。

【分布】贵州、湖南、广西、湖北等地有分布。

【化学成分及药理研究】全草含阿拉伯聚糖、黏液质、硝酸钾、甾醇、氨基酸、黄酮类、生物碱、鞣质、淀粉、树胶等。药理研究显示其具有抑菌、抑制流行性感冒病毒甲 3 型等作用。

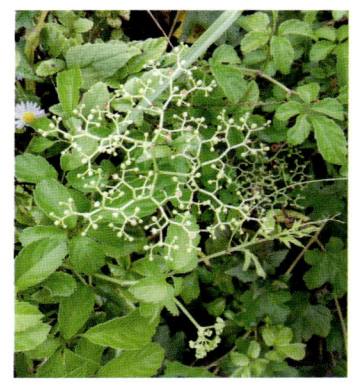

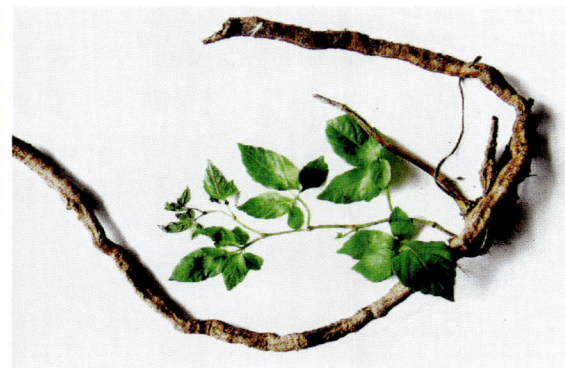

【应用】用于治疗跌打损伤、骨折、风湿痛、化脓性感染、毒蛇咬伤等。

【用量】内服：3~6 g。外用：适量。

jaol jiux saengc

【侗药药名释义】jaol jiux saengc，藤类，其意为此药根深长，具连珠状黄色块根，连珠状膨大部分常为不规则球形，间隔不一、大小不一，最多可达 9 个。

【基源】防己科植物青牛胆 *Tinospora sagittata*（Oliv.）Gagnep.。药用部位：块根。

【形态】草质藤本，具连珠状块根，膨大部分常为不规则球形，黄色。枝纤细，有条纹，常被柔毛。叶纸质至薄革质，披针状箭形或有时披针状戟形，很少卵状或椭圆状箭形，长 7~15 cm，有时达 20 cm，宽 2.4~5.0 cm，先端渐尖，有时尾状，基部弯缺常很深，后裂片圆、钝或短尖，常向后伸，有时向内弯以至二裂片重叠，很少向外伸展；叶柄长 2.5~5.0 cm 或稍长，有条纹，被柔毛或近无毛。花序腋生，常数个或多个簇生，聚伞花序或分枝成疏花的圆锥状花序，长 2~10 cm，有时可至 15 cm 或更长，总梗、分枝和花梗均丝状；花瓣 6 片，肉质，常有爪，瓣片近圆形或阔倒卵形，很少近菱形，基部边缘常反折，长 1.4~2.0 mm；雄蕊 6 枚，与花瓣近等长或稍长；雌花萼片与雄花相似；心皮 3 枚，近无毛。核果红色，近球形；果核近半球形，宽 6~8 mm。花期 4 月，果期秋季。

【生长地】常散生于林下、林缘、竹林草地上及灌木林下石隙间。

【采集】秋季采集。

【分布】湖北、贵州、湖南、广西等地有分布。

【化学成分及药理研究】含金果榄酮 A、金果榄酮 B、金果

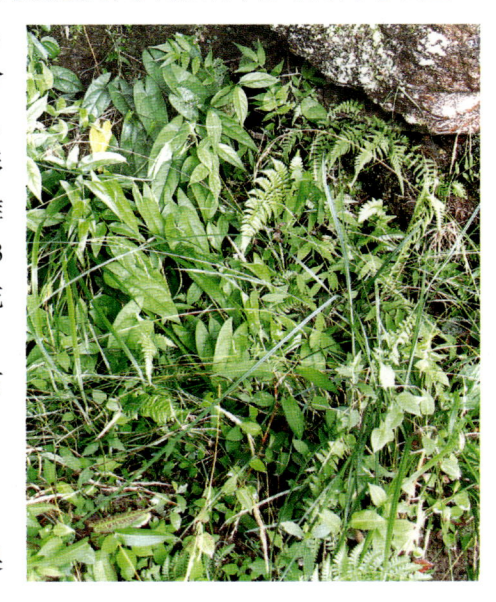

榄酮 C、金果榄酮 D、表金果榄苷、掌叶防己碱及其他微量生物碱。药理研究显示其具有明显降血糖和抗肿瘤作用。

【应用】用于治疗扁桃体炎、咽炎、腮腺炎、肠炎、胃痛等。

【用量】内服:5~10 g。外用:适量。

jaol lac dingc seit

【侗药药名释义】jaol lac dingc seit,藤类,其意为此药是"公药",特征是结有像小脚趾样的藤。

【基源】鼠李科植物多叶勾儿茶 *Berchemia polyphylla* Wall. ex Laws.。药用部位:全株。

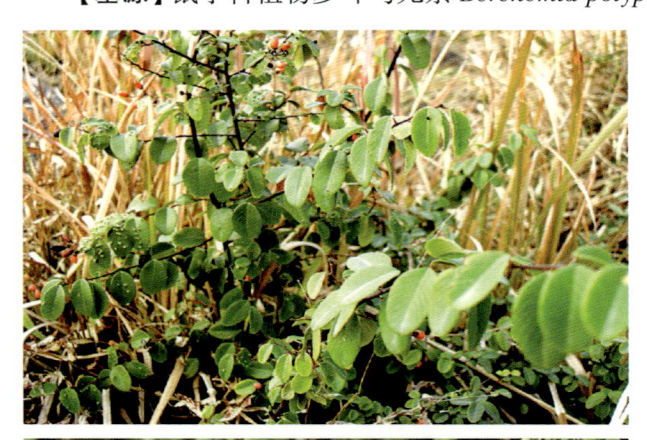

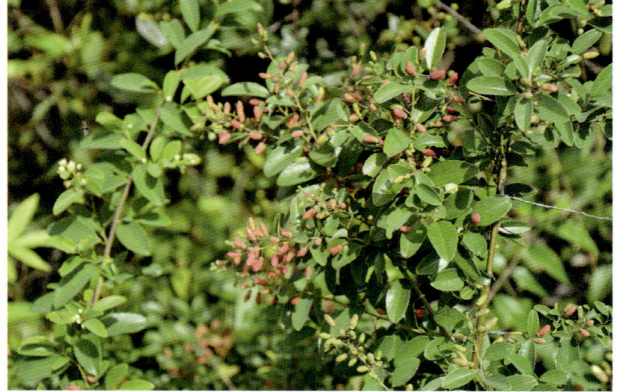

【形态】藤状灌木,高 3~4 m。小枝黄褐色,被短柔毛。叶纸质,卵状椭圆形、卵状矩圆形或椭圆形,长 1.5~4.5 cm,宽 0.8~2.0 cm,顶端圆形或钝,稀锐尖,常有小尖头,基部圆形,稀宽楔形,两面无毛,上面深绿色,下面浅绿色,干时常变黄色;侧脉每边 7~9 条,叶脉在上面明显凸起,下面稍凸起;叶柄长 3~6 mm,被短柔毛;托叶小,披针状钻形,基部合生,宿存。花浅绿色或白色,无毛,通常 2~10 个簇生排成具短总梗的聚伞总状花序,或稀下部具短分枝的窄聚伞圆锥花序,花序顶生,长达 7 cm,花序轴被疏或密短柔毛;花梗长 2~5 mm;花芽锥状,顶端锐尖;萼片卵状三角形或三角形,顶端尖;花瓣近圆形。核果圆柱形,长 7~9 mm,直径 3.0~3.5 mm,顶端尖,成熟时红色,后变黑色,基部有宿存的花盘和萼筒;果梗长 3~6 mm。花期 5—9 月,果期 7—11 月。

【生长地】生于山地灌丛或林中。

【采集】夏季、秋季采集。

【分布】贵州、广西等地有分布。

【化学成分及药理研究】所含成分包括黄酮类、苷类、木脂素类、醌类、萜类等。药理研究显示其具有抑菌、镇痛、止咳平喘、抗组胺、抑酶、保肝等作用。

【应用】用于治疗肺结核、跌打损伤等。

【用量】内服:10~20 g。

jaol leil

【侗药药名释义】jaol leil,藤类,其意为此藤是闹鱼的药。

【基源】豆科植物厚果崖豆藤 *Millettia pachycarpa* Benth.。药用部位:种子。

【形态】巨大藤本,长达 15 m,幼年时直立如小乔木状。嫩枝褐色,密被黄色绒毛,后渐秃净;老枝黑色,光滑,散布褐色皮孔,茎中空。羽状复叶长 30~50 cm;叶柄长 7~9 cm;托叶阔卵形,黑褐色,贴生鳞芽两侧,长 3~4 mm,宿存;小叶 6~8 对,间隔 2~3 cm,草质,长圆状椭圆形至长圆状披针形,长 10~18 cm,宽 3.5~4.5 cm,先端锐尖,基部楔形或圆钝,上面平坦,下面被平伏绢毛;小叶柄长 4~5 mm,密被毛;无小托叶。总状圆锥花序,2~6 枝生于新枝下部,长 15~30 cm,密被褐色绒毛;花梗长 6~8 mm;花萼杯状,长约 6 mm,宽约 7 mm,密被绒毛,萼齿甚短,几不明显,圆头;雄蕊单体,对旗瓣的 1 枚基部分离;无花盘;子房线形,密被绒毛;花柱长于子房,向上弯;胚珠 5~7 枚。荚果深褐黄色,肿胀,长圆形,密布浅黄色疣状斑点。种子黑褐色,肾形,或挤压呈棋子形。花期 4—6 月,果期 6—11 月。

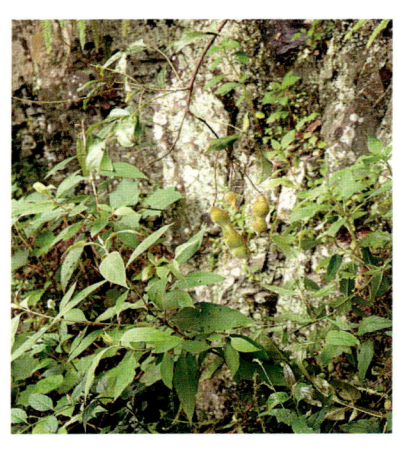

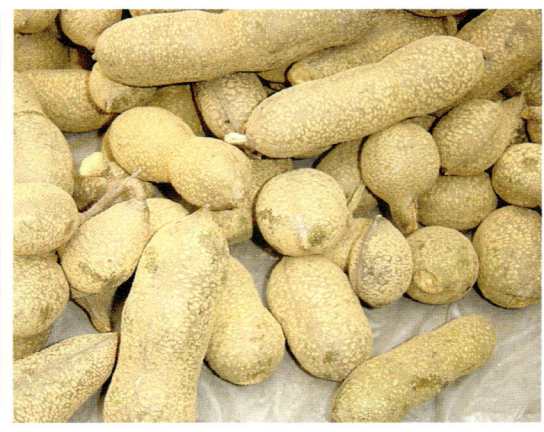

【生长地】生于山坡常绿阔叶林内及溪边、疏林下灌木丛中。

【分布】贵州、湖南、广西等地有分布。

【采集】10 月果实成熟后采集。

【化学成分及药理研究】含黄酮、异黄酮、鱼藤酮、二氢黄酮类化合物,以及三萜、甾醇、蛋白质等成分。药理研究显示其具有杀虫、强凝聚活性、强促有丝分裂原作用,以及对病毒的逆转录酶和人的 DNA 聚合酶有抑制作用。

【应用】用于治疗疔疮、癣等。

【用量】外用:适量。

jaol maenc longl

【侗药药名释义】jaol maenc longl,藤类,其意为长在大山里的、块状根像薯的藤。

【基源】萝藦科植物牛皮消 *Cynanchum auriculatum* Royle ex Wight。药用部位:块根及带根全草。

【形态】蔓性半灌木。宿根肥厚,呈块状。茎圆形,被微柔毛。叶对生,膜质,被微毛,宽卵形至卵状长圆形,长 4~12 cm,宽 4~10 cm,顶端短渐尖,基部心形。聚伞花序伞房状,着花 30 朵;花萼裂片卵状长圆形;花冠白色,辐状,裂片反折,内面具疏柔毛;副花冠浅杯状,裂片椭圆形,肉质,钝头,在每一裂片内面的中部

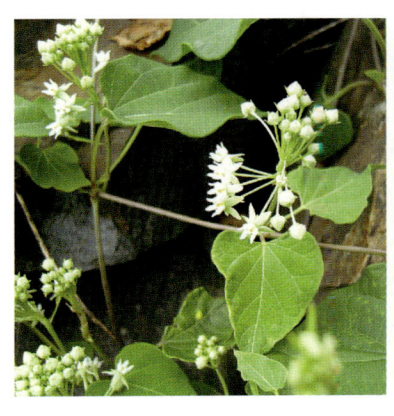

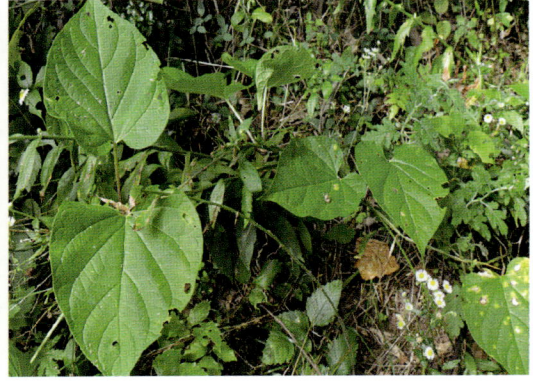

有 1 个三角形的舌状鳞片；花粉块每室 1 个，下垂；柱头圆锥状，顶端 2 裂。蓇葖果双生，披针形，长 8 cm，直径 1 cm。种子卵状椭圆形；种毛白色绢质。花期 6—月，果期 7—11 月。

【生长地】生于山坡林缘、路旁灌木丛中或河流、水沟边潮湿地。

【采集】夏季、秋季采集。

【分布】贵州、湖南、广西、湖北等地有分布。

【化学成分及药理研究】含丰富的氨基酸、维生素、微量元素及磷脂、多糖等化学成分。药理研究显示其具有增强免疫力、清除体内自由基、保护臭氧损伤、降低血清总胆固醇、降低心肌耗氧量、抑制肿瘤等作用。

【应用】用于催乳或治疗胃炎、肾炎等。

【用量】内服：9~15 g。

jaol muic mieep

【侗药药名释义】jaol muic mieep，藤类，其意为茎具明显条纹、细小的茎如纱且容易折断的藤类药。

【基源】毛茛科植物威灵仙 *Clematis chinensis* Osbeck。药用部位：根。

【形态】木质藤本，干后变黑色。茎、小枝近无毛或疏生短柔毛。一回羽状复叶有 5 枚小叶，有时 3 枚或 7 枚，偶尔基部 1 对以至第 2 对 2~3 裂至 2~3 枚小叶；小叶片纸质，卵形至卵状披针形，或为线状披针形、卵圆形，长 1.5~10.0 cm，宽 1~7 cm，顶端锐尖至渐尖，偶有微凹，基部圆形、宽楔形至浅心形，全缘，两面近无毛，或疏生短柔毛。常为圆锥状聚伞花序，多花，腋生或顶生；花直径 1~2 cm；萼片 4(~5) 枚，开展，白色，长圆形或长圆状倒卵形，长 0.5~1.0(~1.5) cm，顶端常凸尖，外面边缘密生绒毛或中间有短柔毛；雄蕊无毛。瘦果扁，3~7 个，卵形至宽椭圆形，长 5~7 mm，有柔毛，宿存花柱长 2~5 cm。花期 6—9 月，果期 8—11 月。

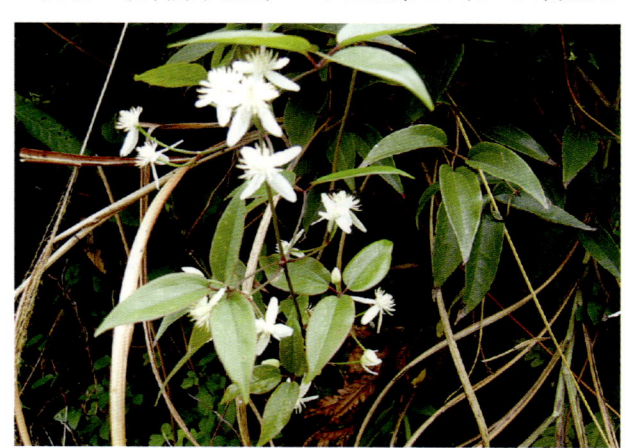

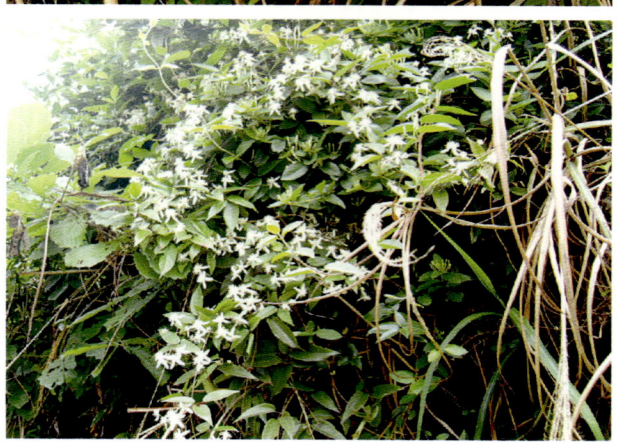

【生长地】生于山坡、山谷灌丛中或沟边、路旁草丛中。

【采集】秋季采集。

【产地】贵州、广西、湖南、湖北等地有分布。

【化学成分及药理研究】含皂苷类、黄酮、挥发油，以及丁香树脂醇、棕榈酸、亚油酸、白头翁素、白头翁内酯等化合物。药理研究显示其具有抗菌、抗炎、镇痛、抗肿瘤等作用。

【应用】用于治疗痛风、风湿痛、脚气、破伤风、扁桃体炎等。

【用量】内服：5~15 g。外用：适量。

jaol munh

【侗药药名释义】jaol munh，藤类，其意为因猴子喜取该植物垫窝而得名。

【基源】石松科植物藤石松 *Lycopodiastrum casuarinoides* (Spring) Holub ex Dixit。药用部位：全草。

【形态】大型土生植物。地下茎长而匍匐；地上主茎木质藤状，伸长攀缘达数米，圆柱形，直径约 2 mm，具疏叶。叶螺旋状排列，贴生，卵状披针形至钻形，长 1.5~3.0 mm，宽约 0.5 mm，基部突出，弧形，无柄，先端渐尖，具 1 膜质，长 2~5 mm 的长芒或芒脱落。不育枝柔软，黄绿色，圆柱状，枝连叶宽约 4 mm，多回不等位二叉分枝；叶螺旋状排列，但叶基扭曲使小枝呈扁平状，密生，上斜，钻状，上弯，长 2~3 mm，宽约 0.5 mm，基部下延，无柄，先端渐尖，具长芒，边缘全缘，背部弧形，腹部有凹槽，无光泽，中脉不明显，草质；能育枝柔软，红棕色，小枝扁平，多回二叉分枝。叶螺旋状排列，稀疏，贴生，鳞片状，长约 0.8 mm，宽约 0.3 mm，基部下延，无柄，先端渐尖，具芒，边缘全缘。苞片形同主茎，仅略小。孢子囊穗每 6~26 个一组生于多回二叉分枝的孢子枝顶端，排列成圆锥形，具直立的总柄和小柄，弯曲，长 1~4 cm，直径 2~3 mm，红棕色；孢子叶阔卵形，覆瓦状排列，长 2~3 mm，宽约 1.5 mm，先端急尖，具膜质长芒，边缘具不规则钝齿，厚膜质；孢子囊生于孢子叶腋，内藏，圆肾形，黄色。

【生境】生于山地林下、林缘、灌丛下或沟边。

【采集】全年可采，以 9 月后带有孢子囊者为佳。

【分布】贵州、湖南、广西、湖北等地有分布。

【化学成分及药理研究】含石杉碱甲、α-玉柏碱等生物碱，以及三萜、山芝烯二醇、山芝三醇等化合物。药理研究显示其具有神经保护、氧化应激等作用。

【应用】用于治疗风湿腰痛、关节痛、跌打损伤、小儿外感发热等。

【用量】内服：10~25 g。外用：适量。

jaol pogt

【侗药药名释义】jaol pogt，藤类，其意为此植物每年脱一次皮，脱皮后藤又长大了，故称之为脱皮藤。

【基源】忍冬科植物忍冬 *Lonicera japonica* Thunb. 及其同属植物。药用部位：地上部分。

【形态】半常绿藤本。叶纸质，卵形至矩圆状卵形，有时卵状披针形，有糙缘毛，上面深绿色，下面淡

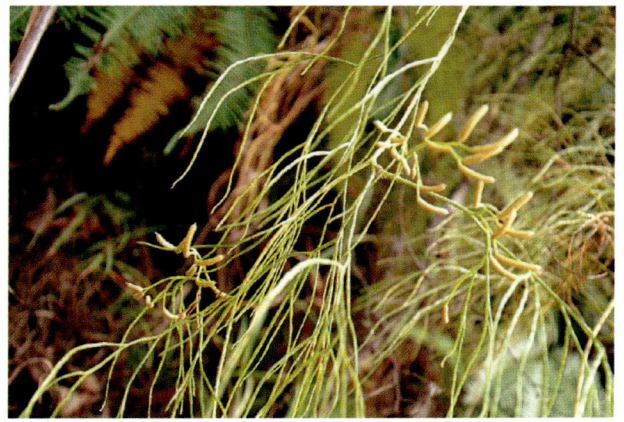

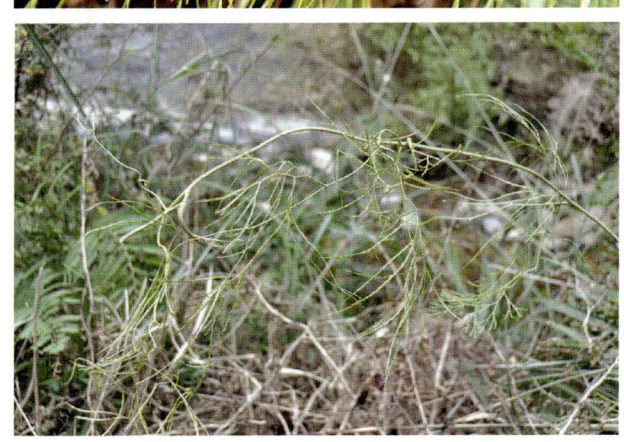

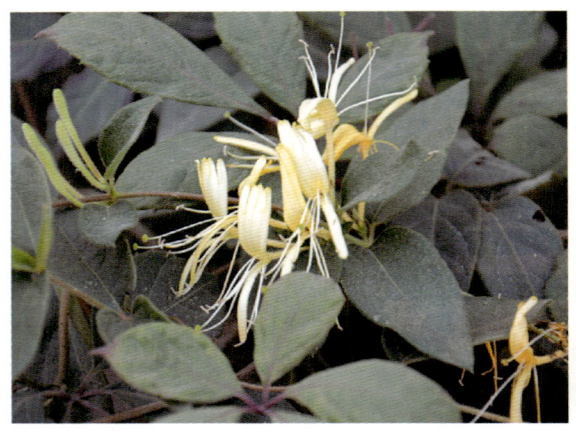

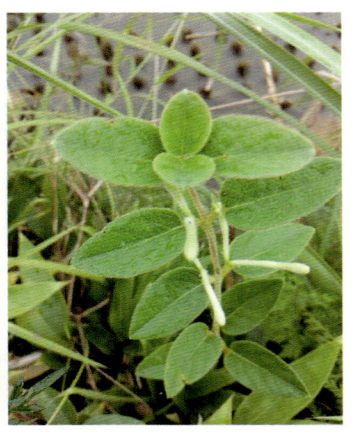

绿色。总花梗通常单生于小枝上部叶腋,与叶柄等长或稍短;苞片大;小苞片顶端圆形或截形;萼筒长约2 mm,无毛;花冠白色,有时基部向阳面呈微红,后变黄色,长(2~)3~4(~6) cm,唇形,筒稍长于唇瓣,外被多少倒生的开展或半开展糙毛和长腺毛,上唇裂片顶端钝形,下唇带状而反曲;雄蕊和花柱均高出花冠。果实圆形,直径6~7 mm,熟时蓝黑色,有光泽。种子卵圆形或椭圆形,褐色,长约3 mm,中部有1条凸起的脊,两侧有浅的横沟纹。花期4—6月(秋季亦常开花),果熟期10—11月。

【生长地】生于山坡灌丛或疏林中、山路旁及村庄篱笆边。

【采集】春季、夏季、秋季采集。

【分布】贵州、湖南、广西、湖北等地有分布。

【化学成分及药理研究】主要含黄酮类、有机酸类化合物,其有效成分主要为绿原酸。药理研究显示其具有清热解毒、保肝利胆、抗氧化、抗肿瘤等作用。

【应用】用于治疗感冒、腮腺炎、皮炎等。

【用量】内服:10~20 g。外用:适量。

jaol qap meix

【侗药药名释义】jaol qap meix,藤类,其意为此药是会缠绕上树的藤。

【基源】五加科植物常春藤 Hedera nepalensis K. Koch var. sinensis (Tobl.) Rehd.。药用部位:全草。

【形态】常绿攀缘灌木。茎长3~20 m,灰棕色或黑棕色,有气生根;一年生枝疏生锈色鳞片,鳞片通常有10~20条辐射肋。叶片革质,在不育枝上通常为三角状卵形或三角状长圆形,稀三角形或箭形,长5~12 cm,宽3~10 cm,先端短渐尖,基部截形,稀心形,边缘全缘或3裂,花枝上的叶片通常为椭圆状卵形至椭圆状披针形,略歪斜而带菱形、稀卵形或披针形,极稀为阔卵形、圆卵形或箭形,长5~16 cm,宽1.5~10.5 cm,先端渐尖或长渐尖,基部楔形或阔楔形,稀圆形,全缘或有1~3浅裂,上面深绿色,有光泽,下面淡绿色或淡黄绿色,

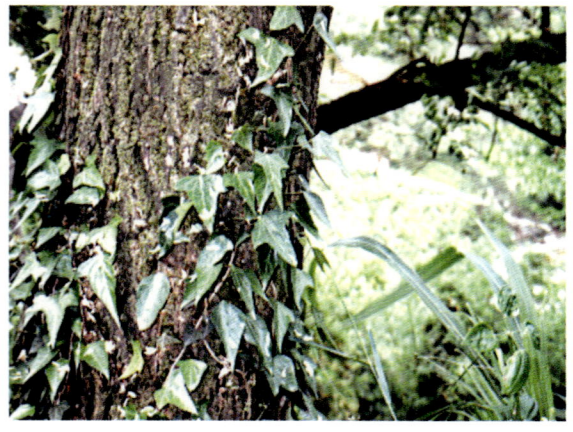

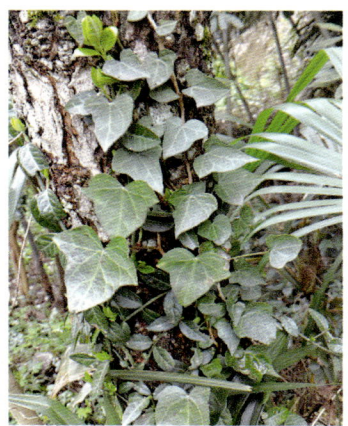

无毛或疏生鳞片,侧脉和网脉两面均明显;叶柄细长,长 2~9 cm,有鳞片;无托叶。伞形花序单个顶生,或 2~7 个总状排列或伞房状排列成圆锥花序,直径 1.5~2.5 cm,有花 5~40 朵;总花梗长 1.0~3.5 cm,通常有鳞片;苞片小,三角形,长 1~2 mm;花梗长 0.4~1.2 cm;花淡黄白色或淡绿白色,芳香;萼密生棕色鳞片,长 2 mm,边缘近全缘;花瓣 5 片,三角状卵形,长 3~3.5 mm,外面有鳞片;雄蕊 5 枚,花丝长 2~3 mm,花药紫色;子房 5 室;花盘隆起,黄色;花柱全部合生成柱状。果实球形,红色或黄色,直径 7~13 mm;宿存花柱长 1.0~1.5 mm。花期 9—11 月,果期次年 3—5 月。

【生长地】常攀缘于林缘树木、林下路旁、岩石和房屋墙壁上。

【分布】贵州、湖南、广西、湖北等地有分布。

【化学成分及药理研究】含常春藤苷、肌醇、胡萝卜素、糖类、鞣质等化合物,叶含鞣质(含量约 29.4%)、常春藤苷,茎含鞣质、树脂。药理研究显示其具有驱虫、抗支气管炎、改变胃平滑肌等作用。

【应用】用于治疗风湿痛、跌打损伤等。

【用量】内服:3~10 g。外用:适量。

jaol sik lemh

【侗药药名释义】jaol sik lemh,藤类,其意为茎是四棱形的藤类药。

【基源】茜草科植物茜草 *Rubia cordifolia* L.。药用部位:全草。

【形态】草质攀缘藤木,长通常 1.5~3.5 m。根状茎和其节上的须根均红色;茎多条,从根状茎的节上发出,细长,方柱形,有 4 棱,棱上生倒生刺,中部以上多分枝。叶通常 4 片轮生,纸质,披针形或长圆状披针形,长 0.7~3.5 cm,顶端渐尖,有时钝尖,基部心形,边缘有齿状皮刺,两面粗糙,脉上有微小皮刺;基出脉 3 条,极少外侧有 1 对很小的基出脉;叶柄通常长 1.0~2.5 cm,有倒生皮刺。聚伞花序腋生和顶生,多回分枝,有花 10 余朵至数十朵,花序和分枝均细瘦,有微小皮刺;花冠淡黄色,干时淡褐色,盛开时花冠檐部直径 3.0~3.5 mm,花冠裂片近卵形,微伸展,长约 1.5 mm,外面无毛。果球形,直径通常 4~5 mm,成熟时橘黄色。花期 8—9 月,果期 10—11 月。

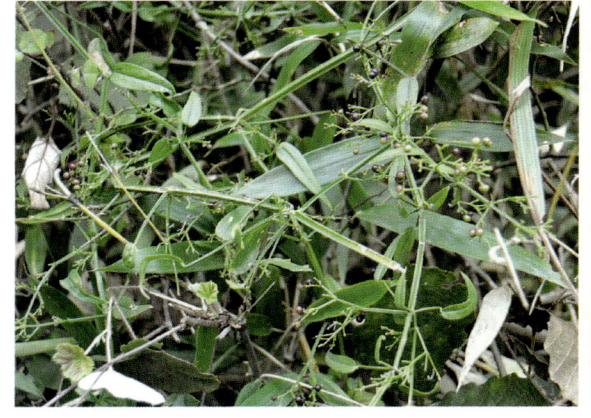

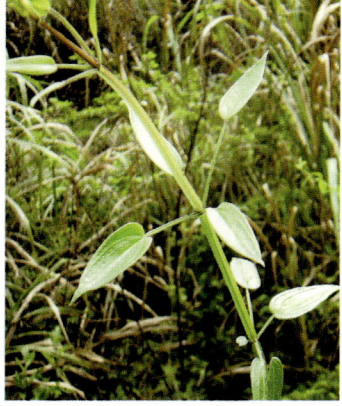

【生长地】生于山地疏林、林缘、灌丛或草地。

【采集】春季、秋季采集。

【分布】贵州、湖南、广西、湖北等地有分布。

【化学成分及药理研究】主要以蒽醌及其苷类化合物为主,还含有萘醌类、萜类、己肽类、多糖类等化学成分。药理研究显示其具有止血、抗血小板聚集、升高白细胞计数、镇咳祛痰、抗菌、抗癌等作用。

【应用】用于治疗吐血、风湿痛、跌打损伤、慢性气管炎等。

【用量】内服:10~20 g。外用:适量。

jaol siulhongc

【侗药药名释义】jaol siulhongc,藤类,其意为此花椒是藤本,不是树木。
【基源】芸香科植物砚壳花椒 *Zanthoxylum dissitum* Hemsl.。药用部位:根、茎皮及叶。
【形态】攀缘藤本;老茎的皮灰白色。叶有小叶 5~9 枚,稀 3 枚;小叶互生或近对生,形状多样,长达 20 cm,宽 1~8 cm 或更宽,两侧对称,顶部渐尖至长尾状,厚纸质或近革质,无毛。花序腋生,通常长不超过 10 cm;萼片 4 枚,花瓣 4 片,油点不显;花瓣淡黄绿色,宽卵形,长 4~5 mm;雄花的花梗长 1~3 mm;雄蕊 4 枚,花丝长 5~6 mm;退化雌蕊顶端 4 浅裂;雌花无退化雄蕊。果密集于果序上;果梗短;果棕色,外果皮比内果皮宽大,外果皮平滑,边缘较薄,干后显出弧形环圈,长 10~15 mm,残存花柱位于一侧,长不超过 1/3 mm。种子直径 8~10 mm。

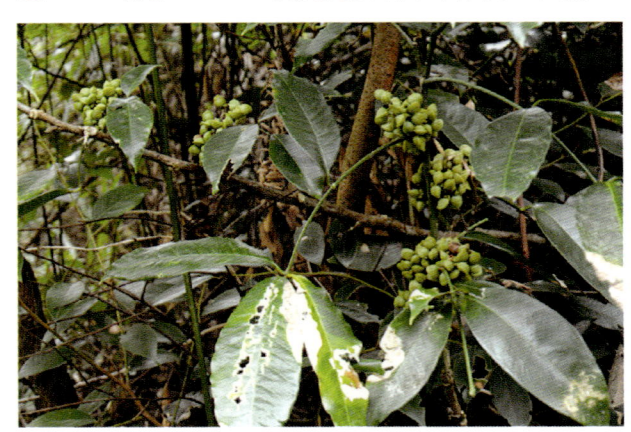

【生长地】生于坡地以刺竹、柯树、丝栗为主的阔叶混交林中,在广西与贵州多生于石灰岩山地。
【分布】贵州、广西、湖南等地有分布。
【化学成分及药理研究】含生物碱、多糖、橙皮苷、辛夷脂素、β-谷甾醇、香兰醛等化合物。药理研究显示其具有抗菌、抗肿瘤、增强免疫力等药理作用。
【应用】用于治疗风湿麻木、跌打损伤、外伤出血、皮炎等。
【用量】内服:10~15 g。外用:适量。

jaol sup

【侗药药名释义】jaol sup,藤类,其意为叶是碧绿色的藤类药。
【基源】豆科植物香花崖豆藤 *Millettia dielsiana* Harms。药用部位:根、藤。
【形态】攀缘灌木,长 2~5 m。茎皮灰褐色,剥裂;枝无毛或被微毛。羽状复叶长 15~30 cm;叶柄长 5~12 cm,叶轴被稀疏柔毛,后秃净,上面有沟;托叶线形,长 3 mm;小叶 2 对,间隔 3~5 cm,纸质,披针形或长圆形至狭长圆形,长 5~15 cm,宽 1.5~6.0 cm,先端急尖至渐尖;小叶柄长 2~3 mm;小托叶锥刺状,长 3~5 mm。圆锥花序顶生,宽大,长 6~15 cm,较短时近直生,较长时成扇状开展并下垂,花序轴多少被黄褐色柔毛;花单生,近接;花冠紫红色,旗瓣阔卵形至倒阔卵形,密被锈色或银色绢毛,基部稍呈心形,具短瓣柄;雄蕊二体,对旗瓣的 1 枚离生;花盘浅皿状;子房线形,密被绒毛;花柱长于子房,旋曲,柱头下指;胚珠 8~9 枚。荚果线形至长圆形,长 7~12 cm,宽 1.5~2.0 cm,扁平,密被灰色绒毛,果瓣薄,近木质,瓣裂,有种子 3~5 枚。种子长圆状凸镜形,长约 8 cm,宽约 6 cm,厚约 2 cm。花期 5—9 月,果期 6—11 月。
【生长地】生于山坡杂木林与灌丛中,或谷地、溪沟和山路旁。

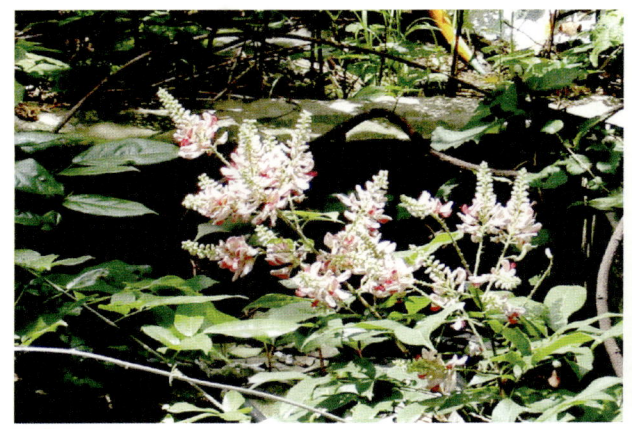

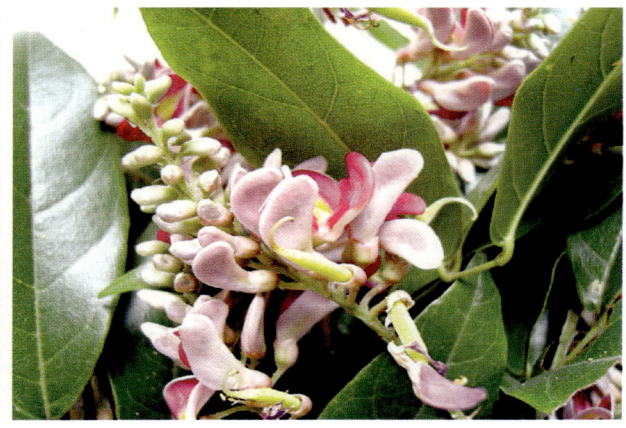

【分布】贵州、湖南、广西、湖北等地有分布。

【化学成分及药理研究】藤茎含二苯基二酮类化合物、异黄酮及其苷类化合物、黄酮类化合物、酚苷类化合物、生物碱类化合物等。药理研究显示其对血液系统、心血管系统有药理作用,有抗炎、抗病毒、抗氧化活性、抑制人癌细胞的作用。

【应用】用于治疗风湿痛、麻木瘫痪、贫血、月经不调等。

【用量】内服:10~30 g。外用:适量。

kaok basmiac

【侗药药名释义】kaok basmiac,其意为叶形似手指分开的手掌状的蕨类药物。

【基源】蕨科植物银粉背蕨 Aleuritopteris argentea (Gmél.) Fée。药用部位:全株。

【形态】植株高 15~30 cm。根状茎直立或斜升(偶有沿石缝横走),先端被披针形、棕色、有光泽的鳞片。叶簇生;叶柄长 10~20 cm,粗约 7 mm,红棕色,有光泽,上部光滑,基部疏被棕色披针形鳞片;叶片五角形,长、宽几相等,5~7 cm,先端渐尖,羽片 3~5 对,基部三回羽裂,中部二回羽裂,上部一回羽裂;基部 1 对羽片直角三角形,长 3~5 cm,宽 2~4 cm,水平开展或斜向上,基部上侧与叶轴合生,下侧不下延,小羽片 3~4 对,以圆缺刻分开,基部以狭翅相连,基部下侧一片最大,长 2.0~2.5 cm,宽 0.5~1.0 cm,长圆状披针形,先端长渐尖,有裂片 3~4 对;裂片三角形或镰刀形,基部 1 对较短,羽轴上侧小羽片较短,不分裂,长仅 1 cm 左右;第 2 对羽片为不整齐的一回羽裂,披针形,基部下延成楔形,往往与基部 1 对羽片汇合,先端长渐尖,有不整齐的裂片 3~4 对;裂片三角形或镰刀形,以圆缺刻分开,自第 2 对羽片向上渐次缩短。叶干后草质或薄草质,上面褐色、光滑,叶脉不显,下面被乳白色或淡黄色粉末,裂片边缘有明显而均匀的细齿牙。孢子囊群较多;囊群盖连续,狭,膜质,黄绿色,全缘;孢子极面观为钝三角形,周壁表面具颗粒状纹饰。

【生长地】生于生石灰岩石缝或墙缝中。

【采集】春季、秋季采集。

【分布】广西、贵州、湖南等地有分布。

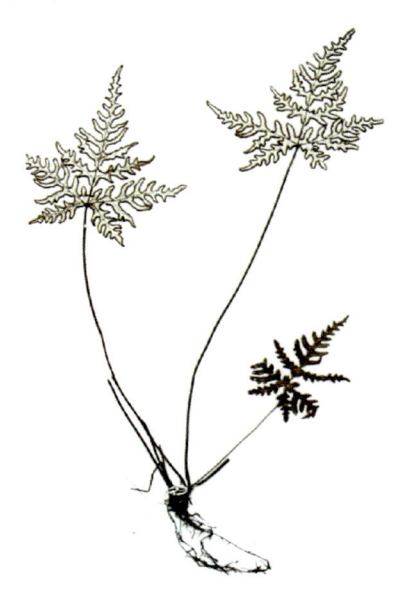

【化学成分及药理研究】主要含甾醇类、黄酮类、萜类、多糖类成分。药理研究显示其具有良好的抗氧化、明目、利尿、抗菌等作用。

【应用】用于治疗腹泻、咳嗽、月经不调、痛经等。

【用量】内服：9~15 g。

kaok bial

【侗药药名释义】kaok bial，其意为长在岩石上的蕨类药物。

【基源】水龙骨科植物庐山石韦 *Pyrrosia sheareri* (Baker) Ching。药用部位：全株。

【形态】植株通常高 20~50 cm。根状茎粗壮，横卧，密被线状棕色鳞片；鳞片长渐尖头，边缘具睫毛，着生处近褐色。叶近生；叶柄粗壮，粗 2~4 mm，长 3.5~5.0 cm，基部密被鳞片，向上疏被星状毛，禾秆色至灰禾秆色；叶片椭圆状披针形，近基部处最宽，向上渐狭，渐尖头，顶端钝圆，基部近圆截形或心形，长 10~30 cm 或更长，宽 2.5~6.0 cm，全缘；叶干后软厚革质，上面淡灰绿色或淡棕色，几光滑无毛，但布满洼点，下面棕色，被厚层星状毛；主脉粗壮，两面均隆起，侧脉可见，小脉不显。孢子囊群呈不规则的点状排列于侧脉间，布满基部以上的叶片下面，无盖，幼时被星状毛覆盖，成熟时孢子囊开裂而呈砖红色。

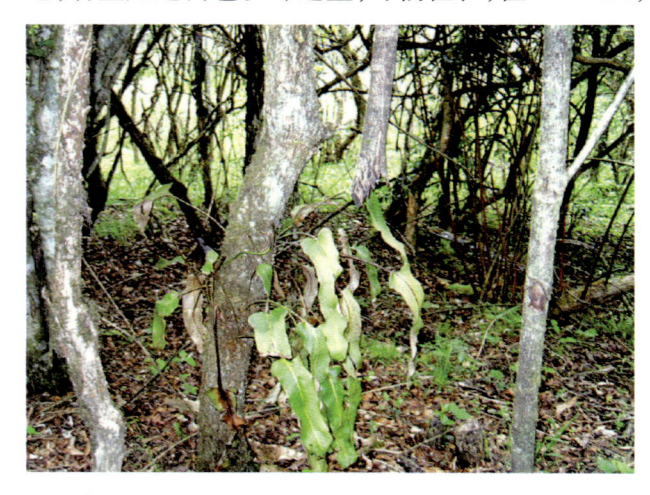

【生长地】生于岩石或树干上。

【采集】四季可采集。

【分布】贵州、湖南、广西、湖北等地有分布。

【化学成分及药理研究】含异芒果素、延胡索酸、咖啡酸、皂苷、蒽苷、黄酮苷、鞣质等化合物。药理研究显示其具有镇咳祛痰、抑菌、抗病毒、抗炎、抗氧化、增强免疫力等作用。

【应用】用于治疗尿血、尿路结石、肾炎、痢疾、慢性气管炎等。

【用量】内服：煎汤，5~15 g。

kaok dabl nguap

【侗药药名释义】kaok dabl nguap，其意为根状茎形似狗的肝脏的蕨类药物。

【基源】莲座蕨科植物福建观音座莲 *Angiopteris fokiensis* Hieron.。药用部位：根状茎。

【形态】植株高大，高 1.5 m 以上。根状茎块状，直立，下面簇生有圆柱状的粗根。叶柄粗壮，干后褐色，长约 50 cm，粗 1.0~2.5 cm；叶片宽广，宽卵形，长与宽各 60 cm 以上；羽片 5~7 对，互生，长 50~60 cm，宽 14~18 cm，狭长圆形，基部不变狭，羽柄长 2~4 cm，奇数羽状；小羽片 35~40 对，对生或互生，平展，上部的稍斜向上，具短柄，相距 1.5~2.8 cm，长 7~9 cm，宽 1.0~1.7 cm，披针形，渐尖头，基部近截形或几圆形，顶部向上微弯，下部小羽片较短，近基部的小羽片长仅 3 cm 或过之，顶生小羽片分离，有柄，和下面的同形，叶缘全部具有规则的浅三角形锯齿；叶脉开展，相距不到 1 mm，一般分叉，无倒行假脉；叶为草质，上面绿色，下面淡绿色，两面光滑；叶轴干后淡褐色，光滑，腹部具纵沟，羽轴基部粗约 3.5 mm，顶部粗约 1 mm，顶端具狭翅，宽不到 1 mm。孢子囊群棕色，长圆形，长约 1 mm，距叶缘 0.5~1.0 mm，彼此接近，由 8~10 个孢子囊组成。

【生长地】 生于林下、溪边。

【分布】 贵州、湖北、广西等地有分布。

【化学成分及药理研究】 根茎与叶柄基部含黄酮类、酚类化合物。抑菌试验显示其对宋氏痢疾杆菌高度敏感，对金黄色葡萄球菌、伤寒杆菌、大肠杆菌中度敏感。

【采集】 全年可采集。

【应用】 用于治疗百日咳、肝炎、疖痈等。

【用量】 内服：9~15 g。

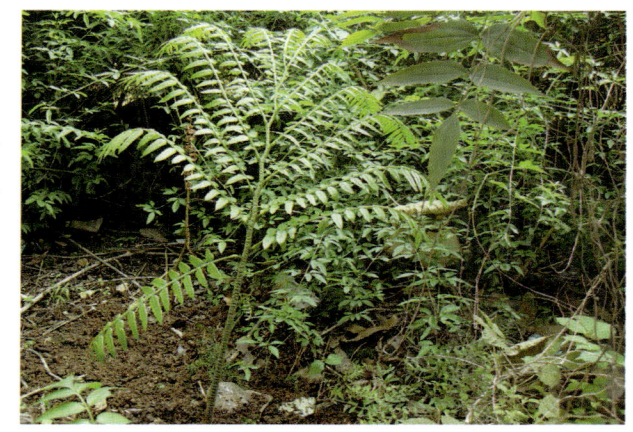

kaok dinl nganh

【侗药药名释义】 kaok dinl nganh，其意为指状分裂的三裂叶片形似鹅的脚掌的蕨类药物。

【基源】 水龙骨科植物金鸡脚假瘤蕨 *Selliguea hastata* (Thunberg) Fraser-Jenkins。药用部位：根状茎。

【形态】 土生植物。根状茎长而横走，粗约 3 mm，密被鳞片；鳞片披针形，长约 5 mm，棕色，顶端长渐尖，边缘全缘或偶有疏齿。叶远生；叶柄的长短和粗细均变化较大，长 2~20 cm，直径 0.5~2.0 mm，禾秆色，光滑无毛；叶片为单叶，形态变化极大，单叶不分裂，或戟状二至三分裂；单叶不分裂叶的形态变化亦极大，从卵圆形至长条形，长 2~20 cm，宽 1~2 cm，顶端短渐尖或钝圆，基部楔形至圆形；分裂的叶片形态也极其多样，常见的是戟状二至三分裂，裂片或长或短，或较宽，或较狭，但通常都是中间裂片较长和较宽，叶片（或裂片）的边缘具缺刻和加厚的软骨质边，通直或呈波状；中脉和侧脉两面明显，侧脉不达叶边，小脉不明显；叶纸质或草质，背面通常灰白色，两面光滑无毛。孢子囊群大，圆形，在叶片中脉或裂片中脉两侧各 1 行，着生于中脉与叶缘之间；孢子表面具刺状突起。

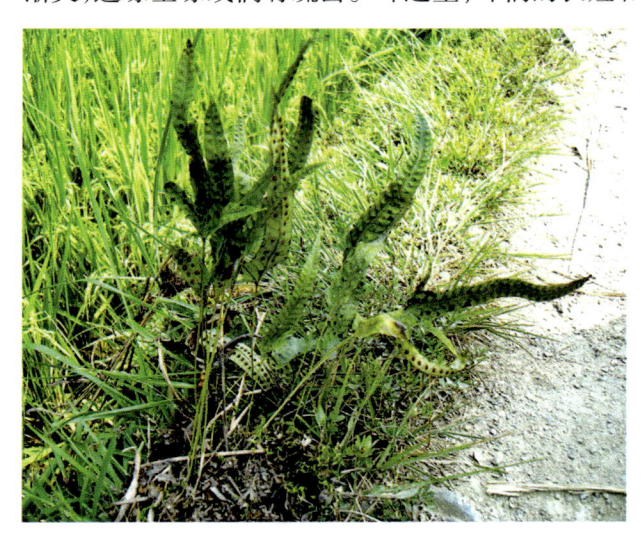

【生长地】 生于山地林缘灌丛、土坡路边。

【分布】 贵州、湖南、广西、湖北等地有分布。

【化学成分及药理研究】 含香豆精、皂苷、黄酮、挥发油、氨基酸等。药理研究显示其具有抗肿瘤、调节免疫功能、抗菌、抗真菌、降血糖、抗炎等作用。

【应用】 用于治疗咳嗽、白喉、咽喉炎、肿毒疮疡、骨髓炎、毒蛇咬伤、腹泻、肝炎、水火烫伤等。

【用量】 内服：15~25 g。

kaok eml naeml

【侗药药名释义】kaok eml naeml,其意为茎细黑色的蕨类植物药。
【基源】铁角蕨科植物铁角蕨 Asplenium trichomanes L.。药用部位:根茎。
【形态】植株高 10~30 cm。根状茎短而直立,粗约 2 mm,密被鳞片;鳞片线状披针形,长 3~4 mm,基部宽约 0.5 mm,厚膜质,黑色,有光泽,全缘。叶多数,密集簇生;叶柄长 2~8 cm,粗约 1 mm,栗褐色,有光泽,基部密被与根状茎上同样的鳞片,向上光滑,上面有 1 条阔纵沟,两边有棕色的膜质全缘狭翅,下面圆形,质脆,通常叶片脱落而柄宿存;叶片长线形,长 10~25 cm,中部宽 9~16 mm,长渐尖头,基部略变狭,一回羽状;羽片 20~30 对,基部的对生,向上对生或互生,平展,近无柄,中部羽片同大,长 3.5~6.0(~9.0) mm,中部宽 2~4(~5) mm,椭圆形或卵形,圆头,有钝齿牙,基部为近对称或不对称的圆楔形,上侧较大,偶或有小耳状突起,全缘,两侧边缘有小圆齿;中部各对羽片相距 4~8 mm,彼此疏离,下部羽片向下逐渐远离并缩小,形状多种,卵形、圆形、扇形、三角形或耳形;叶脉羽状,纤细,两面均不明显,小脉极斜向上,二叉,偶有单一,羽片基部上侧一脉常为二回二叉,不达叶边;叶纸质,干后草绿色、棕绿色或棕色;叶轴栗褐色,有光泽,光滑,上面有平阔纵沟,两侧有棕色的膜质全缘狭翅,下面圆形。孢子囊群阔线形,长 1.0~3.5 mm,黄棕色,极斜向上,通常生于上侧小脉,每羽片有 4~8 个,位于主脉与叶边之间,不达叶边;囊群盖阔线形,灰白色,后变棕色,膜质,全缘,开向主脉,宿存。
【生长地】生于林下山谷中的岩石上或石缝中。
【采集】四季可采集。
【化学成分及药理研究】含三萜类、黄酮类成分,还含有儿茶酚。药理研究显示其具有祛痰作用。
【分布】贵州、湖南、广西、湖北等地有分布。
【应用】用于治疗疗疮、痢疾、跌打损伤、烫伤等。
【用量】内服:10~25 g。外用:适量。

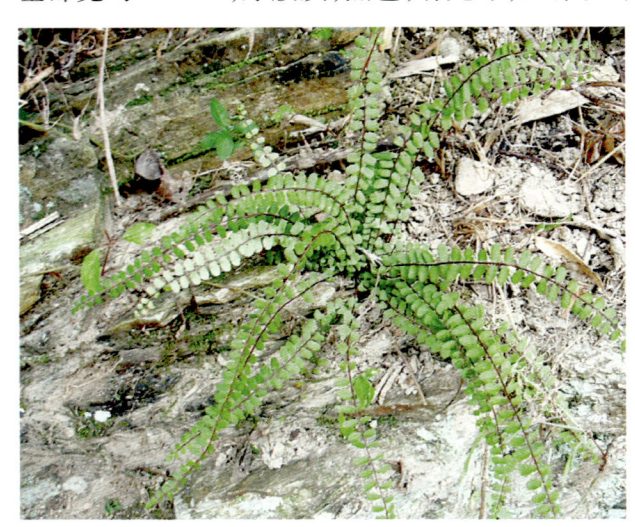

kaok jenl

【侗药药名释义】kaok jenl,蕨类,其意为叶初生时形似蕨菜样卷曲的蕨类植物。
【基源】鳞毛蕨科植物贯众 Cyrtomium fortunei J. Sm. 及其同属植物。药用部位:根茎。
【形态】植株高 25~50 cm。根茎直立,密被棕色鳞片。叶簇生,叶柄长 12~26 cm,基部直径 2~3 mm,禾秆色,腹面有浅纵沟,密生卵形或披针形、棕色(有时中间为深棕色)的鳞片,鳞片边缘有齿,有时向上部秃净;叶片矩圆状披针形,长 20~42 cm,宽 8~14 cm,先端钝,基部不变狭或略变狭,奇数一回羽状；侧生羽片 7~16 对，互生，近平伸，柄极短，披针形，多少上弯成镰状，中部的长 5~8 cm，宽 1.2~2.0 cm，先端渐尖，少数成尾状，基部偏斜（上侧近截形有时略有钝的耳状凸，下侧楔形），边缘全缘有时有前倾的小齿；具羽状脉，小脉联结成 2~3 行网眼，腹面不明显，背面微凸起；顶生羽片狭卵形，下部有时有 1 枚或 2 枚浅裂片，长 3~6 cm，宽 1.5~3.0 cm；叶纸质，两面光滑；叶轴腹面有浅纵沟，疏生披针形或线形棕色鳞片。孢子囊群遍布羽片背面；囊群盖圆形，盾状，全缘。

【生长地】生于空旷地石灰岩缝或林下。

【采集】四季可采集。

【分布】贵州、湖南、广西、湖北等地有分布。

【化学成分及药理研究】主要含萜类、鞣质、挥发油、树脂等化合物。药理研究显示其具有驱虫、抗病毒（可抗艾滋病病毒）、止血、抗白血病等作用。

【应用】用于流行性感冒、流行性乙型脑炎流行时人群的预防服用药等。

【用量】内服：适量。

kaok mac senc

【侗药药名释义】kaok mac senc，蕨类，其意为叶的形状像黄牛的舌头的药。

【基源】水龙骨科植物石韦 *Pyrrosia lingua* (Thunb.) Farwell。药用部位：根、叶。

【形态】多年生草本，高 13~30 cm。根茎细长，横走，密被深褐色披针形的鳞片；根须状，深褐色，密生鳞片。叶疏生；叶柄长 6~15 cm，略呈四棱形，基部有关节，被星状毛；叶片披针形、线状披针形或长圆状披针形，长 7~20 cm，宽 1.5~3.0 cm，先端渐尖，基部渐狭，革质，上面绿色，有细点，疏被星状毛或无毛，下面密被淡褐色星芒状毛，主脉明显，侧脉略可见，细脉不明显。孢子囊群椭圆形，散生在叶下面的全部或上部，在侧脉之间排成数行，孢子囊群间隔有星状毛，孢子囊群隐没在星状毛中，淡褐色；无囊群盖；孢子囊有长柄；孢子两面形。

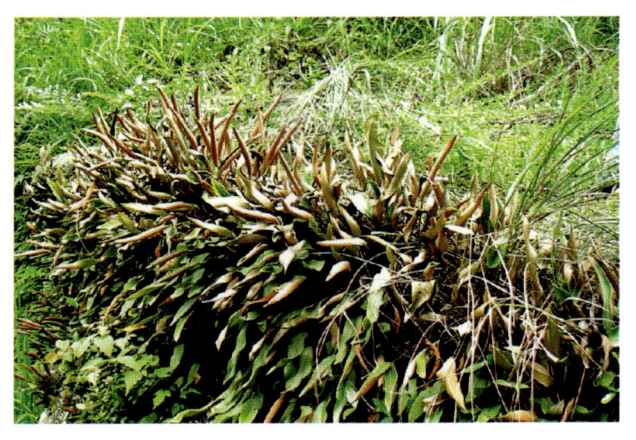

【生长地】附生于林下树干或稍干的岩石上。

【采集】春季、夏季、秋季均可采集。

【分布】贵州、湖南、广西、湖北等地有分布。

【化学成分及药理研究】含黄酮类、皂苷、蒽醌类、鞣质等。药理研究显示其具有抗炎、镇痛、减轻肾脏损伤等作用。

【应用】用于治疗尿血、痢疾、慢性气管炎、疔痈等。

【用量】内服：5~10 g。外用：适量。

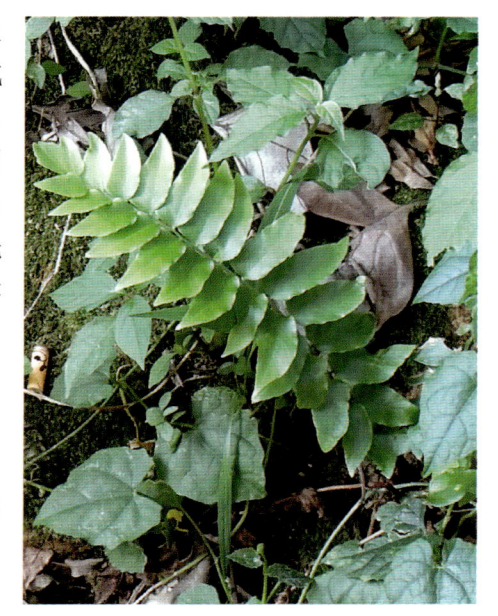

kaok malaenl dogc

【侗药药名释义】 kaok malaenl dogc,蕨类,其意为只有 1 个叶柄、叶形状像野芹菜的药(独脚野芹菜)。

【基源】 阴地蕨科植物阴地蕨 *Botrychium ternatum* (Thunb.) Sw.。药用部位:全草。

【形态】 根状茎短而直立,有 1 簇粗健肉质的根。总叶柄短,长仅 2~4 cm,细瘦,淡白色,干后扁平,宽约 2 mm;营养叶片的柄细长,达 3~8 cm,有时更长,宽 2~3 mm,光滑无毛;叶片为阔三角形,长通常 8~10 cm,宽 10~12 cm,短尖头,三回羽状分裂;侧生羽片 3~4 对,几对生或近互生,有柄,下部 2 对相距不及 2 cm,略张开,基部一对最大,几与中部等大,柄长达 2 cm,羽片长、宽各约 5 cm,阔三角形,短尖头,二回羽状;一回小羽片 3~4 对,有柄,几对生,基部下方一片较大,稍下先出,柄长约 1 cm,一回羽状;末回小羽片长卵形至卵形,基部下方一片较大,长 1.0~1.2 cm,略浅裂,有短柄,其余较小,长 4~6 mm,边缘有不整齐的细而尖的锯齿密生;第二对起的羽片渐小,长圆状卵形,长约 4 cm(包括柄长约 5 mm),宽 2.5 cm,短尖头;叶干后为绿色,厚草质,遍体无毛,表面皱凸不平;叶脉不见。孢子叶有长柄,长 12~25 cm,少有更长者,远远超出营养叶之上;孢子囊穗为圆锥状,长 4~10 cm,宽 2~3 cm,二至三回羽状,小穗疏松,略张开,无毛。

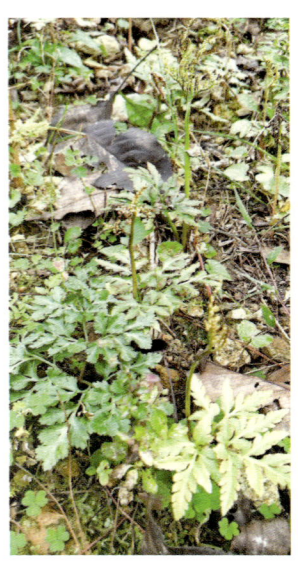

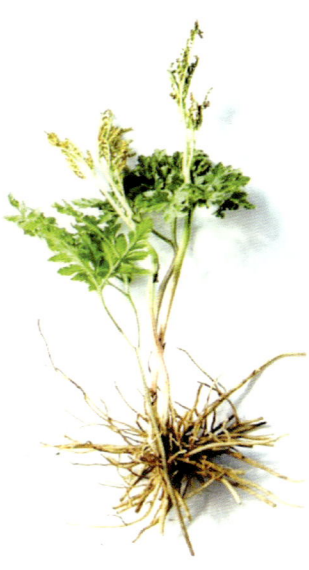

【生长地】 生于丘陵的草坡灌丛阴润处。

【采集】 冬季、春季采集。

【分布】 贵州、湖南、广西、湖北等地有分布。

【化学成分及药理研究】 含阴地蕨素、槲皮素、木犀草素等化合物。药理研究显示其具有抗菌、利尿作用。

【应用】 用于治疗百日咳、癫痫、疮疡肿毒、毒蛇咬伤、泌尿系感染等。

【用量】 内服:10~15 g。外用:适量。

kaok memx

【侗药药名释义】 kaok memx,蕨类,其意为老虎喜爬或睡在此植物上,可以防止雀、鸟屙屎在它的背上而染上疾病。

【基源】 里白科植物芒萁 *Dicranopteris dichotoma* (Thunb.) Bernh.。药用部位:根状茎。

【形态】 植株通常高 45~90(~120) cm。叶远生,柄长 24~56 cm,粗 1.5~2.0 mm;叶轴一至二(三)回二叉分枝,一回羽轴长约 9 cm,被暗锈色毛,二回羽轴长 3~5 cm;腋芽小,卵形,密被锈黄色毛;各回分叉处两侧均各有 1 对托叶状的羽片，平展，宽披针形；裂片平展，35~50 对，线状披针形，长 1.5~2.9 cm，宽 3~4 mm，顶钝，常微凹；侧脉两面隆起，明显，斜展，每组有 3~4(~5)条并行小脉，直达叶缘；叶纸质，上面黄绿色或绿色，沿羽轴被锈色毛，后变无毛，下面灰白色，沿中脉及侧脉疏被锈色毛。孢子囊群圆形，1 列，着生于基部上侧或上、下两侧小脉的弯弓处，由 5~8 个孢子囊组成。

【生长地】生于强酸性土的荒坡或林缘。

【采集】全年可采。

【分布】贵州、湖南、广西、湖北等地有分布。

【化学成分及药理研究】主要含黄酮类、萜类化合物及多糖类等成分。药理研究显示其具有抗氧化、抑制细菌和真菌等作用

【应用】用于治疗骨折等。

【用量】内服：10~20 g。

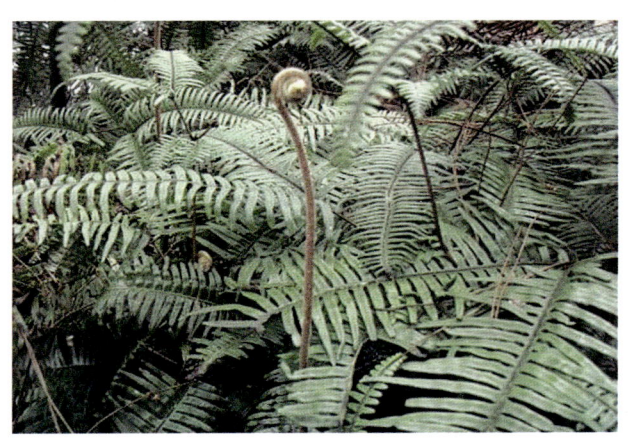

kaok naeml

【侗药药名释义】kaok naeml，蕨类，其意为茎为黑色的蕨类植物。

【基源】铁线蕨科植物铁线蕨 Adiantum capillus-veneris L. 及其同属植物。药用部位：全草。

【形态】植株高 15~40 cm。根状茎细长横走，密被棕色披针形鳞片。叶远生或近生；叶柄长 5~20 cm，粗约 1 mm，纤细，栗黑色，有光泽，基部被与根状茎同样的鳞片，向上光滑；叶片卵状三角形，长10~25 cm，宽 8~16 cm，尖头，基部楔形，中部以下多为二回羽状，中部以上为一回奇数羽状；羽片3~5 对，互生，斜向上，有柄(长可达 1.5 cm)，基部一对较大，长 4.5~9.0 cm，宽 2.5~4.0 cm，长圆状卵形，圆钝头，一回(少二回)奇数羽状；侧生末回小羽片 2~4 对，互生，斜向上，相距 6~15 mm，大小几相等或基部一对略大，对称或不对称的斜扇形或近斜方形，长 1.2~2.0 cm，宽 1.0~1.5 cm，上缘圆形，具 2~4 浅裂或深裂成条状的裂片，不育裂片先端钝圆形，具阔三角形的小锯齿或具啮蚀状的小齿，能育裂片先端截形、直或略下陷，全缘或两侧具有啮蚀状的小齿，基部渐狭成偏斜的阔楔形，具纤细栗黑色的短柄(长 1~2 mm)；顶生小羽片扇形，基部为狭楔形，往往大于其下的侧生小羽片，柄可达 1 cm；第 2 对羽片距基部一对 2.5~5.0 cm，向上各对均与基部一对羽片同形而渐变小；叶脉多回二歧分叉，直达边缘，两面均明显；叶干后薄草质，草绿色或褐绿色，两面均无毛；叶轴、各回羽轴和小羽柄均与叶柄同色，往往略向左右曲折。孢子囊群每羽片 3~10 个，横生于能育的末回小羽片的上缘；囊群盖长形、长肾形或圆肾形，上缘平直，淡黄绿色，老时棕色，膜质，全缘，宿存。

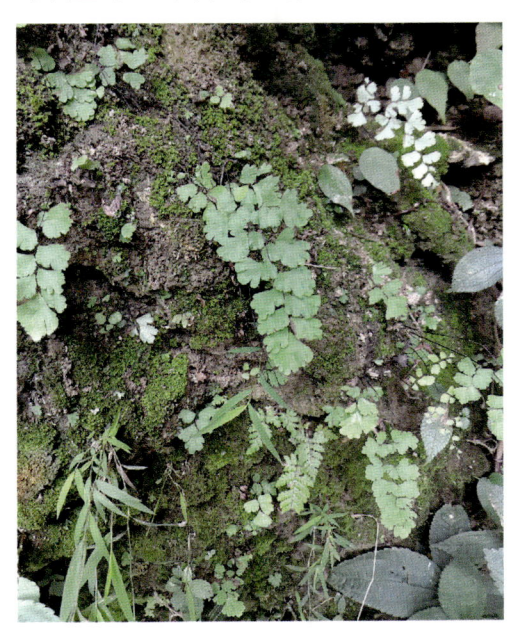

【生长地】生于流水溪旁石灰岩上或石灰岩洞底及滴水岩壁上。

【采集】 全年可采。

【分布】 贵州、湖南、广西、湖北等地有分布。

【化学成分及药理研究】 含萜类、苯丙素类、生物碱、黄酮类等化合物。药理研究显示其具有消炎、抑菌、抗病毒、抗氧化、止咳、镇痛、降血糖等作用。

【应用】 用于治疗咳嗽、发热、腹泻、烫伤、蛇咬伤等，亦用于流行性感冒、流行性乙型脑炎流行时人群的预防用药。

【用量】 内服：10~20 g。外用：适量。

kaok sangp ids

【侗药药名释义】 kaok sangp ids，蕨类，其意为此植物匍匐茎上生有的近圆形的块茎像葡萄一样。

【基源】 肾蕨科植物肾蕨 *Nephrolepis auriculata* (L.) Trimen。药用部位：根状茎、叶。

【形态】 附生或土生。根状茎直立，被蓬松的淡棕色长钻形鳞片，下部有粗铁丝状的匍匐茎向四方横展；匍匐茎棕褐色，粗约 1 mm，长达 30 cm，不分枝，疏被鳞片，有纤细的褐棕色须根；匍匐茎上生有近圆形的块茎，直径 1.0~1.5 cm，密被与根状茎上同样的鳞片。叶簇生，柄长 6~11 cm，粗 2~3 mm，暗褐色，略有光泽，上面有纵沟，下面圆形，密被淡棕色线形鳞片；叶片线状披针形或狭披针形，长 30~70 cm，宽 3~5 cm，先端短尖，叶轴两侧被纤维状鳞片，一回羽状，羽状多数，互生，常密集而呈覆瓦状排列，披针形；叶脉明显，侧脉纤细，自主脉向上斜出，在下部分叉，小脉直达叶边附近，顶端具纺锤形水囊；叶坚草质或草质，干后棕绿色或褐棕色，光滑。孢子囊群成 1 行位于主脉两侧，肾形，少有为圆肾形或近圆形，长约 1.5 mm，宽不及 1 mm，生于每组侧脉的上侧小脉顶端；囊群盖肾形，褐棕色，边缘色较淡，无毛。

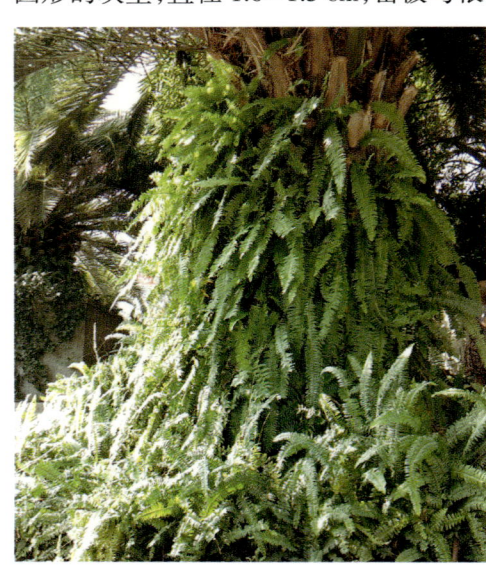

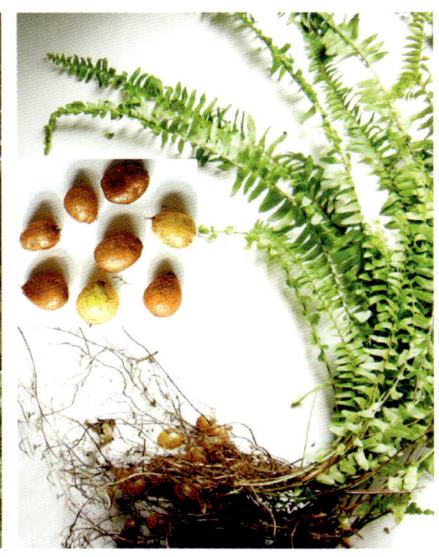

【生长地】 生于溪边、坡边阴湿地、林缘，或附生。

【采集】 全年可采。

【分布】 贵州、湖南、广西等地有分布。

【化学成分及药理研究】 主要含 β-谷甾醇、齐墩果酸、肉豆蔻酸十八烷基酯、正三十一烷酸、正三十烷醇等成分。尚未见相关药理研究报道。

【应用】 用于治疗咳嗽、黄疸、腹泻、烫伤等。

【用量】 内服：10~20 g。

lac dinl guas

【侗药药名释义】lac dinl guas，其意为菌柄硬的菌子（硬脚菌）。

【基源】多孔菌科真菌紫芝 Ganoderma sinense zhao, Xu et Zhang。药用部位：全株。

【形态】菌盖木栓质，有柄，半圆形至肾形，罕近圆形，高、宽各可达 20 cm；菌柄侧生，形长；菌盖及菌柄均有黑色皮壳，有光泽，表面有环棱纹和辐射状皱纹；菌肉锈褐色；菌管硬，与菌肉同色；管口圆，色与菌管相似，每毫米 5 个；菌丝散在或黏结成团，无色或淡棕色，细长，稍弯曲，有分枝，直径 2.5~6.5 μm。孢子褐色，卵形，顶端平截，外壁无色，内壁有疣状突起，长 8~12 μm，宽 5~8 μm。人工栽培的紫芝色泽、形状、大小都比较统一、有规则，菌盖肾形、半圆形或近圆形；盖面黄褐色至红褐色，盖缘为淡黄褐色，有同心环带和环沟，并有纵皱纹，表面有光泽。野生紫芝在色泽上不统一，形状也大小不一，表面没有明显光泽。

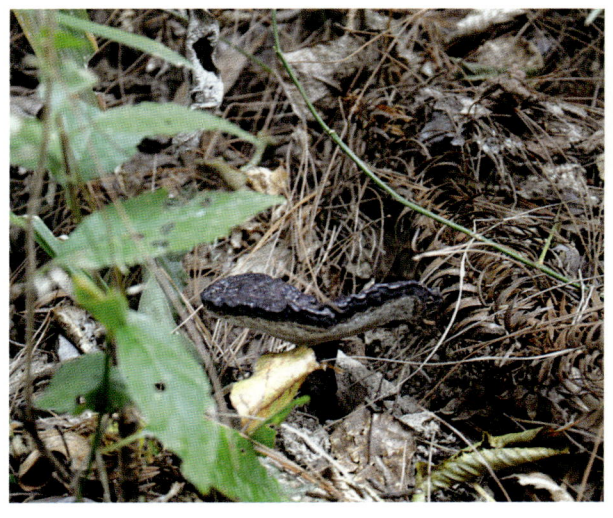

【生长地】生于栎及其他阔叶树的朽木旁；栽培。

【采集】四季采集。

【分布】贵州、湖南、广西、湖北等地有分布。

【化学成分及药理研究】含三萜、甾体、挥发油、生物碱等化学成分。药理研究显示其具有抗菌、抗炎镇痛、抗肿瘤等作用。

【应用】用于治疗胃痛、气喘等，也用于解菌毒。

【用量】内服：15~30 g。

lac dinl guas yak

【侗药药名释义】lac dinl guas yak，其意为红色的、菌柄硬的菌子（红色硬脚菌）。

【基源】多孔菌科真菌赤芝 Ganoderma lucidum (Leyss. ex Fr.) Karst.。药用部位：全株。

【形态】菌盖半圆形、肾形或近圆形，木栓质，宽 5~15 cm，厚 0.8~1.0 cm，红褐色并有油漆光泽，菌盖上具有环状棱纹和辐射状皱纹，边缘薄，往往内卷；菌肉白色至淡褐色；管孔面初期白色，后期变浅褐色，平均每毫米 3~5 个；菌柄侧生，或偶偏生，长 3~15 cm，粗 1~3 cm，紫褐色，有光泽。孢子褐色，卵形；子实体中等至较大或更大。

【生长环境】生于栎及其他阔叶树的木桩旁；栽培。

【采集】四季采集。

【分布】贵州、湖南、广西、湖北等地有分布。

【化学成分及药理研究】主要含麦角甾醇、灵芝多肽、三萜类、多糖类、生物碱、香豆精、有机酸、氨基葡萄糖、甘露醇、多糖醇等，尚含水溶性蛋白质、多种酶类及微量元素铁、钙、锰、锌等。药理研究显示其具有抗肿瘤、抗衰老、抗神经衰弱、防治失眠、保肝解毒、扩张冠状动脉、增加冠状动脉血流量、改善心肌微循环、增强心肌氧和能量的供给等作用。

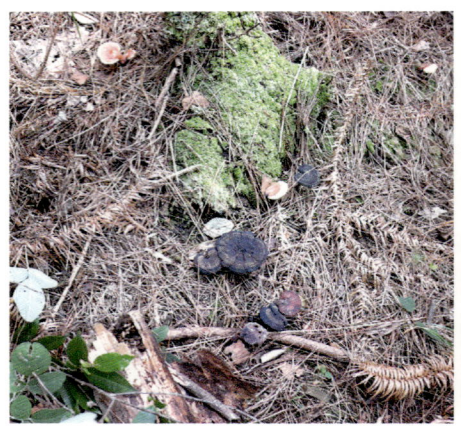

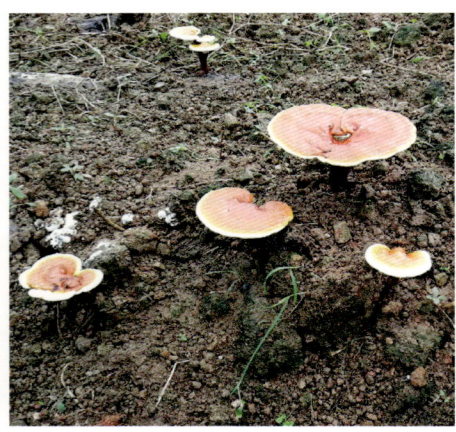

【应用】用于治疗体虚、心悸、乏力、久咳、气喘、慢性支气管炎、哮喘、风湿性关节炎等。

【用量】内服：10~15 g。

lagx ngoc seit

【侗药药名释义】lagx ngoc seit，其意为这是公的树，开的花的形态像小蜘蛛。

【基源】海桐花科植物光叶海桐 *Pittosporum glabratum* Lindl.。药用部位：茎叶、根。

【形态】常绿灌木，高2~3 m。嫩枝无毛，老枝有皮孔。叶聚生于枝顶，薄革质，二年生，窄矩圆形，或为倒披针形，长5~10 cm，有时更长，宽2.0~3.5 cm，先端尖锐，基部楔形，上面绿色，发亮，下面淡绿色，无毛，侧脉5~8对，与网脉在上面不明显，在下面隐约可见，干后稍突起，网眼宽1~2 mm，边缘平展；叶柄长6~14 mm。花序伞形，1~4枝簇生于枝顶叶腋，多花；苞片披针形，长约3 mm；花梗长4~12 mm，有微毛或秃净；萼片卵形，长约2 mm，通常有睫毛；花瓣分离，倒披针形，长8~10 mm；雄蕊长6~7 mm，有时仅4 mm；子房长卵形，绝对无毛；花柱长约3 mm，柱头略增大；侧膜胎座3个，每个胎座约有胚珠6个。蒴果椭圆形，长2.0~2.5 cm，有时为长筒形，长约3.2 cm，3片裂开；果片薄，革质，每片有种子约6个，均匀分布于纵长的胎座上；果梗短而粗壮，有宿存花柱。种子大，近圆形，长5~6 mm，红色，种柄长约3 mm。

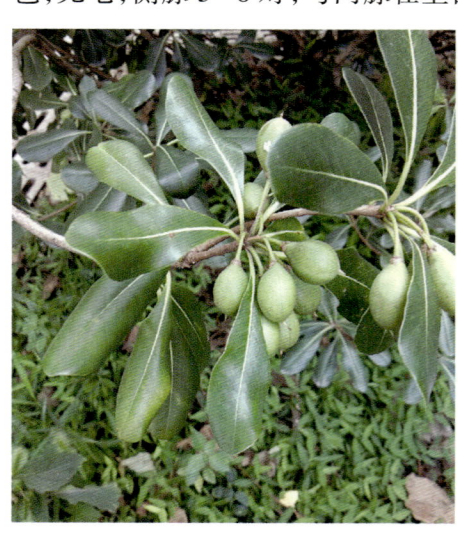

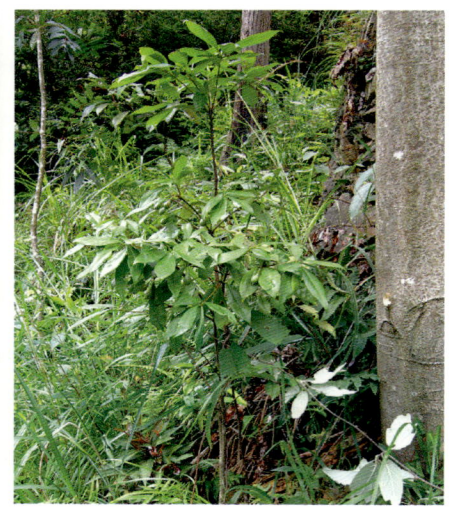

【生长地】生于林间阴湿地。

【采集】四季采集。

【分布】贵州、广西、湖南等地有分布。

【化学成分及药理研究】含生物碱类、皂苷类、萜类、挥发油等化学成分。药理研究显示其具有抗结核、抗炎、抗细胞毒、镇痛等作用。

【应用】用于治疗风湿痛、劳伤、骨折、咳嗽、哮喘、蛇咬伤等。

【用量】内服：15～25 g。外用：适量。

lagxngoc

【侗药药名释义】lagxngoc，侗语固有词，其意为此植物果的形状像蜘蛛。

【基源】茜草科植物栀子 *Gardenia jasminoides* Ellis 及其同属植物。药用部位：果。

【形态】灌木，高 0.3～3.0 m。嫩枝常被短毛，枝圆柱形，灰色。叶对生，革质，稀为纸质，少为 3 枚轮生，叶形多样，通常为长圆状披针形、倒卵状长圆形、倒卵形或椭圆形，长 3～25 cm，宽 1.5～8.0 cm，顶端渐尖、骤然长渐尖或短尖而钝，基部楔形或短尖，两面常无毛，上面亮绿色，下面色较暗，侧脉 8～15 对，在下面凸起，在上面平；叶柄长 0.2～1.0 cm；托叶膜质。花芳香，通常单朵生于枝顶；花梗长 3～5 mm；萼管倒圆锥形或卵形，长 8～25 mm，有纵棱，萼檐管形，膨大，顶部 5～8 裂，通常 6 裂，裂片披针形或线状披针形，长 10～30 mm，宽 1～4 mm，结果时增长，宿存；花冠白色或乳黄色，高脚碟状，喉部有疏柔毛，冠管狭圆筒形，长 3～5 cm，宽 4～6 mm，顶部 5～8 裂，通常 6 裂，裂片广展，倒卵形或倒卵状长圆形，长 1.5～4.0 cm，宽 0.6～2.8 cm；花丝极短；花药线形，长 1.5～2.2 cm，伸出；花柱粗厚，长约 4.5 cm，柱头纺锤形，伸出，长 1.0～1.5 cm，宽 3～7 mm；子房直径约 3 mm，黄色，平滑。果卵形、近球形、椭圆形或长圆形，黄色或橙红色，长 1.5～7.0 cm，直径 1.2～2.0 cm，有翅状纵棱 5～9 条。种子多数，扁，近圆形而稍有棱角，长约 3.5 mm，宽约 3 mm。花期 3—7 月，果期 5 月至翌年 2 月。

【生长环境】生于旷野、丘陵、山谷、山坡、溪边的灌丛或林中；栽培。

【采集】秋季采取。

【分布】贵州、湖南、广西、湖北等地有分布。

【化学成分及药理研究】主要含环烯醚萜类、京尼平苷、栀子苷、黄酮类栀子素、藏红花素、山栀苷、香豆素、木脂素、多糖等。药理研究显示其具有抗炎、抗氧化、抗肿瘤、解热镇痛、利尿等作用。

【应用】用于治疗风湿性关节炎、跌打损伤等，亦用于制作黄色染料。

【用量】内服：10～15 g。外用：适量。

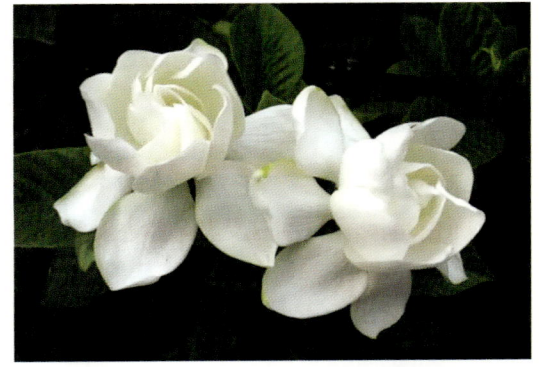

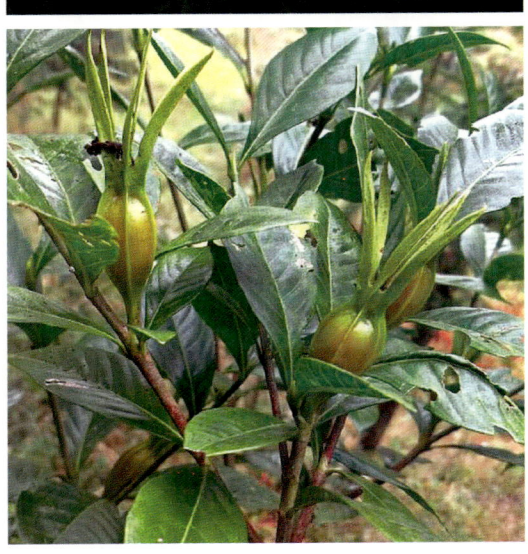

lagxnyanc

【侗药药名释义】 lagxnyanc,侗语固有词,汉语俗称刺梨。

【基源】 蔷薇科植物单瓣缫丝花 *Rosa roxburghii* Tratt. f. *normalis* Rehd. et Wils.。药用部位:根、枝叶、果。

【形态】 落叶小乔木,高 3~10 m;树皮灰白色。幼枝黄绿色,被柔毛;老枝黑褐色,无毛。顶芽圆锥形,鳞片无毛。叶互生,常聚生于枝顶,披针形或倒卵状披针形,长 4~15 cm,宽 2.0~5.5 cm,先端短尖,基部楔形,膜质,幼叶下面具绢状柔毛,后脱落渐变无毛或沿中脉有稀疏毛,羽状脉,侧脉每边 5~7 条,叶脉在两面均突起;叶柄纤细,长 1~2 cm,初时有柔毛,后脱落渐变无毛。伞形花序腋生;总花梗长 5~8 mm,无毛;每一花序有雄花 8~12 朵,先叶开放;花梗长 5~6 mm,被丝状柔毛;花被裂片 6 枚,黄色,倒卵形,长约 2.5 mm,外面有稀疏柔毛;能育雄蕊 9 枚,花丝仅基部有柔毛,第 3 轮基部有黄色腺体,圆形;退化雌蕊细小,无毛。果球形,直径 7~10 mm,成熟时蓝黑色;果梗长 1.0~2.5 cm,先端略增粗。花期 3—5 月,果期 7—9 月。

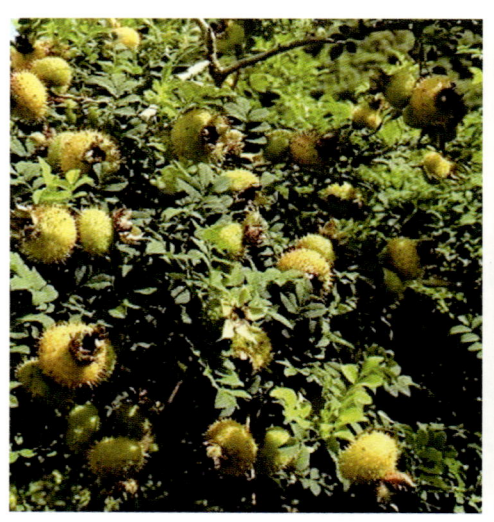

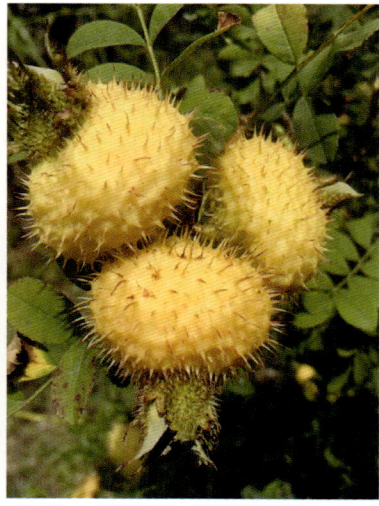

【生长地】 生于溪旁和山地阳坡杂木林中或林缘。

【采集】 夏季、秋季采根、枝叶,夏季采果。

【分布】 贵州、湖南、广西、湖北等地有分布。

【化学成分及药理研究】 含超氧化物歧化酶、糖、维生素、胡萝卜素、蛋白质、有机酸及 20 多种氨基酸、10 余种对人体有益的微量元素。药理研究显示其具有解毒、抗氧化、抗动脉粥样硬化、抗肿瘤、延缓衰老等作用。

【应用】 用于治疗消化不良、积食腹胀、痢疾、肠炎、维生素 C 缺乏症等。

【用量】 内服:20~30 g。

langc lis luh

【侗药药名释义】 langc lis luh,其意为以此植物的根当玩具,男孩得到此"玩具"就不哭闹。

【基源】 百合科植物多花黄精 *Polygonatum cyrtonema* Hua。药用部位:根状茎。

【形态】 根状茎肥厚,通常连珠状或结节成块,少有近圆柱形,直径 1~2 cm。茎高 50~100 cm,通常具 10~15 枚叶。叶互生,椭圆形、卵状披针形至矩圆状披针形,少有稍作镰状弯曲,长 10~18 cm,宽 2~7 cm,先端尖至渐尖。花序具(1~)2~7(~14)花,伞形;总花梗长 1~4(~6) cm,花梗长 0.5~1.5(~3.0) cm;

苞片微小，位于花梗中部以下，或不存在；花被黄绿色，全长 18~25 mm，裂片长约 3 mm；花丝长 3~4 mm，两侧扁或稍扁，具乳头状突起至具短绵毛，顶端稍膨大乃至具囊状突起；花药长 3.5~4.0 mm；子房长 3~6 mm；花柱长 12~15 mm。浆果黑色，直径约 1 cm，具 3~9 颗种子。花期 5—6 月，果期 8—10 月。

【生长地】生于林下、灌丛或山坡阴处。

【采集】秋季、冬季采挖。

【分布】贵州、广西、湖南、湖北等地有分布。

【化学成分及药理研究】主要含甾体皂苷与黄精多糖。药理研究显示，黄精浸膏对肾上腺素引起的血糖过高有显著抑制作用；黄精水浸膏 0.16~0.26 g/kg 静脉注射，能明显增加麻醉犬冠状动脉流量。

【应用】用于治疗体虚、肺结核、筋骨软弱、风湿骨痛等。

【用量】内服：鲜品 30~50 g。外用：适量。

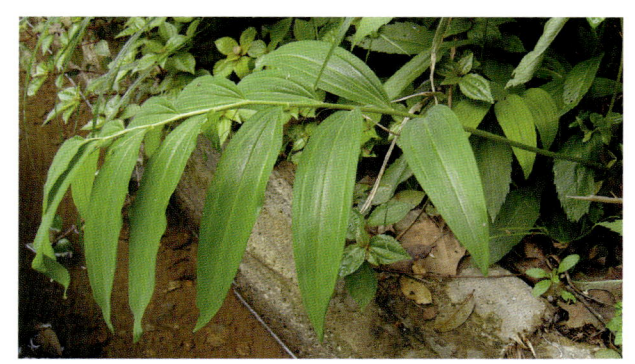

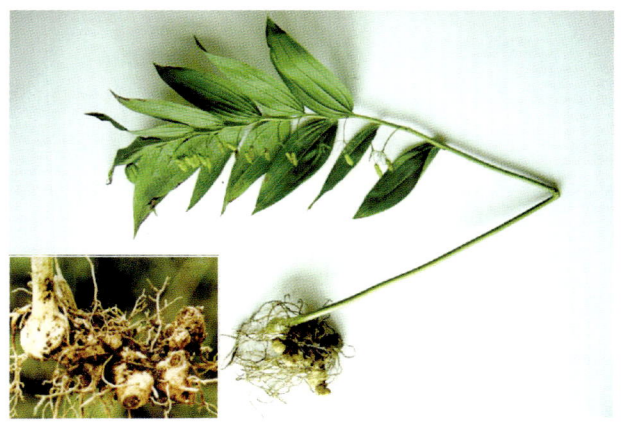

langxsangl

【侗药药名释义】langxsangl，侗语固有词，汉语俗称木姜子。

【基源】樟科植物木姜子 *Litsea pungens* Hemsl.。药用部位：根、枝叶、果。

【形态】落叶小乔木，高 3~10 m；树皮灰白色。幼枝黄绿色，被柔毛；老枝黑褐色，无毛。顶芽圆锥形，鳞片无毛。叶互生，常聚生于枝顶，披针形或倒卵状披针形，长 4~15 cm，宽 2.0~5.5 cm，先端短尖，基部楔形，膜质，幼叶下面具绢状柔毛，后脱落渐变无毛或沿中脉有稀疏毛，羽状脉，侧脉每边 5~7 条，叶脉在两面均突起；叶柄纤细，长 1~2 cm，初时有柔毛，后脱落渐变无毛。伞形花序腋生；总花梗长 5~8 mm，无毛；每一花序有雄花 8~12 朵，先叶开放；花梗长 5~6 mm，被丝状柔毛；花被裂片 6 枚，黄色，倒卵形，长约 2.5 mm，外面有稀疏柔毛；能育雄蕊 9 枚，花丝仅基部有柔毛，第 3 轮基部有黄色腺体，圆形；退化雌蕊细小，无毛。果球形，直径 7~10 mm，成熟时蓝黑色；果梗长 1.0~2.5 cm，先端略增粗。花期 3—5 月，果期 7—9 月。

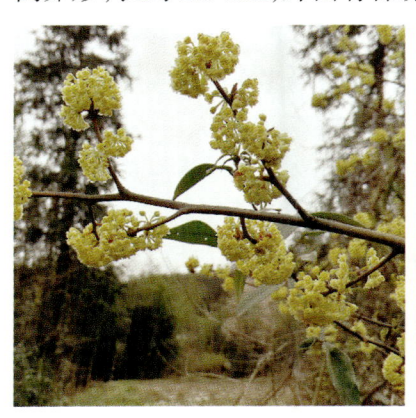

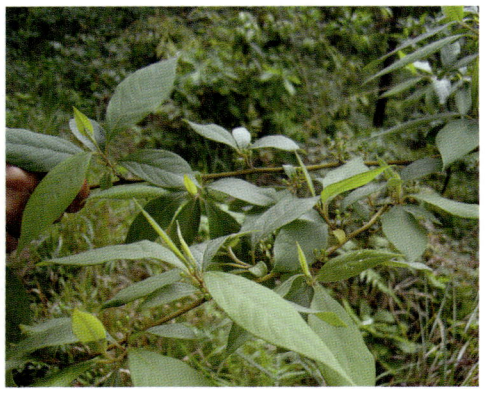

【生长地】生于溪旁和山地阳坡杂木林中或林缘。

【采集】夏季、秋季采根、枝叶，夏季采果。

【分布】贵州、湖南、广西、湖北等地有分布。

【化学成分及药理研究】含甾体、生物碱、黄酮、内酯、木质素等化学成分。药理研究显示其具有抑菌、抗氧化、抗肿瘤、抗炎、抑制血小板凝聚、平喘、抗心律失常等作用。

【应用】用于治疗胃痛、消化不良、腹泻、关节痛、痛经、疮、疖等。

【用量】内服：5~15 g。外用：适量。

langxsis

【侗药药名释义】langxsis，侗语固有词，该植物的果名，汉语俗称垂油子。

【基源】芸香科植物吴茱萸 Evodia rutaecarpa（Juss.）Benth.。药用部位：根、枝叶、果。

【形态】小乔木或灌木，高 3~5 m。嫩枝暗紫红色，与嫩芽同被灰黄色或红锈色绒毛，或疏短毛。叶有小叶 5~11 片，小叶薄至厚纸质，卵形、椭圆形或披针形，长 6~18 cm，宽 3~7 cm，叶轴下部的较小，两侧对称或一侧的基部稍偏斜，边全缘或浅波浪状，小叶两面及叶轴被长柔毛，毛密如毡状，或仅中脉两侧被短毛，油点大且多。花序顶生；雄花序的花彼此疏离，雌花序的花密集或疏离；萼片与花瓣均 5 片，偶有 4 片，镊合状排列；雄花花瓣长 3~4 mm，腹面被疏长毛，退化雌蕊 4~5 深裂，下部及花丝均被白色长柔毛，雄蕊伸出花瓣之上；雌花花瓣长 4~5 mm，腹面被毛，退化雄蕊鳞片状、短线状或兼有细小的不育花药；子房与花柱下部被疏长毛。果序宽（3~）12 cm；果密集或疏离，暗紫红色，有大油点，每分果瓣有 1 枚种子。种子近圆球形，一端钝尖，腹面略平坦，长 4~5 mm，褐黑色，有光泽。花期 4—6 月，果期 8—11 月。

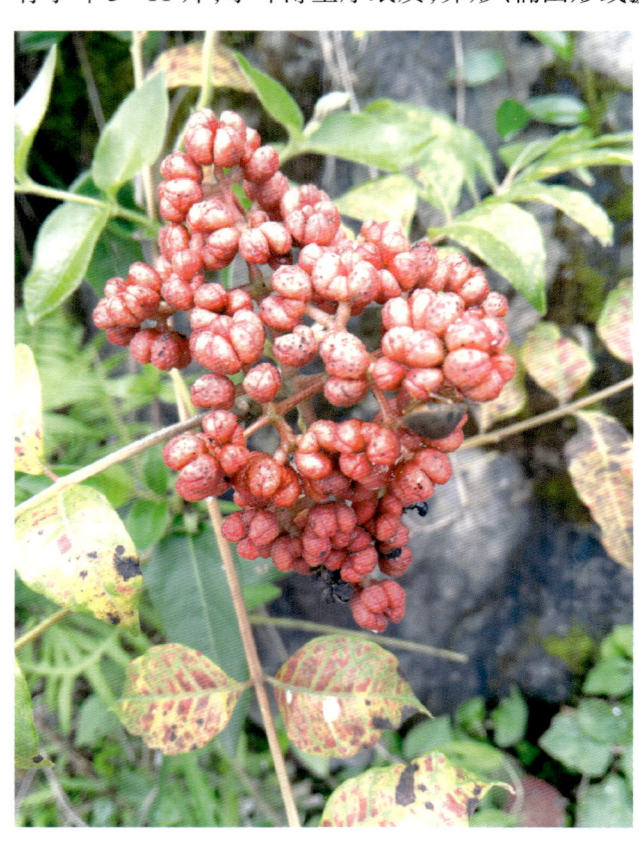

【生长地】生于山地疏林或灌木丛中，多见于向阳坡地。

【采集】秋季采集。

【分布】贵州、湖南、广西、湖北等地有分布。

【化学成分及药理研究】全株含挥发油，还含有多种柠檬苦素类、生物碱、黄酮类、酮类、氨基酸、吴茱萸酰胺、吴茱萸碱、吴茱萸啶酮、去甲基吴茱萸酰胺、吴茱萸苦素等化学成分。挥发油主要是吴茱萸烯，是植株各部有特殊腥臭气味的主要成分，其次是吴茱萸内脂、罗勒烯等。种子含脂肪。药理研究显示具有祛除肠内积气及抑制肠内异常发酵，增加消化液分泌，抑制胃肠蠕动而解痉、止吐的作用，亦有镇痛、抗胃溃疡、降血压、兴奋子宫、抗血栓形成、杀虫、抗菌、改善心血管系统功能、抗血栓、抗缺氧等作用。

【应用】用于治疗胃痛、消化不良、腹泻、牙痛、口腔溃疡等。

【用量】内服：3~9 g。外用：适量。

leil

【侗药药名释义】leil,其意为"闹鱼药",即侗家人采集后,将其捣碎投入河、溪之中,使活鱼被麻醉,便于人捕捉。

【基源】马钱科植物醉鱼草 *Buddleja lindleyana* Fortune。药用部位:根、叶、花。

【形态】灌木,高1~3 m。茎皮褐色。小枝具四棱,棱上略有窄翅;幼枝、叶片下面、叶柄、花序、苞片、小苞片均密被星状短绒毛和腺毛。叶对生,萌芽枝条上的叶为互生或近轮生,叶片膜质,卵形、椭圆形至长圆状披针形,长3~11 cm,宽1~5 cm,顶端渐尖,基部宽楔形至圆形,边缘全缘或具有波状齿,上面深绿色,幼时被星状短柔毛,后变无毛,下面灰黄绿色,侧脉每边6~8条,上面扁平,干后凹陷,下面略凸起;叶柄长2~15 mm。穗状聚伞花序顶生,长4~40 cm,宽2~4 cm;苞片线形,长达10 mm;小苞片线状披针形,长2.0~3.5 mm;花紫色,芳香;花萼钟状,长约4 mm,外面与花冠外面同被星状毛和小鳞片,内面无毛,花萼裂片宽三角形,长和宽约1 mm;花冠长13~20 mm,内面被柔毛,花冠管弯曲,长11~17 mm,上部直径2.5~4.0 mm,下部直径1.0~1.5 mm,花冠裂片阔卵形或近圆形,长约3.5 mm,宽约3 mm;雄蕊着生于花冠管下部或近基部,花丝极短,花药卵形,顶端具尖头,基部耳状;子房卵形,长1.5~2.2 mm,直径1.0~1.5 mm,无毛;花柱长0.5~1.0 mm,柱头卵圆形,长约1.5 mm。果序穗状;蒴果长圆状或椭圆状,长5~6 mm,直径1.5~2.0 mm,无毛,有鳞片,基部常有宿存花萼。种子淡褐色,小,无翅。花期4—10月,果期8月至翌年4月。

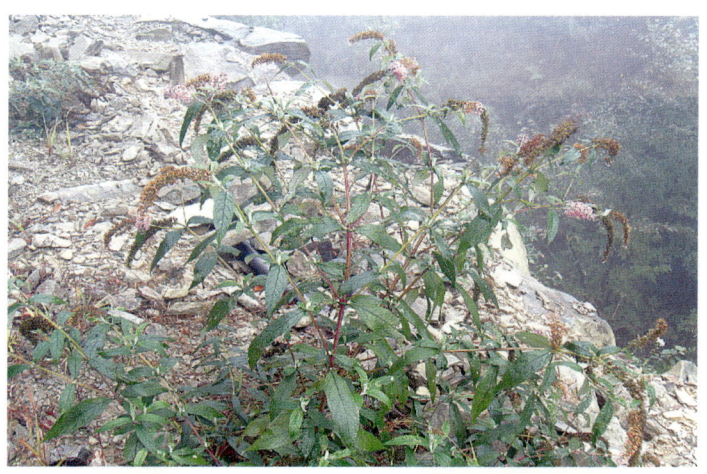

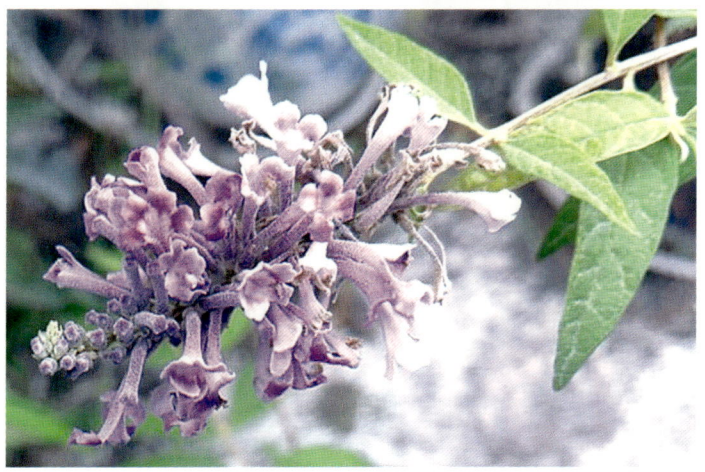

【生长地】生于山地路旁、河边灌木丛中或林缘。

【采集】夏季、秋季采集。

【分布】贵州、湖南、广西、湖北等地有分布。

【化学成分及药理研究】全草含黄酮类、苯丙素类、萜类、苷类、甾醇、齐墩果酸等,花和叶含醉鱼草苷、柳穿鱼苷、刺槐素等。药理研究显示其其有抗菌消炎、镇静止痛、保肝等药理作用。

【应用】用于治疗腹痛腹泻、痈肿、关节痛,还用作卫生用和农用杀虫等。

【用量】内服:5~10 g。外用:适量。

lemc lagc

【侗药药名释义】lemc lagc，其意为此种植物的种子能抓住、扣住眼屎，或落进眼眶内的尘埃、渣滓，能像一阵风一样将它们从眼眶内吹出来。

【基源】唇形科植物香薷（原变种）*Elsholtzia ciliata* (Thunb.) Hyland. var. *ciliata*。药用部分：种子。

【形态】直立草本，高 0.3~0.5 m，具密集的须根。茎通常自中部以上分枝，钝四棱形，具槽，无毛或被疏柔毛，常呈麦秆黄色，老时变紫褐色。叶卵形或椭圆状披针形，长 3~9 cm，宽 1~4 cm，先端渐尖，基部楔状下延成狭翅，边缘具锯齿，上面绿色，疏被小硬毛，下面淡绿色，侧脉 6~7 对，与中肋两面稍明显；叶柄长 0.5~3.5 cm，背平腹凸，边缘具狭翅，疏被小硬毛。穗状花序长 2~7 cm，宽达 1.3 cm，偏向一侧，由多花的轮伞花序组成；苞片宽卵圆形或扁圆形，长、宽约 4 mm，先端具芒状突尖，尖头长达 2 mm，外面近无毛，疏布松脂状腺点，内面无毛，边缘具缘毛；花梗纤细，长约 1.2 mm，近无毛，花序轴密被白色短柔毛。花萼钟形，长约 1.5 mm，外面被疏柔毛，疏生腺点，内面无毛，萼齿 5 枚，三角形，前 2 枚齿较长，先端具针状尖头，边缘具缘毛。花冠淡紫色，约为花萼长的 3 倍，外面被柔毛，上部夹生有稀疏腺点，喉部被疏柔毛，冠筒自基部向上渐宽，至喉部宽约 12 mm，冠檐二唇形，上唇直立，先端微缺，下唇开展，3 裂，中裂片半圆形，侧裂片弧形，较中裂片短。雄蕊 4 枚，前对较长，外伸，花丝无毛，花药紫黑色。花柱内藏，先端 2 浅裂。小坚果长圆形，长约 1 mm，棕黄色，光滑。花期 7—10 月，果期 10 月至翌年 1 月。

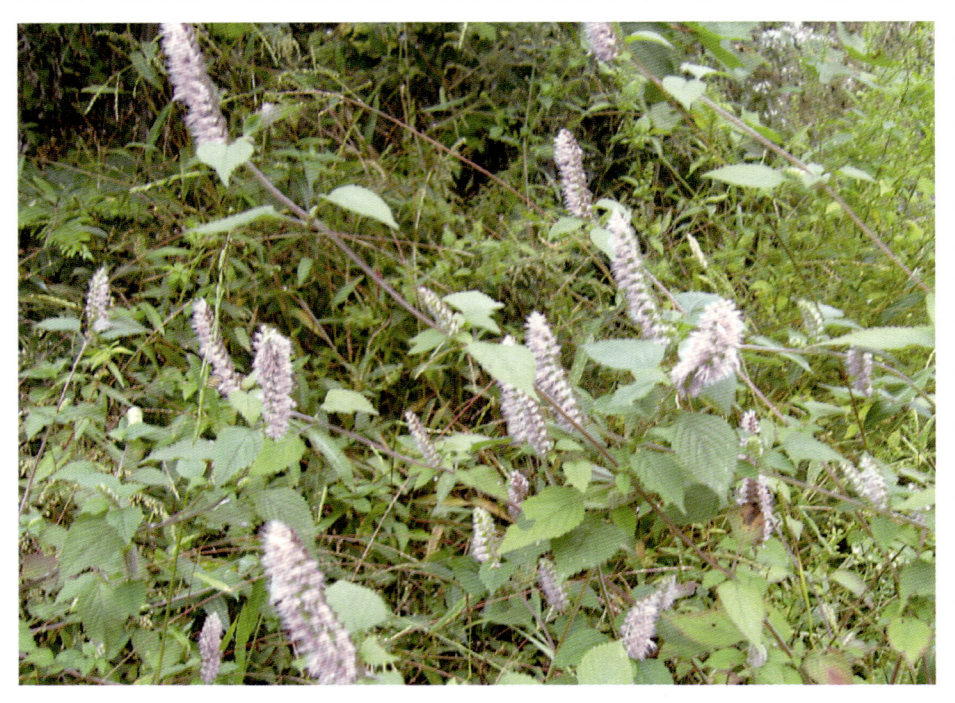

【生长地】生于山坡、路边林缘或草丛。

【采集】夏季、秋季采集。

【分布】贵州、广西、湖南、湖北等地有分布。

【化学成分及药理研究】主要含黄酮类、香豆素类、脂肪酸、挥发油等化学成分。药理研究显示其具有抗菌、抗病毒、抗炎等作用。

【应用】用于清除眼眶内异物及治疗结膜炎等。

【用量】外用：2~3 粒。

lucjenc

【侗药药名释义】lucjenc，其意为由"luc"发现并应用的长在山坡的药。

【基源】报春花科植物临时救 *Lysimachia congestiflora* Hemsl.。药用部位：全草。

【形态】茎下部匍匐，节上生根，上部及分枝上升，长 6～50 cm，圆柱形，密被多细胞卷曲柔毛。分枝纤细，有时仅顶端具叶。叶对生，茎端的 2 对间距短，近密聚，叶片卵形、阔卵形或近圆形，近等大，长（0.7～）1.4～3.0（～4.5）cm，宽（0.6～）1.3～2.2（～3.0）cm，先端锐尖或钝，基部近圆形或截形，稀略呈心形，上面绿色，下面较淡，有时沿中肋和侧脉染紫红色，两面多少被具节糙伏毛，稀近无毛，近边缘有暗红色或有时变为黑色的腺点，侧脉 2～4 对，在下面稍隆起，网脉纤细，不明显；叶柄比叶片短 2～3 倍，具草质狭边缘。花 2～4 朵集生茎端和枝端成近头状的总状花序，在花序下方的 1 对叶腋有时具单生之

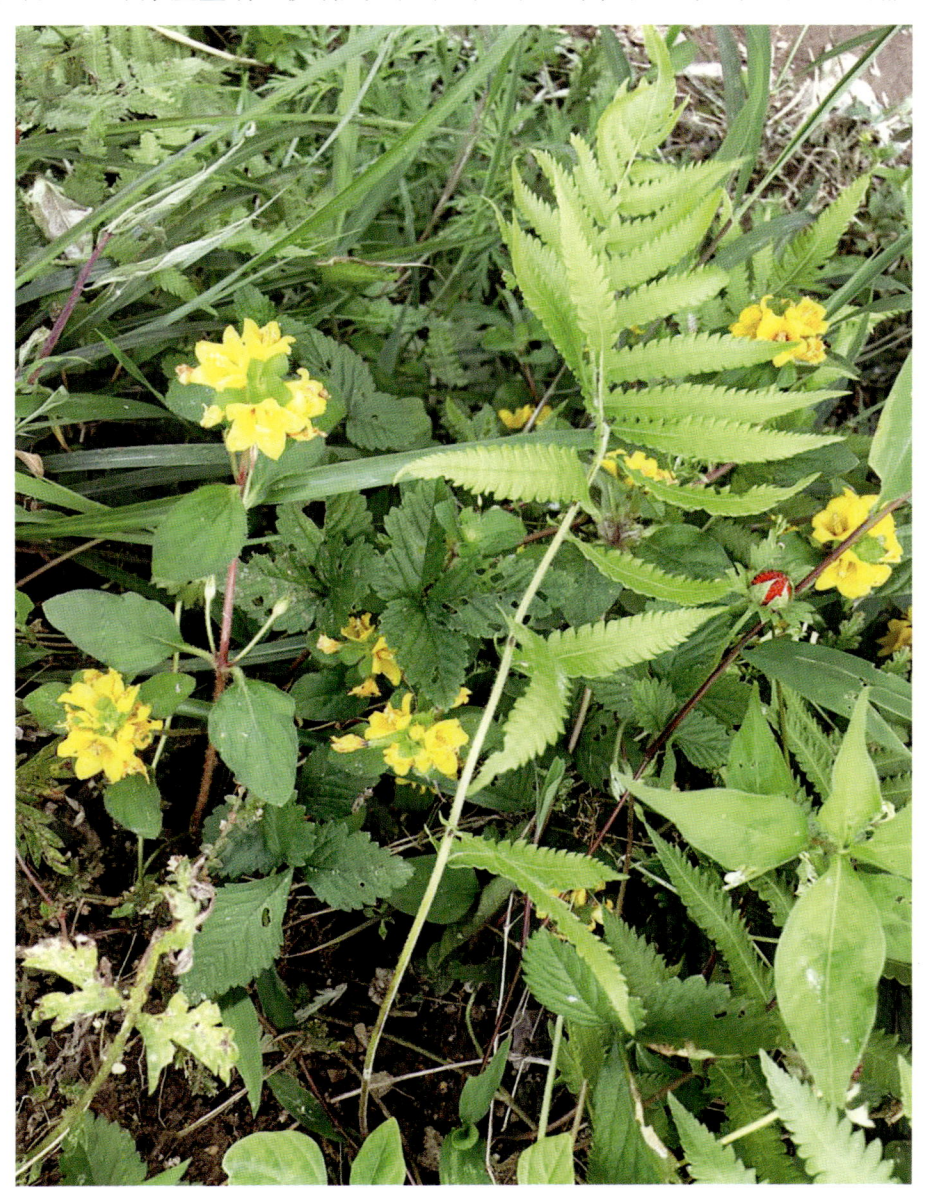

花;花梗极短或长至2 mm;花萼长5.0~8.5 mm,分裂近达基部,裂片披针形,宽约1.5 mm,背面被疏柔毛;花冠黄色,内面基部紫红色,长9~11 mm,基部合生部分长2~3 mm,5裂(偶有6裂),裂片卵状椭圆形至长圆形,宽3.0~6.5 mm,先端锐尖或钝,散生暗红色或变黑色的腺点;花丝下部合生成高约2.5 mm的筒,分离部分长2.5~4.5 mm;花药长圆形,长约1.5 mm;花粉粒近长球形,表面具网状纹饰;子房被毛;花柱长5~7 mm。蒴果球形,直径3~4 mm。花期5—6月,果期7—10月。

【生长地】生于水沟边、田埂上和山坡林缘、草地等湿润处。

【采集】5月采集,鲜用或晒干。

【分布】贵州、湖北、湖南、广西等地有分布。

【化学成分及药理研究】含有石竹烯、β-榄香烯等化学成分。药理研究显示其具有镇痉、平喘、止咳、抗菌等作用。

【应用】用于治疗跌打损伤、头痛、咽喉肿痛、疔疮、蛇咬伤等。

【用量】内服:15~30 g。外用:适量。

lucjenc

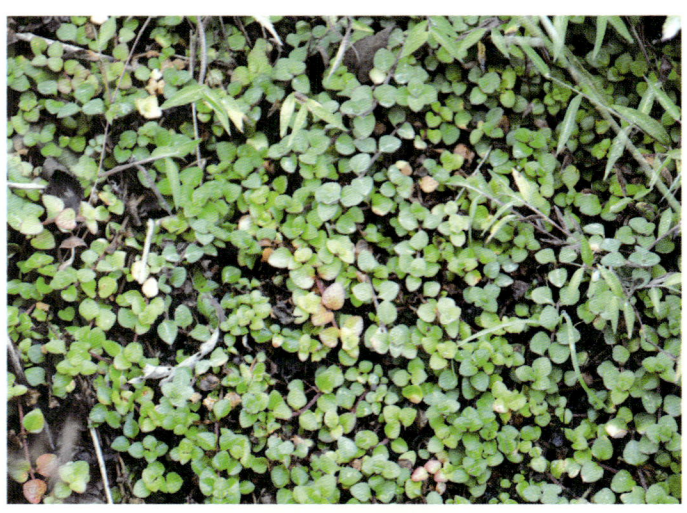

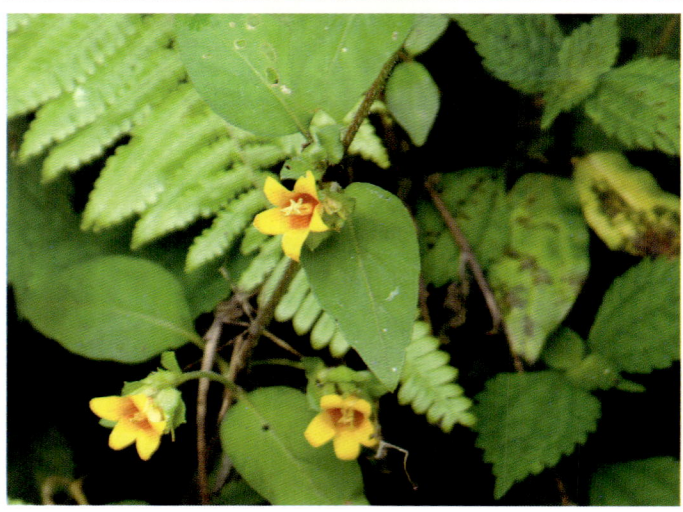

【侗药药名释义】lucjenc,其意为由"luc"发现并应用的长在山坡的药。

【基源】报春花科植物过路黄 *Lysimachia christinae* Hance。药用部位:全草。

【形态】多年生草本,有少许柔毛或近无毛。茎柔弱,匍匐地面,长20~60 cm。叶、萼、花冠均具点状、条纹状黑色腺体。叶对生,卵形或心形,长3~5 cm,宽2.5~4.5 cm,先端微尖或钝,基部楔形或心形,全缘,有叶柄。花黄色,成对腋生,具花梗;萼片5枚,线状披针形至线形,幼嫩时稍有毛,成熟后无毛;花瓣5片,长为萼片的2倍;裂片线状舌形,先端尖;雄蕊5枚,3枚较长,2枚较短,长约为花冠的一半;花丝基部联合呈筒状;子房上位;花柱长,柱头头状,通常宿存。蒴果球形或近球形,有黑色短条状腺体。花期5—7月,果期9—10月。

【生长地】生于山坡疏林湿地。

【采集】5月采集,鲜用或晒干。

【分布】贵州、湖北、湖南、广西等地有分布。

【化学成分及药理研究】全草含酚性物质、醇、黄酮类、氨基酸、鞣质、挥发油、胆碱。

药理研究显示其具有促进胆汁排泄的作用,但并不能使胆囊收缩增强。

【应用】用于治疗中耳炎、腰肌劳损、黄疸、尿路结石、疮疡、跌打损伤等。

【用量】内服:15~30 g。外用:适量。

maenc das yak

【侗药药名释义】maenc das yak,其意为生长在深山里,茎紫红色,块茎像薯的植物。

【基源】薯蓣科植物薯蓣 *Dioscorea opposita* Thunb.。药用部位:块茎。

【形态】缠绕草质藤本。块茎长圆柱形,垂直生长,长可达 1 m,断面干时白色。茎通常带紫红色,右旋,无毛。单叶,在茎下部的互生,中部以上的对生,很少 3 叶轮生;叶片变异大,卵状三角形至宽卵形或戟形,长 3~9(~16) cm,宽 2~7(~14) cm,顶端渐尖,基部深心形、宽心形或近截形,边缘常 3 浅裂至 3 深裂,中裂片卵状椭圆形至披针形,侧裂片耳状,圆形、近方形至长圆形;幼苗时一般叶片为宽卵形或卵圆形,基部深心形;叶腋内常有珠芽。雌雄异株;雄花序为穗状花序,长 2~8 cm,近直立,2~8 个着生于叶腋,偶尔呈圆锥状排列;花序轴明显地呈"之"字形曲折;苞片和花被片有紫褐色斑点;雄花的外轮花被片为宽卵形,内轮花被片卵形,较小;雄蕊 6 枚;雌花序为穗状花序,1~3 个着生于叶腋。蒴果不反折,三棱状扁圆形或三棱状圆形,长 1.2~2.0 cm,宽 1.5~3.0 cm,外面有白粉。种子着生于每室中轴中部,四周有膜质翅。花期 6—9 月,果期 7—11 月。

【生长地】生于山坡、山谷林下。

【采集】秋季、冬季采集。

【分布】贵州、湖南等地有分布。

【化学成分及药理研究】主要含多糖、尿囊素、皂苷、色素等。药理研究显示其具有抗氧化、抗衰老、调节免疫功能、抗肿瘤、降血糖等作用。

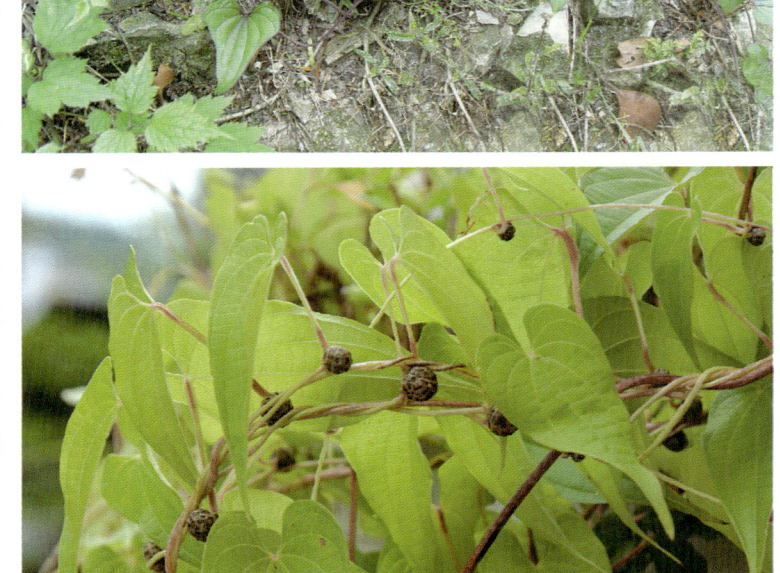

【应用】用于治疗体虚、久咳、遗精、消渴等。

【用量】内服:20~30 g。

maencmieec

【侗药药名释义】maencmieec，侗语固有词，其意为浆纱用的野薯。

【基源】薯蓣科植物粘山药 *Dioscorea hemsleyi* Prain et Burkill。药用部位：块茎。

【形态】缠绕草质藤本。块茎圆柱形，垂直生长，新鲜时断面富黏滞性。茎左旋，密被白色或淡褐色曲柔毛，后渐脱落。叶片卵状心形或宽心形，长 4.0~8.5 cm，宽 5.0~10.5 cm，顶端渐尖或尾状渐尖，表面疏生曲柔毛，老时常脱落至无毛，背面密生曲柔毛。花单性，雌雄异株；雄花常 4~8 朵簇生成小聚伞花序，若干小花序再排列成穗状花序；花被有红棕色斑点；雄蕊 6 枚，花药背着，内向；雌花序短缩，几无花序轴或具很短花序轴；苞片披针形，有红棕色斑点；花被裂片卵状三角形，长约 1.2 mm；花柱三棱形，基部膨大，柱头 3 裂，反折。蒴果常 2~6 枚紧密丛生在短果序轴上，密生曲柔毛；蒴果三棱状长圆形或卵状长圆形，长 1.3~2.0 cm，宽 0.8~1.3 cm，全缘，偶有浅波。种子 2 枚，着生于每室中轴基部，有时 1 枚不发育；种翅薄膜质，向蒴果顶端延伸成宽翅。花期 7—8 月，果期 9—10 月。

【生长地】生于山坡稀疏灌丛中。

【采集】秋季、冬季采集。

【分布】贵州、广西等地有分布。

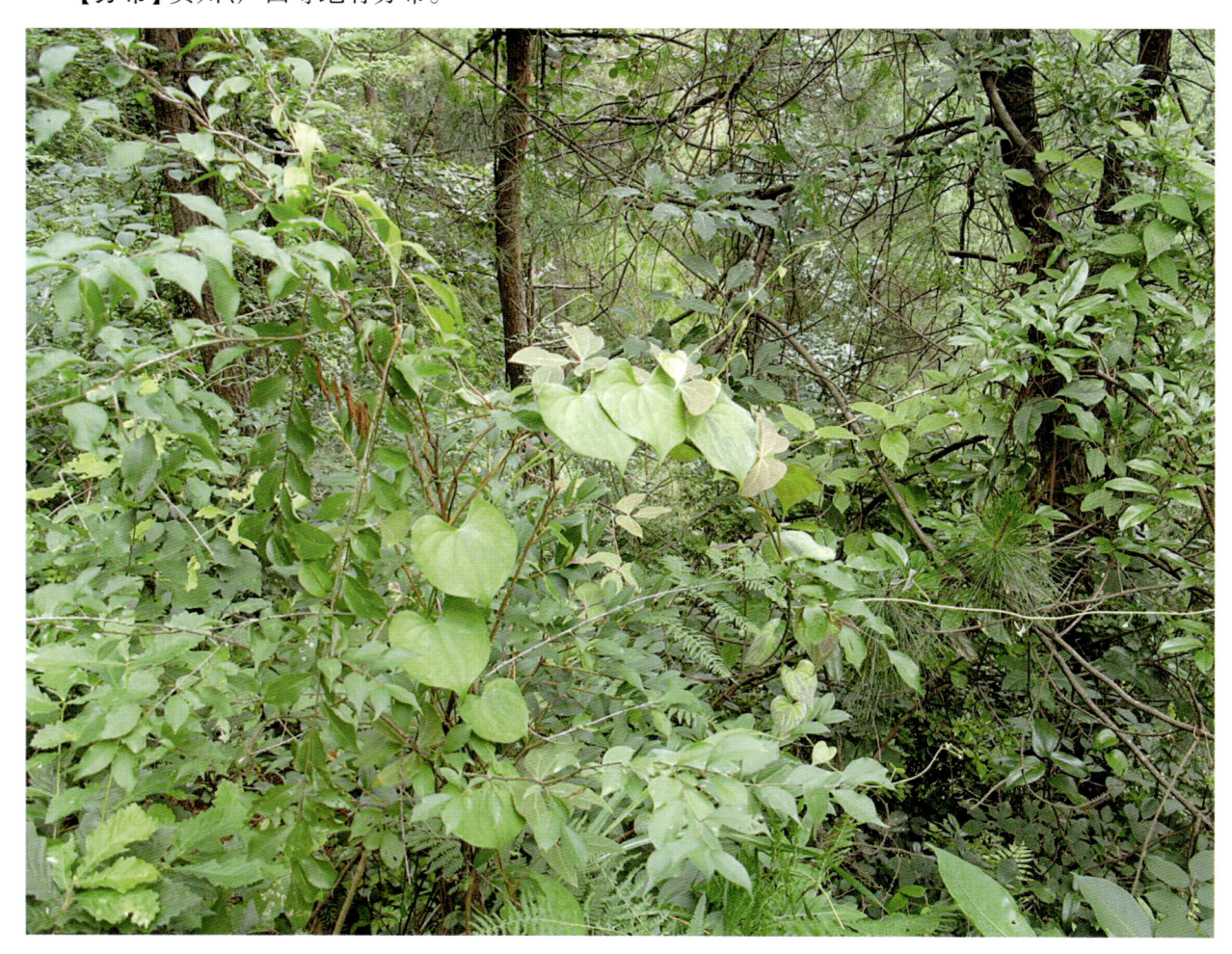

【化学成分及药理研究】含淀粉、鞣质、糖蛋白、山药皂苷、多酚氧化酶、胆甾醇、麦角甾醇、β-谷甾醇、甘露聚糖、尿囊素、多巴胺、山药碱、植酸、槭素、氨基酸等,其中糖蛋白是山药黏液质的主要成分,也是山药的生物活性成分。此外,山药还含有碘、磷、钙等多种无机元素。药理研究显示其具有抗氧化、抗衰老、调节免疫功能、抗肿瘤、降血糖、降血脂、止泻等作用。

【应用】用于治疗久咳、肺结核,亦用于滋补;外用治跌打损伤等。

【用量】内服:20~30 g。外用:适量。

maencsuic

【侗药药名释义】maencsuic,侗语固有词,其意为此植物根部膨大块茎似薯类,在采挖这植物时,常常见蛇在其植株旁或块茎旁。

【基源】葫芦科植物蛇莲 *Hemsleya sphaerocarpa* Kuang et A. M. Lu。药用部位:根部膨大块茎。

【形态】草质藤本。茎和小枝纤细,疏被短柔毛,茎节处被毛较密。卷须纤细,长 8~18 cm,疏被短柔毛,老时近无毛,先端 2 歧。趾状复叶多为 7 小叶;叶柄长 2~7 cm,被短柔毛;小叶片长圆状披针形或宽披针形,上面深绿色,背面灰绿色,被极短的疏柔毛,先端渐尖,基部渐狭,边缘圆锯齿状,中央小叶长 7~16 cm,宽 2.0~3.5 cm,两侧渐小,外侧的小,略歪斜。花雌雄异株,稀疏聚伞总状或圆锥花序;花序梗通常纤细;花梗发状,长 10~15 mm。雄花:花萼筒短,长约 1.5 mm;花萼裂片 5 枚,卵状三角形,先端渐尖,长约 4 mm,宽约 2.5 mm;花冠幅状,裂片平展,宽卵形,先端渐尖,长约 8 mm,宽约 6 mm;雄蕊 5 枚,长约 1 mm;花丝极短;花药近圆形。雌花:子房近球形,无毛,直径 2~3 mm;花柱 3 个,长约 0.6 mm,柱头 2 裂。果圆球状,直径 2.5~3.0 cm,具 10 条纵纹,顶端 3 片裂。种子近圆形,双凸透镜状,直径 8~9 mm,四周生长宽约 2 mm 的木栓质翅,具皱褶,边缘密生细瘤突,中间部分较疏。花期 5—9 月,果期 7—11 月。

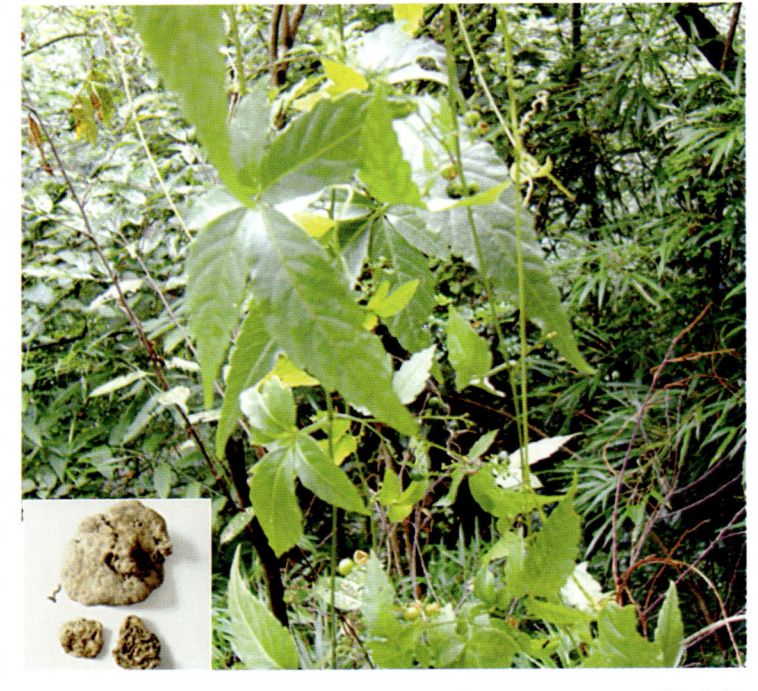

【生长地】生于阔叶林边或山谷疏林下。

【采集】秋季、冬季采挖。

【分布】贵州、广西、湖南等地有分布。

【化学成分及药理研究】主要成分有葫芦烷型四环三萜及其皂苷、齐墩果烷型五环三萜及其皂苷、苦味质等。药理研究显示其具有抗菌、抗炎、抗病毒、抗肿瘤、消炎镇痛、增强免疫功能等作用。

【应用】用于治疗咽喉肿痛、牙痛、腹痛腹泻、无名肿毒、疮、疡等。

【用量】内服:6~10 g,煎服或研末服。外用:捣烂外敷或研末调敷。

mal anghac

【侗药药名释义】mal anghac,菜类,其意为此植物是鹧鸪爱吃的菜。
【基源】天南星科植物半夏 Pinellia ternata (Thunb.) Breit.。药用部位:块茎。
【形态】块茎圆球形,直径 1~2 cm,具须根。叶 2~5 枚,有时 1 枚;叶柄长 15~20 cm,基部具鞘,鞘内、鞘部以上或叶片基部(叶柄顶头)有直径 3~5 mm 的珠芽,珠芽在母株上萌发或落地后萌发;老株叶片 3 全裂,全缘或具不明显的浅波状圆齿,侧脉 8~10 对,细弱,细脉网状,密集,集合脉 2 圈。花序柄长 25~30(~35) cm,长于叶柄;佛焰苞绿色或绿白色,管部狭圆柱形,长 1.5~2.0 cm;檐部长圆形,绿色,有时边缘青紫色,长 4~5 cm,宽约 1.5 cm,钝或锐尖。肉穗花序:雌花序长 2 cm,雄花序长 5~7 mm,其中间隔 3 mm;附属器绿色变青紫色,长 6~10 cm,直立,有时成"S"形弯曲。浆果卵圆形,黄绿色,先端渐狭为明显的花柱。花期 5—7 月,果 8 月成熟。
【生长地】生于草坡、荒地、玉米地、田边或疏林下。
【采集】秋季、冬季采集。
【分布】贵州、湖南、广西、湖北等地有分布。
【化学成分及药理研究】主要含生物碱、半夏淀粉、甾醇类、挥发油、芳香族类、有机酸、黄酮等成分,但每种含量均不多。半夏提取物对腹水型肉瘤、肉瘤–180、实验性小鼠宫颈癌–14、肝癌实体型、海拉细胞均有一定的抑制作用,而对正常细胞没有;半夏总生物碱为半夏镇咳祛痰的主要功效成分。
【应用】用于治疗呕吐、反胃、咳喘痰多等。
【用量】内服:5~15 g。外用:适量。

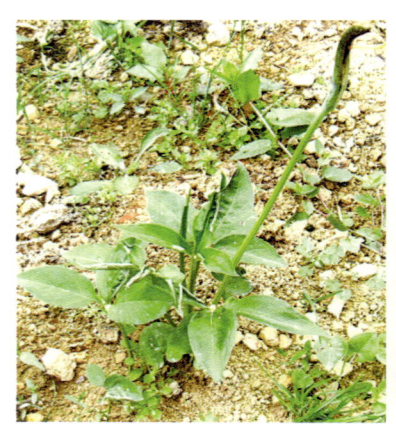

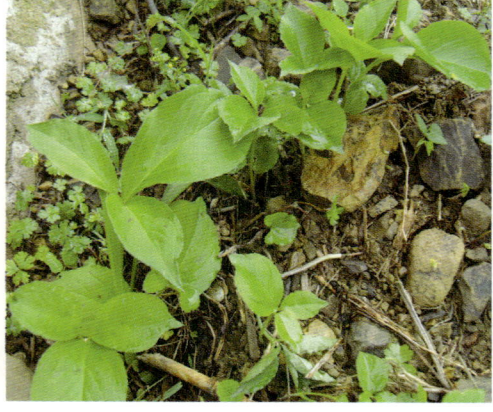

mal baiv laox

【侗药药名释义】mal baiv laox,菜类,其意为植株形似辣柳菜,但叶片大于辣柳菜叶片的药。
【基源】蓼科植物赤胫散(变种)Polygonum runcinatum Buch. -Ham. ex D. Don var. sinense Hemsl.。药用部位:根、枝叶。
【形态】一年生或多年丛生草本植物,高 25~70 cm。根状茎细长。茎直立或倾斜,分枝或不分枝,有纵沟,有稀疏柔毛或近无毛。春季幼株枝条、叶柄及叶中脉均为紫红色,夏季成熟叶片绿色,中央有锈红色晕斑,叶缘淡紫红色;茎较纤细,紫色,茎上有节;叶互生,叶片三角状卵形,腰部内陷,长 4~10 cm,宽 2.5~5.0 cm,先端渐尖,基部截形,稍下延至叶柄;叶耳长圆形或半圆形,先端圆钝,长 0.5~1.0 cm,基部常具 2 圆耳,宛如箭镞,上面有紫黑色斑纹,有的近于无叶耳,两面有稀疏柔毛或无毛,先端截形,有短缘毛或无。头状花序，直径 0.5~1.0 cm，有数朵至 10 余朵花，由数个至多个花序排列成聚伞状花序；苞片卵形，内有 1 朵花；花柄短或无柄；花萼白色或粉红色，5 片，长约 2 mm；雄蕊 8 枚，长约 1 mm，中部以下与花萼连合；花药黄色；花柱 3 个，中部以下连合，柱头头状，与花萼等长或稍露出。瘦果球状三棱形，直径约 2 mm，先端稍尖，褐色，表面有点状突起，包在宿存的花萼内。花期 6—7 月，果期 7—9 月。

【生长地】生于路边、沟渠、草丛等阴湿处；栽培。

【采集】夏季、秋季采集。

【分布】贵州、湖南、广西、湖北等地有分布。

【化学成分及药理研究】主要含酚酸、挥发油、鞣花酸类化合物。药理研究显示其具有抑菌、止血、抗炎、减少创面分泌物、抗病毒、调节免疫功能、抗氧化等作用。

【应用】用于治疗肠胃炎、痔疮出血、烫伤、月经不调、跌打损伤、风湿痛、骨折等。

【用量】内服：15~25 g。外用：适量。

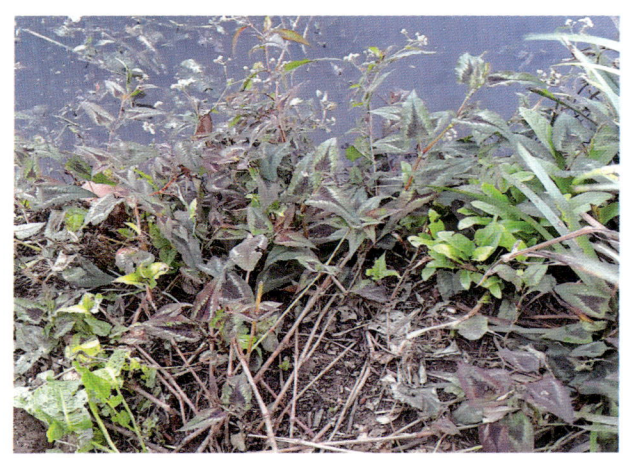

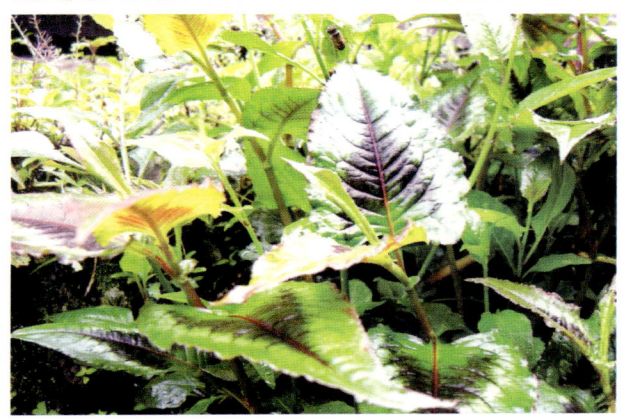

mal bav baenl

【侗药药名释义】mal bav baenl，菜类，其意为此植物叶的形状像竹子的叶的形状。

【基源】百合科植物玉竹 *Polygonatum odoratum* (Mill.) Druce。药用部位：根状茎。

【形态】根状茎圆柱形，直径 5~14 mm。茎高 20~50 cm，具 7~12 枚叶。叶互生，椭圆形至卵状矩圆形，长 5~12 cm，宽 3~16 cm，先端尖，下面带灰白色，下面脉上平滑至呈乳头状粗糙。花序具 1~4 朵花（在栽培情况下可多至 8 朵）；总花梗（单花时为花梗）长 1.0~1.5 cm；无苞片或有条状披针形苞片；花

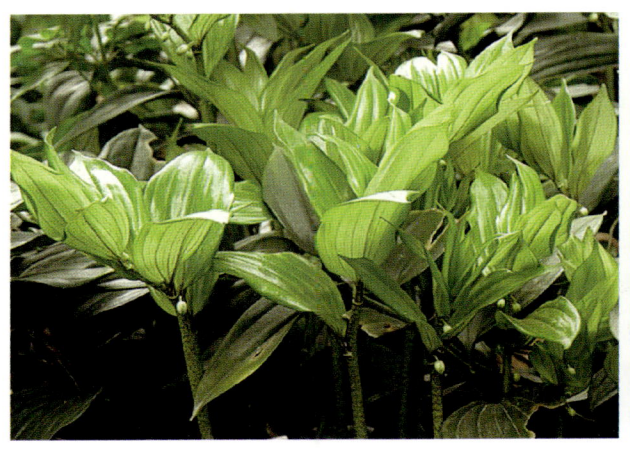

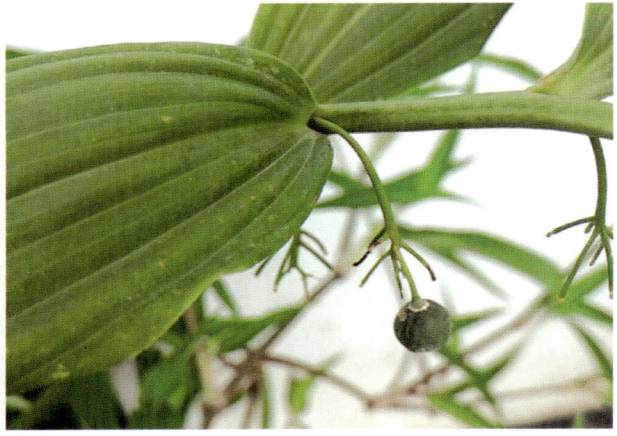

被黄绿色至白色,全长 13~20 mm,花被筒较直,裂片长 3~4 mm;花丝丝状,近平滑至具乳头状突起;花药长约 4 mm;子房长 3~4 mm;花柱长 10~14 mm。浆果蓝黑色,直径 7~10 mm,具 7~9 枚种子。花期 5—6 月,果期 7—9 月。

【生长地】生于林下或山野阴坡。

【采集】秋季、冬季采集。

【分布】贵州、湖南等地有分布。

【化学成分及药理研究】主要化学成分为甾体皂苷类、高异黄酮类、多糖类、挥发油类。药理研究显示其具有降血糖、调节免疫功能、抗氧化、抗衰老、抗肿瘤等作用。

【应用】用于治疗咳嗽、发热、尿频等。

【用量】内服:5~10 g。

mal bav gueel

【侗药药名释义】mal bav gueel,菜类,其意为叶形似黄瓜的瓜子的菜类药物。

【基源】远志科植物瓜子金 *Polygala japonica* Houtt.。药用部位:全草。

【形态】多年生草本,高 15~20 cm。茎、枝直立或外倾,绿褐色或绿色,具纵棱,被卷曲短柔毛。单叶互生,叶片厚纸质或亚革质,卵形或卵状披针形,稀狭披针形,长 1.0~2.3(~3.0) cm,宽(3~)5~9 mm,先端钝,具短尖头,基部阔楔形至圆形,全缘,叶面绿色,背面淡绿色,两面无毛或被短柔毛,主脉上面凹陷,背面隆起,侧脉 3~5 对,两面凸起,被短柔毛;叶柄长约 1 mm,被短柔毛。总状花序与叶对生,或腋外生,最上 1 个花序低于茎顶;花梗细,长约 7 mm,被短柔毛,基部具 1 枚披针形、早落的苞片;萼片 5 枚,宿存,外面 3 枚披针形,长约 4 mm,外面被短柔毛,里面 2 枚花瓣状,卵形至长圆形,长约 6.5 mm,宽约 3 mm,先端圆形,具短尖头,基部具爪;花瓣 3 片,白色至紫色,基部合生,侧瓣长圆形,长约 6 mm,基部内侧被短柔毛,龙骨瓣舟状,具流苏状或鸡冠状附属物;雄蕊 8 枚;花丝长约 6 mm,全部合生成鞘,鞘 1/2 以下与花瓣贴生,且具缘毛,花药无柄,顶孔开裂;子房倒卵形,直径约 2 mm,具翅;花柱长约 5 mm,弯曲,柱头 2 个,间隔排列。蒴果圆形,直径约 6 mm,短于内萼片,顶端凹陷,具喙状突尖,边缘具有横脉的阔翅,无缘毛。种子 2 枚,卵形,长约 3 mm,直径约 1.5 mm,黑色,密被白色短柔毛;种阜 2 裂下延,疏被短柔毛。花期 4—5 月,果期 5—8 月。

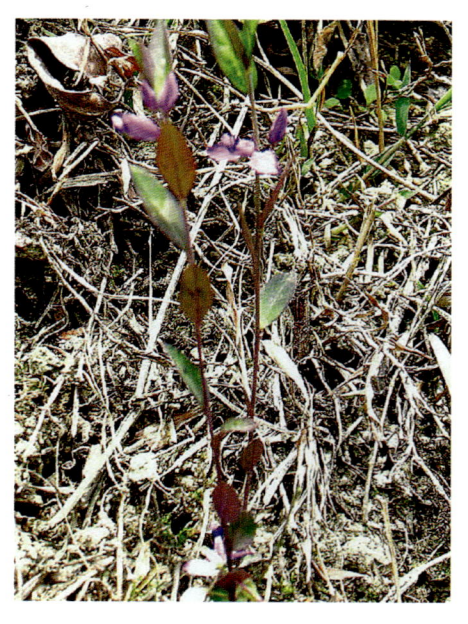

【生长地】生于山坡草地或田埂上。

【采集】夏季、秋季采集。

【分布】贵州、湖南、广西、湖北等地有分布。

【化学成分及药理研究】含皂苷类、黄酮类、糖及糖脂类、远志醇、β-谷甾醇、生物碱等化合物。药理研究显示其具有抗炎、镇痛、抗肿瘤、细胞保护、抗忧郁、抗菌等作用。

【应用】用于治疗咳嗽、咽喉炎、痈疮、蛇咬伤、跌打损伤、妇女月经不调等。

【用量】内服:10~15 g。外用:适量。

mal bav nyenl

【侗药药名释义】mal bav nyenl，菜类，其意为叶片有臭味的药。

【基源】马鞭草科植物臭牡丹 *Clerodendrum bungei* Steud.。药用部位：根、茎、叶。

【形态】灌木，高1~2 m，植株有臭味。花序轴、叶柄密被褐色、黄褐色或紫色脱落性的柔毛。小枝近圆形，皮孔显著。叶对生，叶片纸质，宽卵形或卵形，长8~20 cm，宽5~15 cm，顶端尖或渐尖，基部宽楔形、截形或心形，边缘具粗或细锯齿，侧脉4~6对，表面散生短柔毛，背面疏生短柔毛和散生腺点或无毛，基部脉腋有数个盘状腺体；叶柄长4~17 cm。房状聚伞花序顶生，密集；苞片叶状，披针形或卵状披针形，长约3 cm，早落或花时不落，早落后在花序梗上残留凸起的痕迹；小苞片披针形，长约1.8 cm；花萼钟状，长2~6 mm，被短柔毛及少数盘状腺体，萼齿三角形或狭三角形，长1~3 mm；花冠淡红色、红色或紫红色，花冠管长2~3 cm，裂片倒卵形，长5~8 mm；雄蕊与花柱均突出花冠外；花柱短于、等于或稍长于雄蕊，柱头2裂；子房4室。核果近球形，直径0.6~1.2 cm，成熟时蓝黑色。花期、果期5—11月。

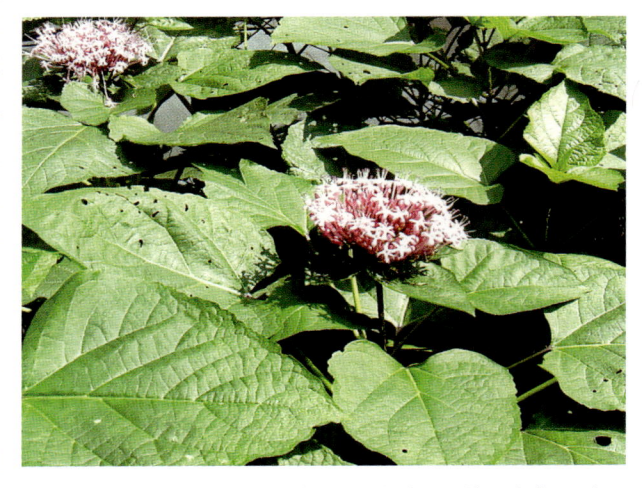

【生境】生于山坡、林缘、沟谷、路旁、灌丛润湿处。

【采集】夏季、秋季采集。

【分布】贵州、湖南、广西、湖北等地有分布。

【化学成分及药理研究】含有机酸类、醇类、甾醇类、萜类、过氧化物、挥发油等化学成分。药理研究显示其具有镇静、局部麻醉、镇痛、抗肿瘤、抑菌、增强免疫功能等作用。

【应用】用于治疗风湿关节疼痛、跌打损伤、乳腺炎、头昏头痛等。叶用来治疗关节炎、湿疹、痔疮等。

【用量】内服：10~20 g。外用：适量。

mal demh ous

【侗药药名释义】mal demh ous，菜类，其意为此植物的果被捏烂后流出深红色果汁的药。

【基源】商陆科植物商陆 *Phytolacca acinosa* Roxb.。药用部位：根。

【形态】多年生草本，高0.5~1.5 m，全株无毛。根肥大，肉质，倒圆锥形，外皮淡黄色或灰褐色，内面黄白色。茎直立，圆柱形，有纵沟，肉质，绿色或红紫色，多分枝。叶片薄纸质，椭圆形、长椭圆形或披针状椭圆形，长10~30 cm，宽4.5~15.0 cm，顶端急尖或渐尖，基部楔形，渐狭，两面散生细小白色斑点（针晶体），背面中脉凸起；叶柄长1.5~3.0 cm，粗壮，上面有槽，下面半圆形，基部稍扁宽。总状花序顶生或与叶对生，圆柱状，直立，通常比叶短，密生多花；花序梗长1~4 cm；花梗基部的苞片线形，长约1.5 mm，上部2枚小苞片线状披针形，均膜质；花梗细，长6~10(~13) mm，基部变粗；花两性，直径约8 mm；花被片 5 片,白色、黄绿色,椭圆形、卵形或长圆形,顶端圆钝,长 3~4 mm,宽约 2 mm,大小相等,花后常反折;雄蕊 8~10 枚,与花被片近等长,花丝白色,钻形,基部成片状,宿存,花药椭圆形,粉红色;心皮通常为 8 枚,有时少至 5 枚或多至 10 枚,分离;花柱短,直立,顶端下弯,柱头不明显。果序直立;浆果扁球形,直径约 7 mm,熟时黑色。种子肾形,黑色,长约 3 mm,具 3 条棱。花期 5—8 月,果期 6—10 月。

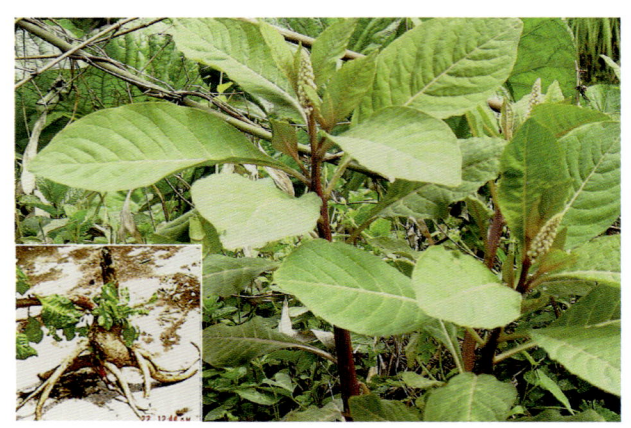

【生长地】多生于山坡林下、林缘路旁及房前屋后湿润肥沃地,喜生垃圾堆上。

【采集】四季可采集。

【分布】贵州、湖北、广西、湖南等地有分布。

【化学成分及药理研究】含槲皮素、倍半萜烯、生物碱等化合物。药理研究显示其具有抗菌、抗病毒、抗炎、增强免疫功能、抗肿瘤、利尿、祛痰平喘等作用。

【应用】用于治疗水肿、黄疸、脚气、痈肿疮毒等。嫩茎叶可作蔬菜食用。

【用量】内服:5~10 g。外用:适量。

mal dinl aiv

【侗药药名释义】mal dinl aiv,菜类,其意为此植物的叶的形态像鸡爪,根皮似鸡爪的皮。

【基源】蔷薇科植物翻白草 *Potentilla discolor* Bge.。药用部位:全草。

【形态】多年生草本。根粗壮,下部常肥厚呈纺锤形。基生叶有小叶 2~4 对,叶柄密被白色绵毛,有时并有长柔毛;小叶对生或互生,无柄,小叶片长圆形或长圆状披针形,顶端圆钝,稀急尖,基部楔形、宽楔形或偏斜圆形;基生叶托叶膜质,褐色,外面被白色长柔毛,茎生叶托叶草质,绿色,边缘常有缺刻状牙齿。聚伞花序有花数朵,疏散,花梗长 1.0~2.5 cm,外被绵毛;花直径 1~2 cm;萼片三角状卵形,副萼片披针形,比萼片短,外面被白色绵毛;花瓣黄色,倒卵形,顶端微凹或圆钝,比萼片长;花柱近顶生,基部具乳头状膨大,柱头稍微扩大。瘦果近肾形,宽约 1 mm,光滑。花期、果期 5—9 月。

【生长地】生于荒地、山谷、沟边、山坡草地。

【采集】全年可采集。

【分布】贵州、湖南、广西、湖北等地有分布。

【化学成分及药理研究】主要含黄酮、萜类、甾体、鞣质、有机酸等化学成分。药理研究显示其具有抗炎镇痛、抗氧化、降血糖、抗菌、抗病毒等作用,临床多用于预防和治疗糖尿病。

【应用】用于治疗痢疾、咳血、吐血、痈肿疮疖等。

【用量】内服:9~15 g。外用:适量,捣烂外敷。

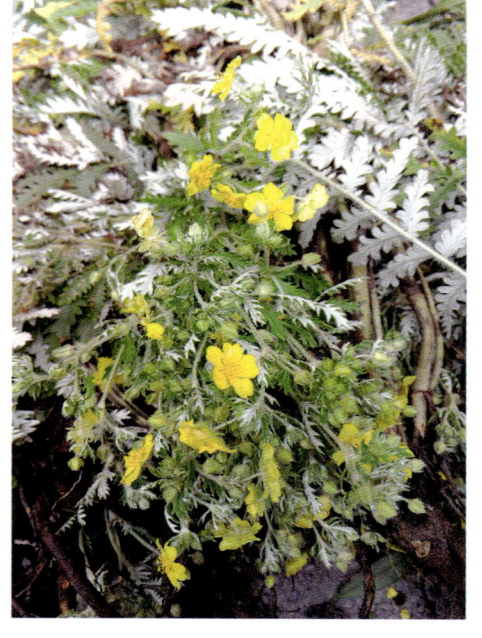

mal dinl max

【侗药药名释义】mal dinl max,菜类,其意为这种植物的叶的形态像马蹄形的药。

【基源】菊科植物鹿蹄橐吾 *Ligularia hodgsonii* Hook.。药用部位:根、茎叶。

【形态】多年生草本。根肉质,多数。茎直立,高达 100 cm,上部及花序被白色蛛丝状柔毛和黄褐色有节短柔毛,下部光滑,具棱,基部直径 3~5 mm,被枯叶柄纤维包围。丛生叶及茎下部叶具柄,柄细瘦,长 10~30 cm,基部具窄鞘,叶片肾形或心状肾形,长(2)5~8 cm,宽 4.5~13.5 cm,先端圆形,边缘具三角状齿或圆齿,齿端具软骨质小尖头,齿间具睫毛,基部弯缺宽或近似平截,叶质厚,两面光滑,叶脉掌状,网脉明显;茎中上部叶少,具短柄或近无柄,鞘膨大,宽约 1 cm,叶片肾形,较下部者小。头状花序辐射状,单生至多数,排列成伞房状或复伞房状花序,分枝长 6~12 cm,丛生或紧缩;苞片舟形,长 2~3 cm,宽约 1 cm;花序梗长 0.5~2.5 cm;小苞片线状钻形,极短;总苞宽钟形,长大于宽,长 10~14 mm,宽 7~10 mm,基部近平截或圆形,总苞片 8~9 枚,2 层,排列紧密,背部隆起,两侧有脊,长圆形,宽 3~4 mm,先端宽三角形,有时具短尖头,紫红色,被褐色睫毛,背部光滑或有白色蛛丝状柔毛,内层具宽膜质边缘;舌状花黄色,舌片长圆形,长 15~25 mm,宽达 6 mm,先端钝,有小齿,管部长约 4 mm;管状花多数,伸出总苞之外,长 9~10 mm,管部长 2~3 mm,冠毛红褐色,与花冠等长。瘦果圆柱形,长 7~8 mm,光滑,具肋。花期、果期 7—10 月。

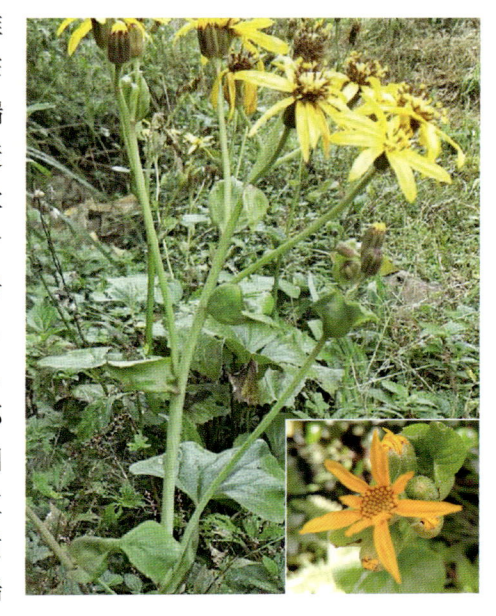

【生长地】生长于山野,林下较阴湿处。

【采集】秋季、冬季、春季可采集。

【分布】贵州、湖南、广西、湖北等地有分布。

【化学成分及药理研究】含槲皮素、倍半萜烯、生物碱、多糖、肽类、香豆素、甾醇等化合物及微量元素。药理研究显示其具有清除自由基、抗炎、抗菌、抗肿瘤、镇咳祛痰等作用。

【应用】用于治疗咳嗽、咽喉炎、气管炎、白喉、皮肤感染、跌打损伤等。

【用量】内服:5~10 g。

mal dongc sinc

【侗药药名释义】mal dongc sinc,菜类,其意为此植物的叶的形态像铜钱形状的药。

【基源】唇形科植物活血丹 *Glechoma longituba* (Nakai) Kupr.。药用部位:全草。

【形态】多年生草本,具匍匐茎,上升,逐节生根。茎高 10~20(~30) cm,四棱形,基部通常呈淡紫红色,几无毛,幼嫩部分被疏长柔毛。叶草质,下部者较小;叶片心形或近肾形;叶柄长为叶片的 1~2 倍;上部者较大,叶片心形,长 1.8~2.6 cm,宽 2~3 cm,先端急尖或钝三角形,基部心形,边缘具圆齿或粗锯齿状圆齿,上面被疏粗伏毛或微柔毛,叶脉不明显,下面常带紫色,被疏柔毛或长硬毛,常仅限于脉

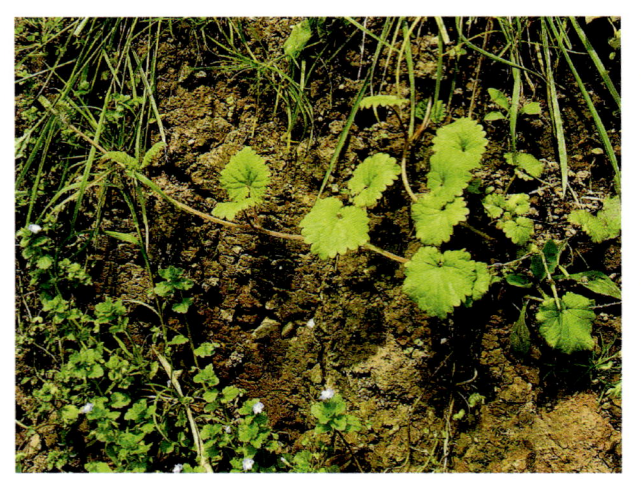

上,脉隆起,叶柄长为叶片的 1.5 倍,被长柔毛。轮伞花序通常 2 花,稀具 4~6 朵花;苞片及小苞片线形,长达 4 mm,被缘毛;花萼管状,长 9~11 mm,外面被长柔毛,尤沿肋上为多,内面多少被微柔毛,具 5 齿,上唇 3 齿,较长,下唇 2 齿,略短,齿卵状三角形,长为萼长 1/2,先端芒状,边缘具缘毛;花冠淡蓝色、蓝色至紫色,下唇具深色斑点,冠筒直立,冠檐二唇形;雄蕊 4 枚,内藏,无毛,后对着生于上唇下,较长,前对着生于两侧裂片下方花冠筒中部,较短;花药 2 室,略叉开;子房 4 裂,无毛;花盘杯状,微斜,前方呈指状膨大;花柱细长,无毛,略伸出,先端近相等 2 裂。成熟小坚果深褐色,长圆状卵形,长约 1.5 mm,宽约 1 mm,顶端圆,基部略呈三棱形,无毛;果脐不明显。花期 4—5 月,果期 5—6 月。

【生长地】生于林缘、疏林下、草地中、溪边等阴湿处。

【采集】四季可采集。

【分布】贵州、湖南、广西、湖北等地有分布。

【化学成分及药理研究】主要含萜类、黄酮、甾体、生物碱、有机酸等化合物。药理研究显示其具有抗菌、抗病毒、抗氧化、抗肿瘤、抗溃疡、利胆、利尿、溶解结石等作用。

【应用】用于治疗尿路结石、跌打损伤、骨折、疖痈、咳嗽、妇女月经不调、黄疸等。

【用量】内服:20~30 g。外用:适量。

mal dongchaoh jnc

【侗药药名释义】mal dongchaoh jnc,系借用中草药"野茼蒿"的汉语名称,按照侗语语法直译为侗药名称。

【基源】菊科植物野茼蒿 *Crassocephalum crepidioides* (Benth.) S. Moore。药用部位:地上部分。

【形态】直立草本,高 20~120 cm。茎有纵条棱。无毛叶膜质,椭圆形或长圆状椭圆形,长 7~12 cm,宽 4~5 cm,顶端渐尖,基部楔形,边缘有不规则锯齿或重锯齿,或有时基部羽状裂,两面无或近无毛;叶柄长 2.0~2.5 cm。头状花序数个在茎端排成伞房状,直径约 3 cm;总苞钟状,长 1.0~1.2 cm,基部截形,有数枚不等长的线形小苞片;总苞片 1 层,线状披针形,等长,宽约 1.5 mm,具狭膜质边缘,顶端有簇状毛;小花全部管状,两性;花冠红褐色或橙红色,檐部 5 齿裂;花柱基部呈小球状,分枝,顶端尖,被乳头状毛。瘦果狭圆柱形,赤红色,有肋,被毛;冠毛极多数,白色,绢毛状,易脱落。花期 7—12 月。

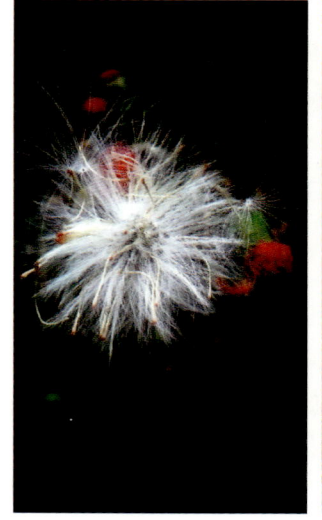

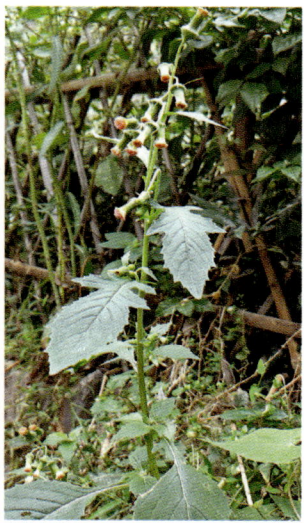

【生长地】生于山林边、山路旁及村庄篱笆边。

【采集】春季、夏季、秋季采集。

【分布】贵州、湖南、广西、湖北等地有分布。

【化学成分及药理研究】主要含烯烃，还含有胡萝卜素、维生素 B、维生素 C、蛋白质、钙、铁等。药理研究显示其具有较强的清除自由基、保肝、抗氧化等作用。

【应用】用于治疗发热、腹泻、乳腺炎等。嫩叶是一种味美的野菜。

【用量】内服：10~20 g。外用：适量。

mal duv padt

【侗药药名释义】mal duv padt，菜类，其意为用于止血的药。

【基源】蔷薇科植物地榆（原变种）*Sanguisorba officinalis* L. var. *officinalis*。药用部位：全草。

【形态】多年生草本，高 30~120 cm。根粗壮，多呈纺锤形，稀圆柱形，表面棕褐色或紫褐色，有纵皱及横裂纹，横切面黄白色或紫红色，较平正。茎直立，有棱，无毛或基部有稀疏腺毛。基生叶为羽状复叶，有小叶 4~6 对，叶柄无毛或基部有稀疏腺毛；小叶片有短柄，卵形或长圆状卵形，长 1~7 cm，宽 0.5~3.0 cm，顶端圆钝、稀急尖，基部心形至浅心形，边缘有多数粗大、圆钝、稀急尖的锯齿，两面绿色，无毛；茎生叶较少，基部微心形至圆形，顶端急尖；基生叶托叶膜质，褐色，外面无毛或被稀疏腺毛。穗状花序椭圆形、圆柱形或卵球形，直立，通常长 1~3(~4) cm，从花序顶端向下开放；花序梗光滑或偶有稀疏腺毛；苞片膜质，披针形；萼片 4 枚，紫红色，椭圆形至宽卵形，背面被疏柔毛，中央微有纵棱脊，顶端常具短尖头；雄蕊 4 枚，花丝丝状，不扩大，与萼片近等长或稍短；子房外面无毛或基部微被毛；柱头顶端扩大，盘形，边缘具流苏状乳头。果实包藏在宿存萼筒内，外面有斗棱。花期、果期 7—10 月。

【生长地】生于山坡草地、灌丛中、疏林下。

【采集】春季、秋季苗枯萎后采集。

【分布】贵州、湖南、广西、湖北等地有分布。

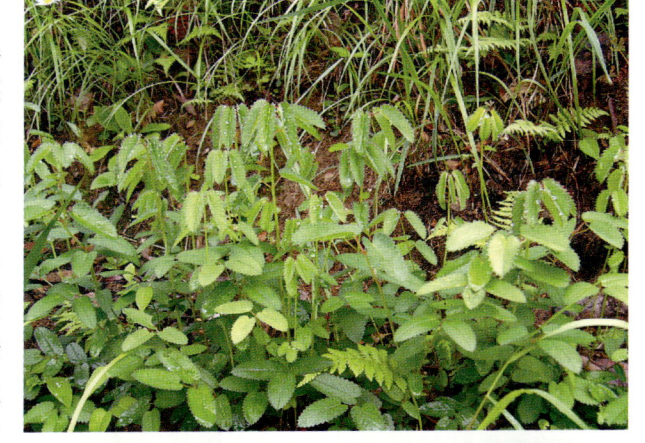

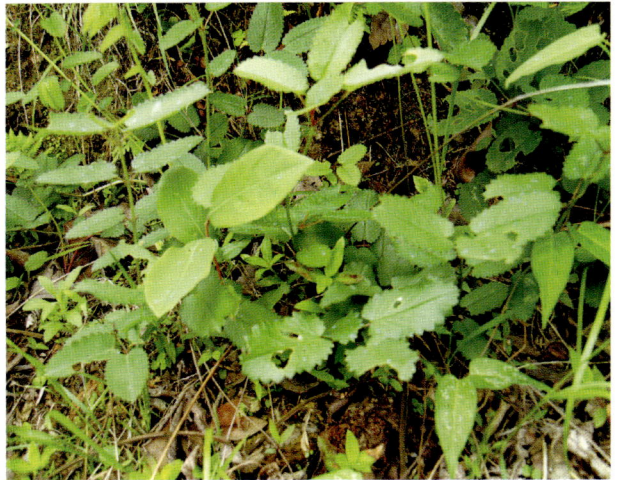

【化学成分及药理研究】含鞣质、皂苷类、黄酮类、甾体类等化学成分。药理研究显示其具有止血、抗炎、抗肿瘤、改变血液成分等作用。

【应用】用于治疗吐血、痢疾、湿疹、烧伤等。

【用量】内服：10~15 g。外用：适量。

mal eex senc

【侗药药名释义】mal eex senc,菜类,其意为此植物喜生长在牛粪多的野地里。
【基源】唇形科植物筋骨草 *Ajuga ciliata* Bunge 及其同属植物。药用部位:全草。
【形态】多年生草本,高 10~30 cm。茎方形,基部匍匐,多分枝,全株被白色柔毛。叶单性对生,有柄,卵形、长椭圆形或倒卵形,长 4~11 cm,宽 1~3 cm,先端尖,基部楔形,边缘有不规则的波状粗齿,上面绿色,幼时下面紫色,两面有短柔毛。花轮有数花,腋生,在枝顶者集成多轮的穗状花序;苞片叶状卵形,生于花轮下方;萼钟状,有 5 齿,齿三角形,外面和齿边有白色长柔毛;花冠白色或淡紫色,唇形,外面有短柔毛,内部有毛环,上唇半圆形,极短,下唇外折,3 裂;雄蕊 4 枚,2 强,着生花冠筒上而略伸出筒外;雌蕊 1 枚;子房 4 裂;花柱丝状,柱头 2 裂。小坚果灰黄色,具网状皱纹。花期 3—4 月,果期 5—6 月。
【生长地】生于路旁、河岸、山脚荒地上,喜生长在牛粪多的野地里。
【采集】春季、夏季、秋季采集。
【分布】贵州、湖南、广西、湖北等地有分布。
【化学成分及药理研究】含黄酮苷、皂苷、生物碱、有机酸、鞣质、酚性物质、还原糖、脱皮甾酮、杯苋甾酮、筋骨草甾酮 B 等甾体化合物,尚含筋骨草内酯、筋骨草糖等。药理研究显示其具有抗氧化、抗菌、抗肿瘤、抗炎、抗疟、降血糖、祛痰等作用。
【应用】用于治疗咽喉炎、支气管炎、胃肠炎、肝炎、乳腺炎、跌打损伤、痈疖疮疡、烧烫伤等。
【用量】内服:10~15 g。外用:适量。

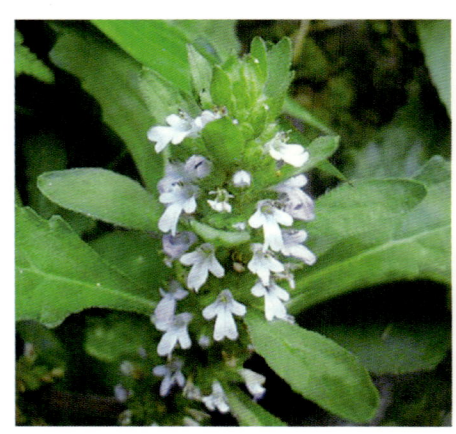

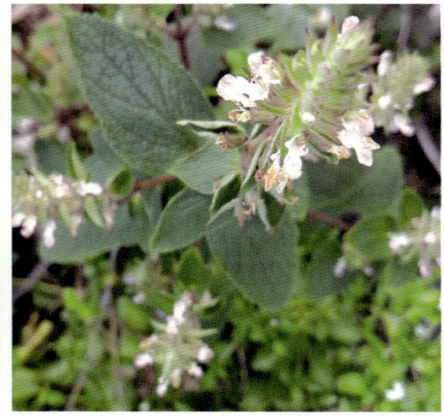

mal guaov senc

【侗药药名释义】mal guaov senc,菜类,其意为此植物茎节膨大处的形状似牛的膝盖的药。
【基源】苋科植物柳叶牛膝 *Achyranthes longifolia* (Makino) Makino 及其同属植物。药用部位:根。
【形态】多年生草本,高 1.0~1.5 m。茎直立,四方形,节膨大。叶对生;叶片披针形或狭披针形,长 4.5~15.0 cm,宽 0.5~3.5 cm,先端及基部均渐尖,全缘,上面绿色,下面常紫红色。穗状花序腋生或顶生,花多数;苞片 1 枚,先端有齿;小苞片 2 枚,刺状,紫红色;基部两侧各有 1 枚卵圆形小裂片,长约 0.5 mm;花被 5 片,绿色,线形,具 3 条脉;雄蕊 5 枚,花丝下部合生,退化雄蕊方形,先端具不明显的齿;花柱长约 2 mm。胞果长卵形。花期 7—10 月,果期 8—11 月。
【生长地】生于路边、沟渠、草丛等阴湿处。

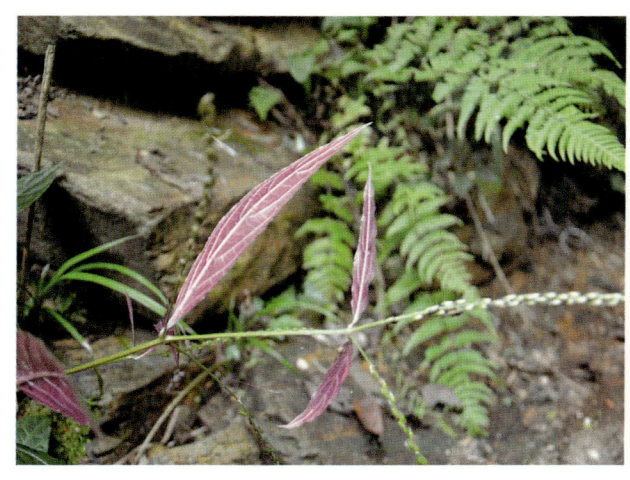

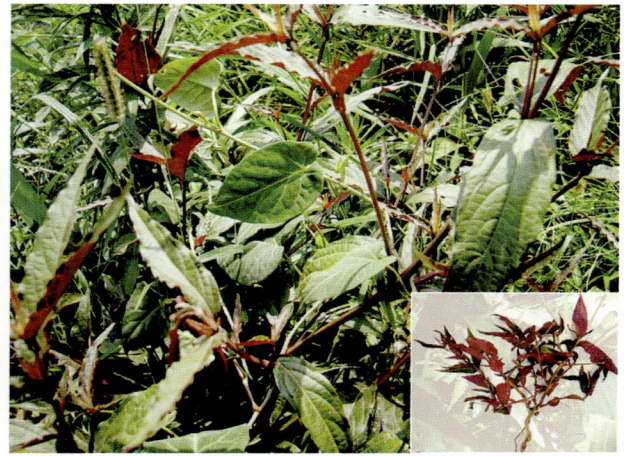

【分布】贵州、湖南、广西、湖北等地有分布。

【采集】夏季、秋季、冬季采集。

【化学成分及药理研究】含齐墩果酸等皂苷、生物碱、蜕皮激素,尚含葡萄糖、鼠李糖、葡萄糖醛酸所致形成的多糖苷等化合物。药理研究显示其具有抗肿瘤、中和白喉杆菌毒素、降血压、止痛、轻度抑制动物离体肠管等作用。

【应用】用于治疗妇女闭经、风湿关节疼痛、痢疾、疟疾、白喉、痈肿、跌打损伤等。

【用量】内服:15~25 g。外用:适量。

mal jeec liees

【侗药药名释义】mal jeec liees,菜类,其意为此植物的叶的形状像羊蹄,汉语直译为"羊蹄菜"。

【基源】酢浆草科植物红花酢浆草 Oxalis corymbosa DC.。药用部位:全株。

【形态】多年生直立草本。叶基生;小叶3枚,扁圆状倒心形,长1~4 cm,宽1.5~6.0 cm,顶端凹入,两侧角圆形,基部宽楔形;托叶长圆形,顶部狭尖,与叶柄基部合生。总花梗基生,二歧聚伞花序,通常排列成伞形花序式,总花梗长10~40 cm或更长,被毛;花梗、苞片、萼片均被毛;萼片5枚,披针形,长约4~7 mm,先端有暗红色长圆形的小腺体2枚,顶部腹面被疏柔毛;花瓣5枚,倒心形,长1.5~2.0 cm,为萼长的2~4倍,淡紫色至紫红色,基部颜色较深;雄蕊10枚,长的5枚超出花柱,另5枚长至子房中部,花丝被长柔毛;子房5室;花柱5个,被锈色长柔毛,柱头浅2裂。花期、果期3—12月。

【生长地】生于低海拔的山地、路旁、荒地。

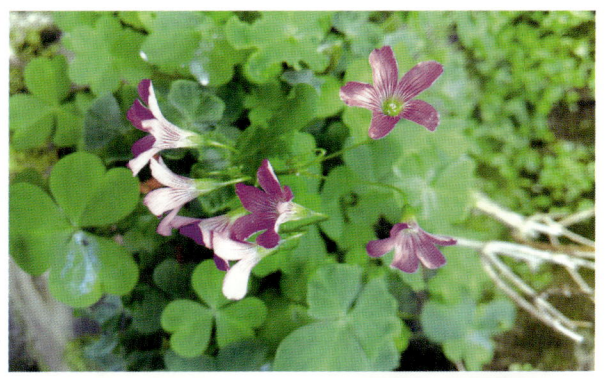

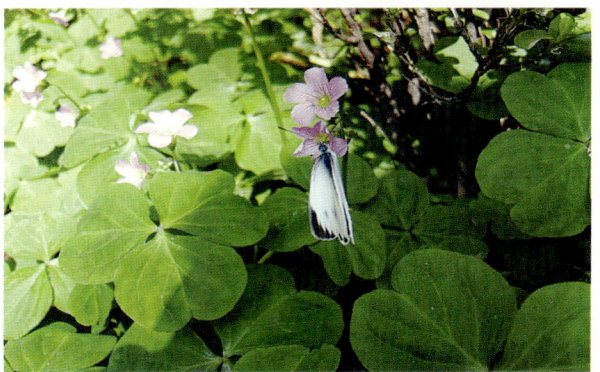

【采集】夏季采集。

【分布】贵州、湖南、广西、湖北等地有分布。

【化学成分及药理研究】含多种有机酸、黄酮类化合物。药理研究显示其具有较强的抑菌、抗肿瘤作用。

【应用】用于治疗跌打损伤、咽喉肿痛、肾炎、白带增多、腹泻等。

【用量】内服：15～20 g。外用：适量。

mal jeec liees laox

【侗药药名释义】mal jeec liees laox，菜类，其意为此植物是大叶的羊蹄菜。

【基源】桔梗科植物铜锤玉带草 *Lobelia nummularia* Lam.。药用部位：全草。

【形态】多年生草本，有白色乳汁。茎平卧，长 12～55 cm，被开展的柔毛，不分枝或在基部有长或短的分枝，节上生根。叶互生，叶片圆卵形、心形或卵形，长 0.8～1.6 cm，宽 0.6～1.8 cm，先端钝圆或急尖，基部斜心形，边缘有牙齿，两面疏生短柔毛，叶脉掌状至掌状羽脉；叶柄长 2～7 mm，生开展短柔毛。花单生叶腋；花梗长 0.7～3.5 cm，无毛；花萼筒坛状，长 3～4 mm，宽 2～3 mm，无毛，裂片条状披针形，伸直，长 3～4 mm，每边生 2 或 3 枚小齿；花冠紫红色、淡紫色、绿色或黄白色，长 6～7（～10）mm，花冠筒外面无毛，内面生柔毛，檐部二唇形，裂片 5 枚，上唇 2 枚裂片条状披针形，下唇裂片披针形；雄蕊在花丝中部以上连合，花丝筒无毛，花药管长 1 mm 余，背部生柔毛，下方 2 枚花药顶端生髯毛。果为浆果，紫红色，椭圆状球形，长 1.0～1.3 cm。种子多数，近圆球状，稍压扁，表面有小疣突。在热带地区整年可开花结果。

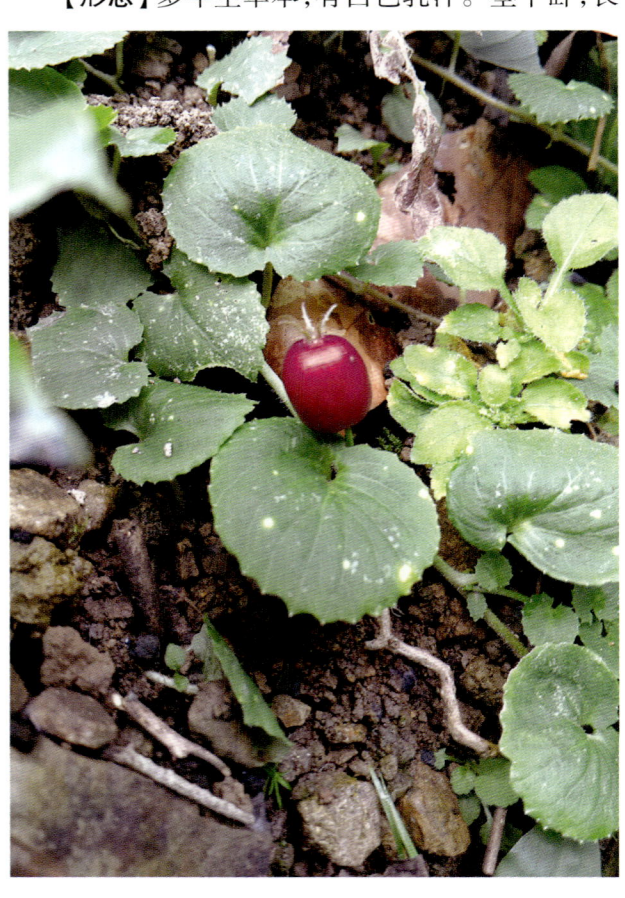

【生长地】生于田边、路旁及丘陵、低山草坡或疏林中的潮湿地。

【采集】夏季、秋季采集；黔桂交界处一些地区可全年采集。

【分布】贵州、湖南、广西、湖北等地有分布。

【化学成分及药理研究】含棕榈酸-β-香树酯、珠光脂酸-β-香树酯等化合物。药理研究显示其具有抗炎、镇痛等作用。

【应用】用于治疗跌打损伤、咽喉肿痛、风湿痛等。

【用量】内服：10～15 g。外用：适量。

mal kap max semt

【侗药药名释义】mal kap max semt，菜类，其意为此植物的叶有酸味，形状像马耳朵。

【基源】蓼科植物皱叶酸模 *Rumex crispus* L.。药用部位：根。

【形态】多年生草本。根粗壮，黄褐色。茎直立，高 50~120 cm，不分枝或上部分枝，具浅沟槽。基生叶披针形或狭披针形，长 10~25 cm，宽 2~5 cm，顶端急尖，基部楔形，边缘皱波状；茎生叶较小，狭披针形；叶柄长 3~10 cm；托叶鞘膜质，易破裂。花序狭圆锥状，花序分枝，近直立或上升；花两性，淡绿色；花梗细，中下部具关节，关节果时稍膨大；花被片 6 片，外花被片椭圆形，长约 1 mm，内花被片果时增大，宽卵形，长 4~5 mm，网脉明显，顶端稍钝，基部近截形，边缘近全缘，全部具小瘤，小瘤卵形，长 1.5~2.0 mm。瘦果卵形，顶端急尖，具 3 条锐棱，暗褐色，有光泽。花期 5—6 月，果期 6—7 月。

【生长地】生于荒地、河滩、沟边湿地。

【采集】全年可采，但以花后采者为好。

【分布】贵州、湖北等地有分布。

【化学成分及药理研究】含 β-谷甾醇、棕榈酸、大黄酚、大黄素甲醚、大黄素、大黄酚-8-O-β-D-吡喃葡萄糖苷、大黄素甲醚-8-O-β-D-吡喃葡萄糖苷、大黄素-8-O-β-D-吡喃葡萄糖苷、没食子酸、槲皮素、槲皮素-3-O-α-L-吡喃鼠李糖苷等化合物。药理研究显示其具有抗菌、抗炎、抗病毒、抗肿瘤、调节免疫功能等作用。

【应用】用于治疗鼻衄、便秘、跌打损伤等。

【用量】内服：10~15 g。外用：适量。

mal kap meel

【侗药药名释义】mal kap meel，菜类，其意为此植物叶的形状像狗熊的耳朵。

【基源】虎耳草科植物虎耳草 *Saxifraga stolonifera* Curt.。药用部位：全草。

【形态】多年生草本，高 8~45 cm。鞭匐枝细长，密被卷曲长腺毛，具鳞片状叶。茎被长腺毛，具 1~4 枚苞片状叶。基生叶具长柄，叶片近心形、肾形至扁圆形，长 1.5~7.5 cm，宽 2~12 cm，先端钝或急尖，基部近截形、圆形至心形，(5~)7~11 浅裂（有时不明显），裂片边缘具不规则齿牙和腺睫毛，腹面绿色，被腺毛，背面通常红紫色，被腺毛，有斑点，具掌状达缘脉序；叶柄长 1.5~21.0 cm，被长腺毛；茎生叶披针

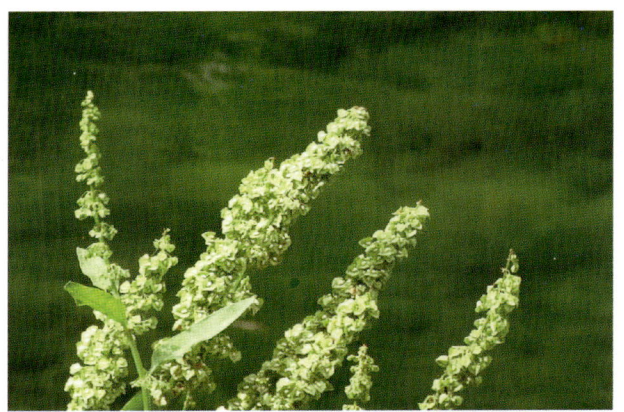

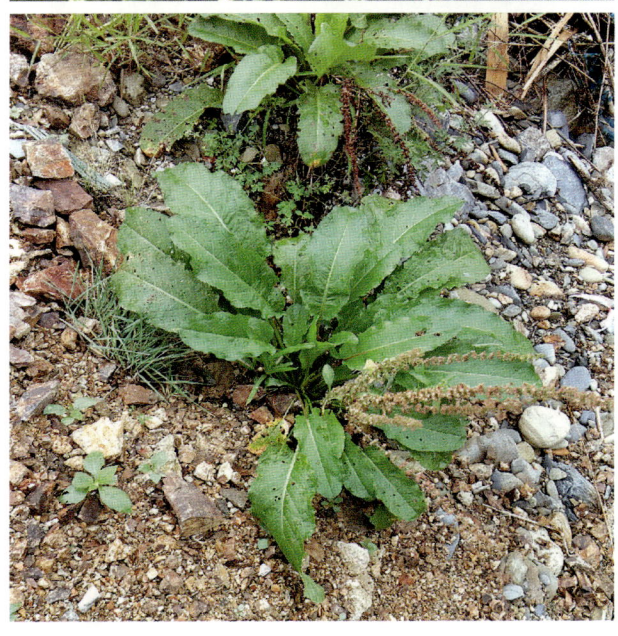

形,长约 6 mm,宽约 2 mm。聚伞花序圆锥状,长 7.3~26.0 cm,具 7~61 朵花;花序分枝长 2.5~8.0 cm,被腺毛,具 2~5 朵花;花梗长 0.5~1.6 cm,细弱,被腺毛;花两侧对称;萼片在花期开展至反曲,卵形,长 1.5~3.5 mm,宽 1~1.8 mm,先端急尖,边缘具腺睫毛,腹面无毛,背面被褐色腺毛,3 条脉于先端汇合成 1 个疣点;花瓣白色,中上部具紫红色斑点,基部具黄色斑点,5 枚,其中 3 枚较短,卵形,长 2.0~4.4 mm,宽 1.3~2 mm,先端急尖,基部具长 0.1~0.6 mm 的爪,羽状脉序,具 2 级脉(2~)3~6 条,另 2 枚较长,披针形至长圆形,长 6.2~14.5 mm,宽 2~4 mm,先端急尖,基部具长 0.2~0.8 mm 的爪,羽状脉序,具 2 级脉 5~10(~11)条;雄蕊长 4.0~5.2 mm,花丝棒状;花盘半环状,围绕于子房一侧,边缘具瘤突;2 枚心皮下部合生,长 3.8~6.0 mm;子房卵球形;花柱 2 个,叉开。花期、果期 4—11 月。

【生长地】生于林下、灌丛、草甸及阴湿岩隙。

【采集】全年可采,但以花后采者为好。

【分布】贵州、湖南、广西、湖北等地有分布。

【化学成分及药理研究】含黄酮类、甾体类、香豆素类、绿原酸、琥珀酸、延胡索酸、硝酸钾、氯化钾等化合物。药理研究显示其具有抗菌、抗炎、抗肿瘤、抗氧化、降低心肌耗氧量等作用。

【应用】用于治疗中耳炎、丹毒、外伤等。

【用量】内服:10~15 g。外用:适量。

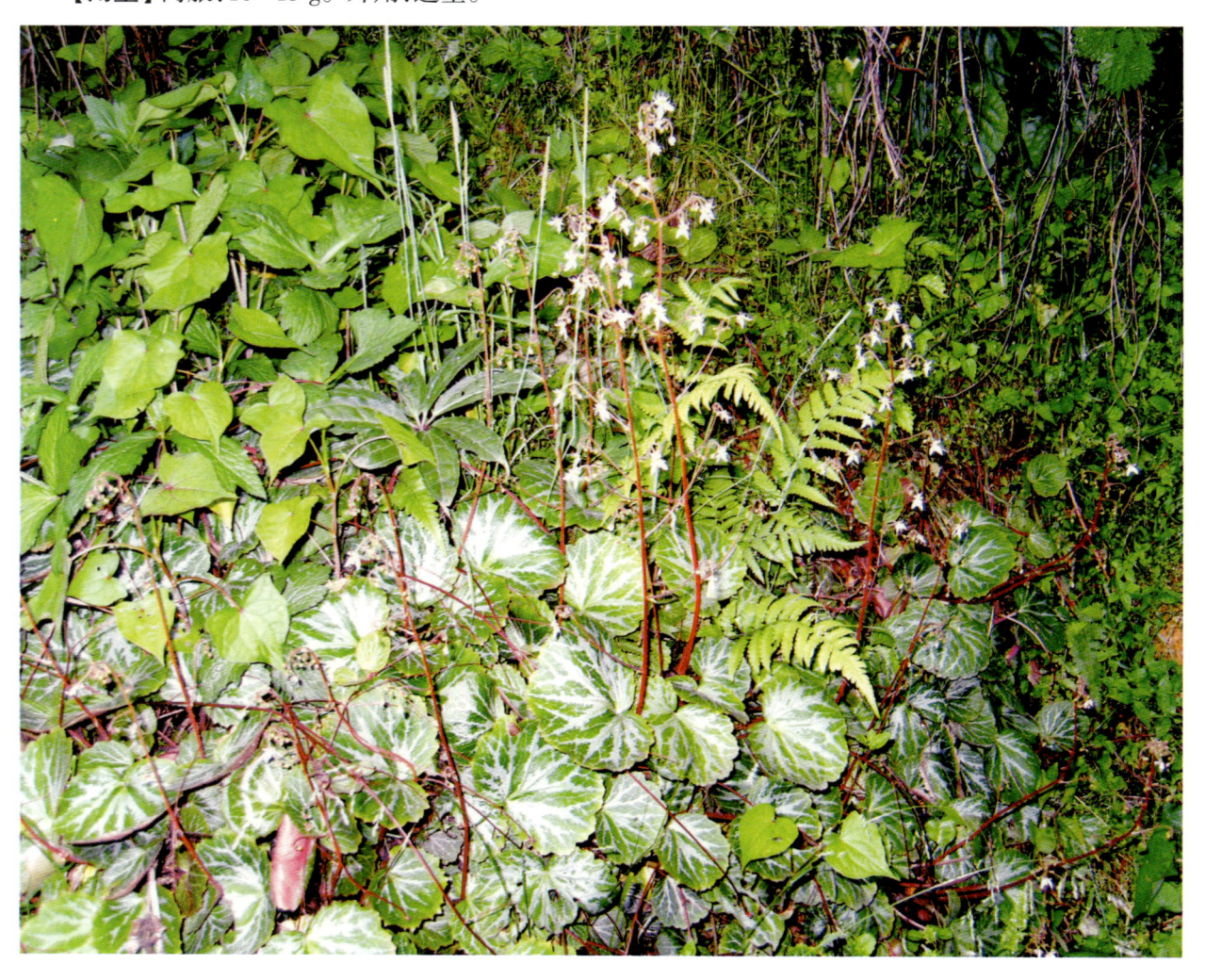

mal kap nguk

【侗药药名释义】mal kap nguk, 菜类, 其意为此植物的叶的形状像猪的耳朵。
【基源】车前科植物车前 *Plantago asiatica* L.。药用部位: 全株。
【形态】多年生草本, 连花茎高达 50 cm, 具须根。叶基生, 具长柄, 几与叶片等长或长于叶片, 基部扩大; 叶片卵形或宽卵形, 长 4~12 cm, 宽 2~7 cm, 先端尖或钝, 基部狭窄成长柄, 全缘或呈不规则波状浅齿, 通常有 5~7 条弧形脉。花茎数个, 高 12~50 cm, 具棱角, 有疏毛; 穗状花序为花茎的 2/5~1/2; 花淡绿色, 每花有宿存苞片 1 枚, 三角形; 花萼 4 片, 基部稍合生, 椭圆形或卵圆形, 宿存; 花冠小, 膜质, 花冠管卵形, 先端 4 裂, 裂片三角形, 向外反卷; 雄蕊 4 枚, 着生于花冠筒近基部处, 与花冠裂片互生, 花药长圆形, 2 室, 先端有三角形突出物, 花丝线形; 雌蕊 1 枚; 子房上位, 卵圆形, 2 室 (假 4 室)。蒴果卵状圆锥形。种子 4~8 枚或 9 枚, 近椭圆形, 黑褐色。花期 6—9 月, 果期 7—10 月。
【生长地】生于山野、路旁、花圃、菜圃及池塘、河边等地。
【采集】夏季、秋季采集。
【分布】贵州、湖南、广西、湖北等地有分布。
【现代研究】全草含桃叶珊瑚苷、车前苷、熊果酸、β-谷甾醇、棕榈酸豆甾醇酯、维生素 C 等。药理研究显示其具有抗菌、抗炎、镇咳、平喘、祛痰等作用, 对肠痉挛也有明显的解痉作用。
【应用】用于治疗小便不通、尿血、黄疸、水肿等。
【用量】内服: 15~20 g。

mal koukhoup

【侗药药名释义】mal koukhoup, 菜类, 其意为治疗咳嗽的药。
【基源】虎耳草科植物岩白菜 *Bergenia purpurascens* (Hook. f. et Thoms.) Engl.。药用部位: 全草。

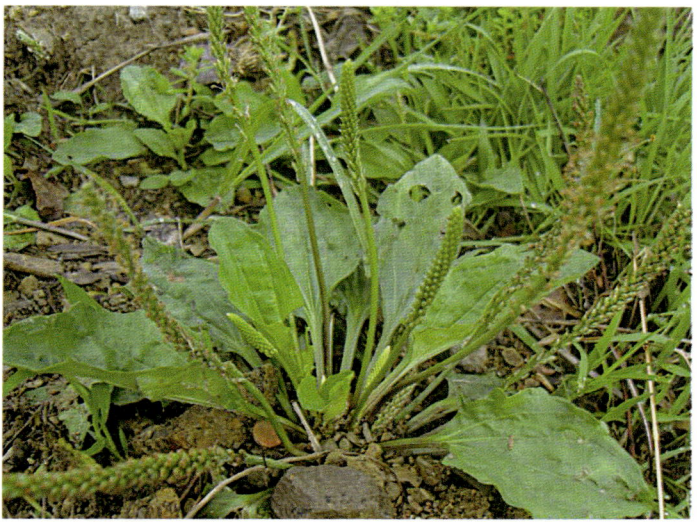

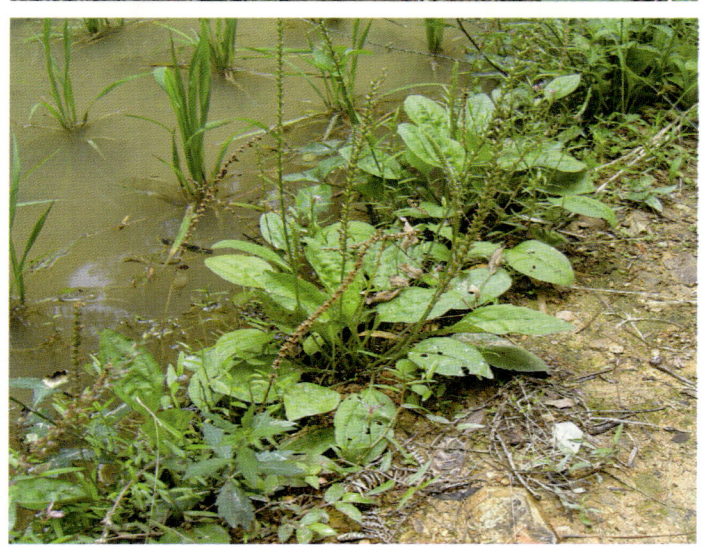

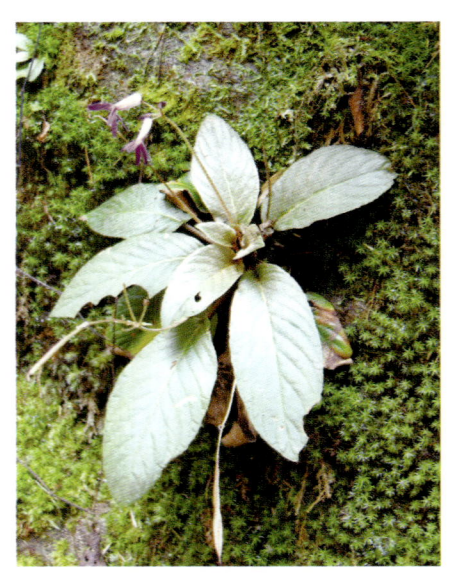

【形态】多年生草本,高 13～52 cm。根状茎粗壮,被鳞片。叶均基生;叶片革质,倒卵形、狭倒卵形至近椭圆形,稀阔倒卵形至近长圆形,长 5.5～16.0 cm,宽 3～9 cm,先端钝圆,边缘具波状齿至近全缘,基部楔形,两面具小腺窝,无毛;叶柄长 2～7 cm;托叶鞘边缘无毛。聚伞花序圆锥状,长 3～23 cm;花梗长 8～13 mm,与花序分枝均密被具长柄的腺毛;托杯外面被具长柄的腺毛;萼片革质,近狭卵形,长 6.5～7.0 mm,宽 2～4 mm,先端钝,腹面和边缘无毛,背面密被具长柄的腺毛;花瓣紫红色,阔卵形,长 10.0～16.5 mm,宽 7.0～7.8 mm,先端钝或微凹,基部变狭成长 2.0～2.5 mm 的爪,多脉;雄蕊长 6～11 mm;子房卵球形,长 6.7～7.5 mm;花柱 2 个,长 5.3～7.5 mm。花期、果期 5—10 月。

【生长地】生于林下、灌丛、高山阴湿石壁及碎石隙中。

【分布】贵州、湖南、湖北等地有分布。

【化学成分及药理研究】含岩白菜素、熊果苷、没食子酸、儿茶素等酚类成分,以及亚砜类、多糖、甾醇等化学成分。药理研究显示其具有祛痰止咳、抗菌、抗炎、抗消化道溃疡、增强免疫功能等作用。

【应用】用于治疗咳嗽、咯血、哮喘、白带增多、疖疮等。

【用量】内服:15～30 g。外用:适量。

mal lagxbac

【侗药药名释义】mal lagxbac,菜类,相传古代有一人在劳作时被耙齿刺伤了脚,就用此植物治好刺伤的部位命名,"耙齿菜"。

【基源】唇形科植物半枝莲 *Scutellaria barbata* D. Don。药用部位:全草。

【形态】根茎短粗,生出簇生的须状根。叶具短柄或近无柄,叶柄长 1～3 mm;叶片三角状卵圆形或卵圆状披针形,有时卵圆形,上面橄榄绿色,下面淡绿色,有时带紫色。花单生于茎或分枝上部叶腋内;花梗长 1～2 mm,被微柔毛;花萼开花时长约 2 mm;花冠紫蓝色,长 9～13 mm,外被短柔毛,内在喉部疏被疏柔毛,冠檐二唇形,上唇盔状,半圆形,长 1.5 mm,先端圆,下唇中裂片梯形,全缘,长约 2.5 mm,宽约 4 mm;雄蕊 4 枚,前对较长,微露出;花柱细长,先端锐尖,微裂;花盘盘状,前方隆起,后方延伸成短子房柄;子房 4 裂,裂片等大。小坚果褐色,扁球形,直径约 1 mm,具小疣状突起。花期、果期 4—7 月。

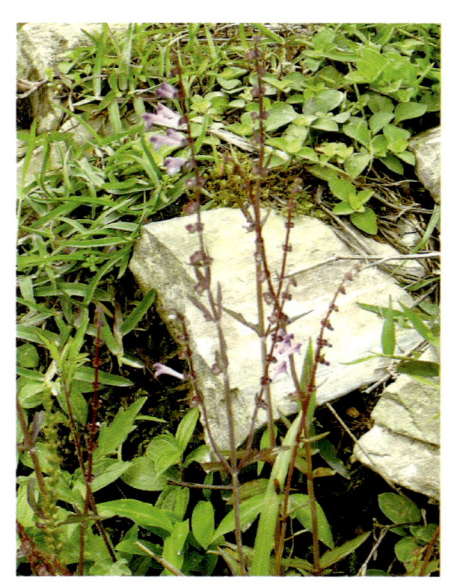

【生长地】生于水田边、溪边或湿润草地上。

【采集】夏季采集。

【分布】贵州、湖南、广西、湖北等地有分布。

【化学成分及药理研究】主要含大量黄酮类、二萜类、挥发油类、多糖等化学成分。药理研究显示其具有抗肿瘤、抗氧化、抗菌、调节免疫功能等作用。

【应用】用于治疗赤痢、黄疸、跌打损伤等。

【用量】内服：10~20 g。

mal lagx ngeec

【侗药药名释义】mal lagx ngeec，菜类，其意为此植物的根的形态像小孩子一样。

【基源】马齿苋科植物土人参 *Talinum paniculatum*（Jacq.）Gaertn.。药用部位：根。

【形态】一年生或多年生草本，全株无毛，高30~100 cm。主根粗壮，圆锥形，皮黑褐色，断面乳白色。叶互生或近对生，具短柄或近无柄，叶片稍肉质，倒卵形或倒卵状长椭圆形，长5~10 cm，宽2.5~5.0 cm，顶端急尖，有时微凹。圆锥花序顶生或腋生，较大形，常二叉状分枝；花小，直径约6 mm；总苞片绿色或近红色，圆形；花瓣粉红色或淡紫红色，长椭圆形或倒卵形，长6~12 mm，顶端圆钝，稀微凹；雄蕊（10~）15~20枚，比花瓣短；柱头3裂，稍开展；子房卵球形，长约2 mm。蒴果近球形，直径约4 mm，3瓣裂，坚纸质。种子多数，扁圆形，直径约1 mm，黑褐色或黑色，有光泽。花期6—8月，果期9—11月。

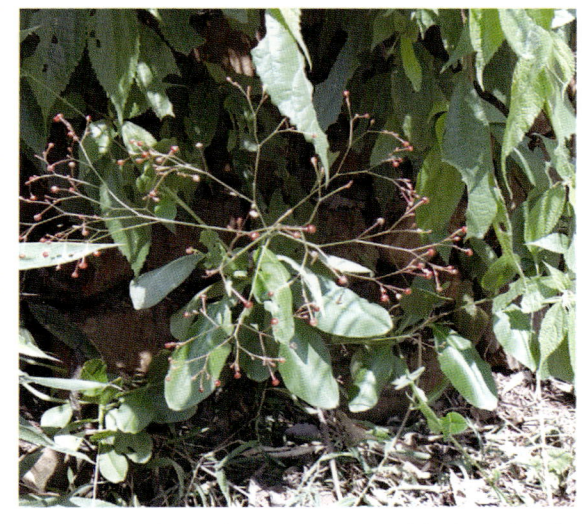

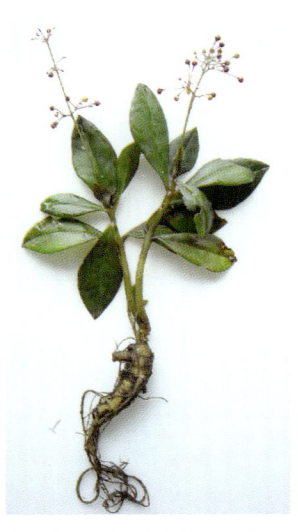

【生长地】生于阴湿地。

【采集】秋季采挖。

【分布】贵州、湖南、广西、湖北等地有栽培。

【化学成分及药理研究】根含环烯醚萜、三萜皂苷、香豆素、挥发油等化学成分。药理研究显示其根能促进脾虚大鼠机体生长发育、增强免疫功能。

【应用】用于治疗体虚疲倦、咳痰带血、眩晕、月经不调等。

【用量】内服：20~30 g。

mal louv

【侗药药名释义】mal louv，菜类，其意为此植物与田螺共煮食，才能发挥出好的治病疗效。

【基源】菊科植物一点红 *Emilia sonchifolia*（L.）DC.。药用部位：全草。

【形态】一年生草本。根垂直。叶质较厚，下部叶密集，大头羽状分裂，长5~10 cm，宽2.5~6.5 cm，顶生裂片大，上面深绿色，下面常变紫色；中部茎叶疏生，较小；上部叶少数，线形。头状花序长8 mm，后伸长达14 mm；花序梗细，长2.5~5.0 cm；无苞片，总苞圆柱形，长8~14 mm，宽5~8 mm，基部无小苞片；总苞片1层，8~9枚，约与小花等长，顶端渐尖，边缘窄膜质，背面无毛；小花粉红色或紫色，长约9 mm，

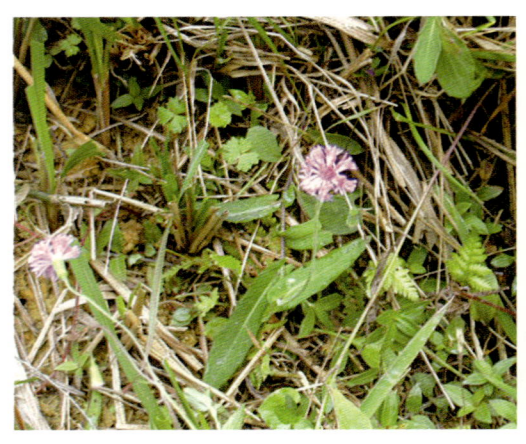

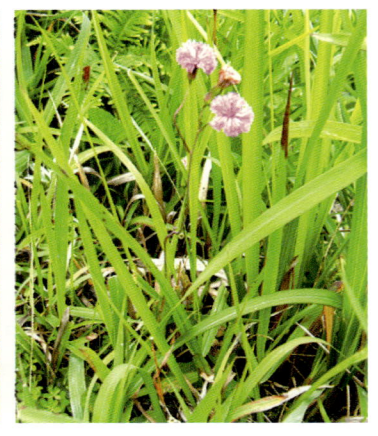

管部细长,檐部渐扩大,具5深裂。瘦果圆柱形,长3~4 mm,具5条棱,肋间被微毛;冠毛丰富,白色,细软。花期、果期7—10月。

【生长地】生于山坡荒地、田埂、路旁。

【采集】全年可采。

【分布】贵州、湖南、广西、湖北等地有分布。

【化学成分及药理研究】主要含生物碱、黄酮、挥发油等化合物。药理研究显示其具有抗肿瘤、抗炎镇痛、抗氧化、抗糖尿病等作用。

【应用】用于治疗痢疾、腹泻、疔疮等。

【用量】内服:鲜品30~50 g,水煎服。外用:适量。

mal mac keip

【侗药药名释义】mal mac keip,菜类,其意为叶片像犁的舌头形态的药。

【基源】堇菜科植物紫花地丁 Viola philippica Cav.。药用部位:全草。

【形态】多年生草本,无地上茎,高4~14 cm。根状茎短,垂直,淡褐色,长4~13 mm,粗2~7 mm,节密生,有数条淡褐色或近白色的细根。叶多数,基生,莲座状;叶片下部者通常较小,呈三角状卵形或狭卵形,上部者较长,呈长圆形、狭卵状披针形或长圆状卵形,长1.5~4.0 cm,宽0.5~1.0 cm,先端圆钝,基部截形或楔形,稀微心形,边缘具较平的圆齿,两面无毛或被细短毛;叶柄在花期通常长于叶片1~2倍,上部具极狭的翅;托叶膜质,苍白色或淡绿色,长1.5~2.5 cm,2/3~4/5与叶柄合生,离生部分线状披针形,边缘疏生具腺体的流苏状细齿或近全缘。花中等大,紫堇色或淡紫色,稀呈白色,喉部色较淡并带有紫色条纹;花梗通常多数,与叶片等长或高出叶片,无毛或有短毛,中部附近有2枚线形小苞片;萼片卵状披针形或披针形,长5~7 mm,先端渐尖;花瓣倒卵形或长圆状倒卵形,侧方花瓣长,里面无毛或有须毛,下方花瓣连距长1.3~2.0 cm,里面有紫色脉纹;花药长约2 mm;药隔顶部的附属物长约1.5 mm;子房卵形,无毛;花柱棍棒状,比子房稍长,基部稍屈曲,柱头三角形,两侧及后方稍增厚成微隆起的缘边,顶部略平,前方具短喙。蒴果长圆形,长5~12 mm,无毛。种子卵球形,长约1.8 mm,淡黄色。花期、果期4月中下旬至9月。

【生长地】生于田间、荒地、山坡草丛、林缘或灌丛中。

【采集】夏季、秋季采集。

【分布】贵州、湖南、广西、湖北等地有分布。

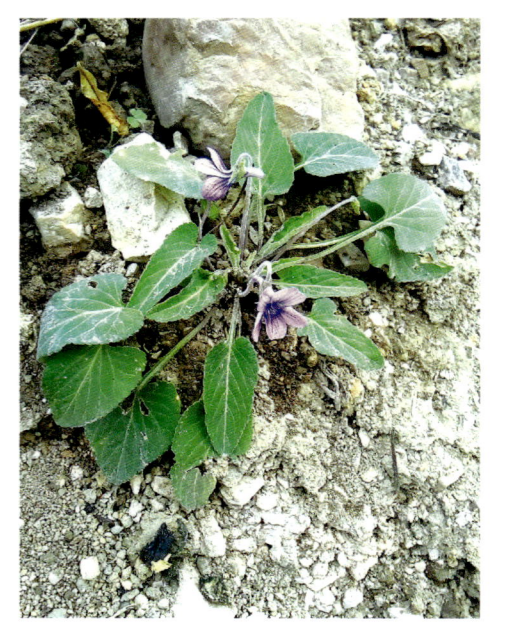

【化学成分及药理研究】含黄酮及其苷类、香豆素、甾体化合物、生物碱、内酯、挥发油、微量元素、有机酸等化合物。药理研究显示其具有抗凝血、抗炎、抗菌、抗病毒、调节免疫功能、抗氧化等作用。

【应用】用于治疗疖痈、黄疸、腹泻、化脓性乳腺炎、毒蛇咬伤等。

【用量】内服：20～30 g。外用：适量。

mal macliongc

【侗药药名释义】mal macliongc，菜类，其意为茎上部肉质的形态像龙舌条的药。

【基源】仙人掌科植物仙人掌 Opuntia stricta (Haw.) Haw. var. dillenii (Ker-Gawl.) Benson。药用部位：茎、叶。

【形态】丛生肉质灌木，高(1.0～)1.5～3.0 m。上部分枝宽倒卵形、倒卵状椭圆形或近圆形，长 10～35(～40) cm，宽 7.5～20.0(～25.0) cm，厚达 1.2～2.0 cm，先端圆形，边缘通常不规则波状，基部楔形或渐狭，绿色至蓝绿色，无毛；小窠疏生，直径 0.2～0.9 cm，明显突出，成长后刺常增粗并增多，每小窠具(1～)3～10(～20)根刺，密生短绵毛和倒刺刚毛；刺黄色，有淡褐色横纹，粗钻形，多少开展并内弯，基部扁，坚硬，长 1.2～4.0(～6.0) cm，宽 1.0～1.5 mm；倒刺刚毛暗褐色，长 2～5 mm，直立，多少宿存；短绵毛灰色，短于倒刺刚毛，宿存。叶钻形，长 4～6 mm，绿色，早落。花辐状，直径 5.0～6.5 cm；花托倒卵形，顶端截形并凹陷，基部渐狭，绿色，疏生突出的小窠；萼状花被片宽倒卵形至狭倒卵形，先端急尖或圆形，具小尖头，黄色，具绿色中肋；瓣状花被片倒卵形或匙状倒卵形，先端圆形、截形或微凹；花丝淡黄色，长 9～11 mm；花药长约 1.5 mm，黄色；花柱长 11～18 mm，直径 1.5～2.0 mm，淡黄色。浆果倒卵球形，顶端凹陷。种子多数，扁圆形，边缘稍不规则，无毛，淡黄褐色。花期 6—10(—12)月。

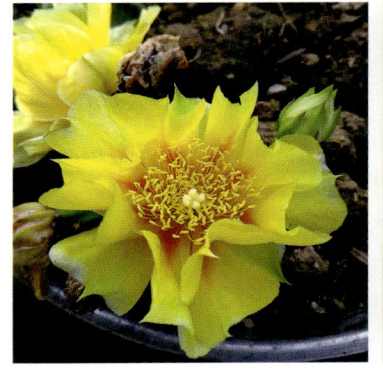

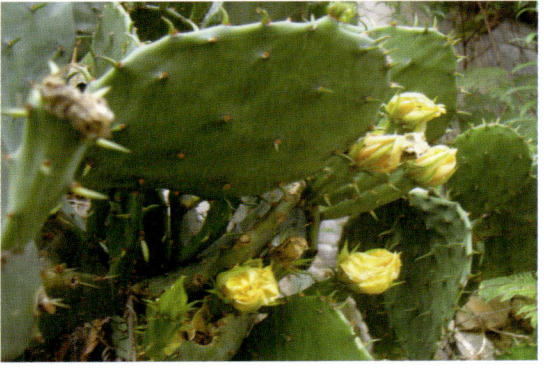

【生长地】生于阳光充足的山林缘、草坡、山路旁；亦有庭院栽培。

【采集】四季可采集。

【分布】广西、贵州、湖南、湖北等地有分布。

【化学成分及药理研究】茎、叶含槲皮素、糖苷、三萜、苹果酸、琥珀酸、脂肪油、蛋白质、微量元素、维生素 C 等化合物。药理研究显示其具有抑菌、抗炎、抗氧化、抗肿瘤、降血糖、降血脂、降血压等作用。

【应用】用于治疗胃痛、腹内痞块、咳嗽、喉痛、乳痈、疔疮、烫伤等。

【用量】内服：5 g。外用：适量。

mal nguedc

【侗药药名释义】mal nguedc，菜类，其意为该植物是根及其须根像泥鳅在土里乱钻的菜。

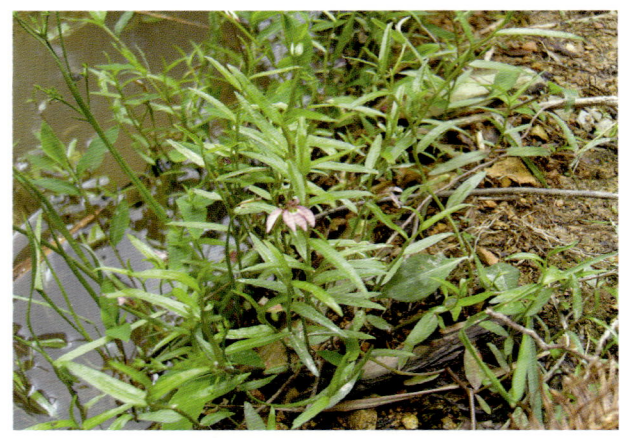

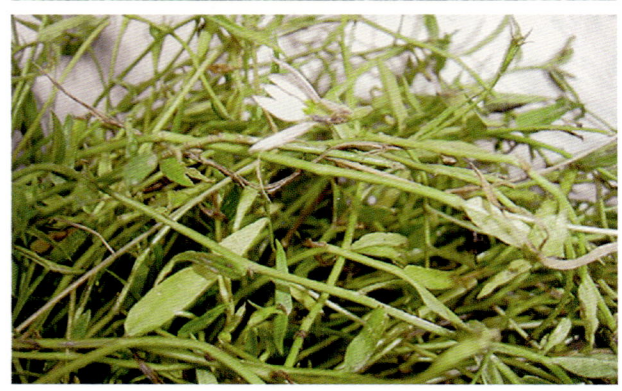

【基源】桔梗科植物半边莲 Lobelia chinensis Lour.。药用部分:全草。

【形态】多年生草本。茎细弱,匍匐,节上生根,分枝直立,高6~15 cm,无毛。叶互生,无柄或近无柄,椭圆状披针形至条形,长8~25 cm,宽2~6 cm,先端急尖,基部圆形至阔楔形,全缘或顶部有明显的锯齿,无毛。花通常1朵,生于分枝的上部叶腋;花梗细,长1.2~2.5(~3.5)cm,基部有长约1 mm的小苞片2枚、1枚或者没有,小苞片无毛;花萼筒倒长锥状,基部渐细而与花梗无明显区分,长3~5 mm,无毛,裂片披针形,约与萼筒等长,全缘或下部有1对小齿;花冠粉红色或白色,长10~15 mm,背面裂至基部,喉部以下生白色柔毛,裂片全部平展于下方,呈一个平面,两侧裂片披针形,较长,中间3枚裂片椭圆状披针形,较短;雄蕊长约8 mm;花丝中部以上连合,花丝筒无毛,未连合部分的花丝侧面生柔毛;花药管长约2 mm,背部无毛或疏生柔毛。蒴果倒锥状,长约6 mm。种子椭圆状,稍扁压,近肉色。花期、果期5—10月。

【生长地】生于水田边、沟边及潮湿草地上。

【采集】多于夏季采集,带根拔起,洗净,晒干或阴干。

【分布】贵州、湖南、广西、湖北等地有分布。

【化学成分及药理研究】全草含生物碱、黄酮苷、皂苷、氨基酸;根茎含半边莲果聚糖。生物碱中成分主要为山梗菜碱、山梗菜酮碱、异山梗菜酮碱、山梗菜醇碱等。药理研究显示其具有显著的抗肿瘤、镇痛消炎、抑制α-葡萄糖苷酶、抗心肌缺血再灌注等作用。

【应用】用于治疗黄疸、蛇咬伤、疔等。

【用量】内服:15~30 g。外用:适量。

mal nuic

【侗药药名释义】mal nuic,菜类,其意为该植物的形态像虫一样。

【基源】菊科植物云南蓍 Achillea wilsoniana Heimerl ex Hand.-Mazz.。药用部分:全草。

【形态】多年生草本,有短的根状茎。茎直立,高35~100 cm,下部变无毛,中部以上被较密的长柔毛,不分枝或有时上部分枝,叶腋常有不育枝。叶无柄,下部叶在花期凋落,中部叶矩圆形,长4.0~6.5 cm,宽1~2 cm,二回羽状全裂,一回裂片多数,二回裂片少数;叶轴宽约1.5 mm,全缘或上部裂片间有单齿。头状花序多数,集成复伞房花序;总苞宽钟形或半球形,直径4~6 mm;总苞片3层,覆瓦状排列,外层短,卵状披针形,中层卵状椭圆形,内层长椭圆形,有褐色膜质边缘,中间绿色,有凸起的中肋,被长柔毛;托片披针形,舟状,长约4.5 mm,具稍带褐色的膜质透明边缘。边花6~8(~16)朵;舌片白色,偶有淡粉红色边缘,长、宽各约 2.2 mm,顶端具深或浅的 3 齿,管部与舌片近等长,翅状压扁,具少数腺点;管状花淡黄色或白色,长约 3 mm,管部压扁具腺点。瘦果矩圆状楔形,长约 2.5 mm,宽约 1.1 mm,具翅。花期、果期 7—9 月。

【生长地】生于山坡草地或灌丛中。

【采集】夏季、秋季采集。

【分布】贵州、湖南、湖北等地有分布。

【化学成分及药理研究】含单萜、倍半萜、三萜、香豆素、黄酮、甾体及其苷的衍生物等。药理研究显示其具有抗菌、抗癌等作用。

【应用】用于治疗跌打损伤、胃痛等。

【用量】内服:9~15 g。外用:适量。

mal nyaeml xuic

【侗药药名释义】mal nyaeml xuic,菜类,其意为此植物干了以后,形状像握紧的拳头。

【基源】卷柏科植物卷柏 Selaginella tamariscina (P. Beauv.) Spring。药用部位:全草。

【形态】土生或石生,复苏植物,呈垫状。主茎自中部开始羽状分枝或不等二叉分枝,不呈"之"字形,无关节,禾秆色或棕色;侧枝 2~5 对,二至三回羽状分枝,小枝稀疏,规则,分枝无毛,背腹压扁。叶全部交互排列,二形,叶质厚,表面光滑,覆瓦状排列,绿色或棕色,边缘有细齿。孢子叶穗紧密,四棱柱形,单生于小枝末端;孢子叶一形,卵状三角形,边缘有细齿,具白边(膜质透明),先端有尖头或具芒;大孢子叶在孢子叶穗上、下两面不规则排列;大孢子浅黄色,小孢子橘黄色。

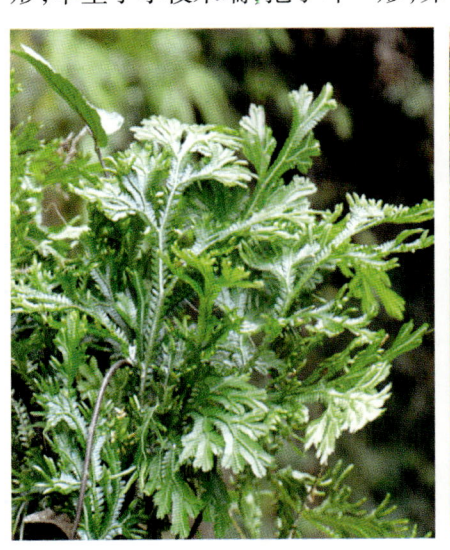

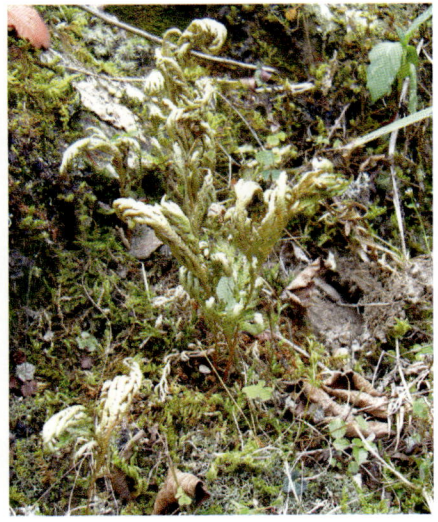

【生长地】生于湿润的岩石上。

【采集】夏季、秋季采集。

【分布】贵州、湖南、广西、湖北等地有分布。

【化学成分及药理研究】主要含黄酮类、生物碱、酚类、有机酸等化学成分。药理研究显示其具有增强免疫功能、抗肿瘤、促进血小板聚集、抗炎、镇痛等作用。

【应用】用于治疗哮喘、脱肛等。

【用量】内服：5～10 g。外用：适量。

mal oux lail

【侗药药名释义】mal oux lail，菜类，汉语直译为"好米菜"，其意为此菜既能人吃，又可喂猪；既可以治人的病，又可以用来纺纱，就像好的米一样。

【基源】荨麻科植物糯米团 *Gonostegia hirta*（Bl.）Miq.。药用部位：全草。

【形态】多年生草本，有时茎基部变木质。茎蔓生、铺地或渐升，长 50～100(～160) cm，基部粗 1.0～2.5 mm，不分枝或分枝，有短柔毛。叶对生；叶片草质或纸质，宽披针形至狭披针形、狭卵形、稀卵形或椭圆形，长(1～2～)3～10 cm，宽(0.7～)1.2～2.8 cm，顶端长渐尖至短渐尖，基部浅心形或圆形，边缘全缘，上面稍粗糙，有稀疏短伏毛或近无毛，下面沿脉有疏毛或近无毛，基出脉 3～5 条；叶柄长 1～4 mm；托叶钻形，长约 2.5 mm。团伞花序腋生，通常两性，有时单性，雌雄异株，直径 2～9 mm；苞片三角形，长约 2 mm。雄花：花梗长 1～4 mm；花蕾直径约 2 mm，在内折线上有稀疏长柔毛；花被片 5 片，分生，倒披针形，顶端短骤尖；雄蕊 5 枚，花丝条形，花药长约 1 mm；退化雌蕊极小，圆锥状。雌花：花被菱状狭卵形，长约 1 mm，顶端有 2 枚小齿，有疏毛，果期呈卵形，长约 1.6 mm，有 10 条纵肋；柱头长约 3 mm，有密毛。瘦果卵球形，长约 1.5 mm，白色或黑色，有光泽。花期 5—9 月。

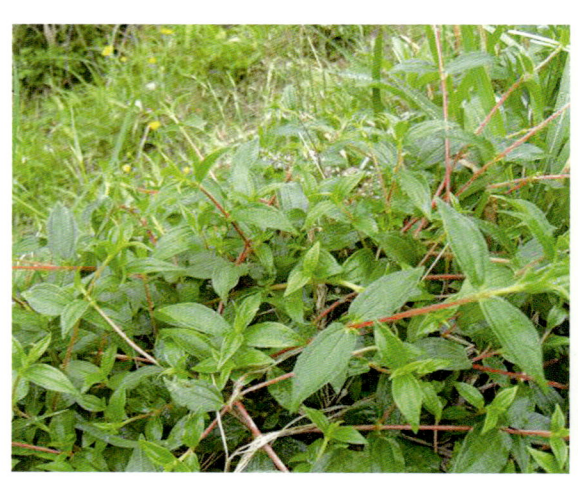

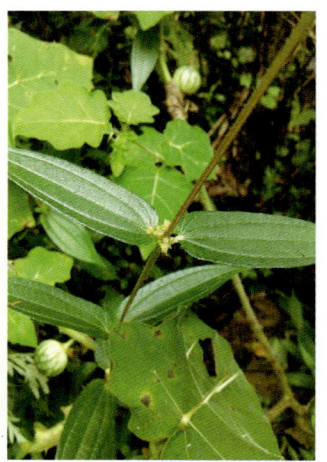

【生长地】生于丘陵或低山林、灌丛、沟边草地。

【采集】夏季、秋季采集。

【分布】贵州、湖南、广西、湖北等地有分布。

【化学成分及药理研究】含鞣质、有机酸、黄酮、酚、香豆素、内酯、强心苷类等化学成分。药理研究显示其具有提高多糖的还原能力和清除自由基等作用。

【应用】用于治疗消化不良、胃痛、疮疖、乳腺炎、外伤出血等。

【用量】内服：15～20 g。外用：适量。

mal sangp kebp

【侗药药名释义】mal sangp kebp，菜类，其意为根状茎像蜈蚣、须根像蜈蚣脚样的植物。

【基源】小檗科植物贵州八角莲 *Dysosma majorensis*（Gagnep.）Ying。药用部分：根状茎。

【形态】多年生草本，高约 80 cm。根状茎粗壮，横生，结节状，须根多而密；茎直立，具纵条棱，被长柔毛。叶 2 枚，互盾状着生；叶片近扁圆形，直径达 28 cm，4~6 掌状深裂，裂片顶部 3 小裂，边缘有稀疏细齿，上面无毛，下面被柔毛；叶柄长 5~20 cm。花紫红色，2~5 朵排列成伞形状，簇生于近叶基部处；花梗长 1~2 cm，密被灰白色长柔毛；萼片 6 枚，不等大，无毛；花瓣 6 片，椭圆状披针形，长 3~5 cm，无毛；雄蕊 6 枚，长约 1.5 cm；花药与花丝近等长；子房长圆形；柱头盾状，半球形。浆果长圆形。花期 5—6 月，果期 7—8 月。

【生长地】生于海拔 750~1 800 m 的山谷林下及沟旁。

【采集】秋季、冬季采挖，洗净泥沙，晒干或鲜用。

【分布】贵州等地有分布。

【化学成分及药理研究】全草含树脂，根和根茎含鬼臼毒素、脱氧鬼臼毒素、黄耆苷、金丝桃苷、槲皮素、β-谷甾醇等。药理研究显示其具有抗癌、抗菌、抗病毒、保肝等作用；提取的树脂类物质能引起猫呕吐、下泻，甚至死亡。

【应用】用于治疗咽喉肿痛、癌肿、疔疮、虫蛇咬伤、跌打损伤等。

【用量】内服：3~9 g。

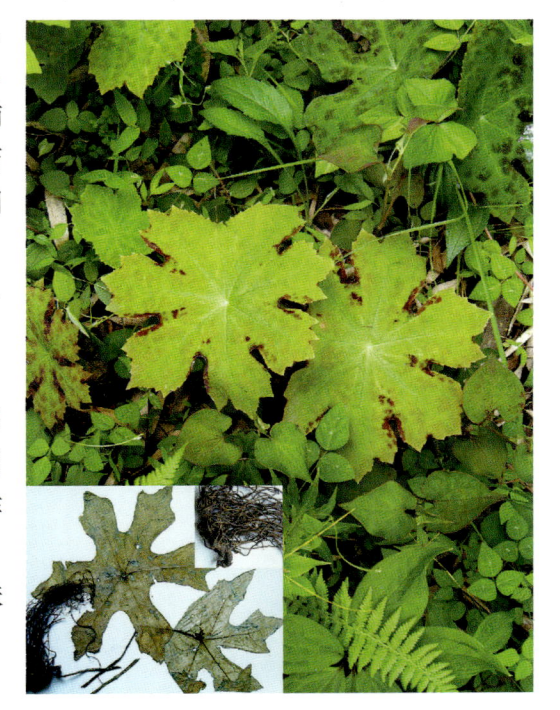

mal sangp kebp

【侗药药名释义】mal sangp kebp，菜类，其意为根状茎像蜈蚣、须根像蜈蚣脚样的植物。

【基源】小檗科植物八角莲 *Dysosma versipellis* (Hance) M. Cheng ex Ying。药用部位：根状茎。

【形态】多年生草本。根茎横卧，具粗壮的须状根。茎直立，高 20~30 cm。茎生叶 1 枚，有时 2 枚，盾状，圆形，直径 20~30 cm，4~9 浅裂，裂片广三角状卵形或卵状矩圆形，长 2.5~4.0 cm，基部宽 5~7 cm，顶端锐尖，上面无毛，下面疏生柔毛或无毛，叶缘有针刺状细齿；叶柄长 10~15 cm。花深红色，5~7 朵簇生于近叶柄顶部离叶基不远处，下垂；花梗细长，下弯，有毛或无毛；萼片 6 枚，外面有疏长毛；花瓣 6 片，长约 2 cm；雄蕊 6 枚；子房上位，1 室；柱头大，盾状。浆果椭圆形或卵形，种子多数。花期 5—6 月。

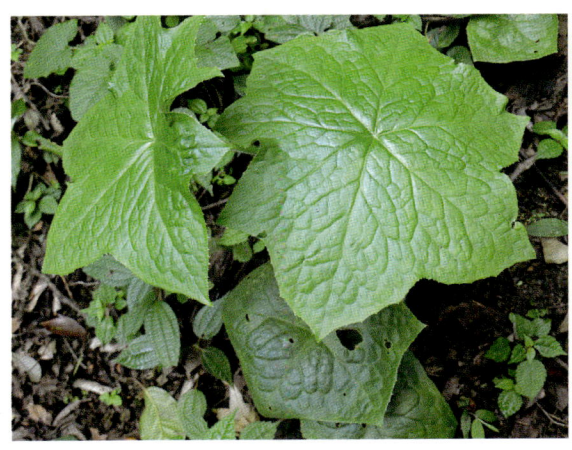

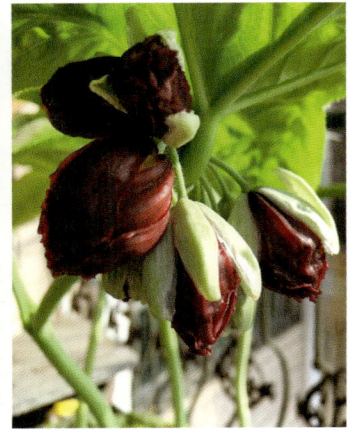

【生长地】生于深山密林阴湿处。

【采集】秋季、冬季采挖，洗净泥沙，晒干或鲜用。

【分布】贵州、湖北、湖南、广西等地有分布。

【化学成分及药理研究】全草含树脂，根和根茎含鬼臼毒素、脱氧鬼臼毒素、黄耆苷、金丝桃苷、槲皮素、β-谷甾醇等。药理研究显示其具有抗癌、抗菌、抗病毒、保肝等作用；提取的树脂类物质能引起猫呕吐、下泻，甚至死亡。

【应用】用于治疗咽喉肿痛、癌肿、疔疮、虫蛇咬伤、跌打损伤等。

【用量】内服：3~9 g。

mal sangp ouxbiangs

【侗药药名释义】mal sangp ouxbiangs，菜类，其意为根入药、果实似小米的植物。

【基源】五加科植物楤木（原变种）*Aralia chinensis* Linn. var. *chinensis*。药用部位：根、根皮。

【形态】灌木或乔木，高 2~5 m，稀达 8 m，胸径 10~15 cm；树皮灰色，疏生粗壮直刺。小枝通常淡灰棕色，有黄棕色绒毛，疏生细刺。叶为二回或三回羽状复叶，长 60~110 cm；叶柄粗壮，长可达 50 cm；托叶与叶柄基部合生，纸质，耳郭形，叶轴无刺或有细刺；小叶片纸质至薄革质，卵形、阔卵形或长卵形，先端渐尖或短渐尖，基部圆形，上面粗糙，疏生糙毛；小叶无柄或有长约 3 mm 的柄，顶生小叶柄长 2~3 cm。圆锥花序大，长 30~60 cm；分枝长 20~35 cm，密生淡黄棕色或灰色短柔毛；伞形花序直径 1.0~1.5 cm，有花多数；总花梗长 1~4 cm，密生短柔毛；苞片锥形，膜质；花梗长 4~6 mm，密生短柔毛，稀为疏毛；花白色，芳香；萼无毛，长约 1.5 mm；花瓣 5 片，卵状三角形，长 1.5~2.0 mm；雄蕊 5 枚，花丝长约 3 mm；子房 5 室；花柱 5 个，离生或基部合生。果实球形，黑色，直径约 3 mm；宿存花柱长约 1.5 mm，离生或合生至中部。花期 7—9 月，果期 9—12 月。

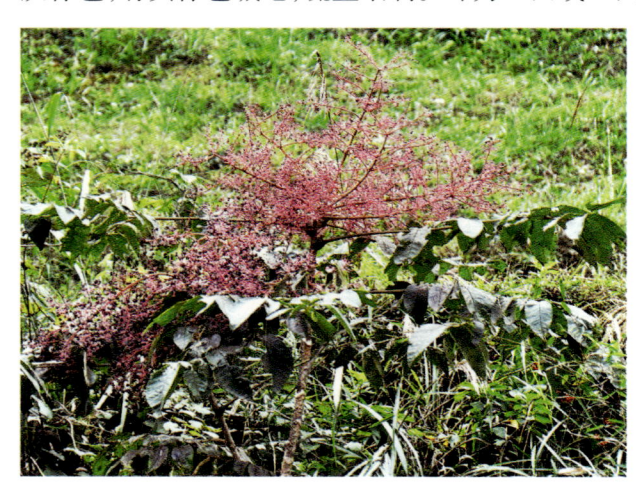

【生长地】生于森林、灌丛或林缘路边。

【采集】四季可采集。

【分布】贵州、湖南、广西、湖北等地有分布。

【化学成分及药理研究】含齐墩果酸、刺囊酸、常春藤皂苷元、谷甾醇、豆甾醇、菜油甾醇、马栗树皮素二甲酯等化学成分。药理研究显示其具有镇静、镇痛、抗胃溃疡、提高耐缺氧能力等作用。

【应用】用于治疗外伤、烫（烧）伤、风湿关节疼痛、胃炎等。

【用量】内服：10~15 g。外用：适量。

mal saxbah

【侗药药名释义】mal saxbah，菜类，其意为此植物全株生刺，人们怕它就像怕"saxbah"（变婆、野人）一样。

【基源】菊科植物蓟 *Cirsium japonicum* Fisch. ex DC.。药用部位：全草。

【形态】多年生草本。块根纺锤状或萝卜状，直径达 7 mm。茎直立，30(100)~80(150) cm，分枝或不分枝，全部茎枝有条棱，被稠密或稀疏的多细胞长节毛，接头状花序下部灰白色，被稠密绒毛与多细胞节毛。基生叶较大，卵形、长倒卵形、椭圆形或长椭圆形，长 8~20 cm，宽 2.5~8.0 cm，羽状深裂或几全裂，基部渐狭成短或长翼柄，柄翼边缘有针刺及刺齿；自基部向上的叶渐小，与基生叶同形并等样分裂，但无柄，基部扩大半抱茎；全部茎叶两面同色，绿色，两面沿脉有稀疏的多细胞长节毛或短节毛或几无毛。头状花序直立，少有下垂的，少数生茎端而花序极短，不呈明显的花序式排列；总苞钟状，直径约 3 cm；总苞片约 6 层，覆瓦状排列，向内层渐长；全部苞片外面有微糙毛并沿中肋有黏腺；小花红色或紫色，长约 2.1 cm，檐部长约 1.2 cm，不等 5 浅裂，细管部长约 9 mm；冠毛浅褐色，多层，基部联合成环，整体脱落。瘦果压扁，偏斜楔状倒披针形，长约 4 mm，宽约 2.5 mm，顶端斜截形。花期、果期 4—11 月。

【生长地】生于山坡林中、林缘、灌丛、草地、荒地、田间、路旁或溪旁。

【采集】夏季、秋季采收，晒干。

【分布】贵州、湖南、广西、湖北等地有分布。

【化学成分及药理研究】含三萜类、甾体类、挥发油、长链炔醇类、黄酮及其苷类化合物。药理研究显示其具有抗菌、抗肿瘤、杀线虫、促进脂肪代谢等作用。

【应用】用于治疗吐血、尿血、便血、血崩、急性传染性肝炎、创伤出血、疔疮、疖痈等。

【用量】内服：15~25 g。外用：适量。

mal saxnyagc

【侗药药名释义】mal saxnyagc，菜类，其意为婆婆发现的治疗戳伤的药。

【基源】马鞭草科植物马鞭草 *Verbena officinalis* Linn.。药用部位：枝叶。

【形态】多年生草本，高 30~120 cm。茎四方形，近基部可为圆形，节和棱上有硬毛。叶片卵圆形至倒卵形或长圆状披针形，长 2~8 cm，宽 1~5 cm；基生叶的边缘通常有粗锯齿和缺刻；茎生叶多数 3 深裂，裂片边缘有不整齐锯齿，两面均有硬毛，背面脉上尤多。穗状花序顶生和腋生，细弱；花小，无柄，最初密集，结果时疏离；苞片稍短于花萼，具硬毛；花萼长约 2 mm，有硬毛，有 5 条脉，脉间凹陷处质薄而色淡；花冠淡紫色至蓝色，长 4~8 mm，外面有微毛，裂片 5 枚；雄蕊 4 枚，着生于花

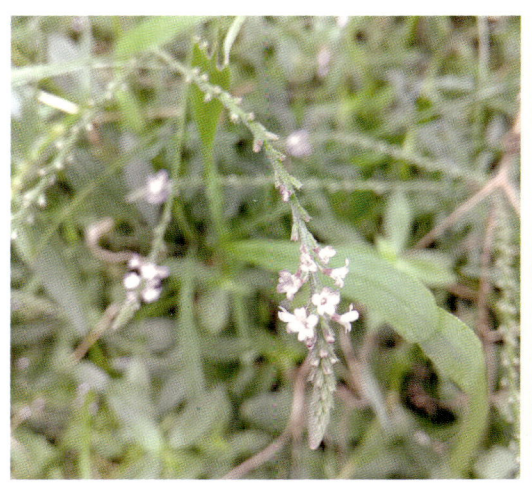

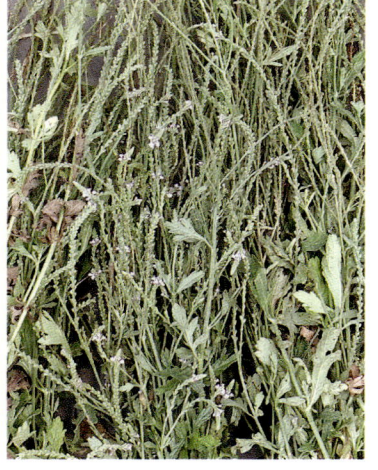

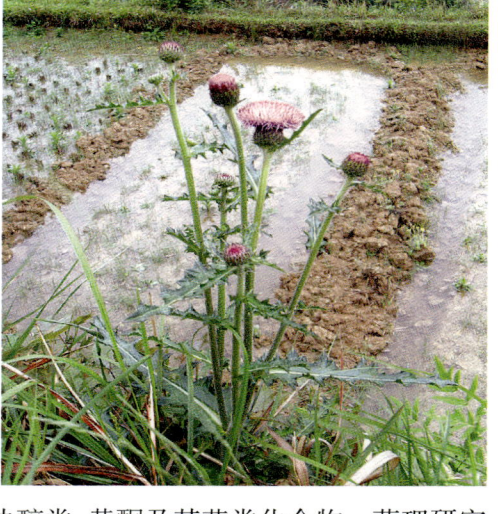

冠管的中部,花丝短;子房无毛。果长圆形,长约 2 mm,外果皮薄,成熟时 4 瓣裂。花期 6—8 月,果期 7—10 月。

【生长地】生于路边、山坡、溪边或林旁。
【采集】夏季、秋季采集。
【分布】贵州、湖南、广西、湖北等地有分布。
【化学成分及药理研究】主要含环烯醚萜苷类、苯丙酸糖苷类、黄酮类、有机酸等化学成分。药理研究显示其具有抗肿瘤、抗炎镇痛、抗菌、抗氧化、调节免疫功能、神经保护等作用。
【应用】用于治疗感冒发热、黄疸、水肿、痢疾、牙疳等。
【用量】内服:15~30 g。外用:适量。

mal sik bav

【侗药药名释义】mal sik bav,菜类,其意为此植物是 4 枚叶子生于茎上部的菜。
【基源】金粟兰科植物宽叶金粟兰 Chloranthus henryi Hemsl.。药用部位:全草。
【形态】多年生草本,高 40~65 cm。叶对生,通常 4 枚生于茎上部,纸质,宽椭圆形、卵状椭圆形或倒卵形,长 9~18 cm,宽 5~9 cm,顶端渐尖,基部楔形至宽楔形,边缘具锯齿,齿端有 1 腺体,背面中脉、侧脉有鳞屑状毛;叶脉 6~8 对;叶柄长 0.5~1.2 cm。穗状花序顶生,通常二歧或总状分枝,连总花梗长 10~16 cm,总花梗长 5~8 cm;苞片通常宽卵状三角形或近半圆形;花白色;雄蕊 3 枚,基部几分离,仅内侧稍相连;中央药隔长约 3 mm,有 1 个 2 室的花药,两侧药隔稍短,各有 1 个 1 室的花药,药室在药隔的基部;子房卵形;无花柱,柱头近头状。核果球形,长约 3 mm,具短柄。花期 4—6 月,果期 7—8 月。

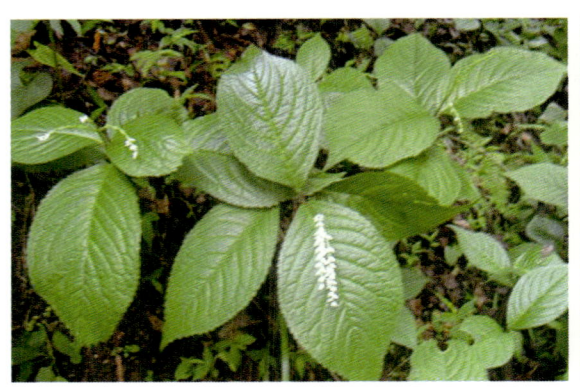

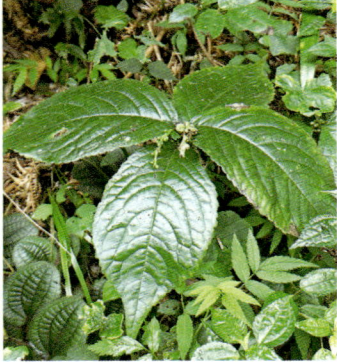

【生长地】生于山坡林下阴湿地或路边灌丛中。
【采集】全年可采。
【分布】贵州、湖南、广西、湖北等地有分布。
【化学成分及药理研究】主要含挥发油,其主要成分为乙酸冰片酯(45.43%)、3-亚甲基-2-降冰片酮(12.36%)、莰烯(8.74%)等。药理研究显示其挥发油具有一定的抗氧化作用。
【应用】用于治疗跌打损伤、风湿痛等。
【用量】内服:5~10 g。外用:适量。

mal suic

【侗药药名释义】mal suic,菜类,其意为此植物是蛇不敢靠近的药。

【基源】蔷薇科植物蛇含委陵菜 Potentilla kleiniana Wight et Arn.。药用部位:全草。

【形态】一年生、二年生或多年生宿根草本。花茎上升或匍匐,常于节处生根并发育出新植株,长 10~50 cm,被疏柔毛或开展长柔毛。基生叶为近似鸟足状的 5 小叶,连叶柄长 3~20 cm;叶柄被疏柔毛或开展长柔毛;小叶片倒卵形或长圆状倒卵形,长 0.5~4.0 cm,宽 0.4~2.0 cm,顶端圆钝,基部楔形,边缘有多数急尖或圆钝锯齿,两面绿色,被疏柔毛。聚伞花序密集枝顶如假伞形;花梗长 1.0~1.5 cm,密被开展长柔毛,下有茎生叶如苞片状;花直径 0.8~1.0 cm;花瓣黄色,倒卵形,顶端微凹,长于萼片。瘦果近圆形,一面稍平,直径约 0.5 mm,具皱纹。花期、果期 4—9 月。

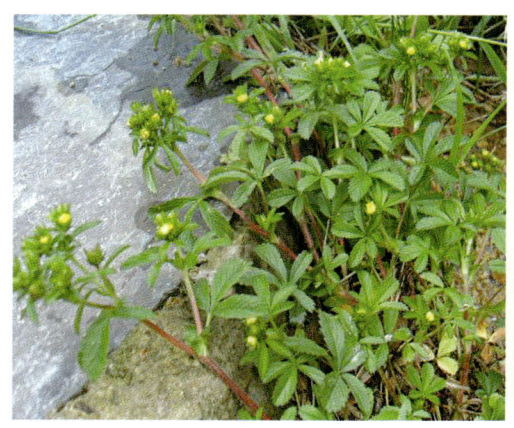

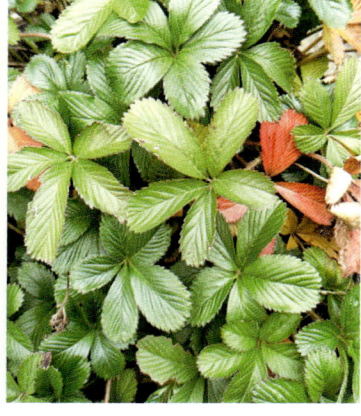

【生长地】生于田边、水旁、草甸及山坡草地。

【采集】夏季采集。

【分布】贵州、湖南、广西、湖北等地有分布。

【化学成分及药理研究】主要含黄酮类化合物。药理研究显示其所含总黄酮有利于丙酮酸激酶的分泌,从而促使肝糖原的合成;其水提物对革兰阴性菌具有良好的抑制作用。

【应用】用于治疗咳嗽、咽喉肿痛、蛇虫咬伤等。

【用量】内服:5~15 g。外用:适量。

mal wagcnagc

【侗药药名释义】mal wagcnagc,菜类,其意思为此植物的花序的形态似高粱,汉语直译为"高粱菜"。

【基源】百合科植物粉条儿菜 Aletris spicata (Thunb.) Franch.。药用部位:全草。

【形态】植株具多数须根,根毛局部膨大。叶簇生,纸质,条形,有时下弯,长 10~25 cm,宽 3~4 mm,先端渐尖。花葶高 40~70 cm,有棱,密生柔毛,中下部有几枚长 1.5~6.5 cm 的苞片状叶;总状花序长 6~30 cm,疏生多花;苞片 2 枚,窄条形,位于花梗的基部,长 5~8 mm,短于花;花梗极短,有毛;花被黄绿色,上端粉红色,外面有柔

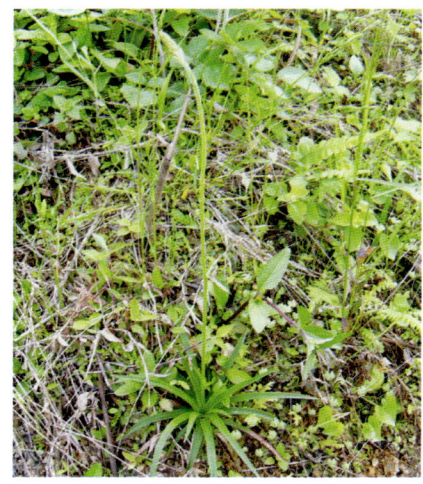

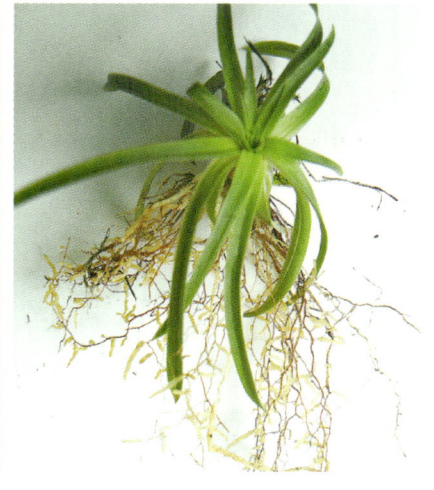

毛,长 6～7 mm,分裂部分占 1/3～1/2,裂片条状披针形,长 3.0～3.5 mm,宽 0.8～1.2 mm;雄蕊着生于花被裂片的基部,花丝短,花药椭圆形;子房卵形;花柱长约 1.5 mm。蒴果倒卵形或矩圆状倒卵形,长 3～4 mm,宽 2.5～3.0 mm,密生柔毛。花期 4—5 月,果期 6—7 月。

【生长地】生于山坡上、路边、灌丛边或草地上。

【采集】春季、夏季采集。

【分布】贵州、湖南、广西、湖北等地有分布。

【化学成分及药理研究】含环石仙桃萜醇、白桦脂酸、熊果酸、13-表柏油酸、5-羟基-3,7,4′-三甲氧基黄酮等成分。药理研究显示其具有抗肿瘤、抗菌、抗病毒、抗衰老、护肝等作用。

【应用】用于治疗咳嗽吐血、气喘、闭经等。

【用量】内服:10～20 g。

mal xonp dav

【侗药药名释义】mal xonp dav,菜类,其意为茎从叶中穿过的菜。

【基源】藤黄科植物元宝草 *Hypericum sampsonii* Hance。药用部位:全草。

【形态】多年生草本。叶对生,无柄,其基部完全合生为一体而茎贯穿其中心,或宽或狭的披针形至长圆形或倒披针形,先端钝形或圆形。花序顶生,多花,伞房状,连同其下方常多达 6 个腋生花枝整体形成一个庞大的疏松伞房状至圆柱状圆锥花序;花蕾卵珠形,先端钝形;花瓣淡黄色,椭圆状长圆形;雄蕊 3 束,宿存,每束具雄蕊 10～14 枚,花药淡黄色,具黑色腺点;子房卵珠形至狭圆锥形,长约 3 mm,3 室;花柱 3 个,长约 2 mm。蒴果宽卵珠形至或宽或狭的卵珠状圆锥形,长 6～9 mm,宽 4～5 mm。种子黄褐色,长卵柱形,长约 1 mm,两侧无龙骨状突起,顶端无附属物,表面有明显的细蜂窝纹。花期 5—6 月,果期 7—8 月。

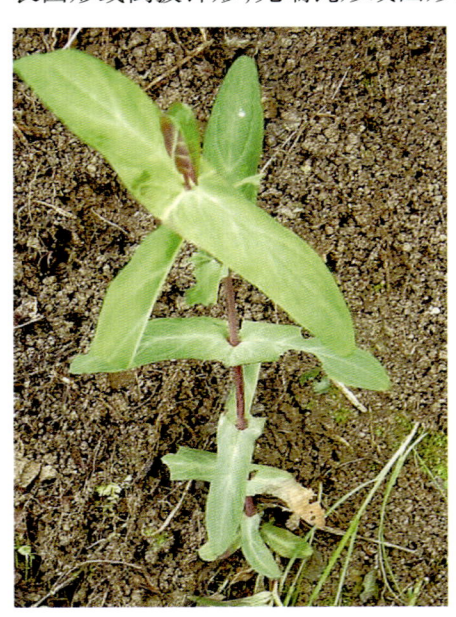

【生长地】生于路旁、山坡、草地、灌丛、田边、沟边等。

【分布】贵州、湖南、广西、湖北等地有分布。

【化学成分及药理研究】主要含聚(异)戊二烯二苯甲酮类衍生物、黄酮类、二苯甲酮类等多种化学成分。药理研究显示其具有抗肿瘤、抗抑郁、抗病毒等作用。

【应用】用于治疗吐血、月经不调、跌打闪挫等。

【用量】内服:10～15 g。外用:适量。

mal-yaemt sik

【侗药药名释义】mal-yaemt sik,菜类,其意为细叶野艾菜的。

【基源】菊科植物茵陈蒿 *Artemisia capillaris* Thunb.。药用部位:茎、叶。

【形态】半灌木状草本,植株有浓烈的香气。营养枝端有密集叶丛;基生叶密集着生,常成莲座状;基生叶、茎下部叶与营养枝叶两面均被棕黄色或灰黄色绢质柔毛,后期茎下部叶被毛脱落,每侧有裂片

2~3(~4)枚，每一裂片再3~5全裂；中部叶宽卵形、近圆形或卵圆形，长2~3 cm，宽1.5~2.5 cm，一回或二回羽状全裂；上部叶与苞片叶羽状5全裂或3全裂，基部裂片半抱茎。头状花序卵球形，稀近球形，多数，在分枝的上端或小枝端偏向外侧生长，常排成复总状花序，并在茎上端组成大型、开展的圆锥花序；花序托小，凸起；雌花6~10朵；花冠狭管状或狭圆锥状，檐部具2(~3)枚裂齿；花柱细长，伸出花冠外，先端二叉，叉端尖锐；两性花3~7朵，先端附属物尖，长三角形，基部圆钝；花柱短，上端棒状，2裂，不叉开；退化子房极小。瘦果长圆形或长卵形。花期、果期7—10月。

【生长地】生于路旁及低山坡地区。

【采集】春季采集。

【分布】贵州、广西、湖南、湖北等地有分布。

【化学成分及药理研究】主要含香豆素、黄酮类、有机酸等化学成分。药理研究显示其具有松弛胆道括约肌、促进胆汁分泌、增加胆汁中胆酸和胆红素排出量等功效（利胆主要活性成分为茵陈色原酮），还具有保护肝细胞膜完整性及良好的通透性、防止肝细胞坏死、促进肝细胞再生、改善肝脏微循环的作用。

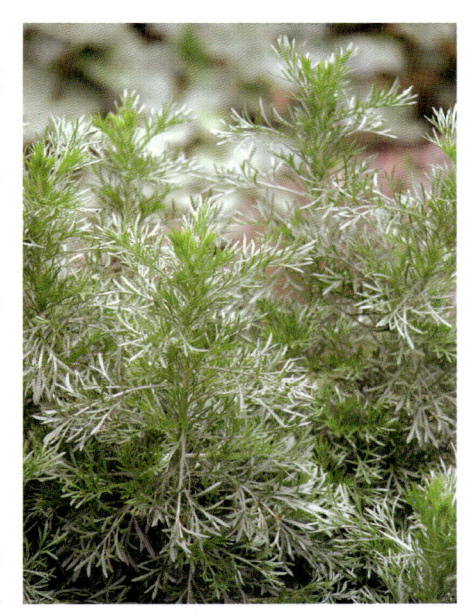

【应用】用于治疗黄疸、胃胀、皮肤瘙痒等。

【用量】内服：10~15 g。外用：适量。

meix biags

【侗药药名释义】meix biags，树类，其意为当下雨时，用其叶片遮盖住脑门（即额头）的药。

【基源】芭蕉科植物芭蕉 Musa basjoo Sieb. et Zucc.。药用部位：根、花。

【形态】植株高2.5~4.0 m。叶片长圆形，长2~3 m，宽25~30 cm，先端钝，基部圆形或不对称，叶面鲜绿色，有光泽；叶柄粗壮，长达30 cm。花序顶生，下垂；苞片红褐色或紫色；雄花生于花序上部，雌花生于花序下部；雌花在每一苞片内有10~16朵，排成2列；合生花被片长4.0~4.5 cm，具5(3+2)枚齿裂，离生花被片几与合生花被片等长，顶端具小尖头。浆果三棱状，长圆形，长5~7 cm，具3~5条棱，近无柄，肉质，内具多数种子。种子黑色，具疣突及不规则棱角，宽6~8 mm。

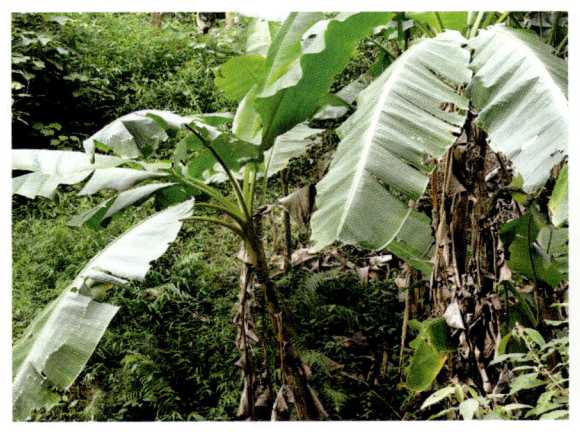

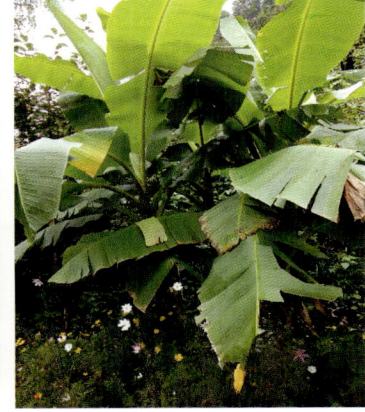

【生境】生于山沟、谷地湿润处；农舍附近有栽培。

【采集】全年可采。

【分布】贵州、湖南、广西、湖北等地有分布。

【化学成分及药理研究】含黄酮类、甾醇类、3,4-二羟基苯甲醛、β-胡萝卜苷等化合物。药理研究显示其具有抗菌、抗氧化、抑制 α-葡萄糖苷酶活性等作用。

【应用】用于治疗腹痛、腹泻、蜂刺伤、骨折等。

【用量】内服：15～30 g。外用：适量。

meix daengl sip

【侗药药名释义】meix daengl sip，树类，其意为取下此植物的树皮，将其折断，用双手拉开，可看见折断处有丝状物。

【基源】杜仲科植物杜仲 *Eucommia ulmoides* Oliver。药用部位：树皮。

【形态】落叶乔木，高达 20 m，胸径约 50 cm；树皮灰褐色，内含橡胶，折断拉开有多数细丝。叶椭圆形、卵形或矩圆形，薄革质，长 6～15 cm，宽 3.5～6.5 cm；基部圆形或阔楔形，先端渐尖，侧脉 6～9 对，与网脉在上面下陷，在下面稍突起；叶柄长 1～2 cm，上面有槽，被散生长毛。花生于当年枝基部；雄花无花被；花梗长约 3 mm，无毛；雄蕊长约 1 cm，无毛，花丝长约 1 mm；雌花单生；子房无毛，1 室，先端 2 裂，子房柄极短。翅果扁平，长椭圆形，长 3.0～3.5 cm，宽 1.0～1.3 cm，先端 2 裂，基部楔形，周围具薄翅；坚果位于中央，子房柄长 2～3 mm。种子扁平，线形，长 1.4～1.5 cm，宽约 3 mm。早春开花，秋后果实成熟。

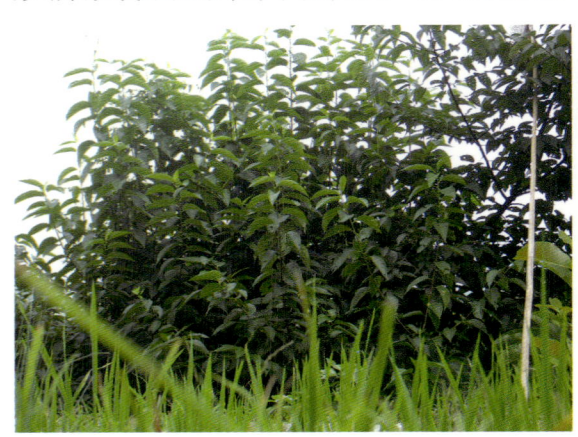

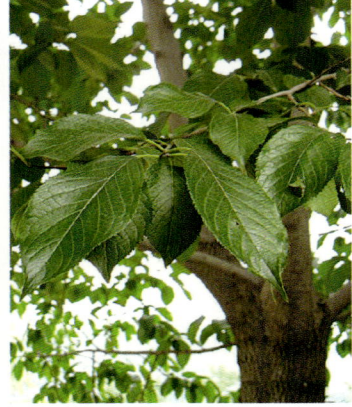

【生长地】生于山坡林中。

【采集】清明至夏至间采集。

【分布】贵州、湖北、广西等地有分布。

【化学成分及药理研究】目前发现的杜仲化学成分共有 70 种化合物，包括 27 种木脂素、6 种环烯醚萜、13 种酚类、9 种甾体和萜类、8 种黄酮、7 种其他化合物。药理研究显示其具有抗高血压、抗冠心病、降血脂等作用。

【应用】主要用于滋补；常用于治疗腰膝酸痛等。

【用量】内服：15～25 g。

meix daengs denv

【侗药药名释义】meix daengs denv，其意为一位名叫"denv"的人发明用此树木制成"打烟刀"，即一种治病的药。

【基源】金缕梅科植物檵木 Loropetalum chinense (R. Br.) Oliver。药用部位：树木。

【形态】灌木，有时为小乔木，多分枝。叶革质，卵形，先端尖锐，基部钝，不等侧，干后暗绿色，无光泽，下面被星毛，稍带灰白色，侧脉约 5 对，在上面明显，在下面突起，全缘。花 3～8 朵簇生，有短花梗，白色；花序柄长约 1 cm，被毛；苞片线形，长约 3 mm；花瓣 4 片，带状，长 1～2 cm，先端圆或钝；雄蕊 4 枚；子房完全下位，被星毛；花柱极短，长约 1 mm；胚珠 1 枚，垂生于心皮内上角。蒴果卵圆形，先端圆，被褐色星状绒毛；萼筒长为蒴果的 2/3。种子卵圆形，长 4～5 mm，黑色，发亮。花期 3—4 月。

【生长地】生于向阳的丘陵及山地。

【采集】夏季采集。

【分布】贵州、湖南、广西、湖北等地有分布。

【化学成分及药理研究】花含槲皮素(0.156%)、异槲皮苷(0.32%)等成分。药理研究显示其具有抑菌、抗炎、促进皮肤伤口愈合等作用。

【应用】用于"打烟刀"治病。

【用量】内服：10～20 g。

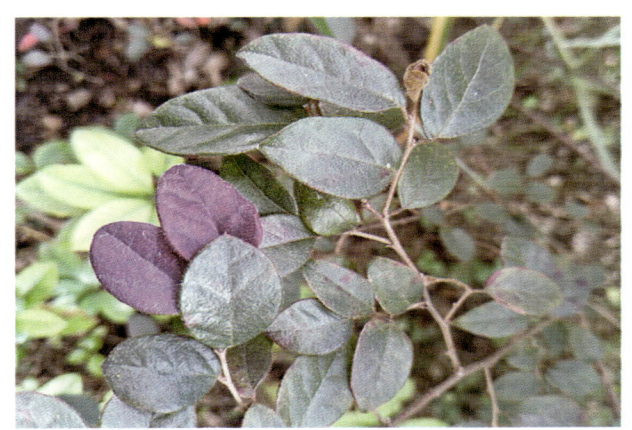

meix dangl daoc

【侗药药名释义】meix dangl daoc，树类，其意为树皮有香酒糟味、可以帮助消化的植物。

【基源】桦木科植物亮叶桦 Betula luminifera H. Winkl.。药用部分：树皮。

【形态】乔木，高可达 20 m，胸径可达 80 cm；树皮红褐色或暗黄灰色，平滑。枝条红褐色，无毛，有蜡质白粉；小枝黄褐色，密被淡黄色短柔毛，疏生树脂腺体。芽鳞无毛，边缘被短纤毛。叶矩圆形、宽矩圆形、矩圆披针形，有时为椭圆形或卵形，长 4.5～10.0 cm，宽 2.5～6.0 cm，顶端骤尖或呈细尾状，基部圆形，有时近心形或宽楔形，边缘具不规则的刺毛状重锯齿，叶上面仅幼时密被短柔毛，下面密生树脂腺点，沿脉疏生长柔毛，脉腋间有时具髯毛，侧脉 12～14 对；叶柄长 1～2 cm，密被短柔毛及腺点，极少无毛。雄花序 2～5 个簇生于小枝顶端或单生于小枝上部叶腋。果序大部单生，间或在一个短枝上出现 2 枚单生于叶腋的果序；果序梗长 1～2 cm，下垂，密被短柔毛及树脂腺体。小坚果倒卵形，长约 2 mm，背面疏被短柔毛，膜质翅宽为果宽的 1～2 倍。

【生长地】生于海拔 500～2500 m 的阳坡杂木林内。

【采集】全年采集。

【分布】贵州、湖北、广西等地有分布。

【化学成分及药理研究】树皮含挥发油(桦皮油)0.2%～0.5%，其中 97% 以上是水杨酸甲酯。树皮和木材干馏可得桦焦油，主要成分为愈创木酚、苯甲酚、焦性儿茶酚、甲醇等。尚未见相关药理研究报道。

【应用】用于治疗消化不良，儿童可作"零食"

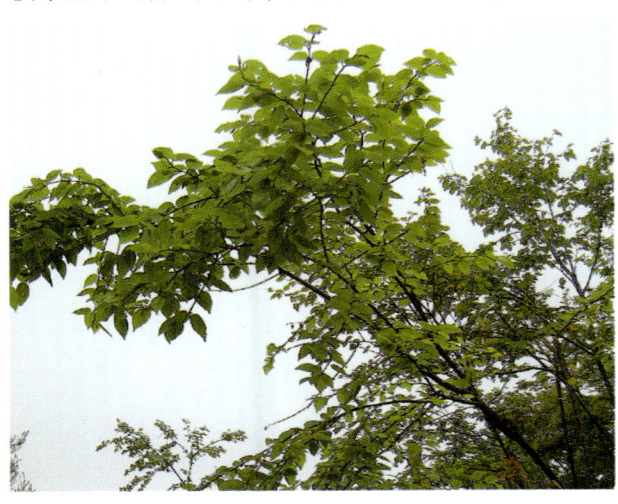

食用,增进食欲,俗称"狗啃木"。

meix demh daeml

【侗药药名释义】meix demh daeml,树类,其意为此植物结的果捣烂后作香料用。

【基源】木兰科植物玉兰 *Magnolia denudata* Desr.。药用部位:花。

【形态】落叶乔木,高达 25 m。叶纸质,倒卵形、宽倒卵形,先端宽圆、平截或稍凹,侧脉每边 8~10 条,网脉明显;叶柄长 1.0~2.5 cm,被柔毛。花蕾卵圆形;花先叶开放,直立,芳香,直径 10~16 cm;花梗显著膨大,密被淡黄色长绢毛;花被片 9 片,白色,基部常带粉红色;雄蕊长 7~12 mm,花药长 6~7 mm;雌蕊群淡绿色,无毛,圆柱形,长 2.0~2.5 cm。聚合果圆柱形,长 12~15 cm,直径 3.5~5.0 cm。种子心形,侧扁,高约 9 mm,宽约 10 mm,外种皮红色,内种皮黑色。花期 2—3 月(亦常于 7—9 月再次开花),果期 8—9 月。

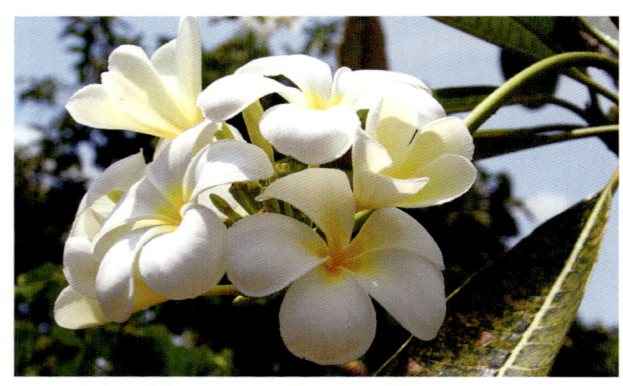

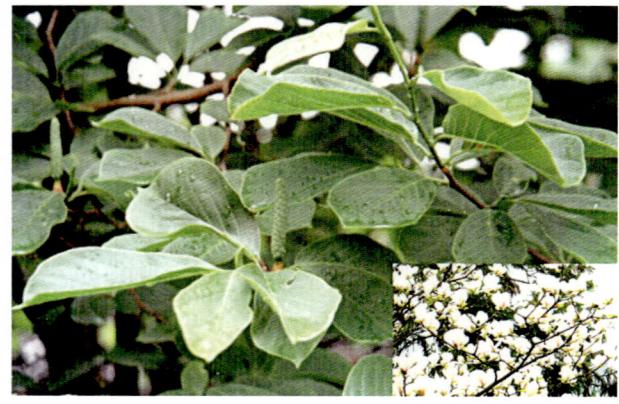

【生长地】生于林中或栽培。

【采集】春季采集。

【分布】贵州、湖南、广西等地有分布。

【化学成分及药理研究】主要含挥发油、黄酮类、木脂素、脂肪酸、香豆素等多种化学成分。药理研究显示其具有抗炎、抗过敏、降血压、抗氧化等作用。

【应用】用于治疗月经不调、鼻炎、牙痛等。

【用量】内服:3~10 g。

meix doh begl

【侗药药名释义】meix doh begl,树类,其意为此植物结的果的形状似豆荚。

【基源】豆科植物苦参 *Sophora flavescens* Ait.。药用部位:根。

【形态】草本或亚灌木,通常高 1 m 左右,稀达 2 m。羽状复叶长达 25 cm;小叶 6~12 对,互生或近对生,纸质,椭圆形、卵形、披针形至披针状线形。总状花序顶生,长 15~25 cm;花梗纤细,长约 7 mm;花冠长是花萼长的 1 倍,白色或淡黄白色,旗瓣倒卵状匙形,长 14~15 mm,宽 6~7 mm,

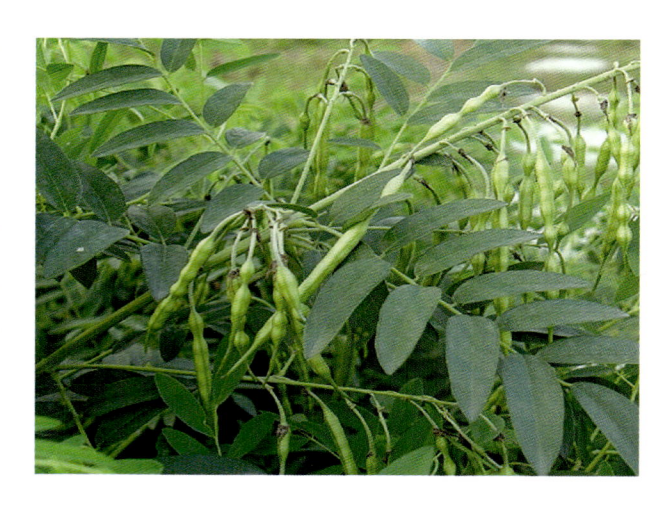

基部渐狭成柄；雄蕊10枚，分离或近基部稍连合；子房近无柄，被淡黄白色柔毛；花柱稍弯曲；胚珠多数。荚果长5~10 cm，种子间稍缢缩，呈不明显串珠状，疏被短柔毛或近无毛，成熟后开裂成4瓣，有种子1~5枚。种子长卵形，稍压扁，深红褐色或紫褐色。花期6—8月，果期7—10月。

【生长地】 生于山坡、沙地草坡、灌木林中或田野附近。

【采集】 春季、秋季采集，以秋季采集者为佳。

【分布】 贵州、湖南、广西等地有分布。

【化学成分及药理研究】 主要含生物碱类（大多数是喹诺里西啶类，极少数为双哌啶类）、黄酮类（多数为二氢黄酮类、二氢黄酮醇类），还含有氨基酸类、糖类、三萜及其皂苷类、木脂素类、酚酸类等化学成分。药理研究显示其主要有抗心律失常、抗心肌细胞纤维化、抗肿瘤、抗炎等作用。

【应用】 用于治疗痢疾、肠胃炎等。

【用量】 内服：6~18 g。

meix dous aiv

【侗药药名释义】 meix dous aiv，树类，其意为鸡喜歇息于其上，从而得名"鸡窝树"。

【基源】 茜草科植物白马骨 *Serissa serissoides* (DC.) Druce。药用部位：根。

【形态】 小灌木，通常高达1 m。枝粗壮，灰色，被短毛，后毛脱落变无毛，嫩枝被微柔毛。叶通常丛生，薄纸质，倒卵形或倒披针形，长1.5~4.0 cm，宽0.7~1.3 cm，顶端短尖或近短尖，基部收狭成1短柄，除下面被疏毛外，其余无毛，侧脉每边2~3条，上举，在叶片两面均凸起，小脉疏散不明显；托叶具锥形裂片，长约2 mm，基部阔，膜质，被疏毛。花无梗，生于小枝顶部，有苞片；苞片膜质，斜方状椭圆形，长渐尖，长约6 mm，具疏散小缘毛；花托无毛；萼檐裂片5枚，坚挺延伸呈披针状锥形，极尖锐，长4 mm，具缘毛；花冠管长约4 mm，外面无毛，喉部被毛，裂片5枚，长圆状披针形，长约2.5 mm；花药内藏，长约1.3 mm；花柱柔弱，长约7 mm，2裂，裂片长约1.5 mm。花期4—6月。

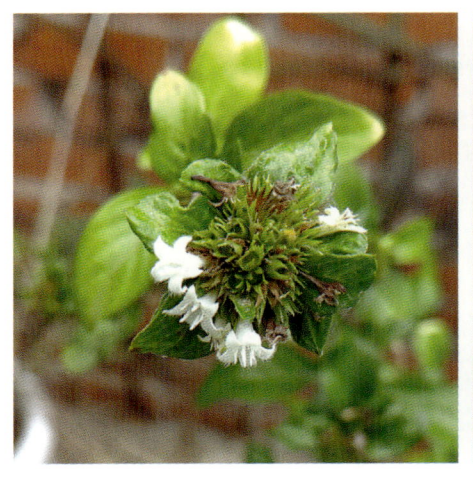

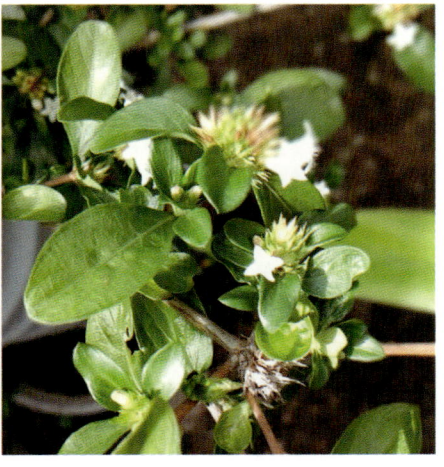

【生长地】 生于山坡、路边、溪旁、灌木丛中。

【采集】 夏季、秋季采用。

【分布】 贵州、湖南、广西、湖北等地有分布。

【化学成分及药理研究】 含齐墩果酸、乌索酸、β-谷甾醇、车前草苷、鞣质、有机酸、三萜等化合物。药理研究显示其具有抗炎、镇痛、抗菌、抑制酪氨酸酶活性等作用。

【应用】 用于治疗牙痛、风湿腰腿痛、痢疾、结膜炎、喉痛、白带增多、疖痈等。

【用量】 内服：15~25 g。外用：适量。

meix duilbaengl

【侗药药名释义】meix duilbaengl,树类,侗语固有词,其意为该植物结的果熟时易崩裂、易从枝上掉落脱的树。

【基源】蔷薇科植物山桃 Amygdalus davidiana (Carr.) C. de Vos。药用部位:叶、种子。

【形态】乔木,高可达 10 m;树冠开展,树皮暗紫色,光滑。小枝细长,直立,幼时无毛,老时褐色。叶片卵状披针形,长 5~13 cm,宽 1.5~4.0 cm,先端渐尖,基部楔形,两面无毛,叶边具细锐锯齿;叶柄长 1~2 cm,无毛,常具腺体。花单生,先于叶开放,直径 2~3 cm;花梗极短或几无梗;花萼无毛,萼筒钟形,萼片卵形至卵状长圆形,紫色,先端圆钝;花瓣倒卵形或近圆形,长 10~15 mm,宽 8~12 mm,粉红色,先端圆钝,稀微凹;雄蕊多数,几与花瓣等长或稍短;子房被柔毛;花柱长于雄蕊或近等长。果实近球形,直径 2.5~3.5 cm,淡黄色,外面密被短柔毛,果梗短而深入果洼;果肉薄而干,不可食,成熟时不开裂;核球形或近球形,两侧不压扁,顶端圆钝,基部截形,表面具纵、横沟纹和孔穴,与果肉分离。花期 3—4 月,果期 7—8 月。

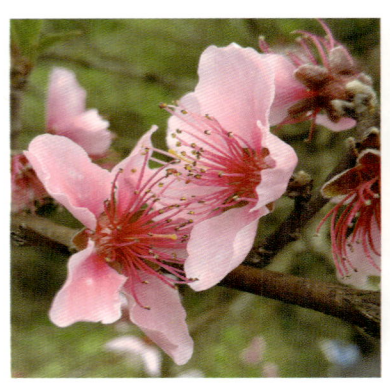

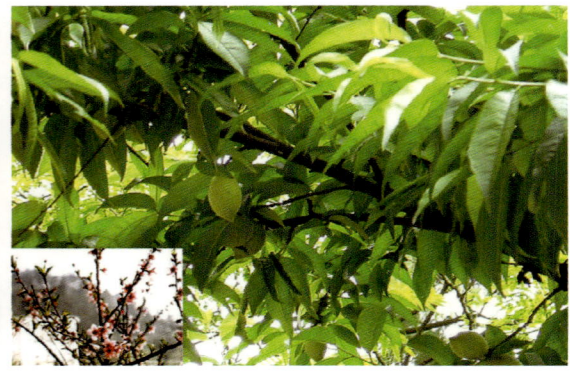

【生境】生于山坡、山谷沟底、荒野疏林及灌丛内。

【采集】夏季采果实,夏季、秋季采叶。

【分布】贵州、湖南、广西、湖北等地有分布。

【化学成分及药理研究】含桃叶、桃仁含氰苷、挥发油、脂肪油(油酸甘油酯和亚油酸甘油酯);另含氰苷水解酶等。药理研究显示其具有抗凝血作用及较弱的溶血作用,尚有抗炎作用。

【应用】种子用于治疗闭经、便秘;叶用作卫生杀虫。

【用量】内服:种子,3~10 g。

meix ladx mogc

【侗药药名释义】meix ladx mogc,树类,其意为鸟喜吃此树结的果。

【基源】木犀科植物小叶女贞 Ligustrum quihoui Carr.。药用部位:茎。

【形态】落叶灌木,高 1~3 m。小枝淡棕色,圆柱形,密被微柔毛,后脱落。叶片薄革质,形状和大小变异较大,披针形、长圆状椭圆形、椭圆形、倒卵状长圆形至倒披针形或倒卵形,先端锐尖、钝或微凹,基部狭楔形至楔形,叶缘反卷,上面深绿色,下面淡绿色,常具腺点,两面无毛,稀沿中脉被微柔毛,中脉在上面凹入、下面凸起,侧脉 2~6 对;叶柄长 0~5 mm,无毛或被微柔毛。圆锥花序顶生,近圆柱形,分枝处常有 1 对叶状苞片;花萼无毛,长 1.5~2.0 mm,萼齿宽卵形或钝三角形;花冠长 4~5 mm,花冠管长

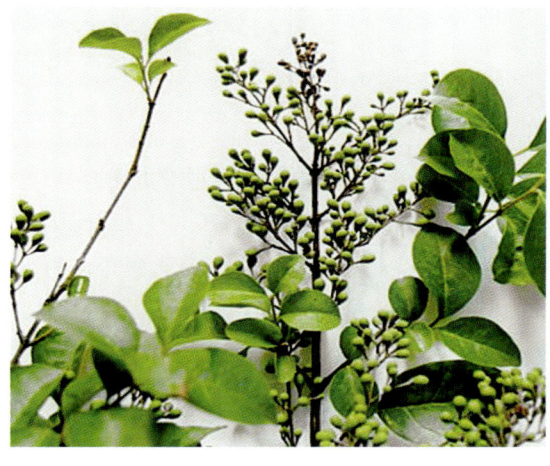

2.5~3.0 mm,裂片卵形或椭圆形,长 1.5~3.0 mm,先端钝;雄蕊伸出裂片外,花丝与花冠裂片近等长或稍长。果倒卵形、宽椭圆形或近球形,长 5~9 mm,直径 4~7 mm,呈紫黑色。花期 5—7 月,果期 8—11 月。

【生长地】生于沟边、路旁或河边灌丛中。

【采集】夏季、秋季采集。

【分布】贵州、湖南、广西等地有分布。

【化学成分及药理研究】叶含挥发油,果实含女贞子苷、齐墩果酸、熊果酸等。药理研究显示其具有抗氧化、调节免疫功能等作用。

【应用】用于治疗消化不良、口腔炎、扁桃体炎、烫伤等。

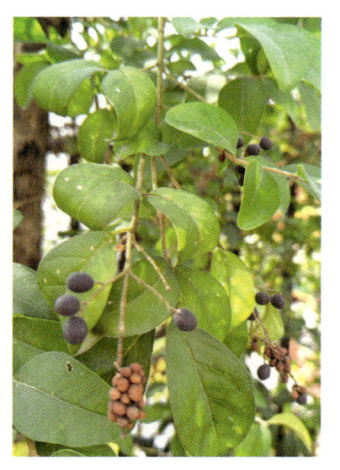

【用量】内服:10~20 g。外用:适量。

meix lagx luh

【侗药药名释义】meix lagx luh,树类,其意为此树沿路生长,树木常用作门楣用。

【基源】鼠李科植物酸枣 *Ziziphus jujuba* Mill. var. *spinosa*（Bunge）Hu ex H. F. Chow.。药用部位:种子。

【形态】落叶小乔木,稀灌木,高达 10 余 m。短枝短粗,矩状,自老枝发出;当年生小枝绿色。叶纸质,卵形、卵状椭圆形或卵状矩圆形,长 3~7 cm,宽 1.5~4.0 cm,顶端钝或圆形,稀锐尖,基生叶三出脉;叶柄长 1~6 mm,无毛或有疏微毛;托叶刺纤细,后期常脱落。花黄绿色,两性,单生或 2~8 朵密集成腋生聚伞花序;花梗长 2~3 mm;花瓣倒卵圆形,基部有爪,与雄蕊等长;子房下部藏于花盘内,与花盘合生,2 室,每室有 1 枚胚珠;花柱 2 半裂。核果矩圆形或长卵圆形,成熟时红色,后变红紫色,中果皮肉质,厚,味甜。种子扁椭圆形,长约 1 cm,宽约 8 mm。花期 5—7 月,果期 8—9 月。

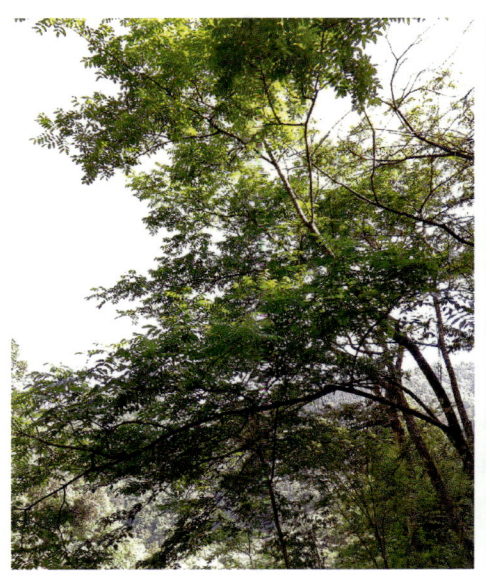

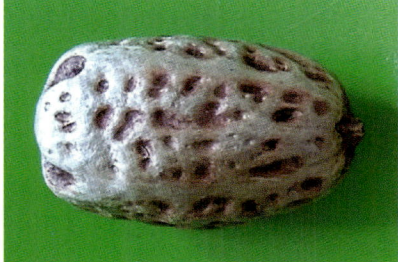

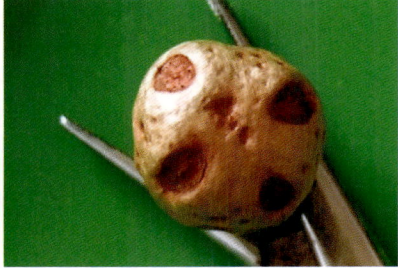

【生长地】生于山区、丘陵或平原,广为栽培。

【采集】秋季果实成熟时采集。

【分布】贵州、湖南、四川等地有分布。

【化学成分及药理研究】酸枣仁中含黄酮类、皂苷类、生物碱类、萜类等化合物。药理研究显示其具有镇静安神、抗惊厥等作用。

【应用】用于治疗消化不良、中暑等。

【用量】内服:20~50 g。

meix lagx miegs

【侗药药名释义】meix lagx miegs,树类,其意为此植物的叶的形状极似侗家女的裙子。

【基源】木兰科植物鹅掌楸 *Liriodendron chinense* (Hemsl.) Sargent.。药用部位:根皮。

【形态】乔木,高达40 m,胸径1 m以上。小枝灰色或灰褐色。叶马褂状,近基部每边具1侧裂片,先端具2浅裂,下面苍白色;叶柄长4~8(~16) cm。花杯状;花被片9片,外轮3片绿色;萼片状,向外弯垂,内两轮6片直立,花瓣状、倒卵形,长3~4 cm,绿色,具黄色纵条纹;花药长10~16 mm,花丝长5~6 mm;花期时雌蕊群超出花被之上,心皮黄绿色。聚合果长7~9 cm,具翅的小坚果长约6 mm,顶端钝或钝尖,具种子1~2枚。花期5月,果期9—10月。

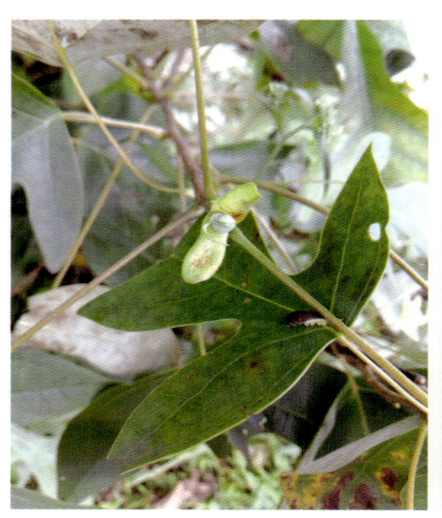

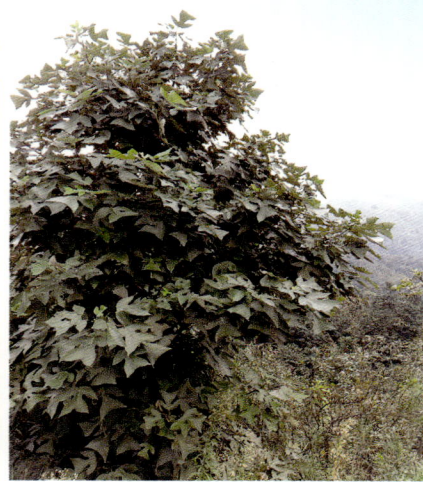

【生长地】生于海拔900~1000 m的山地林中。

【采集】全年可采。

【分布】贵州、广西等地有分布。

【化学成分及药理研究】含生物碱、倍半萜、苯丙素、黄酮类等化合物。药理研究显示其具有抗菌、抗疟原虫、抗肿瘤等作用。

【应用】用于治疗咳嗽、气急、口渴、四肢浮肿等。

【用量】内服:9~15 g。

meix lagx sangl

【侗药药名释义】meix lagx sangl,树类,侗语固有词,汉语俗称山苍树。

【基源】樟科植物山鸡椒 *Litsea cubeba* (Lour.) Pers.。药用部位:果实、叶。

【形态】落叶灌木或小乔木,高达8~10 m;幼树树皮黄绿色,光滑,老树树皮灰褐色。小枝细长,绿色,无毛,枝、叶具芳香味。顶芽圆锥形,外面具柔毛。叶互生,披针形或长圆形,长4~11 cm,宽1.1~2.4 cm,先端渐尖,基部楔形,纸质,上面深绿色,下面粉绿色,两面均无毛,羽状脉;叶柄长6~20 mm,纤细,无毛。伞形花序单生或簇生;总梗细长,长6~10 mm;每一花序有花4~6朵,先叶开放或与叶同时开放;能育雄蕊9枚,花丝中下部有毛;雌花中退化雄蕊中下部具柔毛;子房卵形;花柱短,柱头头状。

果近球形,直径约 5 mm,无毛,幼时绿色,成熟时黑色;果梗长 2~4 mm,先端稍增粗。花期 2—3 月,果期 7—8 月。

【生长地】生于向阳的山地、灌丛、疏林或林中路旁、水边。

【采集】秋季果实成熟时采摘。

【分布】贵州、广西等地有分布。

【化学成分及药理研究】主要含生物碱类,特别是阿朴啡生物碱,也含有少量的黄酮、木脂素等化合物。药理研究显示其具有抗肿瘤、抗炎、增强免疫功能、平喘、抗过敏、抗氧化、抗菌、杀虫等作用,亦有较好的治疗心血管疾病的效果。

【应用】用于治疗伤风感冒、胃肠不适、腹泻、牙痛等。

【用量】内服:5~10 g。外用:适量。

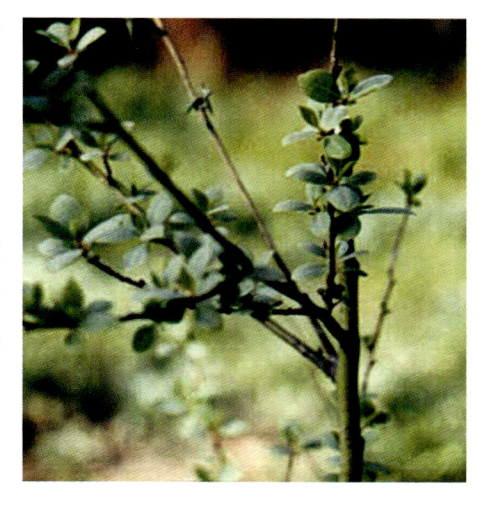

meix lagxbieec

【侗药药名释义】meix lagxbieec,树类,侗语固有词,汉语俗称枇杷树。

【基源】蔷薇科植物枇杷 *Eriobotrya japonica* (Thunb.) Lindl.。药用部位:花。

【形态】常绿小乔木,高可达 10 m。小枝粗壮,黄褐色,密生锈色或灰棕色绒毛。叶片革质,披针形、倒披针形、倒卵形或椭圆状长圆形,长 12~30 cm,宽 3~9 cm,先端急尖或渐尖,基部楔形或渐狭成叶柄。圆锥花序顶生,具多花;花直径 12~20 mm;萼筒浅杯状,长 4~5 mm;花瓣白色,长圆形或卵形,长 5~9 mm,宽 4~6 mm;雄蕊 20 枚,远短于花瓣;花柱 5 个,离生,柱头头状,无毛;子房顶端有锈色柔毛,5 室,每室有 2 枚胚珠。果实球形或长圆形,直径 2~5 cm,黄色或橘黄色。种子 1~5 枚,球形或扁球形,直径 1.0~1.5 cm,褐色,光亮。花期 10—12 月,果期 5—6 月。

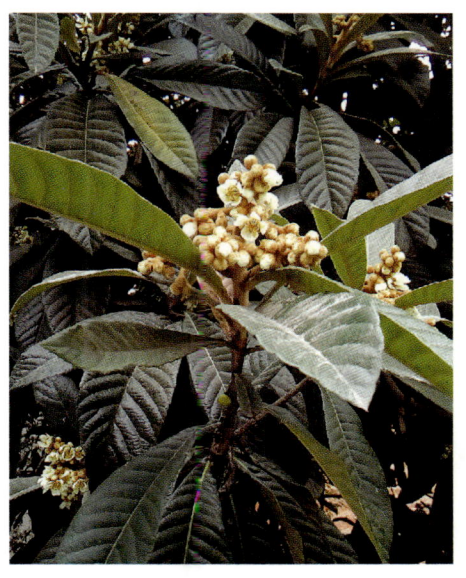

【生长地】各地广泛栽培。

【采集】春季采集。

【分布】贵州、湖南等地有分布。

【化学成分及药理研究】主要含三萜、黄酮类化合物。药理研究显示其具有抗菌、抗肿瘤等作用。

【应用】用于治疗咳嗽等。

【用量】内服:煎汤,3~9 g。

meix lap aiv

【侗药药名释义】meix lap aiv,树类,其意为此植物枝条的树梢像鸡的鸡"距"(鸡小爪子)。

【基源】八角枫科植物八角枫 *Alangium chinense* (Lour.) Harms。药用部位:根。

【形态】落叶乔木或灌木,高 3~5 m,稀达 15 m。叶纸质,近圆形或椭圆形,长 13~19(~26) cm,宽 9~15(~22) cm,不分裂或 3~7(~9)裂,基出脉 3~5(~7)条,成掌状,侧脉 3~5 对;叶柄长 2.5~3.5 cm。聚伞

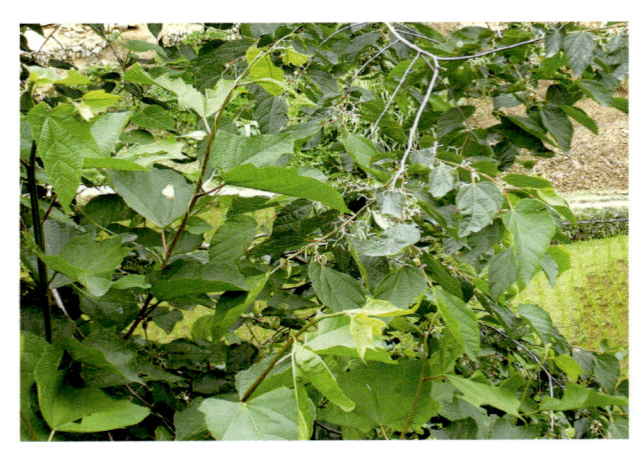

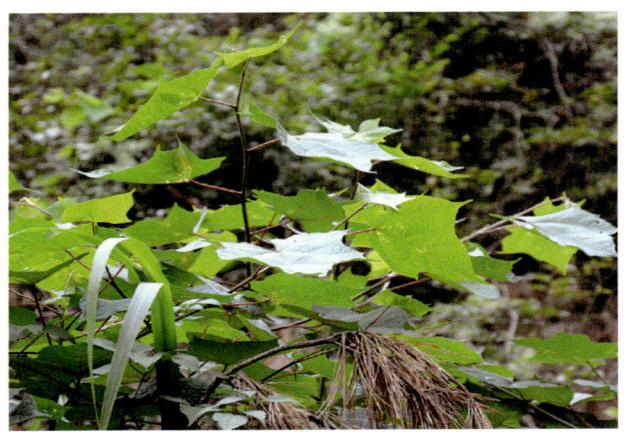

花序腋生;总花梗长1.0~1.5 cm,常分节;花冠圆筒形,长1.0~1.5 cm;花瓣6~8片,线形,长1.0~1.5 cm,宽1 mm;雄蕊和花瓣同数且近等长;花盘近球形;子房2室。核果卵圆形,长5~7 mm,直径5~8 mm,幼时绿色,成熟后黑色,顶端有宿存的萼齿和花盘。种子1枚。花期5—7月和9—10月,果期7—11月。

【生长地】生于山地或疏林中。

【采集】全年可采。

【分布】贵州、湖南、广西等地有分布。

【化学成分及药理研究】主要含生物碱、糖苷、酚类、强心苷等化学成分。药理研究显示其具有肌肉松弛、心脏抑制、增强子宫平滑肌收缩等作用。

【应用】用于治疗风湿痛、心力衰竭、劳伤腰痛等;为侗医用的"百解药"。

【用量】内服:10~15 g。外用:适量。

meix ledc

【侗药药名释义】meix ledc,树类,侗语固有词,汉语俗称板栗树。

【基源】壳斗科植物栗 Castanea mollissima Bl.。药用部位:根。

【形态】乔木,高达20 m,胸径80 cm。冬芽长约5 mm。小枝灰褐色;托叶长圆形,长10~15 mm,被疏长毛及鳞腺。叶椭圆形至长圆形,长11~17 cm,宽稀达7 cm,顶部短至渐尖,基部近截平或圆,或两侧稍向内弯而呈耳垂状,常一侧偏斜而不对称,新生叶的基部常狭楔尖且两侧对称,叶背被星芒状伏贴绒毛或因毛脱落变为几无毛;叶柄长1~2 cm。雄花序长10~20 cm,花序轴被毛;花3~5朵聚生成簇;雌花1~3(~5)朵发育结实;花柱下部被毛。成熟壳斗的锐刺有长有短、有疏有密,密时

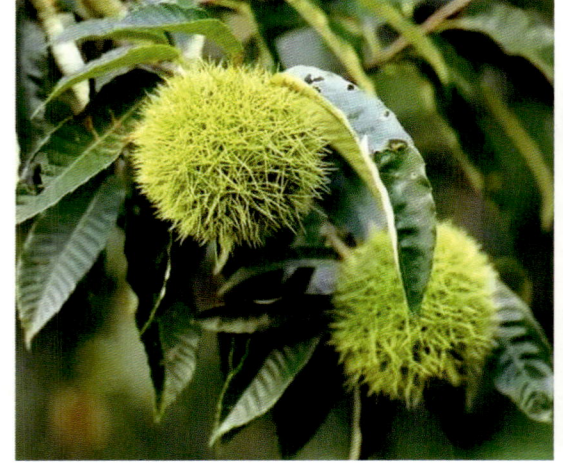

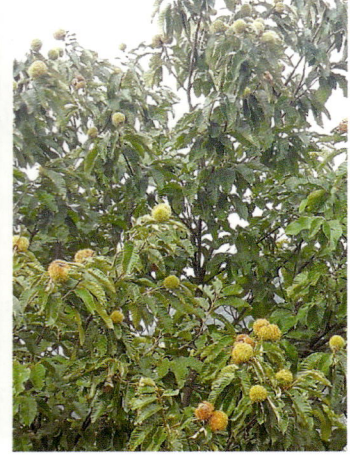

全遮蔽壳斗外壁,疏时则外壁可见。坚果高 1.5~3.0 cm,宽 1.8~3.5 cm。花期 4—6 月,果期 8—10 月。

【生长地】生于山地;多有栽培。

【采集】四季采集。

【化学成分及药理研究】栗仁除富含淀粉外,尚含单糖与双糖、胡萝卜素、多种维生素、蛋白质、脂肪、无机盐类等营养物质;栗树皮含地衣二醇、丁香酸、香草酸、龙胆酸、对羟基苯甲酸、没食子酸、天冬氨酸、丙氨酸、天冬酰胺等多种氨基酸。药理研究显示栗仁具有抗凝血、升高白细胞作用,栗花、栗壳具有抗菌、抗炎、降血糖、抗氧化等作用。

【分布】贵州、湖南、广西、湖北等地有分布。

【应用】用于治疗腹泻。

【用量】内服:15~25 g。

meix liongcxuh

【侗药药名释义】meix liongcxuh,树类,其意为此树枝长得宽大,盘绕像龙样,命长,经得老,会保佑人,是一些侗族南部方言区人民祭拜的神树。

【基源】桑科植物榕树 *Ficus microcarpa* L. f.。药用部位:气根。

【形态】大乔木,高达 15~25 m,胸径达 50 cm,冠幅广展;老树常有锈褐色气根,树皮深灰色。叶薄革质,狭椭圆形,长 4~8 cm,宽 3~4 cm,先端钝尖,基部楔形,表面深绿色,干后深褐色,有光泽,全缘,基生叶脉延长,侧脉 3~10 对;叶柄长 5~10 mm,无毛;托叶小,披针形。榕果成对腋生或生于已落叶枝叶腋,成熟时黄色或微红色,扁球形;无总梗;基生苞片 3 枚,广卵形,宿存;雄花、雌花、瘿花同生于一个榕果内,花间有少许短刚毛;雄花无柄或具柄,散生内壁,花丝与花药等长;雌花与瘿花相似,花被片 3 片,广卵形;花柱近侧生,柱头短,棒形。瘦果卵圆形。花期 5—6 月。

【生长地】生于村边坡地、河边。

【采集】全年可采。

【分布】贵州、广西等地有分布。

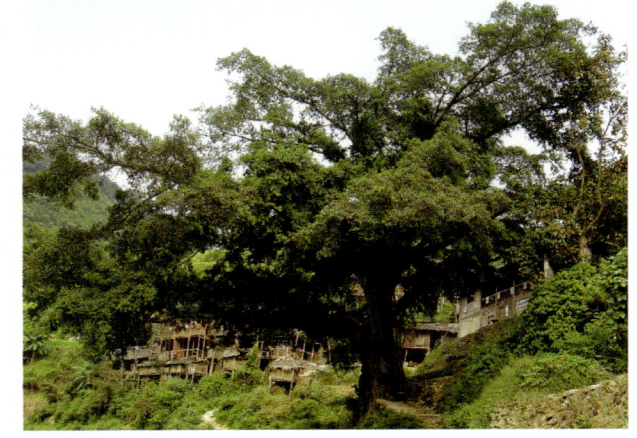

【化学成分及药理研究】主要含酚类、氨基酸、有机酸、糖类等化学成分。药理研究显示其具有抗氧化、抗炎、抗病毒及止咳等作用。

【应用】用于治疗感冒、百日咳、麻疹、扁桃体炎、结膜炎等。

【用量】内服:10~20 g。外用:适量。

meix lionh yanp

【侗药药名释义】meix lionh yanp,其意为侗家人将此植物孤植或丛植于菜地边缘,用它作绿篱来围菜地。

【基源】锦葵科植物木槿 Hibiscus syriacus Linn.。药用部位：茎、根。

【形态】落叶灌木，高 3~4 m。小枝密被黄色星状绒毛。叶菱形至三角状卵形，长 3~10 cm，宽 2~4 cm，具深浅不同的 3 裂或不裂，先端钝，基部楔形，边缘具不整齐齿缺，下面沿叶脉微被毛或近无毛；叶柄长 5~25 mm，上面被星状柔毛；托叶线形，长约 6 mm，疏被柔毛。花单生于枝端叶腋间；花梗长 4~14 mm，被星状短绒毛；小苞片 6~8 枚，线形，长 6~15 mm，宽 1~2 mm，密被星状疏绒毛；花萼钟形，长 14~20 mm，密被星状短绒毛，裂片 5 枚，三角形；花钟形，淡紫色，直径 5~6 cm；花瓣倒卵形，长 3.5~4.5 cm，外面疏被纤毛和星状长柔毛；雄蕊柱长约 3 cm；花柱枝无毛。蒴果卵圆形，直径约 12 mm，密被黄色星状绒毛。种子肾形，背部被黄白色长柔毛。花期 7—10 月。

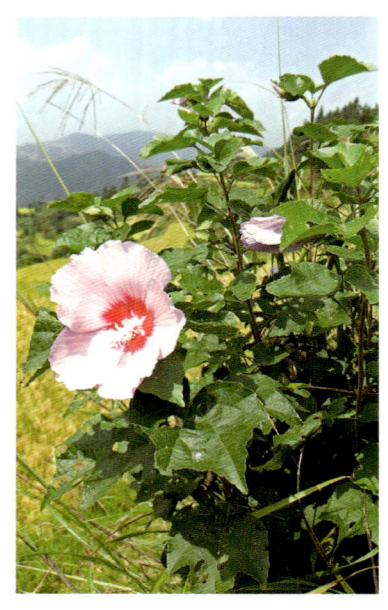

【生长地】栽培。

【采集】4—5 月采集。

【分布】贵州、湖南等地有分布。

【化学成分及药理研究】含木脂素、萜类、黄酮、有机酸、蛋白质、脂肪、粗纤维，以及还原糖、维生素 C、氨基酸、铁、钙、锌等；木槿花含皂草黄苷、肌醇、黏液质等；木槿叶含 β-谷甾醇、β-胡萝卜苷、β-香树脂醇、齐墩果酸、豆甾-4-烯-3-酮、木栓酮、syriacusin A、异牡荆素、牡荆素、芹菜苷、芹菜素-7-O-β-D-葡萄糖苷、木犀草素-7-O-β-D-葡萄糖苷、牡荆素-7-O-β-D-葡萄糖苷等。药理研究显示其具有促凝血、抑制 α-葡萄糖苷酶活性、抗菌、清除自由基、抗氧化、抗肿瘤等作用。

【应用】用于治疗慢性气管炎、痢疾、脱肛、痔疮等。

【用量】内服：15~30 g。

meix maenc semt

【侗药药名释义】meix maenc semt，树类，其意为此植物的果实味酸，形状像薯类。

【基源】蔷薇科植物木瓜 Chaenomeles sinensis (Thouin) Koehne。药用部位：果实。

【形态】灌木或小乔木，高达 5~10 m；树皮成片状脱落。叶片椭圆状卵形或椭圆状长圆形，稀倒卵形，长 5~8 cm，宽 3.5~5.5 cm，先端急尖，基部宽楔形或圆形，边缘有刺芒状尖锐锯齿；叶柄长 5~10 mm，微被柔毛，有腺齿。花单生于叶腋；花梗短粗，长 5~10 mm，无毛；花直径 2.5~3.0 cm；花瓣倒卵形，淡粉红色；雄蕊多数，长不及花瓣之半；花柱 3~5 个，基部合生，被柔毛，柱头头状，有不明显分裂，约与雄蕊等长或稍长。果实长椭圆形，长 10~15 cm，暗黄色，木质，气味芳香；果梗短。花期 4 月，果期 9—10 月。

【生长地】生于山野坡地、山间路旁。

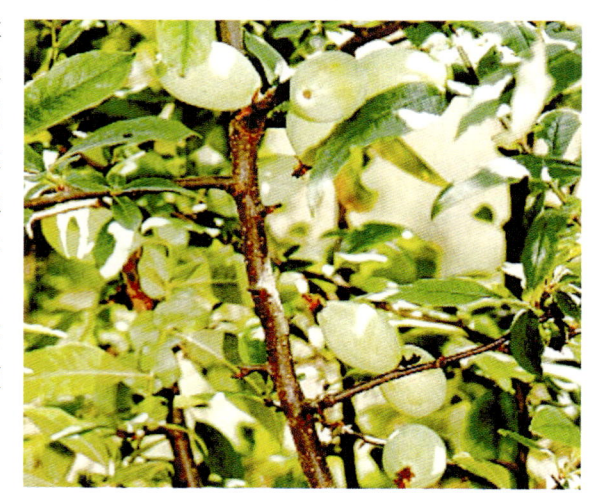

【采集】秋季果实成熟时采集。

【分布】贵州、湖南、广西等地有分布。

【化学成分及药理研究】含有机酸类、黄酮类、三萜类、甾体类、木脂素类等化合物。药理研究显示其具有抗肿瘤、保肝、调节免疫功能、抗菌等作用。

【应用】用于治疗脚转筋、脚气、水肿、痢疾等。

【用量】内服：6~9 g。外用：适量。

meix oul sidt

【侗药药名释义】meix oul sidt，树类，其意为茎上长有似钓鱼钩的植物。

【基源】茜草科植物钩藤 Uncaria rhynchophylla (Miq.) Miq. ex Havil.。药用部位：带钩枝条。

【形态】藤本；嫩枝方柱形或略有4棱角，无毛。叶纸质，椭圆形或椭圆状长圆形，长5~12 cm，宽3~7 cm，两面均无毛，干时褐色或红褐色，侧脉4~8对；叶柄长5~15 mm，无毛。头状花序不计花冠直径5~8 mm，单生叶腋；总花梗腋生，长约5 cm；小苞片线形或线状匙形；花近无梗；花冠管外面无毛，或具疏散的毛，花冠裂片卵圆形，外面无毛或略被粉状短柔毛，边缘有时有纤毛；花柱伸出冠喉外，柱头棒状。果序直径10~12 mm；小蒴果长5~6 mm，被短柔毛，长约1 mm，星状辐射。花期、果期5—12月。

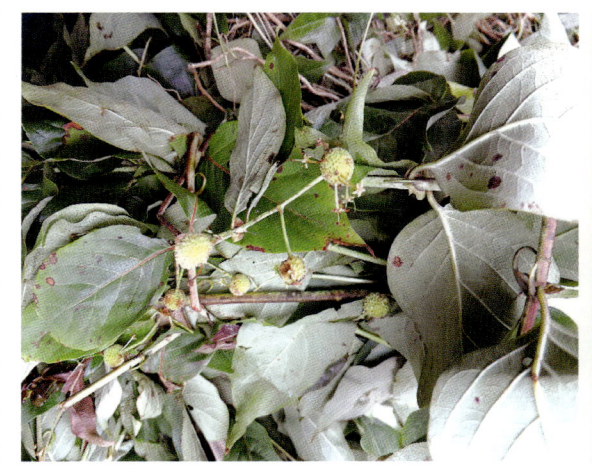

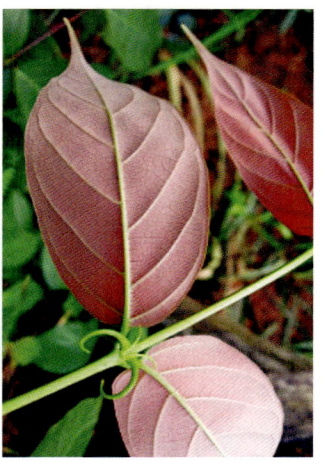

【生长地】生于山谷溪边的疏林或灌丛中。

【采集】夏季、秋季采集。

【分布】贵州、湖南、广西、湖北等地有分布。

【化学成分及药理研究】主要含生物碱类、黄酮类、三萜类、苷类等，其中以生物碱的含量尤为丰富，如钩藤碱、异钩藤碱、去氢钩藤碱等。药理研究显示其具有消炎、止痛、降血压、抗癌、抗癫痫等作用。

【应用】用于治疗小儿惊厥、高血压、头晕、妇人子痫等；根用于治疗风湿痛。

【用量】内服：9~15 g。外用：适量。

meix oux naeml

【侗药药名释义】meix oux naeml，树类，其意为此植物的枝叶是做黑糯米饭的材料，用其枝叶的煎液浸泡糯米，将糯米染成黑色。

【基源】杜鹃花科植物南烛（原变种）*Vaccinium bracteatum* Thunb. var. *bracteatum*。药用部位：枝叶、根。

【形态】常绿灌木或小乔木，高 2~6(~9) m。分枝多，幼枝被短柔毛或无毛；老枝紫褐色，无毛。叶片薄革质，椭圆形、菱状椭圆形、披针状椭圆形至披针形，长 4~9 cm，宽 2~4 cm，顶端锐尖、渐尖，稀长渐尖，基部楔形、宽楔形，稀钝圆，边缘有细锯齿；叶柄长 2~8 mm，通常无毛或被微毛。总状花序顶生和腋生，长 4~10 cm，有多数花；苞片叶状，披针形，长 0.5~2.0 cm；花梗短，长 1~4 mm，密被短毛或近无毛；萼筒密被短柔毛或茸毛，稀近无毛，萼齿短小；花冠白色，筒状，有时略呈坛状，长 5~7 mm，外面密被短柔毛，稀近无毛；雄蕊内藏，长 4~5 mm，花丝细长，长 2.0~2.5 mm；花盘密生短柔毛。浆果直径 5~8 mm，熟时紫黑色，外面通常被短柔毛，稀无毛。花期 6—7 月，果期 8—10 月。

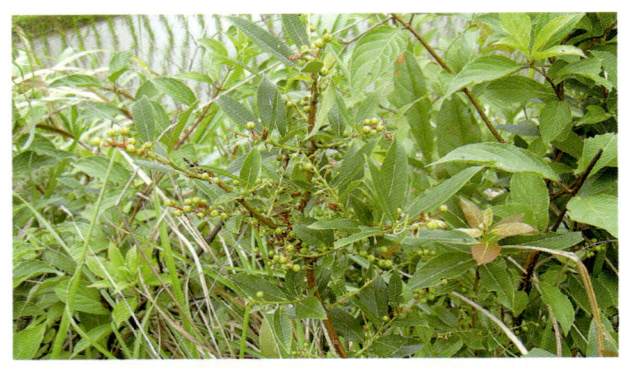

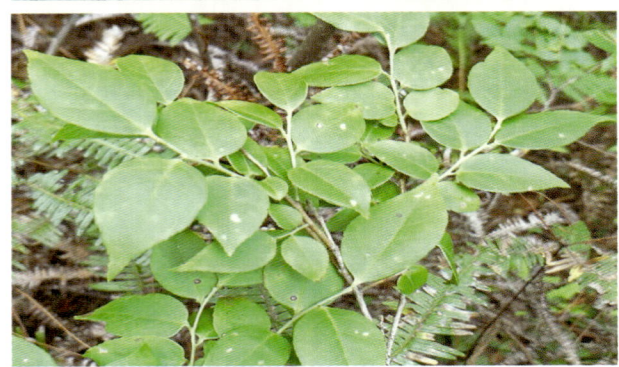

【生长地】多生于山地、丘陵山坡林内或灌丛中。

【采集】夏季、秋季采集。

【分布】贵州、湖南、广西、湖北等地有分布。

【化学成分及药理研究】叶含三十一烷、表无羁萜醇、槲皮素、异荭草素、对-羟基桂皮酸、内消旋肌醇等化合物。药理研究显示其具有抗菌、抗病毒、抗氧化、抗肿瘤、抗疲劳、抗溶血等作用。全株含椵木毒素，嫩叶含量尤多，中毒后易引起呕吐、大便次数增多、多尿、神经中枢与运动神经末梢麻痹、肌肉痉挛。

【应用】根用于治疗腹泻、跌打损伤等；枝叶用于染糯米，制成黑糯米饭。

【用量】内服：5~10 g。外用：适量。

meix pagt

【侗药药名释义】meix pagt，树类，侗语固有词，汉语俗称杉树。

【基源】杉科植物杉木 *Cunninghamia lanceolata* (Lamb.) Hook.。药用部位：根及树皮。

【形态】乔木，高达 30 m，胸径可达 2.5~3.0 m。叶在主枝上辐射伸展，侧枝之叶基部扭转成二列状，披针形或条状披针形，通常微弯呈镰状，革质，坚硬，长 2~6 cm，宽 3~5 mm，边缘有细缺齿；老树之叶通常较窄短、较厚，上面无气孔线。雄球花圆锥状，长 0.5~1.5 cm，有短梗，通常 40 余个簇生枝顶；雌球花单生或 2~3(~4) 个集生，绿色。球果卵圆形，长 2.5~5.0 cm，直径 3~4 cm；种鳞很小，先端 3 裂，侧裂较大，腹面着生 3 枚种子。种子扁平，遮盖种鳞，长卵形或矩圆形，暗褐色，有光泽，两侧边缘有窄翅，长 7~8 mm，宽约 5 mm；子叶 2 枚，发芽时出土。花期 4 月，球果 10 月下旬成熟。

【生长地】生于山野中。

【采集】全年可采。

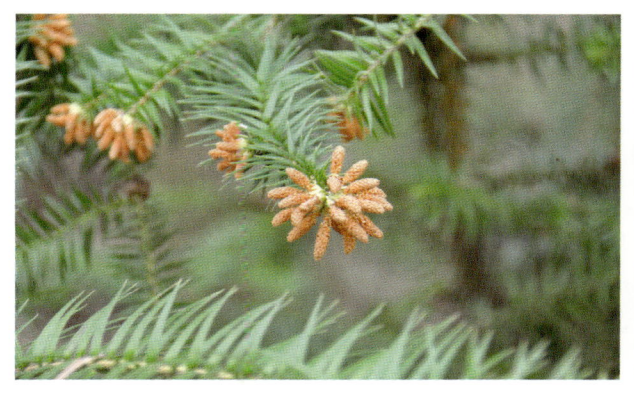

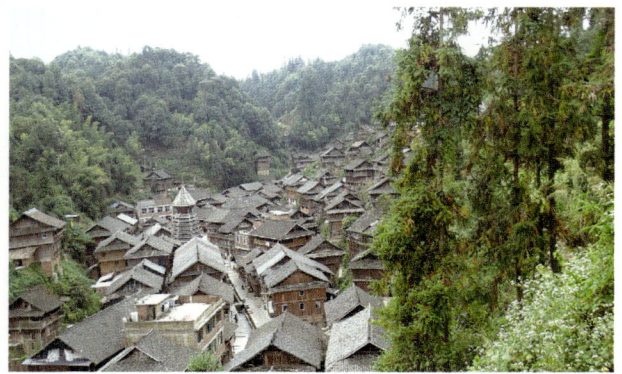

【分布】贵州、湖北等多地有分布。

【化学成分及药理研究】主要含挥发油、萜类、游离氨基酸、维生素 C 等；叶中含双黄酮类化学成分。药理研究显示其具有较好的抗炎免疫活性，还可促进白细胞游走，对组胺导致的毛细血管通透性增加有抑制作用等。

【应用】用于治疗漆疮、桐油中毒、骨折等。

【用量】内服：15～30 g。外用：适量。

meix pagt notnent

【侗药药名释义】meix pagt notnent，树类，其意为此树结的果是松鼠的食物。

【基源】红豆杉科植物南方红豆杉 Taxus chinensis (Pilger) Rehd. var. *mairei* (Lemée et Lévl.) Cheng et L. K. Fu。药用部位：果。

【形态】乔木，高达 30 m，胸径 60～100 cm；树皮灰褐色、红褐色或暗褐色，裂成条片脱落。大枝开展，一年生枝绿色或淡黄绿色，秋季变成绿黄色或淡红褐色；二年、三年生枝黄褐色、淡红褐色或灰褐色。冬芽黄褐色、淡褐色或红褐色，有光泽；芽鳞三角状卵形，背部无脊或有纵脊，脱落或少数宿存于小枝的基部。叶排列成两列，条形，微弯或较直；叶常较宽长，多呈弯镰状，通常长 2.0～3.5(～4.5) cm，宽 3～4(～5) mm，上部常渐窄，先端渐尖，下面中脉带上无角质乳头状突起点，或局部有成片或零星分布的角质乳头状突起点，或与气孔带相邻的中脉带两边有 1 至数条角质乳头状突起点，中脉带清晰可见，其色泽与气孔带相异，呈淡黄绿色或绿色，绿色边带亦较宽而明显。种子通常较大，微扁，多呈倒卵圆形，上部较宽，稀柱状矩圆形，长 7～8 mm，直径约 5 mm；种脐常呈椭圆形。

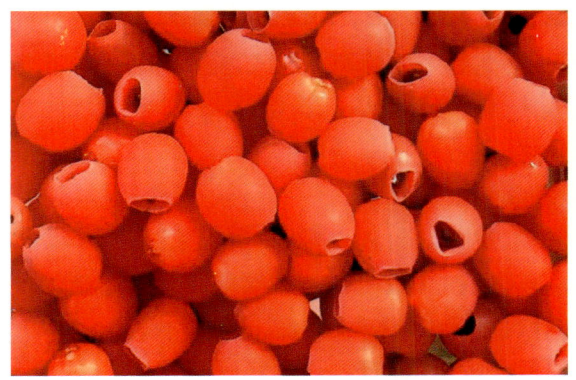

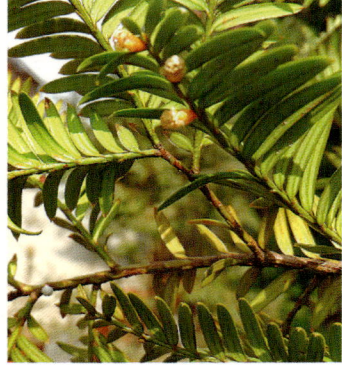

【生境】生于山野，多散生。

【分布】贵州、湖南、广西、湖北等地有分布。

【采集】全年可采集。

【现代研究】含紫杉烷二萜类、生物碱、三萜、木脂素、苷类、双黄酮、糖苷、有机酸、醛等化合物。药理研究显示其具有抗肿瘤等作用。

【应用】主要用于帮助消化，增进食欲。

【用量】内服：5～10 g。

meix pap

【侗药药名释义】meix pap，树类，其意为此植物的叶片宽大，背面灰色，远看整株呈灰色。

【基源】罂粟科植物博落回 *Macleaya cordata* (Willd.) R. Br.。药用部位：地上部分。

【形态】直立草本，具乳黄色浆汁。茎高 1～4 m，中空。叶片宽卵形或近圆形，先端急尖、渐尖、钝或圆形，通常 7 或 9 深裂或浅裂；叶柄长 1～12 cm。大型圆锥花序多花，长 15～40 cm，顶生和腋生；花梗长 2～7 mm；萼片倒卵状长圆形，长约 1 cm，舟状，黄白色；花瓣无；雄蕊 24～30 枚，花丝丝状，长约 5 mm，花药条形，与花丝等长；子房倒卵形至狭倒卵形，长 2～4 mm，先端圆，基部渐狭。蒴果狭倒卵形或倒披针形，长 1.3～3.0 cm，粗 5～7 mm，先端圆或钝，基部渐狭，无毛。种子 4～6(~8)枚，卵珠形，长 1.5～2.0 mm，生于缝线两侧，无柄；种皮具排成行的整齐的蜂窝状孔穴，有狭的种阜。花期、果期 6—11 月。

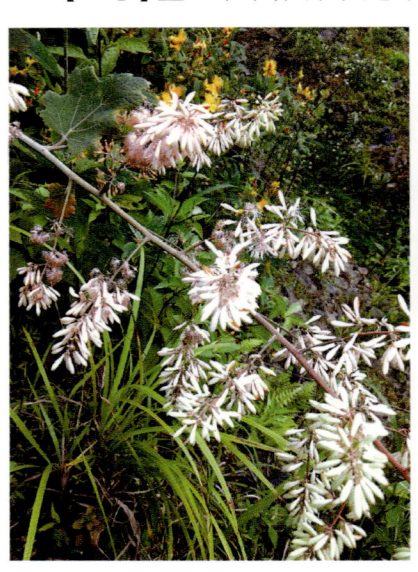

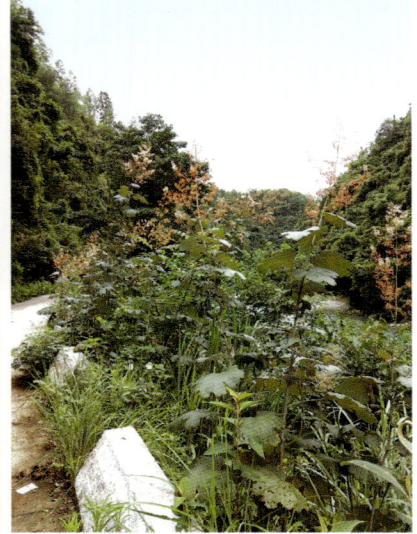

【生长地】生于丘陵或低山林、灌丛或草丛间。

【采集】春季、夏季、秋季采集。

【分布】贵州、湖南、广西、湖北等地有分布。

【化学成分及药理研究】主要含生物碱，如血根碱、白屈菜红碱、小檗碱、博落回碱等，还含有甾体、萜类等化合物。药理研究显示其具有抗菌、抗炎、抗肿瘤等药理作用；有杀蝇蛆、孑孓的作用。

【应用】用于治疗指疗、脓肿、急性扁桃体炎、烫伤、顽癣等。

【用量】外用：捣烂敷，煎水熏洗或研末调敷。

meix papbagx

【侗药药名释义】meix papbagx，树类，其意为小枝和叶密生灰白色绒毛的树。

【基源】马鞭草科植物牡荆 *Vitex negundo* L. var. *cannabifolia* (Sieb. et Zucc.) Hand.-Mazz.。药用部位：茎叶、根。

【形态】落叶灌木或小乔木,植株高 1~5 m,多分枝,具香味。小枝四棱形,绿色,被粗毛,老枝褐色,圆形。叶对生,掌状复叶,小叶 5 枚,少有 3 枚,中间 1 枚最大;小叶片披针形或椭圆状披针形,顶端渐尖,基部楔形,边缘有粗锯齿,表面绿色,背面淡绿色,通常被柔毛。圆锥花序顶生,长 10~20 cm;花冠淡紫色,先端 5 裂,二唇形。果实近球形,黑色。花期 6—7 月,果期 8—11 月。

【生长地】生于山坡路旁或灌木丛。

【采集】夏季、秋季采集。

【分布】贵州、湖南、广西、湖北等地有分布。

【化学成分及药理研究】叶含挥发油,其中主要成分为 β-丁香烯,含量达 44.94%,其次为香桧烯,含量为 10.09%,还含有 α-侧柏烯、α-蒎烯、β-蒎烯等。药理研究显示其具有祛痰、镇咳平喘、降血压、调节机体免疫功能等作用;对金黄色葡萄球菌、炭疽杆菌、大肠杆菌、乙型链球菌、白喉杆菌、伤寒杆菌、痢疾杆菌等有一定抗菌作用。

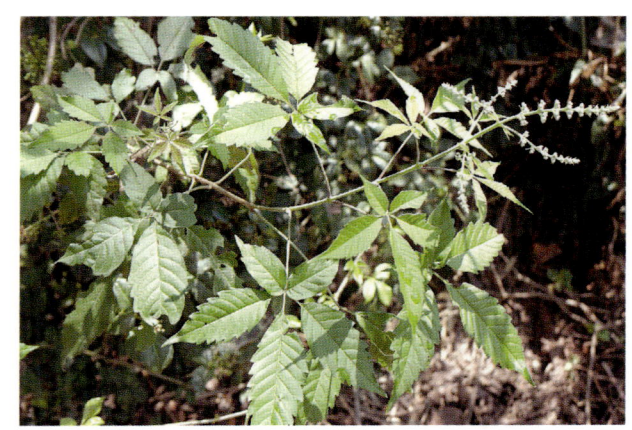

【应用】用于治疗痢疾、跌打损伤等,常用于止痛。

【用量】内服:10~20 g。外用:适量。

meix sinp nyanc taemk

【侗药药名释义】meix sinp nyanc taemk,树类,系借用汉语名词"千年矮",按照侗语语法译为侗药名词。

【基源】黄杨科植物黄杨(原变种)*Buxus sinica* (Rehd. et Wils.) Cheng var. *sinica*。药用部位:枝叶。

【形态】灌木或小乔木,高 1~6 m。叶革质,阔椭圆形、卵状椭圆形或长圆形,大多数长 1.5~3.5 cm,宽 0.8~2.0 cm,先端圆或钝,常有小凹口,侧脉明显,叶背中脉平坦或稍凸出,中脉上常密被白色短线状钟乳体;叶柄长 1~2 mm,上面被毛。花序腋生,头状,花密集;花序轴长 3~4 mm,被毛。雄花:约 10 朵,无花梗;雄蕊连花药长约 4 mm;不育雌蕊有棒状柄,末端膨大,高约 2 mm(高度约为萼片长度的 2/3 或和萼片几等长)。雌花:萼片长约 3 mm;子房较花柱稍长,无毛;花柱粗扁,柱头倒心形,下延达花柱中部。蒴果近球形,长 6~8(~10) mm,宿存花柱长 2~3 mm。花期 3 月,果期 5—6 月。

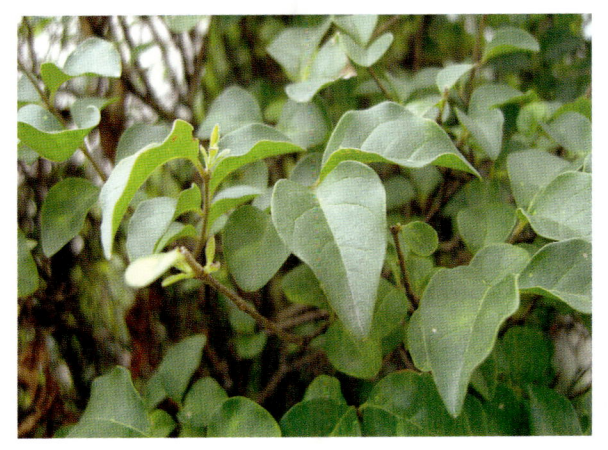

【生长地】生于山谷、溪边、林下;有栽培。

【采集】全年可采。

【分布】贵州、湖北、广西、湖北等地有分布。

【化学成分及药理研究】主要成分为生物碱、黄酮、甾醇、香豆素、木脂素、酸类化合物。药理研究显示其具有抑制酶活性、抗人类免疫缺陷病毒(human immunodeficiency virus,HIV)、抗菌、抗肿瘤等作用。

【应用】用于治疗风湿关节疼痛、痢疾、胃痛、疝气等。

【用量】内服:10~20 g。

meix siulhongc

【侗药药名释义】meix siulhongc,树类,侗语固有词,汉语俗称花椒树。
【基源】芸香科植物竹叶花椒 Zanthoxylum armatum DC.。药用部位:根、叶。
【形态】落叶小乔木,高 3~5 m。茎枝多锐刺。叶有小叶 3~9 枚,稀 11 枚,翼叶明显,稀仅有痕迹;小叶对生,通常披针形,长 3~12 cm,宽 1~3 cm,两端尖,有时基部宽楔形,顶端中央 1 片最大,基部一对最小,有时为卵形,叶缘有甚小且疏离的裂齿,或近于全缘点。花序近腋生或同时生于侧枝之顶,长 2~5 cm,有花 30 朵以内;花被片 6~8 片,形状与大小几相同,长约 1.5 mm;雄花的雄蕊 5~6 枚;药隔顶端有 1 个干后变褐黑色油点;不育雌蕊垫状凸起,顶端 2~3 浅裂;雌花有心皮 2~3 枚,背部近顶侧各有 1 个油点;花柱斜向背弯;不育雄蕊短线状。果紫红色,有微凸起少数油点;单个分果瓣直径 4~5 mm。种子直径 3~4 mm,褐黑色。花期 4—5 月,果期 8—10 月。
【生长地】生于低丘陵坡地和山地。
【采集】夏季、秋季采集。
【分布】贵州、湖南、广西等地有分布。
【化学成分及药理研究】主要含生物碱、木脂素、挥发油类化合物。药理研究显示其对前列腺素 E2 有显著抑制活性的作用。
【应用】用于治疗胃腹冷痛、呕吐、寒湿泻痢、蛔虫等。
【用量】内服:10~15 g。

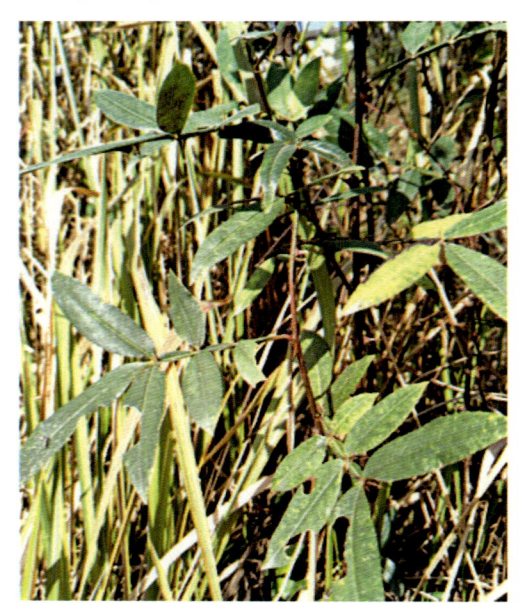

meix siulhongc bav laox

【侗药药名释义】meix siulhongc bav laox,树类,其意为此植物是大叶的花椒树。
【基源】芸香科植物贵州花椒 Zanthoxylum esquirolii Lévl.。药用部位:根、果实。
【形态】小乔木或灌木。叶有小叶 5~13 枚;小叶互生,卵形或披针形,稀阔卵形,长 3~10 cm,宽 1.5~4.5 cm,顶部常弯斜,基部近圆形或宽楔形,油点不显,叶缘有小裂齿或下半段为全缘,中脉在叶面凹陷,无毛;小叶柄长 3~6 mm。伞房状聚伞花序顶生,有花 30 朵以内,稀更多;花梗在花后明显伸长;萼片 4 枚;花瓣 4 片,长约 3 mm;雌花有心皮 4(3)枚。分果瓣紫红色,直径约 5 mm,顶端的芒尖长 1~2 mm,油点常凹陷。种子直径约 4 mm。花期 5—6 月,果期 9—11 月。

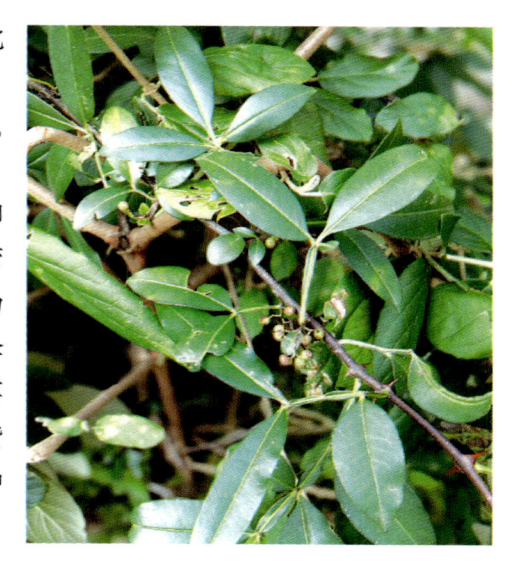

【生长地】生于山地疏林或灌木丛中。
【采集】全年可采。
【分布】贵州等地有分布。
【化学成分及药理研究】尚未见相关化学成分及药理研究报道。
【应用】用于治疗嗳气、胃胀、牙痛等。
【用量】内服:5~10 g。

meix songcbegs

【侗药药名释义】meix songcbegs,树类,侗语固有词,汉语俗称松树。
【基源】松科植物马尾松 *Pinus massoniana* Lamb.。药用部位:枝干。
【形态】乔木,高达45 m,胸径1.5 m。针叶2针1束,稀3针1束,长12~20 cm,细柔;横切面皮下层细胞单型,第一层连续排列,第二层由个别细胞断续排列而成,树脂道4~8个。雄球花淡红褐色,圆柱形,弯垂,长1.0~1.5 cm;雌球花单生或2~4个聚生于新枝近顶端。球果卵圆形或圆锥状卵圆形,长4~7 cm,直径2.5~4.0 cm;中部种鳞近矩圆状倒卵形,或近长方形,长约3 cm;鳞盾菱形,微隆起或平,无刺,生于干燥环境者常具极短的刺。种子长卵圆形,长4~6 mm,连翅长2.0~2.7 cm。花期4—5月,球果翌年10—12月成熟。
【生长地】生于干旱、瘠薄的红壤、石砾土及沙壤土;或生于岩石缝中。
【采集】夏季、秋季采集。
【分布】贵州、湖南、广西、湖北等地有分布。
【化学成分及药理研究】精油主要含 α-蒎烯、莰烯、β-蒎烯、α-异品油烯等萜烯类化合物。药理研究显示其对金黄色葡萄球菌抗菌活性显著,且随着浓度的提高其抗菌活性增强。
【应用】用于治疗风湿痛、脚癣、跌打损伤等。
【用量】内服:煎汤,10~15 g;或浸酒服用。外用:浸酒涂擦。

meix sunl bagx

【侗药药名释义】meix sunl bagx,树类,其意为老枝灰白色、长有刺的植物。
【基源】五加科植物白簕(原变种)*Acanthopanax trifoliatus* (Linn.) Merr. var. *trifoliatus*。药用部位:全株。
【形态】灌木,高1~7 m。枝软弱铺散,常依持他物上升,老枝灰白色,新枝黄棕色,疏生下向刺;刺基部扁平,先端钩曲。叶有小叶3枚,稀4~5枚;叶柄长2~6 cm,有刺或无刺,无毛;小叶片纸质,稀膜质,椭圆状卵形至椭圆状长圆形,稀倒卵形,长4~10 cm,宽3.0~6.5 cm,先端尖至渐尖,基部楔形,两侧小叶片基部歪斜;小叶柄长2~8 mm,有时几无小叶柄。伞形花序3~10个,稀多至20个组成顶生复伞

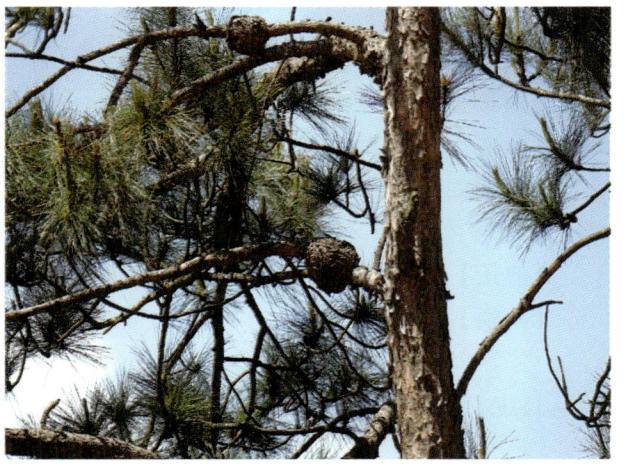

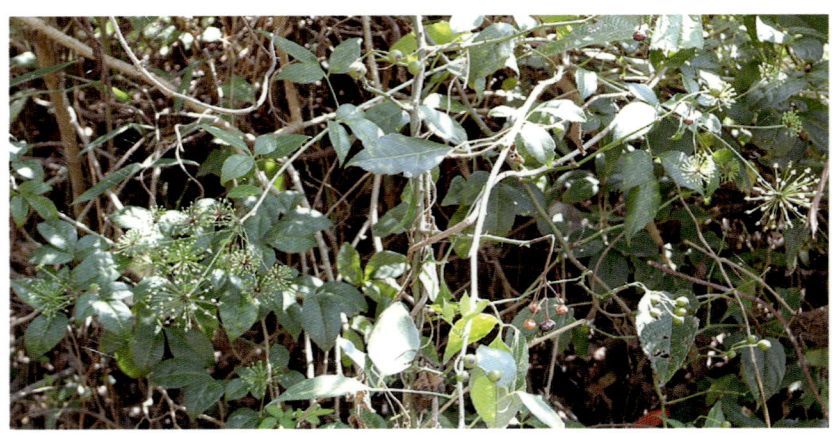

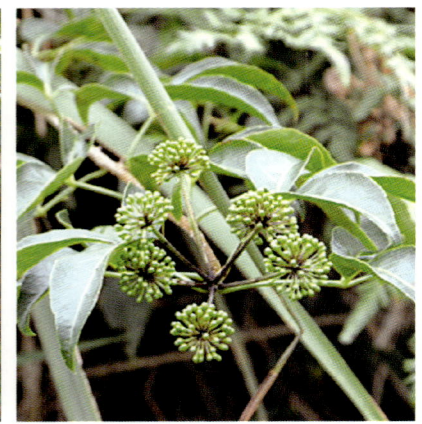

形花序或圆锥花序,直径1.5~3.5 cm,有花多数,稀少数;总花梗长2~7 cm,无毛;花梗细长,长1~2 cm,无毛;花黄绿色;萼长约1.5 mm,无毛,边缘有5个三角形小齿;花瓣5片,三角状卵形,长约2 mm,开花时反曲;雄蕊5枚,花丝长约3 mm;子房2室;花柱2个,基部或中部以下合生。果实扁球形,直径约5 mm,黑色。花期8—11月,果期9—12月。

【生长地】生于村落、山坡路旁、林缘和灌丛中。

【采集】春季、夏季采集。

【分布】贵州、湖南、广西、湖北等地有分布。

【化学成分及药理研究】主要含黄酮、咖啡酸单宁、多糖、皂苷、挥发油等。药理研究显示其具有抗炎、抗氧化、抗菌、抗病毒等作用。

【应用】用于治疗劳伤风湿、跌打损伤、咳嗽哮喘、疔疮等。

【用量】内服:15~30 g。

meix udx

【侗药药名释义】meix udx(侗族南部方言为:Meix kgouc kgic),树类,其意为"老长不大",即"长僵了"的树。

【基源】紫金牛科植物紫金牛 *Ardisia japonica* (Thunb.) Blume。药用部位:茎。

【形态】小灌木或亚灌木,近蔓生,具匍匐生根的根茎。直立茎长达30 cm,稀达40 cm,不分枝,幼时被细微柔毛,以后无毛。叶对生或近轮生,叶片坚纸质或近革质,椭圆形至椭圆状倒卵形,顶端急尖,基部楔形,长4~7 cm,宽1.5~4.0 cm,边缘具细锯齿,多少具腺点,两面无毛或有时背面仅中脉被细微柔毛,侧脉5~8

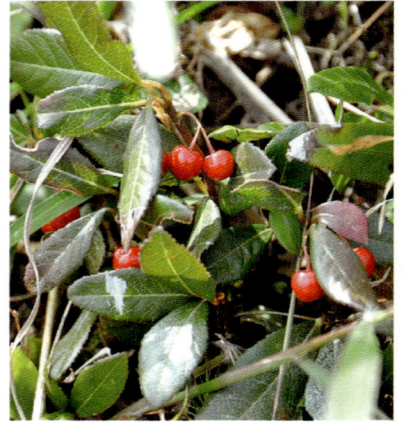

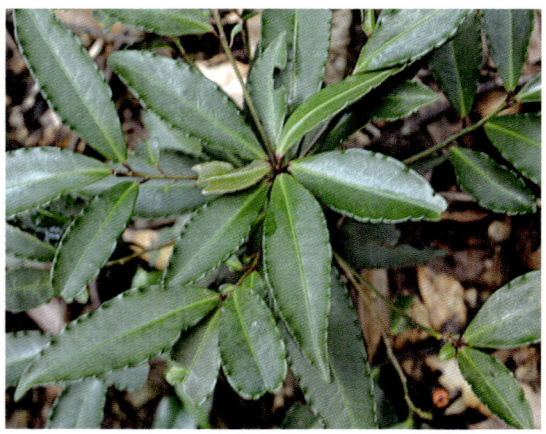

对,细脉网状;叶柄长 6~10 mm,被微柔毛。亚伞形花序,腋生或生于近茎顶端的叶腋;总梗长约 5 mm,有花 3~5 朵;花长 4~5 mm;花瓣粉红色或白色,广卵形,长 4~5 mm;雄蕊较花瓣略短;雌蕊与花瓣等长;子房卵珠形,无毛;胚珠 15 枚,3 轮。果球形,直径 5~6 mm,鲜红色转黑色,多少具腺点。花期 5—6 月,果期 11—12 月,有时 5—6 月仍有果。

【生长地】生于山间林下或竹林下阴湿的地方。

【采集】全年可采。

【分布】贵州、广西等地有分布。

【化学成分及药理研究】全株含挥发油 0.1%~0.2%,尚含岩白菜素、2-羟基-5-甲氧基-3-十五烯基苯醌、三萜类化合物等。药理研究显示其所含岩白菜素具有明显镇咳作用。

【应用】用于治疗慢性气管炎、肺结核咯血、肝炎、痢疾等。

【用量】内服:煎汤,10~15 g。外用:适量。

meix wangc bait

【侗药药名释义】meix wangc bait,树类,系借用中草药"黄柏"的汉语名称,按照侗语语法直译为侗药名称。

【基源】芸香科植物黄檗 *Phellodendron amurense* Rupr.。药用部位:树皮。

【形态】树高 10~20 m,大树高达 30 m,胸径约 1 m。叶轴与叶柄均纤细,有小叶 5~13 枚;小叶薄纸质或纸质,卵状披针形或卵形,长 6~12 cm,宽 2.5~4.5 cm,顶部长渐尖,基部阔楔形,秋季落叶前叶色由绿色转黄色而明亮,毛被大多脱落。花序顶生;萼片细小,阔卵形,长约 1 mm;花瓣紫绿色,长 3~4 mm;雄花的雄蕊比花瓣长;退化雌蕊短小。果圆球形,直径约 1 cm,蓝黑色,通常有 5~8(~10)条浅纵沟,干后较明显。种子通常 5 枚。花期 5—6 月,果期 9—10 月。

【生长地】生于山地杂木林中或山区河谷沿岸。

【采集】3—6 月采集。

【分布】四川、贵州、湖南等地有分布。

【化学成分及药理研究】主要含小檗碱、药根碱、木兰花碱、黄柏碱、掌叶防己碱等生物碱,尚含黄柏酮、黄柏内酯、7-脱氢豆甾醇、β-谷甾醇、黏液质等成分。药理研究显示其具有抗癌、止泻、调节免疫功能等作用。

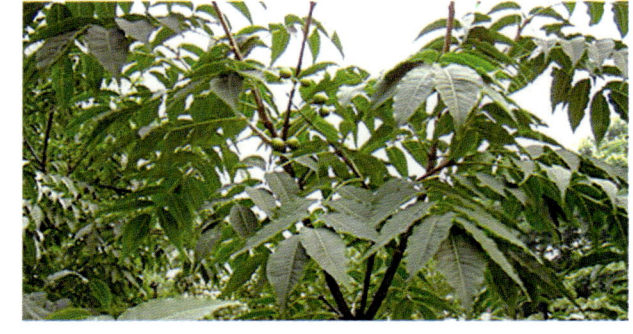

【应用】用于治疗痢疾、肝炎、痔疮、口舌生疮等。

【用量】内服:9~15 g。外用:适量。

meix wangc sunl

【侗药药名释义】meix wangc sunl,树类,其意为树干黄色、叶缘有刺的药。

【基源】小檗科植物宽苞十大功劳 *Mahonia eurybracteata* Fedde 及其同属植物。药用部位:全株。

【形态】灌木,高 0.5~2.0(~4.0) m。叶长圆状倒披针形,长 25~45 cm,宽 8~15 cm,具 6~9 对斜升

的小叶,最下一对小叶距叶柄基部约 5 cm 或靠近基部,上面暗绿色,侧脉不显,背面淡黄绿色,叶脉开放,明显隆起;小叶椭圆状披针形至狭卵形,最下一对小叶长 2.6 cm,宽 0.8~1.2 cm,往上小叶长 4~10 cm,宽通常 2~4 cm,基部楔形,边缘每边具 3~9 枚刺齿,先端渐尖,顶生小叶稍大,长 8~10 cm,宽 1.2~4.0 cm,近无柄或长达约 3 cm。总状花序 4~10 个簇生,长 5~10 cm;芽鳞卵形,长 1.0~1.5 cm,宽 0.6~1.0 cm;花梗细弱,长 3~5 mm;苞片卵形,长 2.5~3.0 mm,宽 1.5~2.0 mm;花黄色;外萼片卵形,长 2~3 mm,宽 1~2 mm,中萼片椭圆形,长 3.0~4.5 mm,宽 1.6~2.8 mm,内萼片椭圆形,长 3~5 mm,宽 1.8~3.0 mm;花瓣椭圆形,长 3.0~4.3 mm,宽 1~2 mm,基部腺体明显,但有时不明显,先端微缺裂;雄蕊长 2.0~2.6 mm;药隔不延伸,先端平截;子房长约 2.5 mm;柱头显著,长约 0.5 mm;胚珠 2 枚。浆果倒卵状或长圆状,长 4~5 mm,直径 2~4 mm,蓝色或淡红紫色,具宿存花柱,被白粉。花期 8—11 月,果期 11 月至翌年 5 月。

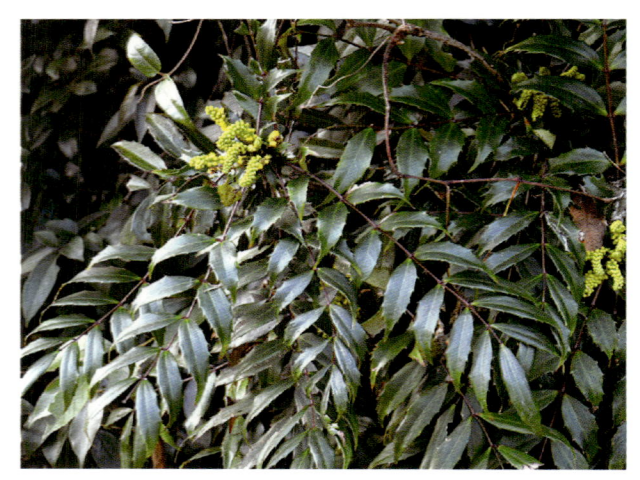

【生长地】生于常绿阔叶林、竹林、灌丛、林缘、草坡或向阳岩坡。

【采集】夏季、秋季采集。

【分布】贵州、湖南等地有分布。

【化学成分及药理研究】主要含生物碱、黄酮类化合物,包括小檗碱、药根碱等。药理研究显示其具有兴奋肠道平滑肌、兴奋心肌等作用。

【应用】用于治疗风湿痛、跌打损伤、胃痛、毒蛇咬伤等。

【用量】内服:9~15 g。外用:适量。

meix yangcmuic

【侗药药名释义】meix yangcmuic,树类,系借用汉语名称"杨梅树",按照侗语语法直译为侗药名称。

【基源】杨梅科植物杨梅 *Myrica rubra* (Lour.) Sieb. et Zucc.。药用部位:根皮、树皮和果实。

【形态】常绿乔木,高可达 15 m 以上。叶革质,无毛,生存至 2 年脱落,常密集生于小枝上端部分;叶柄长 2~10 mm。花雌雄异株;雄花序单独或数条丛生于叶腋,基部的苞片不孕,孕性苞片近圆形;雄花具 2~4 枚卵形小苞片及 4~6 枚雄蕊;雌花序常单生于叶腋,长 5~15 mm;雌花通常具 4 枚卵形小苞片;子房卵形,极小,无毛;每一雌花序仅上端 1 朵(稀 2 朵)雌花能发育成果实。核果球状,外表面具乳头状凸起,直径 1.0~1.5 cm;核常为阔椭圆形或圆卵形,略成压扁状,长 1.0~1.5 cm,宽 1.0~1.2 cm。花期 4 月,果期 6—7 月。

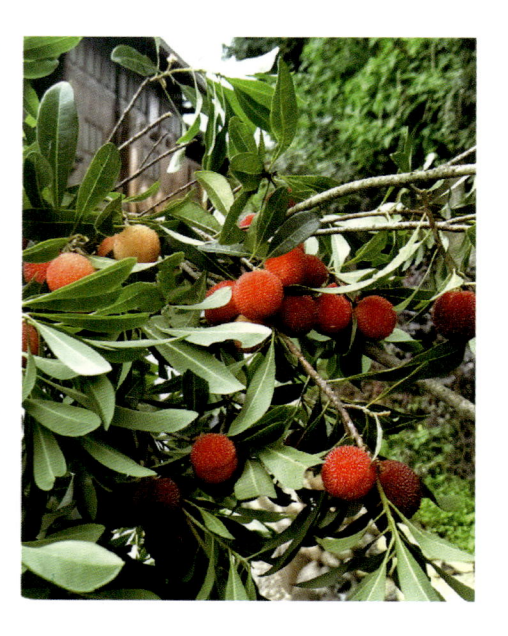

【生长地】生于山坡或山谷林中。
【采集】夏季果实成熟时采集。
【分布】贵州、湖南、广西等地有分布。
【化学成分及药理研究】树皮含杨梅树皮素等,果实含葡萄糖、果糖、有机酸等。药理研究显示其具有抗肿瘤、保肝、抗氧化、抑菌等作用。
【应用】用于治疗消化不良、痢疾、烫烧伤等。
【用量】内服:10~30 g。外用:适量。

meixaos

【侗药药名释义】meixaos,树类,侗语固有词,汉语俗称桑树。
【基源】桑科植物桑 Morus alba L.。药用部位:叶、树皮。
【形态】乔木或灌木,高 3~10 m 或更高;叶卵形或广卵形,长 5~15 cm,宽 5~12 cm,先端急尖、渐尖或圆钝,基部圆形至浅心形,无毛,背面沿脉有疏毛,脉腋有簇毛;叶柄长 1.5~5.5 cm。花单性,腋生或生于芽鳞腋内,与叶同时生出;雄花序下垂,密被白色柔毛;花丝在芽时内折;花药 2 室,球形至肾形,纵裂;雌花序长 1~2 cm,被毛,总花梗长 5~10 mm,被柔毛;雌花无梗。聚花果卵状椭圆形,成熟时红色或暗紫色。花期 4—5 月,果期 5—8 月。
【生长地】栽培。
【采集】10—11 月霜后采集,除去杂质,晒干。
【分布】贵州、湖南、广西、湖北等地有分布。
【化学成分及药理研究】叶含甾体类、三萜、黄酮类及其苷类、香豆素及其苷类、多酚类、挥发性有机酸、氨基酸、生物碱等,以及蛋白质、粗脂肪、碳水化合物、维生素、矿物质。药理研究显示其具有抗肿瘤、抗应激、抗衰老、增强免疫功能、降血糖、降血脂、调节肾上腺功能等作用。
【应用】用于治疗下肢橡皮水肿等。
【用量】内服:煎汤,9~15 g。外用:煎水洗或捣烂外敷。

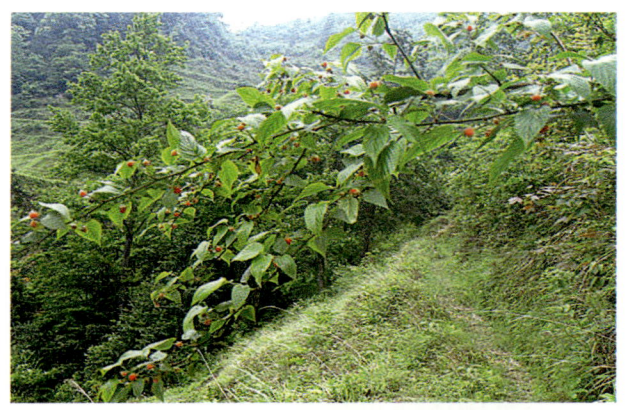

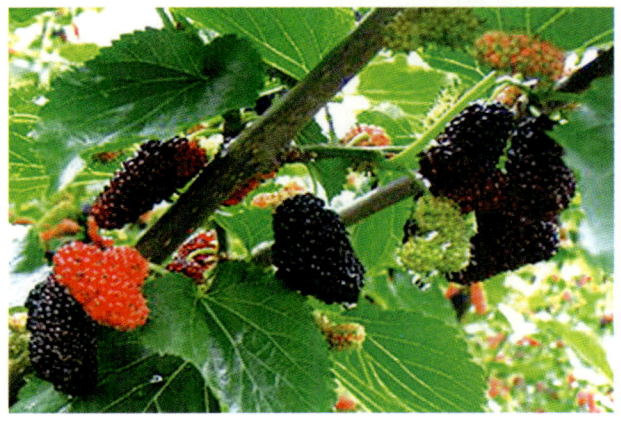

meixgul

【侗药药名释义】meixgul,树类,侗语固有词,汉语俗称木子树。
【基源】大戟科植物乌桕 Sapium sebiferum (L.) Roxb.。药用部位:根、茎、皮。
【形态】乔木,高可达 15 m,各部均无毛而具乳状汁液;树皮暗灰色,有纵裂纹。枝广展,具皮孔。

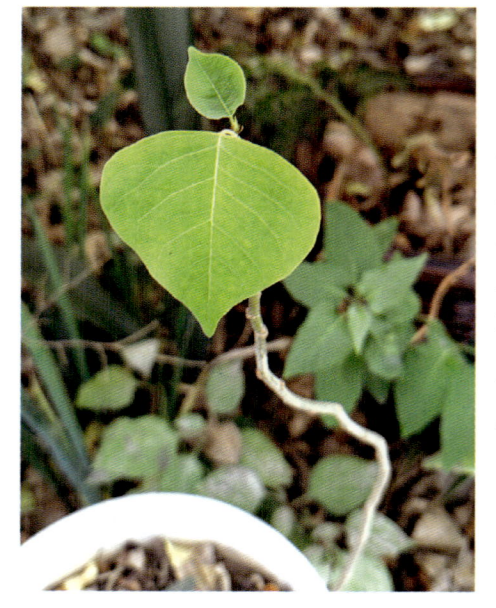

叶互生,纸质,叶片菱形、菱状卵形或稀有菱状倒卵形,基部阔楔形或钝,全缘,中脉两面微凸起,网状脉明显;叶柄纤细,长 2.5~6.0 cm,顶端具 2 个腺体。花单性,雌雄同株,聚集成顶生;雌花通常生于花序轴最下部,或罕有在雌花下部亦有少数雄花着生;雄花生于花序轴上部或有时整个花序全为雄花。雄花:花梗纤细,长 1~3 mm,向上渐粗;花萼杯状,3 浅裂,裂片钝,具不规则的细齿;雄蕊 2 枚。雌花:花梗粗壮,长 3.0~3.5 mm;花萼 3 深裂;子房卵球形,平滑,3 室;花柱 3 个。蒴果梨状球形,成熟时黑色,直径 1.0~1.5 cm。种子扁球形,黑色,长约 8 mm,宽 6~7 mm,外被白色、蜡质的假种皮。花期 4—8 月。

【生长地】生于旷野、塘边或疏林中。

【采集】秋季采集。

【分布】贵州、湖南等地有分布。

【化学成分及药理研究】含多种有机酸、黄酮、酚类物质。药理研究显示其具有较强的抑菌作用。

【应用】用于治疗水肿、腹胀、小便不通、便秘、疥疮、湿疹等。

【用量】内服:10~20 g。外用:适量。

meixgungl

【侗药药名释义】meixgungl,树类,侗语固有词,其意为此树是由天柱的王寨拱来栽的,汉语俗称香樟树。

【基源】樟科植物樟 *Cinnamomum camphora* (L.) Presl。药用部位:根、果、枝叶。

【形态】常绿大乔木,高可达 30 m,直径可达 3 m,树冠广卵形;树皮黄褐色,有不规则的纵裂。枝、叶及木材均有樟脑气味。顶芽广卵形或圆球形,鳞片宽卵形或近圆形,外面略被绢状毛。枝条圆柱形,淡褐色,无毛。叶互生,卵状椭圆形,长 6~12 cm,宽 2.5~5.5 cm,先端急尖,基部宽楔形至近圆形,边缘全缘,软骨质,有时呈微波状,上面绿色或黄绿色,有光泽,下面黄绿色或灰绿色,晦暗,两面无毛或下面幼时略被微柔毛;叶柄纤细,长 2~3 cm,腹凹背凸,无毛。圆锥花序腋生,长 3.5~7.0 cm,具梗,总梗长 2.5~4.5 cm;花绿白色或带黄色,长约 3 mm;花梗长 1~2 mm,无毛;花被

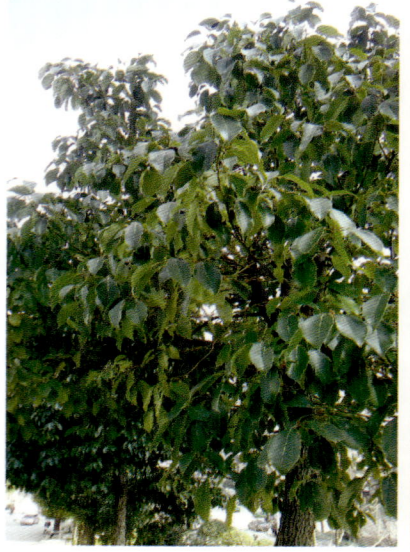

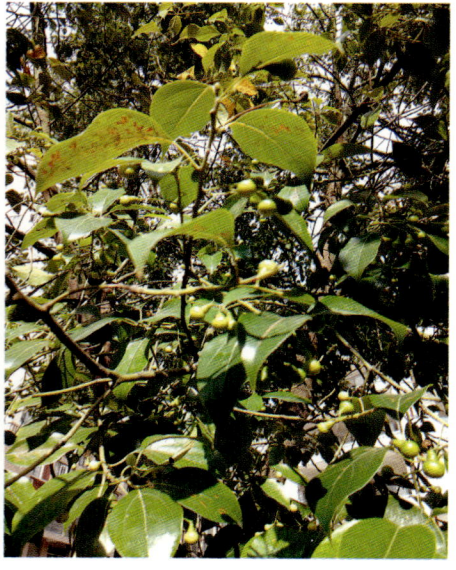

外面无毛或被微柔毛,内面密被短柔毛,花被筒倒锥形,长约 1 mm,花被裂片椭圆形,长约 2 mm;能育雄蕊 9 枚,长约 2 mm,花丝被短柔毛;退化雄蕊 3 枚,位于最内轮,箭头形,长约 1 mm,被短柔毛;子房球形,长约 1 mm,无毛;花柱长约 1 mm。果卵球形或近球形,直径 6~8 mm,紫黑色;果托杯状,长约 5 mm,顶端截平,宽达 4 mm,基部宽约 1 mm,具纵向沟纹。花期 4—5 月,果期 8—11 月。

【生长地】生于山林;有栽培。

【采集】全年可采集。

【化学成分及药理研究】全树含樟树油、核糖体失活蛋白、黄酮、生物碱、有机酸、木脂素等化合物,叶主要成分是樟脑(54.54%),还有 1,8-桉叶素及少量 α-松油醇、β-蒎烯、α-蒎烯、牻牛儿醛、α-水芹烯、樟烯橙花醛等。药理研究显示其具有抑菌、防腐、驱虫、抗氧化、镇痛、镇咳、平喘、抗惊厥、抗细胞毒活性等作用;樟树叶提取物具有一定解酒及缓解酒精性肝损伤作用。

【分布】贵州、湖南、广西、湖北等地有分布。

【应用】用于治疗咳嗽、腹痛、风湿性关节炎、疟疾、跌打损伤等。

【用量】内服:10~15 g。外用:适量。

meixliangcliuux

【侗药药名释义】meixliangcliuux,侗语固有词,系借汉语名称"杨柳",按照侗语语法直译为侗药名称。

【基源】杨柳科植物垂柳 *Salix babylonica* L.。药用部位:枝条。

【形态】乔木,高达 12~18 m;树皮灰黑色。枝细,下垂,无毛。叶狭披针形或线状披针形,长 9~16 cm,宽 0.5~1.5 cm,先端长渐尖,锯齿缘;叶柄长(3)5~10 mm,被短柔毛;托叶仅生在萌发枝上,斜披针形或卵圆形,边缘有齿牙。花序先叶开放,或与叶同时开放;雄花序长 1.5~2(~3) cm,有短梗,轴有毛;雄蕊 2 枚,花丝与苞片近等长或较长,基部多少有长毛;雌花序长达 2~3(~5) cm,有梗,基部有 3~4 片小叶,轴有毛;子房椭圆形,无毛或下部稍有毛,无柄或近无柄;花柱短,柱头 2~4 深裂;苞片披针形,长 1.8~2.0(~2.5) mm,外面有毛;腺体 1 个。蒴果长 3~4 mm,带绿黄褐色。花期 3—4 月,果期 4—5 月。

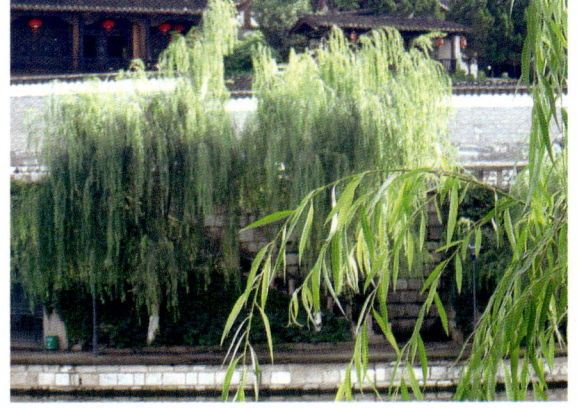

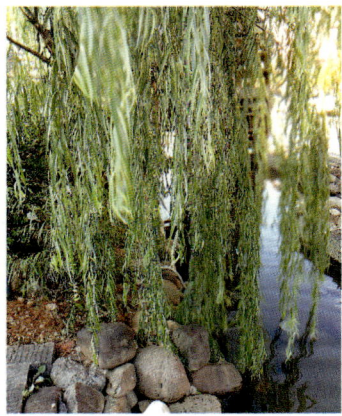

【生长地】生于路旁、水边。

【采集】全年可采。

【分布】贵州、广西等地有分布。

【化学成分及药理研究】主要含黄酮类、鞣质等成分。药理研究显示柳树叶中所含乙醚挥发油、柳树茎中所含挥发油可显著降低大鼠下丘脑组织中 5-羟色胺、去甲肾上腺素、多巴胺的含量。

【应用】用于治疗麻疹、骨折、风湿痛、传染性肝炎等。

【用量】内服:30~50 g。外用:适量。

meixpagtnot

【侗药药名释义】meixpagtnot,树类,侗语固有词,汉语俗称柏子树。
【基源】柏科植物侧柏 Platycladus orientalis (L.) Franco。药用部位:枝叶。
【形态】乔木,高达20余m,胸径约1 m。叶鳞形,长约1~3 mm,先端微钝,小枝中央的叶的露出部分呈倒卵状菱形或斜方形,背面中间有条状腺槽,两侧的叶船形。雄球花黄色,卵圆形,长约2 mm;雌球花近球形,直径约2 mm,蓝绿色,被白粉。球果近卵圆形,长1.5~2.0(~2.5) cm,成熟前近肉质,蓝绿色,被白粉;中间两对种鳞倒卵形或椭圆形,鳞背顶端的下方有1向外弯曲的尖头,上部一对种鳞窄长,顶端有向上的尖头,下部一对种鳞极小,长达13 mm。种子卵圆形或近椭圆形,顶端微尖,灰褐色或紫褐色,长6~8 mm,稍有棱脊,无翅或有极窄之翅。花期3—4月,球果10月成熟。

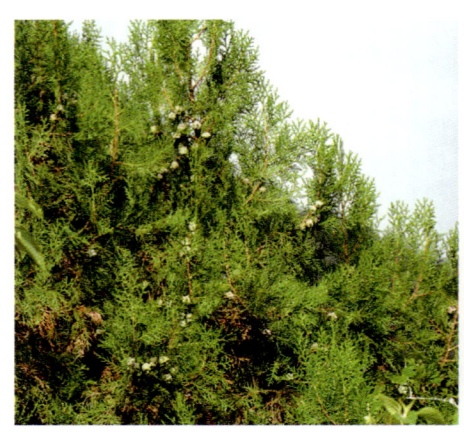

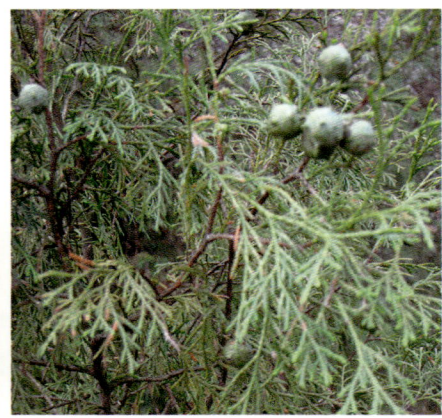

【生长地】生于湿润肥沃的山坡中。
【采集】全年可采。
【分布】贵州、湖北、广西等地有分布。
【化学成分及药理研究】主要成分为挥发油、黄酮类化合物、鞣质。药理研究显示其具有抑菌、抗肿瘤、抗炎、抗红细胞氧化止血等作用。
【应用】用于治疗外伤出血、烫伤等。
【用量】内服:5~15 g。外用:适量。

meixpagtnot meix

【侗药药名释义】meixpagtnot meix,其意为母的(即能结出果的)"meixpagtnot"(侧柏)。
【基源】三尖杉科植物三尖杉 Cephalotaxus fortunei Hook. f.。药用部位:根、枝条、叶、树皮。
【形态】乔木,高达20 m,胸径达40 cm;树皮褐色或红褐色,裂成片状脱落。叶排成2列,披针状条形,长4~13(多为5~10) cm,宽3.5~4.5 mm,上部渐窄,先端有渐尖的长尖头。雄球花8~10朵聚生成头状,直径约1 cm;总花梗粗,通常长6~8 mm,基部及总花梗上部有18~24枚苞片,每一雄球花有6~16枚雄蕊;雌球花的胚珠3~8枚发育成种子,总梗长1.5~2.0 cm。种子椭圆状卵形或近圆球形,长约2.5 cm;子叶2枚,条形,长2.2~3.8 cm,宽约2 mm,先端钝圆或微凹;初生叶镰状条形,最初5~8枚,形小,长4~8 mm,下面有白色气孔带。花期4月,种子8—10月成熟。

【生长地】生于山野中。

【采集】全年可采。

【分布】贵州、湖北等地有分布。

【化学成分及药理研究】主要含生物碱、黄酮两大类化学成分。我国已将三尖杉酯碱和高三尖杉酯碱开发成药物,对急性非淋巴细胞性白血病和慢性粒细胞性白血病有较好疗效。

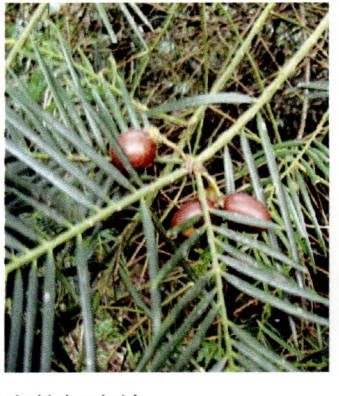

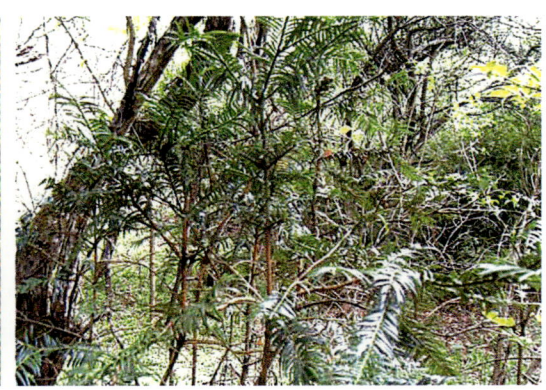

【应用】树皮用于作接骨的"夹板"。

【用量】外用:适量。

meixqip

【侗药药名释义】meixqip,树类,侗语固有词,汉语俗称白蜡树。

【基源】木犀科植物白蜡树 *Fraxinus chinensis* Roxb.。药用部位:枝叶、树皮。

【形态】落叶乔木,高 10～12 m;树皮灰褐色,纵裂。芽阔卵形或圆锥形,被棕色柔毛或腺毛。小枝黄褐色,粗糙,无毛或疏被长柔毛,旋即秃净,皮孔小,不明显。羽状复叶长 15～25 cm;叶柄长 4～6 cm,基部不增厚;叶轴挺直,上面具浅沟,初时疏被柔毛,旋即秃净;小叶 5～7 枚,硬纸质、卵形、倒卵状长圆形至披针形,长 3～10 cm,宽 2～4 cm,顶生小叶与侧生小叶近等大或稍大,先端锐尖至渐尖,基部钝圆或楔形,叶缘具整齐锯齿,上面无毛,下面无毛或有时沿中脉两侧被白色长柔毛,中脉在上面平坦,侧脉 8～10 对,下面凸起,细脉在两面凸起,明显网结;小叶柄长 3～5 mm。圆锥花序顶生或腋生枝梢,长 8～10 cm;花序梗长 2～4 cm,无毛或被细柔毛,光滑,无皮孔;花雌雄异株。雄花:密集;花萼小,钟状,长约 1 mm;无花冠;花药与花丝近等长。雌花:疏离;花萼大,桶状,长 2～3 mm,4 浅裂;花柱细长,柱头 2 裂。翅果匙形,长 3～4 cm,宽 4～6 mm,上中部最宽,先端锐尖,常呈犁头状,基部渐狭,翅平展,下延至坚果中部;坚果圆柱形,长约 1.5 cm;宿存萼紧贴于坚果基部,常在一侧开口深裂。花期 4—5 月,果期 7—9 月。

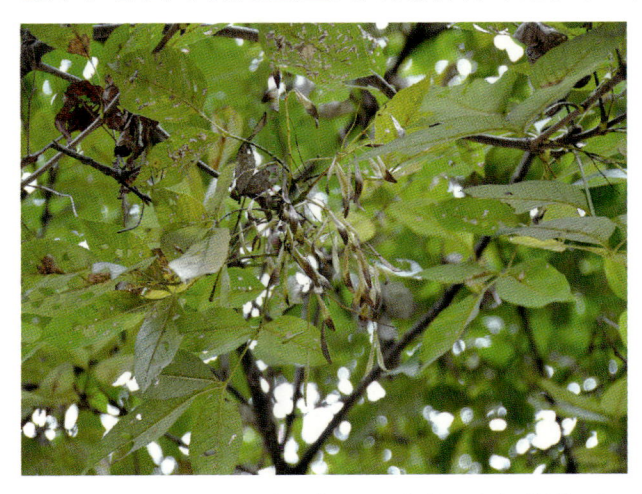

【生长地】生于山地杂木林中。

【采集】全年可采。

【分布】贵州、湖南、广西、湖北等地有分布。

【化学成分及药理研究】树皮含木脂素类、香豆素类等化合物。药理研究显示其具有抗癌作用及良好的抗菌作用。

【应用】用于治疗白带增多、眼结膜炎、烫伤、烧伤等。
【用量】内服:5~10 g。外用:适量。

meixsip

【侗药药名释义】meixsip,树类,侗语固有词,汉语俗称棕榈树。
【基源】棕榈科植物棕榈 *Trachycarpus fortunei*(Hook. f.) H. Wendl.。药用部位:鞘片纤维状棕毛。
【形态】乔木状,高3~10 m或更高。叶片呈3/4圆形或者近圆形,深裂成30~50片具皱折的线状剑形。花序粗壮,多次分枝,从叶腋抽出,通常是雌雄异株;雄花序长约40 cm,具2~3个分枝花序,下部的分枝花序长15~17 cm;雄花无梗,每2~3朵密集着生于小穗轴上;雄花黄绿色,卵球形,钝三棱;花冠长约是花萼长的2倍;花瓣阔卵形;雄蕊6枚;雌花序长80~90 cm,其上有3个佛焰苞包着,具4~5个圆锥状的分枝花序,下部的分枝花序长约35 cm,二至三回分枝;雌花淡绿色,通常2~3朵聚生;花无梗,球形,着生于短瘤突上。果实阔肾形,有脐,宽11~12 mm,高7~9 mm,成熟时由黄色变为淡蓝色,有白粉。种子胚乳均匀,角质,胚侧生。花期4月,果期12月。

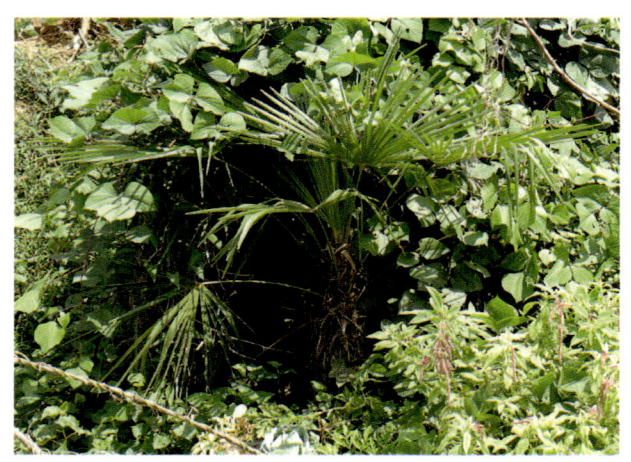

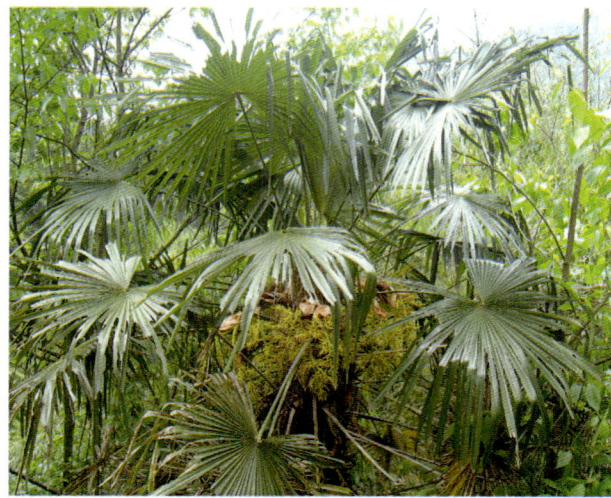

【生长地】野生于疏林中;有栽培。
【分布】贵州、湖南、广西、湖北等地有分布。
【化学成分及药理研究】花的挥发油中主要有二十三烷(23.86%)、二十八烷(8.48%)等;叶的挥发油中主要有(Z)-3-己烯-1-醇(15.87%)、正己醇(12.60%)、2,3-丁二醇(10.19%)、3-(1-乙氧乙氧基)-2-甲基丁烷-1,4-二醇(9.63%)、甲苯(9.60%)、2-乙氧基-3-氯丁烷(8.10%)等。药理研究显示其具有抗炎、抗肿瘤等作用。
【应用】烧为灰,外用于止血;根为民间侗医的"断根药"。
【用量】外用:适量。

meixyaemx

【侗药药名释义】meixyaemx,树类,侗语固有词,汉语俗称椿芽树。
【基源】楝科植物香椿 *Toona sinensis*(A. Juss.) Roem.。药用部位:根皮。
【形态】乔木。叶具长柄,偶数羽状复叶,长30~50 cm或更长;小叶16~20枚,纸质,卵状披针形或卵状长椭圆形,长9~15 cm,宽2.5~4.0 cm;小叶柄长5~10 mm。圆锥花序与叶等长或更长,多花;花

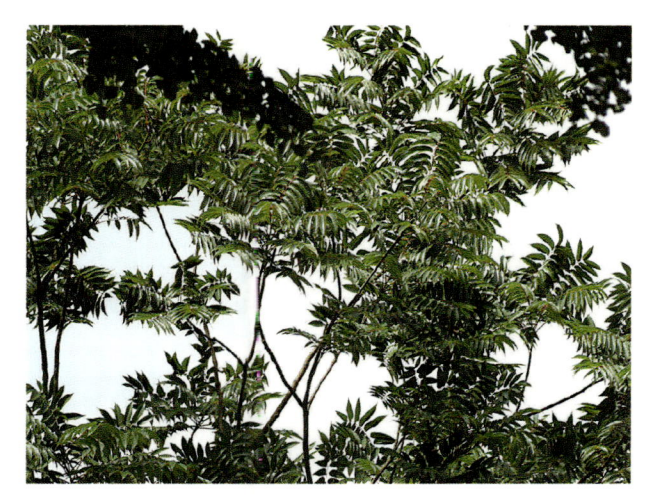

长 4~5 mm；花瓣 5 片，白色，长圆形，先端钝，长 4~5 mm，宽 2~3 mm，无毛；雄蕊 10 枚，其中 5 枚能育，5 枚退化；子房圆锥形，有 5 条细沟纹，无毛，每室有胚珠 8 枚；柱头盘状。蒴果狭椭圆形，长 2.0~3.5 cm，深褐色，有小而苍白的皮孔，果瓣薄。种子基部通常钝，上端有膜质的长翅，下端无翅。花期 6—8 月，果期 10—12 月。

【生长地】生于山地杂木林或疏林中。

【采集】全年可采。

【分布】贵州、湖南、广西、湖北等地有分布。

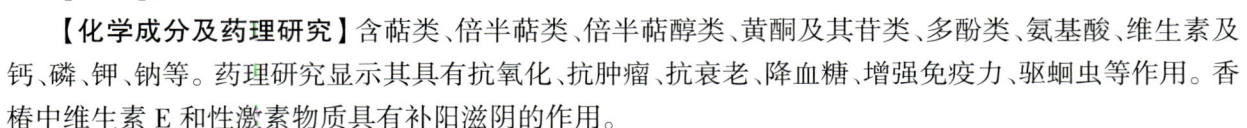

【化学成分及药理研究】含萜类、倍半萜类、倍半萜醇类、黄酮及其苷类、多酚类、氨基酸、维生素及钙、磷、钾、钠等。药理研究显示其具有抗氧化、抗肿瘤、抗衰老、降血糖、增强免疫力、驱蛔虫等作用。香椿中维生素 E 和性激素物质具有补阳滋阴的作用。

【应用】用于治疗麻疹、腹泻、崩漏带下等；用于食材。

【用量】内服：20~40 g。

meixyaemx mogc

【侗药药名释义】meixyaemx mogc，树类，其意为此植物的果有香椿味，用于吃雀肉、吃鸟肉时的香料。

【基源】胡桃科植物圆果化香树 *Platycarya longipes* Wu。药用部位：枝叶。

【形态】落叶小乔木，高 2~6 m；树皮灰色，老时则不规则纵裂。叶长 15~30 cm，具 7~23 枚小叶；小叶纸质，对生，卵状披针形至长椭圆状披针形，长 4~11 cm，宽 1.5~3.5 cm。两性花序通常 1 条，着生于中央顶端，长 5~10 cm；雌花序位于下部，长 1~3 cm，雄花序位于上部，有时无雄花序而仅有雌花序。雄花：苞片阔卵形，长 2~3 mm；雄蕊 6~8 枚；花丝短，稍生细短柔毛。雌花：苞片卵状披针形，长 2.5~3.0 mm；花被片 2 片，与子房一同增大。果序球果状，长 2.5~5.0 cm，直径 2~3 cm；果实小坚果状，背腹压扁状，两侧具狭翅，长 4~6 mm，宽 3~6 mm。种子卵形，种皮黄褐色，膜质。花期 5—6 月，果期

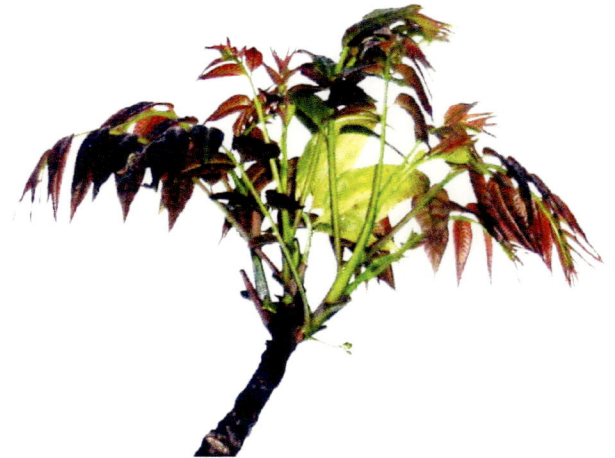

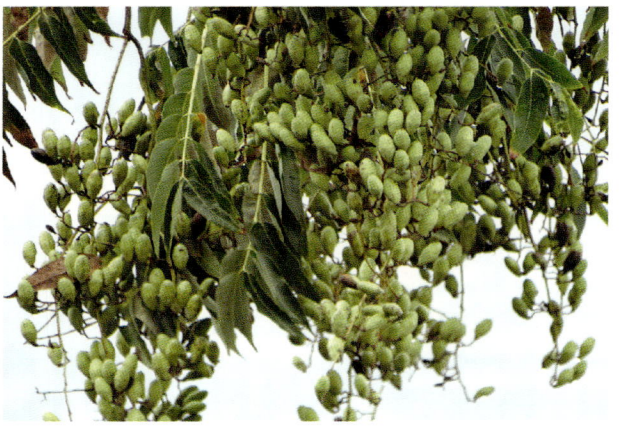

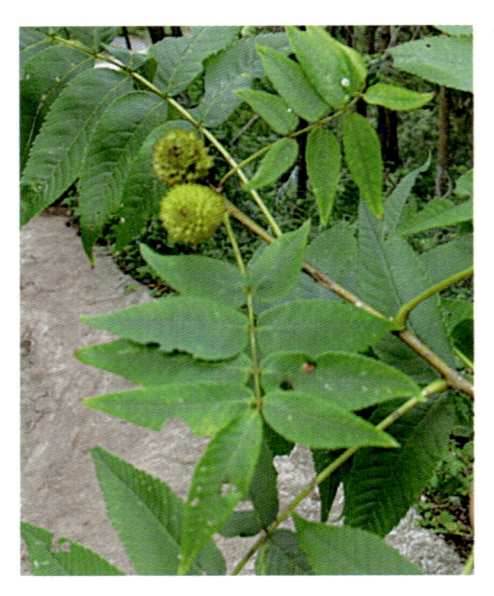

7—8月。

【生长地】生于向阳山坡及杂木林中。

【采集】夏季、秋季采集。

【分布】贵州、湖南、广西、湖北等地有分布。

【化学成分及药理研究】含鞣质、黄酮类、槲皮素等化合物，叶含胡桃叶醌、5-羟基-2-甲氧基-1,4-萘醌、5-羟基-3-甲氧基-1,4-萘醌、对-香豆酸甲酯、对香豆酸、香豆精等，木材含没食子酸、葡萄糖、木糖、鼠李糖等。药理研究显示其具有显著的抗氧化、抗炎、抗病毒、抑菌、抗衰老、沉降有毒金属元素等作用。

【应用】用于治疗口腔溃疡、骨髓炎、疮毒、烂脚丫及杀灭蚊蝇幼虫。

【用量】外用：适量。

meixyaop

【侗药药名释义】meixyaop，树类，侗语固有词，汉语俗称枫树。

【基源】金缕梅科植物枫香树 Liquidambar formosana Hance。药用部位：根、树皮。

【形态】落叶乔木，高达 30 m，胸径最大可达 1 m；树皮灰褐色，方块状剥落。小枝干后灰色，被柔毛，略有皮孔。芽体卵形，长约 1 cm，略被微毛；鳞状苞片敷有树脂，干后棕黑色，有光泽。叶薄革质，阔卵形，掌状 3 裂，中央裂片较长，先端尾状渐尖，两侧裂片平展，基部心形，上面绿色，干后灰绿色，不发亮，下面有短柔毛，或变秃净仅在脉腋间有毛，掌状脉 3~5 条，在上、下两面均显著，网脉明显可见，边缘有锯齿，齿尖有腺状突；叶柄长达 11 cm，常有短柔毛；托叶线形，游离，或略与叶柄连生，长 1.0~1.4 cm，红褐色，被毛，早落。雄性短穗状花序常多个排成总状，雄蕊多数，花丝不等长，花药比花丝略短；雌性头状花序有花 24~43 朵；花序柄长 3~6 cm，偶有皮孔，无腺体；萼齿 4~7 枚，针形，长 4~8 mm；子房下半部藏在头状花序轴内，上半部游离，有柔毛；花柱长 6~10 mm，先端常卷曲。头状果序圆球形，木质，直径 3~4 cm；蒴果下半部藏于花序轴内，有宿存花柱及针刺状萼齿。种子多数，褐色，多角形或有窄翅。

【生长地】多生于阳光充足的山地、平地、村落附近及低山的次生林；有栽培。

【采集】全年可采集。

【分布】贵州、湖南、广西、湖北等地有分布。

【化学成分及药理研究】主要含萜类、黄酮类、酚酸类、苯丙素类、挥发油、胆碱、乙酰胆碱、葡萄糖醛酸、β-谷甾醇等。药理研究显示其具有保肝、抗血栓、抗血小板凝集、缓解心肌梗死、止血等作用。

【应用】用于治疗化脓性乳腺炎、腹泻、疖、痈等。

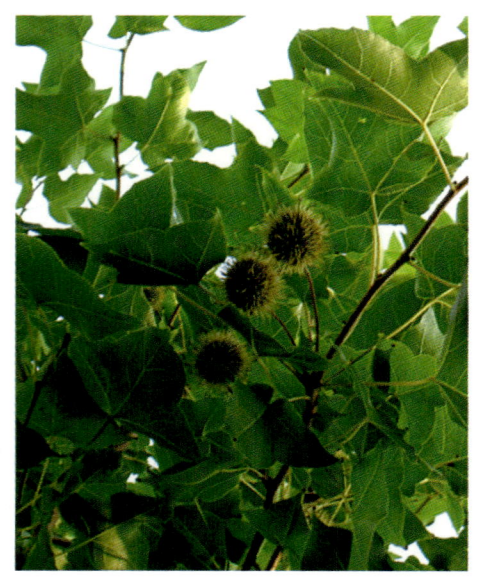

【用量】内服:10~15 g。外用:适量。

meixyuc

【侗药药名释义】meixyuc,树类,侗语固有词,汉语俗称茶籽树。

【基源】山茶科植物油茶(原变种)*Camellia oleifera* Abel var. *oleifera*。药用部位:果及其榨取的油,榨取油后的油枯。

【形态】灌木或中乔木。嫩枝有粗毛。叶革质,椭圆形、长圆形或倒卵形,先端尖而有钝头,有时渐尖或钝,基部楔形,长5~7 cm,宽2~4 cm,有时较长,上面深绿色,发亮,中脉有粗毛或柔毛,下面浅绿色,无毛或中脉有长毛;叶柄长4~8 mm,有粗毛。花顶生,近于无柄;苞片与萼片约10枚,由外向内逐渐增大,阔卵形,长3~12 mm,背面有贴紧柔毛或绢毛,花后脱落;花瓣白色,5~7片,倒卵形,长2.5~3.0 cm,宽1~2 cm,有时较短或更长;雄蕊长1.0~1.5 cm,外侧雄蕊仅基部略连生;子房有黄长毛,3~5室;花柱长约1 cm,无毛,先端不同程度3裂。蒴果球形或卵圆形,直径2~4 cm,3室或1室,3片或2片裂开,每室有种子1枚或2枚;苞片及萼片脱落后留下的果柄长3~5 mm,粗大,有环状短节。花期冬春季之间。

【生长地】生于坡地或灌丛;有栽培。

【采集】11月果实熟透后采集。

【化学成分及药理研究】茶油中含角鲨烯、茶多酚、茶皂素、山茶苷、山茶皂苷、维生素E及钙、镁、钾等18种无机元素。药理研究显示其具有调节血脂、促渗透、抑菌、抗氧化、抗丙酮毒害等作用。

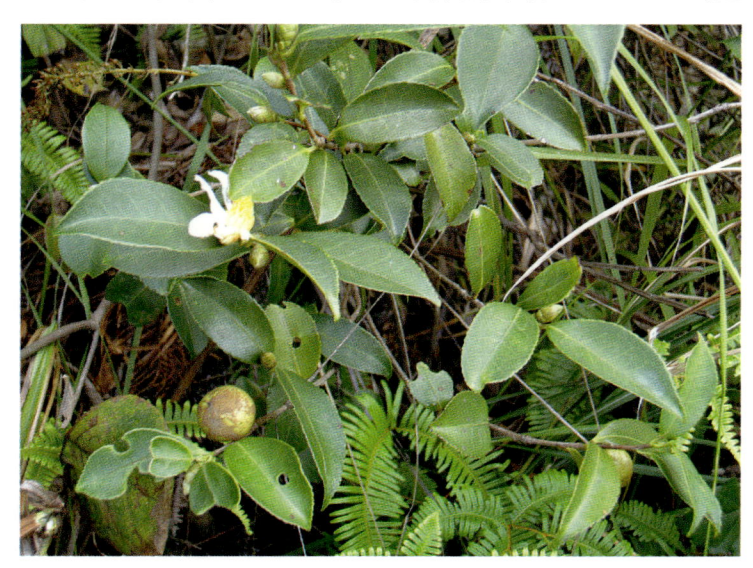

【分布】贵州、湖南、广西、湖北等地有分布。

【应用】茶油是民间侗医用于传统制剂中的药物,直接用于刮痧等外治法,以及作为防治旱蚂蟥(山蛭 Hameadipsa)用药。

【用量】外用:适量。

meixyucdgc

【侗药药名释义】meixyucdgc,树类,侗语固有词,汉语俗称桐油树。

【基源】大戟科植物油桐 *Vernicia fordii* (Hemsl.) Airy Shaw。药用部位:核果榨取的油。

【形态】落叶乔木,高达10 m;树皮灰色,近光滑。枝条粗壮,无毛,具明显皮孔。叶卵圆形,长8~18 cm,宽6~15 cm,顶端短尖,基部截平形至浅心形,全缘,稀1~3浅裂,掌状脉5(~7)条;叶柄与叶片近等长,几无毛,顶端有2枚扁平、无柄腺体。花雌雄同株,先叶或与叶同时开放;花萼长约1 cm,2(~3)裂,外面密被棕褐色微柔毛;花瓣白色,有淡红色脉纹,倒卵形,长2~3 cm,宽1.0~1.5 cm,顶端圆形,基

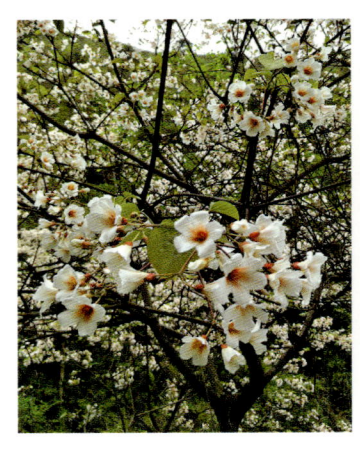

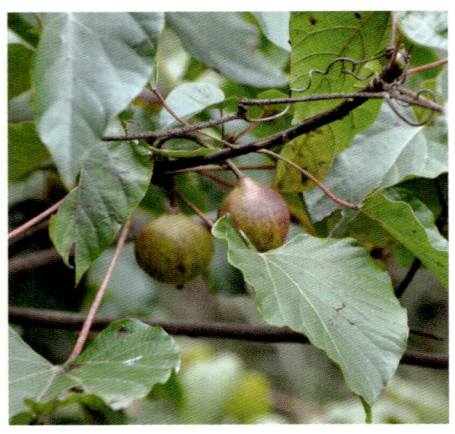

部爪状。雄花：雄蕊 8~12 枚，2 轮；外轮离生，内轮花丝中部以下合生。雌花：子房密被柔毛，3~5(~8)室，每室有 1 枚胚珠；花柱与子房室同数，2 裂。核果近球状，直径 4~6(~8) cm；果皮光滑。种子 3~4(~8)枚，种皮木质。花期 3—4 月，果期 8—9 月。

【生长地】生于山地；有栽培。

【采集】秋季采集。

【化学成分及药理研究】桐油含 α-桐酸(83%)、三油精(甘油三油酸酯)(15%)；桐油的混合脂肪酸含 α-桐酸(74.5%)、亚油酸(9.7%)、油酸(8.0%)、饱和脂肪酸(3.3%)、不皂化物(0.1%)。药理研究显示其具有抗菌、促使创面结痂、抗溶血、泻下等作用。

【分布】贵州、湖南、广西、湖北等地有分布。

【应用】用于治疗疮、疖、跌打损伤、烫伤。

【用量】外用：适量。

miinc not

【侗药药名释义】miinc not，其意为此植物的棉桃形果被老鼠取去垫窝用。

【基源】毛茛科植物打破碗花花 Anemone hupehensis Lem.。药用部位：茎叶。

【形态】植株高(20~)30~120 cm。根状茎斜或垂直，长约 10 cm，粗(2~)4~7 mm。基生叶 3~5 枚，有长柄，通常为三出复叶，有时 1~2 枚或全部为单叶；中央小叶有长柄(长 1.0~6.5 cm)，小叶片卵形或宽卵形，长 4~11 cm，宽 3~10 cm，顶端急尖或渐尖，基部圆形或心形，不分裂或 3~5 浅裂，边缘有锯齿，两面有疏糙毛；侧生小叶较小；叶柄长 3~36 cm，疏被柔毛，基部有短鞘。花葶直立，疏被柔毛；聚伞花序二至三回分枝，有较多花，偶尔不分枝，只有 3 花；苞片 3 枚，有柄(长 0.5~6.0 cm)，稍不等大，为三出复叶，似基生叶；花梗长 3~10 cm，有密或疏柔毛；萼片 5 枚，紫红色或粉红色，倒卵形，长 2~3 cm，宽 1.3~2.0 cm，外面有短绒毛；雄蕊长约为萼片长度的 1/4，花药黄色，椭圆形，花丝丝形；心皮约 400 枚，生于球形的花托上，长约 1.5 mm；子房有长柄，有短绒毛；柱头长方形。聚合果球形，直径约 1.5 cm；瘦果长约 3.5 mm，有细柄，密被绵毛。花期 7—10 月。

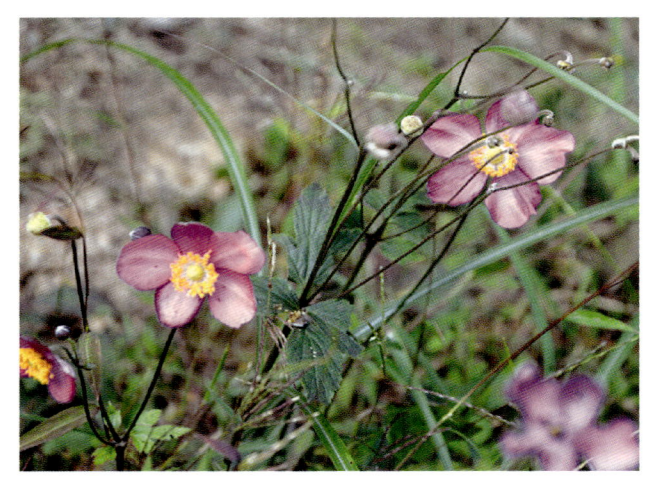

【生长地】生于山地、丘陵的草坡、沟边或疏林中。

【采集】秋季采集。

【分布】贵州、湖南、广西、湖北等地有分布。

【化学成分及药理研究】主要含皂苷、有机酸类、甾类、挥发性成分等化学成分。药理研究显示其具有抗氧化、杀虫等作用。

【应用】用于治疗鼻炎、副鼻窦炎、目翳等。

【用量】外用：捣烂塞鼻或外敷。

naol

【侗药药名释义】naol，俗名，其意为侗族以此植物为染料，故又为染料名。

【基源】薯蓣科植物薯莨 *Dioscorea cirrhosa* Lour.。药用部位：块茎。

【形态】藤本，粗壮，长可达 20 m。块茎一般生长在表土层，为卵形、球形、长圆形或葫芦状，外皮黑褐色，凹凸不平，断面新鲜时红色，干后紫黑色，直径大的甚至可达 20 cm。茎绿色，无毛，右旋，有分枝，下部有刺。单叶，在茎下部的互生，中部以上的对生；叶片革质或近革质，长椭圆状卵形至卵圆形，或为卵状披针形至狭披针形，长 5~20 cm，宽（1~）2~14 cm，顶端渐尖或骤尖，基部圆形；叶柄长 2~6 cm。雌雄异株；雄花序为穗状花序，长 2~10 cm，通常排列成圆锥花序；雄蕊 6 枚，稍短于花被片；雌花序为穗状花序，单生于叶腋，长达 12 cm。蒴果不反折，近三棱状扁圆形，长 1.8~3.5 cm，宽 2.5~5.5 cm。种子着生于每室中轴中部，四周有膜质翅。花期 4—6 月，果期 7 月至翌年 1 月，果仍不脱落。

【生长地】生于山坡、路旁、河谷边的杂木林、阔叶林、灌丛或林边。

【采集】5—8 月采集。

【分布】贵州、湖南、广西等地有分布。

【化学成分及药理研究】块茎主要含缩合鞣质、苷类，已分离得到酚性糖苷、鞣质右旋儿茶精、原矢菊素 B-1、原矢车菊素 B-2、原矢车菊素 B-5、原矢车菊素 C-1，尚含大量糖、淀粉、维生素 C 等。药理研究显示其具有止血、抗菌等作用。

【应用】用于治疗产后腹痛、月经不调、风湿痛、蛇咬伤、跌打损伤等。

【用量】内服：5~10 g。外用：适量。

naos

【侗药药名释义】naos，侗语固有词，汉语俗称鱼香菜。

【基源】蓼科植物香蓼 *Polygonum viscosum* Buch.-Ham. ex D. Don。药用部分：全草。

【形态】一年生草本，高 40~90 cm。茎直立，具分枝，无毛，节部膨大。叶披针形或宽披针形，顶端渐尖或急尖，基部楔形，上面绿色，常有 1 个大的黑褐色新月形斑点，两面沿中脉被短硬伏毛，全缘，边

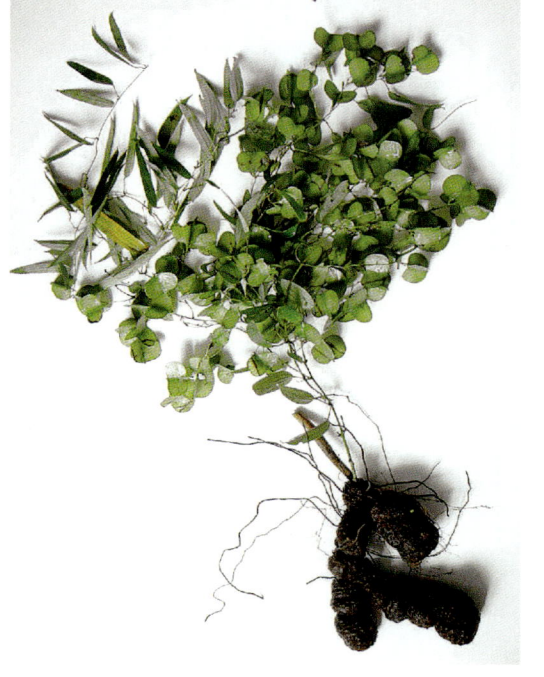

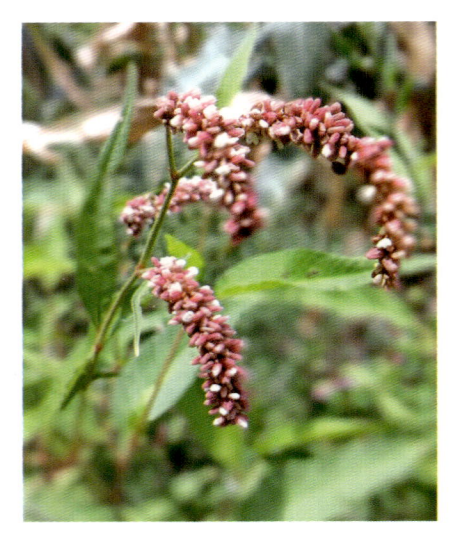

缘具粗缘毛；叶柄短，具短硬伏毛；托叶鞘筒状，膜质，淡褐色，无毛，具多数脉，顶端截形，无缘毛，稀具短缘毛。总状花序呈穗状，顶生或腋生，近直立；花紧密，通常由数个花穗再组成圆锥状；花序梗被腺体；苞片漏斗状，边缘具稀疏短缘毛；花被淡红色或白色，4(~5)深裂，花被片椭圆形，外面两面较大，脉粗壮，顶端叉分，外弯；雄蕊通常6枚。瘦果宽卵形，双凹，长2~3 mm，黑褐色，有光泽，包于宿存花被内。花期6—8月，果期7—9月。

【生长地】生于田边、路旁、水边、荒地或沟边湿地。
【采集】常年可采集。
【分布】贵州、湖北、湖南、广西等地有分布。
【化学成分及药理研究】叶含水蓼二醛、密叶辛木素、水蓼酮、水蓼素等挥发油类成分。药理研究显示其具有抗氧化等作用。
【应用】用于治疗胃痛、消化不良、小儿疳积、风湿关节疼痛等；还可是以鱼做菜肴时的佐料。
【用量】内服：10~20 g。外用：适量。

naos dangl

【侗药药名释义】naos dangl，侗语固有词，汉语俗称山茴香。
【基源】唇形科植物藿香 Agastache rugosa (Fisch. et Mey.) O. Ktze.。药用部位：全草。
【形态】多年生草本。茎直立，四棱形。叶心状卵形至长圆状披针形，长4.5~11.0 cm，宽3.0~6.5 cm，基部心形，稀截形，边缘具粗齿，纸质；叶柄长1.5~3.5 cm。轮伞花序多花，穗状花序长2.5~12.0 cm，直径1.8~2.5 cm；轮伞花序具短梗，总梗长约3 mm；花冠淡紫蓝色，长约8 mm，外被微柔毛；雄蕊伸出花冠，花丝细，扁平，无毛；花柱与雄蕊近等长，丝状，先端相等的2裂；花盘厚环状；子房裂片顶部具绒毛。成熟小坚果卵状长圆形，长约1.8 mm，宽约1.1 mm，腹面具棱，先端具短硬毛，褐色。花期6—9月，果期9—11月。

【生长地】多为栽培。
【采集】夏季、秋季采集。
【分布】贵州、湖南、广西、湖北等地有分布。
【化学成分及药理研究】主要含挥发油、黄酮类、萜类等化合物。药理研究显示藿香、藿香挥发油和藿香非挥发油成分具有推进胃肠运动的作用；藿香油及甲基胡椒酚对真菌表现出明显的抑制作用。
【应用】用于治疗感冒、寒热、头痛、呕吐、疟疾等。
【用量】内服：9~16 g。

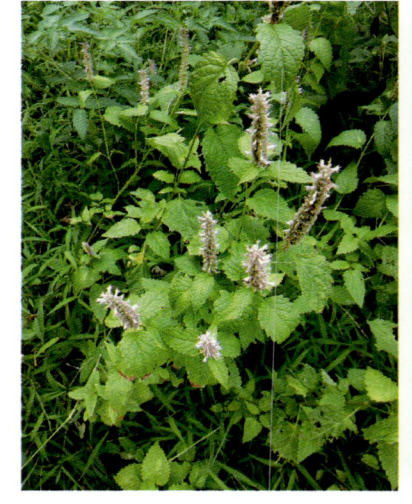

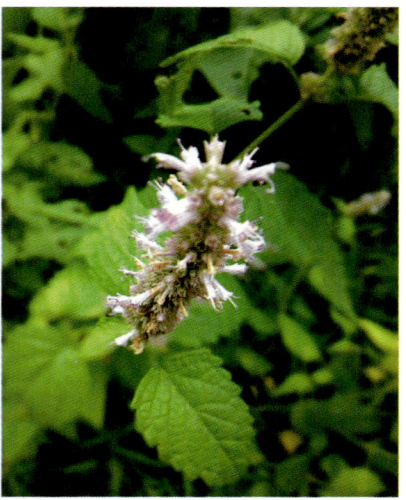

naos sup jenc

【侗药药名释义】naos sup jenc,其意为野生的绿色的鱼香菜,"野薄荷"。
【基源】唇形科植物紫花香薷 *Elsholtzia argyi* Lévl.。药用部位:全草。
【形态】草本,高 0.5~1.0 m。茎四棱形,具槽,紫色,槽内被疏生或密集的白色短柔毛。叶卵形至阔卵形,长 2~6 cm,宽 1~3 cm,先端短渐尖,基部圆形至宽楔形,边缘在基部以上具圆齿或圆齿状锯齿,近基部全缘,上面绿色,被疏柔毛,下面淡绿色,沿叶脉被白色短柔毛,满布凹陷的腺点,侧脉 5~6 对,与中脉在两面微显著;叶柄长 0.8~2.5 cm,具狭翅,腹凹背凸,被白色短柔毛。穗状花序长 2~7 cm,生于茎、枝顶端,偏向一侧,由具 8 朵花的轮伞花序组成;苞片圆形,长、宽各约 5 mm,先端骤然短尖,尖头刺芒状,长达 2 mm,外面被白色柔毛及黄色透明腺点,常带紫色,内面无毛,边缘具缘毛;花梗长约 1 mm,与序轴被白色柔毛;花萼管状,长约 2.5 mm,外面被白色柔毛,萼齿 5 枚,钻形,近相等,先端具芒刺,边缘具长缘毛;花冠玫瑰红紫色,长约 6 mm,外面被白色柔毛,在上部具腺点,冠筒向上渐宽,至喉部宽达 2 mm,冠檐二唇形,上唇直立,先端微缺,边缘被长柔毛,下唇稍开展,中裂片长圆形,先端通常具突尖,侧裂片弧形;雄蕊 4 枚,前对较长,伸出,花丝无毛,花药黑紫色;花柱纤细,伸出,先端相等 2 浅裂。小坚果长圆形,长约 1 mm,深棕色,外面具细微疣状凸起。花期、果期 9—11 月。
【生长地】生于山坡灌丛中、林下、村寨边、溪旁及河边草地。
【采集】夏季、秋季采集。
【分布】贵州、湖南、广西、湖北等地有分布。
【化学成分及药理研究】含柠檬醛、桉叶油素、芳樟醇等挥发油。药理研究显示其具有抑制霉菌的作用。
【应用】用于治疗麻疹、风疹、口舌生疮等。
【用量】内服:9~15 g。

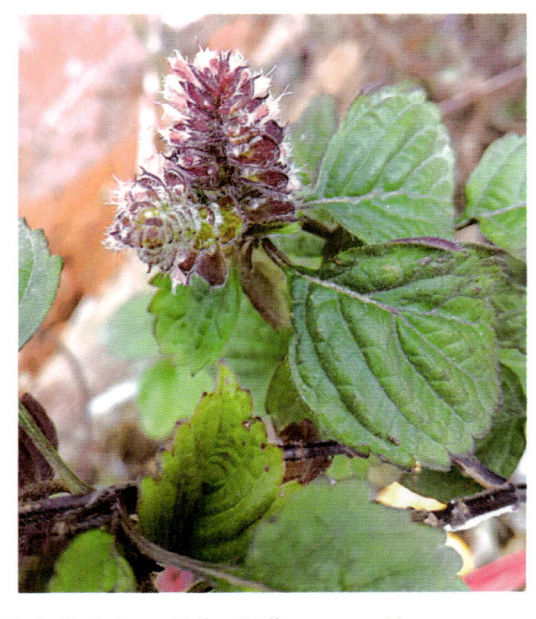

neit yak

【侗药药名释义】neit yak,侗语固有词,其意为往生长有此植物的水田、水塘里投入石头,水面的此植物会向周围散开,汉语俗称红浮萍。
【基源】满江红科植物满江红(原变种)*Azolla imbricata* (Roxb.) Nakai var. *imbricata*。药用部位:全草。
【形态】小型漂浮植物,植物体呈卵形或三角状。叶小如芝麻,互生;叶片深裂分为背裂片和腹裂片两部分,肉质,绿色,但在秋后常变为紫红色,边缘无色透明,上表面密被乳状瘤突,下表面中部略凹陷,腹裂片贝壳状,无色透明,多少饰有淡紫红色,斜沉水中。孢子果双生于分枝处;大孢子囊有 9 个浮

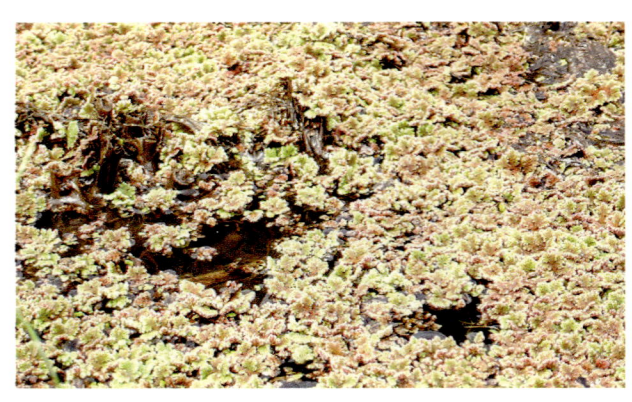

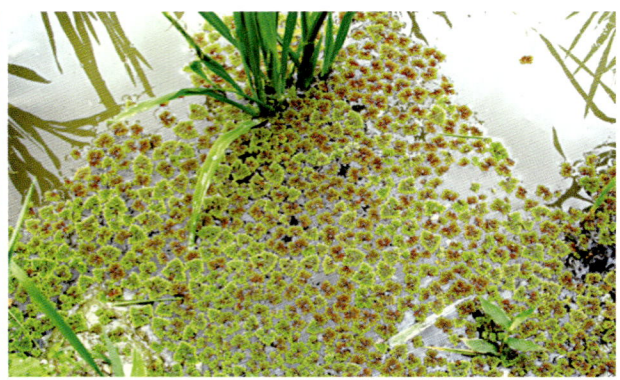

膘，分上、下2排附生在孢子囊体上，上部3个较大，下部6个较小；小孢子果体积较大，圆球形或桃形，内含多数具长柄的小孢子囊，每个小孢子囊内有64个小孢子，分别埋藏在5~8块无色海绵状的泡胶块上，泡胶块上有丝状毛。

【生长地】生于水田和静水沟塘中。

【采集】夏季生长旺盛时采集。

【分布】贵州、湖南、广西、湖北等地有分布。

【化学成分及药理研究】含绿原酸衍生物、黄酮类化合物、香豆素等。药理研究显示其具有抗氧化等作用。

【应用】用于治疗麻疹、风湿痛、烧烫伤等。

【用量】内服：3~10 g。外用：适量。

ngaih

【侗药药名释义】ngaih，侗语固有词，汉语俗称艾蒿。

【基源】菊科植物艾（原变种）*Artemisia argyi* Lévl. et Van. var. *argyi*。药用部位：叶。

【形态】多年生草本或略成半灌木状，植株有浓烈香气。主根明显，略粗长，直径达1.5 cm，侧根多；常有横卧地下根状茎及营养枝。茎单生或少数，高80~150(~250) cm，有明显纵棱，褐色或灰黄褐色，基部稍木质化，上部草质。叶厚纸质，上面被灰白色短柔毛，并有白色腺点与小凹点，背面密被灰白色蛛丝状密绒毛；基生叶具长柄；茎下部叶近圆形或宽卵形，羽状深裂，中部叶卵形、三角状卵形或近菱形，上部叶与苞片叶羽状半裂、浅裂或3深裂或3浅裂，或不分裂。头状花序椭圆形，直径2.5~3.0(~3.5) mm，无梗或近无梗；总苞片3~4层，覆瓦状排列；花序托小；雌花6~10朵；花冠狭管状，檐部具2枚裂齿，紫色；花柱细长，伸出花冠外甚长，先端二叉；两性花8~12朵，花冠管状或高脚杯状，外面有腺点。瘦果长卵形或长圆形。花期、果期7—10月。

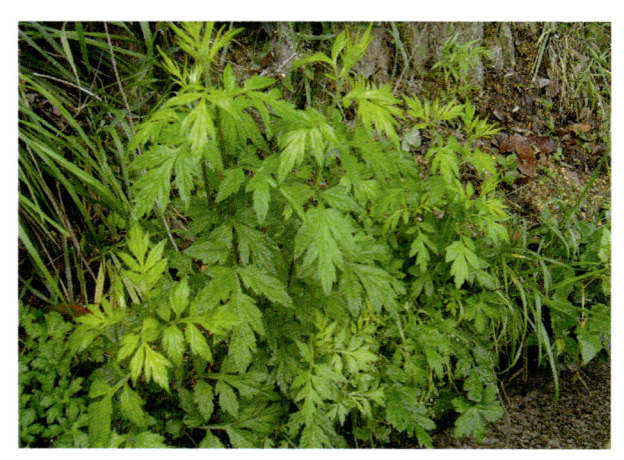

【生长地】生于荒地、路旁、河边及山坡草地；有栽培。

【采集】四季可采集。

【分布】贵州、湖南、广西、湖北等地有分布。

【化学成分及药理研究】含2-甲基丁醇、2-乙烯醛、三环萜等挥发油,艾草素、洋艾内酯、洋艾素、大籽蒿素、兰香油精、蒿萜内酯等倍半萜类衍生物,木脂体类化合物,艾黄素,猎眼草黄素,芸香苷、异槲皮苷、马栗树皮素等黄酮类化合物和精油等。药理研究显示其具有抗菌、平喘、镇咳、利胆、抑制血小板凝聚、止血、增加冠状动脉流量、抗过敏、增强网状内皮细胞吞噬功能等作用。

【应用】用于艾灸;亦用于沐浴、外敷、外擦等。

【用量】外用:适量。

ngoc kubt geiv

【侗药药名释义】ngoc kubt geiv,系借用中草药"蜘蛛抱蛋"的汉语名称,按照侗语语法直译为侗药名称。

【基源】百合科植物蜘蛛抱蛋 *Aspidistra elatior* Bl.。药用部位:根。

【形态】根状茎近圆柱形,直径5~10 mm,具节和鳞片。叶单生,矩圆状披针形、披针形至近椭圆形,长22~46 cm,宽8~11 cm,先端渐尖,基部楔形,边缘多少皱波状,两面绿色,有时稍具黄白色斑点或条纹。总花梗长0.5~2.0 cm;花被筒长10~12 mm,裂片近三角形,向外扩展或外弯,先端钝,边缘和内侧的上部淡绿色;雄蕊(6~)8枚,生于花被筒近基部,低于柱头;雌蕊高约8 mm;子房几不膨大;花柱无关节,柱头盾状膨大,圆形,直径10~13 mm,紫红色,上面具(3~)4深裂。

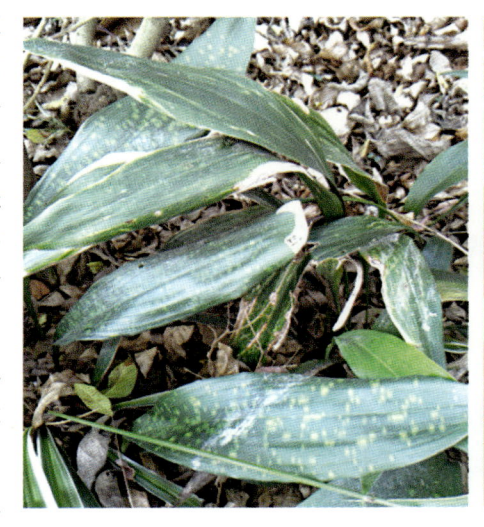

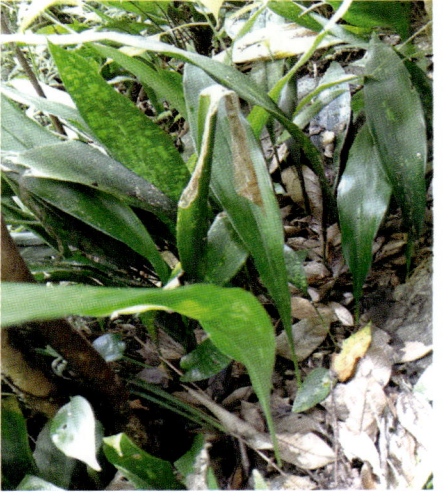

【生长地】生于山地、林丛岩石地。

【采集】夏季、秋季采集。

【分布】贵州、湖南、广西等地有分布。

【化学成分及药理研究】主要含甾体皂苷、黄酮类、挥发油等。药理研究显示其具有抗氧化、抑菌等作用。

【应用】用于治疗胃痛、肠炎、牙痛、风湿痛、毒蛇咬伤等。

【用量】内服:9~15 g。

nugs wangc weep

【侗药药名释义】nugs wangc weep,花类,其意为开花季节迟,但花期长达半年的植物。

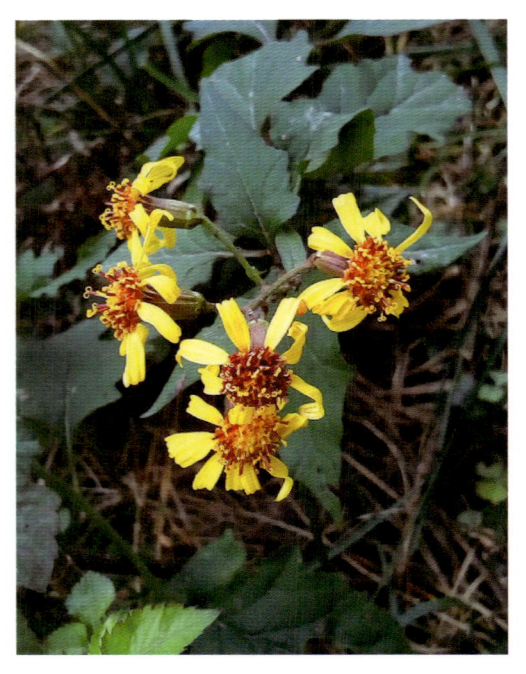

【基源】菊科植物千里光 Senecio scandens Buch. -Ham.。药用部位：全草。

【形态】多年生攀缘草本。叶具柄；叶片卵状披针形至长三角形，有时具细裂或羽状浅裂，至少向基部具1~3对较小的侧裂片，两面被短柔毛至无毛。头状花序有舌状花，多数，在茎枝端排列成顶生复聚伞圆锥花序；花序梗长1~2 cm，具苞片；总苞圆柱状钟形，长5~8 mm，宽3~6 mm，具外层苞片；舌状花8~10朵，管部长约4.5 mm；舌片黄色；管状花多数；花冠黄色，长约7.5 mm，管部长约3.5 mm；花药长约2.3 mm，基部有钝耳，耳长约为花药颈部的1/7，花药颈部伸长；花柱分枝长约1.8 mm，有乳头状毛。瘦果圆柱形，长约3 mm，被柔毛；冠毛白色，长约7.5 mm。

【生长地】生于灌丛中，攀缘于灌木、岩石上。

【采集】夏季、秋季采集。

【分布】贵州、湖南、广西、湖北等地有分布。

【化学成分及药理研究】含吡咯里西啶类生物碱、黄酮、金丝桃苷、蒙花苷、槲皮素、消旋丁香脂素、大黄素、酚酸类等化合物。药理研究显示其具有广谱抗菌、抗滴虫、抗氧化、保肝、清除自由基等作用。

【应用】用于治疗伤寒等。

【用量】内服：2~4 g。外用：适量。

nugsemsxut

【侗药药名释义】nugsemsxut，侗语固有词，染饭花。侗族人民常用此植物的花的浸液来浸泡糯米，经过浸泡后的糯米蒸熟后呈黄色。

【基源】马钱科植物密蒙花 Buddleja officinalis Maxim.。药用部位：花、叶。

【形态】灌木，高1~4 m。小枝略呈四棱形，灰褐色；小枝、叶下面、叶柄和花序均密被灰白色星状短绒毛。叶对生；叶片纸质，狭椭圆形、长卵形、卵状披针形或长圆状披针形，长4~19 cm，宽2~8 cm，顶端渐尖、急尖或钝，基部楔形或宽楔形，有时下延至叶柄基部，通常全缘，稀有疏锯齿；叶柄长2~20 mm；托叶在2叶柄基部之间缢缩成1横线。花多而密集，组成顶生聚伞圆锥花序，花序长5~15(~30) cm，宽2~10 cm；花梗极短；小苞片披针形，被短绒毛；花萼钟状，长2.5~4.5 mm，外面与花冠外面均密被星状短绒毛和一些腺毛；花冠紫堇色，后变白色或淡黄白色；雄蕊着生于花冠管内壁中部，花丝极短，花药长圆形，黄色；雌蕊长3.5~5.0 mm；子房卵珠状，长1.5~2.2 mm，宽1.2~1.8 mm，中部以上至花柱基部被星状短绒毛。蒴果椭圆

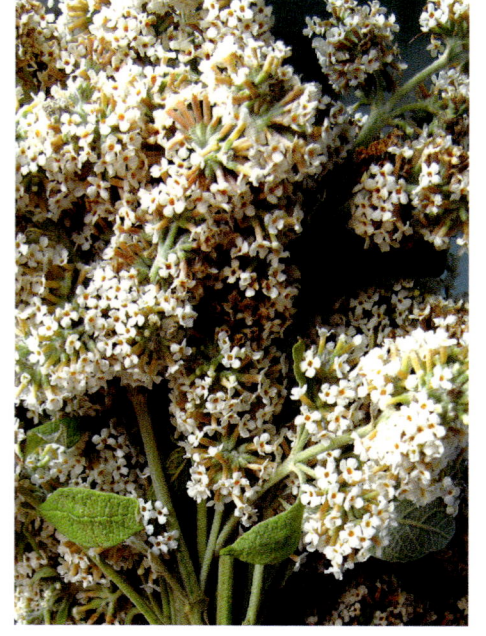

状,长 4~8 mm,宽 2~3 mm,2 瓣裂;外果皮被星状毛,基部有宿存花被。种子多枚,狭椭圆形,长 1.0~1.2 mm,宽 0.3~0.5 mm,两端具翅。花期 3—4 月,果期 5—8 月。

【生长地】生于向阳山坡、河边、村旁的灌木丛中或林缘。

【采集】春夏之交可采集。

【分布】贵州、湖南、广西、湖北等地有分布。

【化学成分及药理研究】花含刺槐素、醉鱼草苷等黄酮苷类,密蒙萜苷 A、密蒙萜苷 B 等三萜苷,以及属环烯酸萜苷的桃叶珊瑚苷、对甲氧基桂皮酰桃叶珊瑚苷等化学成分。药理研究显示其具有抗菌、抗炎及降低皮肤和小肠血管的通透性、脆性等作用,并对肠管张力增加有解痉作用、对胆管平滑肌有松弛作用。

【应用】用于治疗咽喉肿痛、黄疸型肝炎、疟疾、风湿关节疼痛、跌打损伤、疮疖等。

【用量】内服:10~15 g。外用:适量。

nugs jaenv aiv yak

【侗药药名释义】nugs jaenv aiv yak,系借用中草药"红鸡冠花"的汉语名称,按照侗语语法直译为侗药名称。

【基源】苋科植物鸡冠花 *Celosia cristata* L.。药用部位:花序。

【形态】一年生草本,高 0.3~1.0 m,全体无毛。茎直立,有分枝,绿色或红色,具明显条纹。叶片矩圆状披针形、披针形或披针状条形,少数卵状矩圆形,长 5~8 cm,宽 1~3 cm,绿色常带红色,顶端急尖或渐尖,具小芒尖,基部渐狭;叶柄长 2~15 mm,或无叶柄。花多数,极密生,成扁平肉质鸡冠状、卷冠状或羽毛状的穗状花序,一个大花序下面有数个较小的分枝,圆锥状矩圆形,表面羽毛状;花被片红色、紫色、黄色、橙色或红色黄色相间;花丝长 5~6 mm,分离部分长 2.5~3.0 mm,花药紫色;子房有短柄;花柱紫色,长 3~5 mm。胞果卵形,长 3.0~3.5 mm,包裹在宿存花被片内。花期 7—9 月。

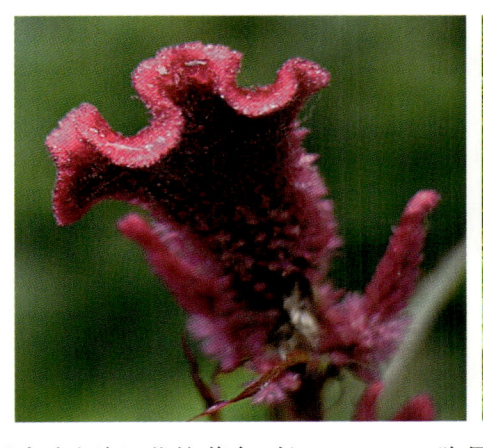

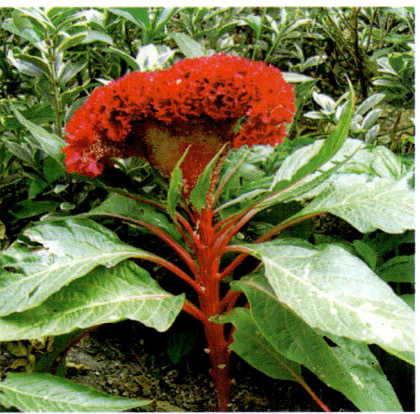

【生长地】栽培。

【采集】8—10 月间,花序充分长大,并有部分果实成熟时采集。

【分布】贵州、湖南、广西、湖北等地有分布。

【化学成分及药理研究】主要含黄酮类、皂苷、甾类、有机酸等化合物。药理研究显示鸡冠花有止血作用且止血机制与其含有钙离子和维生素 C 有关;鸡冠花提取物通过增强肝细胞抗氧化能力,预防氧化应激诱导的肝损伤。

【应用】用于治疗吐血、咳血等。

【用量】内服:5~10 g。

nugsnyanpnanx

【侗药药名释义】nugsnyanpnanx,侗语固有词,汉语俗称害羞草。
【基源】豆科植物含羞草 Mimosa pudica Linn.。药用部位:全草。
【形态】披散、亚灌木状草本,高可达 1 m。茎圆柱状,具分枝,有散生、下弯的钩刺及倒生刺毛。托叶披针形,长 5~10 mm,有刚毛;羽片和小叶触之即闭合而下垂,羽片通常 2 对,指状排列于总叶柄之顶端,长 3~8 cm;小叶 10~20 对,线状长圆形,长 8~13 mm,宽 1.5~2.5 mm,先端急尖,边缘具刚毛。头状花序圆球形,直径约 1 cm,具长总花梗,单生或 2~3 个生于叶腋;花小,淡红色,多数;苞片线形;花萼极小;花冠钟状,裂片 4 枚,外面被短柔毛;雄蕊 4 枚,伸出于花冠之外;子房有短柄,无毛;胚珠 3~4 枚;花柱丝状,柱头小。荚果长圆形,长 1~2 cm,宽约 5 mm,扁平,稍弯曲,荚缘波状,具刺毛,成熟时荚节脱落,荚缘宿存。种子卵形,长约 3.5 mm。花期 3—10 月,果期 5—11 月。

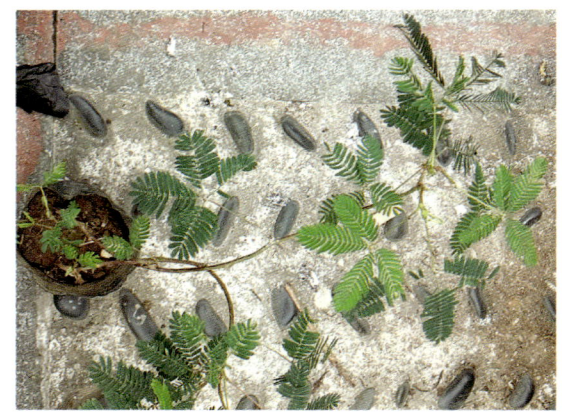

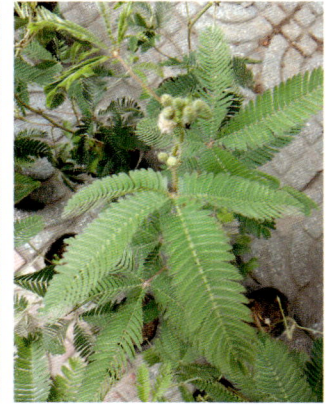

【生长地】生于旷野荒地、灌木丛中。
【采集】夏季、秋季采集。
【分布】贵州、广西等地有分布,贵州、广西、湖南、湖北等地有栽培。
【化学成分及药理研究】含酚性成分、黄酮碳苷类、生物碱类、挥发油、有机酸等化合物。药理研究显示其具有抑制利用酪氨酸的酶系统,轻度抑制碱性磷酸酯酶的作用。
【应用】鲜叶捣烂外敷,用于治疗皮炎、外伤。
【用量】外用:适量。

nugsyulzans ous

【侗药药名释义】nugsyulzans ous,系借用中草药"紫玉簪花"的汉语名称,按照侗语语法直译为侗药名称。
【基源】百合科植物紫萼 Hosta ventricosa (Salisb.) Stearn。药用部位:全草。
【形态】根状茎粗 0.3~1.0 cm。叶卵状心形、卵形至卵圆形,长 8~19 cm,宽 4~17 cm,先端通常近短尾状或骤尖,基部心形或近截形,极少叶片基部下延而略呈楔形,具 7~11 对侧脉;叶柄长 6~30 cm。花葶高 60~100 cm,具 10~30 朵花;苞片矩圆状披针形,长 1~2 cm,白色,膜质;花单生,长 4.0~5.8 cm,盛开时

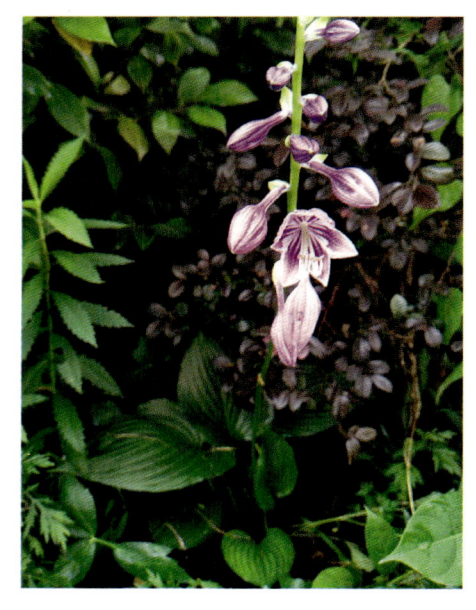

从花被管向上骤然作近漏斗状扩大,紫红色;花梗长 7~10 mm;雄蕊伸出花被之外,完全离生。蒴果圆柱状,有 3 条棱,长 2.5~4.5 cm,直径 6~7 mm。花期 6—7 月,果期 7—9 月。

【生长地】生于林下、草坡或路旁。

【采集】夏季采集。

【分布】贵州、湖南、广西、湖北等地有分布。

【化学成分及药理研究】含山奈酚糖苷、香豆素类、桂皮酸等化合物。药理研究显示其具有抗菌、抗肿瘤、抗非特异性炎症等作用。

【应用】根用于治疗咽喉肿痛、牙痛、疮毒、烧伤等;花、叶用于治疗月经过多、妇女虚弱。

【用量】内服:10~15 g。外用:适量。

nyanc

【侗药药名释义】nyanc,侗语固有词,汉语俗称刺果。

【基源】蔷薇科植物黄毛草莓 *Fragaria nilgerrensis* Schlecht. ex Gay。药用部位:全草。

【形态】多年生草本,粗壮,密集成丛。叶三出,小叶具短柄,质地较厚;小叶片倒卵形或椭圆形,顶生小叶基部楔形,侧生小叶基部偏斜,上面深绿色,被疏柔毛,下面淡绿色,被黄棕色绢状柔毛。聚伞花序(1)2~5(~6)朵,花序下部具一出或三出有柄的小叶;花两性,直径 1~2 cm;花瓣白色,圆形,基部有短爪;雄蕊 20 枚,不等长。聚合果圆形,白色、淡白黄色或红色,宿存萼片直立,紧贴果实;瘦果卵形,光滑。花期 4—7 月,果期 6—8 月。

【生长地】生于山坡草地或沟边林下。

【采集】夏季、秋季采集。

【分布】贵州、湖北、湖南等地有分布。

【化学成分及药理研究】含鞣酸、花青素、草莓胺、有机酸、果酸、果胶、维生素、胡萝卜素、蛋白质、天冬氨酸、铁、钙、磷、铜、纤维素等化合物。药理研究显示其具有促进细胞合成、促进伤口愈合、助消化、增强免疫力、抗肿瘤等作用。

【应用】用于治疗发热、咳嗽、口腔炎、痢疾、尿血等。

【用量】内服:10~20 g。外用:适量。

nyangt bav baenl

【侗药药名释义】nyangt bav baenl,草类,其意为此植物的叶的形状像竹叶一样。

【基源】禾本科植物淡竹叶 *Lophatherum gracile* Brongn.。药用部位:全草。

【形态】多年生,具木质根头。叶鞘平滑或外侧边缘具纤毛;叶舌质硬,长 0.5~1.0 mm,褐色,背有糙毛;叶片披针形,长 6~20 cm,宽 1.5~2.5 cm,具横脉,基部收窄成柄状。圆锥花序长 12~25 cm,分枝斜升或开展,长 5~10 cm;小穗线状披针形,长 7~12 mm,宽 1.5~2.0 mm,具极短柄;颖顶端钝,具 5 脉,边缘膜质,第 1 颖长 3.0~4.5 mm,第 2 颖长 4.5~5.0 mm;第 1 外稃长 5.0~6.5 mm,宽约 3 mm,具 7 脉,顶端具尖头,内稃较短,其后具长约 3 mm 的小穗轴,不育外稃向上渐狭小,互相密集包卷,顶端具长约

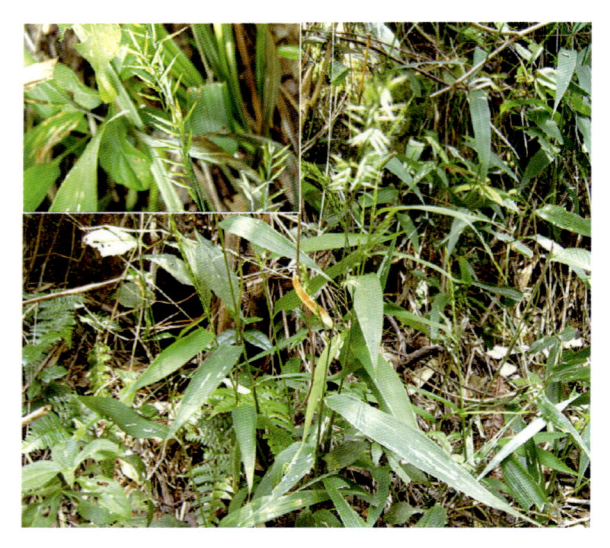

1.5 mm 的短芒；雄蕊 2 枚。颖果长椭圆形。花期、果期 6—10 月。

【生长地】生于山坡、林地或林缘。

【采集】春季、夏季、秋季采集。

【分布】贵州、湖南、广西、湖北等地有分布。

【化学成分及药理研究】主要含黄酮类化合物、三萜类化合物、挥发性成分、酚酸类及多糖、氨基酸、微量元素。药理研究显示其具有抑菌、抗氧化、保肝、收缩血管、抗病毒、降血脂、心肌保护等作用。

【应用】用于治疗热病口渴、心烦、小便赤涩、淋浊、牙龈肿痛等。

【用量】内服：煎汤，10~15 g。

nyangt biedc suic

【侗药药名释义】nyangt biedc suic，草类，其意为此植物的花的形状像蛇缠绕在其茎上一样。

【基源】兰科植物绶草 *Spiranthes sinensis*（Pers.）Ames。药用部位：全草。

【形态】植株高 13~30 cm。叶片宽线形或宽线状披针形，极罕为狭长圆形，直立伸展，长 3~10 cm，常宽 5~10 mm，先端急尖或渐尖。花茎直立，长 10~25 cm，上部被腺状柔毛至无毛；总状花序具多数密生的花，长 4~10 cm，呈螺旋状扭转；花苞片卵状披针形，先端长渐尖；子房纺锤形，扭转，被腺状柔毛，连花梗长 4~5 mm；花小，紫红色、粉红色或白色，在花序轴上呈螺旋状排列；花瓣斜菱状长圆形，先端钝，与中萼片等长但较薄；唇瓣宽长圆形，凹陷，长约 4 mm，宽约 2.5 mm，先端极钝，前半部上面具长硬毛且边缘具强烈皱波状啮齿，唇瓣基部凹陷呈浅囊状，囊内具 2 枚胼胝体。花期 7—8 月。

【生长地】生于山坡林下、灌丛下或草地。

【采集】夏季、秋季采集。

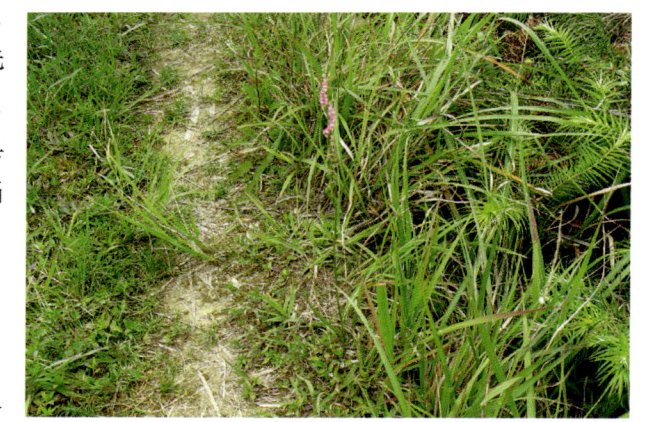

【分布】贵州、湖南、广西、湖北等地有分布。

【化学成分及药理研究】主要含黄酮类化合物。药理研究显示其具有改善胰岛素抵抗细胞模型抗性的作用，还有降低血糖、促进伤口愈合等作用。

【应用】用于治疗病后虚弱、阴虚内热、咳嗽、头晕等。

【用量】内服：煎汤，鲜品 20~40 g。外用：捣烂敷。

nyangt enl

【侗药药名释义】nyangt enl，草类，其意为此植物纤细、披散生长的形态似人身体表可看见的"筋"一样。

【基源】茜草科植物白花蛇舌草 Hedyotis diffusa Willd.。药用部位：全草。

【形态】一年生无毛、纤细、披散草本。叶对生，无柄，膜质，线形，长 1~3 cm，宽 1~3 mm。花 4 数，单生或双生于叶腋；花梗略粗壮，长 2~5 mm，罕无梗或偶有长达 10 mm 的花梗；萼管球形，长约 1.5 mm，萼檐裂片长圆状披针形，长 1.5~2.0 mm，顶部渐尖，具缘毛；花冠白色，管形，长 3.5~4 mm，冠管长 1.5~2.0 mm，喉部无毛，花冠裂片卵状长圆形，长约 2 mm，顶端钝；雄蕊生于冠管喉部，花丝长 0.8~1.0 mm；花柱长 2~3 mm，柱头 2 裂。蒴果膜质，扁球形，直径 2.0~2.5 mm，宿存萼檐裂片长 1.5~2.0 mm，成熟时顶部室背开裂。种子每室约 10 枚，具棱，干后深褐色，有深而粗的窝孔。花期春季。

【生长地】生于水田、田埂和湿润的旷地。

【采集】夏季采集。

【分布】贵州、广西等地有分布。

【化学成分及药理研究】主要含萜类、黄酮类、蒽醌类、多糖类等化合物。药理研究显示其具有抗癌、抗菌消炎、调节免疫功能、抗氧化等作用。

【应用】用于治疗鼠蛇咬伤、扁桃体炎、痢疾、黄疸等。

【用量】内服：30~50 g。外用：适量。

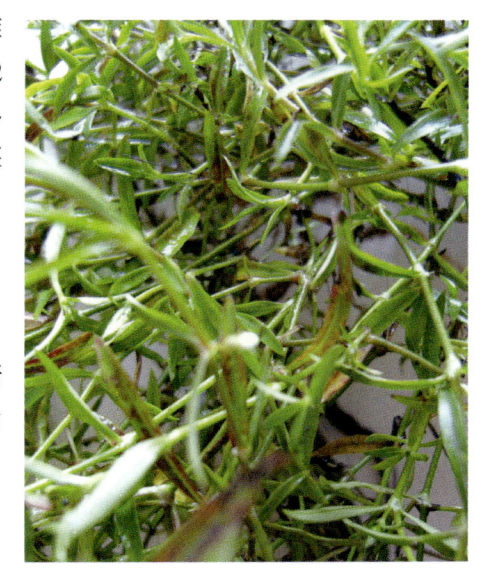

nyangt guangl

【侗药药名释义】nyangt guangl，"亮光草"，侗族神话传说《叶香与亮光草》中晰婶的丈夫献给叶香的治疗眼病的亮光草。

【基源】禾本科植物金色狗尾草（原变种）Setaria glauca (L.) Beauv. var. glauca。药用部位：全草。

【形态】一年生；单生或丛生。秆直立或基部倾斜膝曲，近地面节可生根，高 20~90 cm，光滑无毛，仅花序下面稍粗糙。叶鞘下部扁压具脊，上部圆形，光滑无毛，边缘薄膜质，光滑无纤毛；叶舌具 1 圈长约 1 mm 的纤毛；叶片线状披针形或狭披针形。圆锥花序紧密呈圆柱状或狭圆锥状，长 3~17 cm，宽 4~8 mm（刚毛除外），直立，主轴具短细柔毛，刚毛金黄色或稍带褐色，粗糙，长 4~8 mm，先端尖，通常在 1 簇中仅具 1 个发育的小穗；第 1 颖宽卵形或卵形，第 2 颖宽卵形，先端稍钝。第 1 小花雄性或中性；第 1 外稃与小穗等长或微短，具 5 条脉，其内稃膜

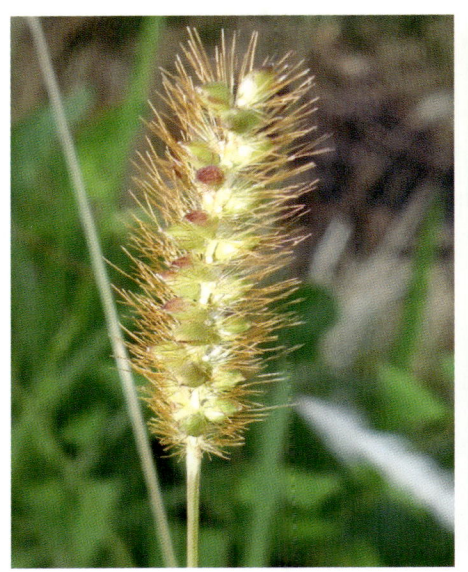

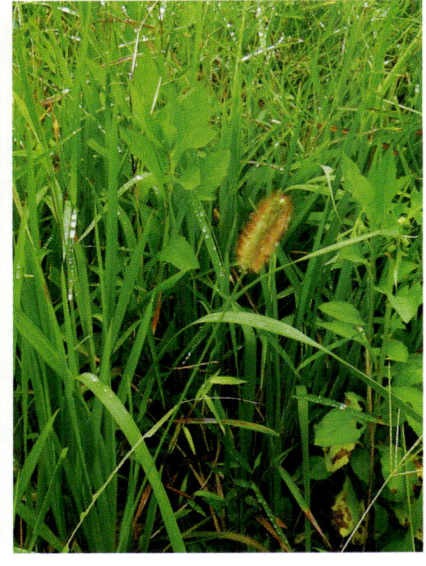

质,等长且等宽于第2小花,具2条脉,通常含3枚雄蕊或无;第2小花两性,外稃革质,等长于第1外稃,先端尖,成熟时,背部极隆起,具明显的横皱纹;鳞被楔形;花柱基部联合。花期、果期6—10月。

【生长地】多生于林边、山坡、路边及荒芜的园地、荒野。

【采集】夏季、秋季可采集。

【分布】贵州、湖南、广西、湖北等地有分布。

【化学成分及药理研究】种子油中含棕榈酸、油酸、亚油酸、亚麻酸。药理研究显示其具有抗菌、抗过敏、抑制炎症细胞浸润、保肝等作用。

【应用】用于治疗眼结膜炎、眼睑炎等眼病。

【用量】内服:15~20 g。外用:适量。

nyangt kap not

【侗药药名释义】nyangt kap not,草类,其意为此植物的叶的形状像老鼠的耳朵。

【基源】藤黄科植物地耳草 *Hypericum japonicum* Thunb. ex Murray。药用部位:全株。

【形态】一年生或多年生草本,高2~45 cm。叶无柄;叶片通常卵形或卵状三角形至长圆形或椭圆形,先端近锐尖至圆形,基部心形抱茎至截形,边缘全缘,坚纸质,上面绿色,下面淡绿色,但有时带苍白色。花序具1~30朵花;苞片及小苞片线形、披针形至叶状;花瓣白色、淡黄色至橙黄色,椭圆形或长圆形;雄蕊5~30枚,不成束,长约2 mm,宿存,花药黄色,具松脂状腺体;子房1室,长1.5~2.0 mm;花柱2~3个,长0.4~1.0 mm,自基部离生,开展。蒴果短圆柱形至圆球形,长2.5~6.0 mm,宽1.3~2.8 mm,无腺条纹。种子淡黄色,圆柱形,长约0.5 mm,两端锐尖,无龙骨状突起和顶端的附属物,全面有细蜂窝纹。花期3—月,果期6—10月。

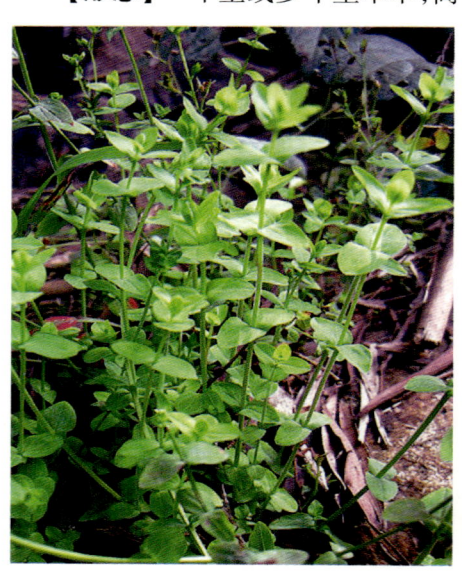

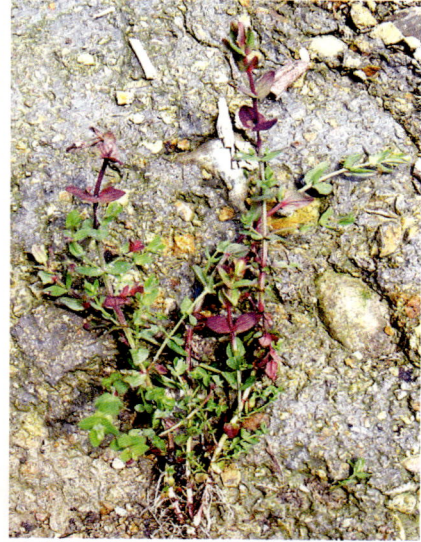

【生长地】生于田边、沟边、草地及撂荒地上。

【采集】春季、夏季采集。

【分布】贵州、湖南、广西、湖北等地有分布。

【化学成分及药理研究】主要含黄酮类化合物、间苯三酚衍生物、吡喃酮类等化学成分。药理研究显示其具有保肝、抗菌、抑制血小板活化因子等作用。

【应用】用于治疗鼠或野兽咬伤、传染性肝炎等。

【用量】内服:15~30 g。外用:适量。

nyangt meeuc

【侗药药名释义】nyangt meeuc，草类，其意为此植物的叶的形状像野鸡尾部长长的尾羽。

【基源】石蒜科植物仙茅 Curculigo orchioides Gaertn.。药用部位：根茎。

【形态】根状茎近圆柱状。叶线形、线状披针形或披针形，大小变化甚大，长10~45(~90) cm，宽5~25 mm，顶端长渐尖，基部渐狭成短柄或近无柄，两面散生疏柔毛或无毛。花茎甚短，长6~7 cm，大部分藏于鞘状叶柄基部之内，亦被毛；苞片披针形，长2.5~5.0 cm，具缘毛；总状花序多少呈伞房状，通常具4~6朵花；花黄色；花梗长约2 mm；花被裂片长圆状披针形，长8~12 mm，宽2.5~3.0 mm，外轮的背面有时散生长柔毛；雄蕊长约为花被裂片的1/2，花丝长1.5~2.5 mm，花药长2~4 mm；柱头3裂，分裂部分较花柱为长；子房狭长，顶端具长喙，连喙长达7.5 mm（喙约占1/3），被疏毛。浆果近纺锤状，长1.2~1.5 cm，宽约6 mm，顶端有长喙。种子表面具纵凸纹。花期、果期4—9月。

【生长地】生于林中、草地或荒坡上。

【采集】秋季、冬季采集。

【分布】贵州、湖南、广西等地有分布。

【化学成分及药理研究】主要含环菠萝蜜烷型三萜皂苷、酚及酚苷、木脂素及木脂素苷、黄酮、桉烷类衍生物、甜味蛋白等化学成分。药理研究显示其具有调节免疫功能、抗氧化、保肝、保护心血管系统等作用。

【应用】用于治疗阳痿、腹痛、腰痛、痈疖等。

【用量】内服：5~10 g。外用：适量。

nyangt mins

【侗药药名释义】nyangt mins，草类，其意为此植物是编席子用的草。

【基源】灯心草科植物灯心草 Juncus effusus L.。药用部位：全株。

【形态】多年生草本。根状茎粗壮横走，具黄褐色稍粗的须根。茎丛生，直立，圆柱形，淡绿色，具纵条纹，直径(1.0~)1.5~3.0(~4.0) mm，茎内充满白色的髓心。叶全部为低出叶，呈鞘状或鳞片状，包围在茎的基部，长1~22 cm；叶片退化为刺芒状。聚伞花序假侧生，含多花，排列紧密或疏散；总苞片圆柱形，生于顶端，似茎的延伸，直立，长5~28 cm，顶端尖锐；花淡绿色；花被片线状披针形，长2.0~12.7 mm，宽约0.8 mm，外轮者稍长于内轮者；雄蕊3枚(偶有6枚)，长约为花被片的2/3；雌蕊具3室子房；花柱极短；柱头三分叉，长约1 mm。蒴果长圆形或卵形，长约2.8 mm，顶端钝或微凹，黄褐色。种子卵状长圆形，长0.5~0.6 mm，黄褐色。

【生长地】生于河边、池旁、水沟或稻田旁。

【采集】全年可采。

【分布】贵州、湖南、广西、湖北等地有分布。

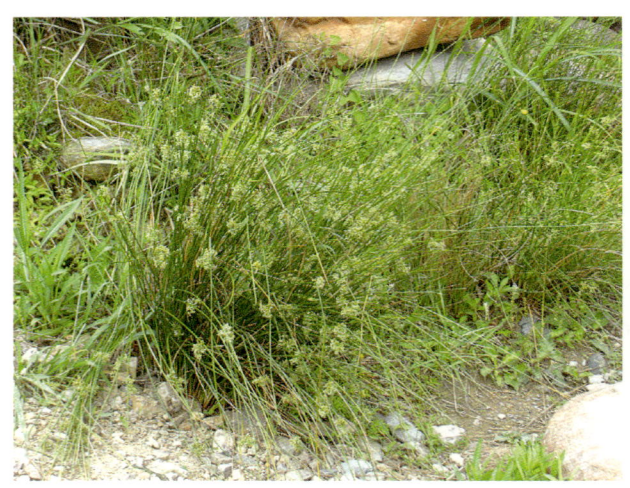

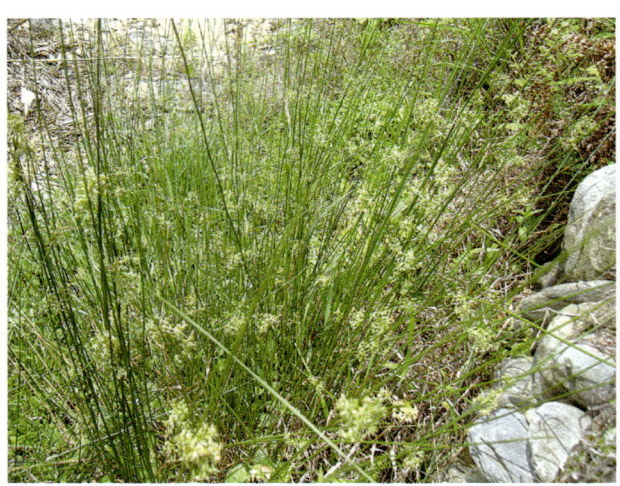

【化学成分及药理研究】主要含酚类、萜类、甾体类、黄酮类化合物。药理研究显示去氢灯心草二酚对两种金黄色葡萄球菌和白念珠菌的抑制活性较强,对枯草芽孢杆菌亦有较强的抑制活性;灯心草大部分提取成分具有抗藻类生长的作用。

【应用】用于治疗水肿、小便不利、创伤等。

【用量】内服:5~10 g。外用:适量。

nyangt mout bial

【侗药药名释义】nyangt mout bial,草类,其意为此植物生长在石山,形状似节节草,一节一节的。

【基源】兰科植物铁皮石斛 *Dendrobium officinale* Kimura et Migo。药用部位:全草。

【形态】茎直立,圆柱形,长 9~35 cm,粗 2~4 mm,不分枝,具多节,节间长 1~3 cm,常在中部以上互生 3~5 枚叶。叶二列,纸质,长圆状披针形,长 3~4(~7) cm,宽 9~11(~15) mm,先端钝并且多少钩转,基部下延为抱茎的鞘,边缘和中肋常带淡紫色;叶鞘常具紫斑,老时其上缘与茎松离而张开,并且与节留下 1 个环状铁青色的间隙。总状花序常从落了叶的老茎上部发出,具 2~3 朵花;花序柄长 5~10 mm,基部具 2~3 枚短鞘;花序轴回折状弯曲,长 2~4 cm;花苞片干膜质,浅白色,卵形,长 5~7 mm,先端稍钝;花梗和子房长 2.0~2.5 cm;萼片和花瓣黄绿色,近相似,长圆状披针形,长约 1.8 cm,宽 4~5 mm,先端锐尖,具 5 条脉;侧萼片基部较宽阔,宽约 1 cm;萼囊圆锥形,长约 5 mm,末端圆形;唇瓣白色,基部具 1 个绿色或黄色的胼胝体,卵状披针形,比萼片稍短,中部反折,先端急尖,不裂或不明显 3 裂,中部以下两侧具紫红色条纹,边缘多少波状;唇盘密布细乳突状的毛,并且在中部以上具 1 个紫红色斑块;蕊柱黄绿色,长约 3 mm,先端两侧各具 1 个紫点;蕊柱足黄绿色带紫红色条纹,疏生毛;药帽白色,长卵状三角形,长约

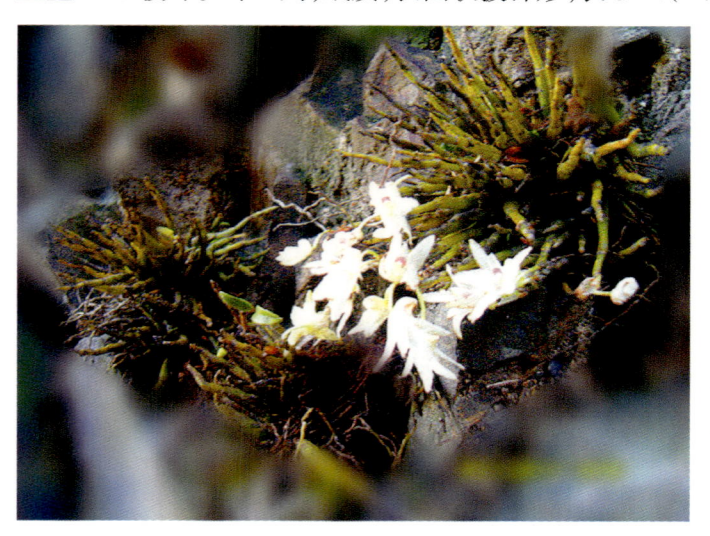

2.3 mm,顶端近锐尖并且 2 裂。花期 3—6 月。

【生长地】生于山地半阴湿的岩石上。

【分布】贵州、湖南、广西、湖北等地有分布；有栽培。

【化学成分及药理研究】主要含生物碱、菲类化合物、联苄类化合物、多糖等化学成分。药理研究显示石斛多糖具有增强 T 细胞、巨噬细胞免疫活性的作用；菲类化合物联苄类化合物具有抗肿瘤的作用。

【应用】用于治疗眼疾、咽喉肿痛、久咳、发热、便秘等。

【用量】内服：15~20 g。

nyangt mudx liees

【侗药药名释义】nyangt mudx liees，草类，其意为此植物的叶的形态像羊的胡须。

【基源】百合科植物麦冬 *Ophiopogon japonicus* (L. f.) Ker-Gawl.。药用部位：块根。

【形态】根较粗，中间或近末端常膨大成椭圆形或纺锤形的小块根。茎很短。叶基生成丛，禾叶状，长 10~50 cm，少数更长些，宽 1.5~3.5 mm，具 3~7 条脉，边缘具细锯齿。花葶长 6~15(~27) cm，通常比叶短得多；总状花序长 2~5 cm；花单生或成对着生于苞片腋内；花梗长 3~4 mm，关节位于中部以上或近中部；花被片常稍下垂而不展开，披针形，长约 5 mm，白色或淡紫色；花药三角状披针形，长 2.5~3.0 mm；花柱长约 4 mm，较粗，宽约 1 mm，基部宽阔，向上渐狭。种子球形，直径 7~8 mm。花期 5—8 月，果期 8—9 月。

【生长地】生于山坡阴湿处、林下或溪旁。

【采集】秋季、冬季采集。

【分布】贵州、湖南、广西、湖北等地有分布。

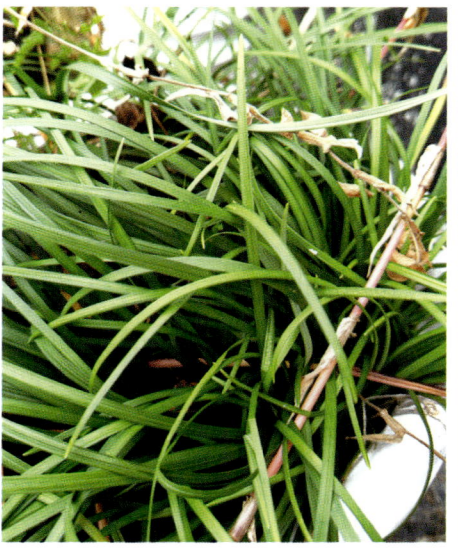

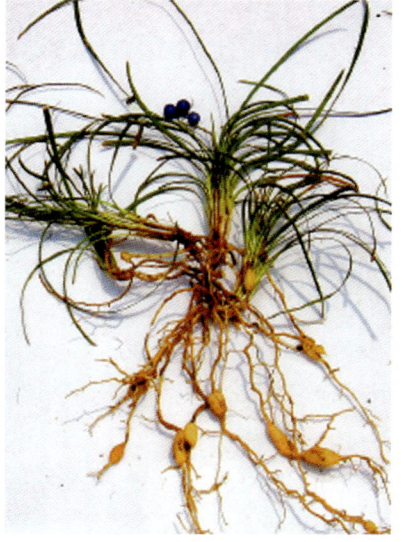

【化学成分及药理研究】主要含甾体皂苷、黄酮类、多糖等化合物。药理研究显示其所含总皂苷具有抗心肌缺血的作用；其所含麦冬多糖具有调节免疫功能、降血糖、抗疲劳等作用。

【应用】用于治疗肺结核、久咳等。

【用量】内服：10~20 g。

nyangt mudx nyagl

【侗药药名释义】nyangt mudx nyagl，草类，其意为此植物丛生的线形叶细小，如胡须状。

【基源】谷精草科植物谷精草 *Eriocaulon buergerianum* Koern.。药用部位：全草。

【形态】草本。叶线形，丛生，半透明，具横格，长 4~10(~20) cm。花葶多数，长达 25(~30) cm，具

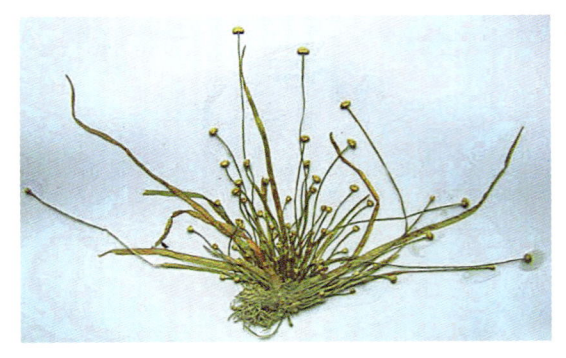

4~5条棱；花序熟时近球形，禾秆色；总（花）托常有密柔毛；苞片倒卵形至长倒卵形，长1.7~2.5 mm，宽0.9~1.6 mm。雄花：花萼佛焰苞状，外侧裂开，3浅裂，长1.8~2.5 mm；花冠裂片3枚，近顶处各有1个黑色腺体；雄蕊6枚。雌花：萼合生，外侧开裂，顶端3浅裂，长1.8~2.5 mm；花瓣3片，离生，肉质，顶端各具1个黑色腺体及若干白短毛；子房3室；花柱分枝3个，短于花柱。种子矩圆状，长0.7~1.0 mm。花期、果期7—12月。

【生长地】生于稻田、水边。
【采集】春季、夏季采集。
【分布】贵州、湖南、广西、湖北等地有分布。
【化学成分及药理研究】主要含酚类、黄酮类、葡萄糖苷类等成分。药理研究显示其具有抗菌、抗氧化等作用。
【应用】用于治疗牙痛、咽喉痛等。
【用量】内服：9~15 g。

nyangt naemx padt

【侗药药名释义】nyangt naemx padt，草类，系借用中草药"血水草"的汉语名称，按照侗语语法直译为侗药名称。
【基源】罂粟科植物血水草 *Eomecon chionantha* Hance。药用部位：根茎。
【形态】多年生无毛草本，具红黄色汁液。叶全部基生；叶片心形或心状肾形，稀心状箭形，边缘呈波状，表面绿色，背面灰绿色，掌状脉5~7条，网脉细，明显；叶柄条形或狭条形，长10~30 cm。花葶灰绿色略带紫红色，高20~40 cm，有3~5朵花，排列成聚伞状伞房花序；苞片和小苞片卵状披针形，长2~10 mm；花梗直立，长0.5~5.0 cm；花瓣倒卵形，长1.0~2.5 cm，宽0.7~1.8 cm，白色；花丝长5~7 mm；花药黄色，长约3 mm；子房卵形或狭卵形，长0.5~1.0 cm，无毛；花柱长3~5 mm，柱头2裂，下延于花柱上。蒴果狭椭圆形，长约2 cm，宽约0.5 cm；花柱延长达1 cm（果未成熟）。花期3—6月，果期6—10月。
【生长地】生于林下、灌丛下或溪边、路旁。
【采集】秋季采集。
【分布】贵州、湖南、广西、湖北等地有分布。
【化学成分及药理研究】含白屈菜红碱、6-酮基二氢白屈菜红碱、普罗托品、博落回碱、6-羟基二氢白屈菜红碱、β-香树脂醇等成分。药理研究显示其具有抗菌、抗炎、抗氧化、杀螨、杀螺等作用。
【应用】用于治疗劳伤腰痛、跌打损伤等。

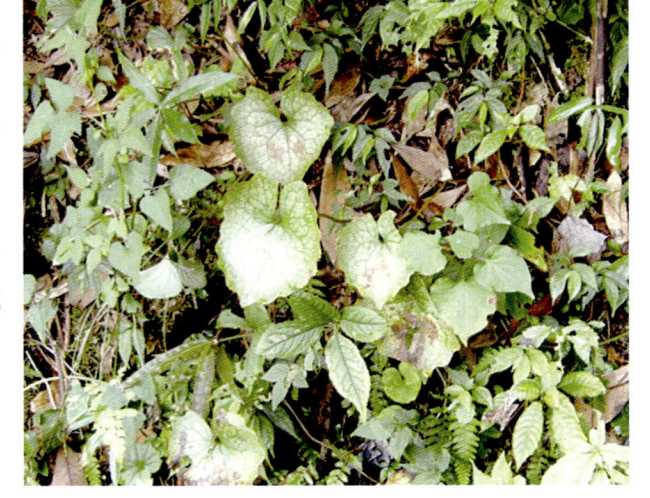

【用量】内服:9~15 g。外用:适量。

nyangt penc padt

【侗药药名释义】nyangt penc padt,草类,系借用中草药"血盆草"的汉语名称,按照侗语语法直译为侗药名称。

【基源】唇形科植物血盆草 *Salvia cavaleriei* Lévl. var. *simplicifolia* Stib.。药用部位:全草。

【形态】一年生草本。叶形状不一;叶全部基出或稀在茎最下部着生,通常为单叶,心状卵圆形或心状三角形,稀三出叶,侧生小叶小;叶片长 3.5~10.5 cm,宽约为长的 1/2,先端锐尖或钝,具圆齿,无毛或被疏柔毛;叶柄常比叶片长,无毛或被开展疏柔毛。轮伞花序 2~6 朵花;花梗长约 2 mm;花序被极细贴生疏柔毛,无腺毛;花紫色或紫红色,长约 8 mm,外被微柔毛,内面在冠筒中部有疏柔毛毛环;能育雄蕊 2 枚,伸出花冠上唇之外;花丝长约 2 mm;药隔长约 4.5 mm;药室退化,增大成足形,顶端相互联合;退化雄蕊短小;花柱微伸出花冠,先端不相等 2 裂,后裂片较短;花盘前方略膨大。小坚果长椭圆形,黑色,无毛。花期 7—9 月。

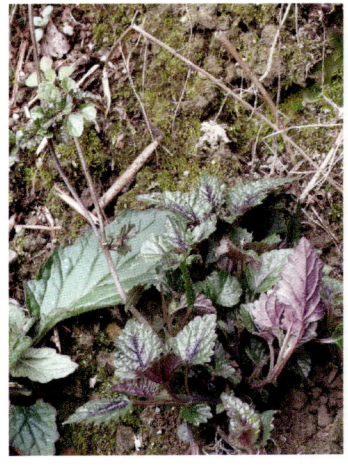

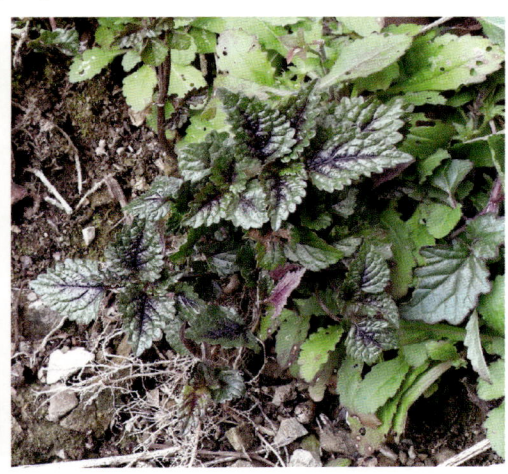

【生长地】生于多岩石的山坡上、林下、水沟边。

【采集】夏季、秋季采集。

【分布】贵州、湖南、广西、湖北等地有分布。

【化学成分及药理研究】主要含黄酮、胡萝卜苷、乌苏酸、白桦酸等。药理研究显示具有抗炎、镇痛、抗肿瘤等作用。

【应用】用于治疗出血、水肿等。

【用量】内服:10~15 g。外用:适量。

nyangt songl laiv

【侗药药名释义】nyangt songl laiv,草类,其意为此植物生长的形态像野猪背脊上的鬃毛。

【基源】莎草科植物短叶水蜈蚣 *Kyllinga brevifolia* Rottb.。药用部位:全株。

【形态】根状茎长而匍匐。秆成列地散生,细弱,高 7~20 cm,扁三棱形,平滑,基部不膨大,具 4~5 个圆筒状叶鞘。叶柔弱,短于或稍长于秆,宽 2~4 mm。叶状苞片 3 枚;穗状花序单个,极少 2 个或 3 个,球形或卵球形,长 5~11 mm,宽 4.5~10.0 mm,具极多数密生的小穗;小穗长圆状披针形或披针形,压扁,长约 3 mm,宽 0.8~1.0 mm,具 1 朵花;鳞片膜质,长 2.8~3.0 mm,下面的鳞片短于上面的鳞片,白色,具锈斑,少为麦秆黄色,背面的龙骨状突起,绿色,具刺,顶端延伸成外弯的短尖,脉 5~7 条;雄蕊 3 枚或

1枚,花药线形;花柱细长,柱头2个,长不及花柱的1/2。小坚果倒卵状长圆形,扁双凸状,长约为鳞片的1/2,表面具密的细点。花期、果期5—9月。

【生长地】生于山坡荒地、路旁草丛中、田边草地。

【采集】夏季采集。

【分布】贵州、湖南、广西、湖北等地有分布。

【化学成分及药理研究】主要含黄酮、生物碱、挥发油等化学成分。尚未见相关药理研究报道。

【应用】用于治疗感冒风寒、头痛、黄疸、痢疾等。

【用量】内服:煎汤,鲜品30~50 g。外用:适量。

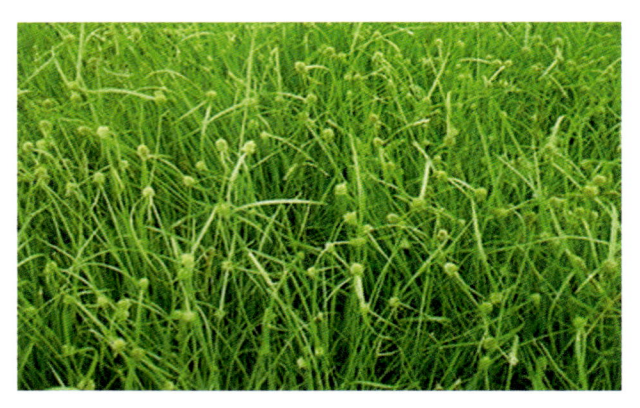

nyangt sudx meeuc

【侗药药名释义】nyangt sudx meeuc,草类,其意为此植物鳞茎的形状像荸荠,且野鸡亦喜啄吃。传说中野鸡啄吃此植物鳞茎,可以帮助消化吃到的白石子。

【基源】石蒜科植物忽地笑 Lycoris aurea (L'Her.) Herb.。药用部位:鳞茎。

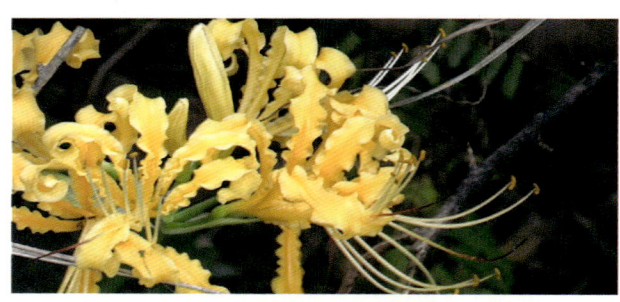

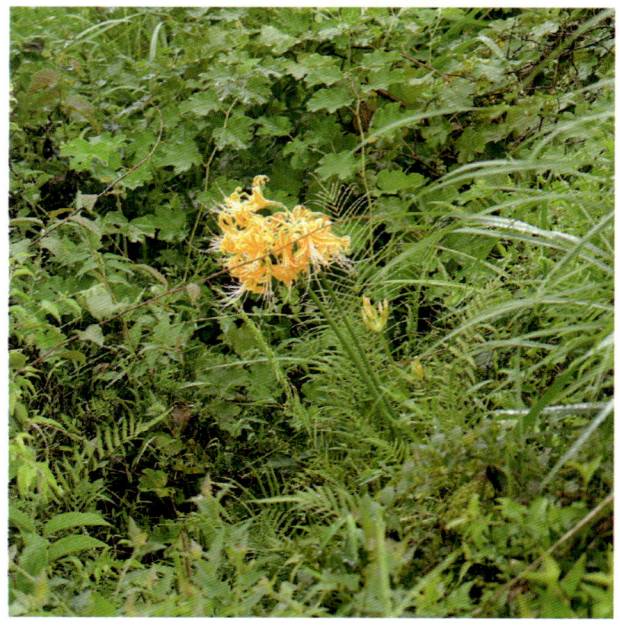

【形态】鳞茎卵形,直径约5 cm。秋季出叶;叶剑形,长约60 cm,最宽处达2.5 cm,向基部渐狭,宽约1.7 cm,顶端渐尖,中间淡色带明显。花茎高约60 cm;总苞片2枚,披针形;伞形花序有花4~8朵;花黄色;花被裂片背面具淡绿色中肋,倒披针形,长约6 cm,宽约1 cm,强度反卷和皱缩;花被筒长12~15 cm;雄蕊略伸出于花被外,比花被长1/6左右;花丝黄色;花柱上部玫瑰红色。蒴果具三棱,室背开裂。种子少数,近球形,直径约0.7 cm,黑色。花期8—9月,果期10月。

【生长地】生于阴湿山坡和溪沟边;庭院有栽培。

【采集】秋季采集。

【分布】贵州、湖南、广西、湖北等地有分布。

【化学成分及药理研究】含生物碱类、黄酮类化合物;黔产忽地笑主要含石蒜碱、二氢石蒜碱、加兰那敏、那维定、2-羟基-6-甲氧基香水仙灵生物碱。药理研究显示其具有抗菌、抗病毒、抗肿瘤、抑制乙酰胆碱酯酶活性等作用。

【应用】用于治疗咽喉肿痛、痈、疮、毒蛇咬伤等。

【用量】内服:5~10 g。外用:适量。

nyangt xiaopeng

【侗药药名释义】nyangt xiaopeng,草类,系借用中草药"小蓬草"的汉语名称,按照侗语语法直译为侗药名称。

【基源】菊科植物小蓬草 *Conyza canadensis* (L.) Cronq.。药用部位:全草。

【形态】一年生草本。根纺锤状,具纤维状根。茎直立,高 50~100 cm 或更高,圆柱状,多少具棱,有条纹,被疏长硬毛,上部多分枝。叶密集;基部叶花期常枯萎;下部叶倒披针形,长 6~10 cm,宽 1.0~1.5 cm,顶端尖或渐尖,基部渐狭成柄,边缘具疏锯齿或全缘,中部叶和上部叶较小,线状披针形或线形,近无柄或无柄,全缘或少有具 1~2 个齿,两面或仅上面被疏短毛。头状花序多数,小,直径 3~4 mm,排列成顶生多分枝的大圆锥花序;花序梗细,长 5~10 mm;总苞近圆柱状,长 2.5~4.0 mm;总苞片 2~3 层,淡绿色,线状披针形或线形,顶端渐尖,外层约短于内层的一半,背面被疏毛,内层长 3.0~3.5 mm,宽约 0.3 mm,边缘干膜质,无毛;花托平,直径 2.0~2.5 mm,具不明显的突起;雌花多数,舌状,白色,长 2.5~3.5 mm;舌片小,稍超出花盘,线形,顶端具 2 个钝小齿;两性花淡黄色;花冠管状,长 2.5~3.0 mm,上端具 4 或 5 枚齿裂,管部上部被疏微毛。瘦果线状披针形,长 1.2~1.5 mm,稍扁压,被贴微毛;冠毛污白色,1 层,糙毛状,长 2.5~3.0 mm。花期 5—9 月。

【生长地】生于旷野、荒地、田边和路旁。

【采集】夏季、秋季采集。

【分布】贵州、广西、湖南等地有分布。

【化学成分及药理研究】花含挥发油,用气相色谱-质谱联用技术(GC-MS)共鉴定出 28 种有机成分。抑菌试验结果表明,0.001~0.500 mg/mL 小蓬草花挥发油对大肠杆菌、金黄色葡萄球菌、巨大芽孢杆菌均具有较强的抑制效果。

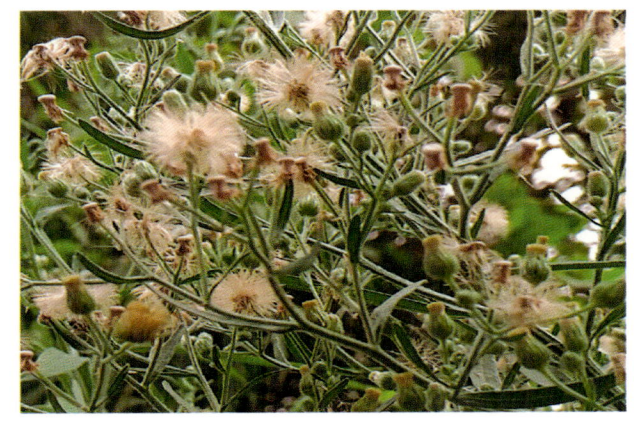

【应用】用于治疗乳腺炎、腹泻、肝炎及疖、疮、外伤出血等。

【用量】内服:10~20 g。外用:适量。

nyangt yaszhix

【侗药药名释义】nyangt yaszhix,系借用中草药"鸭跖草"的汉语名称,按照侗语语法直译为侗药名称。

【基源】鸭跖草科植物鸭跖草 *Commelina communis* L.。药用部位:全草。

【形态】一年生披散草本。茎匍匐生根,多分枝,长可达 1 m,下部无毛,上部被短毛。叶披针形至卵状披针形,长 3~9 cm,宽 1.5~2.0 cm。总苞片佛焰苞状,有 1.5~4.0 cm 的柄,与叶对生,折叠状,展开后为心形,顶端短急尖,基部心形,长 1.2~2.5 cm,边缘常有硬毛;聚伞花序,下面一枝仅有花 1 朵,具长约 8 mm 的梗,不孕,上面一枝具花 3~4 朵,具短梗,几乎不伸出佛焰苞。花梗花期长仅 3 mm,果期弯曲,

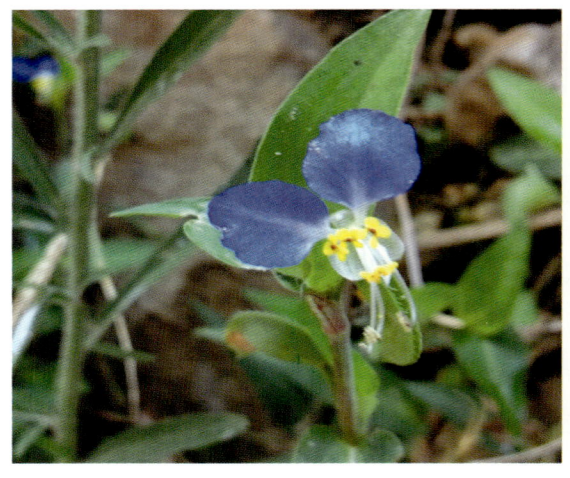

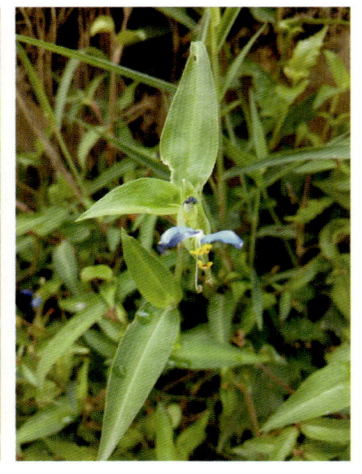

长不过 6 mm；萼片膜质，长约 5 mm，内面 2 枚常靠近或合生；花瓣深蓝色，内面 2 枚具爪，长近 1 cm。蒴果椭圆形，长 5~7 mm，2 室，2 片裂，有种子 4 枚。种子长 2~3 mm，棕黄色，一端平截、腹面平，有不规则窝孔。

【生长地】生于山边阴湿地。

【分布】贵州、湖南、广西、湖北等地有分布。

【化学成分及药理研究】主要含黄酮类、生物碱、萜类、甾体等。药理研究显示其具有抗菌、抗炎、抗氧化、降血糖、镇痛、止咳等作用。

【应用】用于治疗肾炎、消肿等。

【用量】内服：9~15 g。

nyanl nyanl nugs

【侗药药名释义】nyanl nyanl nugs，系借用中草药"月月红"的汉语名称，按照侗语语法直译为侗药名称。

【基源】蔷薇科植物月季花 Rosa chinensis Jacq.。药用部位：花。

【形态】直立灌木，高 1~2 m。小叶 3~5 枚；小叶片宽卵形至卵状长圆形，长 2.5~6.0 cm，宽 1~3 cm，先端长渐尖或渐尖，基部近圆形或宽楔形，边缘有锐锯齿，顶生小叶片有柄，侧生小叶片近无柄。花几朵集生，稀单生，直径 4~5 cm；花梗长 2.5~6.0 cm，近无毛或有腺毛；花瓣重瓣至半重瓣，红色、粉红色至白色，倒卵形，先端有凹缺，基部楔形；花柱离生，伸出萼筒口外，约与雄蕊等长。果卵球形或梨形，长 1~2 cm，红色；萼片脱落。花期 4—9 月，果期 6—11 月。

【生长地】栽培。

【采集】四季可采集。

【分布】贵州、湖南、广西、湖北等地有分布。

【化学成分及药理研究】主要含黄酮类、黄酮苷类、酚酸类、芳香油、鞣质等成分。药理研究显示其具有抗肿瘤、抗真菌、抗病毒、抗氧化等作用。

【应用】用于治疗月经不调、痛经、瘀血、肿痛等。

【用量】内服：3~6 g。外用：适量。

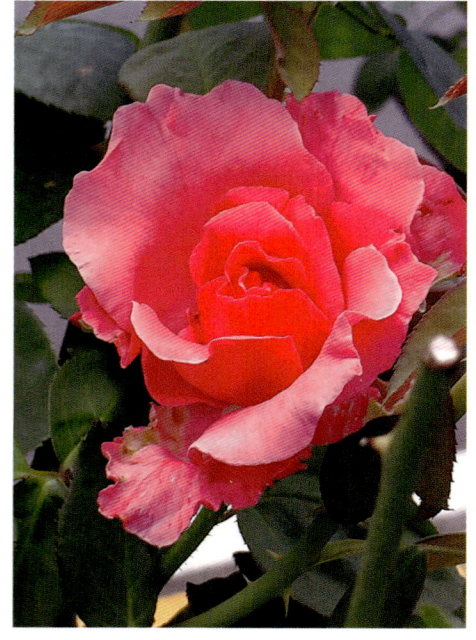

nyingv

【侗药药名释义】nyingv,侗语固有词,汉语俗称葛根。

【基源】豆科植物野葛 *Pueraria lobata*（Willd.）Ohwi 及其同属植物。药用部位:根、花。

【形态】粗壮藤本,长可达 8 m,全体被黄色长硬毛。茎基部木质,有粗厚的块状根。羽状复叶具 3 小叶;托叶背着,卵状长圆形,具线条;小托叶线状披针形,与小叶柄等长或较长;小叶 3 裂,偶尔全缘,顶生小叶宽卵形或斜卵形,长 7~15（~19）cm,宽 5~12（~18）cm,先端长渐尖,侧生小叶斜卵形,稍小,上面被淡黄色、平伏的疏柔毛,下面较密;小叶柄被黄褐色绒毛。总状花序长 15~30 cm,中部以上有颇密集的花;苞片线状披针形至线形,远比小苞片长,早落;小苞片卵形,长不及 2 mm;花 2~3 朵聚生于花序轴的节上;花萼钟形,长 8~10 mm,被黄褐色柔毛,裂片披针形,渐尖,比萼管略长;花冠长 10~12 mm,紫色,旗瓣倒卵形,基部有 2 耳及 1 黄色硬痂状附属体,具短瓣柄,翼瓣镰状,较龙骨瓣为狭,基部有线形、向下的耳,龙骨瓣镰状长圆形,基部有极小、急尖的耳;对旗瓣的 1 枚雄蕊仅上部离生;子房线形,被毛。荚果长椭圆形,长 5~9 cm,宽 8~11 mm,扁平,被褐色长硬毛。花期 9—10 月,果期 11—12 月。

【生长地】生于山地疏林、密林、草坡和山路边。

【采集】夏季、秋季可采。

【分布】贵州、湖南、广西、湖北等地有分布。

【化学成分及药理研究】含葛根素、大豆苷、大豆苷元等化学成分。药理研究显示其具有改善心脑血液循环、降低心肌耗氧量、抗氧化、抗肿瘤、保肝、保护胃黏膜、降血压、降血脂、降血糖等作用。

【应用】用于治疗咽喉炎、腹泻、肝炎等;亦用于滋补。

【用量】内服:20~30 g。外用:适量。

oux gal

【侗药药名释义】oux gal,俗名,其意为该植物的根状茎可以作为供人吃的饭,但是此饭像"剩饭"一样分散、无粘性。以叶的色泽与下一条同属植物"土茯苓"相区别。

【基源】百合科植物尖叶菝葜 *Smilax arisanensis* Hay.。药用部位:根状茎。

【形态】攀缘灌木,具粗短的根状茎。茎长可达 10 m,无刺或具疏刺。叶纸质,矩圆形、矩圆状披针形或卵状披针形,先端渐尖或长渐尖,基部圆形,干后常带古铜色;叶柄长 7~20 mm,常扭曲,约占全长的 1/2,具狭鞘,一般有卷须,脱落点位于近顶端。伞形花序或生于叶腋,或生于披针形苞片的腋部,前者总花梗基部常有 1 枚与叶柄相对的鳞片（先出叶）,较少不具;总花梗纤细,比叶柄长 3~5 倍;花序托几不膨大;花绿白色;雄花内、外花被片相似,长 2.5~3.0 mm,宽约 1 mm;雄蕊长约为花被片的 2/3;雌花比雄花小;花被片长约 1.5 mm,内花被片较狭,具 3 枚退化雄蕊。浆果直径约 8 mm,熟时紫黑色。花期

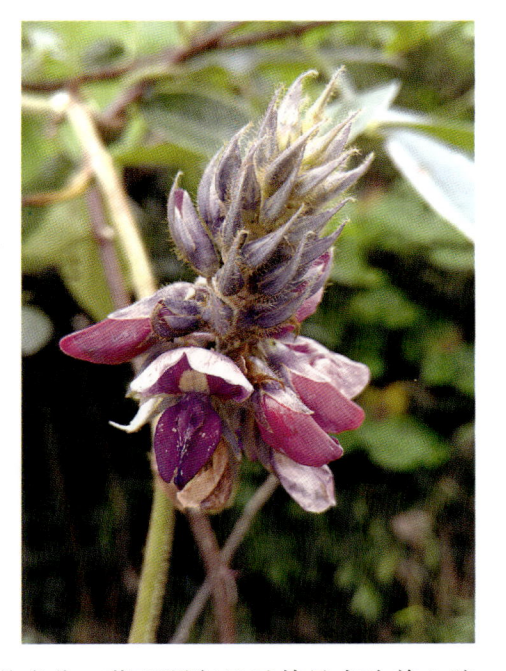

4—5月,果期10—11月。

【生长地】生于林中、灌丛下或山谷溪边荫蔽处。

【采集】秋季、冬季采集。

【分布】贵州、广西等地有分布。

【化学成分及药理研究】主要含皂苷类、黄酮及其苷类、氨基酸等。药理研究显示其具有抗炎、抗菌、镇痛、抗肿瘤等作用。

【应用】用于治疗痢疾、梅毒、头痛、风湿痛等。

【用量】内服:50~100 g。外用:适量。

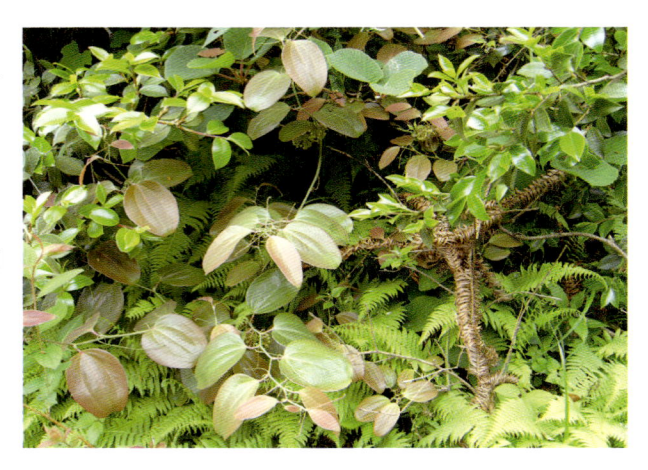

oux gal

【侗药药名释义】oux gal,俗名,其意为该植物的根状茎可以作为供人吃的饭,但是此饭像"剩饭"一样分散、无粘性。

【基源】百合科植物土茯苓 Smilax glabra Roxb.。药用部位:根状茎。

【形态】攀缘灌木。根状茎粗厚,块状,常由匍匐茎相连接,粗2~5 cm。茎长1~4 m,枝条光滑,无刺。叶薄革质,狭椭圆状披针形至狭卵状披针形,长6~12(~15) cm,宽1~4(~7) cm,先端渐尖,下面通常绿色,有时带苍白色;叶柄长5~15(~20) mm,约占全长的3/5,1/4具狭鞘,有卷须,脱落点位于近顶端。伞形花序通常具10余朵花;总花梗长1~5(~8) mm,通常明显短于叶柄,极少与叶柄近等长;在总花梗与叶柄之间有1芽;花序托膨大,连同多数宿存的小苞片多少呈莲座状,宽2~5 mm;花绿白色,六棱状球形,直径约3 mm;雄花外花被片近扁圆形,宽约2 mm,兜状,背面中央具纵槽,内花被片近圆形,宽约1 mm,边缘有不规则的齿;雄蕊靠合,与内花被片近等长,花丝极短;雌花外形与雄花相似,但内花被片边缘无齿,具3枚退化雄蕊。浆果直径7~10 mm,熟时紫黑色,具粉霜。花期7—11月,果期11月至翌年4月。

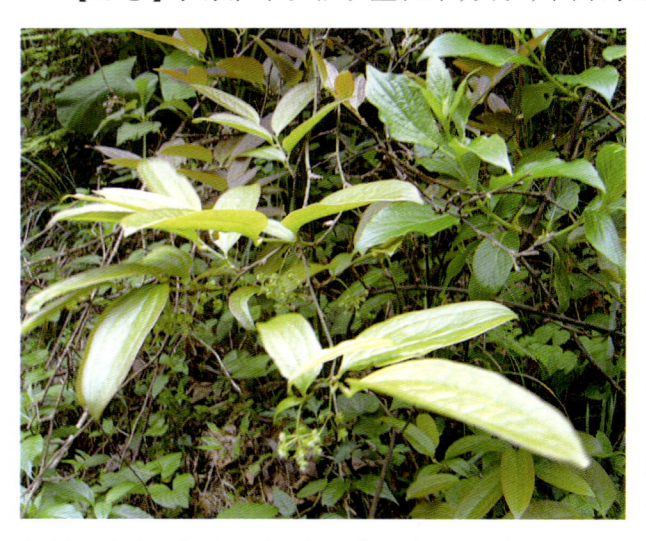

【生长地】生长于山林灌丛、山谷中,也见于林缘与疏林。

【采集】秋季、冬季采集。

【分布】贵州、广西、湖南、湖北等地有分布。

【化学成分及药理研究】根茎含皂苷、鞣质、树脂等,同属植物的根含生物碱、挥发油、己糖、鞣质、植物甾醇及亚油酸、油酸等。药理研究显示其具有抗肿瘤、抗炎、保护肾功能等作用。

【应用】用于治疗痢疾、梅毒、头痛、风湿痛等。

【用量】内服:50~100 g。外用:适量。

oux jiuc jenc

【侗药药名释义】oux jiuc jenc,系借用中草药"野荞麦"的汉语名称,按照侗语语法直译为侗药名称。

【基源】蓼科植物金荞麦 *Fagopyrum dibotrys*(D. Don)Hara。药用部位:根茎。

【形态】多年生草本。根状茎木质化,黑褐色,有时一侧沿棱被柔毛。叶三角形,长4~12 cm,宽3~11 cm,顶端渐尖,基部近戟形,边缘全缘,两面具乳头状突起或被柔毛;叶柄长可达10 cm;托叶鞘筒状,膜质,褐色,长5~10 mm,偏斜,顶端截形,无缘毛。花序伞房状,顶生或腋生;苞片卵状披针形,顶端尖,边缘膜质,长约3 mm,每一苞内具2~4朵花;花梗中部具关节,与苞片近等长;花被5深裂,白色,花被片长椭圆形,长约2.5 mm;雄蕊8枚,比花被短;花柱3个,柱头头状。瘦果宽卵形,具3条锐棱,长6~8 mm,黑褐色,无光泽,超出宿存花被长的2~3倍。花期7—9月,果期8—10月。

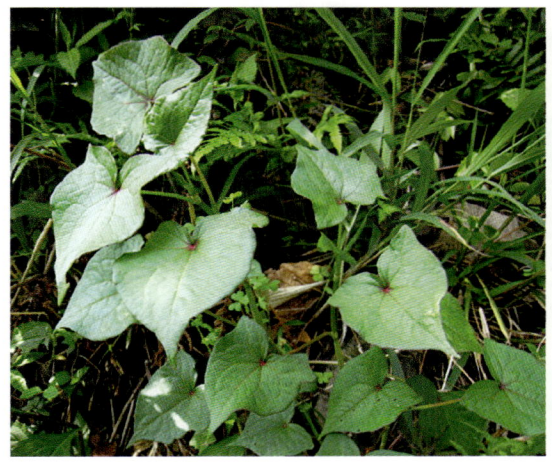

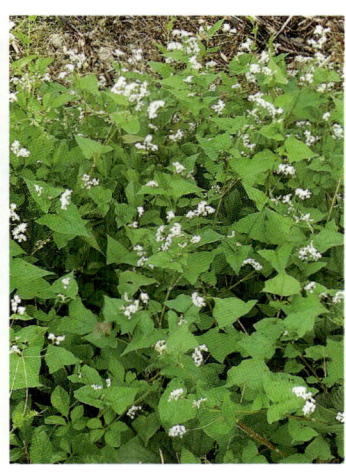

【生长地】生于山谷湿地、山坡灌丛。

【采集】秋季采集。

【分布】贵州、湖南、广西、湖北等地有分布。

【化学成分及药理研究】主要含多酚类、黄酮、甾体等化合物。药理研究显示其具有抗菌、镇咳、祛痰、抗炎、抗肿瘤、抗氧化、增强免疫功能等作用。

【应用】用于治疗咽喉肿痛、痈疮、瘰疬、肝炎、筋骨酸痛等。

【用量】内服:10~25 g。外用:适量。

ouxaov

【侗药药名释义】ouxaov,其意为此植物的块根可食用,加工成的"饭"的颜色和"饭粒"间的黏合度像陈旧的饭一样。

【基源】百合科植物菝葜 *Smilax china* L.。药用部位:根茎。

【形态】攀缘灌木。根状茎粗厚,坚硬,为不规则的块状,粗2~3 cm。茎长1~3 m,少数可达5 m,疏生刺。叶薄革质或坚纸质,干后通常红色、褐色或近古铜色,圆形、卵形或其他形状,长3~10 cm,宽1.5~6.0(~10.0)cm,下面通常淡绿色,较少苍白色;叶柄长5~15 mm,占全长的1/2~2/3,具宽0.5~1.0 mm(一侧)的鞘,几乎都有卷须,少有例外,脱落点位于靠近卷须处。伞形花序生于叶尚幼嫩的小枝上,具十几朵或更多的花,常呈球形;总花梗长1~2 cm;花序托稍膨大,近球形,较少稍延长,具小苞片;

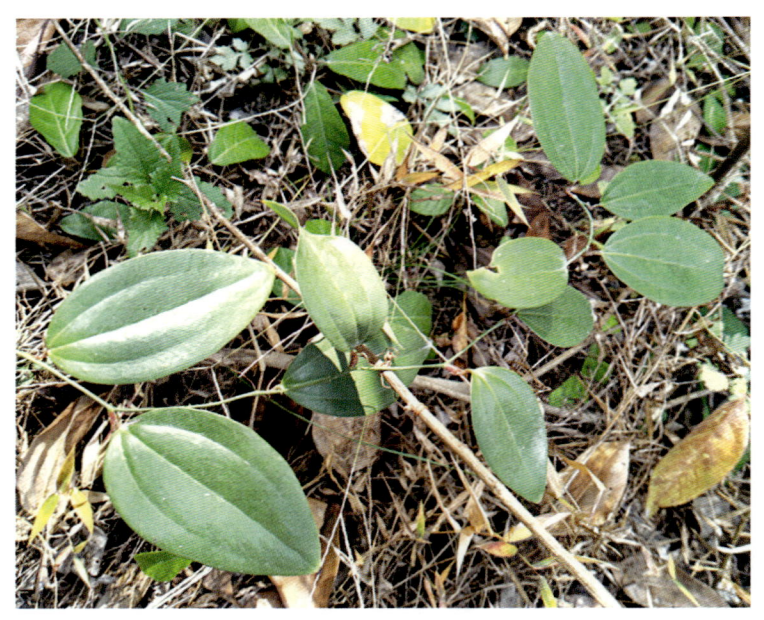

花绿黄色;外花被片长 3.5~4.5 mm,宽 1.5~2.0 mm,内花被片稍狭;雄花的花药比花丝稍宽,常弯曲;雌花与雄花大小相似,有 6 枚退化雄蕊。浆果直径 6~15 mm,熟时红色,有粉霜。花期 2—5 月,果期 9—11 月。

【生长地】生于林下、灌丛中、路旁。

【采集】秋季、冬季采挖。

【分布】贵州、湖南等地有分布。

【化学成分及药理研究】主要含黄酮及其苷类、甾体皂苷、氨基酸、甾醇等成分。药理研究显示其可能通过调节细胞免疫减轻佐剂性关节炎小鼠继发性足肿胀;其活血化瘀的机制可能与抑制血小板凝集、延长内源性凝血时间及影响纤维蛋白原生成有关。

【应用】用于治疗疔疮、痈疖等。

【用量】内服:15~20 g。

samp begs bangp

【侗药药名释义】samp begs bangp,系借用中草药"三百棒"的汉语名称,按照侗语语法直译为侗药名称。

【基源】百合科植物羊齿天门冬 *Asparagus filicinus* Ham. ex D. Don。药用部位:块根。

【形态】直立草本,通常高 50~70 cm。根成簇,从基部开始或在距基部几厘米处成纺锤状膨大,膨大部分长短不一,一般长 2~4 cm。茎近平滑,分枝通常有棱,有时稍具软骨质齿。叶状枝每 5~8 枚成簇,扁平,镰刀状,长 3~15 mm,宽 0.8~2.0 mm,有中脉;鳞片状叶基部无刺。花每 1~2 朵腋生,淡绿色,有时稍带紫色;花梗纤细,长 12~20 mm,关节位于近中部;雄花花被长

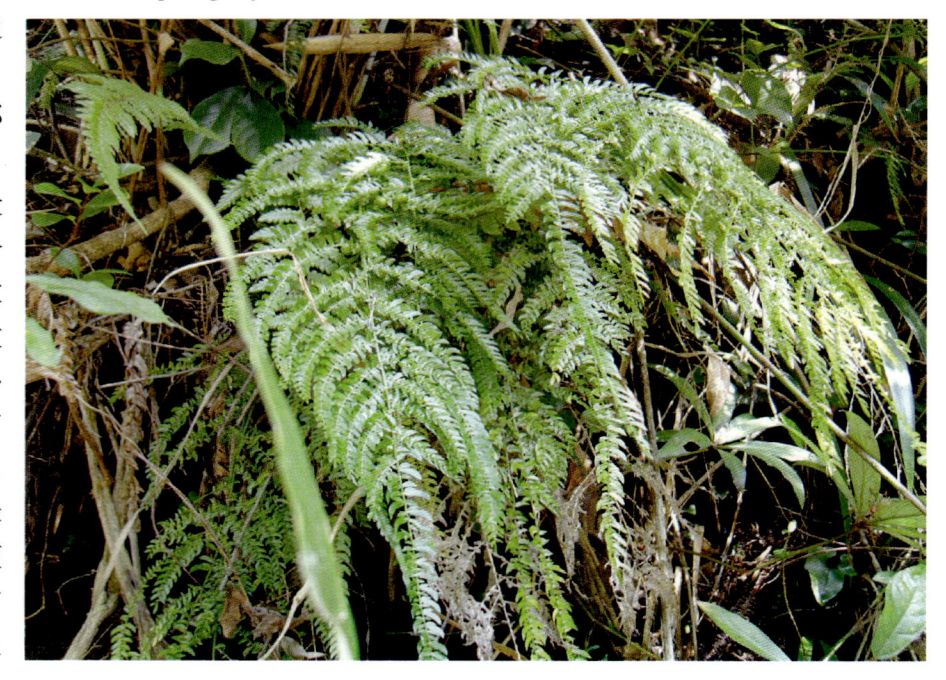

约 2.5 mm；花丝不贴生于花被片上；花药卵形，长约 0.8 mm；雌花和雄花近等大或略小。浆果直径 5~6 mm，有 2~3 枚种子。花期 5—7 月，果期 8—9 月。

【生长地】生于丛林下或山谷阴湿处。

【采集】夏季、秋季采集。

【分布】贵州、湖南、湖北等地有分布。

【化学成分及药理研究】含蜕皮甾酮类化合物，木脂素类化合物，β-谷甾醇，β-胡萝卜苷，酚酸类等化学成分。药理研究显示其具有抗菌、抗肿瘤、升高外周血白细胞、增强网状内皮系统吞噬功能、有利于抗体形成、增强体液免疫等作用。

【应用】用于治疗发热、咳嗽、咳血、咽喉肿痛、风湿痛、便秘。

【用量】内服：10~25 g。外用：适量。

samp begs sangp laox

【侗药药名释义】samp begs sangp laox，其意为此植物的根的中部或近末端成纺锤状膨大，多数，较之"samp begs sangp"（白薇）的根大，故称之为"samp begs sangp laox"，汉语直译为"大种的三百根"。

【基源】百合科植物天门冬 *Asparagus cochinchinensis*（Lour.）Merr.。药用部位：根。

【形态】攀缘植物。根在中部或近末端呈纺锤状膨大，膨大部分长 3~5 cm，粗 1~2 cm。茎平滑，常弯曲或扭曲，长可达 1~2 m，分枝具棱或狭翅。叶状枝通常每 3 枚成簇，扁平或由于中脉龙骨状而略呈锐三棱形，稍镰刀状，长 0.5~8.0 cm，宽 1~2 mm；茎上的鳞片状叶基部延伸为长 2.5~3.5 mm 的硬刺，在分枝上的刺较短或不明显。花通常每 2 朵腋生，淡绿色；花梗长 2~6 mm，关节一般位于中部，有时位置有变化；雄花花被长 2.5~3.0 mm；花丝不贴生于花被片上；雌花大小和雄花相似。浆果直径 6~7 mm，熟时红色，有 1 枚种子。花期 5—6 月，果期 8—10 月。

【生长地】生于河边、干荒地、草丛中。

【采集】秋季、冬季采集。

【分布】贵州、湖南、广西、湖北等地有分布。

【化学成分及药理研究】含天冬呋甾醇寡糖苷、伪原薯蓣皂苷等多种甾体皂苷，亦含丝氨酸、苏氨酸、甘氨酸等多种氨基酸。药理研究显示其具有抗菌、抗肿瘤、杀灭蚊蝇幼虫及镇咳等作用。

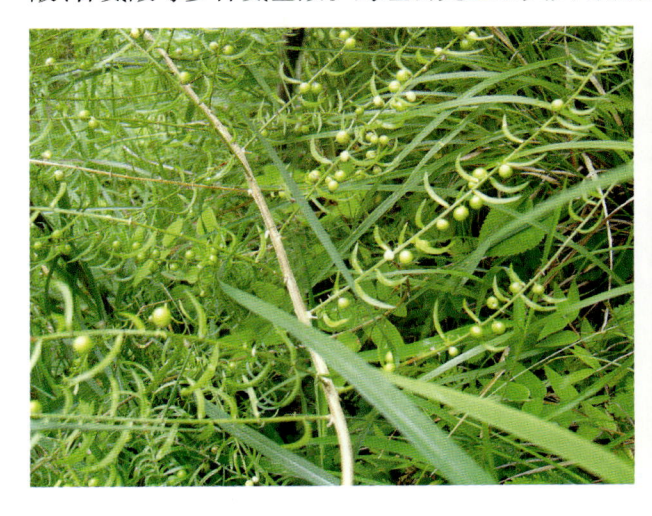

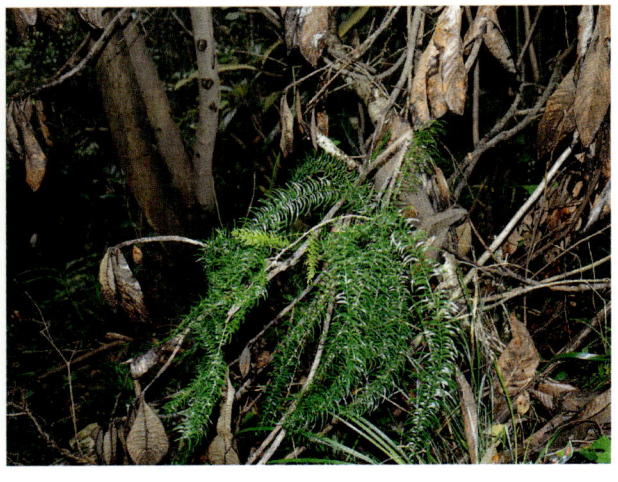

【应用】用于治疗肺炎、咳血、风湿热、风湿痛等。
【用量】内服：9~15 g。外用：适量。

sangp baiv

【侗药药名释义】sangp baiv，根类，其意为形态像辣蓼草、可以散血的药。
【基源】莎草科植物浆果薹草 *Carex baccans* Nees。药用部位：根、种子。
【形态】根状茎木质。秆密丛生，直立而粗壮，高 80~150 cm，粗 5~6 mm，三棱形，无毛，中部以下生叶。叶基生和秆生，长于秆，平张，宽 8~12 mm，下面光滑，上面粗糙，基部具红褐色、分裂成网状的宿存叶鞘。苞片叶状，长于花序，基部具长鞘；圆锥花序复出，长 10~35 cm；支圆锥花序 3~8 个，单生，轮廓为长圆形，长 5~6 cm，宽 3~4 cm，下部的 1~3 个疏远，其余的甚接近；小苞片鳞片状，披针形，长 3.5~4 mm，革质，仅基部 1 个具短鞘，其余无鞘，顶端具芒；支花序柄坚挺，基部的 1 个长 12~14 cm，上部的渐短，通常不伸出苞鞘之外；花序轴钝三棱柱形，几无毛；小穗多数，全部从内无花的囊状枝先出叶中生出，圆柱形，长 3~6 cm，两性；雄花部分纤细，具少数花，长为雌花部分的 1/2 或 1/3；雌花部分具多数密生的花；雄花鳞片宽卵形，顶端具芒，膜质，栗褐色；雌花鳞片宽卵形，顶端具长芒，纸质，紫褐色或栗褐色，仅具 1 条绿色的中脉，边缘白色膜质。果囊倒卵状球形或近球形，肿胀，长 3.5~4.5 mm，近革质，成熟时鲜红色或紫红色，有光泽，具多数纵脉，上部边缘与喙的两侧被短粗毛，基部具短柄，顶端骤缩呈短喙，喙口具 2 枚小齿；小坚果椭圆形、三棱形，成熟时褐色，基部具短柄，顶端具短尖；花柱基部不增粗，柱头 3 个。花期、果期 8—12 月。
【生长地】生于林边、河边、村边。
【采集】夏季、秋季果实成熟时采集，除去杂质，晒干。
【分布】贵州、湖南、广西等地有分布。
【化学成分及药理研究】主要化学成分为内酯、香豆素及其苷类、黄酮等。药理研究显示其具有显著驱除微小膜壳绦虫等作用。
【应用】用于治疗月经不调、消化道出血等。
【用量】内服：15~30 g。

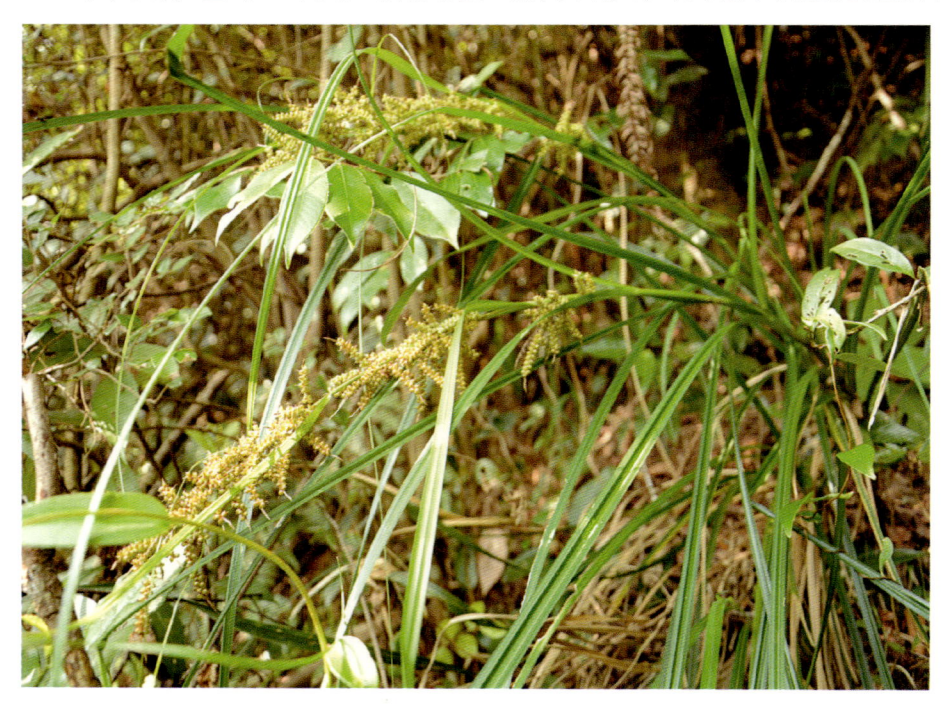

sangp bav baenl

【侗药药名释义】sangp bav baenl,根类,其意为叶的形态像竹叶一样的药。

【基源】萝藦科植物徐长卿 *Cynanchum paniculatum* (Bge.) Kitag.。药用部位:根、根茎。

【形态】多年生草本,高约 65 cm。根茎短,须根多数。茎细,刚直,节间长。叶对生,披针形至线形,长 5~14 cm,宽 2~8 mm,先端尖,全缘,边缘稍外反,有缘毛,基部渐狭,下面中脉隆起。圆锥花序顶生于叶腋;总花柄多分枝;花梗细柔;花多数;花萼 5 深裂,卵状披针形;花冠 5 深裂,广卵形,平展或下反,黄绿色;副花冠 5 枚,黄色,肉质,肾形,基部与雄蕊合生;雄蕊 5 枚,连成筒状,花药 2 室;雌蕊 1 枚;子房上位,由 2 枚离生心皮组成;花柱 2 个,柱头合生。菁葖果角状。种子顶端着生多数银白色绒毛。花期 6—7 月,果期 9—10 月。

【生长地】生于山野坡地或山间路旁。

【采集】秋季采挖,连根掘起,洗净,晒干。

【分布地】湖南、贵州、广西等地有分布。

【化学成分及药理研究】全草含牡丹酚、肉珊瑚苷元、去酰牛皮消苷元、茸毛牛奶藤苷元、与去酰萝藤苷元极为相似的物质及醋酸、桂皮酸等;根含黄酮苷、糖类、氨基酸、牡丹酚。药理研究显示,小鼠腹腔注射徐长卿提取液(不含牡丹酚),能显著减少自发活动,但并不延长巴比妥类的睡眠时间,也有镇痛作用(热板法);家兔静脉注射则可出现短时间惊厥;能降低狗、家兔和大鼠的血压,因此,除牡丹酚外,徐长卿尚含其他降血压成分。徐长卿亦可减慢正常动物的心率。在试管内,徐长卿对痢疾杆菌、金黄色葡萄球菌等也有抑制作用。

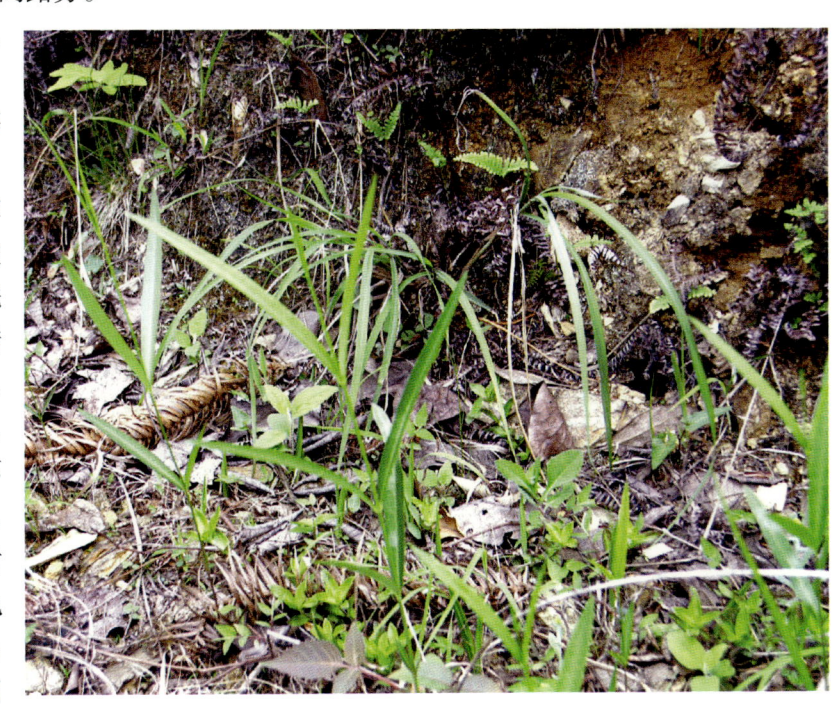

【应用】用于治疗胃痛、牙痛、风湿痛、经期腹痛、慢性气管炎、腹水、毒蛇咬伤等。

【用量】内服:9~15 g。

sangp biaeml nyuds

【侗药药名释义】sangp biaeml nyuds,根类,其意为该植物的根像杂乱的头发一样的药物。

【基源】小檗科植物三枝九叶草(原变种)*Epimedium sagittatum* (Sieb. et Zucc.) Maxim. var. *sagittatum*。药用部位:全草。

【形态】多年生草本，植株高 30~50 cm。根状茎粗短，节结状，质硬，多须根。一回三出复叶基生和茎生，小叶 3 枚；小叶革质，卵形至卵状披针形，长 5~19 cm，宽 3~8 cm，但叶片大小变化大，先端急尖或渐尖，基部心形，顶生小叶基部两侧裂片近相等，圆形，侧生小叶基部高度偏斜，外裂片远较内裂片大，三角形，急尖，内裂片圆形，上面无毛，背面疏被粗短伏毛或无毛，叶缘具刺齿。花茎具 2 枚对生叶；圆锥花序长 10~20(~30) cm，宽 2~4 cm，具 200 朵花，通常无毛，偶被少数腺毛；花梗长约 1 cm，无毛；花较小，直径约 8 mm，白色；萼片 2 轮，外萼片 4 枚，先端钝圆，具紫色斑点，其中一对狭卵形，长约 3.5 mm，宽约 1.5 mm，另一对长圆状卵形，长约 4.5 mm，宽约 2 mm，内萼片卵状三角形，先端急尖，长约 4 mm，宽约 2 mm，白色；花瓣囊状，淡棕黄色，先端钝圆，长 1.5~2.0 mm；雄蕊长 3~5 mm，花药长 2~3 mm；雌蕊长约 3 mm；花柱长于子房。蒴果长约 1 cm；宿存花柱长约 6 mm。花期 4—5 月，果期 5—7 月。

【生长地】生于山坡草丛中、林下、灌丛中、水沟边或岩边石缝中。

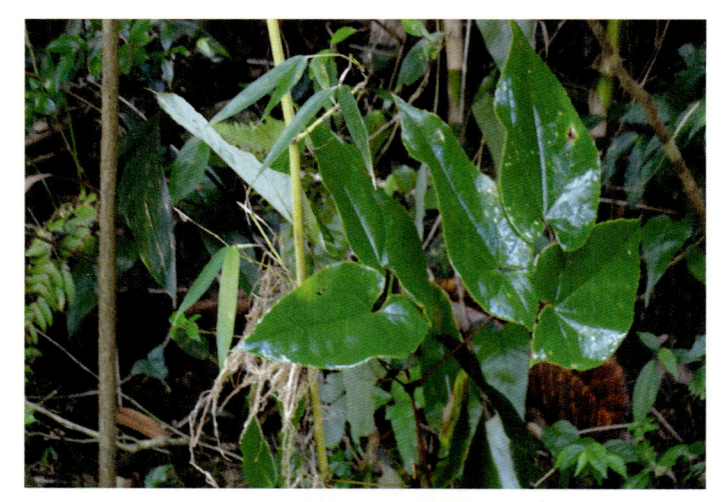

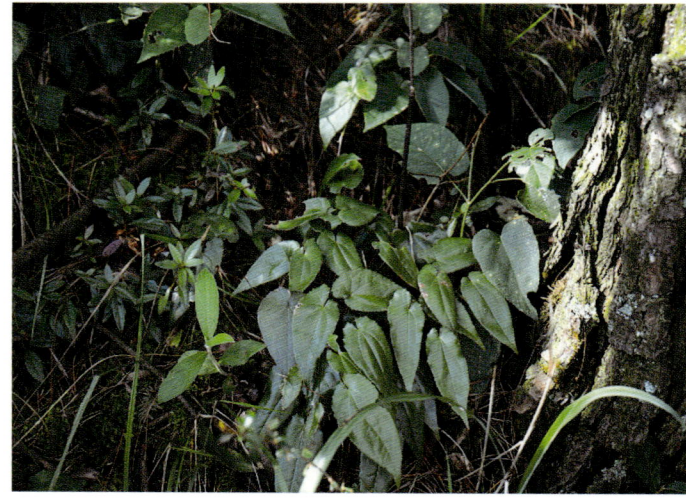

【采集】夏季、秋季采集。

【分布】贵州、湖南、广西、湖北等地有分布。

【化学成分及药理研究】含苯酚苷类化合物、异戊烯基黄酮苷类化合物，还含淫羊藿苷、挥发油、蜡醇、植物甾醇、鞣质、棕榈酸、硬脂酸、亚油酸。药理研究显示其具有作用于心脑血管系统及改善骨髓造血功能、改善生殖功能、延缓衰老等作用。

【应用】用于治疗风湿关节疼痛、跌打损伤、劳损等。

【用量】内服：10~25 g。外用：适量。

sangp biaeml nyuds

【侗药药名释义】sangp biaeml nyuds，根类，其意为该植物的根像杂乱的头发一样的药物。

【基源】小檗科植物粗毛淫羊藿 *Epimedium acuminatum* Franch.。药用部位：全草。

【形态】多年生草本，植株高 30~50 cm。根状茎有时横走，直径 2~5 mm，多须根。一回三出复叶基生和茎生，小叶 3 枚，薄革质，狭卵形或披针形，长 3~18 cm，宽 1.5~7.0 cm，先端长渐尖，基部心形，顶生小叶基部裂片圆形，近相等，侧生小叶基部裂片极度偏斜，上面深绿色，无毛，背面灰绿色或灰白色，密被粗短伏毛,后变稀疏,基出脉7条,明显隆起,网脉显著,叶缘具细密刺齿;花茎具2枚对生叶,有时3枚轮生。圆锥花序长12~25 cm,具10~50朵花,无总梗;花序轴被腺毛;花梗长1~4 cm,密被腺毛;花色变异大,黄色、白色、紫红色或淡青色;萼片2轮,外萼片4枚,外面1对卵状长圆形,长约3 mm,宽约2 mm,内面1对阔倒卵形,长约4.5 mm,宽约4 mm,内萼片4枚,卵状椭圆形,先端急尖,长8~12 mm,宽3~7 mm;花瓣远较内轮萼片长,呈角状距,向外弯曲,基部无瓣片,长1.5~2.5 cm;雄蕊长3~4 mm;花药长2.5 mm,瓣裂,外卷;子房圆柱形,顶端具长花柱。蒴果长约2 cm,宿存花柱长缘状。种子多数。花期4—5月,果期5—7月。

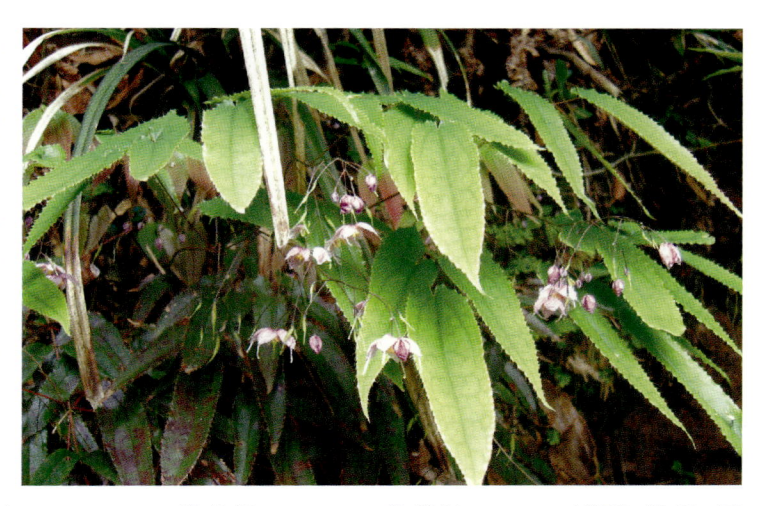

【生长地】生于草丛、石灰山陡坡、林下、灌丛中或竹林下。

【采集】夏季、秋季采集。

【分布】贵州、广西、湖北等地有分布。

【化学成分及药理研究】主要含淫羊藿苷等黄酮类、木脂素、有机酸、脂肪酸、挥发油等。药理研究显示其对内分泌系统、免疫系统、心血管系统、血液系统具有药理作用。

【应用】用于治疗风湿关节疼痛、跌打损伤、劳损等。

【用量】内服:10~25 g。外用:适量。

sangp gaos laol

【侗药药名释义】sangp gaos laol,根类,其意为此植物的根的形状像蜂子的头,并且有毒性的、似毒蜂子样的植物。

【基源】毛茛科植物乌头 *Aconitum carmichaelii* Debx.。药用部位:块根。

【形态】块根倒圆锥形。茎下部叶在开花时枯萎;茎中部叶有长柄;叶片薄革质或纸质,五角形,长6~11 cm,宽9~15 cm,二回裂片约2对,斜三角形,生1~3枚牙齿;叶柄长1.0~2.5 cm,疏被短柔毛。顶

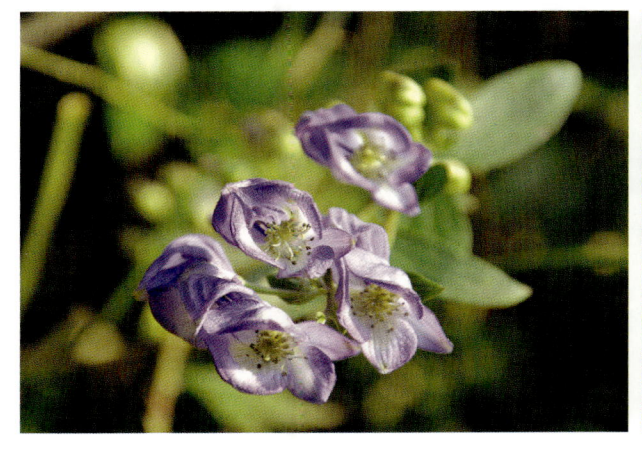

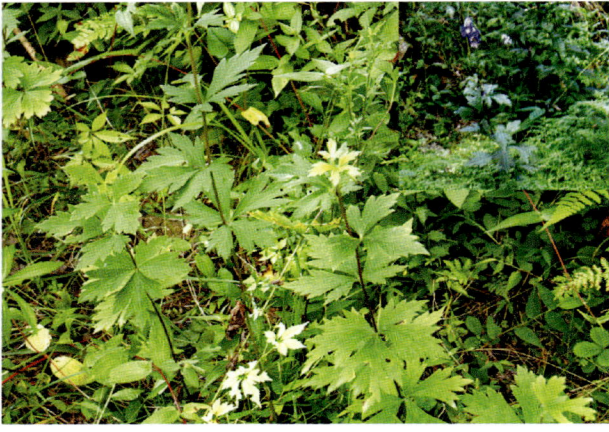

生总状花序长6~10(~25)cm；下部苞片三裂，其他的狭卵形至披针形；花梗长1.5~3.0(~5.5)cm；萼片蓝紫色，上萼片高盔形，高2.0~2.6 cm，自基部至喙长1.7~2.2 cm；花瓣无毛，瓣片长约1.1 cm，唇长约6 mm，微凹，距长(1.0~)2.0~2.5 mm，通常拳卷；雄蕊无毛或疏被短毛，花丝有2枚小齿或全缘；心皮3~5枚。蓇葖果长1.5~1.8 cm。种子长3.0~3.2 mm，三棱形，只在两面密生横膜翅。花期9—10月。

【生长地】生于山地草坡或灌丛中。

【采集】秋季、冬季采集。

【分布】贵州、湖南、广西、湖北等地有分布。

【化学成分及药理研究】主要含乌头碱、新乌头碱、次乌头碱，它们同时也是其毒性成分。药理研究显示乌头注射液（每毫升含乌头碱0.4 mg）对小鼠移植性肿瘤前胃癌Fc和肉瘤S180均有一定抑制作用，并能抑制Lewis肺癌自发转移。

【应用】用于治疗风湿痛、半身不遂等。

【用量】内服：2~5 g。外用：适量。

sangp kebp naemx

【侗药药名释义】sangp kebp naemx，其意为长在深山里可以食用的广菜。

【基源】秋海棠科植物裂叶秋海棠 Begonia palmata D. Don 及其同属植物。药用部位：全草。

【形态】多年生具茎草本，高20~50 cm。根状茎伸长，长圆柱状，匍匐，直径5~8 mm，节膨大，节间长8~20 mm，节处有残存褐色的鳞片和细长纤维状根。茎直立，有明显沟纹，被褐色交织绵状绒毛，老时脱落减少。茎生叶互生，具柄；叶片两侧不相等，轮廓斜卵形或偏圆形，长12~20 cm，宽10~16 cm，先端渐尖至长渐尖，基部微心形至心形，边缘有疏的又极浅的三角形齿，齿尖常有短芒。花玫瑰色、白色至粉红色，4至数朵，呈二至三回二歧聚伞状花序；苞片大，外面被褐色绒毛；雄花花梗长1~2 cm，被褐色毛；雄蕊多数，花丝离生，花药倒卵球形，先端微凹；雌花花被片外面宽卵形；子房长圆状倒卵形，外面被褐色的毛；花柱基部合生，柱头2裂，外向螺旋状扭曲呈环形。蒴果下垂，梗长2.5~3.2 cm，疏被毛或近无毛，轮廓倒卵球形，近无毛，具不等3翅。种子极多数，小，长圆形，淡褐色，光滑。花期8月，果期9月。

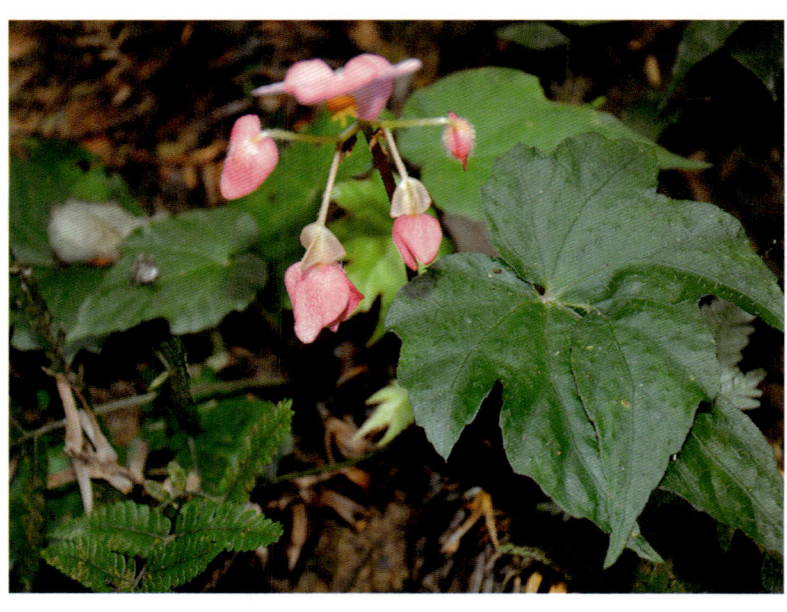

【生长地】生于山坡林中、溪边、溪谷、阴湿石上、水沟边灌丛、常绿阔叶林、沟谷林下、山坡阔叶林下。

【采集】夏季、秋季采集。

【分布】贵州、广西、湖南、湖北等地有分布。
【化学成分及药理研究】含强心苷、黄酮类、鞣质、酚类、甾醇、三萜、皂苷等化合物。药理研究显示其有抗菌、镇痛、降血糖、增强免疫功能、抗肝炎病毒等作用。
【应用】用于治疗痛经、闭经、疔疮痈肿、跌打损伤、蛇咬伤等。
【用量】内服:15~20 g。外用:适量。

sangp maenc bic naeml

【侗药药名释义】sangp maenc bic naeml,根类,其意为块根形状像薯、根皮是黑色的根类药。
【基源】蓼科植物何首乌 Polygonum multiflorum Thunb.。药用部位:全株。
【形态】多年生草本。块根肥厚,长椭圆形,黑褐色。茎缠绕,长2~4 m,多分枝,具纵棱,无毛,微粗糙,下部木质化。叶卵形或长卵形,长3~7 cm,宽2~5 cm,顶端渐尖,基部心形或近心形,两面粗糙,边缘全缘;叶柄长1.5~3.0 cm;托叶鞘膜质,偏斜,无毛,长3~5 mm。花序圆锥状,顶生或腋生,长10~20 cm,分枝开展,具细纵棱,沿棱密被小突起;苞片三角状卵形,具小突起,顶端尖,每一苞内具2~4朵花;花梗细弱,长2~3 mm,下部具关节,果时延长;花被5深裂,白色或淡绿色,花被片椭圆形,大小不相等,外面3片较大,背部具翅,果时增大,直径6~7 mm;雄蕊8枚,花丝下部较宽;花柱3个,极短,柱头头状。瘦果卵形,具3条棱,长2.5~3.0 mm,黑褐色,有光泽,包于宿存花被内。花期8—9月,果期9—10月。
【生长地】生于山谷灌丛、山坡林下、沟边石隙。
【采集】春季、夏季、秋季采集藤;秋季采集块根。

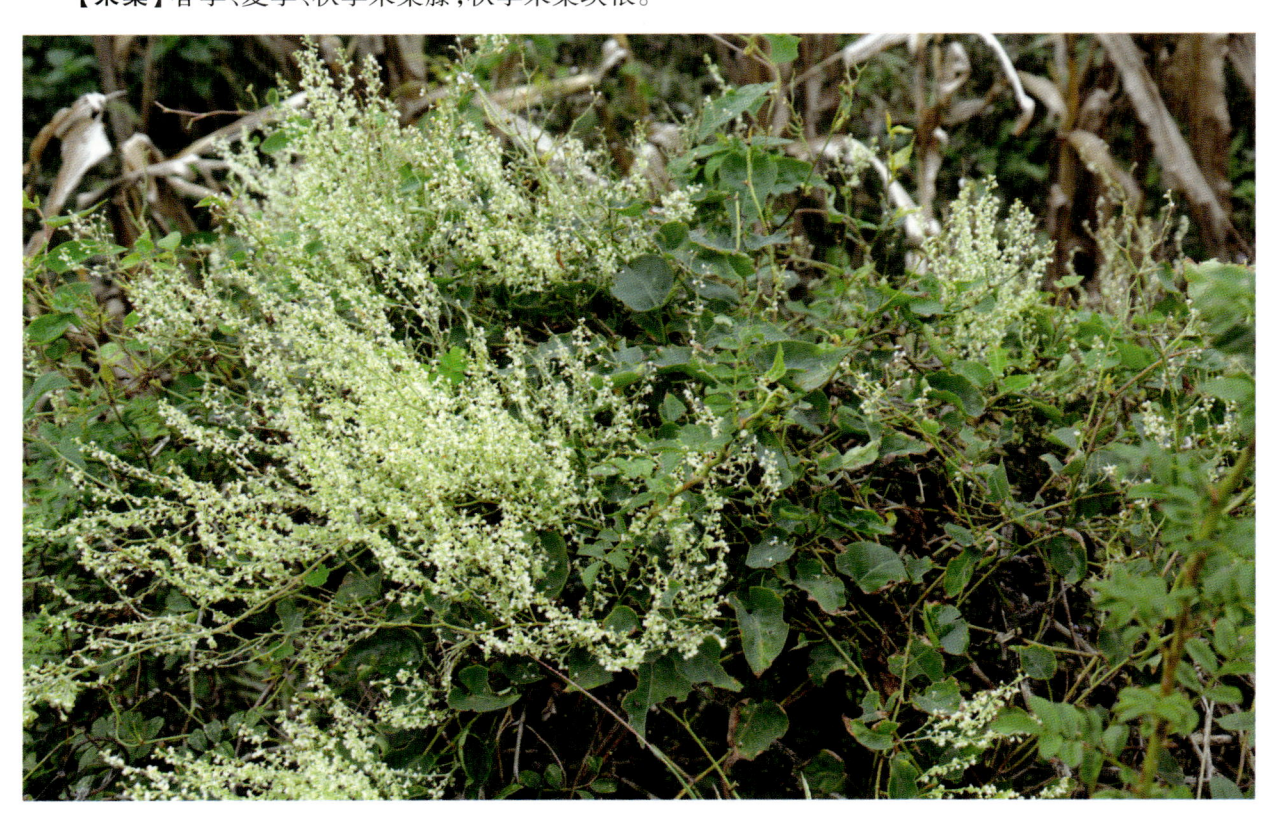

【分布】贵州、广西、湖南、湖北等地有分布。

【化学成分及药理研究】根和根茎含蒽醌类,主要为大黄酚和大黄酚素,其次为大黄酸、大黄素甲醚和大黄酚蒽酮等(炙过后无大黄酸),此外含淀粉、粗脂肪、卵磷脂等;干燥的块根含二苯乙烯苷。药理研究显示其具有抗衰老、抗菌作用,具有增强免疫功能、改善造血功能、改善心血管功能、对抗局部脑缺血、减少大脑梗死灶的作用,具有抗炎、促进生长发育的作用,有调节血糖和脂肪动员作用,具有保肝、抗癌、抗诱变的作用。

【应用】块根用于治疗须发早白、头晕等;用于滋补食疗。茎叶用于治疗腹胀、消化不良;鲜嫩茎叶可做菜肴食用。

【用量】内服:块根 5~10 g;适量鲜嫩茎叶做菜肴食用。

sangp nugs pap

【侗药药名释义】sangp nugs pap,根类,其意为以根入药、开蓝色花的药。

【基源】桔梗科植物桔梗 *Platycodon grandiflorus*(Jacq.)A. DC.。药用部位:根。

【形态】多年生草本,高 30~90 cm,全株光滑无毛。根肉质,圆柱形,或有分枝。茎直立,单一或分枝。叶近于无柄,生于茎中;茎下部的对生或 3~4 枚轮生,茎上部的叶有时为互生;叶片卵状披针形,长 3~6 cm,宽 1.0~2.5 cm,先端尖,基部楔形或近圆形,边缘有锯齿。花单生于茎顶,或数朵呈疏生的总状花序;花萼钟状,先端 5 裂;花冠钟状,蓝紫色,直径 3~5 cm,5 裂,裂片三角形;雄蕊 5 枚,花丝短,基部扩大,花药围绕花柱四周;子房半下位,5 室;柱头 5 裂,反卷,被白柔毛。蒴果倒卵形,熟时顶部 5 瓣裂。种子卵形,有 3 条棱。花期 7—9 月,果期 8—10 月。

【生长地】生于山坡草丛中。

【采集】春、秋两季采集,以秋季采者体重质实,质量较佳。

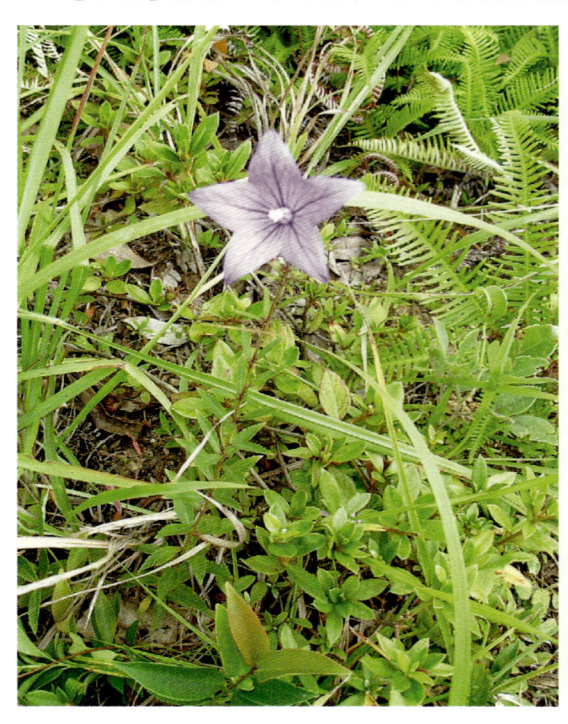

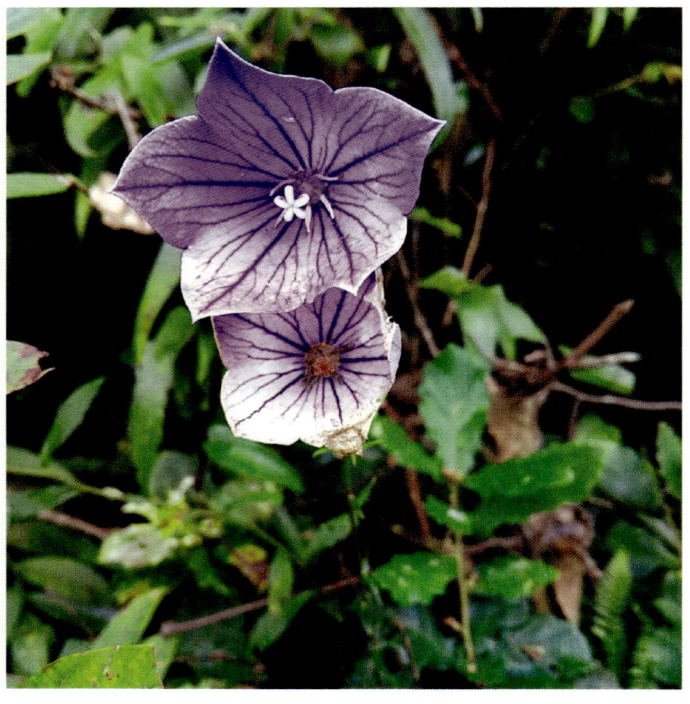

【产地】贵州、湖北等地有分布。

【化学成分及药理研究】根含皂苷，现代研究已知其有远志酸、桔梗皂苷元、葡萄糖，又含菠菜甾醇、α-菠菜甾醇-β-D-葡萄糖苷、白桦脂醇，尚含菊糖、桔梗聚糖。花含飞燕草素-3-二咖啡酰芦丁糖-5-葡萄糖苷等。药理研究显示其具有祛痰、降血糖等作用。

【应用】用于治疗外感咳嗽、咽喉肿痛、肺痈吐脓、胸满胁痛、痢疾腹痛等。

【用量】内服：煎汤，10~20 g；或入丸、散。

sangp oul yiuh

【侗药药名释义】sangp oul yiuh，根类，其意为茎上长的钩似鹞子的爪子一样的植物。

【基源】茜草科植物华钩藤 *Uncaria sinensis* (Oliv.) Havil.。药用部位：带钩枝条、根。

【形态】藤本植物。嫩枝较纤细，方柱形或有4个棱角，无毛。叶薄纸质，椭圆形，长9~14 cm，宽5~8 cm，顶端渐尖，基部圆或钝，两面均无毛，侧脉6~8对，脉腋窝陷有黏液毛；叶柄长6~10 mm，无毛；托叶阔三角形至半圆形，有时顶端微缺，外面无毛，内面基部有腺毛。头状花序单生叶腋；总花梗具一节，节上苞片微小，或成单聚伞状排列；总花梗腋生，长3~6 cm；头状花序不计花冠直径10~15 mm；花序轴有稠密短柔毛；小苞片线形或近匙形；花近无梗；花萼管长2 mm，外面有苍白色毛，萼裂片线状长圆形，长约1.5 mm，有短柔毛；花冠管长7~8 mm，无毛或有稀少微柔毛，花冠裂片外面有短柔毛；花柱伸出冠喉外，柱头棒状。果序直径20~30 mm；小蒴果长8~10 mm，有短柔毛。花期、果期6—10月。

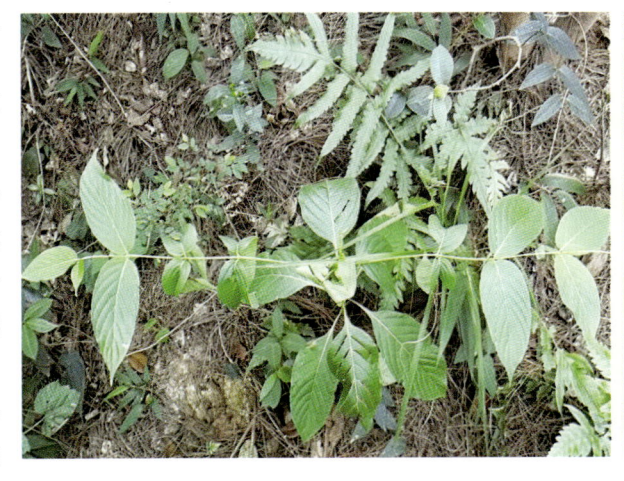

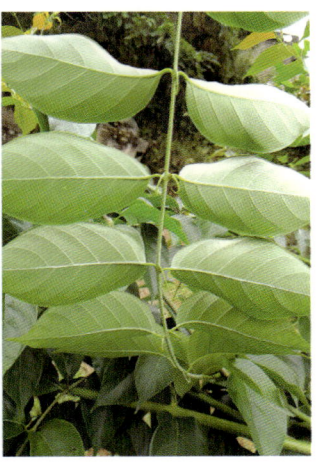

【生长地】生于山地疏林中或湿润次生林下。

【采集】夏季、秋季采集。

【分布】贵州、湖南、广西、湖北等地有分布。

【化学成分及药理研究】主要含生物碱类、黄酮类、三萜类、苷类等，其中生物碱的含量尤为丰富，如钩藤碱、异钩藤碱、去氢钩藤碱等。药理研究显示其具有消炎、止痛、降血压、抗癌、抗癫痫等作用。

【应用】用于治疗小儿惊厥、头晕、风湿痛、跌打损伤等。

【用量】内服：9~15 g。外用：适量。

sangp oux gal

【侗药药名释义】sangp oux gal，其意为该植物的根状茎可做饭吃，但是此饭像陈旧的剩饭。

【基源】百合科植物万寿竹 Disporum cantoniense (Lour.) Merr.。药用部位：根状茎。

【形态】多年生草本。根状茎横走，质硬，呈结节状。茎高 50~150 cm，直径约 1 cm，上部有较多呈二叉状的分枝。叶纸质，具短柄，披针形、卵状或椭圆状披针形，长 5~12 cm，顶端渐尖至长渐尖，基部近圆形，有明显的 3~7 条主脉。伞形花序有花 3~10 朵，生叶腋而与上部叶对生；总花梗与叶梗贴生，少有顶生的；花梗长 1~4 cm，微粗糙；花紫色，钟状；花被片 6 片，斜出，倒披针形，顶端尖，长 1.5~2.8 cm；花药长 3~4 mm，黄色；花丝长 8~11 mm，内藏；子房长约 3 mm；花柱与柱头的长为子房长的 3~4 倍。浆果直径 8~10 mm，含 2~3(~5)枚暗棕色直径约 5 mm 的种子。

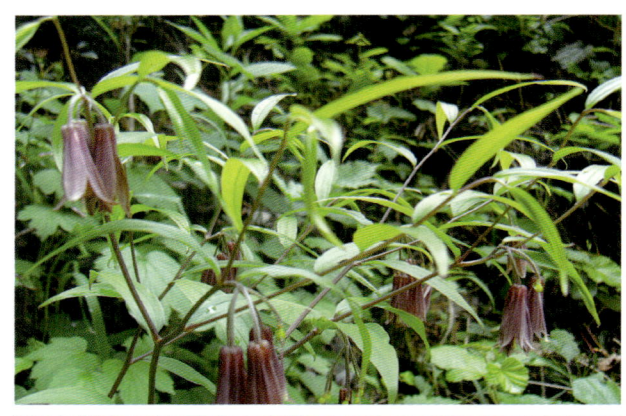

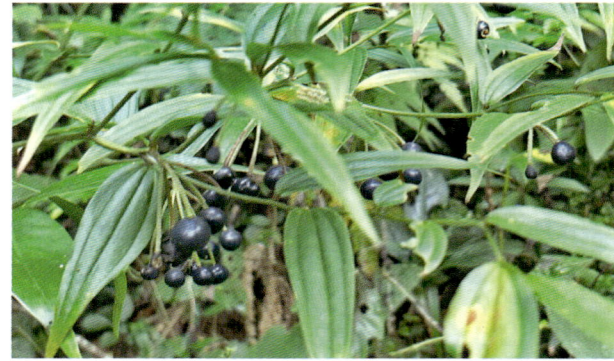

【生长地】生于低山区林阴处。

【采集】夏秋季间采集。

【分布】贵州、湖北、湖南、广西等地有分布。

【化学成分及药理研究】用 4 种不同的方法提取万寿竹的制剂Ⅰ、Ⅱ、Ⅲ、Ⅳ，给麻醉蛙皮下静脉注射(37.50 g/kg)，有明显的强心作用；Ⅱ、Ⅲ、Ⅳ给麻醉兔静脉注射(4.69 g/kg 和 9.38 g/kg)，也有同样效果；不麻醉犬用Ⅲ、Ⅳ静脉注射(4.69 g/kg、9.38 g/kg 和 14.10 g/kg)，能使心音显著增强，心率减慢较其他强心苷明显；Ⅲ大量(14.10 g/kg)注射时出现过早搏动、呕吐和排便，给药 7~12 d 内有食欲减退、反应迟钝、轻度共济失调。

【应用】用于治疗咳喘、痰中带血、癫痫等。

【用量】内服：15~30 g。

sank lip lenc

【侗药药名释义】sank lip lenc，其意为此植物的茎端轮生叶排列成撑开的伞状，叶间有间隙，似引水的水槽、水涧。

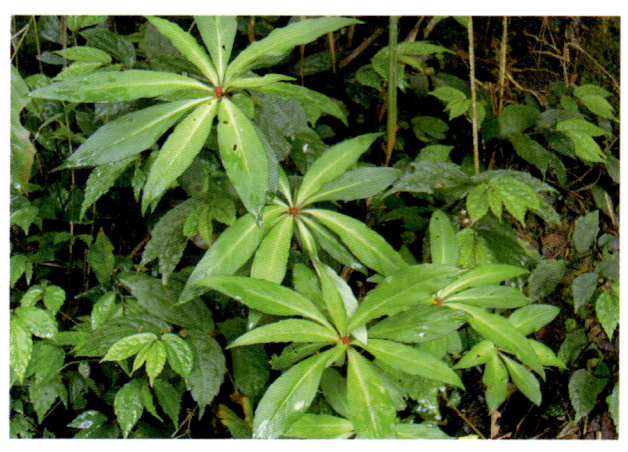

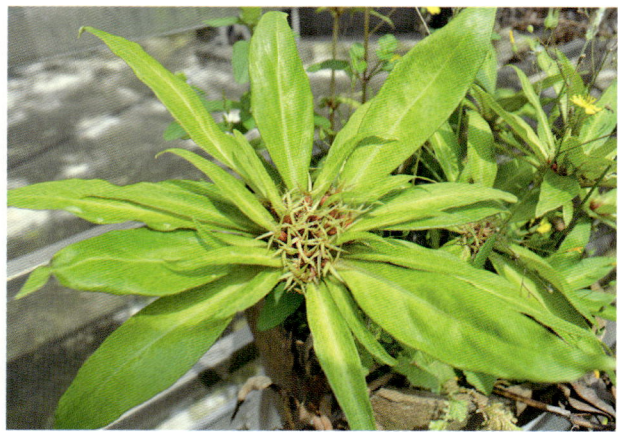

【基源】报春花科植物狭叶落地梅 Lysimachia paridiformis Franch. var. stenophylla Franch.。药用部位：全株。

【形态】根茎粗短或成块状。叶 6~18 枚轮生茎端，极少出现第二轮叶；下部叶退化呈鳞片状，叶片披针形至线状披针形，先端短渐尖，基部楔形，侧脉 4~5 对，在下面稍隆起，网脉隐蔽。花集生茎端成伞形花序，有时亦有少数花生于近茎端的 1 对鳞片状叶腋；花梗长约 3 cm；花萼长 8~12 mm，分裂近达基部，裂片披针形或自卵形的基部长渐尖，无毛或具稀疏缘毛，有时具稀疏黑腺条；花冠黄色，长 12~14 mm，基部合生部分长约 3 mm，裂片狭长圆形；花丝基部合生成高约 2 mm 的筒，分离部分长 3~5 mm；花药椭圆形，长约 1.5 mm；子房无毛；花柱长约 8.5 mm。蒴果近球形，直径 3.5~4.0 mm。花期 5—6 月，果期 7—9 月。

【生长地】生于林下和阴湿沟边。

【采集】全年可采。

【分布】贵州、湖南、广西等地有分布。

【化学成分及药理研究】主要含黄酮类、甾醇类、脂肪酸类及挥发油类。药理研究显示其具有抗炎、镇痛、抗氧化等作用。

【应用】用于治疗风湿痛、半身不遂、跌打损伤等。

【用量】内服：10~15 g。外用：适量。

sank sax

【侗药药名释义】sank sax，俗名，其意为祖母用的伞。

【基源】天南星科植物一把伞南星 Arisaema erubescens (Wall.) Schott。药用部位：块茎。

【形态】块茎扁球形，直径可达 6 cm，表皮黄色，有时淡红紫色。鳞叶绿白色、粉红色，有紫褐色斑纹。叶柄长 40~80 cm，中部以下具鞘，鞘部粉绿色，有时具褐色斑块；叶片放射状分裂，裂片无定数。花序柄比叶柄短，直立，果时下弯或否；佛焰苞绿色，背面有清晰的白色条纹，管部圆筒形；喉部边缘截形或稍外卷；檐部通常颜色较深，三角状卵形至长圆状卵形；肉穗花序单性；雄花序长 2.0~2.5 cm，花密；雌花序长约 2 cm；各附属器棒状、圆柱形，中部稍膨大或否，光滑，基部渐狭；雄花具短柄，淡绿色、紫色至暗褐色；雄蕊 2~4 枚；药室近球形，顶孔开裂成圆形；子房卵圆形；柱头无柄。果序柄下弯或直立；浆果红色。种子 1~2 枚，球形，淡褐色。花期 5—7 月，果期 9 月。

【生长地】生于林下、灌丛、草坡、沟谷林下、荒地。

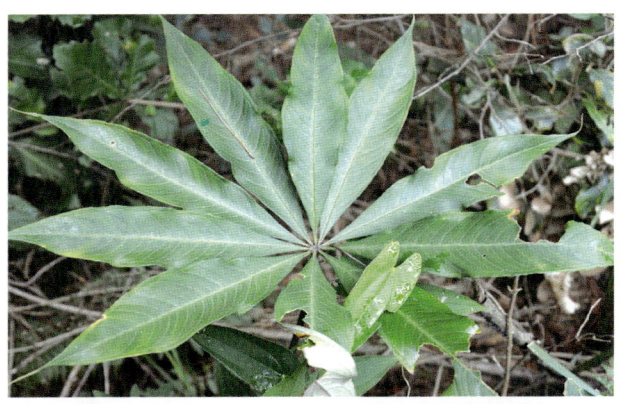

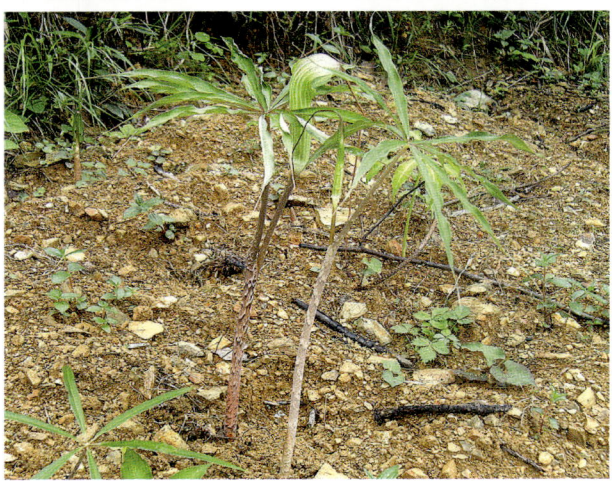

【采集】秋、冬两季采集。

【化学成分及药理研究】含脂肪酸、甾醇类、生物碱类、凝集素类、氨基酸类等化学成分。药理研究显示其具有抗肿瘤、抗菌、抗炎、抗惊厥、镇痛等作用。

【分布】贵州、湖南、湖北、广西等地有分布。

【应用】用于治疗蛇咬伤、偏瘫及皮肤与软组织常见的化脓性感染、破伤风等。

【用量】内服:煎汤,5 g。外用:研末撒或调敷。

saop

【侗药药名释义】saop,侗语固有词,汉语俗称芭芒草。

【基源】禾本科植物五节芒 *Miscanthus floridulus* (Lab.) Warb. ex Schum. et Laut.。药用部位:根。

【形态】多年生草本,具发达根状茎。秆高大似竹,高 2~4 m,无毛,节下具白粉;叶鞘无毛,鞘节具微毛;叶舌长 1~2 mm,顶端具纤毛;叶片披针状线形,长 25~60 cm,宽 1.5~3.0 cm,扁平,基部渐窄或呈圆形,顶端长渐尖,中脉粗壮隆起,两面无毛,或上面基部有柔毛,边缘粗糙。圆锥花序大型,稠密,长 30~50 cm,主轴粗壮,延伸达花序的 2/3 以上,无毛;分枝较细弱,长 15~20 cm,通常 10 多枚簇生于基部各节,具二至三回小枝,腋间生柔毛;总状花序轴的节间长 3~5 mm,无毛,小穗柄无毛,顶端稍膨大,短柄长 1.0~1.5 mm,长柄向外弯曲,长 2.5~3.0 mm;小穗卵状披针形,长 3.0~3.5 mm,黄色,基盘具长于小穗的丝状柔毛;第 1 颖无毛,顶端渐尖或有 2 枚微齿;第 2 颖等长于第 1 颖,顶端渐尖,具 3 条脉,中脉呈脊,粗糙,边缘具短纤毛;第 1 外稃长圆状披针形,稍短于颖,顶端钝圆,边缘具纤毛;第 2 外稃卵状披针形,长约 2.5 mm,顶端尖或具 2 枚微齿,无毛或下部边缘具少数短纤毛,芒长 7~10 mm,微粗糙,伸直或下部稍扭曲;内稃微小;雄蕊 3 枚;花药长 1.2~1.5 mm,橘黄色;花柱极短,柱头紫黑色,自小穗中部之两侧伸出。花期、果期 5—10 月。

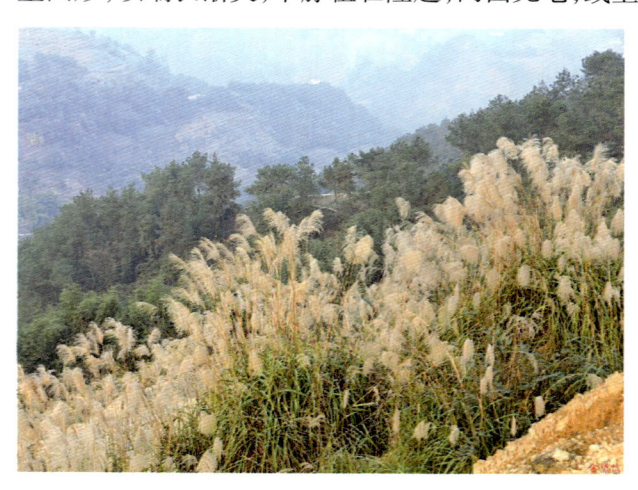

【生长地】生于低海拔撂荒地与丘陵潮湿谷地、山坡或草地。

【采集】全年可采。

【分布】贵州、广西等地有分布。

【化学成分及药理研究】主要含 β-谷甾醇、阿魏酸、十六碳烯酸、月桂酸甘油酯、木犀草素、间苯三酚、齐墩果酸、对羟基苯乙醇等化合物。药理研究显示其具有抗炎作用。

【应用】用于治疗肾炎等。

【用量】内服:5~10 g。

sax jos

【侗药药名释义】sax jos,其意为婆婆发现此植物具有黏性,除用来浆纱外,还可以用来治疗疾病。

【基源】兰科植物白及 *Bletilla striata* (Thunb. ex A. Murray) Rchb. f.。药用部位：块根。

【形态】植株高 18~60 cm。假鳞茎扁球形，上面具荸荠似的环带，富黏性；茎粗壮，直。叶 4~6 枚，狭长圆形或披针形，长 8~29 cm，宽 1.5~4.0 cm，先端渐尖，基部收狭成鞘并抱茎。花序具 3~10 朵花，常不分枝或极罕分枝；花序轴或多或少呈"之"字形曲折；花苞片长圆状披针形，长 2.0~2.5 cm，开花时常凋落；花大，紫红色或粉红色；萼片和花瓣近等长，狭长圆形，长 25~30 mm，宽 6~8 mm，先端急尖；花瓣较萼片稍宽；唇瓣较萼片和花瓣稍短，倒卵状椭圆形，长 23~28 mm，白色带紫红色，具紫色脉；唇盘上面具 5 条纵褶片，从基部伸至中裂片近顶部，仅在中裂片上面为波状；蕊柱长 18~20 mm，柱状，具狭翅，稍弓曲。花期 4—5 月。

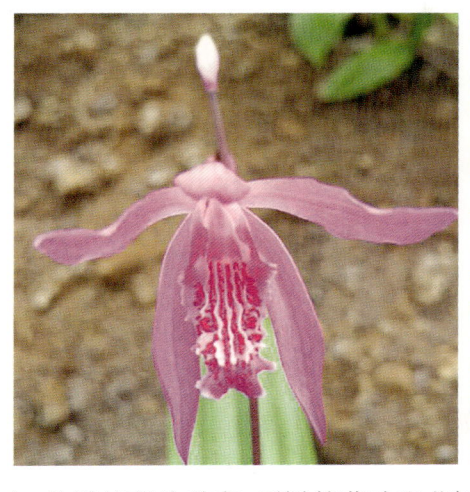

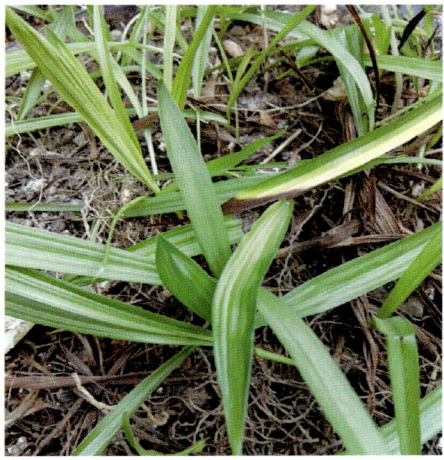

【生长地】生于常绿阔叶林下。

【采集】夏季、秋季采集。

【分布】贵州、湖南、广西、湖北等地有分布。

【化学成分及药理研究】主要含联苄类、二氢菲类、联菲类、联菲醚类、菲并吡喃类、联苄葡萄糖苷类、甾体类、三萜类等。药理研究显示其具有抗菌、止血、抗肿瘤、抗溃疡、抗纤维化、抗氧化、促进伤口愈合等作用。

【应用】用于治疗咳血、痈疖、溃疡疼痛、烫伤等。

【用量】内服：5~10 g。外用：适量。

sedp bav il jagc nugs

【侗药药名释义】sedp bav il jagc nugs，系借用中草药"七叶一枝花"的汉语名称，按照侗语语法直译为侗药名称。

【基源】百合科植物七叶一枝花 *Paris polyphylla* Sm. 及其同属植物。药用部位：根。

【形态】植株高 35~100 cm，无毛。叶 (5~)7~10 枚，矩圆形、椭圆形或倒卵状披针形，长 7~15 cm，宽 2.5~5.0 cm，先端短尖或渐尖，基部圆形或宽楔形；叶柄明显，长 2~6 cm，带紫红色。花梗长 5~16 (~30) cm；外轮花被片绿色，(3~)4~6 枚，狭卵状披针形，长 (3.0~)4.5~7.0 cm，内轮花被片狭条形，通常比外轮长；雄蕊 8~12 枚；花药短，长 5~8 mm，与花丝近等长或稍长；药隔突出部分长 0.5~1.0 (~2.0) mm；子房近球形，具棱，顶端具 1 盘状花柱基；花柱粗短，具 (4~)5 个分枝。蒴果紫色，直径 1.5~2.5 cm。种子多数，具鲜红色、多浆汁的外种皮。花期 4—7 月，果期 8—11 月。

【生长地】生于高海拔地区林下。

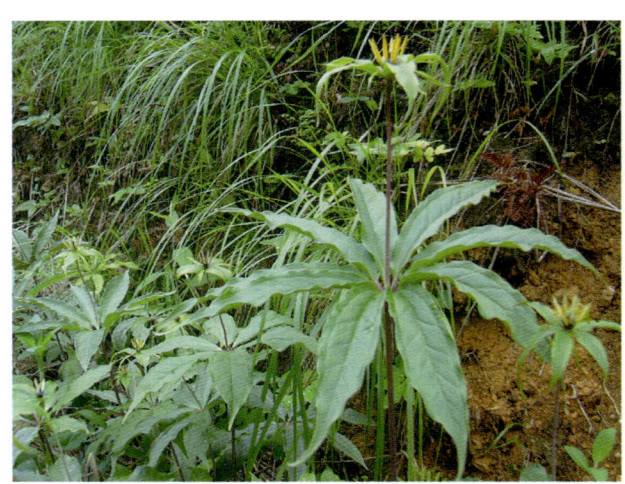

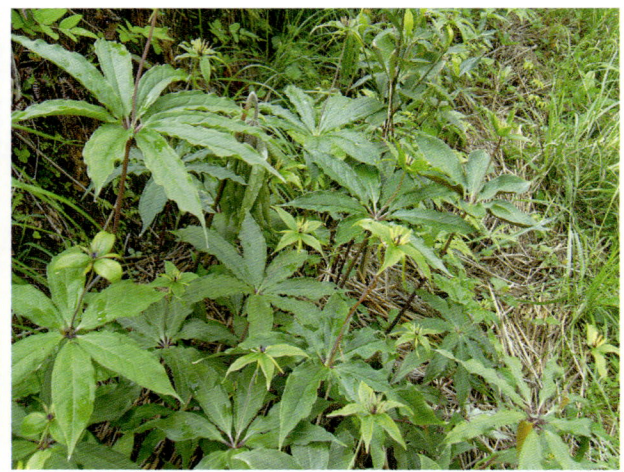

【采集】全年可采。

【分布】贵州等地有分布,贵州、湖南等地民间侗医有栽培。

【化学成分及药理研究】主要含甾体皂苷,尚含 β- 蜕皮激素、多糖、黄酮苷、氨基酸等成分。药理研究显示七叶一枝花水提物、醇提物在小鼠体内能抑制小鼠艾氏腹水癌瘤株,两种提取物均有效,且水提物效果较好。重楼皂苷是其抗肿瘤的主要活性成分,其机制主要为抑制癌细胞 DNA 的合成。

【应用】用于治疗咽喉炎、腮腺炎、疖肿、化脓性乳腺炎、蛇虫咬伤、跌打损伤、咳嗽等。

【用量】内服:5~10 g。外用:适量。

sik bav nyenl

【侗药药名释义】sik bav nyenl,其意为此植物有 4 片叶生于茎的上部,挖取此植物根部时可闻到一股臭气。

【基源】金粟兰科植物及己 *Chloranthus serratus*(Thunb.)Roem. et Schult.。药用部位:全草。

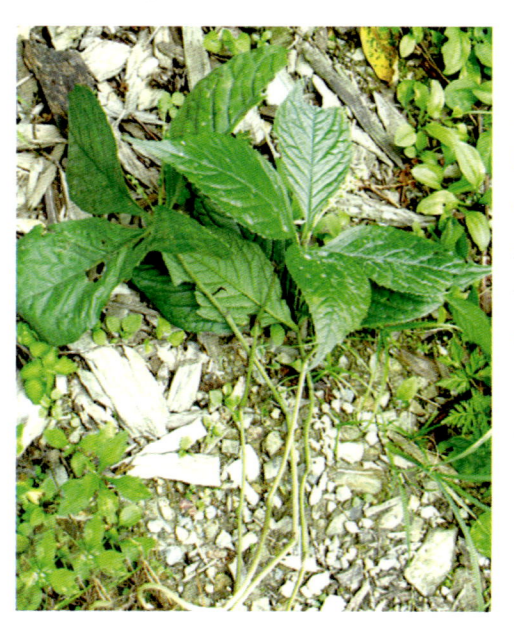

【形态】多年生草本,高 15~50 cm。叶对生,4~6 枚生于茎上部,纸质,椭圆形、倒卵形或卵状披针形,偶有卵状椭圆形或长圆形,长 7~15 cm,宽 3~6 cm,顶端渐窄成长尖,基部楔形,侧脉 6~8 对。穗状花序顶生,偶有腋生,单一或 2~3 个分枝;总花梗长 1.0~3.5 cm;苞片三角形或近半圆形,通常顶端数齿裂;花白色;雄蕊 3 枚;药隔下部合生,着生于子房上部外侧,中央药隔有 1 个 2 室的花药,两侧药隔各有 1 个 1 室的花药,药隔长圆形,3 个药隔相抱,中央药隔向内弯,长 2~3 mm,与侧药隔等长或略长;药室在药隔中部或中部以上;子房卵形;无花柱,柱头粗短。核果近球形或梨形,绿色。花期 4—5 月,果期 6—8 月。

【生长地】生于山地林下湿润处和山谷溪边草丛中。

【采集】全年可采。

【分布】贵州、湖南、广西等地有分布。

【化学成分及药理研究】含伞形花内酯、异嗪皮啶、5-甲氧基-6,7-亚甲二氧基香豆素、N-p-香豆酰酪胺、N-反式-阿魏酰基酪胺等。药理研究显示其具有利胆等作用。

【应用】用于治疗跌打损伤、风湿痛等。

【用量】内服:3~6 g。外用:适量。

siulhongc ngox ngeec

【侗药药名释义】siulhongc ngox ngeec,其意为形状像花椒树、叶分五杈的药。

【基源】五加科植物五加(原变种)*Acanthopanax gracilistylus* W. W. Smith var. *gracilistylus*。药用部位:根、根皮。

【形态】灌木,高1 m许。小枝密生细刺毛或刺。掌状复叶,小叶3~5枚,椭圆状倒卵形至矩圆形,长6~12 cm,有重锐锯齿,上面散生毛,下面幼时沿叶脉有带褐色细毛。伞形花序球形;花紫黄色;花梗长1~2 cm。果近球形,直径约8 mm。花期7月,果期10月。

【生长地】生于灌木丛、林缘、山坡路旁和村落中。

【采集】夏季、秋季采集。

【分布】贵州、湖南、广西、湖北等地有分布。

【化学成分及药理研究】主要含挥发油、萜类、木脂素等。药理研究显示其具有抗炎、抗应激、抗心律失常、抗血小板聚集等作用。

【应用】用于治疗风湿痛、跌打损伤等。

【用量】内服:5~15 g。外用:适量。

sonk dogc

【侗药药名释义】sonk dogc,侗语固有词,其意为结单独一颗蒜的植物。

【基源】兰科植物独蒜兰 *Pleione bulbocodioides* (Franch.) Rolfe。药用部位:假鳞茎。

【形态】半附生草本。假鳞茎卵形至卵状圆锥形,上端有明显的颈,顶端具1枚叶。叶在花期尚幼嫩,长成后狭椭圆状披针形或近倒披针形,纸质,先端通常渐尖,基部渐狭成柄;叶柄长2.0~6.5 cm。花葶从无叶的老假鳞茎基部发出,直立,长7~20 cm,下半部包藏在3枚膜质的圆筒状鞘内,顶端具1(~2)朵花;花苞片线状长圆形,长(2~)3~4 cm,明显长于花梗和子房,先端钝;花梗和子房长1.0~2.5 cm;花粉红色至淡紫色,唇瓣上有深色斑;中萼片近倒披针形,先端急尖或钝,侧萼片稍歪斜,狭椭圆形或长圆状倒披针形,与中萼片等长,常略宽;花瓣倒披针形,稍歪斜;唇瓣轮廓为倒卵形或宽倒卵形,长3.5~4.5 cm,宽3~4 cm,不明显3裂,上部边缘撕裂状,基部楔形并多少贴生于蕊柱上,通常具4~5条褶片;褶片啮蚀状,高可达1.0~1.5 mm,向基部渐狭直至消失;蕊柱长2.7~4.0 cm,多少弧曲,两侧具翅,翅自中部以下甚狭,向上渐宽,在顶端围绕蕊柱,宽达6~7 mm,有不规则齿缺。蒴果近长圆形,长2.7~

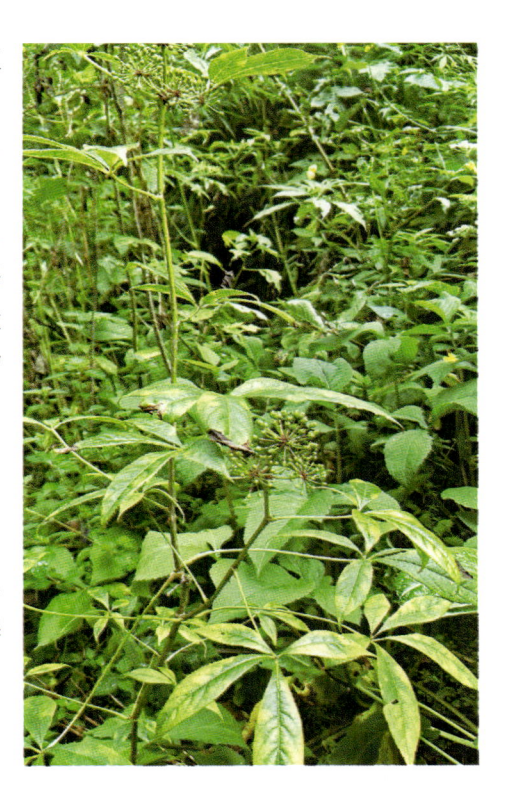

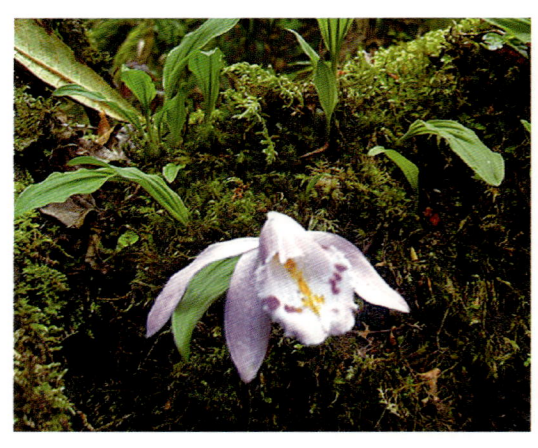

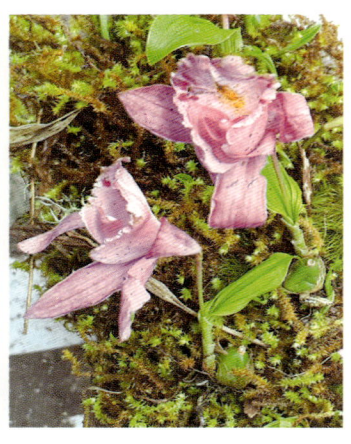

3.5 cm。花期4—6月。

【生长地】生于常绿阔叶林下或灌木林缘腐殖质丰富的土壤上或苔藓覆盖的岩石上。

【采集】5—6月采集。

【分布】贵州、湖南、广西、湖北等地有分布。

【化学成分及药理研究】主要含木脂素、蒽醌、黄酮等。药理研究显示其具有抗菌、抗肿瘤、抗炎等作用。

【应用】用于治疗咽喉炎、蛇虫咬伤等。

【用量】内服：10~15 g。

sunl nyanc

【侗药药名释义】sunl nyanc，侗语固有词。有民歌传唱，歌词大意是这个植物的刺相当多，勾住人后不肯放，刚刚摘掉了这里，那里立马又勾上。

【基源】豆科植物云实 Caesalpinia decapetala (Roth) Alston。药用部位：种子。

【形态】藤本植物。皮暗红色，枝、叶轴和花序均被柔毛和钩刺。二回羽状复叶长20~30 cm；羽片3~10对，对生，具柄，基部有刺1对；小叶8~12对，膜质，长圆形，长10~25 mm，宽6~12 mm，两端近圆钝。总状花序顶生，直立，长15~30 cm，具多花；总花梗多刺；花梗长3~4 cm，被毛；萼片5枚，长圆形，被短柔毛；花瓣黄色，膜质，圆形或倒卵形，长10~12 mm，盛开时反卷；雄蕊与花瓣近等长；子房无毛。荚果长圆状舌形，脆革质，栗褐色，无毛，有光泽，成熟时沿腹缝线开裂，先端具尖喙。种子6~9枚，椭圆状；种皮棕色。花期、果期4—10月。

【生长地】生于山坡灌丛中及平原、丘陵、河旁等地。

【采集】秋季果实成熟时采集。

【分布】贵州、广西等地有分布。

【化学成分及药理研究】主要含萜类和黄酮类化合物。药理研究显示其具有抑菌、抗炎、抗肿瘤等作用。

【应用】用于治疗痢疾、小儿疳积等。

【用量】内服：10~15 g。

tianh mac

【侗药药名释义】tianh mac，系借用中草药"天麻"的汉语名称，按照侗语语法直译为侗药名称。

【基源】兰科植物天麻 Gastrodia elata Bl.。药用部位：根茎。

【形态】植株高 30~100 cm，有时可达 2 m。根状茎肥厚，块茎状，椭圆形至近哑铃形，肉质，长 8~12 cm，直径 3~5(~7) cm，有时更大，具较密的节，节上被许多三角状宽卵形的鞘。茎直立，橙黄色、黄色、灰棕色或蓝绿色，无绿叶，下部被数枚膜质鞘。总状花序长 5~30(~50) cm，通常具 30~50 朵花；花扭转，橙黄色、淡黄色、蓝绿色或黄白色，近直立；唇瓣长圆状卵圆形，长 6~7 mm，宽 3~4 mm，3 裂，上部离生，上面具乳突，边缘有不规则短流苏；蕊柱长 5~7 mm，有短的蕊柱足。蒴果倒卵状椭圆形，长 1.4~1.8 cm，宽 8~9 mm。花期、果期 5—7 月。

【生长地】生于疏林下、林缘、灌丛边缘。

【采集】冬、春两季采挖。

【分布】贵州、湖南、湖北等地有分布。

【化学成分及药理研究】主要含天麻素和天麻多糖。药理研究显示其具有镇静催眠、抗癫痫、保护心脑血管、改善记忆力等作用。

【应用】用于治疗头痛、眩晕、高血压、小儿惊厥、风湿瘫痪等。

【用量】内服：15~30 g。

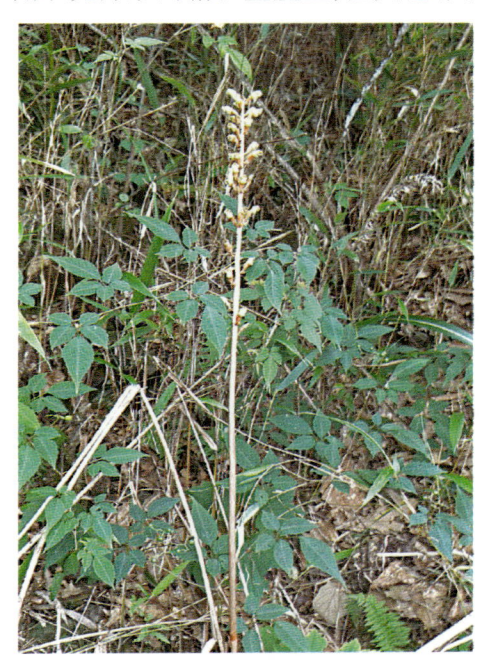

tux sanh qic

【侗药药名释义】tux sanh qic，系借用中草药"土三七"的汉语名称，按照侗语语法直译为侗药名称。

【基源】景天科植物费菜 Sedum aizoon L.。药用部位：全草。

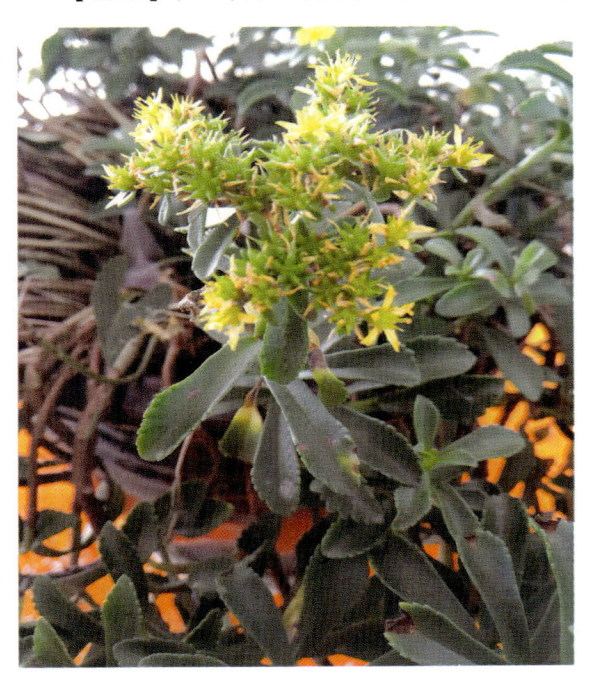

【形态】多年生草本。根状茎短，粗茎高 20~50 cm，有 1~3 条茎，直立，无毛，不分枝。叶互生，狭披针形、椭圆状披针形至卵状倒披针形，长 3.5~8.0 cm，宽 1.2~2.0 cm，先端渐尖，基部楔形，边缘有不整齐的锯齿；叶坚实，近革质。聚伞花序有多花，水平分枝，平展，下托以苞叶；萼片 5 枚，线形，肉质，不等长，长 3~5 mm，先端钝；花瓣 5 片，黄色，长圆形至椭圆状披针形，长 6~10 mm，有短尖；雄蕊 10 枚；鳞片 5 枚，近正方形，长约 0.3 mm；心皮 5 枚，卵状长圆形，基部合生，腹面凸出；花柱长钻形。蓇葖果星芒状排列，长约 7 mm。种子椭圆形，长约 1 mm。花期 6—7 月，果期 8—9 月。

【生长地】生于山地林缘、灌木丛中及河岸草丛、荒地。

【采集】夏秋季间采集。

【分布】湖北、贵州等地有分布。

【化学成分及药理研究】含生物碱、齐墩果酸、谷甾醇、黄酮类、景天庚糖、果糖、维生素等化学成分。药理研究显示其具有降血脂、降血压等作用。

【应用】用于治疗吐血、便血、崩漏、跌打损伤等。

【用量】内服：9~15 g。外用：捣烂外敷。

tux sanh qic

【侗药药名释义】tux sanh qic，系借用中草药"土三七"的汉语名称，按照侗语语法直译为侗药名称。

【基源】落葵科植物落葵薯 *Anredera cordifolia* (Tenore) Steenis。药用部位：叶、根。

【形态】缠绕藤本，长可达数米。根状茎粗壮。叶具短柄，叶片卵形至近圆形，长2~6 cm，宽1.5~5.5 cm，顶端急尖，基部圆形或心形，稍肉质，腋生小块茎（珠芽）。总状花序具多花；花序轴纤细，下垂，长7~25 cm；苞片狭，不超过花梗长度，宿存；花梗长2~3 mm；花托顶端杯状，花常由此脱落；下面一对小苞片宿存，宽三角形，急尖，透明，上面一对小苞片淡绿色，比花被短，宽椭圆形至近圆形；花直径约5 mm；花被片白色，渐变黑，开花时张开，卵形、长圆形至椭圆形，顶端钝圆，长约3 mm，宽约2 mm；雄蕊白色；花丝顶端在芽中反折，开花时伸出花外；花柱白色，分裂成3个柱头臂，每臂具1个棍棒状或宽椭圆形柱头。果实、种子未见。花期6—10月。

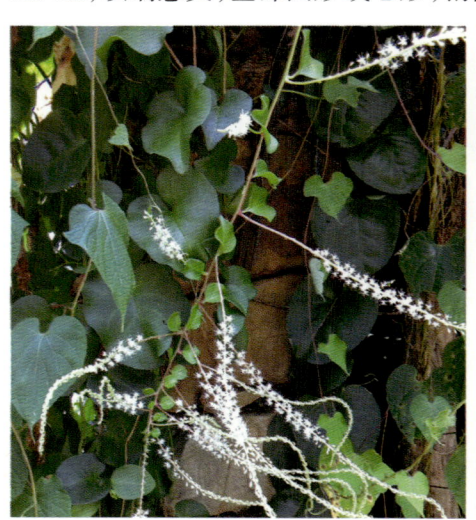

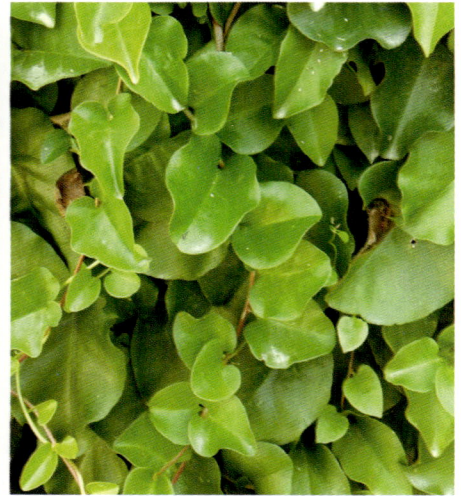

【生长地】生于山地林缘、草丛、山路旁。

【采集】夏秋季间采集。

【分布】贵州等地有分布。

【化学成分及药理研究】含齐墩果酸、熊果酸等化学成分。尚未见相关药理研究报道。

【应用】用于治疗跌打损伤等。

【用量】内服：9~15 g。外用：捣烂外敷。

wadc

【侗药药名释义】wadc，侗语固有词，汉语俗称鱼腥菜。

【基源】三白草科植物蕺菜 *Houttuynia cordata* Thunb.。药用部位：全草。

【形态】腥臭草本，高30~60 cm。叶薄纸质，有腺点，背面尤甚，卵形或阔卵形，长4~10 cm，宽2.5~6.0 cm，顶端短渐尖，基部心形，两面有时除叶脉被毛外余均无毛，背面常呈紫红色；叶脉5~7条，全部基出或最内一对离基部约 5 mm 从中脉发出；叶柄长 1.0~3.5 cm，无毛；托叶膜质，长 1.0~2.5 cm，顶端钝，下部与叶柄合生而成长 8~20 mm 的鞘，基部扩大，略抱茎。花序长约 2 cm，宽 5~6 mm；总花梗长 1.5~3.0 cm，无毛；总苞片长圆形或倒卵形，长 10~15 mm，宽 5~7 mm，顶端钝圆；雄蕊长于子房，花丝长为花药的 3 倍。蒴果长 2~3 mm，顶端有宿存的花柱。花期 4—7 月。

【生长地】生于沟边、溪边或林下湿地上。

【采集】春季、秋季采集。

【分布】贵州、湖南、广西等地有分布。

【化学成分及药理研究】主要含癸酰乙醛、月桂醛、丁香烯、芳樟醇等，还含有黄酮类成分，主要为槲皮素、槲皮苷等。药理研究显示其具有杀菌、祛痰、止痒等作用。

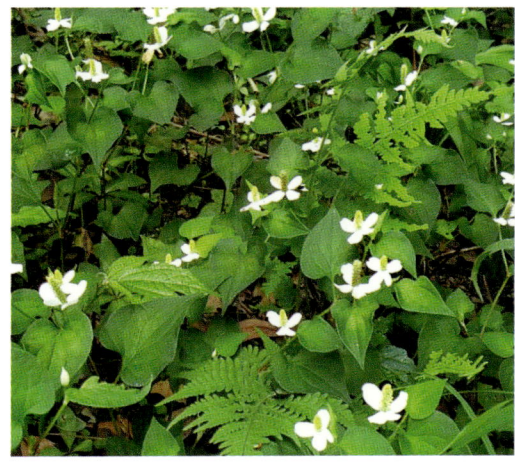

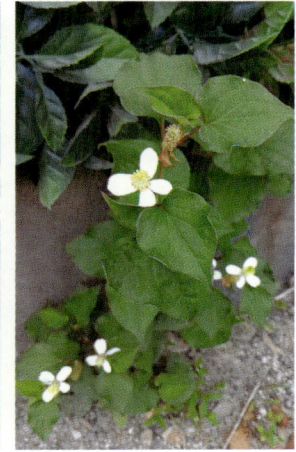

【应用】用于治疗痢疾、痔疮、湿疹等。

【用量】内服：15~30 g。外用：适量。

wadc bagx

【侗药药名释义】wadc bagx，系借用中草药"百折耳"的汉语名称，按照侗语语法直译为侗药名称。

【基源】三白草科植物白苞裸蒴 *Gymnotheca involucrata* Pei。药用部位：全草。

【形态】无毛草本。茎多少匍匐，长通常 30~70 cm。叶纸质，无腺点，心形或肾状心形，长约 18 cm，宽 6~10 cm，顶端阔短尖，基部具 2 深耳，边全缘或有不明显的细圆齿；叶脉 5~7 条，全部基出，网状脉明显；叶柄与叶片近等长；托叶膜质，与叶柄边缘合生，长 1.5~2.0 cm，基部扩大抱茎；叶鞘长为叶柄的 1/4~1/3。花序单生，通常在茎的中部与叶对生；总花梗长 4~7 cm，比花序略长或与其近等长；花序轴扁压，两侧具棱或几成翅状；苞片倒卵状长圆形或倒披针形，长约 3 mm，最下 3~4 枚特大，白色；雄蕊短于花柱；花药长圆形，纵裂；花丝比花药略长；子房倒锥形；花柱线形，外弯而不卷。果未见。花期 2—6 月。

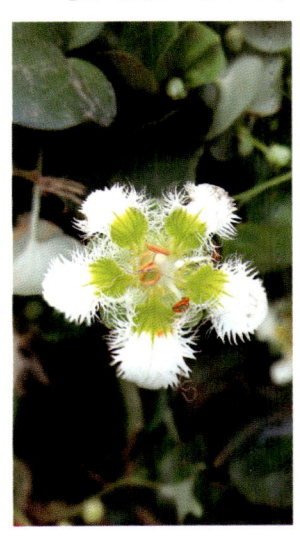

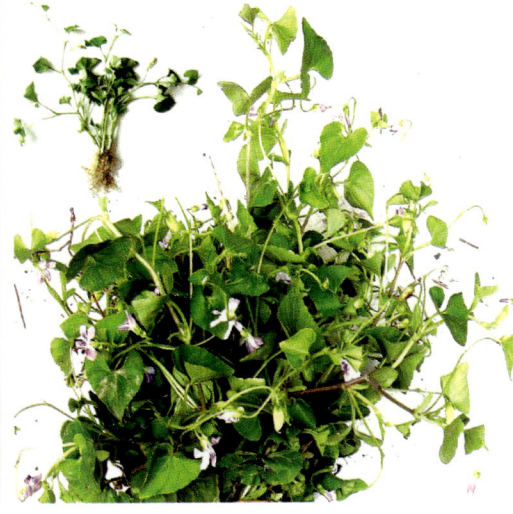

【生长地】生于路旁或林中湿地上。

【采集】春季、秋季采集。

【分布】贵州、湖南等地有分布。

【化学成分及药理研究】主要含联苯环辛烯型、螺二烯酮型、联苯四氢呋喃型木脂素,尚含 N-苯甲酰基-2-羟基-2-(4'-羟基苯基)-乙胺、对羟基苯乙腈、腺苷 5-癸酰基-2-壬基吡啶、豆甾烷-3,6 二酮、豆甾-4-烯-3,6 二酮、胡萝卜苷等。药理研究显示其具有较好的 α-葡萄糖苷酶抑制作用和抗菌作用。

【应用】用于治疗跌打损伤、腹胀、水肿、白带增多等。

【用量】内服:15~25 g。

wangc lieenc naemx

【侗药药名释义】wangc lieenc naemx,系借用中草药"水黄连"的汉语名称,按照侗语语法直译为侗药名称。

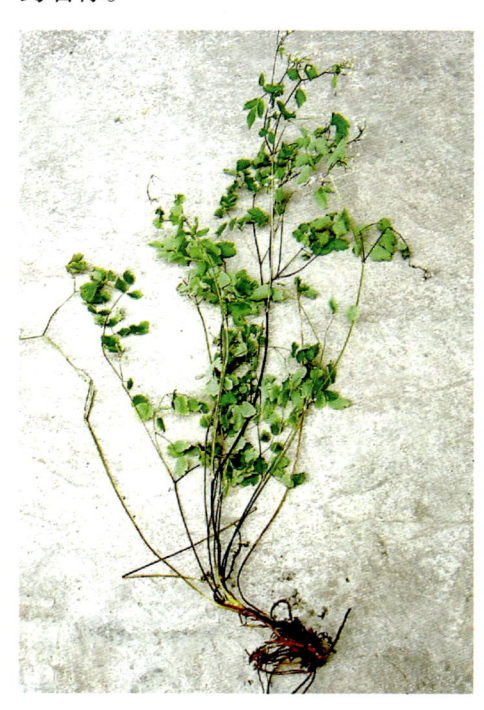

【基源】毛茛科植物多枝唐松草 Thalictrum ramosum Boivin。药用部位:根。

【形态】植株全部无毛。茎高 12~45 cm,有细纵槽,自基部之上分枝。基生叶数个,为二至三回三出复叶;叶片长 7~15 cm;小叶草质,宽卵形、近圆形或宽倒卵形,长 0.7~2.0 cm,宽 0.5~1.5 cm,顶端钝,有短尖,基部圆形或浅心形,不明显 3 浅裂,边缘有疏钝齿,脉在表面平,在背面稍隆起,脉网明显;小叶柄长 0.6~1.5 cm;叶柄长 7~9 cm,基部有膜质短鞘。复单歧聚伞花序圆锥状;花梗丝形,长 5~10 mm;萼片 4 枚,淡堇色或白色,卵形,长约 2 mm,早落;花药淡黄色,长圆形,长约 0.7 mm;花丝长为花药的 4~6 倍,比花药窄,上部狭倒披针形,下部变为丝形;心皮(6~)8~16 枚,长约 2 mm;花柱细,比子房稍长,向外弯曲,沿腹面生柱头组织。瘦果无柄,狭卵形或披针形,长 3.5~4.5 mm,有 8 条细纵肋;宿存花柱长 0.3~0.5 mm,拳卷。花期 4 月,果期 5—6 月。

【生长地】生于丘陵或低山灌丛中。

【采集】秋季、冬季采集。

【分布】贵州、湖南、广西等地有分布。

【化学成分及药理研究】所含生物碱属于异喹啉类,包括生物碱单聚物,如简单异喹啉类、苄基异喹啉类、原小檗碱类、吗啡烷类等,此外还存在大量的二聚生物碱,主要类型有双苄基异喹啉类、原小檗碱-苄基异喹啉类等。药理研究显示其具有抗肿瘤、抗寄生虫、抗血小板聚集、抗硅沉着病、抗病毒等作用。

【应用】用于治疗痢疾、肠炎、肝炎、感冒、麻疹等。

【用量】内服:5~10 g。外用:适量。

wul sup dees bagx

【侗药药名释义】wul sup dees bagx，其意为此植物的叶的颜色是上面绿色下面白色。

【基源】蔷薇科植物委陵菜 Potentilla chinensis Ser.。药用部位：全株。

【形态】多年生草本。基生叶为羽状复叶，有小叶 5~15 对，间隔 0.5~0.8 cm；小叶片对生或互生，长圆形、倒卵形或长圆状披针形，中脉下陷，沿脉被白色绢状长柔毛；基生叶托叶近膜质，褐色，外面被白色绢状长柔毛，茎生叶托叶草质，绿色，边缘锐裂。伞房状聚伞花序，花梗长 0.5~1.5 cm，基部有披针形苞片，外面密被短柔毛；花直径通常 0.8~1.0 cm，稀达 1.3 cm；萼片三角状卵形，顶端急尖，副萼片带形或披针形，顶端尖，比萼片短且狭窄，外面被短柔毛及少数绢状柔毛；花瓣黄色，宽倒卵形，顶端微凹，比萼片稍长；花柱近顶生，基部微扩大，稍有乳头或不明显，柱头扩大。瘦果卵球形，深褐色，有明显皱纹。花期、果期 4—10 月。

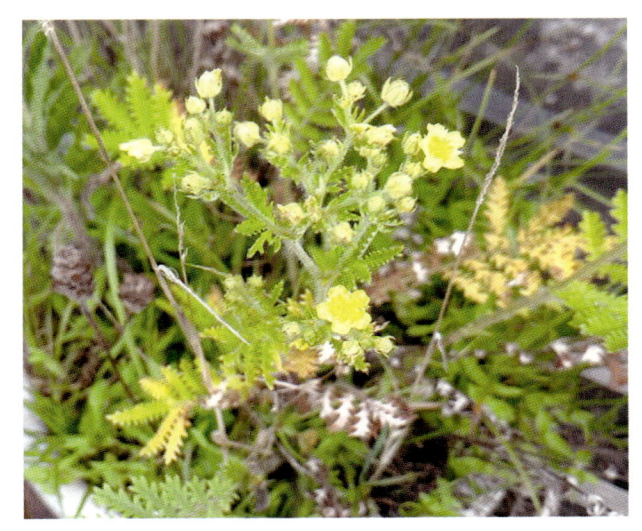

【生长地】生于山坡草地、沟谷。

【采集】夏季、秋季采集。

【分布】贵州、湖南、广西、湖北等地有分布。

【化学成分及药理研究】主要含三萜类、鞣质、酚类化合物。药理研究显示其具有较强的抑菌作用；对小鼠肝脏化学损伤具有保护作用；其乙醇提取物具有镇痛、抗肝炎病毒等作用。

【应用】用于治疗腹痛、久痢不止、痔疮出血等。

【用量】内服：10~15 g。外用：适量。

xingp jenl

【侗药药名释义】xingp jenl，侗语固有词，其意为野姜。

【基源】姜科植物花叶山姜 Alpinia pumila Hook. f.。药用部位：根茎。

【形态】无地上茎；根茎平卧。叶 2~3 枚一丛自根茎生出；叶片椭圆形、长圆形或长圆状披针形，长约 15 cm，宽约 7 cm，顶端渐尖，基部急尖，叶面绿色，叶脉处颜色较深，余较浅，叶背浅绿色，两面均无毛；叶柄长约 2 cm；叶舌短，2 裂；叶鞘红褐色。总状花序自叶鞘间抽出；总花梗长约 3 cm；花成对生于长圆形、长约 2 cm 的苞片内，苞片迟落；花萼管状，长 1.3~1.5 cm，顶端具 3 枚齿，紫红色，被短柔毛；花冠白色，管长约 1 cm，裂片长圆形，钝，稍较花冠管为长；侧生退化雄蕊钻状，长 3~4 mm；唇瓣卵形，长约 1.2 cm，顶端短 2 裂，反折，边缘具粗锯齿，白色，有红色脉纹；花药长 5~8 mm；花丝长 5~10 mm；腺体 2 枚，

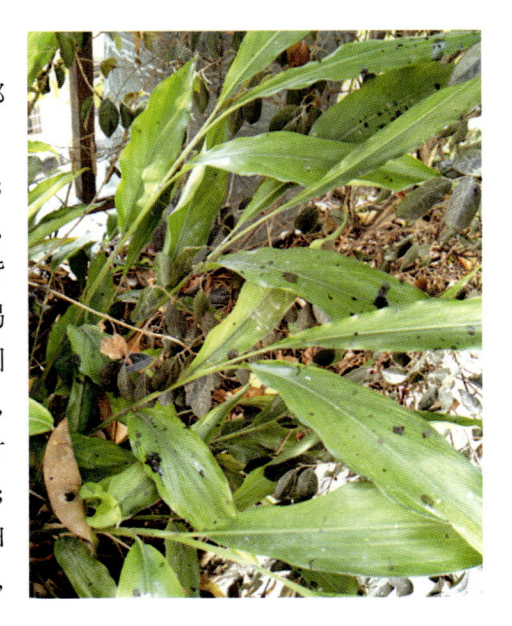

披针形,长约 2 mm,顶端急尖;子房被绢毛。果球形,直径约 1 cm,顶端有长约 1 cm 的花被残迹。花期 4—6 月,果期 6—11 月。

【生境】 生于山谷、山坡、林下。

【采集】 全年可采挖。

【分布】 贵州、湖南等地有分布。

【现代研究】 含挥发油,主要为 α-乙酸莳酯。药理研究显示其具有较好的抗枯草芽孢杆菌和金黄色葡萄球菌作用。

【应用】 用于治疗风湿痛、胃痛、跌打损伤等。

【用量】 内服:15~30 g。外用:适量。

xingp juis

【侗药药名释义】 xingp juis,其意为此植物的根状茎的形状及气味像生姜,传说"鬼师"用它来治好疾病。

【基源】 姜科植物黄姜花 Hedychium flavum Roxb.。药用部位:根状茎、花。

【形态】 茎高 1.5~2.0 m。叶片长圆状披针形或披针形,长 25~45 cm,宽 5.0~8.5 cm,顶端渐尖,并具尾尖,基部渐狭,两面均无毛;无柄;叶舌膜质,披针形,长 2~5 cm。穗状花序长圆形,长约 10 cm,宽约 5 cm;苞片覆瓦状排列,长圆状卵形,长 4~6 cm,宽 1.5~3.0 cm,顶端边缘具髯毛,每一苞片内有花 3 朵;小苞片长约 2 cm,内卷呈筒状;花黄色;花萼管长约 4 cm,外被粗长毛,顶端一侧开裂;花冠管较萼管略长,裂片线形,长约 3 cm;侧生退化雄蕊倒披针形,长约 3 cm,宽约 8 mm;唇瓣倒心形,长约 4 cm,宽约 2.5 cm,黄色,当中有 1 个橙色的斑,顶端微凹,基部有短瓣柄;花丝长约 3 cm;花药长 1.2~1.5 cm,弯曲;柱头漏斗形;子房被长粗毛。花期 8—9 月。

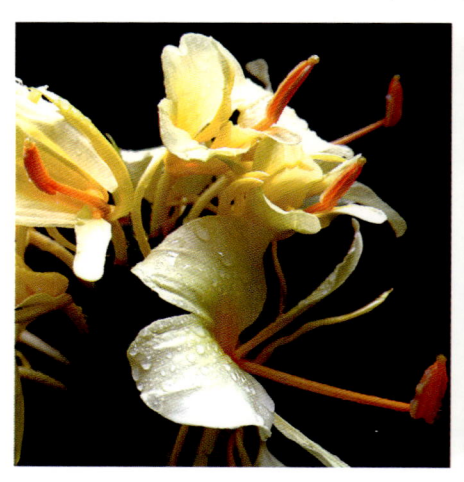

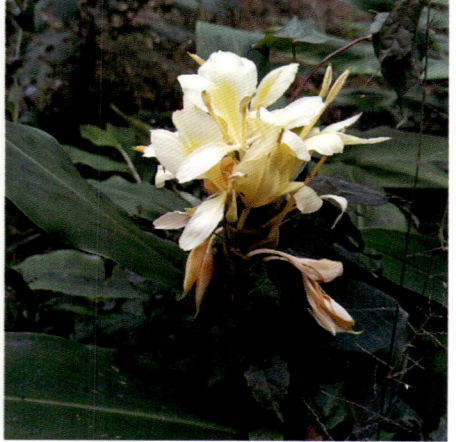

【生长地】 生于山谷密林中或栽培。

【采集】 秋季、冬季采集。

【分布】 贵州、广西等地有分布。

【化学成分及药理研究】 含挥发油类、黄酮类、倍半萜类、二萜类、甾体三萜及其苷类、微量元素等。药理研究显示其具有镇咳、消炎、抗菌、抗肿瘤等作用。

【应用】 主要用于滋补。

【用量】 内服:10~30 g。

xingp juis

【侗药药名释义】xingp juis,其意为此植物的根状茎的形状及气味像生姜,传说"鬼师"用它来治好疾病。

【基源】姜科植物姜花 *Hedychium coronarium* Koen.。药用部位:根状茎、花。

【形态】茎高 1~2 m。叶片长圆状披针形或披针形,长 20~40 cm,宽 4.5~8.0 cm,顶端长渐尖,基部急尖,叶面光滑,叶背被短柔毛;无柄;叶舌薄膜质,长 2~3 cm。穗状花序顶生,椭圆形,长 10~20 cm,宽 4~8 cm;苞片呈覆瓦状排列,卵圆形,长 4.5~5.0 cm,宽 2.5~4.0 cm,每一苞片内有花 2~3 朵;花芬芳,白色;花萼管长约 4 cm,顶端一侧开裂;花冠管纤细,长约 8 cm,裂片披针形,长约 5 cm,后方的 1 枚呈兜状,顶端具小尖头;侧生退化雄蕊长圆状披针形,长约 5 cm;唇瓣倒心形,长、宽约 6 cm,白色,基部稍黄色,顶端 2 裂;花丝长约 3 cm;花药长约 1.5 cm;子房被绢毛。花期 8—12 月。

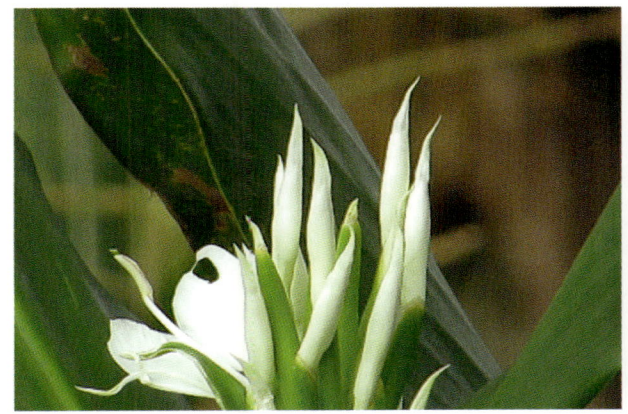

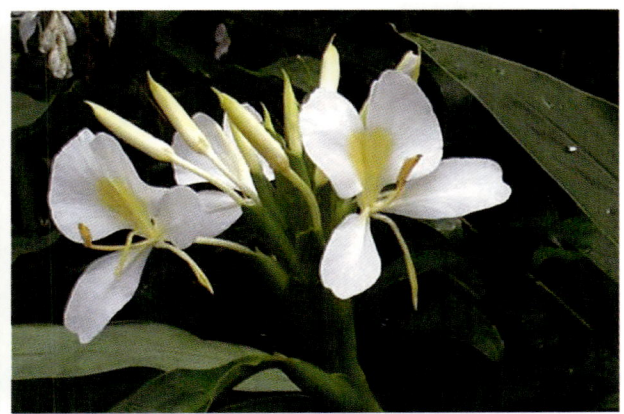

【生长地】生于林中或栽培。

【采集】秋季、冬季采集。

【分布】贵州、广西、湖南等地有分布。

【化学成分及药理研究】含挥发油类、黄酮类、倍半萜类、二萜类、甾体三萜及其苷类、微量元素等。药理研究显示其具有镇咳、消炎、抗菌、抗肿瘤等作用。

【应用】主要用于滋补。

【用量】内服:10~30 g。

xingp mant

【侗药药名释义】xingp mant,系借用中草药"姜黄"的汉语名称,按照侗语语法直译为侗药名称。

【基源】姜科植物姜黄 *Curcuma longa* L.。药用部位:根茎。

【形态】株高 1.0~1.5 m。根茎很发达,成丛,分枝很多,椭圆形或圆柱形,橙黄色,极香;根粗壮,末端膨大成块根。叶每株 5~7 片,叶片长圆形或椭圆形,长 30~45(~90) cm,宽 15~18 cm,顶端短渐尖,基部渐狭,绿色,两面均无毛;叶柄长 20~45 cm。花葶由叶鞘内抽出;总花梗长 12~20 cm;穗状花序圆柱形,长 12~18 cm,直径 4~9 cm;苞片卵形或长圆形,长 3~5 cm,淡绿色,顶端钝,上部无花的较狭,顶端尖,开展,白色,边缘染淡红晕;花萼长8~12 mm,白色,具不等的3枚钝齿,被微柔毛;花冠淡黄色,管长达3 cm,裂片三角形,长1.0~1.5 cm,后方的1枚稍大,具细尖头;侧生退化雄蕊比唇瓣短,与花丝及唇瓣的基部相连成管状;唇瓣倒卵形,长1.2~2.0 cm,淡黄色,中部深黄色;花药无毛,药室基部具2个角状的距;子房被微毛。花期8月。

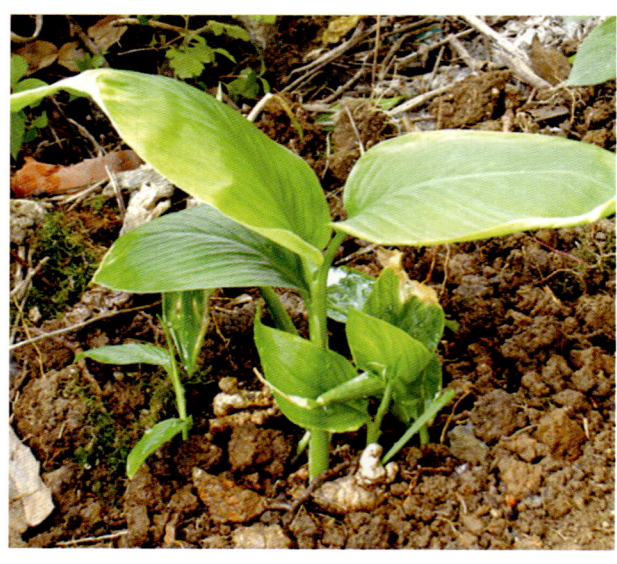

【生长地】生于向阳的地方。

【采集】秋季、冬季采挖。

【分布】贵州、广西等地有分布。

【化学成分及药理研究】主要含姜黄素类化合物、倍半萜类化合物。药理研究显示其具有降血脂、抗凝、抗氧化、利胆、抗癌、抗炎、抗菌、止咳等作用。姜黄素类通过诱导恶性肿瘤细胞分化、诱导肿瘤细胞凋亡及对肿瘤生长各期的抑制来发挥其抗癌的作用。

【应用】用于治疗腹胀痛、痹痛、妇女血瘀经闭、跌打损伤等。

【用量】内服:5~15 g。外用:适量。

xongk semt

【侗药药名释义】xongk semt,其意为有酸味的、茎是孩童当作玩具枪用的植物。

【基源】蓼科植物虎杖 Polygonum cuspidatum Sieb. et Zucc.。药用部位:根、茎。

【形态】多年生草本。叶宽卵形或卵状椭圆形,长5~12 cm,宽4~9 cm,近革质,顶端渐尖,基部宽楔形、截形或近圆形,边缘全缘,疏生小突起,两面无毛,沿叶脉具小突起;叶柄长1~2 cm,具小突起;托叶鞘膜质,偏斜,长3~5 mm,褐色,具纵脉,无毛,顶端截形,无缘毛,常破裂,早落。花单性,雌雄异株;花序圆锥状,长3~8 cm,腋生;苞片漏斗状,长1.5~2.0 mm,顶端渐尖,无缘毛,每一苞内具2~4朵花;花梗长2~4 mm,中下部具关节;花被5深裂,淡绿色,雄花花被片具绿色中脉,无翅;雄蕊8枚,比花被长;雌花花被片外面3片背部具翅,果时增大,翅扩展下延;花柱3个,柱头流苏状。瘦果卵形,具3条棱,长4~5 mm,黑褐色,有光泽,包于宿存花被内。花期8—9月,果期9—10月。

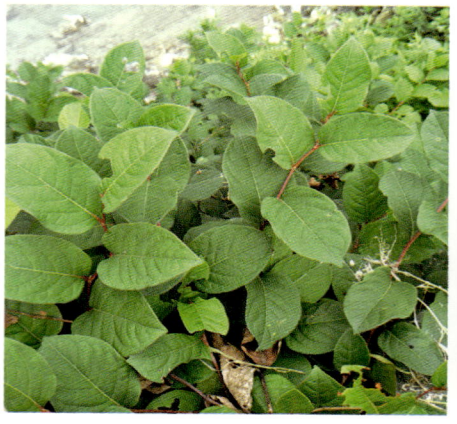

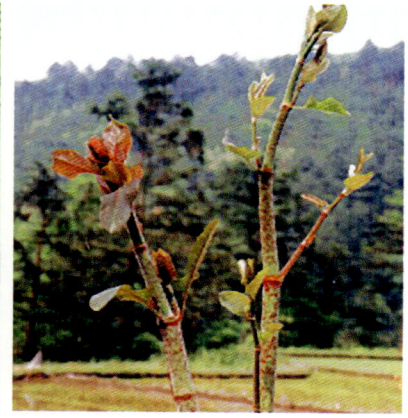

【生长地】生于山坡灌丛、山谷、路旁。

【采集】夏季、秋季采挖。

【分布】贵州、广西、湖南、湖北等地有分布。

【化学成分及药理研究】主要含蒽醌类、二苯乙烯类、黄酮类、香豆素类及一些脂肪酸类化合物。药理研究显示其具有抗炎、抗病毒、抗菌、调血脂、抗血栓、改变血流动力学、扩张血管、保护心肌、抗氧化、抗肿瘤及改善阿尔茨海默病症状、预防艾滋病等作用。

【应用】用于治疗黄疸、腹泻等。

【用量】内服：15~30 g。

xul mant

【侗药药名释义】xul mant，其意为此植物的核果椭圆状球形，像珠珠，果皮颜色似猴子毛的颜色。

【基源】楝科植物川楝 *Melia toosendan* Sieb. et Zucc.。药用部位：果实。

【形态】乔木，高 10 m。二回羽状复叶长 35.0~45 cm，每一枚羽片有小叶 4~5 对，具长柄；小叶对生，具短柄或近无柄，膜质，椭圆状披针形，长 4~10 cm，宽 2.0~4.5 cm，先端渐尖，基部楔形或近圆形。圆锥花序聚生于小枝顶部之叶腋内，长约为叶的 1/2，密被灰褐色星状鳞片；花具梗，较密集；萼片长椭圆形至披针形，长约 3 mm，两面被柔毛，外面较密；花瓣淡紫色，匙形，长 9~13 mm，外面疏被柔毛；子房近球形，无毛，6~8 室；花柱近圆柱状，无毛，柱头不明显的 6 齿裂，包藏于雄蕊管内。核果大，椭圆状球形，长约 3 cm，宽约 2.5 cm；果皮薄，熟后淡黄色；核稍坚硬，6~8 室。花期 3—4 月，果期 10—11 月。

【生长地】生于土壤湿润、肥沃的杂木林和疏林内。

【采集】秋季、冬季果实成熟时采集。

【分布】贵州、湖北等地有分布。

【化学成分及药理研究】主要含挥发油、黄酮类、萜类、酚酸、芳香族化合物。药理研究显示其具有驱蛔杀虫、抗肿瘤、抗病毒、抗氧化、抑制破骨细胞、镇痛等作用。

【应用】用于治疗蛔虫引起的腹痛等。

【用量】内服：5~10 g。

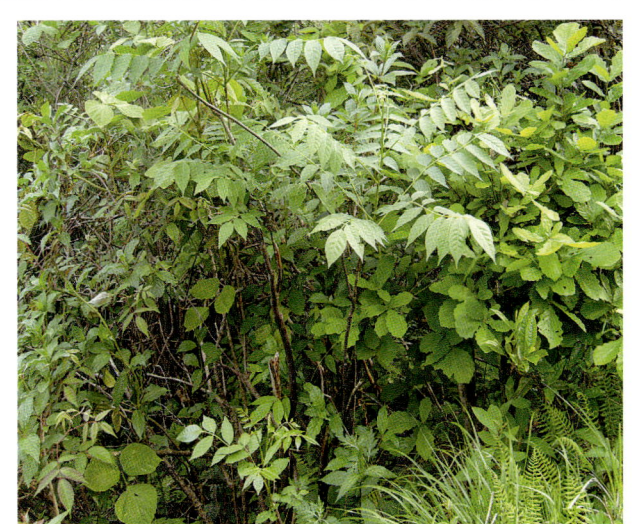

xul nguk

【侗药药名释义】xul nguk，其意为此植物的根除治疗人的疾病外，侗族人还将其用于治疗"僵猪"及猪的蛔虫病。

【基源】禾本科植物薏苡 *Coix lacryma-jobi* L.。药用部位：种仁、根。

【形态】一年生粗壮草本。叶舌干膜质，长约 1 mm；叶片扁平宽大，开展，长 10~40 cm，宽 1.5~3.0 cm。总状花序腋生成束，长 4~10 cm；雌小穗位于花序之下部，外面包以骨质念珠状的总苞；总苞卵圆形，长 7~10 mm，直径 6~8 mm，珐琅质，坚硬，有光泽；第 1 颖卵圆形，顶端渐尖呈喙状，具 10 余脉，包围着

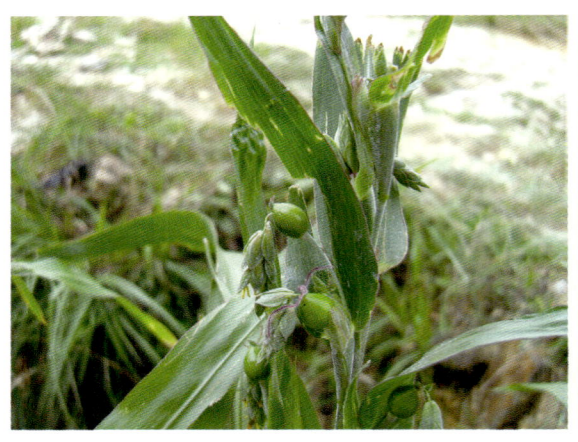

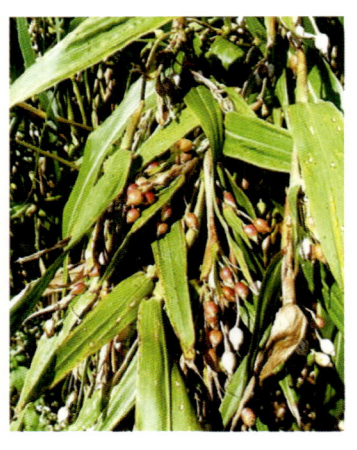

第 2 颖及第 1 外稃；第 2 外稃短于颖，具 3 条脉，第 2 内稃较小；雄蕊常退化；雌蕊具细长的柱头，从总苞的顶端伸出；无柄雄小穗长 6~7 mm，第 1 颖草质，边缘内折成脊，具有不等宽的翼，顶端钝，具多数脉，第 2 颖舟形；有柄雄小穗与无柄者相似，或较小而呈不同程度的退化。颖果小，含淀粉少，常不饱满。

【生长地】生于湿润的屋旁、河沟、溪涧或易受涝的农田等地。

【采集】秋季果实成熟时采集。

【分布】贵州、湖南、广西、湖北等地有分布。

【化学成分及药理研究】主要含多脂肪酸、内酰胺类、黄酮、三萜等化合物。药理研究显示其具有抗肿瘤、增强免疫功能、降血糖、抗炎等作用。

【应用】用于治疗麻疹病毒肺炎、扁桃体炎、小儿疳积、劳伤等，常用于滋补。

【用量】内服：10~20 g。外用：适量。

xup buc bial

【侗药药名释义】xup buc bial，其汉语意义为长在水边石头上的一种消除胃痛、胃胀、便秘的药用植物。

【基源】天南星科植物菖蒲（原变种）*Acorus calamus* L. var. *calamus*。药用部位：根茎。

【形态】多年生草本。根茎横走，稍扁，分枝，直径 5~10 mm，外皮黄褐色，芳香，肉质根多数，长 5~6 cm，具毛发状须根。叶基生，基部两侧膜质叶鞘宽 4~5 mm，向上渐狭，至叶长 1/3 处渐行消失、脱落；叶片剑状线形，长 90~100（~150）cm，中部宽 1~2（~3）cm，基部宽、对褶，中部以上渐狭，草质，绿色，光亮，中肋在两面均明显隆起，侧脉 3~5 对，平行，大都延伸至叶尖。花序柄三棱形，长（15~）40~50 cm；叶状佛焰苞剑状线形，长 30~40 cm；肉穗花序斜向上或近直立，狭锥状圆柱形，长 4.5~6.5（~8.0）cm，直径 6~12 mm；花黄绿色；花被片长约 2.5 mm，宽约 1 mm；花丝长约 2.5 mm，宽约 1 mm；子房长圆柱形，长约 3 mm，粗约 1.25 mm。浆果长圆形，红色。花期（2—)6~9 月。

【生长地】生于水边、沼泽湿地。

【采集】全年可采挖。

【分布】贵州、广西、湖南、湖北等地有分布。

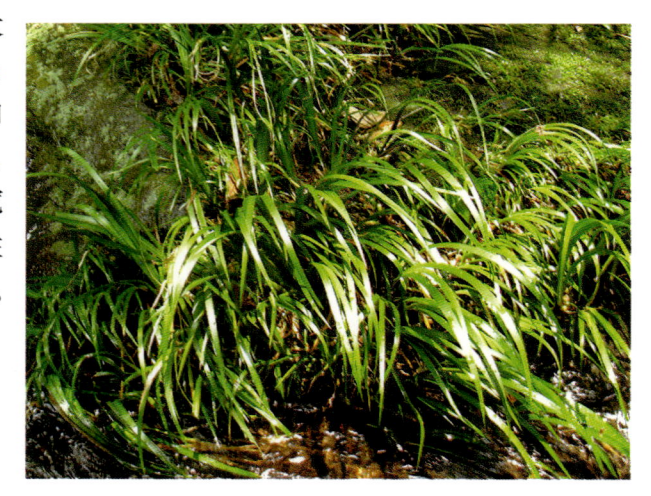

【化学成分及药理研究】含 α-细辛醚、β-细辛醚、顺甲基异丁香酚、甲基丁香酚、菖蒲烯二醇、菖蒲螺烯酮等。药理研究显示小鼠腹腔注射菖蒲根茎的水提取物 4 g/kg,有镇静作用。

【应用】用于治疗神志恍惚、腹泻、痢疾、风湿痛等。

【用量】内服:5~10 g。外用:适量。

yags jenl

【侗药药名释义】yags jenl,侗语固有词,汉语俗称野芋头。

【基源】天南星科植物野芋 *Colocasia antiquorum* Schott。药用部位:块茎。

【形态】湿生草本。块茎球形,有多数须根;匍匐茎常从块茎基部外伸,长或短,具小球茎。叶柄肥厚,直立,长约 1.2 m;叶片薄革质,表面略发亮,盾状卵形,基部心形,长达 50 cm 以上;前裂片宽卵形,锐尖,长稍胜于宽,后裂片卵形,钝,长约为前裂片的 1/2。花序柄比叶柄短许多;佛焰苞苍黄色,长 15~25 cm,管部淡绿色,长圆形,檐部线状披针形,先端渐尖;肉穗花序短于佛焰苞;雌花序与不育雄花序等长,各长 2~4 cm;能育雄花序和附属器各长 4~8 cm;子房具极短的花柱。

【生长地】生于林下阴湿处、河边;有栽培。

【采集】春夏之交可采集。

【分布】贵州、湖南、广西、湖北等地有分布。

【化学成分及药理研究】块茎中含植物凝聚素、半乳糖、甘露糖、鼠李糖、阿拉伯糖等中性多糖,半乳糖醛酸、甘露糖醛酸等阴离子糖,含 20-二十四碳烯-1,18-二醇、25-甲基三十烷酮、10-二十八碳烯-1,12-二醇、三十五碳-1,7-二烯-12 醇、二十九烷、β-谷甾醇、豆甾醇、矢车菊素-3-葡萄糖苷等化学成分。药理研究显示其具有抗肿瘤、提高血清免疫球蛋白 E 抗体活性、促进脾细胞免疫球蛋白 E 抗体应答等作用。

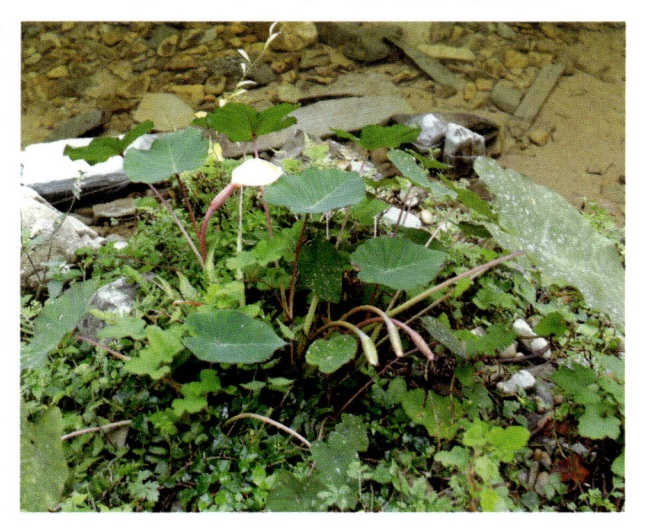

本品有毒,不宜生食。其中毒症状表现为:皮肤接触其汁液会发生瘙痒;眼与其汁液接触可导致失明;误食茎、叶引起舌与喉发痒、肿胀、流涎、肠胃灼痛、恶心、呕吐、腹泻惊厥,严重者会窒息。

【应用】用于治疗无名肿毒、疥疮、痈、疮、虫蛇咬伤、"九子疡"等。

【用量】外用:适量。

yangc luux naemx

【侗药药名释义】yangc luux naemx,系借用中草药"水杨柳"的汉语名称,按照侗语语法直译为侗药名称。

【基源】虎耳草科植物扯根菜 *Penthorum chinense* Pursh。药用部位:根。

【形态】多年生草本,高 40~65(~90) cm。根状茎分枝;茎不分枝,稀基部分枝,具多数叶,中下部无毛,上部疏生黑褐色腺毛。叶互生,无柄或近无柄,披针形至狭披针形,长 4~10 cm,宽 0.4~1.2 cm,先端

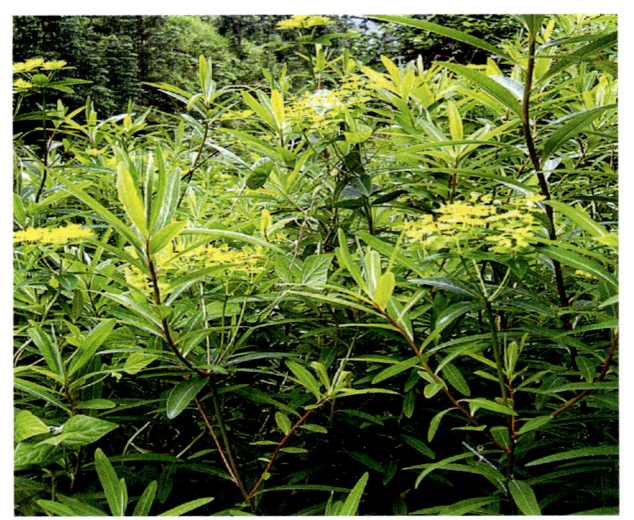

渐尖，边缘具细重锯齿，无毛。聚伞花序具多花，长 1.5~4.0 cm；花序分枝与花梗均被褐色腺毛；苞片小，卵形至狭卵形；花梗长 1.0~2.2 mm；花小型，黄白色；萼片 5 枚，革质，三角形，长约 1.5 mm，宽约 1.1 mm，无毛，单脉；无花瓣；雄蕊 10 枚，长约 2.5 mm；雌蕊长约 3.1 mm；心皮 5(~6)枚，下部合生；子房 5(~6)室；胚珠多数；花柱 5(~6)个，较粗。蒴果红紫色，直径 4~5 mm。种子多数，卵状长圆形，表面具小丘状突起。花期、果期 7—10 月。

【生长地】生于林下、灌丛、草甸及水边。

【采集】春季采集。

【分布】贵州、湖南等地有分布。

【化学成分及药理研究】主要含黄酮及其苷类、皂苷。药理研究显示其具有抑制乙型肝炎病毒等作用。

【应用】用于治疗痔疮、肝炎、胆结石等。

【用量】内服：9~15 g。

yaop douv dongl

【侗药药名释义】yaop douv dongl，其意为此植物为不落叶而过冬的枫树。

【基源】金缕梅科植物半枫荷 Semiliquidambar cathayensis Chang。药用部位：枝条、树皮、根。

【形态】常绿乔木，高约 17 m，胸径约 60 cm；树皮灰色，稍粗糙。芽体长卵形，略有短柔毛。当年枝干后暗褐色，无毛；老枝灰色，有皮孔。叶簇生于枝顶，革质，异型；不分裂的叶片卵状椭圆形，先端渐尖，尾部长 1.0~1.5 cm，基部阔楔形或近圆形，边缘有具腺锯齿，掌状脉 3 条，两侧的较纤细，在不分裂的叶上常离基 5~8 mm，中央的主脉还有

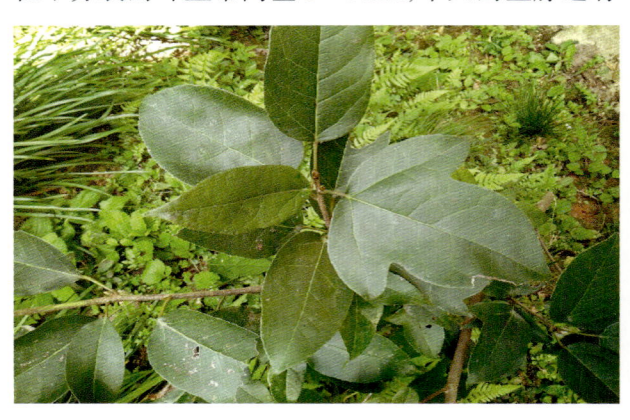

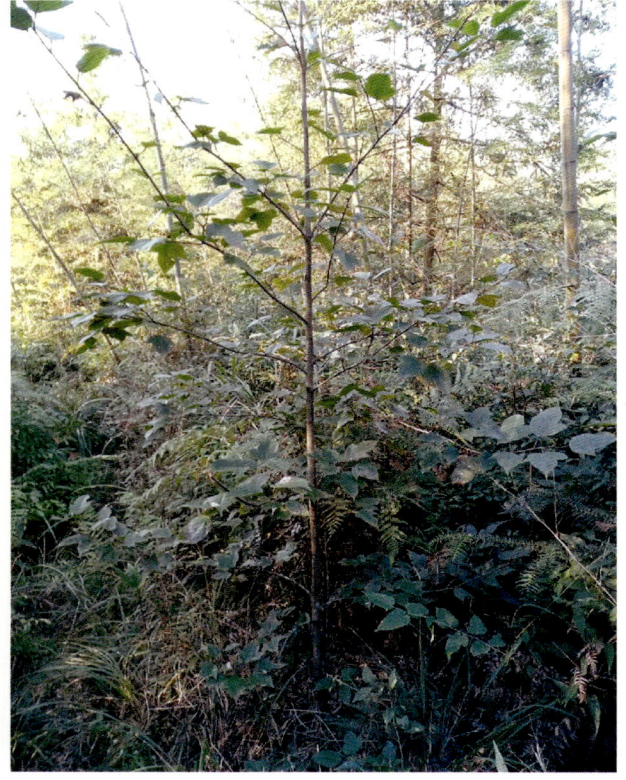

侧脉 4~5 对,在下面突起;叶柄长 3~4 cm,较粗壮,上部有槽,无毛。雄花的短穗状花序常数个排成总状,长约 6 cm;花被全缺;雄蕊多数;花丝极短,花药先端凹入,长约 1.2 mm;雌花的头状花序单生;萼齿针形,长 2~5 mm,有短柔毛;花柱长 6~8 mm,先端卷曲,有柔毛;花序柄长约 4.5 cm,无毛。头状果序直径约 2.5 cm;有蒴果 22~28 枚;宿存萼齿比花柱短。

【生长地】生于亚热带中低山土层深厚、肥沃、疏松、湿润、排水良好的酸性土壤;散生于海拔 700~1200 m 的山地常绿阔叶林中。

【采集】常年可采集。

【分布】贵州、广西等地有分布。

【化学成分及药理研究】主要含酸类、醇类、胡萝卜苷等化合物。药理研究显示其具有抗乙型肝炎病毒、活血化瘀、明显降低周围神经性毒性的发生率、缩短周围神经性毒性的持续时间、有效减少支气管哮喘的发作次数、促进骨折手术后膝关节功能恢复、治疗神经根型颈椎病等作用。

【应用】用于治疗风湿痛、跌打损伤、瘀血肿痛等。

【用量】内服:10~20 g。外用:适量。

参考文献

王湘波,1991.试论真理的规定性[J].徐州师范学院学报(哲学社会科学版)(3):125-130.
石中英,2001.本土知识与教育改革[J].教育研究(8):13-18.
田铁,刘汝才,杨吟兰,2006.汉语、侗语、英语词的构成比较[J].贵州民族学院学报(哲学社会科学版)(5):90-94.
朱慧珍,1982.浅论侗语词汇与汉语词汇的异同[J].广西民族学院学报(社会科学版)(3):78-82.
刘育衡,蔡光先,丁锋,2003.中国侗族医药与侗族文化哲学思想[J].医学与哲学(3):54-55.
杨筑慧,2012.中国侗族[M].银川:宁夏人民出版社.
吴爱月,2006.侗族传统教育与文化传承[J].广西民族学院学报(哲学社会科学版)(6):168-171.
佟德富,1977.中国少数民族原始宗教概述[J].世界宗教研究年(3):135-143.
张世珊,杨昌嗣,1992.侗族文化概论[M].贵阳:贵州人民出版社.
陆谷孙,2008.英汉大词典(第二版)[M].上海:上海译文出版社.
陆科闵,1992.侗族医学[M].贵阳:贵州科技出版社.
《侗族百年实录》编委会,2000.侗族百年实录[M].北京:中国文史出版社.
《侗族简史》编写组,《侗族简史》修订本编写组,2008.侗族简史[M].北京:民族出版社.
贵州省民族语文指导委员会研究室,1959.侗汉简明词典(初稿)[M].贵阳:贵州民族出版社.
夏静,2012."象喻"思维论[J].江海学刊(3):179-185.
徐赣丽,2013.侗族的转世传说、灵魂观与积阴德习俗[J].文化遗产(5):53-60.
彭鲁,1988.侗族传统思维方式探微[J].民族论坛(4):20-24.
廖开顺,石佳能,1995.侗族远古神话传说的美学基因[J].贵州民族研究(3):111-119.
廖君湘,2009.侗族传统社会过程与社会生活[M].北京:民族出版社.
黔东南苗族侗族自治州文艺研究室,贵州民间文艺研究会,1981.侗族祖先哪里来(侗族古歌)[M].贵阳:贵州人民出版社.
黔东南苗族侗族自治州地方志编纂委员会,1993.黔东南苗族侗族自治州志:卫生志[M].贵阳:贵州人民出版社.
戴玉磊,2009.论中国古代朴素自然观与人的心理行为[J].科技信息(29):195,221.

侗族常用传统药用植物索引

一、中文名笔画升序排序

一画

一把伞南星 ……… 359
一点血 ……… 206
一点红 ……… 281

二画

七叶一枝花 ……… 361
八角 ……… 209
八角枫 ……… 301
八角莲 ……… 287
九管血 ……… 224

三画

三尖杉 ……… 318
三枝九叶草（原变种）……… 351
土人参 ……… 281
土茯苓 ……… 346
大叶紫珠 ……… 215
大血藤 ……… 233
万寿竹 ……… 358

小叶女贞 ……… 298
小叶爬崖香 ……… 234
小蓬草 ……… 343
山鸡椒 ……… 300
山胡椒 ……… 228
山莓 ……… 217
山桃 ……… 298
山樱花 ……… 213
千里光 ……… 330
川楝 ……… 373
及己 ……… 362
马尾松 ……… 311
马桑 ……… 208
马鞭草 ……… 289

四画

天门冬 ……… 349
天麻 ……… 365
元宝草 ……… 292
无花果 ……… 213
云实 ……… 364
云南著 ……… 284

木瓜	304
木姜子	257
木犀	203
木槿	304
五节芒	360
五加（原变种）	363
车前	279
中华猕猴桃	220
水茄	229
水蓼	195
牛皮消	239
牛茄子	230
月季花	344
乌头	353
乌桕	315
乌蔹莓（原变种）	236
火棘	211

五画

玉兰	296
玉竹	267
打破碗花花	324
艾（原变种）	328
石韦	249
石仙桃	216
石松	236
石榴	209
仙人掌	283
仙茅	337
白及	361
白马骨	297
白木通（亚种）	231

白花蛇舌草	335
白苞裸蒴	367
白茅	230
白蜡树	319
白簕（原变种）	311
瓜子金	268
半边莲	284
半枝莲	280
半枫荷	376
半夏	266
头花蓼	196

六画

地耳草	336
地苓	207
地榆（原变种）	273
芒萁	250
过路黄	262
有齿鞘柄木	197
尖叶菝葜	345
光叶海桐	254
吊石苣苔（原变种）	220
竹叶花椒	310
华钩藤	357
血水草	340
血盆草	341
多叶勾儿茶	238
多花黄精	256
多枝唐松草	368
羊齿天门冬	348
灯心草	337
异叶天南星	218

阴地蕨	250		枇杷	301
红花酢浆草	275		枫香树	322
红凉伞	224		构树	204
			鸢尾	198

七画

			虎耳草	277
			虎杖	372
麦冬	339		肾蕨	252
扯根菜	375		岩白菜	279
赤芝	253		垂柳	317
赤胫散（变种）	266		委陵菜	369
花叶山姜	369		侧柏	318
苎麻（原变种）	192		金色狗尾草（原变种）	335
芭蕉	293		金鸡脚假瘤蕨	247
杜仲	294		金线吊乌龟	232
杠板归	201		金荞麦	347
杉木	306		狐臭柴（原变种）	198
杨梅	314		忽地笑	342
吴茱萸	258		卷丹	190
牡荆	308		卷柏	285
何首乌	355		单瓣缫丝花	256
皂荚	211		油茶（原变种）	323
谷精草	339		油桐	323
含羞草	332		细柄百两金	223
含羞草决明	219		贯众	248
庐山石韦	246			
忍冬	241		九画	
鸡矢藤	233			
鸡冠花	331		茜草	243

八画

			草珊瑚	202
			茵陈蒿	292
			茯苓	196
青牛胆	237		南方红豆杉	307
苦参	296		南烛（原变种）	306

栀子	255	铁线蕨	251
柳叶牛膝	274	臭牡丹	269
威灵仙	240	射干	201
厚果崖豆藤	238	徐长卿	351
砚壳花椒	244	留兰香	221
临时救	261	皱叶酸模	277
贵州八角莲	286	浆果薹草	350
贵州花椒	310	粉条儿菜	291
响叶杨(原变种)	204	海金沙	235
钩藤	305	宽叶金粟兰	290
香花崖豆藤	244	宽苞十大功劳	313
香椿	320	桑	315
香蓼	325	桑寄生	222
香薷(原变种)	260		
秋海棠	206		
鬼针草(原变种)	205		

十一画

狭叶落地梅	359	菝葜	347
独蒜兰	363	黄毛草莓	333
亮叶桦	295	黄杨(原变种)	309
姜花	371	黄姜花	370
姜黄	371	黄檗	313
活血丹	271	菖蒲(原变种)	374
扁枝槲寄生	222	菊三七	225
费菜	365	常春藤	242
		野山楂	212

十画

		野芋	375
		野茼蒿	272
桔梗	356	野胡萝卜	194
栗	302	野葛	345
鸭跖草	343	曼陀罗	200
圆果化香树	321	蛇足石杉	227
铁皮石斛	338	蛇含委陵菜	291
铁角蕨	248	蛇莲	265

铜锤玉带草	276
银粉背蕨	245
鹿蹄橐吾	271
商陆	269
粘山药	264
粗毛淫羊藿	352
淡竹叶	333
淡黄花百合	191
密蒙花	330
绶草	334

十二画

博落回	308
落葵薯	366
落新妇	226
棕榈	320
裂叶秋海棠	354
紫芝	253
紫竹（原变种）	193
紫花地丁	282
紫花香薷	327
紫金牛	312
紫珠	214
紫萼	332
短叶水蜈蚣	341
鹅掌楸	300
筋骨草	274

十三画

蓖麻	193
蓟	288

楤木（原变种）	288
满江红（原变种）	327
滇白珠	218
福建观音座莲	246

十四画

截叶铁扫帚	227
榕树	303
酸枣	299
蜘蛛抱蛋	329

十五画

蕺菜	366
樱桃	210
樟	316
醉鱼草	259
蝴蝶花	199

十六画以上

薯莨	325
薯蓣	263
薏苡	373
藤石松	241
檵木	295
翻白草	270
藿香	326
糯米团	286

二、拉丁文学名字母升序排序

A

Acanthopanax gracilistylus W. W. Smith var. *gracilistylus* ……………………………………… 363

Acanthopanax trifoliatus（Linn.）Merr. var. *trifoliatus* ……………………………………… 311

Achillea wilsoniana Heimerl ex Hand. -Mazz. ……………………………………… 284

Achyranthes longifolia（Makino）Makino …… 274

Aconitum carmichaelii Debx. ……………… 353

Acorus calamus L. var. *calamus* …………… 374

Actinidia chinensis Planch. ………………… 220

Adiantum capillus-veneris L. ……………… 251

Agastache rugosa（Fisch. et Mey.）O. Ktze. ……………………………………… 326

Ajuga ciliata Bunge ………………………… 274

Akebia trifoliata（Thunb.）Koidz. subsp. *australis*（Diels）T. Shimizu ……………… 231

Alangium chinense（Lour.）Harms ………… 301

Aletris spicata（Thunb.）Franch. …………… 291

Aleuritopteris argentea（Gmél.）Fée ……… 245

Alpinia pumila Hook. f. …………………… 369

Amygdalus davidiana（Carr.）C. de Vos …… 298

Anemone hupehensis Lem. ………………… 324

Angiopteris fokiensis Hieron. ……………… 246

Anredera cordifolia（Tenore）Steenis ……… 366

Aralia chinensis Linn. var. *chinensis* ……… 288

Ardisia brevicaulis Diels …………………… 224

Ardisia crenata Sims var. *bicolor*（Walker）C. Y. Wu et C. Chen ……………………… 224

Ardisia crispa（Thunb.）A. DC. var. *dielsii*（Lévl.）Walker ……………………… 223

Ardisia japonica（Thunb.）Blume ………… 312

Arisaema erubescens（Wall.）Schott ……… 359

Arisaema heterophyllum Bl. ………………… 218

Artemisia argyi Lévl. et Van. var. *argyi* …… 328

Artemisia capillaris Thunb. ………………… 292

Asparagus cochinchinensis（Lour.）Merr. …… 349

Asparagus filicinus Ham. ex D. Don ……… 348

Aspidistra elatior Bl. ……………………… 329

Asplenium trichomanes L. ………………… 248

Astilbe chinensis（Maxim.）Franch. et Savat. ……………………………………… 226

Azolla imbricata（Roxb.）Nakai var. *imbricata* ……………………………………… 327

B

Begonia grandis Dry. ……………………… 206

Begonia palmata D. Don …………………… 354

Begonia wilsonii Gagnep. …………………… 206

Belamcanda chinensis（L.）DC. …………… 201

Berchemia polyphylla Wall. ex Laws. ……… 238

Bergenia purpurascens（Hook. f. et Thoms.）Engl. ……………………………………… 279

Betula luminifera H. Winkl. ………………… 295

Bidens pilosa L. var. *pilosa* ············ 205

Bletilla striata（Thunb. ex A. Murray）Rchb. f.
·· 361

Boehmeria nivea（L.）Gaudich. var. *nivea* ······ 192

Botrychium ternatum（Thunb.）Sw. ············ 250

Broussonetia papyrifera（Linn.）L'Hér. ex Vent.
·· 204

Buddleja lindleyana Fortune ················ 259

Buddleja officinalis Maxim. ················ 330

Buxus sinica（Rehd. et Wils.）Cheng var. *sinica*
·· 309

C

Caesalpinia decapetala（Roth）Alston ········ 364

Callicarpa bodinieri Lévl. ················ 214

Callicarpa macrophylla Vahl ················ 215

Camellia oleifera Abel var. *oleifera* ············ 323

Carex baccans Nees ························ 350

Cassia mimosoides Linn. ···················· 219

Castanea mollissima Bl. ···················· 302

Cayratia japonica（Thunb.）Gagnep. var. *japonica*
·· 236

Celosia cristata L. ························ 331

Cephalotaxus fortunei Hook. f. ············ 318

Cerasus pseudocerasus（Lindl.）G. Don ······ 210

Cerasus serrulata（Lindl.）G. Don ex London
·· 213

Chaenomeles sinensis（Thouin）Koehne ······ 304

Chloranthus henryi Hemsl. ·················· 290

Chloranthus serratus（Thunb.）Roem. et Schult.
·· 362

Cinnamomum camphora（L.）Presl ············ 316

Cirsium japonicum Fisch. ex DC. ············ 288

Clematis chinensis Osbeck ·················· 240

Clerodendrum bungei Steud. ················ 269

Coix lacryma-jobi L. ······················ 373

Colocasia antiquorum Schott ················ 375

Commelina communis L. ···················· 343

Conyza canadensis（L.）Cronq. ·············· 343

Coriaria nepalensis Wall. ·················· 208

Crassocephalum crepidioides（Benth.）S. Moore
·· 272

Crataegus cuneata Sieb. et Zucc. ············ 212

Cunninghamia lanceolata（Lamb.）Hook. ······ 306

Curculigo orchioides Gaertn. ················ 337

Curcuma longa L. ·························· 371

Cynanchum auriculatum Royle ex Wight ······ 239

Cynanchum paniculatum（Bge.）Kitag. ········ 351

Cyrtomium fortunei J. Sm. ·················· 248

D

Datura stramonium Linn. ···················· 200

Daucus carota L. ·························· 194

Dendrobium officinale Kimura et Migo ········ 338

Dicranopteris dichotoma（Thunb.）Bernh.
·· 250

Dioscorea cirrhosa Lour. ···················· 325

Dioscorea hemsleyi Prain et Burkill ············ 264

Dioscorea opposita Thunb. ·················· 263

Disporum cantoniense（Lour.）Merr. ·········· 358

Dysosma majorensis（Gagnep.）Ying ·········· 286

Dysosma versipellis（Hance）M. Cheng ex Ying
·· 287

E

Elsholtzia argyi Lévl. ·················· 327
Elsholtzia ciliata (Thunb.) Hyland. var. *ciliata*
·· 260
Emilia sonchifolia (L.) DC. ················· 281
Eomecon chionantha Hance ················· 340
Epimedium acuminatum Franch. ··········· 352
Epimedium sagittatum (Sieb. et Zucc.) Maxim. var. *sagittatum* ······················· 351
Eriobotrya japonica (Thunb.) Lindl. ······· 301
Eriocaulon buergerianum Koern. ············ 339
Eucommia ulmoides Oliver ··················· 294
Evodia rutaecarpa (Juss.) Benth. ··········· 258

F

Fagopyrum dibotrys (D. Don) Hara ········ 347
Ficus carica Linn. ···························· 213
Ficus microcarpa L. f. ························ 303
Fragaria nilgerrensis Schlecht. ex Gay ······ 333
Fraxinus chinensis Roxb. ····················· 319

G

Ganoderma lucidum (Leyss. ex Fr.) Karst. ··· 253
Ganoderma sinense zhao, Xu et Zhang ······ 253
Gardenia jasminoides Ellis ··················· 255
Gastrodia elata Bl. ···························· 365
Gaultheria leucocarpa Bl. var. *erenulata* (Kurz) T. Z. Hsu ·························· 218
Glechoma longituba (Nakai) Kupr. ········· 271

Gleditsia sinensis Lam. ······················· 211
Gonostegia hirta (Bl.) Miq. ·················· 286
Gymnotheca involucrata Pei ·················· 367
Gynura japonica (Thunb.) Juel. ············ 225

H

Hedera nepalensis K. Koch var. *sinensis* (Tobl.) Rehd.
·· 242
Hedychium coronarium Koen. ················ 371
Hedychium flavum Roxb. ····················· 370
Hedyotis diffusa Willd. ························ 335
Hemsleya sphaerocarpa Kuang et A. M. Lu
·· 265
Hibiscus syriacus Linn. ······················· 304
Hosta ventricosa (Salisb.) Stearn ············ 332
Houttuynia cordata Thunb. ··················· 366
Huperzia serrata (Thunb. ex Murray) Trev.
·· 227
Hypericum japonicum Thunb. ex Murray ··· 336
Hypericum sampsonii Hance ·················· 292

I

Illicium verum Hook. f. ······················ 209
Imperata cylindrica (L.) Beauv. ············ 230
Iris japonica Thunb. ·························· 199
Iris tectorum Maxim. ························· 198

J

Juncus effusus L. ······························ 337

K

Kyllinga brevifolia Rottb. ·············· 341

L

Lespedeza cuneata (Dum. -Cours.) G. Don ······ 227
Ligularia hodgsonii Hook. ·············· 271
Ligustrum quihoui Carr. ·············· 298
Lilium lancifolium Thunb. ·············· 190
Lilium sulphureum Baker apud Hook. f. ······ 191
Lindera glauca (Sieb. et Zucc.) Bl. ·············· 228
Liquidambar formosana Hance ·············· 322
Liriodendron chinense (Hemsl.) Sargent. ······ 300
Litsea cubeba (Lour.) Pers. ·············· 300
Litsea pungens Hemsl. ·············· 257
Lobelia chinensis Lour. ·············· 284
Lobelia nummularia Lam. ·············· 276
Lonicera japonica Thunb. ·············· 241
Lophatherum gracile Brongn. ·············· 333
Loropetalum chinense (R. Br.) Oliver ·············· 295
Lycopodiastrum casuarinoides (Spring) Holub ex Dixit ·············· 241
Lycopodium japonicum Thunb. ex Murray ·············· 236
Lycoris aurea (L'Her.) Herb. ·············· 342
Lygodium japonicum (Thunb.) Sw. ·············· 235
Lysimachia christinae Hance ·············· 262
Lysimachia congestiflora Hemsl. ·············· 261
Lysimachia paridiformis Franch. var. *stenophylla* Franch. ·············· 359
Lysionotus pauciflorus Maxim. var. *pauciflorus* ·············· 220

M

Macleaya cordata (Willd.) R. Br. ·············· 308
Magnolia denudata Desr. ·············· 296
Mahonia eurybracteata Fedde ·············· 313
Melastoma dodecandrum Lour. ·············· 207
Melia toosendan Sieb. et Zucc. ·············· 373
Mentha spicata L. ·············· 221
Millettia dielsiana Harms ·············· 244
Millettia pachycarpa Benth. ·············· 238
Mimosa pudica Linn. ·············· 332
Miscanthus floridulus (Lab.) Warb. ex Schum. et Laut. ·············· 360
Morus alba L. ·············· 315
Musa basjoo Sieb. et Zucc. ·············· 293
Myrica rubra (Lour.) Sieb. et Zucc. ·············· 314

N

Nephrolepis auriculata (L.) Trimen ·············· 252

O

Ophiopogon japonicus (L. f.) Ker-Gawl. ·············· 339
Opuntia stricta (Haw.) Haw. var. *dillenii* (Ker-Gawl.) Benson ·············· 283
Osmanthus fragrans (Thunb.) Lour. ·············· 203
Oxalis corymbosa DC. ·············· 275

P

Paederia scandens (Lour.) Merr. ·············· 233

Paris polyphylla Sm. ……………………… 361
Penthorum chinense Pursh ……………… 375
Phellodendron amurense Rupr. ………… 313
Pholidota chinensis Lindl. ……………… 216
Phyllostachys nigra (Lodd. ex Lindl.) Munro var. *nigra*
　……………………………………………… 193
Phytolacca acinosa Roxb. ………………… 269
Pinellia ternata (Thunb.) Breit. ………… 266
Pinus massoniana Lamb. ………………… 311
Piper arboricola C. DC. ………………… 234
Pittosporum glabratum Lindl. …………… 254
Plantago asiatica L. ……………………… 279
Platycarya longipes Wu ………………… 321
Platycladus orientalis (L.) Franco ……… 318
Platycodon grandiflorus (Jacq.) A. DC. …… 356
Pleione bulbocodioides (Franch.) Rolfe …… 363
Polygala japonica Houtt. ………………… 268
Polygonatum cyrtonema Hua …………… 256
Polygonatum odoratum (Mill.) Druce ……… 267
Polygonum capitatum Buch. -Ham. ex D. Don
　……………………………………………… 196
Polygonum cuspidatum Sieb. et Zucc. ……… 372
Polygonum hydropiper L. ………………… 195
Polygonum multiflorum Thunb. ………… 355
Polygonum perfoliatum L. ……………… 201
Polygonum runcinatum Buch. -Ham. ex D. Don var.
　sinense Hemsl. ……………………… 266
Polygonum viscosum Buch. -Ham. ex D. Don
　……………………………………………… 325
Populus adenopoda Maxim. var. *adenopoda* ……… 204
Poria cocos (Schw.) Wolf ………………… 196
Potentilla chinensis Ser. ………………… 369
Potentilla discolor Bge. ………………… 270

Potentilla kleiniana Wight et Arn. ……… 291
Premna puberula Pamp. var. *puberula* ……… 198
Pueraria lobata (Willd.) Ohwi …………… 345
Punica granatum L. ……………………… 209
Pyracantha fortuneana (Maxim.) Li ……… 211
Pyrrosia lingua (Thunb.) Farwell ……… 249
Pyrrosia sheareri (Baker) Ching ………… 246

R

Ricinus communis L. ……………………… 193
Rosa chinensis Jacq. ……………………… 344
Rosa roxburghii Tratt. f. *normalis* Rehd. et Wils.
　……………………………………………… 256
Rubia cordifolia L. ……………………… 243
Rubus corchorifolius L. f. ……………… 217
Rumex crispus L. ………………………… 277

S

Salix babylonica L. ……………………… 317
Salvia cavaleriei Lévl. var. *simplicifolia* Stib.
　……………………………………………… 341
Sanguisorba officinalis L. var. *officinalis* …… 273
Sapium sebiferum (L.) Roxb. …………… 315
Sarcandra glabra (Thunb.) Nakai ……… 202
Sargentodoxa cuneata (Oliv.) Rehd. et Wils.
　……………………………………………… 233
Saxifraga stolonifera Curt. ……………… 277
Scutellaria barbata D. Don ……………… 280
Sedum aizoon L. ………………………… 365
Selaginella tamariscina (P. Beauv.) Spring
　……………………………………………… 285

Selliguea hastata（Thunberg）Fraser-Jenkins
.... 247
Semiliquidambar cathayensis Chang 376
Senecio scandens Buch. -Ham. 330
Serissa serissoides（DC.）Druce 297
Setaria glauca（L.）Beauv. var. *glauca* 335
Smilax arisanensis Hay. 345
Smilax china L. 347
Smilax glabra Roxb. 346
Solanum surattense Burm. f. 230
Solanum torvum Swartz. 229
Sophora flavescens Ait. 296
Spiranthes sinensis（Pers.）Ames 334
Stephania cephalantha Hayata 232

T

Talinum paniculatum（Jacq.）Gaertn. 281
Taxillus sutchuenensis（Lecomte）Danser 222
Taxus chinensis（Pilger）Rehd. var. *mairei*（Lemée et Lévl.）Cheng et L. K. Fu 307
Thalictrum ramosum Boivin 368
Tinospora sagittata（Oliv.）Gagnep. 237
Toona sinensis（A. Juss.）Roem. 320
Torricellia angulata Oliv. var. *intermedia*（Harms）Hu
.... 197

Trachycarpus fortunei（Hook. f.）H. Wendl. ... 320

U

Uncaria rhynchophylla（Miq.）Miq. ex Havil.
.... 305
Uncaria sinensis（Oliv.）Havil. 357

V

Vaccinium bracteatum Thunb. var. *bracteatum*
.... 306
Verbena officinalis Linn. 289
Vernicia fordii（Hemsl.）Airy Shaw 323
Viola philippica Cav. 282
Viscum articulatum Burm. f. 222
Vitex negundo L. var. *cannabifolia*（Sieb. et Zucc.）
Hand. -Mazz. 308

W

Zanthoxylum armatum DC. 310
Zanthoxylum dissitum Hemsl. 244
Zanthoxylum esquirolii Lévl. 310
Ziziphus jujuba Mill. var. *spinosa*（Bunge）Hu ex H. F. Chow. 299

三、中文名汉语拼音升序排序

A

艾（原变种）.. 328

B

八角 209

八角枫	301	楤木（原变种）	288
八角莲	287	粗毛淫羊藿	352
芭蕉	293		
菝葜	347	**D**	
白苞裸蒴	367		
白花蛇舌草	335	打破碗花花	324
白及	361	大血藤	233
白蜡树	319	大叶紫珠	215
白簕（原变种）	311	单瓣缫丝花	256
白马骨	297	淡黄花百合	191
白茅	230	淡竹叶	333
白木通（亚种）	231	灯心草	337
半边莲	284	地耳草	336
半枫荷	376	地苓	207
半夏	266	地榆（原变种）	273
半枝莲	280	滇白珠	218
蓖麻	193	吊石苣苔（原变种）	220
扁枝槲寄生	222	独蒜兰	363
博落回	308	杜仲	294
		短叶水蜈蚣	341
C		多花黄精	256
		多叶勾儿茶	238
草珊瑚	202	多枝唐松草	368
侧柏	318		
菖蒲（原变种）	374	**E**	
常春藤	242		
车前	279	鹅掌楸	300
扯根菜	375		
赤胫散（变种）	266	**F**	
赤芝	253		
臭牡丹	269	翻白草	270
川楝	373	费菜	365
垂柳	317	粉条儿菜	291

枫香树	322
茯苓	196
福建观音座莲	246

G

杠板归	201
钩藤	305
构树	204
谷精草	339
瓜子金	268
贯众	248
光叶海桐	254
鬼针草(原变种)	205
贵州八角莲	286
贵州花椒	310
过路黄	262

H

海金沙	235
含羞草	332
含羞草决明	219
何首乌	355
红花酢浆草	275
红凉伞	224
厚果崖豆藤	238
忽地笑	342
狐臭柴(原变种)	198
蝴蝶花	199
虎耳草	277
虎杖	372
花叶山姜	369

华钩藤	357
黄檗	313
黄姜花	370
黄毛草莓	333
黄杨(原变种)	309
活血丹	271
火棘	211
藿香	326

J

鸡冠花	331
鸡矢藤	233
及己	362
蕺菜	366
蓟	288
檵木	295
尖叶菝葜	345
姜花	371
姜黄	371
浆果薹草	350
桔梗	356
截叶铁扫帚	227
金鸡脚假瘤蕨	247
金荞麦	347
金色狗尾草(原变种)	335
金线吊乌龟	232
筋骨草	274
九管血	224
菊三七	225
卷柏	285
卷丹	190

K

苦参	296
宽苞十大功劳	313
宽叶金粟兰	290

L

栗	302
亮叶桦	295
裂叶秋海棠	354
临时救	261
留兰香	221
柳叶牛膝	274
庐山石韦	246
鹿蹄橐吾	271
落葵薯	366
落新妇	226

M

马鞭草	289
马桑	208
马尾松	311
麦冬	339
满江红（原变种）	327
曼陀罗	200
芒萁	250
密蒙花	330
牡荆	308
木瓜	304
木姜子	257
木槿	304
木犀	203

N

南方红豆杉	307
南烛（原变种）	306
牛皮消	239
牛茄子	230
糯米团	286

P

枇杷	301

Q

七叶一枝花	361
千里光	330
茜草	243
青牛胆	237
秋海棠	206

R

忍冬	241
榕树	303

S

三尖杉	318
三枝九叶草（原变种）	351
桑	315

桑寄生	222
山胡椒	228
山鸡椒	300
山莓	217
山桃	298
山樱花	213
杉木	306
商陆	269
蛇含委陵菜	291
蛇莲	265
蛇足石杉	227
射干	201
肾蕨	252
石榴	209
石松	236
石韦	249
石仙桃	216
绶草	334
薯莨	325
薯蓣	263
水蓼	195
水茄	229
酸枣	299

T

藤石松	241
天麻	365
天门冬	349
铁角蕨	248
铁皮石斛	338
铁线蕨	251
铜锤玉带草	276

头花蓼	196
土茯苓	346
土人参	281

W

万寿竹	358
威灵仙	240
委陵菜	369
乌桕	315
乌蔹莓（原变种）	236
乌头	353
无花果	213
吴茱萸	258
五加（原变种）	363
五节芒	360

X

细柄百两金	223
狭叶落地梅	359
仙茅	337
仙人掌	283
香椿	320
香花崖豆藤	244
香蓼	325
香薷（原变种）	260
响叶杨（原变种）	204
小蓬草	343
小叶女贞	298
小叶爬崖香	234
徐长卿	351
血盆草	341

血水草 …………………………………… 340

Y

鸭跖草 …………………………………… 343
岩白菜 …………………………………… 279
砚壳花椒 ………………………………… 244
羊齿天门冬 ……………………………… 348
杨梅 ……………………………………… 314
野葛 ……………………………………… 345
野胡萝卜 ………………………………… 194
野山楂 …………………………………… 212
野茼蒿 …………………………………… 272
野芋 ……………………………………… 375
一把伞南星 ……………………………… 359
一点红 …………………………………… 281
一点血 …………………………………… 206
异叶天南星 ……………………………… 218
薏苡 ……………………………………… 373
阴地蕨 …………………………………… 250
茵陈蒿 …………………………………… 292
银粉背蕨 ………………………………… 245
樱桃 ……………………………………… 210
油茶（原变种）…………………………… 323
油桐 ……………………………………… 323
有齿鞘柄木 ……………………………… 197
玉兰 ……………………………………… 296
玉竹 ……………………………………… 267

鸢尾 ……………………………………… 198
元宝草 …………………………………… 292
圆果化香树 ……………………………… 321
月季花 …………………………………… 344
云南著 …………………………………… 284
云实 ……………………………………… 364

Z

皂荚 ……………………………………… 211
粘山药 …………………………………… 264
樟 ………………………………………… 316
栀子 ……………………………………… 255
蜘蛛抱蛋 ………………………………… 329
中华猕猴桃 ……………………………… 220
皱叶酸模 ………………………………… 277
竹叶花椒 ………………………………… 310
苎麻（原变种）…………………………… 192
紫萼 ……………………………………… 332
紫花地丁 ………………………………… 282
紫花香薷 ………………………………… 327
紫金牛 …………………………………… 312
紫芝 ……………………………………… 253
紫珠 ……………………………………… 214
紫竹（原变种）…………………………… 193
棕榈 ……………………………………… 320
醉鱼草 …………………………………… 259